2021年

国家医疗服务
与质量安全报告

国家卫生健康委员会　编

科学技术文献出版社
SCIENTIFIC AND TECHNICAL DOCUMENTATION PRESS
·北京·

图书在版编目（CIP）数据

2021年国家医疗服务与质量安全报告 / 国家卫生健康委员会编. —北京：科学技术文献出版社，2022.8
ISBN 978-7-5189-9375-8

Ⅰ．①2… Ⅱ．①国… Ⅲ．①医疗卫生服务—质量管理—安全管理—研究报告—中国—2021 Ⅳ．①R197.1

中国版本图书馆 CIP 数据核字（2022）第 125947 号

2021年国家医疗服务与质量安全报告

策划编辑：孔荣华 胡 丹　　责任编辑：胡 丹　　责任校对：张永霞　　责任出版：张志平

出 版 者	科学技术文献出版社
地　　址	北京市复兴路15号　邮编 100038
编 务 部	（010）58882938，58882087（传真）
发 行 部	（010）58882868，58882870（传真）
邮 购 部	（010）58882873
官 方 网 址	www.stdp.com.cn
发 行 者	科学技术文献出版社发行　全国各地新华书店经销
印 刷 者	北京时尚印佳彩色印刷有限公司
版　　次	2022 年 8 月第 1 版　2022 年 8 月第 1 次印刷
开　　本	889×1194　1/16
字　　数	1158千
印　　张	42.25
书　　号	ISBN 978-7-5189-9375-8
审 图 号	GS京（2022）0288号
定　　价	368.00元

编写工作组

主　　编：焦雅辉　郭燕红

主　　审：邢若齐　李大川

副 主 编：马旭东　杜　冰　高嗣法

编写专家组：（按姓氏笔画排序）

姓 名	单 位	姓 名	单 位
么　莉	国家卫生健康委医院管理研究所	吕一星	国家卫生健康委医疗管理服务指导中心
马　飞	中国医学科学院肿瘤医院	朱华栋	中国医学科学院北京协和医院
马　洁	东南大学附属第二医院	乔　杰	北京大学第三医院
马　爽	中国医学科学院北京协和医院	华　燊	重庆医科大学附属儿童医院
马宗奎	武汉大学人民医院	庄　昱	北京大学第三医院
马洪生	四川大学华西医院	刘　刚	首都医科大学宣武医院
丰　羽	河南省人民医院	刘　洋	中国医学科学院北京协和医院
王　平	北京大学第一医院	刘　盛	中国医学科学院阜外医院
王　辰	中国医学科学院北京协和医学院 中国医学科学院呼吸病学研究院	刘　鹏	中国医学科学院北京协和医院
		刘　毅	兰州大学第二医院
王　怡	中国医学科学院北京协和医院	刘大为	中国医学科学院北京协和医院
王　硕	首都医科大学附属北京天坛医院	刘兆平	北京大学第一医院
王　莹	国家卫生健康委医院管理研究所	刘笑玎	中国医学科学院北京协和医院
王天骄	海军军医大学第一附属医院	刘倩楠	国家卫生健康委医院管理研究所
王丛凤	北京大学第一医院	刘继海	中国医学科学院北京协和医院
王宁利	首都医科大学附属北京同仁院	齐玉梅	天津市第三中心医院
王红燕	中国医学科学院北京协和医院	闫　丽	暨南大学附属第一医院
王志杰	中国医学科学院肿瘤医院	江久汇	北京大学口腔医院
王丽静	天津市第三中心医院	安　磊	国家卫生健康委医院管理研究所
王拥军	首都医科大学附属北京天坛医院	许延杰	国家卫生健康委医院管理研究所
王金萍	全国合理用药监测网	许明璐	国家卫生健康委医院管理研究所
王治国	国家卫生健康委临床检验中心	许梨梨	中国医学科学院北京协和医院
王建伟	潍坊市益都中心医院	孙　昊	中国医学科学院北京协和医院
王洛伟	海军军医大学第一附属医院	孙　辉	国家卫生健康委医院管理研究所
王晓军	中国医学科学院北京协和医院	孙佳璐	国家卫生健康委医院管理研究所
王海波	中山大学附属第一医院	孙雪峰	中国人民解放军总医院第一医学中心
王燕珍	标普医学信息研究中心	严　越	清华大学
牛　琛	天津市第三中心医院	苏龙翔	中国医学科学院北京协和医院
牛　磊	上海交通大学医学院附属新华医院	杜雨轩	国家卫生健康委临床检验中心
仇叶龙	首都医科大学宣武医院	李　希	中国医学科学院阜外医院
尹　畅	国家卫生健康委医院管理研究所	李　辉	国家卫生健康委医院管理研究所
甘蓝霞	标普医学信息研究中心	李小杉	无锡市人民医院
石慧峰	北京大学第三医院	李天佐	首都医科大学附属北京世纪坛医院
叶全富	国家卫生健康委医院管理研究所	李兆申	海军军医大学第一附属医院
叶啟发	武汉大学中南医院	李燕明	北京医院
申　振	安徽医科大学第一附属医院	杨小军	重庆医科大学附属第二医院
史　赢	标普医学信息研究中心	杨延砚	北京大学第三医院
宁小晖	中国医学科学院阜外医院	何湘湘	山西省人体器官获取与分配服务中心
有传刚	浙江大学医学院附属第二医院	宋　昉	首都儿科研究所

姓 名	单 位	姓 名	单 位
张 伟	北京大学口腔医院	胡 茵	全国合理用药监测网
张 罗	首都医科大学附属北京同仁院	胡文爽	北京大学第三医院
张 澍	中国医学科学院阜外医院	胡春晓	无锡市人民医院
张力伟	首都医科大学附属北京天坛医院	胡柯嘉	上海交通大学医学院附属瑞金医院
张天宇	解放军总医院第八医学中心	胡盛寿	中国医学科学院阜外医院
张元鸣飞	北京大学第三医院	胡靖琛	武汉大学人民医院（湖北省人民医院）
张达颖	南昌大学第一附属医院	侯秀玉	北京医院
张志鹏	北京大学第三医院	姜玉新	中国医学科学院北京协和医院
张抒扬	中国医学科学院北京协和医院	索继江	中国人民解放军总医院
张航宇	国家卫生健康委医院管理研究所	倪 鑫	首都医科大学附属北京儿童医院
张海琼	中国医学科学院北京协和医院	徐 骁	浙江大学医学院
张超黎	西安交通大学第二附属医院	徐 莉	浙江大学医学院附属第二医院
陈 吟	北京市卫生健康大数据与政策研究中心 北京市医院管理研究所	栾 杰	中国医学科学院整形外科医院
陈卫碧	首都医科大学宣武医院	高学成	国家卫生健康委医疗管理服务指导中心
陈文祥	国家卫生健康委临床检验中心	郭传瑸	北京大学口腔医院
陈进军	深圳市儿童医院	郭默宁	北京市卫生健康大数据与政策研究中心 北京市医院管理研究所
陈香美	中国人民解放军总医院第一医学中心	陶蕙茜	中国医学科学院北京协和医院
陈俊丽	浙江大学医学院附属第一医院	黄 茹	中山大学附属第一医院
陈莉萍	解放军总医院第八医学中心	黄 洁	中国医学科学院阜外医院
陈淑如	中山大学附属第三医院	黄宇光	中国医学科学院北京协和医院
陈斯鹏	中国医学科学院阜外医院	黄国英	复旦大学附属儿科医院
陈静瑜	无锡市人民医院	黄婧颖	厦门大学附属第一医院
邵文杰	浙江省卫生健康委医政医管处	戚亚洲	广州医科大学附属第二医院
武莎斐	中国医学科学院北京协和医院	崔胜男	中国医学科学院北京协和医院
范晓礼	武汉大学中南医院	梁智勇	中国医学科学院北京协和医院
林 娜	中国医学科学院阜外医院	宿英英	首都医科大学宣武医院
林 箐	北京大学第一医院	葛文彤	首都医科大学附属北京儿童医院
尚文涵	国家卫生健康委医院管理研究所	董 书	北京大学第三医院
尚尔嵩	标普医学信息研究中心	蒋荣猛	首都医科大学附属北京地坛医院
罗昊宇	国家卫生健康委医疗管理服务指导中心	韩雅玲	中国人民解放军北部战区总医院
金 律	武汉大学中南医院	景红丽	中国医学科学院北京协和医院
金子兵	首都医科大学附属北京同仁院	程吟楚	北京大学第三医院
金征宇	中国医学科学院北京协和医院	温乃杰	中国医学科学院阜外医院
金海龙	解放军总医院第三医学中心	谢涌泉	中国医学科学院阜外医院
周 帅	上海交通大学医学院附属瑞金医院	赫 捷	中国医学科学院肿瘤医院
周 亮	国家卫生健康委医院管理研究所	蔡广研	中国人民解放军总医院第一医学中心
周 翔	中国医学科学院北京协和医院	翟晓文	复旦大学附属儿科医院
周建新	首都医科大学附属北京天坛医院	熊东林	华中科技大学协和深圳医院
周谋望	北京大学第三医院	缪中荣	首都医科大学附属北京天坛医院
周稚烨	标普医学信息研究中心	樊 静	中国医学科学院阜外医院
庞 成	中国医学科学院北京协和医院	樊碧发	中日友好医院
郑 哲	中国医学科学院阜外医院	颜 青	国家卫生健康委医院管理研究所
郑树森	浙江大学医学院附属第一医院	潘湘斌	中国医学科学院阜外医院
居 阳	北京医院	霍 力	中国医学科学院北京协和医院
赵 烁	国家卫生健康委医院管理研究所	霍 勇	北京大学第一医院
赵扬玉	北京大学第三医院	霍添琪	国家卫生健康委医院管理研究所
赵慧佳	中国医学科学院北京协和医院	戴玲燕	国家卫生健康委医院管理研究所

审稿组专家：（按姓氏笔画排序）

姓 名	单 位	姓 名	单 位
尹 畅	国家卫生健康委医院管理研究所	李西英	西安交通大学第二附属医院
付 卫	北京大学第三医院	张振伟	国家卫生健康委医院管理研究所
庄良金	厦门大学附属第一医院	胥雪冬	北京大学第三医院
刘秋生	中山大学附属第一医院	焦建军	国家卫生健康委医院管理研究所

前　言

2021 年是中国共产党成立 100 周年，是"十四五"规划开局之年，也是全面建成小康社会、开启全面建设社会主义现代化国家新征程的关键之年。历经了近两年的新型冠状病毒肺炎疫情防控的考验，在以习近平同志为核心的党中央坚强领导下，全国人民万众一心，坚持"动态清零"总方针，坚持不懈推进疫情防控与经济社会持续稳定发展，为实现"十四五"良好开局提供了有力保障。

"十四五"规划和 2035 年远景目标强调全面推进健康中国建设，把人民健康放在优先发展的战略位置。国务院也对推动公立医院高质量发展做出要求。国家卫生健康委始终按照党中央、国务院的决策部署，坚决贯彻落实党的卫生健康工作方针，以医疗卫生服务质量水平持续提升为目标，制定公立医院高质量发展相关政策，明确"十四五"期间公立医院高质量发展具体行动，力求推动我国公立医院医疗服务和管理能力再上新台阶。

为客观反映我国医疗服务与质量安全基本情况，自 2015 年以来，我们连续 7 年编制《国家医疗服务与质量安全报告》（以下简称《报告》）。《报告》以具有良好代表性的全国监测和调查数据为基础，采用多中心、系统评估的方法，对我国二级及以上医疗机构医疗服务和质量安全情况进行分析，涵盖我国医疗服务资源和服务量总体情况，机构、专业、病种、技术等不同维度医疗质量管理与控制情况，医疗质量安全（不良）事件发生情况，DRG 绩效评价等内容，全面展现了当前我国医疗服务和质量安全的形势与现状，对于进一步提升医疗质量与患者安全科学化、精细化管理水平提供了坚实的数据基础和循证依据。针对历年《报告》反映出的我国医疗质量安全的薄弱环节和共性问题，国家卫生健康委先后制定印发了 2021 年、2022 年《国家医疗质量安全改进目标》，将医疗质量安全数据分析结果转化为卫生健康行政部门管理政策，形成各级各类医疗机构的工作目标，引导全行业聚焦医疗质量安全关键点，推动医疗质量持续改进。

2021 年《报告》延续 2020 年《报告》的结构，重点对综合医院和各专科医院的医疗质量情况进行分析，纳入各专业报告中反映全国共性或突出问题的部分指标。各专业详细质量报告由相关专业国家质控中心独立分析并在行业内反馈。

在《报告》数据填报过程中，得到了各级卫生健康行政部门、各级各专业质控中心和各医疗机构的大力支持和积极配合。《报告》编写工作得到了国家卫生健康委医院管理研究所、各专业国家质控中心、国家卫健委人体组织器官移植与医疗大数据中心，以及诸多专家的大力支持。在此，向积极报送医疗质量数据的医疗机构和参与《报告》数据分析、撰写、审校、编辑工作的各位专家、学者和全体工作人员表示衷心感谢！由于编者水平有限，加之时间紧张，偏颇之处在所难免，书中不足和错误之处敬请广大读者批评指正！

国家卫生健康委医政医管局

2021 年 12 月

1

编者说明

医疗质量安全管理是医疗卫生事业管理的重要组成部分。为更好地帮助各级卫生健康行政部门和各级各类医疗机构全面了解我国医疗服务和医疗质量安全现状，提高医疗质量安全管理科学化和精细化水平，为政策制定和管理实践工作提供循证依据，实现医疗服务和质量安全持续改进，在 2015—2020 年《国家医疗服务与质量安全报告》编写工作的基础上，我局组织编写了《2021 年国家医疗服务与质量安全报告》（以下简称《报告》）。

一、数据范围和来源

《报告》重点围绕我国内地二级及以上医院医疗服务与医疗质量安全情况进行分析，主要截取 2020 年 1 月 1 日至 2020 年 12 月 31 日的相关数据。数据主要来源如下。

（一）《报告》调查数据。对全国 31 个省（自治区、直辖市）（含新疆生产建设兵团，不含港、澳、台地区）进行调查数据填报，调查范围为全部二级及以上综合医院、专科医院及妇幼保健院，经数据质量校验，最终纳入 8842 家抽样医疗机构（含公立和民营综合医院，妇幼保健院，肿瘤、儿童、精神、妇产、口腔、心血管、传染病专业及其他专科医院）网络直报的相关医疗服务数据，合计 123 716 757 人次住院患者信息（表 1）。

表 1　2020 年全国各类医疗机构样本数量及构成

医疗机构	调查医院（家）	调查住院患者数量（人次）
公立综合医院	4848	101 705 669
民营综合医院	1181	/ 307 881
肿瘤专科医院	111	3 077 647
儿童专科医院	56	1 289 083
妇产医院 / 妇儿专科医院 / 妇幼保健院	1303	6 864 279
心血管专科医院	36	407 420
传染病医院	149	1 162 322
口腔医院	412	104 379
精神病专科医院	667	1 566 031
其他专科医院	79	232 046
合计	8842	123 716 757

（二）国家医疗质量管理与控制信息网（National Clinical Improvement System，NCIS）和全国医院质量监测系统（Hospital Quality Monitoring System，HQMS）共收集了 2016—2020 年 2196 家三级医院和 4178 家二级医院的 636 634 233 例住院患者病案首页数据，其中，连续上报数据的三级医院为 1969 家，二级医院为 2507 家，合计 585 164 170 例患者病案首页数据。

（三）国家卫生健康委员会管理的国家单病种质量管理与控制平台、医疗质量安全不良事件报告与学习平台等相关数据。

（四）全国合理用药监测网、各专业国家质控中心质控数据平台等相关数据。

（五）国家卫生健康统计年鉴和官方网站公布的相关数据信息。

1

在本年度《报告》中，能采用病案首页数据进行分析的指标部分，均使用病案首页数据进行分析，为确保年度指标间的可比性，比较时均采用连续上报医院数据，相关数据来源和范围时限均在各章节部分进行了说明。

二、报告主要内容

《报告》分为5个部分，分别为医疗服务资源与服务能力数据分析、医疗质量管理与控制数据分析、医疗安全基本情况分析、基于DRG的医疗服务绩效评价及医疗质量专题。具体内容如下。

（一）医疗服务资源和服务能力数据分析。主要包括2020年度我国医疗机构服务能力、收治患者病种结构和住院患者异地就医流动情况等相关分析。

（二）医疗质量管理与控制数据分析。从医疗机构、临床专科（含实验室管理）、药事管理和临床药学、重点病种等层面，围绕国家卫生健康委员会历年发布的相关医疗质量控制指标进行纵向、横向比较和立体分析。

（三）医疗安全基本情况分析。围绕减少临床诊疗行为导致的相关疾病和减少对患者的伤害2个方面，对医疗机构的医疗安全情况进行分析。

（四）基于DRG的医疗服务绩效评价。采用"DRG的医疗服务绩效评价"的工具，围绕住院服务"能力""效率""医疗安全"3个维度，对2018—2020年全国及各省（自治区、直辖市）医疗服务进行绩效评价，同时对呼吸内科等14个临床专科进行服务绩效评价。

（五）医疗质量专题。本部分共3章，分别针对结直肠癌手术治疗患者相关情况及变化趋势、住院患者静脉血栓栓塞症防治及日间医疗质量安全内容进行了分析和讨论。

三、有关说明

（一）本年度《报告》中涉及的疾病分类编码采用《疾病分类与代码国家临床版2.0》（简称ICD-10）。手术分类编码采用《手术操作分类代码国家临床版3.0》（简称ICD-9-CM-3），为最大限度保持一致性，均采用了四位亚目编码。

（二）本年度《报告》大部分数据使用HQMS中全国二级、三级公立医院绩效考核及NCIS中采集的2016—2020年数据（由于二级公立医院绩效考核仅收集了2017年及以后数据，故《报告》中部分分析使用2017—2020年数据）。部分医疗机构补传了既往病案首页数据，本年度相关指标均采用最新数据重新计算，因而数据分析结果与以往年度《国家医疗服务与质量安全报告》中相关结果可能存在不一致的情况，请以本年度《报告》为参考。

（三）分析方法和计量单位

1.利用Excel、SPSS、SAS等统计软件，按照不同医院等级（二级、三级）或所有制关系（公立、民营）维度，对《报告》调查数据进行基本描述性和（或）相关性分析等。

2.《报告》中采用的箱线图（Boxplot）也称箱须图（Box-whisker Plot），是利用数据中的五个统计量：5%分位数、25%分位数、中位数、75%分位数与95%分位数来描述数据。可以粗略地看出数据是否具有对称性、分布的离散程度等信息。其中，25%分位数（Q1），又称"下四分位数"，等于该样本中所有数值由小到大排列后第25%的数字；75%分位数（Q3），又称"上四分位数"，等于该样本中所有数值由小到大排列后第75%的数字。25%分位数与75%四分位数的差距又称四分位间距（Inter Quartile Range，IQR）。

（四）《报告》中所有涉及金额的数据，计量单位均为人民币（CNY）。

目 录

　　四、腹股沟相关手术 ··· 139

　　五、腹腔镜下子宫病损或组织切除术 ·· 143

　　六、心血管造影术 ··· 145

　　七、唇裂修复术 ·· 149

第五节　重点肿瘤患者（住院手术治疗/住院非手术治疗）相关指标分析 ················ 152

　　一、宫颈癌 ·· 163

　　二、卵巢癌 ·· 170

　　三、甲状腺癌 ·· 177

　　四、食管癌 ·· 185

　　五、前列腺癌 ·· 192

第六节　医院运行管理类指标分析 ··· 199

　　一、资源配置 ·· 199

　　二、工作负荷 ·· 205

　　三、治疗质量 ·· 227

　　四、工作效率 ·· 237

　　五、患者负担 ·· 242

第二章　国家级质量控制中心关键质控指标分析 ·· 256

第一节　心血管病专业 ··· 256

　　一、心血管病医疗质量安全情况 ·· 256

　　二、心血管病专业关键质控指标分析 ··· 256

第二节　心律失常介入专业 ··· 258

　　一、器械治疗患者住院期间严重并发症发生情况 ·· 258

　　二、ICD 一级预防和 CRT-D 植入情况 ··· 258

　　三、阵发性室上性心动过速导管消融的即刻成功率及并发症发生情况 ··············· 258

　　四、房颤导管消融治疗情况 ··· 259

第三节　冠心病介入专业 ·· 260

　　一、手术死亡率 ·· 260

　　二、STEMI 患者发病 12 小时内接受直接 PCI 率 ··· 260

　　三、接受 PCI 治疗的非 ST 段抬高型急性冠脉综合征（NSTE ACS）患者进行危险分层的比率 ······· 262

　　四、例均次支架/药物涂层球囊数 ··· 262

第四节　心脏移植专业 ··· 264

　　一、心脏缺血时间 ··· 264

　　二、院内生存情况 ··· 264

　　三、生存分析 ·· 265

第五节　肺脏移植专业 ··· 266

　　一、术后移植物失功发生率 ··· 266

　　二、术后急性排斥反应发生率 ·· 266

　　三、术后吻合口并发症发生率 ·· 267

第六节　肝脏移植专业 ··· 268

　　一、肝脏移植总体情况 ··· 268

第三部分 医疗安全基本情况分析

第四部分　基于 DRG 的医疗服务绩效评价

第五部分　医疗质量专题

第一部分
医疗服务资源与服务能力分析

一、医疗服务资源配置情况

（一）医师总体分布情况

"十三五"规划周期内，我国每千人口执业（助理）医师数持续增加，截至2020年底，我国每千人口执业（助理）医师数达2.90人，较2019年的2.77人增加0.13人，较2015年的2.22人增加0.68人。从全国分布看，绝大多数省（自治区、直辖市）已达到《全国医疗卫生服务体系规划纲要（2015—2020年）》中"到2020年每千常住人口执业（助理）医师数2.5人"的要求，仅有江西和广东两个省略低于2.5人，分别为2.32人、2.43人（图1-1-1-1）。

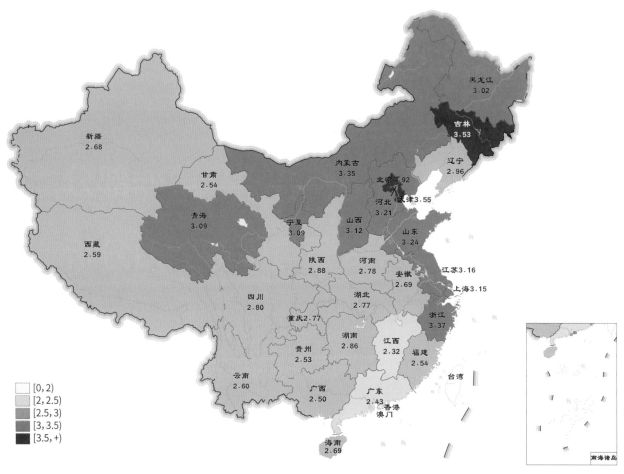

注：地图中数据不包含我国港、澳、台地区。

图 1-1-1-1　2020 年各省（自治区、直辖市）每千人口执业（助理）医师数分布

（二）护理人员总体分布情况

截至2020年底，我国每千人口拥有注册护士数3.34人，较2019年的3.18人增加0.16人，较2015年的2.37人增加0.97人。除新疆、天津、安徽、河南、广东、福建、江西、河北、西藏等9个省（自治区、直辖市）外，全国大部分省（自治区、直辖市）基本达到《全国医疗卫生服务体系规划纲要（2015—2020年）》中"到2020年每千常住人口注册护士数3.14人"的要求（图1-1-1-2）。

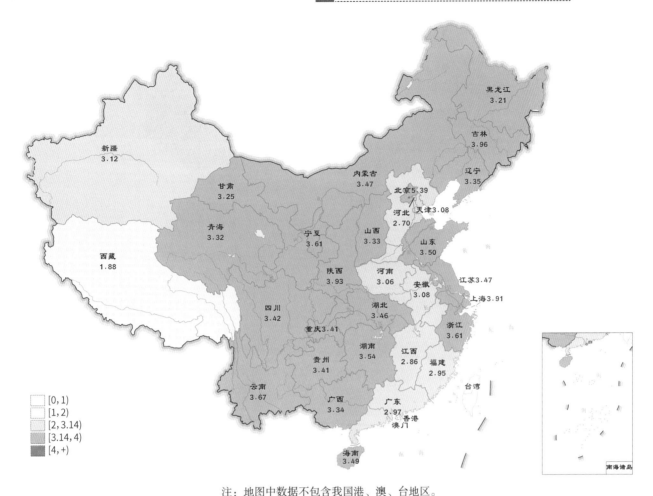

注：地图中数据不包含我国港、澳、台地区。

图 1-1-1-2　2020 年各省（自治区、直辖市）每千人口注册护士数分布

（三）医疗机构床位总体分布情况

截至 2020 年底，我国每千人口医疗卫生机构床位数为 6.46 张，较 2019 年的 6.30 张增加 0.16 张，较 2015 年的 4.97 张增加 1.49 张，超过《全国医疗卫生服务体系规划纲要（2015—2020 年）》中"到 2020 年每千常住人口医疗卫生机构床位数控制在 6 张"的要求。从全国分布看，已有黑龙江、湖南、四川、辽宁等 21 个省（自治区、直辖市）医疗卫生机构床位数超过 6 张，较 2019 年新增安徽、山西、江西 3 个省（图 1-1-1-3）。

相较于 2019 年，2020 年除北京、江苏、浙江、广东、重庆、贵州、新疆、宁夏等 8 个省（自治区、直辖市）外，我国绝大部分省（自治区、直辖市）每千人口医疗卫生机构床位数均有明显增加，其中，黑龙江、吉林在 2019 年已达到每千人口医疗卫生机构床位数 6 张的基础上，2020 年增幅超过 10%；北京、浙江、广东、宁夏在 2019 年尚未达到每千人口医疗卫生机构床位数 6 张的基础上，2020 年出现下降，提示需要注意床位配置；安徽、山西、江西等 3 省近三年医疗卫生机构床位数稳步增加，2020 年已达到每千人口医疗卫生机构床位数 6 张的标准（图 1-1-1-4）。

3

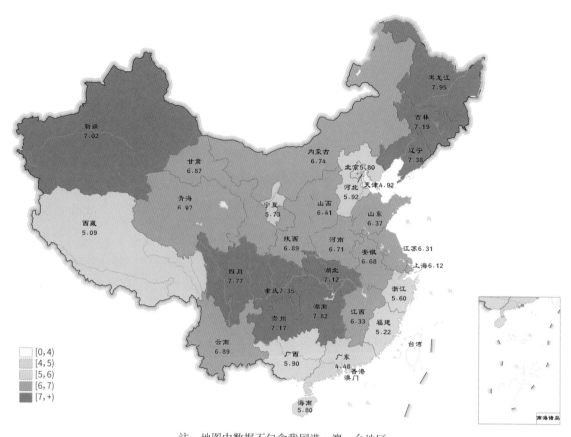

注：地图中数据不包含我国港、澳、台地区。

图 1-1-1-3　2020 年各省（自治区、直辖市）每千人口医疗卫生机构床位数分布

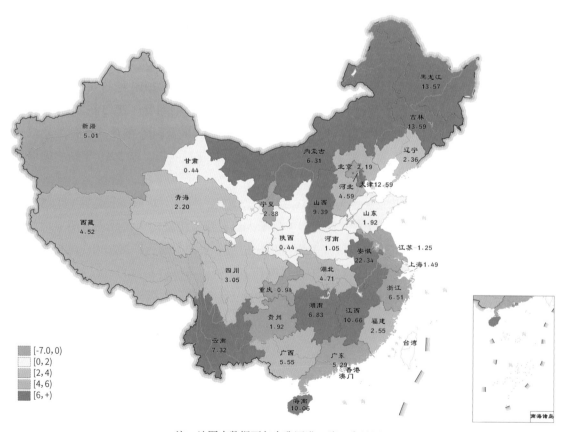

注：地图中数据不包含我国港、澳、台地区。

图 1-1-1-4　2020 年各省（自治区、直辖市）每千人口医疗卫生机构床位数增幅（%）

（四）实际开放床位数

1. 全国各类别医院平均实际开放床位数（图 1-1-1-5）

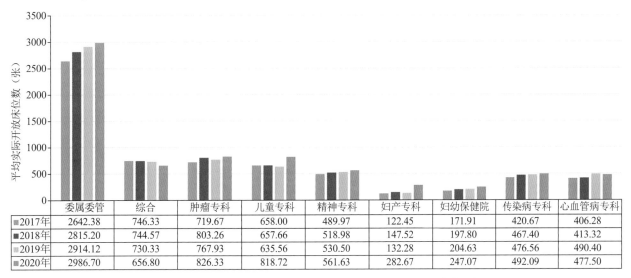

	委属委管	综合	肿瘤专科	儿童专科	精神专科	妇产专科	妇幼保健院	传染病专科	心血管病专科
2017年	2642.38	746.33	719.67	658.00	489.97	122.45	171.91	420.67	406.28
2018年	2815.20	744.57	803.26	657.66	518.98	147.52	197.80	467.40	413.32
2019年	2914.12	730.33	767.93	635.56	530.50	132.28	204.63	476.56	490.40
2020年	2986.70	656.80	826.33	818.72	561.63	282.67	247.07	492.09	477.50

图 1-1-1-5　2017—2020 年全国各类别医院平均实际开放床位数

2. 全国各级综合医院平均实际开放床位数（图 1-1-1-6）

（1）全国情况

2017—2020 年实际开放床位数平均值，委属委管医院逐年增加；三级公立医院逐年减少；二级公立医院、三级民营医院、二级民营医院波动性下降（图 1-1-1-6）。

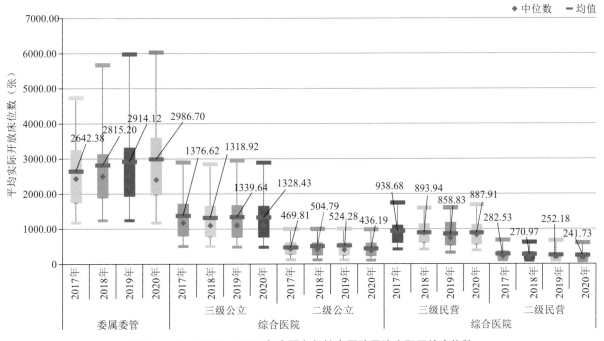

图 1-1-1-6　2017—2020 年全国各级综合医院平均实际开放床位数

（2）各省（自治区、直辖市）情况

2020 年平均实际开放床位数排名前 3 位的省（自治区、直辖市）中，三级公立医院分别为河南省、安徽省和湖北省（图 1-1-1-7）；二级公立医院分别为河南省、安徽省和重庆市（图 1-1-1-8）；三级民营医院分别为陕西省、浙江省和河南省（图 1-1-1-9）；二级民营医院分别为河南省、陕西省和浙江省（图 1-1-1-10）。

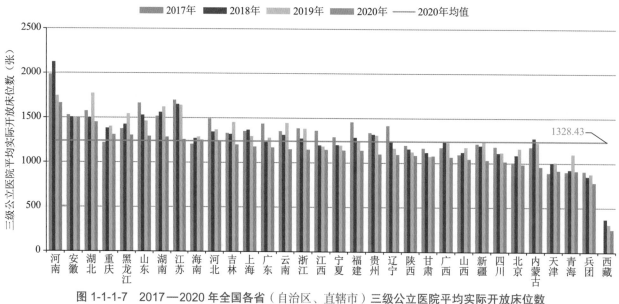

图 1-1-1-7　2017—2020 年全国各省（自治区、直辖市）三级公立医院平均实际开放床位数

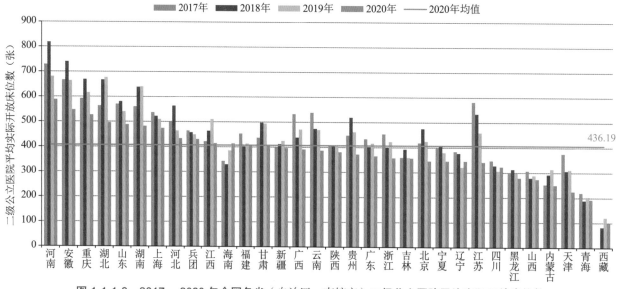

图 1-1-1-8　2017—2020 年全国各省（自治区、直辖市）二级公立医院平均实际开放床位数

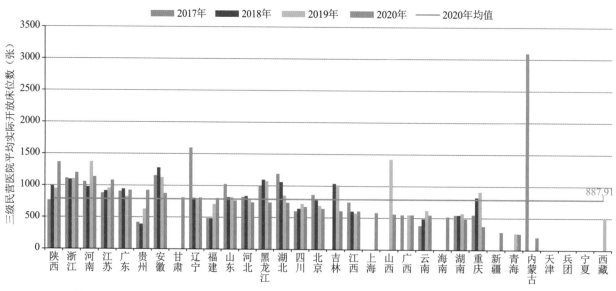

图 1-1-1-9　2017—2020 年全国各省（自治区、直辖市）三级民营医院平均实际开放床位数

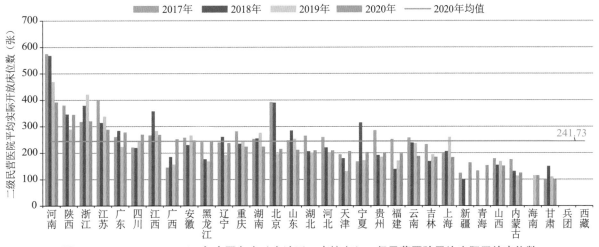

图 1-1-1-10　2017—2020 年全国各省（自治区、直辖市）二级民营医院平均实际开放床位数

3. 专科医院平均实际开放床位数

（1）肿瘤专科医院

2016—2020 年肿瘤专科医院平均实际开放床位数分别为 723.74 张、719.67 张、803.26 张、767.93 张、826.33 张。2020 年平均实际开放床位数较 2019 年增加 58.40 张（图 1-1-1-11）。

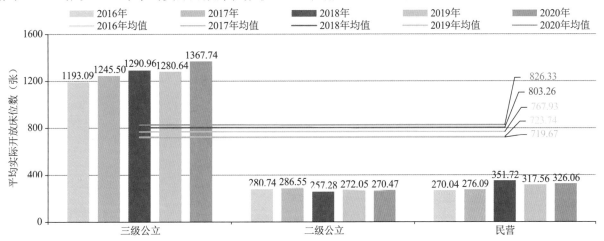

图 1-1-1-11　2016—2020 年全国各级肿瘤专科医院平均实际开放床位数

（2）儿童专科医院

2016—2019 年儿童专科医院平均实际开放床位数分别为 689.28 张、658.00 张、657.66 张、635.56 张，呈逐年减少趋势，但 2020 年有显著增加，为 818.72 张（图 1-1-1-12）。

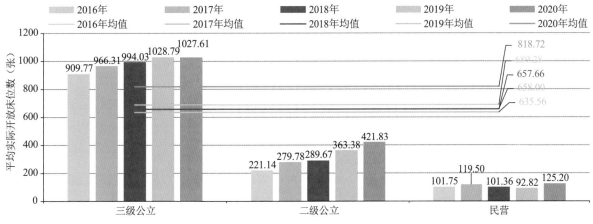

图 1-1-1-12　2016—2020 年全国各级儿童专科医院平均实际开放床位数

（3）精神专科医院

2016—2020年精神专科医院平均实际开放床位数分别为512.21张、489.97张、518.98张、530.50张、561.63张，近4年平均实际开放床位数呈逐年增加趋势（图1-1-1-13）。

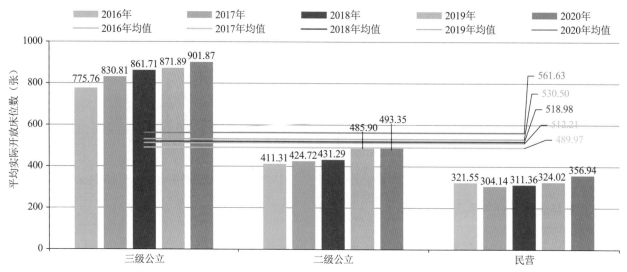

图1-1-1-13　2016—2020年全国各级精神专科医院平均实际开放床位数

（4）妇产专科医院

2016—2020年妇产专科医院平均实际开放床位数分别为132.16张、122.45张、147.52张、132.28张、282.67张。2020年平均实际开放床位数较2019年增加150.39张（图1-1-1-14）。

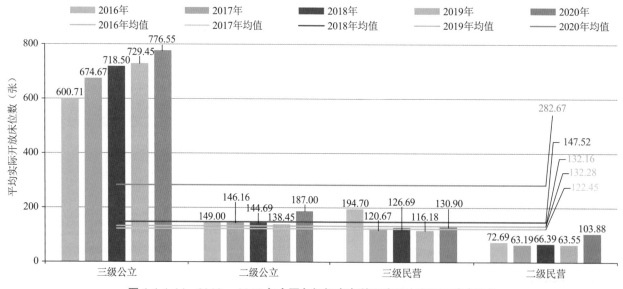

图1-1-1-14　2016—2020年全国各级妇产专科医院平均实际开放床位数

（5）妇幼保健院

2016—2020年妇幼保健院平均实际开放床位数分别为182.79张、171.91张、197.80张、204.63张、247.07张，近4年平均实际开放床位数呈增加趋势（图1-1-1-15）。

（6）传染病专科医院

2016—2020年传染病专科医院平均实际开放床位数分别为430.18张、420.67张、467.40张、476.56张、492.09张，近4年平均实际开放床位数呈增加趋势（图1-1-1-16）。

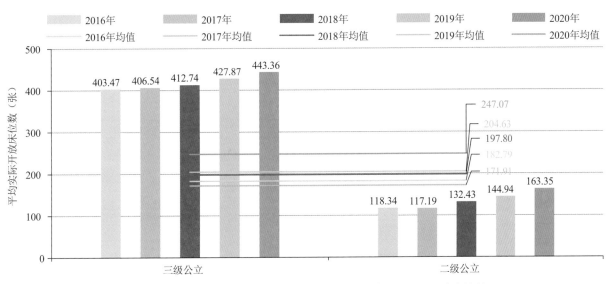

图 1-1-1-15　2016—2020 年全国各级妇幼保健院平均实际开放床位数

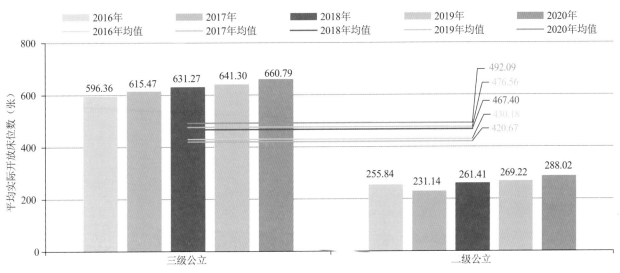

图 1-1-1-16　2016—2020 年全国各级传染病专科医院平均实际开放床位数

（7）心血管病专科医院

2017—2020 年心血管病专科医院平均实际开放床位数分别为 406.28 张、413.32 张、490.40 张、477.50 张，2020 年平均实际开放床位数略低于 2019 年，但仍高于 2017 年和 2018 年（图 1-1-1-17）。

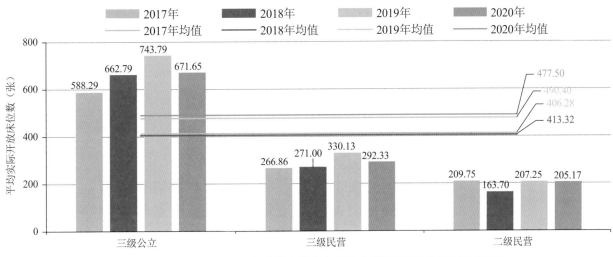

图 1-1-1-17　2017—2020 年全国各级心血管病专科医院平均实际开放床位数

（五）重症床位数

1. 全国各类别医院平均重症床位数（图 1-1-1-18）

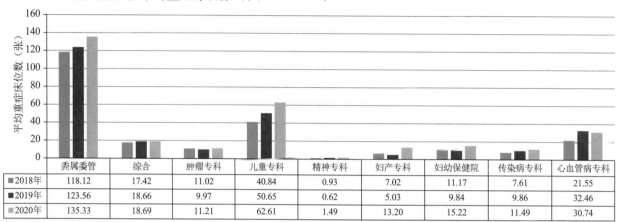

	委属委管	综合	肿瘤专科	儿童专科	精神专科	妇产专科	妇幼保健院	传染病专科	心血管病专科
2018年	118.12	17.42	11.02	40.84	0.93	7.02	11.17	7.61	21.55
2019年	123.56	18.66	9.97	50.65	0.62	5.03	9.84	9.86	32.46
2020年	135.33	18.69	11.21	62.61	1.49	13.20	15.22	11.49	30.74

图 1-1-1-18   2018—2020 年全国各类别医院平均重症床位数

2. 全国各级综合医院平均重症床位数（图 1-1-1-19）

（1）全国情况

2017—2020 年重症床位数平均值，委属委管医院逐年增加，三级公立医院在 37 张左右波动，二级公立医院波动性增加，三级民营医院、二级民营医院分别在 20 张、4 张左右波动（图 1-1-1-19）。

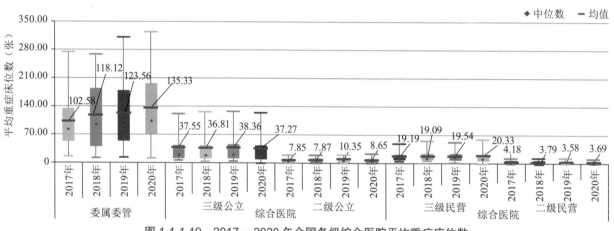

图 1-1-1-19   2017—2020 年全国各级综合医院平均重症床位数

（2）各省（自治区、直辖市）情况

2020 年平均重症床位数排名前 3 位的省（自治区、直辖市）中，三级公立医院分别是河南省、海南省和宁夏回族自治区（图 1-1-1-20）；二级公立医院分别为河南省、福建省和重庆市（图 1-1-1-21）。

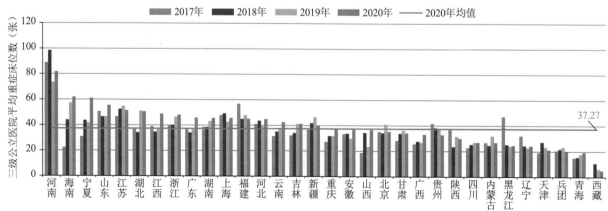

图 1-1-1-20   2017—2020 年全国各省（自治区、直辖市）三级公立医院平均重症床位数

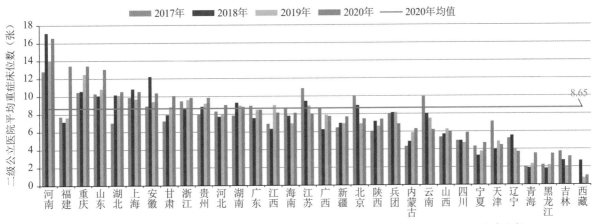

图 1-1-1-21　2017—2020 年全国各省（自治区、直辖市）二级公立医院平均重症床位数

3. 专科医院平均重症床位数

（1）肿瘤专科医院

2018—2020 年肿瘤专科医院平均重症床位数分别为 11.02 张、9.97 张、11.21 张。2020 年平均重症床位数较 2019 年增加 1.24 张（图 1-1-1-22）。

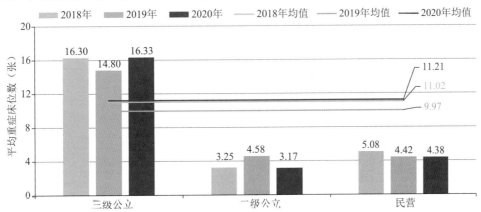

图 1-1-1-22　2018—2020 年全国各级肿瘤专科医院平均重症床位数

（2）儿童专科医院

2018—2020 年儿童专科医院平均重症床位数分别为 40.84 张、50.65 张、62.61 张，呈逐年增加趋势（图 1-1-1-23）。

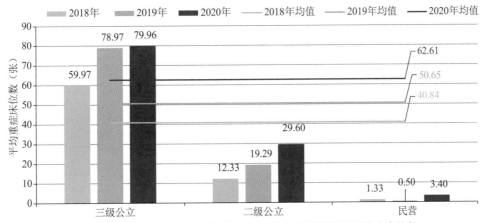

图 1-1-1-23　2018—2020 年全国各级儿童专科医院平均重症床位数

（3）精神专科医院

2018—2020 年精神专科医院平均重症床位数分别为 0.93 张、0.62 张、1.49 张。2020 年平均重症床

位数较 2019 年增加 0.87 张（图 1-1-1-24）。

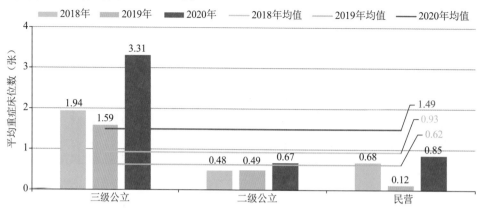

图 1-1-1-24　2018—2020 年全国各级精神专科医院平均重症床位数

（4）妇产专科医院

2018—2020 年妇产专科医院平均重症床位数分别为 7.02 张、5.03 张、13.20 张。2020 年平均重症床位数较 2019 年增加 8.17 张（图 1-1-1-25）。

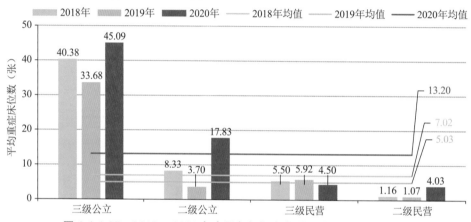

图 1-1-1-25　2018—2020 年全国各级妇产专科医院平均重症床位数

（5）妇幼保健院

2018—2020 年妇幼保健院平均重症床位数分别为 11.17 张、9.84 张、15.22 张。2020 年平均重症床位数较 2019 年增加 5.38 张（图 1-1-1-26）。

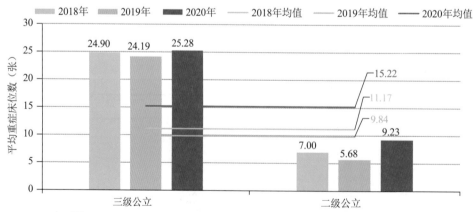

图 1-1-1-26　2018—2020 年全国各级妇幼保健院平均重症床位数

（6）传染病专科医院

2018—2020 年传染病专科医院平均重症床位数分别为 7.61 张、9.86 张、11.49 张，呈逐年增加趋势（图 1-1-1-27）。

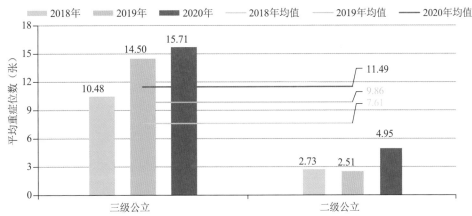

图 1-1-1-27　2018—2020 年全国各级传染病专科医院平均重症床位数

（7）心血管病专科医院

2018—2020 年心血管病专科医院平均重症床位数分别为 21.55 张、32.46 张、30.74 张，2020 年平均重症床位数略低于 2019 年，但仍高于 2018 年（图 1-1-1-28）。

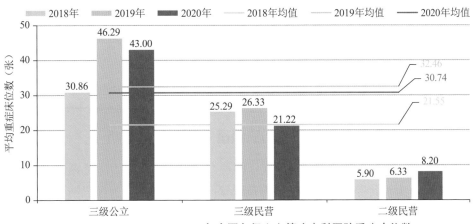

图 1-1-1-28　2018—2020 年全国各级心血管病专科医院重症床位数

二、全国二级和三级医院服务量分析

从 HQMS 的全国二级和三级公立医院绩效考核中采集 2016—2020 年的数据，共采集三级综合医院 1663 家、三级专科医院 794 家、二级综合医院 3925 家、二级专科医院 1481 家。按统计时间段内的连续上报数据计算各级医院连续上报率，连续上报率最高为三级公立综合医院（88.05%），其次为三级公立专科医院（85.21%），最低为二级民营专科医院（5.03%）（表 1-1-1-1）。

表 1-1-1-1　2016—2020 年全国二级和三级医院数据来源

医院类型	数据情况	三级医院（家）		二级医院（家）		合计（家）
		公立医院	民营医院	公立医院	民营医院	
综合医院	全样本数据	1556	107	3232	693	5588
	连续上报数据	1370	25	2215	62	3672
	连续上报率（%）	88.05	23.36	68.53	8.95	65.71
专科医院	全样本数据	710	84	1004	477	2275
	连续上报数据	605	7	268	24	904
	连续上报率（%）	85.21	8.33	26.69	5.03	39.74

统计全国 2016—2020 年连续上报的二级和三级综合医院及 25 家国家卫生健康委直属或管理（简称"委属委管"）综合医院的月均出院人次，委属委管综合医院、三级公立综合医院、三级民营综合医院、二级公立综合医院、二级民营综合医院自 2016 年至 2019 年均保持增长状态，2020 年均出现不同程度的下降（图 1-1-1-29）。

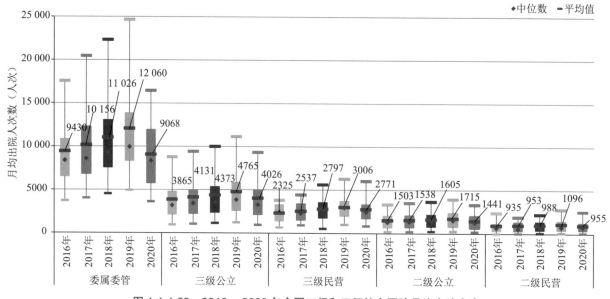

图 1-1-1-29　2016—2020 年全国二级和三级综合医院月均出院人次

三、全国二级和三级医院服务能力分析

医疗机构住院患者主要疾病诊断和手术 / 操作的种类，即医疗机构为患者提供诊疗服务所涉及病种和手术的种类数，可作为评价医疗机构服务能力范围宽度的一个指标。为保证纳入数据的有效性和准确性，在对全国二级和三级综合医院与部分专科医院的服务能力数据分析中，主要统计连续上报的 1975 家三级公立医院和 2483 家二级公立医院的出院患者住院病历首页主要诊断（第一诊断）ICD-10 编码亚目数及主要手术 / 操作 ICD-9-CM-3 编码亚目数。

（一）主要诊断 ICD-10 编码亚目种类数

2016—2020 年收治患者的主要诊断 ICD-10 编码亚目种类数均值，全国三级公立综合医院从 1686 种增至 1833 种，增加了 147 种；全国各三级公立专科医院最高为儿童医院（1060～1353 种），其次为肿瘤医院（865～959 种），最低为精神病医院（228～271 种），2020 年除妇产（科）医院、妇幼保健院及儿童医院外，各类型专科医院均值均较上年略有下降（图 1-1-1-30）。

2017—2020 年收治患者的主要诊断 ICD-10 编码亚目种类数均值，全国二级公立综合医院从 931 种增至 1003 种，增加了 72 种；全国各二级公立专科医院最高为肿瘤医院（419～478 种），其次为儿童医院（280～426 种），最低为精神病医院（90～102 种）（图 1-1-1-31）。

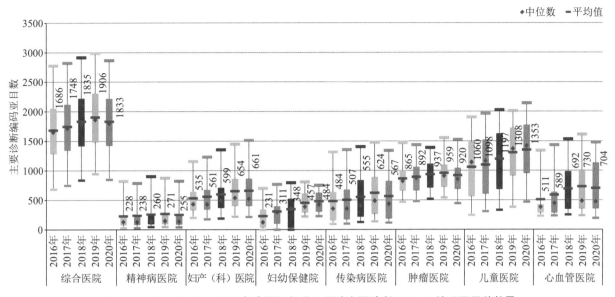

图 1-1-1-30　2016—2020 年全国三级公立医院主要诊断 ICD-10 编码亚目种数量

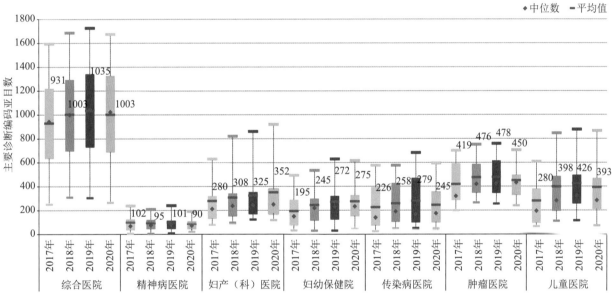

图 1-1-1-31　2017—2020 年全国二级公立医院主要诊断 ICD-10 编码亚目种数量

（二）主要手术 ICD-9-CM-3 编码亚目种类数

2016—2020 年收治患者的主要手术 ICD-9-CM-3 编码亚目种类数均值，全国三级公立综合医院从 570 种增至 767 种；全国各三级公立专科医院最高为儿童医院（348～517 种），其次为肿瘤医院（354～502 种），最低为精神病医院（31～49 种），各类型专科医院均值均呈上升趋势（图 1-1-1-32）。

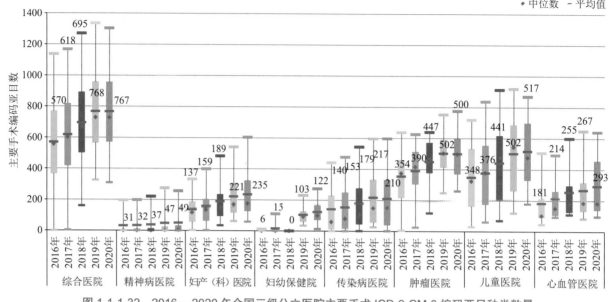

图 1-1-1-32　2016—2020 年全国三级公立医院主要手术 ICD-9-CM-3 编码亚目种类数量

2017—2020 年收治患者的主要手术 ICD-9-CM-3 编码亚目种类数均值，全国二级公立综合医院从 233 种增至 325 种，增加了 92 种；全国各二级公立专科医院最高为肿瘤医院（86～187 种），其次为儿童医院（52～117 种），最低为妇幼保健院（4～66 种），除传染病医院和儿童医院外，其他类型专科医院均值均呈上升趋势（图 1-1-1-33）。

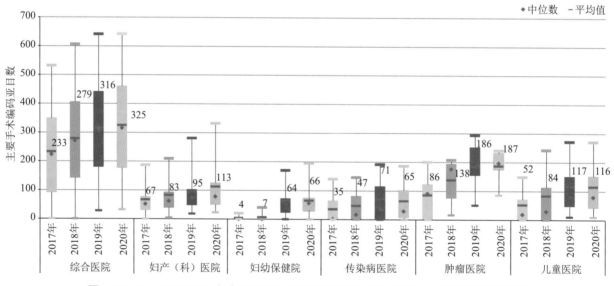

图 1-1-1-33　2017-2020 年全国二级公立医院主要手术 ICD-9-CM-3 编码亚目种类数量

四、综合医院住院患者疾病与手术／操作分析

（一）全国二级和三级公立综合医院住院患者主要诊断疾病谱排名前 20 位变化情况

2016 年与 2020 年全国三级公立综合医院住院患者主要诊断疾病谱前 2 位的病种排名无较大变化，第 4 位至第 8 位疾病排名有小幅变化。排名上升较大的病种有："其他特指的医疗照顾"从第 15 位上升至第 3 位，"未特指的细菌性肺炎"从第 35 位上升至第 11 位，"放射治疗疗程"从第 28 位上升至第 13 位，"肾终末期疾病"从第 48 位上升至第 15 位，"结肠息肉"从第 43 位上升至第 17 位（图 1-1-1-34）。

2016—2020 年全国三级公立综合医院住院患者主要诊断疾病谱前 10 位病种排名下降幅度较大的是"非胰岛素依赖型糖尿病不伴有并发症"，排名由 2016 年第 10 位下降至 2020 年第 32 位（图 1-1-1-35）。

2017 年与 2020 年全国二级公立综合医院住院患者主要诊断疾病谱中，"未特指的脑梗死""特发性（原发性）高血压"排名分别保持在第 1 位和第 6 位，"未特指的支气管肺炎"从第 2 位下降至第 3 位，"动脉硬化性心脏病"从第 3 位上升至第 2 位。排名上升较大的病种有："未特指的心力衰竭"从第 32 位上升至第 15 位，"未特指的细菌性肺炎"从第 39 位上升至第 18 位，"不稳定性心绞痛"从第 37 位上升至第 19 位（图 1-1-1-36）。

2017—2020 年全国二级公立综合医院住院患者主要诊断疾病谱前 10 位病种排名下降幅度较大的是"头位顺产"，排名由 2016 年第 5 位下降至 2020 年第 11 位（图 1-1-1-37）。

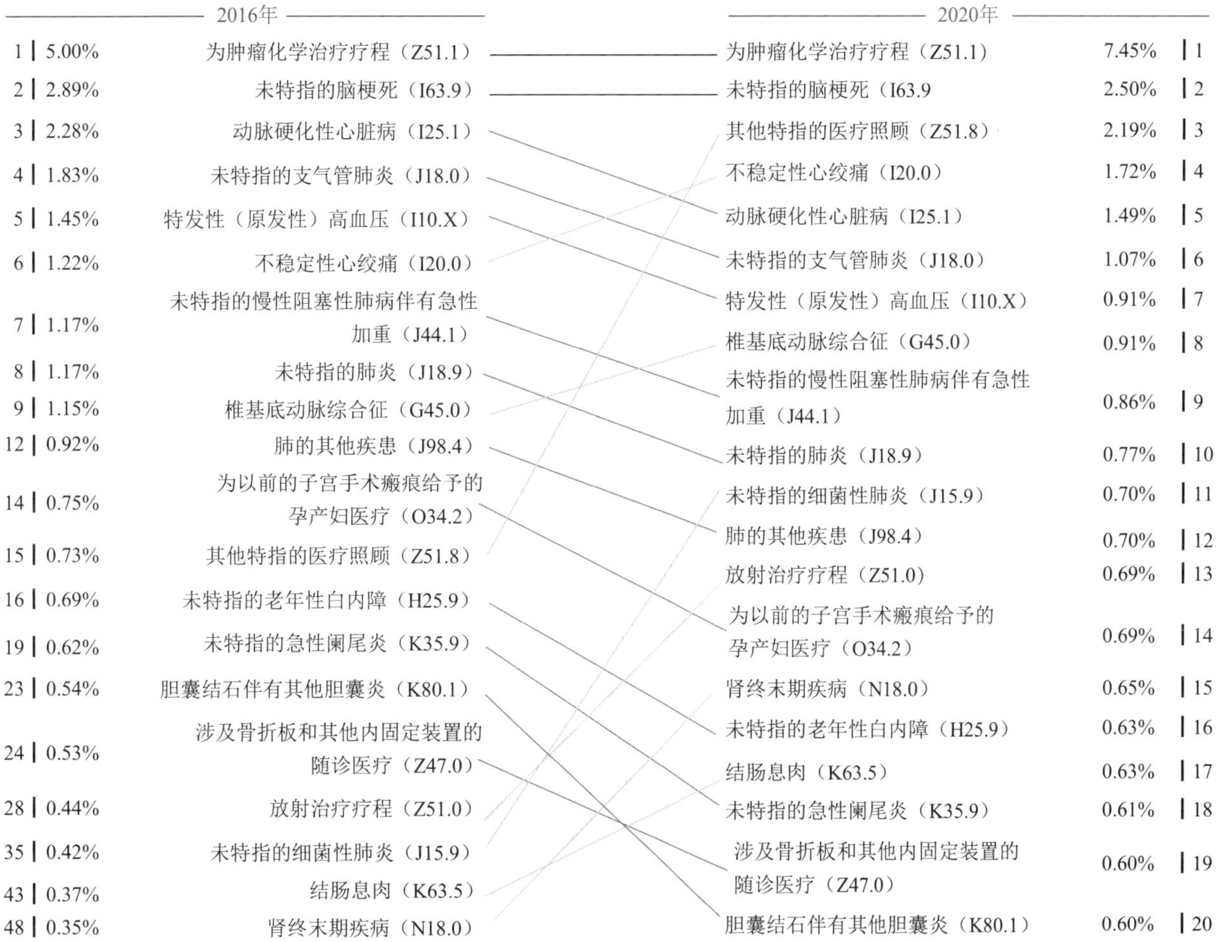

2016年		2020年	
1	5.00% 为肿瘤化学治疗疗程（Z51.1）	为肿瘤化学治疗疗程（Z51.1）7.45%	1
2	2.89% 未特指的脑梗死（I63.9）	未特指的脑梗死 I63.9 2.50%	2
3	2.28% 动脉硬化性心脏病（I25.1）	其他特指的医疗照顾（Z51.8）2.19%	3
4	1.83% 未特指的支气管肺炎（J18.0）	不稳定性心绞痛（I20.0）1.72%	4
5	1.45% 特发性（原发性）高血压（I10.X）	动脉硬化性心脏病（I25.1）1.49%	5
6	1.22% 不稳定性心绞痛（I20.0）	未特指的支气管肺炎（J18.0）1.07%	6
7	1.17% 未特指的慢性阻塞性肺病伴有急性加重（J44.1）	特发性（原发性）高血压（I10.X）0.91%	7
8	1.17% 未特指的肺炎（J18.9）	椎基底动脉综合征（G45.0）0.91%	8
9	1.15% 椎基底动脉综合征（G45.0）	未特指的慢性阻塞性肺病伴有急性加重（J44.1）0.86%	9
12	0.92% 肺的其他疾患（J98.4）	未特指的肺炎（J18.9）0.77%	10
14	0.75% 为以前的子宫手术瘢痕给予的孕产妇医疗（O34.2）	未特指的细菌性肺炎（J15.9）0.70%	11
15	0.73% 其他特指的医疗照顾（Z51.8）	肺的其他疾患（J98.4）0.70%	12
16	0.69% 未特指的老年性白内障（H25.9）	放射治疗疗程（Z51.0）0.69%	13
19	0.62% 未特指的急性阑尾炎（K35.9）	为以前的子宫手术瘢痕给予的孕产妇医疗（O34.2）0.69%	14
23	0.54% 胆囊结石伴有其他胆囊炎（K80.1）	肾终末期疾病（N18.0）0.65%	15
24	0.53% 涉及骨折板和其他内固定装置的随诊医疗（Z47.0）	未特指的老年性白内障（H25.9）0.63%	16
28	0.44% 放射治疗疗程（Z51.0）	结肠息肉（K63.5）0.63%	17
35	0.42% 未特指的细菌性肺炎（J15.9）	未特指的急性阑尾炎（K35.9）0.61%	18
43	0.37% 结肠息肉（K63.5）	涉及骨折板和其他内固定装置的随诊医疗（Z47.0）0.60%	19
48	0.35% 肾终末期疾病（N18.0）	胆囊结石伴有其他胆囊炎（K80.1）0.60%	20

图 1-1-1-34　全国三级公立综合医院住院患者主要诊断疾病谱 2016 年与 2020 年排名前 20 位变化

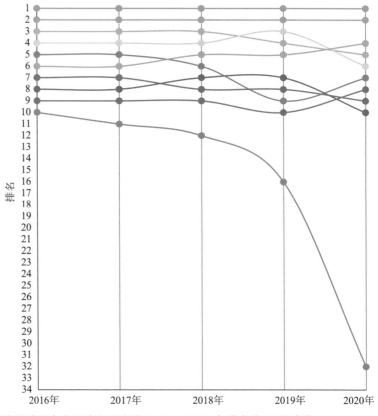

图例：
— 为肿瘤化学治疗疗程
— 未特指的脑梗死
— 动脉硬化性心脏病
— 未特指的支气管肺炎
— 特发性（原发性）高血压
— 不稳定性心绞痛
— 未特指的慢性阻塞性肺病伴有急性加重
— 未特指的肺炎
— 椎基底动脉综合征
— 非胰岛素依赖型糖尿病不伴有并发症

图 1-1-1-35　全国三级公立综合医院住院患者主要诊断疾病谱 2016—2020 年排名前 10 位变化

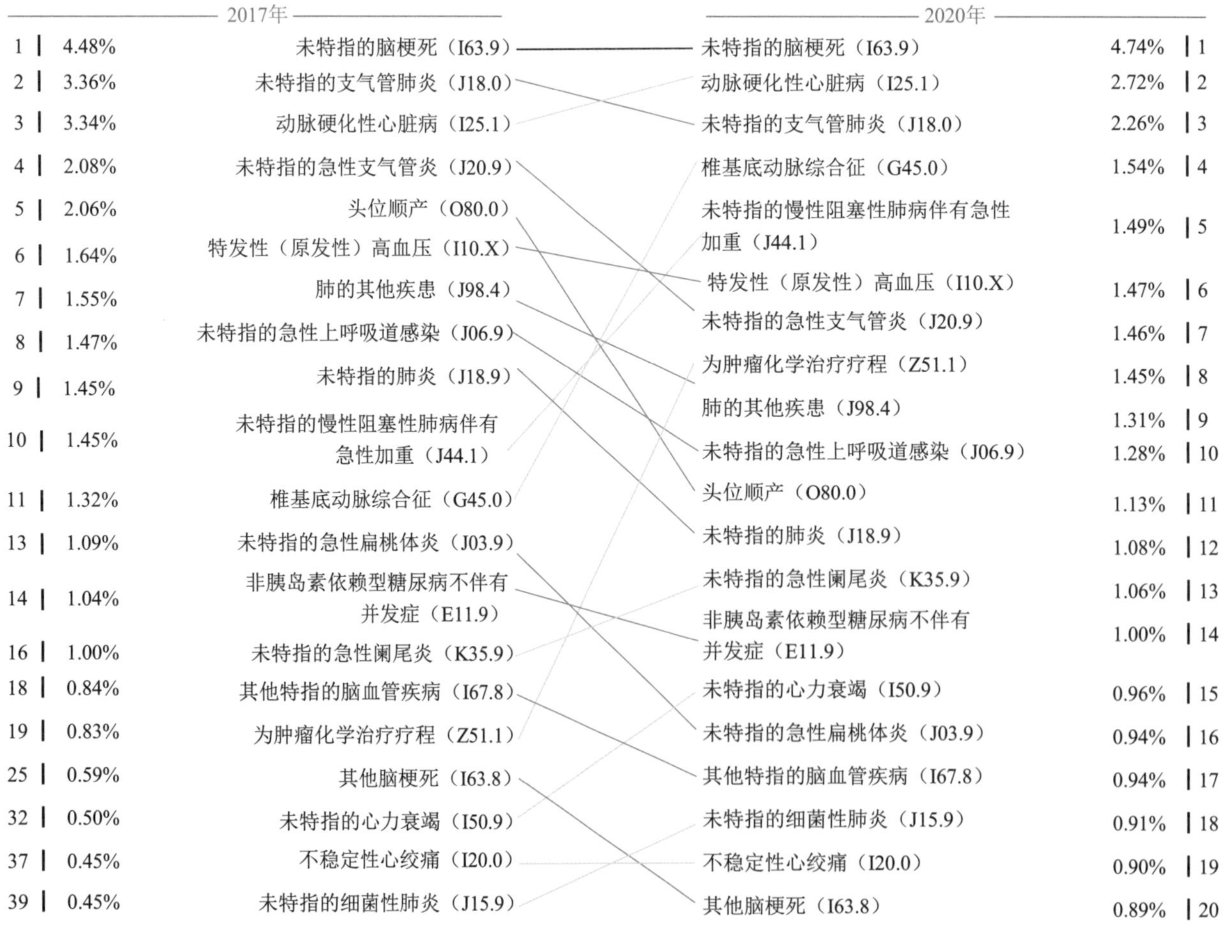

	2017年		2020年		
1	4.48%	未特指的脑梗死（I63.9）	未特指的脑梗死（I63.9）	4.74%	1
2	3.36%	未特指的支气管肺炎（J18.0）	动脉硬化性心脏病（I25.1）	2.72%	2
3	3.34%	动脉硬化性心脏病（I25.1）	未特指的支气管肺炎（J18.0）	2.26%	3
4	2.08%	未特指的急性支气管炎（J20.9）	椎基底动脉综合征（G45.0）	1.54%	4
5	2.06%	头位顺产（O80.0）	未特指的慢性阻塞性肺病伴有急性加重（J44.1）	1.49%	5
6	1.64%	特发性（原发性）高血压（I10.X）	特发性（原发性）高血压（I10.X）	1.47%	6
7	1.55%	肺的其他疾患（J98.4）	未特指的急性支气管炎（J20.9）	1.46%	7
8	1.47%	未特指的急性上呼吸道感染（J06.9）	为肿瘤化学治疗疗程（Z51.1）	1.45%	8
9	1.45%	未特指的肺炎（J18.9）	肺的其他疾患（J98.4）	1.31%	9
10	1.45%	未特指的慢性阻塞性肺病伴有急性加重（J44.1）	未特指的急性上呼吸道感染（J06.9）	1.28%	10
11	1.32%	椎基底动脉综合征（G45.0）	头位顺产（O80.0）	1.13%	11
13	1.09%	未特指的急性扁桃体炎（J03.9）	未特指的肺炎（J18.9）	1.08%	12
14	1.04%	非胰岛素依赖型糖尿病不伴有并发症（E11.9）	未特指的急性阑尾炎（K35.9）	1.06%	13
16	1.00%	未特指的急性阑尾炎（K35.9）	非胰岛素依赖型糖尿病不伴有并发症（E11.9）	1.00%	14
18	0.84%	其他特指的脑血管疾病（I67.8）	未特指的心力衰竭（I50.9）	0.96%	15
19	0.83%	为肿瘤化学治疗疗程（Z51.1）	未特指的急性扁桃体炎（J03.9）	0.94%	16
25	0.59%	其他脑梗死（I63.8）	其他特指的脑血管疾病（I67.8）	0.94%	17
32	0.50%	未特指的心力衰竭（I50.9）	未特指的细菌性肺炎（J15.9）	0.91%	18
37	0.45%	不稳定性心绞痛（I20.0）	不稳定性心绞痛（I20.0）	0.90%	19
39	0.45%	未特指的细菌性肺炎（J15.9）	其他脑梗死（I63.8）	0.89%	20

图 1-1-1-36　全国二级公立综合医院住院患者主要诊断疾病谱 2017 年与 2020 年排名前 20 位变化

（二）全国二级和三级公立综合医院住院患者手术谱排名前 20 位变化情况

2016 年与 2020 年全国三级公立综合医院住院患者手术谱中，"低位子宫下段剖宫产"排名保持在第 1 位，"腹腔镜下胆囊切除术""其他近期产科裂伤修补术"排名分别从第 3 位和第 4 位上升至第 2 位和第 3 位。排名变化较大的病种有："单侧甲状腺叶切除术"从第 30 位上升至第 13 位，"其他血管的其他血管内修补术"从第 51 位上升至第 18 位（图 1-1-1-38）。

2016—2020 年全国三级公立综合医院住院患者手术谱前 10 位病种排名下降幅度较大的是"外阴切开术"，排名由 2016 年第 2 位下降至 2020 年第 11 位（图 1-1-1-39）。

2017 年与 2020 年全国二级公立综合医院住院患者手术谱中，"低位子宫下段剖宫产""其他近期产科裂伤修补术"排名分别保持在第 1 位和第 2 位，"外阴切开术""其他阑尾切除术"排名分别从第 3 位和第 4 位下降至第 6 位和第 12 位。排名变化较大的病种为"药物洗脱冠状动脉支架置入"，从第 76 位上升至第 17 位（图 1-1-1-40）。

2017—2020 年全国二级公立综合医院住院患者手术谱前 10 位病种排名下降幅度较大的是"其他阑尾切除术"，排名由 2017 年第 4 位下降至 2020 年第 12 位（图 1-1-1-41）。

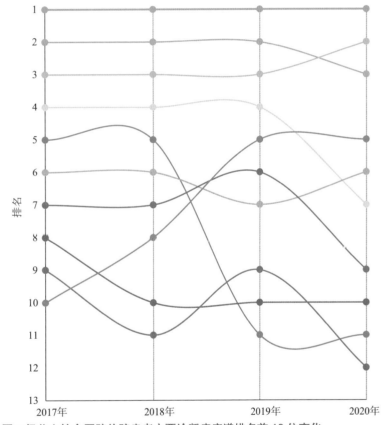

图 1-1-1-37 2017—2020 年全国二级公立综合医院住院患者主要诊断疾病谱排名前 10 位变化

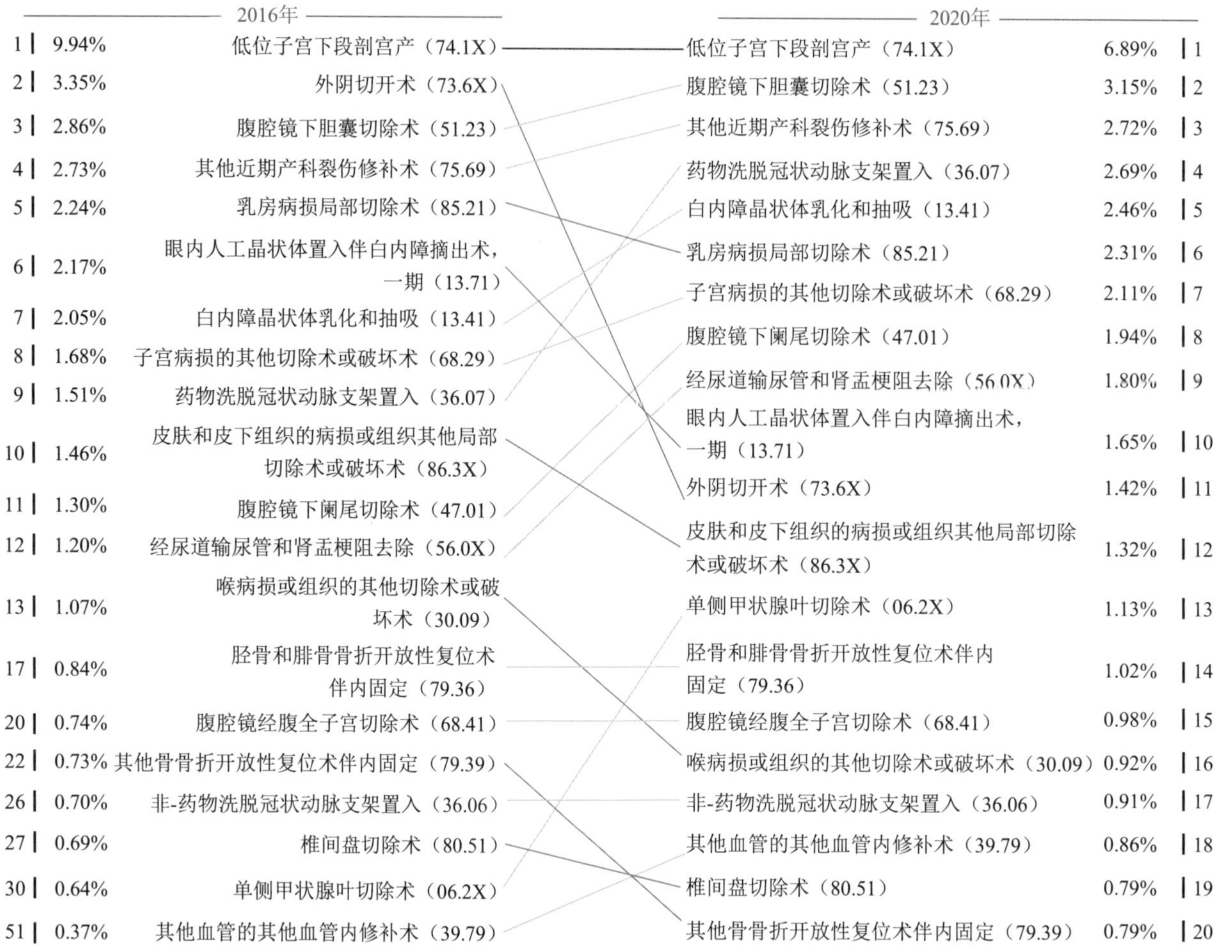

	2016年			2020年		
1	9.94%	低位子宫下段剖宫产（74.1X）		低位子宫下段剖宫产（74.1X）	6.89%	1
2	3.35%	外阴切开术（73.6X）		腹腔镜下胆囊切除术（51.23）	3.15%	2
3	2.86%	腹腔镜下胆囊切除术（51.23）		其他近期产科裂伤修补术（75.69）	2.72%	3
4	2.73%	其他近期产科裂伤修补术（75.69）		药物洗脱冠状动脉支架置入（36.07）	2.69%	4
5	2.24%	乳房病损局部切除术（85.21）		白内障晶状体乳化和抽吸（13.41）	2.46%	5
6	2.17%	眼内人工晶状体置入伴白内障摘出术，一期（13.71）		乳房病损局部切除术（85.21）	2.31%	6
7	2.05%	白内障晶状体乳化和抽吸（13.41）		子宫病损的其他切除术或破坏术（68.29）	2.11%	7
8	1.68%	子宫病损的其他切除术或破坏术（68.29）		腹腔镜下阑尾切除术（47.01）	1.94%	8
9	1.51%	药物洗脱冠状动脉支架置入（36.07）		经尿道输尿管和肾盂梗阻去除（56.0X）	1.80%	9
10	1.46%	皮肤和皮下组织的病损或组织其他局部切除术或破坏术（86.3X）		眼内人工晶状体置入伴白内障摘出术，一期（13.71）	1.65%	10
11	1.30%	腹腔镜下阑尾切除术（47.01）		外阴切开术（73.6X）	1.42%	11
12	1.20%	经尿道输尿管和肾盂梗阻去除（56.0X）		皮肤和皮下组织的病损或组织其他局部切除术或破坏术（86.3X）	1.32%	12
13	1.07%	喉病损或组织的其他切除术或破坏术（30.09）		单侧甲状腺叶切除术（06.2X）	1.13%	13
17	0.84%	胫骨和腓骨骨折开放性复位术伴内固定（79.36）		胫骨和腓骨骨折开放性复位术伴内固定（79.36）	1.02%	14
20	0.74%	腹腔镜经腹全子宫切除术（68.41）		腹腔镜经腹全子宫切除术（68.41）	0.98%	15
22	0.73%	其他骨骨折开放性复位术伴内固定（79.39）		喉病损或组织的其他切除术或破坏术（30.09）	0.92%	16
26	0.70%	非-药物洗脱冠状动脉支架置入（36.06）		非-药物洗脱冠状动脉支架置入（36.06）	0.91%	17
27	0.69%	椎间盘切除术（80.51）		其他血管的其他血管内修补术（39.79）	0.86%	18
30	0.64%	单侧甲状腺叶切除术（06.2X）		椎间盘切除术（80.51）	0.79%	19
51	0.37%	其他血管的其他血管内修补术（39.79）		其他骨骨折开放性复位术伴内固定（79.39）	0.79%	20

图 1-1-1-38　全国三级公立综合医院住院患者手术谱 2016 年与 2020 年排名前 20 位变化

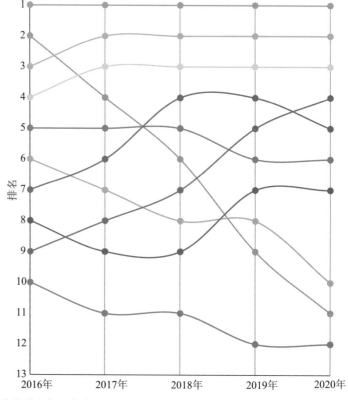

- 低位子宫下段剖宫产
- 外阴切开术
- 腹腔镜下胆囊切除术
- 其他近期产科裂伤修补术
- 乳房病损局部切除术
- 眼内人工晶状体置入伴白内障摘除术，一期
- 白内障晶状体乳化和抽吸
- 子宫病损的其他切除术或破坏术
- 药物洗脱冠状动脉支架置入
- 皮肤和皮下组织的病损或组织其他局部切除术或破坏术

排名

图 1-1-1-39　全国三级公立综合医院住院患者手术谱 2016—2020 年排名前 10 位变化

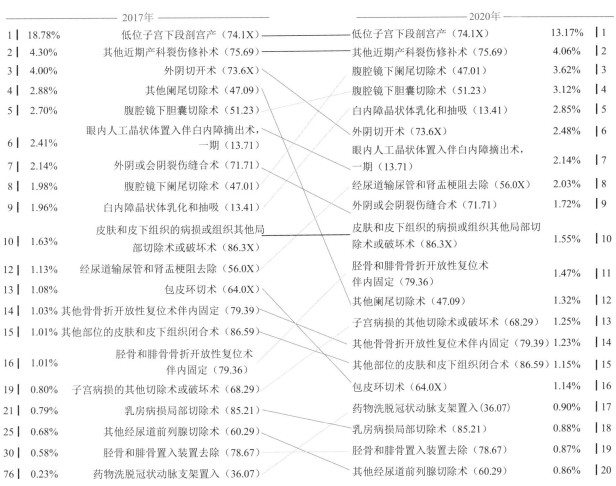

<table>
<tr><td colspan="3">2017年</td><td colspan="3">2020年</td></tr>
</table>

排名	占比	术式（2017年）	术式（2020年）	占比	排名
1	18.78%	低位子宫下段剖宫产（74.1X）	低位子宫下段剖宫产（74.1X）	13.17%	1
2	4.30%	其他近期产科裂伤修补术（75.69）	其他近期产科裂伤修补术（75.69）	4.06%	2
3	4.00%	外阴切开术（73.6X）	腹腔镜下阑尾切除术（47.01）	3.62%	3
4	2.88%	其他阑尾切除术（47.09）	腹腔镜下胆囊切除术（51.23）	3.12%	4
5	2.70%	腹腔镜下胆囊切除术（51.23）	白内障晶状体乳化和抽吸（13.41）	2.85%	5
6	2.41%	眼内人工晶状体置入伴白内障摘出术，一期（13.71）	外阴切开术（73.6X）	2.48%	6
7	2.14%	外阴或会阴裂伤缝合术（71.71）	眼内人工晶状体置入伴白内障摘出术，一期（13.71）	2.14%	7
8	1.98%	腹腔镜下阑尾切除术（47.01）	经尿道输尿管和肾盂梗阻去除（56.0X）	2.03%	8
9	1.96%	白内障晶状体乳化和抽吸（13.41）	外阴或会阴裂伤缝合术（71.71）	1.72%	9
10	1.63%	皮肤和皮下组织的病损或组织其他局部切除术或破坏术（86.3X）	皮肤和皮下组织的病损或组织其他局部切除术或破坏术（86.3X）	1.55%	10
12	1.13%	经尿道输尿管和肾盂梗阻去除（56.0X）	胫骨和腓骨骨折开放性复位术伴内固定（79.36）	1.47%	11
13	1.08%	包皮环切术（64.0X）	其他阑尾切除术（47.09）	1.32%	12
14	1.03%	其他骨骨折开放性复位术伴内固定（79.39）	子宫病损的其他切除术或破坏术（68.29）	1.25%	13
15	1.01%	其他部位的皮肤和皮下组织闭合术（86.59）	其他骨骨折开放性复位术伴内固定（79.39）	1.23%	14
16	1.01%	胫骨和腓骨骨折开放性复位术伴内固定（79.36）	其他部位的皮肤和皮下组织闭合术（86.59）	1.15%	15
19	0.80%	子宫病损的其他切除术或破坏术（68.29）	包皮环切术（64.0X）	1.14%	16
21	0.79%	乳房病损局部切除术（85.21）	药物洗脱冠状动脉支架置入（36.07）	0.90%	17
25	0.68%	其他经尿道前列腺切除术（60.29）	乳房病损局部切除术（85.21）	0.88%	18
30	0.58%	胫骨和腓骨置入装置去除（78.67）	胫骨和腓骨置入装置去除（78.67）	0.87%	19
76	0.23%	药物洗脱冠状动脉支架置入（36.07）	其他经尿道前列腺切除术（60.29）	0.86%	20

图 1-1-1-40　全国二级公立综合医院住院患者手术谱 2017 年与 2020 年排名前 20 位变化

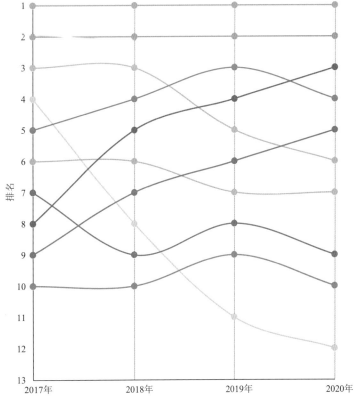

图 1-1-1-41　全国二级公立综合医院住院患者手术谱 2017—2020 年排名前 10 位变化

（三）全国二级和三级公立综合医院住院患者诊断性操作谱排名前 20 位变化情况

2016 年与 2020 年全国三级公立综合医院住院患者诊断性操作谱中，"单根导管的冠状动脉造影术""其他胃镜检查"排名分别保持在第 1 位和第 2 位，"骨髓活组织检查""其他和未特指的冠状动脉造影术""脊髓放液"从第 3 至第 5 位分别下降至第 9、第 16 和第 6 位。排名变化较大的有："骨髓其他诊断性操作"从第 24 位上升至第 4 位，"闭合性 [内镜的] 支气管活组织检查"从第 33 位上升至第 8 位，"心电监测"从第 37 位上升至第 20 位（图 1-1-1-42）。

2016—2020 年全国三级公立综合医院住院患者诊断性操作谱前 10 位病种排名下降幅度较大的是"其他和未特指的冠状动脉造影术""光导纤维支气管镜检查"，排名分别由 2016 年第 4 位和第 10 位下降至 2020 年第 16 位和第 26 位（图 1-1-1-43）。

2017 年与 2020 年全国二级公立综合医院住院患者诊断性操作谱中，"其他胃镜检查""胸部计算机轴向断层照相术""其他扩张和刮宫术"排名分别保持在第 1 位、第 3 位和第 5 位；"单根导管的冠状动脉造影术"排名从第 4 位上升至第 2 位；"心电图"排名从第 6 位上升至第 4 位。排名变化较大的有："脑动脉造影术"从第 25 位上升至第 13 位，"闭合性 [内镜的] 支气管活组织检查"从第 44 位上升至第 17 位，"全身动脉血气测量"从第 41 位上升至第 19 位，"其他支气管镜检查"从第 33 位上升至第 20 位（图 1-1-1-44）。

2017—2020 年全国二级公立综合医院住院患者诊断性操作谱前 10 位病种排名下降幅度较大的是"其他和未特指的冠状动脉造影术"，排名由 2016 年第 10 位下降至 2020 年第 18 位（图 1-1-1-45）。

	2016年		2020年		
1	12.21%	单根导管的冠状动脉造影术（88.55）	单根导管的冠状动脉造影术（88.55）	13.32%	1
2	9.97%	其他胃镜检查（44.13）	其他胃镜检查（44.13）	12.17%	2
3	8.00%	骨髓活组织检查（41.31）	结肠镜检查（45.23）	4.07%	3
4	5.20%	其他和未特指的冠状动脉造影术（88.57）	骨髓其他诊断性操作（41.38）	4.02%	4
5	4.91%	脊髓放液（3.31）	脑动脉造影术（88.41）	3.97%	5
6	3.33%	脑动脉造影术（88.41）	脊髓放液（3.31）	3.75%	6
7	3.19%	结肠镜检查（45.23）	闭合性[内镜的]胃活组织检查（44.14）	3.40%	7
8	3.04%	胸部计算机轴向断层照相术（87.41）	闭合性[内镜的]支气管活组织检查（33.24）	2.94%	8
9	2.98%	用两根导管的冠状动脉造影术（88.56）	骨髓活组织检查（41.31）	2.85%	9
11	2.26%	大脑和脑干的磁共振成像（88.91）	胸部计算机轴向断层照相术（87.41）	2.81%	10
13	1.92%	心脏诊断性超声（88.72）	用两根导管的冠状动脉造影术（88.56）	2.39%	11
15	1.75%	闭合性[内镜的]胃活组织检查（44.14）	大脑和脑干的磁共振成像（88.91）	2.20%	12
16	1.62%	闭合性[经皮][针吸]肾活组织检查（55.23）	心电图（89.52）	1.91%	13
17	1.54%	心电图（89.52）	闭合性[经皮][针吸]肾活组织检查（33.26）	1.72%	14
19	1.27%	头部计算机轴向断层照相术（87.03）	其他支气管镜检查（33.23）	1.66%	15
23	0.96%	闭合性[经皮][针吸]肺活组织检查（33.26）	其他和未特指的冠状动脉造影术（88.57）	1.58%	16
24	0.91%	骨髓其他诊断性操作（41.38）	闭合性[经皮][针吸]肾活组织检查（55.23）	1.42%	17
30	0.67%	其他支气管镜检查（33.23）	心脏诊断性超声（88.72）	1.41%	18
33	0.59%	闭合性[内镜的]支气管活组织检查（33.24）	头部计算机轴向断层照相术（87.03）	1.31%	19
37	0.51%	心电监测（89.54）	心电监测（89.54）	1.29%	20

图 1-1-1-42　全国三级公立综合医院住院患者诊断性操作谱 2016 年与 2020 年排名前 20 位变化

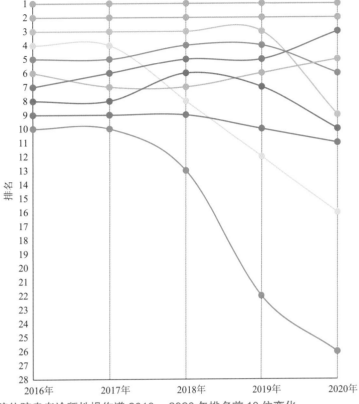

- 单根导管的冠状动脉造影术
- 其他胃镜检查
- 骨髓活组织检查
- 其他和未特指的冠状动脉造影术
- 脊髓放液
- 脑动脉造影术
- 结肠镜检查
- 胸部计算机轴向断层照相术
- 用两根导管的冠状动脉造影术
- 光导纤维支气管镜检查

图 1-1-1-43　全国三级公立综合医院住院患者诊断性操作谱 2016—2020 年排名前 10 位变化

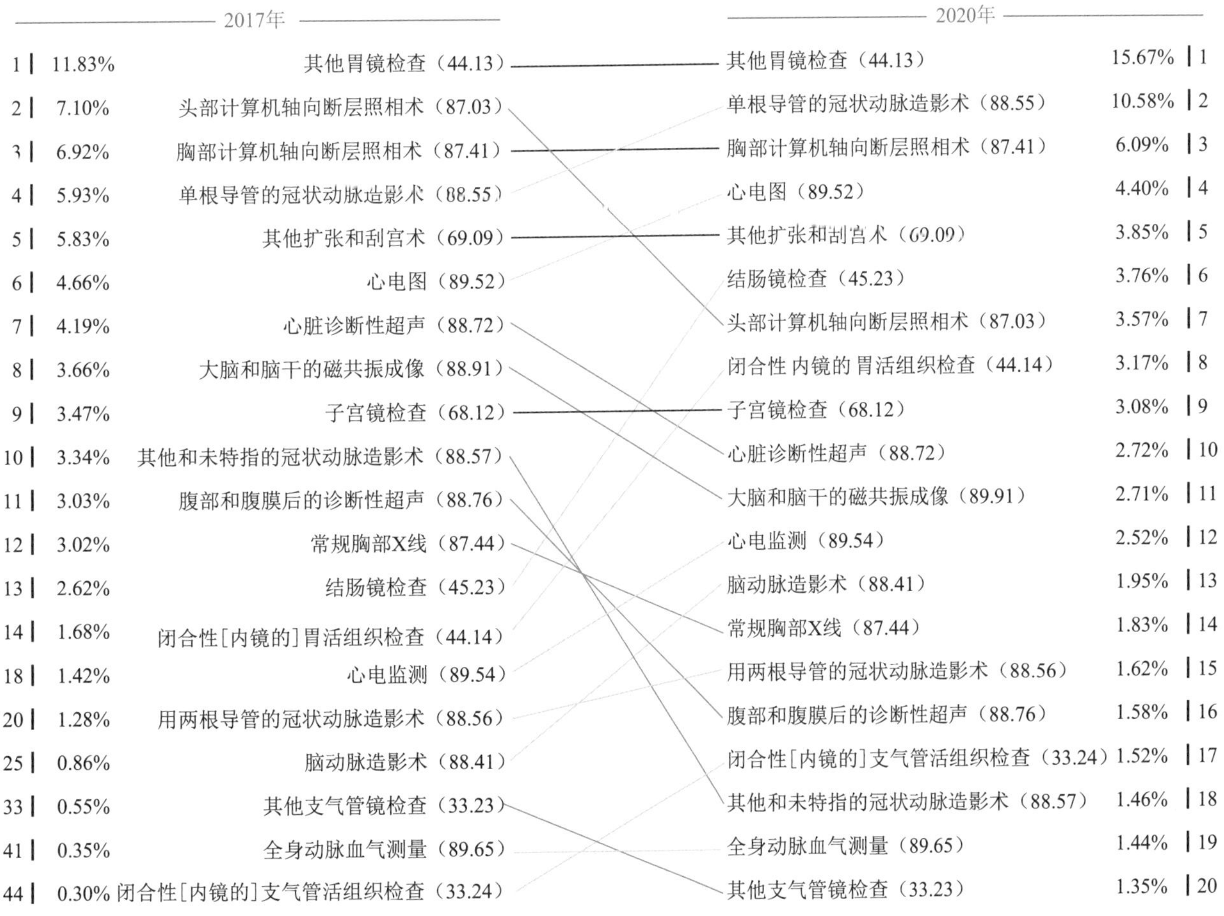

	2017年		2020年		
1	11.83%	其他胃镜检查（44.13）	其他胃镜检查（44.13）	15.67%	1
2	7.10%	头部计算机轴向断层照相术（87.03）	单根导管的冠状动脉造影术（88.55）	10.58%	2
3	6.92%	胸部计算机轴向断层照相术（87.41）	胸部计算机轴向断层照相术（87.41）	6.09%	3
4	5.93%	单根导管的冠状动脉造影术（88.55）	心电图（89.52）	4.40%	4
5	5.83%	其他扩张和刮宫术（69.09）	其他扩张和刮宫术（69.09）	3.85%	5
6	4.66%	心电图（89.52）	结肠镜检查（45.23）	3.76%	6
7	4.19%	心脏诊断性超声（88.72）	头部计算机轴向断层照相术（87.03）	3.57%	7
8	3.66%	大脑和脑干的磁共振成像（88.91）	闭合性内镜的胃活组织检查（44.14）	3.17%	8
9	3.47%	子宫镜检查（68.12）	子宫镜检查（68.12）	3.08%	9
10	3.34%	其他和未特指的冠状动脉造影术（88.57）	心脏诊断性超声（88.72）	2.72%	10
11	3.03%	腹部和腹膜后的诊断性超声（88.76）	大脑和脑干的磁共振成像（89.91）	2.71%	11
12	3.02%	常规胸部X线（87.44）	心电监测（89.54）	2.52%	12
13	2.62%	结肠镜检查（45.23）	脑动脉造影术（88.41）	1.95%	13
14	1.68%	闭合性[内镜]的胃活组织检查（44.14）	常规胸部X线（87.44）	1.83%	14
18	1.42%	心电监测（89.54）	用两根导管的冠状动脉造影术（88.56）	1.62%	15
20	1.28%	用两根导管的冠状动脉造影术（88.56）	腹部和腹膜后的诊断性超声（88.76）	1.58%	16
25	0.86%	脑动脉造影术（88.41）	闭合性[内镜的]支气管活组织检查（33.24）	1.52%	17
33	0.55%	其他支气管镜检查（33.23）	其他和未特指的冠状动脉造影术（88.57）	1.46%	18
41	0.35%	全身动脉血气测量（89.65）	全身动脉血气测量（89.65）	1.44%	19
44	0.30%	闭合性[内镜的]支气管活组织检查（33.24）	其他支气管镜检查（33.23）	1.35%	20

图 1-1-1-44　全国二级公立综合医院住院患者诊断性操作谱 2017 年与 2020 年排名前 20 位变化

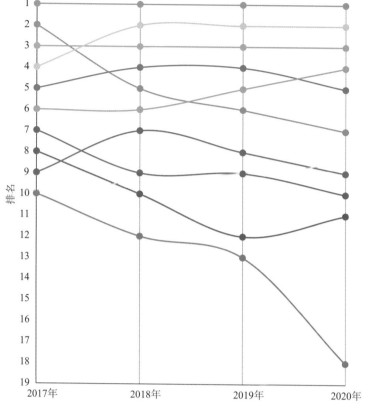

图例：
- 其他胃镜检查
- 头部计算机轴向断层照相术
- 胸部计算机轴向断层照相术
- 单根导管的冠状动脉造影术
- 其他扩张和刮宫术
- 心电图
- 心脏诊断性超声
- 大脑和脑干的磁共振成像
- 子宫镜检查
- 其他和未特指的冠状动脉造影术

图 1-1-1-45 全国二级公立综合医院住院患者诊断性操作谱 2017—2020 年排名前 10 位变化

（四）全国二级和三级公立综合医院住院患者治疗性操作谱排名前 20 位变化情况

2016 年与 2020 年全国三级公立综合医院住院患者治疗性操作谱中，"注射或输注癌瘤化学治疗药物"排名从第 2 位上升至第 1 位，治疗性操作排名普遍变化较大，其中变化较大的有："注射或输注作为一种抗肿瘤药的生物治疗调节 [BRM]"从第 67 位上升至第 2 位，"光子远距离放射疗法"从第 64 位上升至第 9 位，"无创机械性通气"从第 40 位上升至第 10 位，"其他光疗法"从第 44 位上升至第 15 位，"针刺"从第 49 位上升至第 19 位（图 1-1-1-46）。

2016—2020 年全国三级公立综合医院住院患者治疗性操作谱前 10 位病种排名下降较多的是"内镜下壶腹和胆管扩张术""静脉其他穿刺""分娩或流产后的扩张和刮宫术"。"内镜下壶腹和胆管扩张术"排名由 2016 年第 1 位下降至 2020 年第 40 位，"静脉其他穿刺"排名由 2016 年第 9 位下降至 2020 年第 23 位，"分娩或流产后的扩张和刮宫术"排名由 2016 年第 10 位下降至 2020 年第 21 位（图 1-1-1-47）。

2017 年与 2020 年全国二级公立综合医院住院患者治疗性操作谱中，"其他各类操作""分娩或流产后的扩张和刮宫术"排名分别从第 1 位和第 2 位变为第 2 位和第 3 位，"抽吸刮宫术，用于终止妊娠""扩张和刮宫术，用于终止妊娠"排名分别从第 3 位和第 4 位下降至第 7 位和第 16 位。该排名普遍变化较大，其中变化较大的有："注射或输注癌瘤化学治疗药物"从第 21 位上升至第 1 位，"针刺"从第 24 位上升至第 4 位，"其他热疗法"从第 32 位上升至第 10 位，"内镜下大肠其他病损或组织破坏术"从第 40 位上升至第 19 位，"其他物理治疗"从第 42 位上升至第 20 位（图 1-1-1-48）。

2017—2020 年全国二级公立综合医院住院患者治疗性操作谱前 10 位病种排名下降幅度较大的是"扩张和刮宫术，用于终止妊娠""伤口、感染或烧伤的非切除性清创术""静脉其他穿刺"。"扩张和刮宫术，用于终止妊娠"排名由 2016 年第 4 位下降至 2020 年第 16 位，"伤口、感染或烧伤的非切除性清创术"排名由 2016 年第 5 位下降至 2020 年第 24 位，"静脉其他穿刺"排名由 2016 年第 9 位下降至 2020 年第 21 位（图 1-1-1-49）。

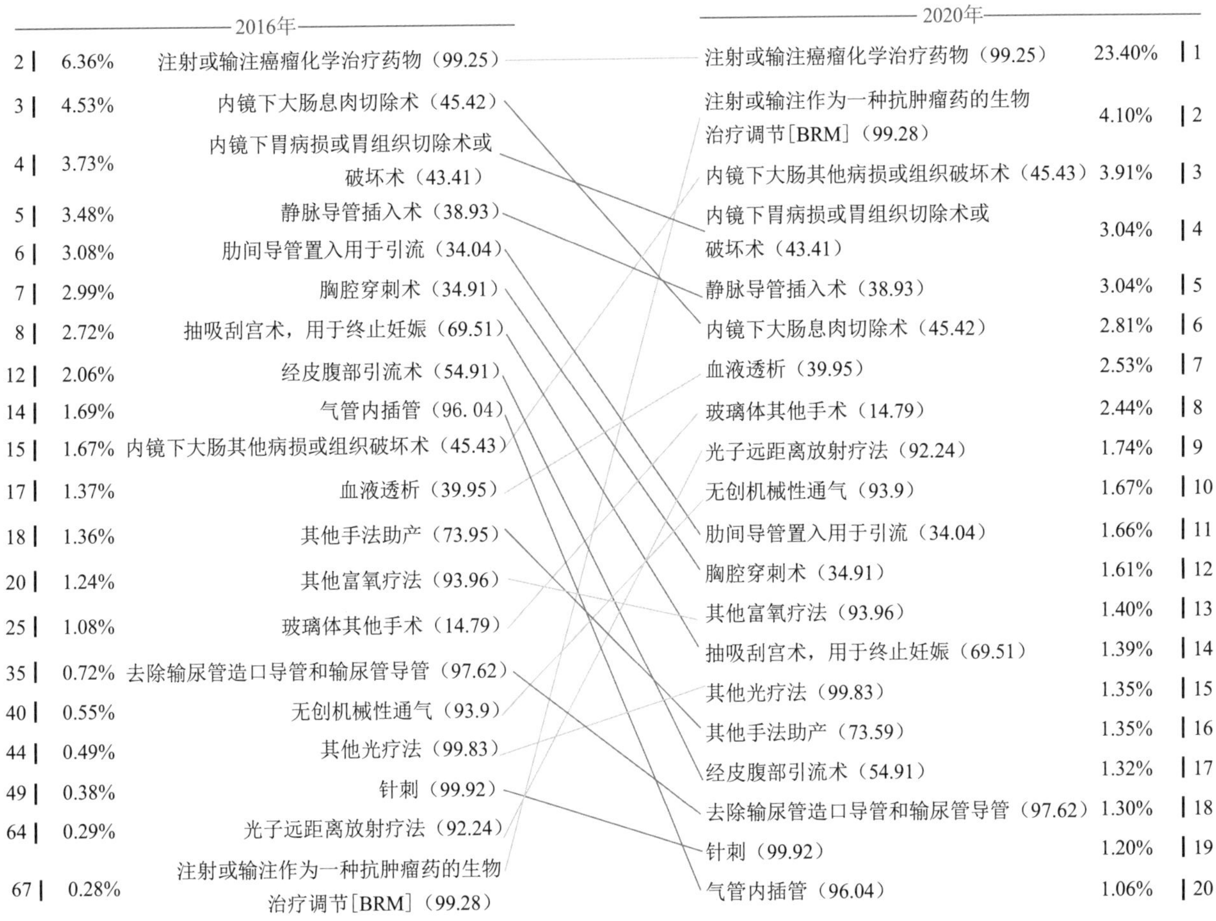

——————2016年——————		——————2020年——————		
2 | 6.36%	注射或输注癌瘤化学治疗药物（99.25）	注射或输注癌瘤化学治疗药物（99.25）	23.40%	| 1
3 | 4.53%	内镜下大肠息肉切除术（45.42）	注射或输注作为一种抗肿瘤药的生物治疗调节[BRM]（99.28）	4.10%	| 2
4 | 3.73%	内镜下胃病损或胃组织切除术或破坏术（43.41）	内镜下大肠其他病损或组织破坏术（45.43）	3.91%	| 3
5 | 3.48%	静脉导管插入术（38.93）	内镜下胃病损或胃组织切除术或破坏术（43.41）	3.04%	| 4
6 | 3.08%	肋间导管置入用于引流（34.04）	静脉导管插入术（38.93）	3.04%	| 5
7 | 2.99%	胸腔穿刺术（34.91）	内镜下大肠息肉切除术（45.42）	2.81%	| 6
8 | 2.72%	抽吸刮宫术，用于终止妊娠（69.51）	血液透析（39.95）	2.53%	| 7
12 | 2.06%	经皮腹部引流术（54.91）	玻璃体其他手术（14.79）	2.44%	| 8
14 | 1.69%	气管内插管（96.04）	光子远距离放射疗法（92.24）	1.74%	| 9
15 | 1.67%	内镜下大肠其他病损或组织破坏术（45.43）	无创机械性通气（93.9）	1.67%	| 10
17 | 1.37%	血液透析（39.95）	肋间导管置入用于引流（34.04）	1.66%	| 11
18 | 1.36%	其他手法助产（73.95）	胸腔穿刺术（34.91）	1.61%	| 12
20 | 1.24%	其他富氧疗法（93.96）	其他富氧疗法（93.96）	1.40%	| 13
25 | 1.08%	玻璃体其他手术（14.79）	抽吸刮宫术，用于终止妊娠（69.51）	1.39%	| 14
35 | 0.72%	去除输尿管造口导管和输尿管导管（97.62）	其他光疗法（99.83）	1.35%	| 15
40 | 0.55%	无创机械性通气（93.9）	其他手法助产（73.59）	1.35%	| 16
44 | 0.49%	其他光疗法（99.83）	经皮腹部引流术（54.91）	1.32%	| 17
49 | 0.38%	针刺（99.92）	去除输尿管造口导管和输尿管导管（97.62）	1.30%	| 18
64 | 0.29%	光子远距离放射疗法（92.24）	针刺（99.92）	1.20%	| 19
67 | 0.28%	注射或输注作为一种抗肿瘤药的生物治疗调节[BRM]（99.28）	气管内插管（96.04）	1.06%	| 20

图 1-1-1-46　全国三级公立综合医院住院患者治疗性操作谱 2016 年与 2020 年排名前 20 位变化

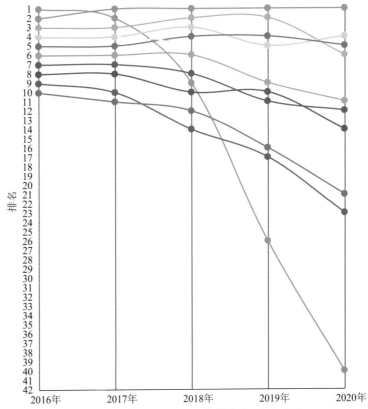

- 内镜下壶腹和胆管扩张术
- 注射或输注癌瘤化学治疗药物
- 内镜下大肠息肉切除术
- 内镜下胃病损或胃组织切除术或破坏术
- 静脉导管插入术
- 肋间导管置入用于引流
- 胸腔穿刺术
- 抽吸刮宫术，用于终止妊娠
- 静脉其他穿刺
- 分娩或流产后的扩张和刮宫术

图 1-1-1-47　全国三级公立综合医院住院患者治疗性操作谱 2016—2020 年排名前 10 位变化

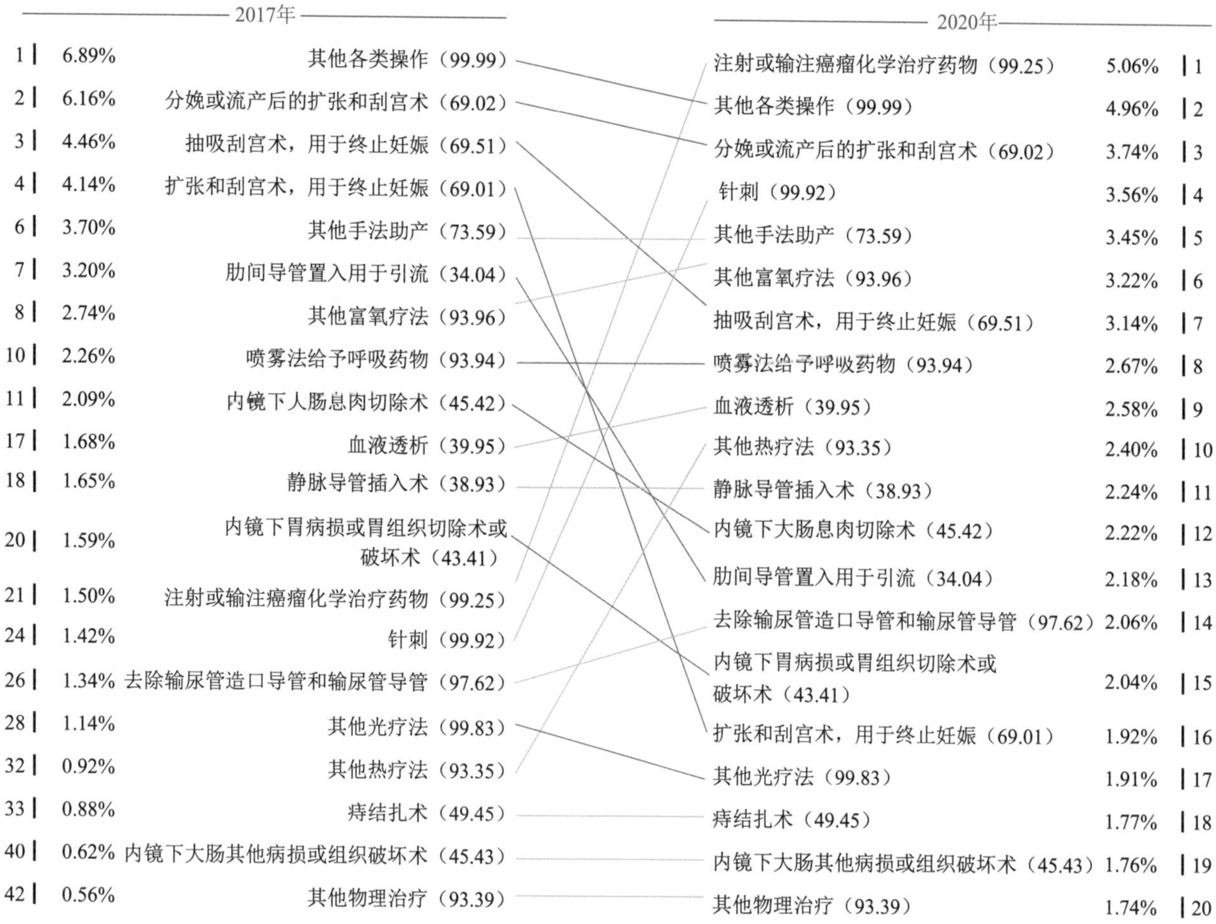

		——— 2017年 ———	——— 2020年 ———		
1	6.89%	其他各类操作（99.99）	注射或输注癌瘤化学治疗药物（99.25）	5.06%	1
2	6.16%	分娩或流产后的扩张和刮宫术（69.02）	其他各类操作（99.99）	4.96%	2
3	4.46%	抽吸刮宫术，用于终止妊娠（69.51）	分娩或流产后的扩张和刮宫术（69.02）	3.74%	3
4	4.14%	扩张和刮宫术，用于终止妊娠（69.01）	针刺（99.92）	3.56%	4
6	3.70%	其他手法助产（73.59）	其他手法助产（73.59）	3.45%	5
7	3.20%	肋间导管置入用于引流（34.04）	其他富氧疗法（93.96）	3.22%	6
8	2.74%	其他富氧疗法（93.96）	抽吸刮宫术，用于终止妊娠（69.51）	3.14%	7
10	2.26%	喷雾法给予呼吸药物（93.94）	喷雾法给予呼吸药物（93.94）	2.67%	8
11	2.09%	内镜下人肠息肉切除术（45.42）	血液透析（39.95）	2.58%	9
17	1.68%	血液透析（39.95）	其他热疗法（93.35）	2.40%	10
18	1.65%	静脉导管插入术（38.93）	静脉导管插入术（38.93）	2.24%	11
20	1.59%	内镜下胃病损或胃组织切除术或破坏术（43.41）	内镜下大肠息肉切除术（45.42）	2.22%	12
21	1.50%	注射或输注癌瘤化学治疗药物（99.25）	肋间导管置入用于引流（34.04）	2.18%	13
24	1.42%	针刺（99.92）	去除输尿管造口导管和输尿管导管（97.62）	2.06%	14
26	1.34%	去除输尿管造口导管和输尿管导管（97.62）	内镜下胃病损或胃组织切除术或破坏术（43.41）	2.04%	15
28	1.14%	其他光疗法（99.83）	扩张和刮宫术，用于终止妊娠（69.01）	1.92%	16
32	0.92%	其他热疗法（93.35）	其他光疗法（99.83）	1.91%	17
33	0.88%	痔结扎术（49.45）	痔结扎术（49.45）	1.77%	18
40	0.62%	内镜下大肠其他病损或组织破坏术（45.43）	内镜下大肠其他病损或组织破坏术（45.43）	1.76%	19
42	0.56%	其他物理治疗（93.39）	其他物理治疗（93.39）	1.74%	20

图 1-1-1-48 全国二级公立综合医院住院患者治疗性操作谱 2017 年与 2020 年排名前 20 位变化

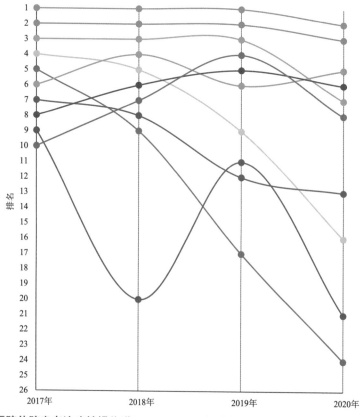

- 其他各类操作
- 分娩或流产后的扩张和刮宫术
- 抽吸刮宫术，用于终止妊娠
- 扩张和刮宫术，用于终止妊娠
- 伤口、感染或烧伤的非切除性清创术
- 其他手法助产
- 肋间导管置入用于引流
- 其他富氧疗法
- 静脉其他穿刺
- 喷雾法给予呼吸药物

图 1-1-1-49 全国二级公立综合医院住院患者治疗性操作谱 2017—2020 年排名前 10 位变化

（五）2020年各省（自治区、直辖市）二级和三级公立综合医院住院患者死亡疾病谱情况

分别统计全国二级和三级公立综合医院2020年住院患者死亡率前20位的疾病在各省（自治区、直辖市）的死亡疾病谱中的排名（表1-1-1-2、表1-1-1-3）。

表 1-1-1-2　2020年各省（自治区、直辖市）三级公立综合医院住院患者死亡疾病谱

排名	三级公立综合医院死亡疾病谱前20位	北京	天津	河北	山西	内蒙古	辽宁	吉林	黑龙江	上海	江苏	浙江	安徽	福建	江西	山东	河南	湖北	湖南	广东	广西	海南	重庆	四川	贵州	云南	西藏	陕西	甘肃	青海	宁夏	新疆
1	未特指的肺炎（J18.9）	2	1	1	1	3	1	2	1	6	2	1	1	1	1	1	1	1	1	1	1	1	1	1	1	1	10	1	1	4	3	1
2	未特指的支气管或肺恶性肿瘤（C34.9）	34	3	3	3	1	4	3	2	1	3	4	1	8	2	2	2	5	4	2	2	9	2	377	3	2	—	3	5	4	3	5
3	未特指的脑梗死（I63.9）	4	2	4	2	4	12	4	2	3	4	7	3	2	3	4	10	6	3	3	3	5	5	41	3	6	2	—				
4	肺的其他疾患（J98.4）	6	7	4	12	4	12	13	12	3	1	3	2	12	5	9	21	15	10	8	6	17	13	40	6	16	6	11	2			
5	未特指的脓毒病（A41.9）	8	9	26	15	18	8	18	53	7	37	4	34	7	1	15	11	6	4	5	1	4	2	4	9	10	2	5				
6	未特指的肝恶性肿瘤（C22.9）	78	15	22	19	16	6	10	8	27	1	17	1	11	8	25	12	146	10	29	19	7										
7	颅内损伤伴有延长的昏迷（S06.7）	11	6	8	2	11	25	11	60	21	1	3	14	1	19	7	15	1	13	4	13	15										
8	姑息性医疗（Z51.5）	1	54	10	63	13	1	59	14	399	236	197	32	5	158	84	30	6	196	67	—	29	703	17	158	—	29	47	17	110	24	
9	未特指的胃肠出血（K92.2）	18	14	11	11	5	8	1	9	1	9	10	1	2	8	7	7	11	11	11	11											
10	未特指的心力衰竭（I50.9）	5	6	5	10	12	9	2	13	12	26	6	4	13	31	32	20	24	8	19	2	9	2									
11	急性心内膜下心肌梗死（I21.4）	5	6	7	9	29	6	22	16	3	30	1	16	4	3	5	5	1	15	49	99	12	10									
12	未特指的急性心肌梗死（I21.9）	27	10	9	10	28	9	26	7	24	14	4	1	9	34	20	1	39	25	26												
13	大脑半球的脑内出血，皮质下（I61.0）	10	12	14	14	13	9	11	19	14	3	22	1	5	14	5	30	7	15													
14	未特指的脑内出血（I61.9）	24	25	25	33	4	9	5	1	3	1	11	1	11																		
15	未特指的细菌性肺炎（J15.9）	3	13	14	18	10	14	35	41	9	71	18	27	47	42	32	11	2	32	5	38	157	59	33	64	1	8					
16	未特指的呼吸衰竭（J96.9）	16	20	12	25	24	13	1	36	1	11	37	40	6	87	12	21	1	18	1	26	36										
17	前壁急性透壁性心肌硬死（I21.0）	9	8	7	6	9	14	19	3	5	1	5	4	24	30	30	16	4														
18	未特指的胃恶性肿瘤（C16.9）	127	16	17	18	1	15	21	2	1	7	40	1	2	63	37	49	20	18	58	19											
19	动脉硬化性心脏病（I25.1）	94	32	40	104	21	14	9	5	5	38	13	6	7	17	48	58	25	24	23	40											
20	未特指的慢性阻塞性肺病伴有急性加重（J44.1）	12	42	24	20	17	2	31	13	3	34	23	9	1	20	119	14	5	19	43	6											

表 1-1-1-3　2020年各省（自治区、直辖市）二级公立综合医院住院患者死亡疾病谱

排序	二级公立综合医院死亡疾病谱前20位	北京	天津	河北	山西	内蒙古	辽宁	吉林	黑龙江	上海	江苏	浙江	安徽	福建	江西	山东	河南	湖北	湖南	广东	广西	海南	重庆	四川	贵州	云南	西藏	陕西	甘肃	青海	宁夏	新疆
1	未特指的支气管或肺恶性肿瘤（C34.9）	28	4	2	2	4	3	1	1	1	4	9	1	5	4	1	19	7	—	2	20	—	9	8								
2	未特指的脑梗死（I63.9）	5	3	1	5	3	1	9	10	4	10	1	5	6	5	1	4	11	9	325	6	6	11	5								
3	未特指的肺炎（J18.9）	2	2	1	5	5	1	1	23	4	23	2	6	4	10	2	13	2	5	157	8	16	42	14	2							
4	未特指的心脏停搏（I46.9）	120	47	5	11	16	67	57	62	60	1	27	4	14	11	1	34	11	16	1	6	12	4									
5	动脉硬化性心脏病（I25.1）	46	5	9	38	6	2	7	16	10	40	12	9	4	4	1	2	1	1	1	1	1	4									
6	颅内损伤伴有延长的昏迷（S06.7）	4	6	8	2	25	20	21	24	165	17	6	1	3	9	5	323	1	25	1	12											
7	肺的其他疾患（J98.4）	3	29	6	1	13	9	10	2	2	1	6	2	2	1	8	6	11	28	6	17	28	471	15	14	24	58	7				
8	未特指的呼吸衰竭（J96.9）	13	7	7	1	2	11	11	11	3	3	3	2	1	2	3	6	1	4	9												
9	未特指的心力衰竭（I50.9）	6	3	4	1	3	5	3	1	15	16	8	1	4	1	1	1	1	8	15												
10	未特指的脑内出血（I61.9）	10	2	10	4	7	4	1	1	34	4	2	38	25	9	24	1	7	21	14												
11	未特指的肝恶性肿瘤（C22.9）	70	2	24	20	1	5	2	13	1	2	2	19	7	14	6	17	470	20	32	—	21	29									
12	未特指的胃肠出血（K92.2）	17	1	6	1	7	2	4	2	2	1	10	7	1	3	424	11	15	158	25	2											
13	被描述为心脏性猝死（I46.1）	35	2	4	43	50	66	48	19	7	1	6	1	1	5	1	18	1	4													
14	未特指的急性心肌梗死（I21.9）	22	15	3	29	11	26	2	24	1	1	4	7	1	1	1	1	1	9													
15	姑息性医疗（Z51.5）	1	1	15	27	4	12	14	402	21	111	11	12	293	42	22	6	54	95	39	544	44	284	291	66	—	23	71	112	—	30	
16	未特指的慢性阻塞性肺病伴有急性加重（J44.1）	11	101	20	1	20	7	27	30	9	31	7	1	20	29	173	19	1	53	18	3											
17	未特指的胃恶性肿瘤（C16.9）	89	25	21	41	1	9	6	25	1	14	2	1	3	143	78	206	30	18	10	45	18										
18	大脑半球的脑内出血，皮质下（I61.0）	16	611	17	1	37	32	9	1	69	49	16	1	4	1	12	13	33	190	27	19											
19	弥散性脑损伤（S06.2）	20	88	1	54	70	76	53	68	1	1	21	13	1	1	1	33	1	21	649	10	26	736	30	38							
20	未特指的脓毒病（A41.9）	8	28	43	28	144	111	92	165	1	193	4	130	1	45	40	42	13														

2016—2020年全国三级公立综合医院住院患者死亡疾病谱前10位病种排名下降幅度较大的是"动脉硬化性心脏病""未特指的脑内出血""未特指的慢性阻塞性肺病伴有急性加重"。"动脉硬化性心脏病"排名由2016年第5位下降至2020年第19位，"未特指的脑内出血"排名由2016年第6位下降至2020年第14位，"未特指的慢性阻塞性肺病伴有急性加重"排名由2016年第8位下降至2020年第20位（图1-1-1-50）。

2017—2020年全国二级公立综合医院住院患者死亡疾病谱前10位病种排名变化较大的是"未特指的心脏停搏""未特指的慢性阻塞性肺病伴有急性加重"，排名分别由2016年第9位上升至2020年第4位，2016年第10位下降至2020年第16位（图1-1-1-51）。

未特指的支气管或肺恶性肿瘤
未特指的脑梗死
未特指的肺炎
肺的其他疾患
动脉硬化性心脏病
未特指的脑内出血
未特指的肝恶性肿瘤
未特指的慢性阻塞性肺病伴有急性加重
未特指的呼吸衰竭
未特指的急性心肌梗死

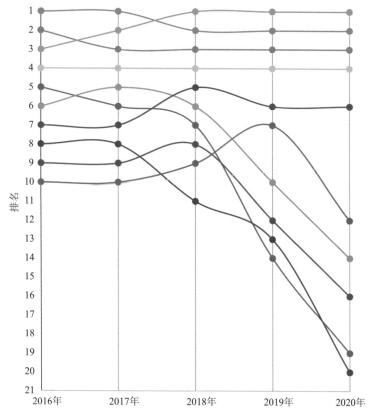

图 1-1-1-50　全国三级公立综合医院住院患者死亡疾病谱 2016—2020 年排名前 10 位变化

未特指的支气管或肺恶性肿瘤
动脉硬化性心脏病
未特指的脑梗死
肺的其他疾患
未特指的脑内出血
未特指的肺炎
未特指的呼吸衰竭
未特指的肝恶性肿瘤
未特指的心脏停搏
未特指的慢性阻塞性肺病伴有急性加重

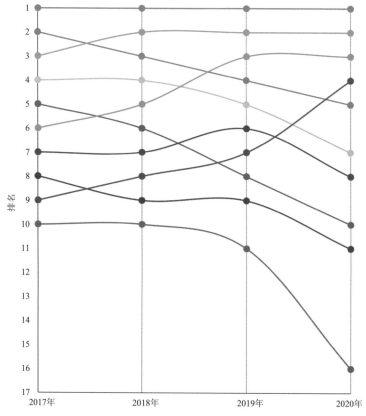

图 1-1-1-51　全国二级公立综合医院住院患者死亡疾病谱 2016—2020 年排名前 10 位变化

五、二级和三级医院区域医疗服务分析

本部分内容基于二级和三级医疗机构上传的病案首页数据（包括二级和三级公立医院绩效考核系统和全国医疗质量抽样调查系统），在本部分内容描述中，进行 2018—2020 年比较时采用连续上报的医院数据；进行 2020 年分析时，采用 2020 年度上报的全部医院数据，样本情况如下（表 1-1-1-4）。

表 1-1-1-4　2018—2020 年二级和三级医院纳入分析的数据

医院级别	内容	连续上报			全部上报		
		2018 年	2019 年	2020 年	2018 年	2019 年	2020 年
二级医院	医院数量	2533	2532	2507	3600	3784	4178
	出院人次	43 117 370	46 524 323	38 363 639	49 989 141	54 540 357	46 766 126
	省外就医人次	721 916	823 306	578 287	850 673	1 008 736	749 082
三级医院	医院数量	1943	1944	1969	2072	2122	2196
	出院人次	80 611 858	88 420 417	76 160 434	82 616 897	91 219 944	79 414 374
	省外就医人次	5 144 194	5 611 659	4 259 521	5 220 893	5 746 271	4 396 558

（一）全国省外就医患者地域分布特点

选取 2018—2020 年连续上报的 4476 家二级和三级医疗机构进行分析，2018、2019、2020 年收治省外就医患者的比例分别为 4.29%、4.37% 和 3.94%。其中，2020 年共收治了 4 837 808 例省外就医的出院患者，省外就医患者占比较前 2 年下降较为明显（图 1-1-1-52）。其中，三级医疗机构共 1969 家，综合医院 1360 家，专科医院 609 家，共 4 259 521 例省外就医人次；二级医疗机构共 2507 家，综合医院 2219 家，专科医院 288 家，共 578 287 例省外就医人次（表 1-1-1-4）。

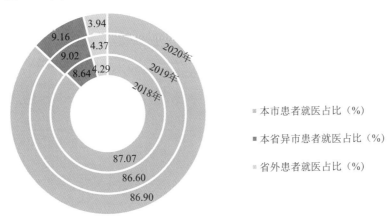

图 1-1-1-52　2018—2020 年全国二级和三级医院省外就医患者比例

省外就医的定义：患者离开常住地发生的住院诊疗行为。
常住地的判定方法：根据住院患者病案首页基本信息进行甄别，对于患者工作单位及地址、工作单位电话、工作单位邮编、现住址、现住址电话（手机号码）、现住址邮编等信息项中，逐一判断甄别出患者常住地。

1. 各省（自治区、直辖市）二级和三级医院患者流动基本情况

（1）流入情况

2020 年三级医院收治的省外就医患者中，流入排名前 5 位的省（自治区、直辖市）分别为上海、北京、江苏、广东和浙江，分别占 4 259 521 例省外就医患者的 23.19%、10.58%、8.68%、6.88% 和 6.34%。这 5 个省（自治区、直辖市）收治的省外患者占纳入分析的三级医院收治的所有省外就医患者

的 55.67%，与 2019 年流入前 5 位省（自治区、直辖市）的 55.95% 相比下降了 0.28 个百分点，与 2018 年的 56.29% 相比下降了 0.62 个百分点（图 1-1-1-53）。

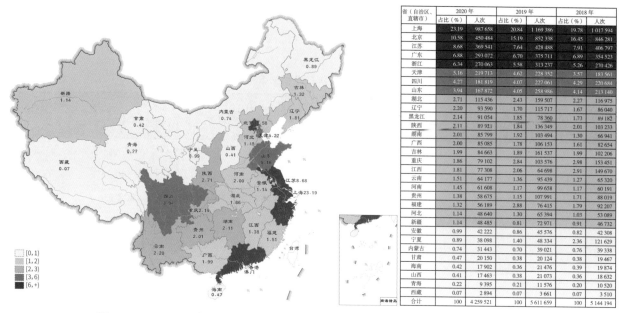

省（自治区、直辖市）	2020年		2019年		2018年	
	占比（%）	人次	占比（%）	人次	占比（%）	人次
上海	23.19	987 658	20.84	1 169 386	19.78	1 017 594
北京	10.58	450 484	15.19	852 338	16.45	846 281
江苏	8.68	369 541	7.64	428 488	7.91	406 797
广东	6.88	293 072	6.70	375 711	6.89	354 523
浙江	6.34	270 063	5.58	313 237	5.26	270 426
天津	5.16	219 713	4.62	228 352	3.57	183 561
四川	4.27	181 819	4.07	227 041	4.29	220 684
山东	3.94	167 872	4.05	258 986	4.14	213 140
湖北	2.71	115 436	2.43	159 507	2.27	116 975
辽宁	2.20	93 590	1.70	115 717	1.67	86 040
黑龙江	2.14	91 054	1.85	78 360	1.73	89 182
陕西	2.11	89 921	1.84	136 349	2.01	103 233
湖南	2.01	85 799	1.92	103 494	1.30	66 941
广西	2.00	85 085	1.78	106 153	1.61	82 654
吉林	1.99	84 663	1.89	161 537	1.99	102 206
重庆	1.86	79 102	2.84	103 576	2.98	153 451
江西	1.81	77 308	2.06	64 698	2.91	149 670
云南	1.51	64 177	1.36	95 439	1.27	65 320
河南	1.45	61 608	1.17	99 658	1.17	60 191
贵州	1.38	58 675	1.15	107 991	1.71	88 019
福建	1.32	56 189	2.88	76 415	1.79	92 207
河北	1.14	48 640	1.30	65 394	1.03	53 089
新疆	1.14	48 485	0.81	72 971	0.91	46 732
安徽	0.99	42 222	0.86	45 576	0.82	42 308
宁夏	0.89	38 098	1.40	48 334	2.36	121 629
内蒙古	0.74	31 443	0.92	39 021	0.76	39 338
甘肃	0.47	20 150	0.38	20 124	0.38	19 467
海南	0.42	17 902	0.50	21 476	0.39	19 874
山西	0.41	17 463	0.38	21 073	0.39	18 632
青海	0.22	9 395	0.21	11 576	0.20	10 520
西藏	0.07	2 894	0.07	3 661	0.07	3 510
合计	100	4 259 521	100	5 611 659	100	5 144 194

图 1-1-1-53　2020 年三级医院省外就医患者流入地分布（%）（以 2020 年占比排序）

2020 年二级医院收治省外就医患者共 578 287 人次，其中比例在前 5 位的省（自治区、直辖市）分别是河北（9.21%）、山东（7.29%）、上海（7.12%）、云南（6.13%）和浙江（6.04%）。2020 年二级医院收治省外患者前 5 位的省（自治区、直辖市），总收治比例（35.79%）均低于 2019 年（40.24%）和 2018 年（37.82%）（图 1-1-1-54）。

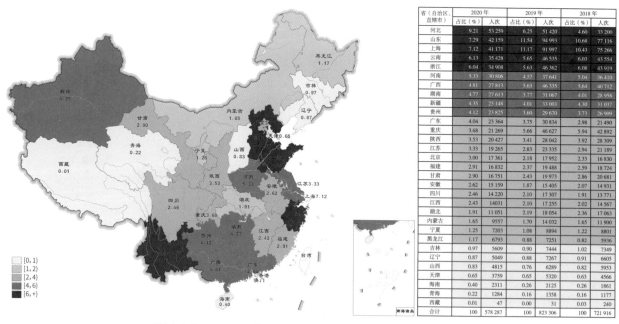

省（自治区、直辖市）	2020年		2019年		2018年	
	占比（%）	人次	占比（%）	人次	占比（%）	人次
河北	9.21	53 259	6.25	51 420	4.60	33 200
山东	7.29	42 159	11.54	94 993	10.68	77 116
上海	7.12	41 171	11.17	91 997	10.43	75 266
云南	6.13	35 428	5.65	46 535	6.03	43 554
浙江	6.04	34 908	5.63	46 362	6.08	43 919
河南	5.33	30 806	4.57	37 641	5.04	36 410
广西	4.81	27 813	5.63	46 335	5.64	40 712
湖南	4.77	27 613	3.77	31 067	4.01	28 958
新疆	4.35	25 148	4.01	33 003	4.30	31 037
贵州	4.12	23 825	3.60	29 670	3.73	26 909
广东	4.04	23 364	3.75	30 834	2.98	21 490
重庆	3.68	21 269	5.66	46 627	5.94	42 892
陕西	3.53	20 427	3.41	28 042	3.92	28 309
江苏	3.33	19 265	2.83	23 335	2.94	21 189
北京	3.00	17 361	2.18	17 952	2.33	16 830
福建	2.91	16 832	2.37	19 488	2.59	18 724
甘肃	2.90	16 751	2.43	19 973	2.86	20 681
安徽	2.62	15 159	1.87	15 405	2.07	14 931
四川	2.46	14 220	2.10	17 307	1.91	13 771
江西	2.43	14031	2.10	17 255	2.02	14 567
湖北	1.91	11 051	2.19	18 054	2.36	17 063
内蒙古	1.65	9557	1.70	14 032	1.65	11 900
宁夏	1.25	7203	1.08	8894	1.22	8801
黑龙江	1.17	6793	0.88	7251	0.82	5936
吉林	0.97	5609	0.90	7444	1.02	7349
辽宁	0.87	5049	0.88	7267	0.91	6605
山西	0.83	4815	0.76	6289	0.82	5953
天津	0.65	3759	0.65	5320	0.63	4566
海南	0.40	2311	0.26	2125	0.26	1861
青海	0.22	1284	0.16	1358	0.16	1177
西藏	0.01	47	0.00	31	0.03	240
合计	100	578 287	100	823 306	100	721 916

图 1-1-1-54　2020 年二级医院省外就医患者流入地分布（%）

三级医院省外就医住院患者主要来自周边省份（图 1-1-1-55）。上海三级医院收治的住院患者中，37.26% 为非上海常住居民，较 2018 年的 41.35% 下降了 4.09 个百分点，省外就医住院患者主要来自江苏、浙江和安徽，共占 25.09%；北京三级医院收治的住院患者中，29.31% 为非北京常住居民，较 2018 年的 38.92% 下降了 9.61 个百分点，省外就医住院患者主要来自河北、内蒙古和山东，共占 15.76%；江苏、浙江、广东三级医院收治的省外住院患者占该地区收治的住院患者总人次的比例分别为6.60%、5.52%、4.40%，其省外就医住院患者主要来自周边省份。尽管江苏、浙江、广东是住院患者省外就医的集中地区，但这3个地区三级医院收治的住院患者中，本省常住居民仍占本省收治的住院患者总人次的93%以上，"集中于周边城市"这一趋势未及北京、上海明显。

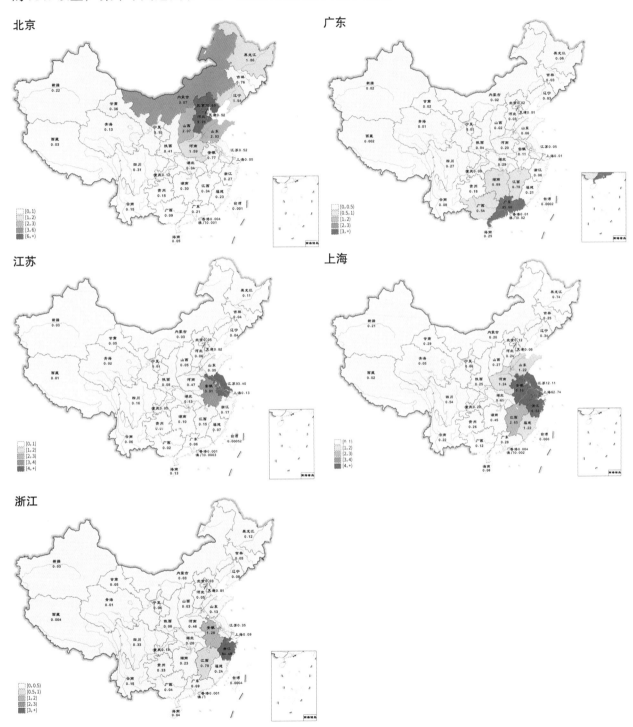

图 1-1-1-55　2020年三级医院患者流入排名前5位的省（自治区、直辖市）收治省外患者常住地分布（%）

二级医院省外就医住院患者主要来自周边省份（图1-1-1-56）。2020年二级医院患者流入排名前5位的省（自治区、直辖市）为河北、山东、上海、云南和浙江，其收治非本省的患者比例分别为2.34%、1.19%、9.33%、1.42%和2.62%。2020年河北省收治省外患者的比例较2018年（1.47%）上升了 0.87 个百分点，山东省较 2018 年（1.94%）下降了 0.75 个百分点，上海市较 2018 年（9.07%）上升了 0.26 个百分点。二级医院主要就医患者为本地患者，占比均超过 90%，省外患者主要来源于周边省（自治区、直辖市），占比较小。

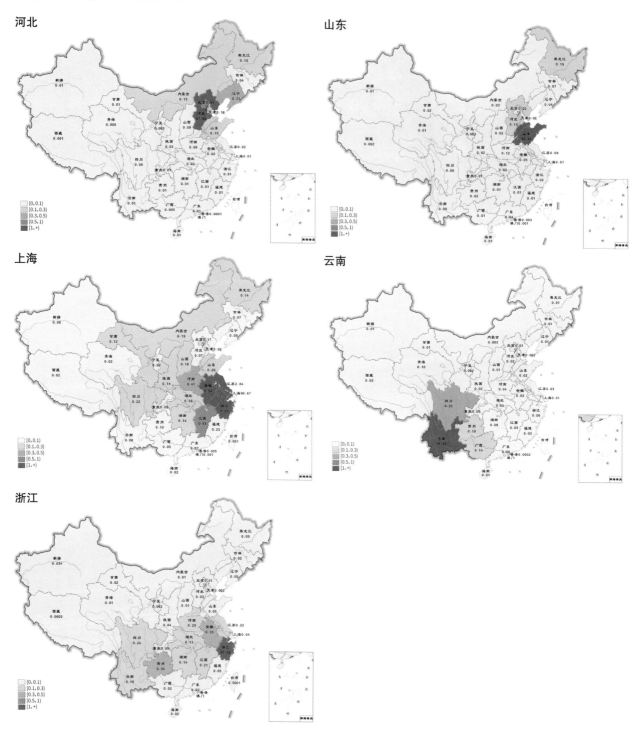

图 1-1-1-56　2020 年二级医院患者流入排名前 5 位的省（自治区、直辖市）收治省外患者常住地分布（%）

（2）流出情况

2020 年三级医院就医的患者中，选择去往省外三级医院的患者流出排名前 5 位的省（自治区、直辖市）分别为安徽、江苏、河北、浙江和江西，分别占 4 259 521 例省外就医患者的 12.19%、9.15%、7.41%、5.54% 和 5.22%。这 5 个省（自治区、直辖市）中，选择去往省外三级医院就医的患者占全国三级医院收治省外就医患者的39.51%，较2018年流出排名前5位省（自治区、直辖市）的39.54%下降了0.03个百分点，变化差异不大（图1-1-1-57）。

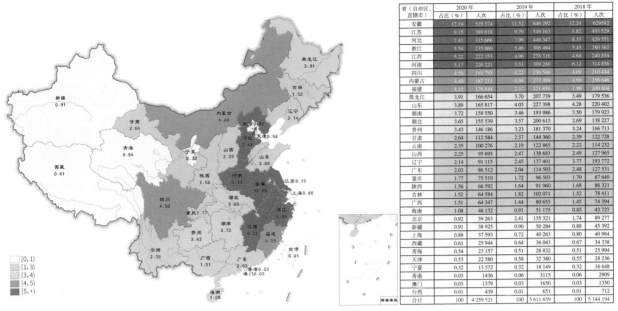

省（自治区、直辖市）	2020年 占比（%）	2020年 人次	2019年 占比（%）	2019年 人次	2018年 占比（%）	2018年 人次
安徽	12.19	519 374	11.52	646 292	12.24	629582
江苏	9.15	389 818	9.79	549 163	8.82	453 529
河北	7.41	315 666	7.99	448 347	8.35	429 551
浙江	5.54	235 860	5.46	306 494	5.45	280 567
江西	5.22	222 353	4.96	278 316	4.68	240 854
河南	5.17	220 221	5.51	309 280	6.12	314 856
四川	4.50	191 793	4.22	236 546	4.09	210 434
内蒙古	4.40	187 211	4.94	277 399	4.99	256 646
福建	4.15	176 844	2.17	121 876	1.96	100 804
黑龙江	3.91	166 654	3.70	207 739	3.49	179 536
山东	3.89	165 817	4.05	227 398	4.28	220 402
湖南	3.72	158 550	3.46	193 986	3.50	179 923
湖北	3.65	155 539	3.57	200 615	2.69	138 227
贵州	3.43	146 186	3.23	181 370	3.24	166 713
甘肃	2.64	112 584	2.57	144 360	2.39	122 728
云南	2.35	100 276	2.19	122 865	2.22	114 232
山西	2.25	95 695	2.47	138 683	2.49	127 965
辽宁	2.14	91 115	2.45	137 401	3.77	193 772
广东	2.03	86 512	2.04	114 503	2.48	127 531
重庆	1.77	75 510	1.72	96 503	1.70	87 649
陕西	1.56	66 592	1.64	91 960	1.68	86 321
吉林	1.52	64 584	1.82	102 071	1.52	78 411
广西	1.51	64 347	1.44	80 655	1.45	74 394
海南	1.08	46 132	0.91	51 175	0.85	43 727
北京	0.92	39 263	2.41	135 321	1.74	89 277
新疆	0.91	38 925	0.90	50 284	0.88	45 392
上海	0.88	37 593	0.72	40 263	0.80	40 984
西藏	0.61	25 944	0.64	36 043	0.67	34 338
青海	0.54	23 157	0.51	28 832	0.51	25 944
天津	0.53	22 580	0.58	32 380	0.55	28 236
宁夏	0.32	13 572	0.32	18 149	0.32	16 648
香港	0.03	1436	0.06	3115	0.06	2909
澳门	0.03	1379	0.03	1650	0.03	1350
台湾	0.01	439	0.01	651	0.01	712
合计	100	4 259 521	100	5 611 659	100	5 144 194

图 1-1-1-57 2020年选择去往省外三级医院就医的患者常住地分布（%）

2020年二级医院就医的患者中，选择去往省外二级医院的患者流出排名前5位的省（自治区、直辖市）分别为四川、河南、江苏、安徽和广东，分别占578 287例省外就医患者的9.62%、6.20%、6.01%、5.85%和5.00%。这5个省（自治区、直辖市）选择去往省外二级医院就医的患者占全国二级医院收治省外就医患者的32.68%，较2018年流出排名前5位省（自治区、直辖市）的35.32%下降了2.64个百分点（图1-1-1-58）。

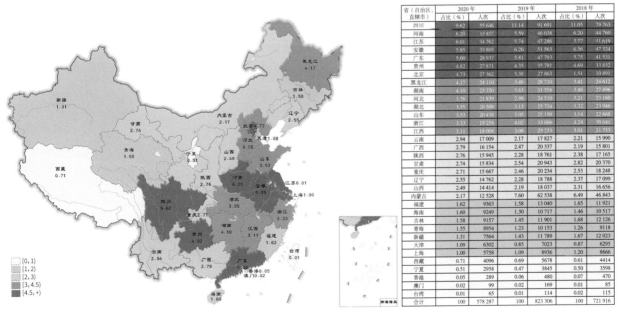

省（自治区、直辖市）	2020年 占比（%）	2020年 人次	2019年 占比（%）	2019年 人次	2018年 占比（%）	2018年 人次
四川	9.62	55 646	11.14	91 691	11.05	79 763
河南	6.20	35 855	5.59	46 038	6.20	44 760
江苏	6.01	34 762	5.74	47 286	3.77	41 619
安徽	5.85	33 805	6.26	51 563	6.56	47 324
广东	5.00	28 937	5.81	47 793	5.75	41 531
贵州	4.82	27 871	4.35	35 781	4.69	33 832
北京	4.73	27 362	3.38	27 863	1.51	10 891
黑龙江	4.17	24 110	3.49	28 710	3.41	24 612
湖南	4.10	23 720	3.83	31 558	3.86	27 896
河北	3.78	21 839	2.99	24 510	3.21	23 160
湖北	3.55	20 509	3.13	25 734	3.32	23 946
山东	3.53	20 438	3.05	25 180	3.14	22 668
浙江	3.33	19 258	4.02	33 066	4.24	30 641
江西	3.11	18 008	3.06	25 233	3.01	21 783
云南	2.94	17 009	2.17	17 827	2.21	15 990
广西	2.79	16 154	2.47	20 337	2.19	15 801
陕西	2.76	15 945	2.28	18 761	2.38	17 165
甘肃	2.74	15 834	2.54	20 943	2.82	20 370
重庆	2.71	15 667	2.46	20 234	2.53	18 248
辽宁	2.55	14 762	2.28	18 788	2.37	17 099
山西	2.49	14 414	2.19	18 037	2.31	16 656
内蒙古	2.17	12 528	7.60	62 538	6.49	46 843
福建	1.62	9363	1.58	13 040	1.65	11 921
海南	1.60	9249	1.30	10 717	1.46	10 517
吉林	1.58	9157	1.45	11 901	1.68	12 126
青海	1.55	8954	1.23	10 153	1.26	9118
新疆	1.31	7564	1.43	11 789	1.67	12 023
天津	1.09	6302	0.85	7023	0.87	6295
上海	1.00	5758	1.09	8936	1.20	8666
西藏	0.71	4096	0.69	5678	0.61	4414
宁夏	0.51	2958	0.47	3845	0.50	3598
香港	0.05	289	0.06	480	0.07	470
澳门	0.02	99	0.02	169	0.01	85
台湾	0.01	65	0.01	114	0.02	115
合计	100	578 287	100	823 306	100	721 916

图 1-1-1-58 2020年选择去往省外二级医院就医的患者常住地分布（%）

进一步分析各省住院患者就医情况，2018—2020年选择去往省外二级和三级医院就医患者占本省所有住院患者比例最多的均为西藏，2020年分别为38.66%和24.78%（图1-1-1-59、图1-1-1-60）。

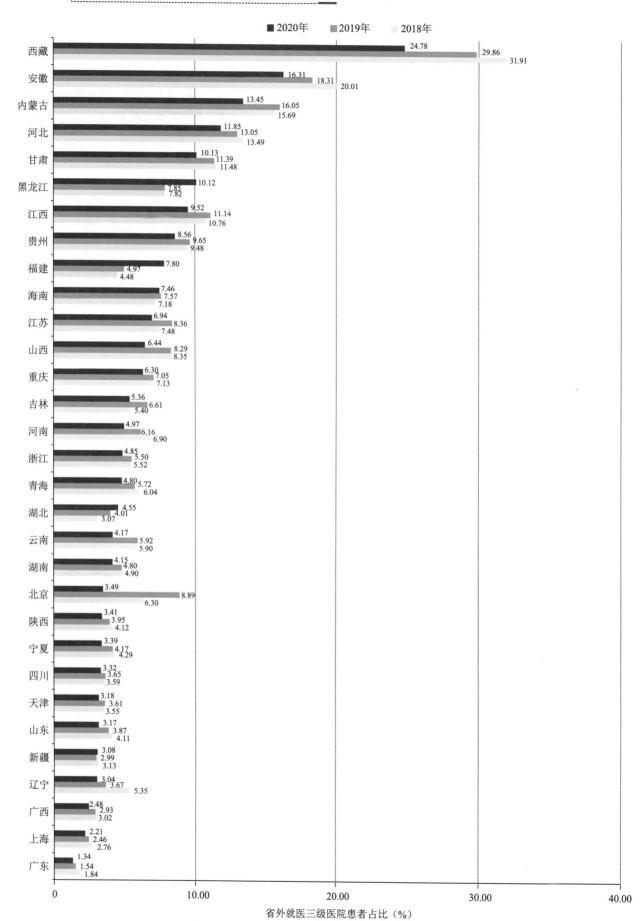

图 1-1-1-59　2018—2020 年各省（自治区、直辖市）三级医院省外就医患者占本省患者的比例

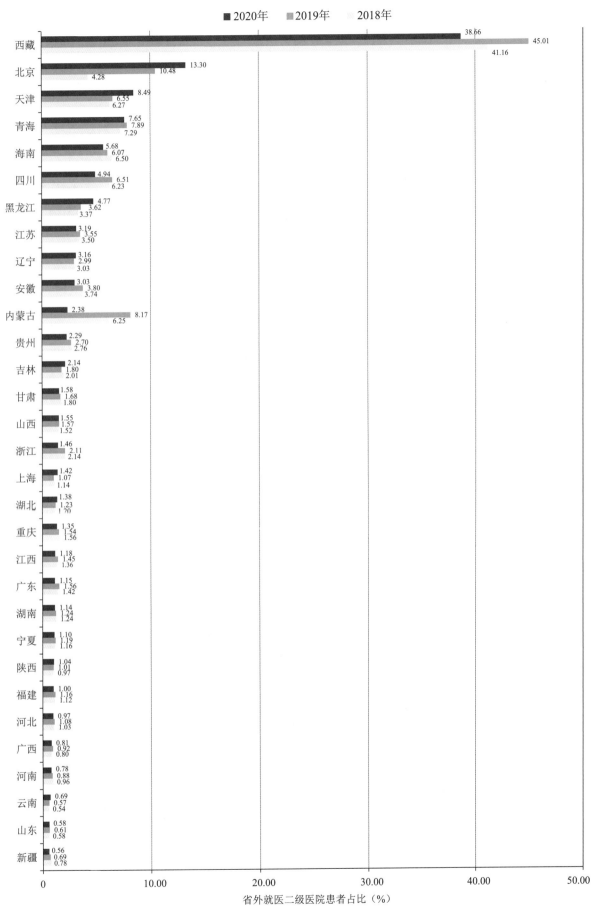

图 1-1-1-60　2018—2020 年各省（自治区、直辖市）二级医院省外就医患者占本省患者的比例

对于 2020 年纳入分析的 2196 家三级医院，各省（自治区、直辖市）常住居民选择省外三级医院就医的去向分布（行方向查看）见图 1-1-1-61。以安徽常住居民为例，安徽常住居民选择省外三级医院就医的主要去向为江苏、上海和浙江，分别占安徽常住居民选择省外三级医院就医总数的 42.3%、31.0% 和 11.9%。

归属 \ 就医	北京	天津	河北	山西	内蒙古	辽宁	吉林	黑龙江	上海	江苏	浙江	安徽	福建	江西	山东	河南	湖北	湖南	广东	广西	海南	重庆	四川	贵州	云南	西藏	陕西	甘肃	青海	宁夏	新疆	合计
北京	0.0	3.4	15.9	1.7	2.8	6.6	1.6	2.5	7.1	6.7	3.8	2.6	0.9	2.5	5.8	5.1	4.2	2.5	3.2	0.9	1.8	0.9	2.7	5.7	1.6	0.1	3.1	0.7	0.2	0.8	2.7	100
天津	34.4	0.0	22.5	1.5	1.5	2.6	1.0	1.5	6.2	3.8	2.2	1.3	0.6	0.6	5.0	3.3	1.1	0.9	1.7	0.5	0.8	0.5	2.0	0.5	0.7	0.0	1.2	0.4	0.1	0.3	1.5	100
河北	46.4	28.7	0.0	1.1	0.9	0.9	0.3	0.4	1.9	1.1	0.7	0.4	0.2	0.2	8.4	3.1	0.4	0.4	0.7	0.3	0.3	0.2	0.9	0.1	0.4	0.0	0.7	0.1	0.1	0.2	0.4	100
山西	32.5	5.5	3.1	0.0	3.2	0.7	0.2	1.0	7.3	2.7	1.7	0.4	0.6	0.4	2.4	15.6	0.7	0.8	1.6	0.5	0.7	0.5	2.0	1.0	0.7	0.0	12.6	0.3	0.2	0.3	0.8	100
内蒙古	24.6	9.2	5.3	1.6	0.0	10.6	13.4	9.9	2.7	0.8	0.8	0.2	0.2	0.2	2.2	0.6	0.3	0.2	0.6	0.2	0.3	0.1	0.5	0.1	0.2	0.0	2.4	1.0	0.0	11.6	0.2	100
辽宁	25.3	7.3	5.7	0.4	6.6	0.0	11.3	3.7	9.5	2.6	4.2	0.7	0.8	0.6	5.0	1.1	0.7	0.8	2.3	0.7	1.1	0.3	1.5	4.9	0.8	0.0	1.0	0.2	0.1	0.2	0.5	100
吉林	17.1	6.1	2.6	0.4	2.0	17.4	0.0	8.1	9.7	3.6	3.3	0.9	1.0	0.6	11.1	1.5	0.7	1.0	2.8	1.6	2.0	0.3	1.9	1.0	1.1	0.0	1.0	0.2	0.1	0.2	0.9	100
黑龙江	16.1	13.4	3.6	0.3	1.8	11.3	5.7	0.0	10.9	3.5	3.2	0.6	0.8	0.4	13.1	1.7	0.8	0.8	2.5	0.9	4.0	0.3	1.2	0.2	0.9	0.0	1.2	0.1	0.1	0.2	0.5	100
上海	2.0	0.4	0.7	0.3	0.4	1.8	0.7	0.6	0.0	19.6	11.9	7.8	1.1	3.7	20.8	1.9	1.9	1.7	1.5	1.7	0.5	1.2	2.2	9.9	1.3	0.0	2.0	0.3	0.1	0.7	1.2	100
江苏	2.1	0.5	0.3	0.1	0.1	0.3	0.1	0.2	81.9	0.0	4.4	1.9	0.4	0.5	1.7	0.8	0.5	0.4	0.8	0.2	0.1	0.2	0.6	0.2	0.4	0.0	0.5	0.1	0.1	0.1	0.4	100
浙江	1.8	0.4	0.3	0.1	0.1	0.5	0.1	0.2	76.0	4.1	0.0	1.9	1.0	1.6	1.1	0.8	0.8	0.9	1.9	0.5	0.2	0.5	1.3	1.3	1.2	0.0	0.6	0.2	0.1	0.1	0.3	100
安徽	2.3	0.8	0.3	0.1	0.1	0.2	0.1	0.2	31.0	42.3	11.9	0.0	0.9	1.7	1.5	1.5	0.9	0.4	1.5	0.2	0.1	0.1	0.5	0.2	0.3	0.0	0.4	0.1	0.1	0.1	0.4	100
福建	1.9	0.5	0.2	0.2	0.1	0.3	0.2	0.1	18.0	2.4	6.5	0.5	0.0	1.7	49.8	0.8	1.0	1.2	8.1	1.2	0.3	0.8	1.0	0.8	1.1	0.0	0.6	0.1	0.0	0.1	0.3	100
江西	2.3	0.5	0.2	0.1	0.1	0.2	0.1	0.1	30.7	3.7	16.7	0.7	6.7	0.0	0.6	0.5	1.8	6.9	23.6	0.9	0.4	0.2	1.0	0.4	0.8	0.0	0.4	0.1	0.1	0.0	0.2	100
山东	26.5	10.5	2.3	0.5	0.5	1.8	0.8	1.7	18.9	11.5	3.6	1.3	0.8	0.6	0.0	5.8	0.9	0.8	2.4	0.5	0.4	0.3	2.7	0.3	0.8	0.0	1.6	0.3	0.2	0.3	1.2	100
河南	10.9	2.9	1.9	1.0	0.4	0.8	0.3	0.3	14.5	12.0	9.9	4.4	2.2	1.0	5.2	0.0	9.9	1.6	6.4	1.1	0.7	0.5	1.9	0.5	1.0	0.1	3.8	0.6	0.4	0.4	3.5	100
湖北	3.3	1.0	0.6	0.3	0.2	0.4	0.2	0.2	10.2	4.6	8.4	1.8	2.8	9.2	1.4	2.4	0.0	7.9	12.8	1.4	0.7	1.7	2.8	21.0	1.6	0.1	1.7	0.3	0.2	0.1	0.8	100
湖南	2.9	0.6	8.5	0.1	0.1	0.3	0.2	0.1	7.3	3.5	6.7	0.6	2.2	2.0	0.7	1.1	4.9	0.0	38.3	9.1	0.9	1.2	2.3	2.3	2.4	0.0	0.6	0.1	0.1	0.1	0.6	100
广东	3.8	0.9	0.6	0.3	0.4	1.4	0.6	0.6	8.3	3.8	4.9	1.5	3.3	6.9	1.8	2.7	4.6	13.1	0.0	24.0	2.3	1.3	4.2	3.3	2.6	0.0	1.7	0.3	0.1	0.2	0.6	100
广西	2.1	0.7	0.3	0.1	0.1	2.7	0.2	0.2	4.5	2.0	2.8	0.7	1.8	1.3	3.3	1.3	1.4	5.2	57.5	0.0	1.1	0.9	2.3	1.8	4.8	0.0	0.4	0.1	0.0	0.0	0.2	100
海南	1.8	0.3	1.3	0.1	0.8	1.6	0.5	1.7	3.2	15.7	3.7	7.3	1.0	1.4	6.7	3.3	1.4	2.9	35.3	1.7	0.0	0.5	1.6	1.0	1.4	0.0	1.4	0.6	0.7	1.1	0.3	100
重庆	2.4	0.6	0.5	0.4	0.2	0.4	0.2	0.1	6.7	3.3	8.8	0.7	5.6	1.0	1.5	1.1	5.4	3.6	8.9	1.4	1.0	0.0	31.5	4.4	6.1	0.2	1.2	0.4	0.2	0.1	1.9	100
四川	2.4	0.6	0.8	0.5	0.3	0.5	0.2	0.1	7.0	4.4	7.9	0.7	5.6	0.9	1.7	1.1	1.4	1.7	10.0	1.6	0.9	28.5	0.0	4.9	7.7	0.6	3.2	0.7	0.7	0.2	3.3	100
贵州	1.6	0.3	0.2	0.1	0.1	0.1	0.1	0.1	4.6	2.5	10.4	0.5	4.3	0.9	0.7	0.5	0.9	9.6	8.4	6.7	0.4	11.2	8.0	0.0	27.0	0.0	0.3	0.1	0.0	0.1	0.1	100
云南	2.2	0.6	0.3	0.1	0.1	1.1	0.1	0.1	5.8	3.3	7.3	0.8	2.2	0.8	1.5	0.7	0.8	1.9	5.3	14.5	0.3	2.5	37.7	7.7	0.0	0.1	1.4	0.2	0.1	0.1	0.4	100
西藏	2.0	0.2	0.3	0.1	0.2	0.4	0.1	0.7	2.2	1.1	0.7	1.4	0.1	0.1	0.9	2.1	0.4	0.7	0.4	0.1	0.1	1.4	71.5	0.2	7.1	0.0	1.4	0.8	2.7	0.1	0.8	100
陕西	9.2	1.9	1.2	1.8	4.7	0.8	0.3	0.4	9.6	6.9	4.6	1.2	1.8	1.1	3.0	4.2	9.8	1.6	4.1	0.9	0.6	1.4	6.8	2.6	1.5	0.2	0.0	2.1	0.8	10.2	4.7	100
甘肃	4.8	1.7	0.5	0.2	0.7	0.3	0.1	0.1	6.6	2.4	2.2	0.4	0.6	0.6	1.5	1.1	0.5	0.6	1.5	0.3	0.3	0.5	11.7	0.2	0.5	0.3	43.7	0.0	1.7	5.1	9.4	100
青海	8.1	1.8	1.1	0.3	4.0	1.9	0.3	0.3	6.0	4.5	3.0	0.8	0.5	0.5	4.0	5.2	1.0	1.3	2.5	0.9	0.6	0.9	17.0	0.3	2.4	0.9	17.0	10.8	0.0	0.4	2.0	100
宁夏	17.1	4.9	1.0	0.4	1.5	0.7	0.1	0.3	11.6	4.1	2.4	0.6	0.7	0.7	3.1	2.9	0.8	1.1	2.8	0.3	0.6	0.8	2.6	0.3	0.7	0.1	23.8	7.7	0.8	0.0	5.5	100
新疆	8.4	2.2	1.1	0.2	4.5	0.8	0.9	1.2	14.0	5.3	3.1	1.7	0.7	0.6	4.2	9.2	2.0	2.4	3.4	0.6	1.7	3.0	14.1	0.3	1.2	0.0	7.6	4.7	0.3	0.7	0.0	100
台湾	2.2	1.7		0.2		0.7	0.2	0.2	28.4	6.3	4.8	0.2	19.3	1.5	9.3	0.9	5.0	2.8	2.8	7.4	0.7	0.7	1.1	1.1	0.7		0.9			1.1		100
香港	4.1	0.2	0.3		0.5	0.7	0.8	1.1	7.0	2.6	4.9	0.8	5.0	1.4	8.9	0.7	18.7	1.6	27.9	1.3	0.9	2.0	2.2	4.7	0.5		0.8	0.1	0.1		0.1	100
澳门	0.6					0.4	0.1	0.1	3.5	1.3		0.1	2.1	0.2	3.0	0.1	4.8	0.1	79.0	1.6	0.1	0.1	1.5	1.0	0.1						0.1	100

图 1-1-1-61　2020 年全国各省（自治区、直辖市）常住居民选择省外三级医院就医的去向分布（%）

对于 2020 年纳入分析的 4178 家二级医院，各省（自治区、直辖市）常住居民选择省外二级医院就医的去向分布（行方向查看）见图 1-1-1-62。以天津常住居民为例，天津常住居民选择省外二级医院就医的主要去向为河北、北京和山东，分别占天津常住居民选择省外二级医院就医总数的 65.2%、6.2% 和 5.2%。

归属 \ 就医	北京	天津	河北	山西	内蒙古	辽宁	吉林	黑龙江	上海	江苏	浙江	安徽	福建	江西	山东	河南	湖北	湖南	广东	广西	海南	重庆	四川	贵州	云南	西藏	陕西	甘肃	青海	宁夏	新疆	合计
北京	0.0	0.5	72.1	0.8	0.9	1.3	0.6	0.8	2.9	2.0	0.7	1.1	0.4	0.6	3.4	3.1	0.9	0.9	0.4	0.4	0.2	1.0	0.6	0.8	0.6	0.0	0.6	1.0	0.0	0.7	0.8	100
天津	6.2	0.0	65.2	0.9	1.3	1.5	1.1	1.0	1.7	0.7	0.7	0.7	0.3	0.7	5.2	4.9	0.6	0.7	0.5	0.3	0.1	0.8	0.5	1.1	0.6	0.0	0.8	1.1	0.1	0.2	0.5	100
河北	34.3	5.2	0.0	3.4	3.2	1.3	1.1	1.0	1.8	1.1	1.8	0.9	0.5	0.5	19.2	8.8	1.5	1.0	0.7	1.0	0.3	1.1	1.2	2.0	1.4	0.0	2.2	1.4	0.1	0.6	1.6	100
山西	12.2	0.9	11.8	0.0	2.9	0.4	0.5	0.4	5.1	1.2	1.2	0.6	0.6	0.5	5.7	8.8	1.5	1.1	0.9	4.1	0.2	0.9	1.9	0.9	8.0	0.0	23.7	1.4	0.1	0.4	2.4	100
内蒙古	18.9	1.3	21.9	2.2	0.0	3.8	4.8	11.1	5.5	0.7	2.0	0.3	0.2	0.3	6.9	1.8	0.3	0.5	0.3	0.5	0.3	0.5	0.4	0.3	0.5	0.0	5.8	2.8	0.1	4.8	1.4	100
辽宁	7.8	1.0	35.1	0.6	7.2	0.0	5.8	15.5	2.9	1.1	3.9	0.5	0.5	0.4	7.1	2.1	0.4	0.7	0.7	0.8	0.3	0.6	0.9	0.5	0.8		1.0	0.6	0.1	0.1	1.0	100
吉林	7.6	1.7	10.6	1.1	7.3	9.5	0.0	8.5	4.2	1.7	2.8	1.2	2.5	0.7	22.9	3.1	0.7	1.3	1.3	1.5	0.9	0.7	1.6	1.3	1.5	0.0	1.4	0.9	0.1	0.3	1.3	100
黑龙江	6.8	2.2	14.4	0.6	4.6	5.6	6.4	0.0	3.1	1.7	3.0	0.7	0.5	0.3	24.6	2.7	0.4	0.9	0.9	1.1	2.4	0.7	1.2	0.9	0.9		1.1	0.5	1.0	0.2	10.4	100
上海	1.6	0.2	2.4	0.3	0.5	0.9	0.9	0.5	0.0	21.3	8.9	16.6	3.8	4.3	7.6	5.6	1.7	2.9	1.1	1.6	0.1	3.4	1.5	3.6	2.2		1.2	2.3	0.1	0.8	2.0	100
江苏	1.6	0.1	1.4	0.4	0.3	0.3	0.4	0.3	38.3	0.0	8.0	21.5	0.9	1.2	8.1	3.5	0.9	1.4	0.7	0.9	0.1	0.9	1.1	1.9	1.6	0.0	1.2	1.4	0.1	0.2	1.4	100
浙江	1.8	0.2	1.4	0.4	0.5	0.6	0.3	0.3	32.2	3.5	0.0	5.4	2.7	5.7	3.3	4.5	1.7	4.5	1.3	1.8	0.1	2.8	2.2	12.2	6.4	0.0	1.4	1.3	0.2	0.3	1.0	100
安徽	2.4	0.4	1.6	0.5	0.3	0.2	1.1	0.2	21.3	20.8	15.8	0.0	3.8	1.8	4.4	9.6	2.8	1.3	1.8	1.0	0.1	0.7	0.7	1.5	1.9		1.3	0.8	0.1	0.3	1.6	100
福建	3.2	0.4	1.6	0.5	0.5	0.5	0.8	1.0	12.4	2.8	7.4	1.9	0.0	6.7	4.5	4.2	1.7	4.5	9.3	6.0	0.6	5.3	2.8	9.9	6.9	0.0	1.5	1.2	0.1	0.8	0.9	100
江西	1.7	0.2	0.9	0.2	0.2	0.2	0.1	0.1	14.3	2.4	15.7	1.8	7.2	0.0	1.9	3.2	1.9	20.3	13.1	3.4	0.3	1.2	1.5	3.1	3.0	0.0	0.9	0.7	0.0	0.1	0.5	100
山东	10.2	1.8	13.6	1.2	1.3	3.7	1.4	1.4	7.0	10.0	2.8	2.2	1.1	1.0	0.0	23.6	0.9	1.2	1.0	1.3	0.2	1.1	1.0	1.3	1.7	0.0	2.9	1.6	0.1	0.4	2.9	100
河南	4.4	0.9	5.3	2.7	0.8	0.5	1.1	0.3	5.6	4.6	9.8	6.2	5.6	1.9	10.2	0.0	2.9	2.4	4.8	6.5	0.3	1.3	1.7	2.2	2.2	0.0	4.5	2.7	0.2	0.6	7.9	100
湖北	2.0	0.4	3.4	0.9	0.4	0.3	0.5	0.3	4.5	2.8	6.9	3.0	3.4	4.2	3.4	12.7	0.0	12.8	9.7	4.1	0.4	4.9	2.6	4.4	4.3	0.0	3.8	1.7	0.3	0.2	1.9	100
湖南	1.3	0.1	2.5	0.2	0.2	0.1	0.2	0.1	2.5	2.0	6.6	0.8	2.2	4.6	1.3	3.1	3.8	0.0	17.8	26.2	0.5	1.7	4.4	9.1	5.7	0.0	1.0	0.8	0.1	0.2	1.1	100
广东	1.0	0.1	0.9	0.1	0.3	0.6	0.8	0.4	1.6	1.3	1.2	1.1	3.3	4.7	4.2	4.1	2.7	20.8	0.0	27.4	0.9	3.5	1.9	9.3	4.5	0.0	1.2	1.2	0.1	0.2	0.5	100
广西	0.7	0.1	0.7	0.1	0.1	0.2	0.3	0.2	1.9	0.7	2.2	0.7	2.1	15.0	1.2	2.5	1.4	9.1	31.4	0.0	0.9	1.4	1.3	6.4	17.9	0.0	0.6	0.4	0.1	0.2	0.4	100
海南	0.6	0.1	3.3	0.2	1.2	0.4	0.4	1.0	1.4	4.7	2.3	1.9	3.7	5.1	3.2	6.9	3.8	4.1	7.3	4.1	0.0	0.9	20.9	1.7	3.4	0.0	4.2	0.8	0.4	8.3	3.6	100
重庆	0.8	0.2	1.6	0.8	0.3	0.1	0.2	0.1	2.4	1.8	7.3	1.1	4.6	1.5	2.7	3.6	5.0	4.9	7.8	3.1	0.6	0.0	16.7	12.9	10.5	0.1	2.2	1.3	0.2	0.3	5.0	100
四川	0.9	0.2	1.9	0.9	0.4	0.1	0.3	0.1	2.2	1.7	6.3	0.8	3.6	1.1	3.5	2.4	1.1	2.1	6.6	3.5	0.3	20.6	0.0	13.3	13.8	0.2	3.3	2.2	0.4	0.3	5.9	100
贵州	0.7	0.1	0.9	0.2	0.1	0.1	0.3	0.1	1.7	1.8	17.0	1.3	5.6	2.1	1.9	2.2	1.1	12.9	7.7	7.6	0.4	12.2	2.6	0.0	16.2	0.0	0.8	0.6	0.0	1.5	0.6	100
云南	1.1	0.1	1.3	0.3	0.2	0.2	0.3	0.1	2.5	2.6	14.1	1.6	4.2	1.9	15.5	2.5	1.2	4.3	6.0	8.8	0.5	4.5	8.7	11.4	0.0	0.1	1.0	2.2	0.2	0.6	2.1	100
西藏	0.8	0.0	0.5	0.2	32.7	2.1	0.1	0.4	1.9	0.2	0.1	1.8	0.3	0.4	1.4	3.1	0.5	0.7	0.1	1.1	0.0	2.3	17.0	4.0	17.4	0.0	1.6	4.8	3.9	0.1	0.5	100
陕西	2.9	0.3	4.0	4.1	4.2	0.6	0.5	10.5	4.5	2.5	3.2	1.5	1.4	0.9	5.0	10.8	2.0	1.8	1.9	1.5	0.2	2.0	3.3	2.4	2.5	0.0	0.0	14.3	0.4	4.4	6.5	100
甘肃	2.2	0.6	1.9	0.6	2.7	0.4	0.3	1.0	3.4	1.3	1.7	0.7	0.6	0.6	3.8	3.3	0.6	0.8	0.8	0.5	0.1	0.9	2.6	0.6	0.8	0.1	24.3	0.0	12.5	6.8	23.3	100
青海	1.9	0.1	1.4	0.3	0.5	0.1	0.3	0.1	1.1	1.1	1.2	0.4	0.2	0.4	3.6	4.3	0.3	0.7	0.3	0.4	0.1	0.9	11.9	0.2	25.2	0.1	3.5	36.6	0.0	0.4	2.2	100
宁夏	6.7	0.4	1.7	0.5	5.6	0.3	0.3	0.1	3.5	1.6	1.0	0.7	0.6	0.6	3.7	4.8	0.6	0.6	1.0	0.5	0.1	0.6	1.8	0.8	1.4		13.7	34.5	0.4	0.0	12.0	100
新疆	3.1	0.2	2.3	0.3	8.6	0.3	1.1	2.4	5.5	1.6	0.8	5.5	0.4	0.7	4.6	10.7	1.6	2.1	0.8	1.1	0.5	4.8	7.9	0.5	3.1	0.0	10.9	12.3	0.9	5.2	0.0	100
台湾	1.6		0.8					1.6	34.6	5.5	6.3		6.3	3.9	15.7	2.4		2.4	7.9	7.1		2.4			0.8			0.8				100
香港	0.2	0.2	0.6		0.4	0.4	0.4		1.2	2.0		2.9	1.8	0.6	19.6	23.4	16.1	2.4	15.7	7.7		0.4	0.4	1.8	1.0		0.2	0.2			0.6	100
澳门									4.5	23.2		0.9	0.9		35.7	0.9		1.8	28.6	1.8			0.9		0.9							100

图 1-1-1-62　2020 年全国各省（自治区、直辖市）常住居民选择省外二级医院就医的去向分布（%）

　　进一步分析 2020 年我国三级医院各省常住居民省外就医情况，全国疾病不出省的占比为 94%，疾病不出市占比为 82%。其中，上海、天津、北京和重庆本省三级医院就医的患者均为 90% 以上，本市就医患者超过 80% 的有 17 个省，甘肃、青海、海南和西藏的本市就医占比小于 70%（图 1-1-1-63）。

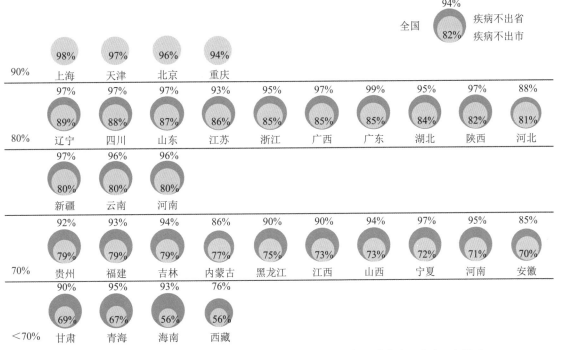

图 1-1-1-63　2020 年我国各省（自治区、直辖市）三级医院疾病不出省/市情况

（二）全国省外就医患者专业分布特点分析

1. 出院专业分布

　　2020 年 1969 家三级医院 4 259 521 例省外就医患者中，按照出院专业统计，省外患者人次排名前 5 位的专业分别为外科（28.41%）、内科（21.66%）、肿瘤科（10.05%）、妇产科（9.62%）和儿科（6.10%），这 5 个专业共收治 3 230 629 例省外就医患者，占省外就医患者的 75.84%，与前 2 年省外就医排名前 5 位的出院专业一致，排序略有变化。与 2018 年相比，三级医院外科收治的省外就医患者占所有三级医院收治省外患者的比例上升了个 3.42 百分点，儿科收治的省外就医患者占所有三级医院收治省外患者的比例下降了 1.58 个百分点，内科无明显变化（图 1-1-1-64、图 1-1-1-65）。

　　2020 年 2507 家二级医院 38 363 639 例省外就医患者中，按照出院专业统计，省外患者人次排名前 5 位的专业分别为外科（30.97%）、内科（23.63%）、妇产科（17.54%）、儿科（8.72%）和中医科（3.82%），这 5 个专业共收治 475 032 例省外就医患者，占省外就医患者的 82.14%，与前 2 年省外就医前 5 位专业一致。与 2018 年相比，二级医院妇产科、儿科收治的省外就医患者占所有二级医院收治省外患者的比例分别上升了 1.05 个百分点、1.99 百分点，外科、内科和中医科无明显变化（图 1-1-1-66、图 1-1-1-67）。

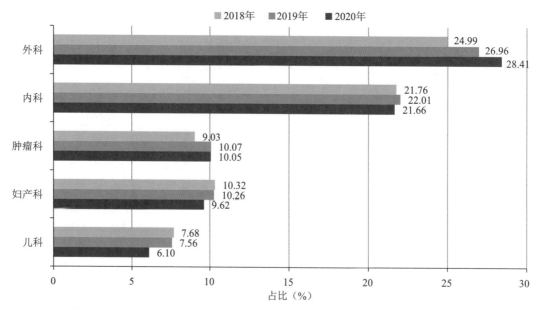

图 1-1-1-64　2018—2020 年三级医院省外就医患者排名前 5 位的出院专业比例

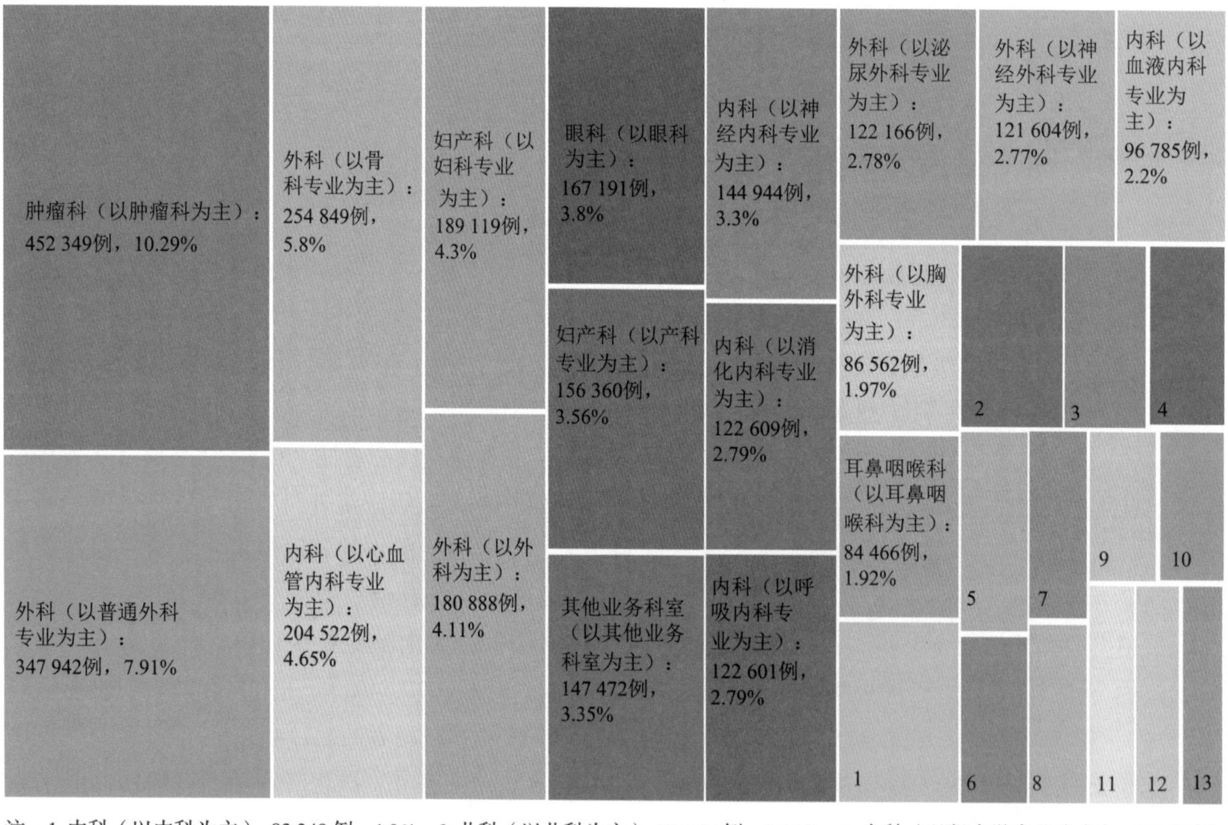

注：1.内科（以内科为主）：83 348 例，1.9%；2.儿科（以儿科为主）：71 440 例，1.62%；3.内科（以肾病学专业为主）：57 466 例，1.31%；4.妇产科（以妇产科为主）：54 789 例，1.25%；5.内科（以内分泌科为主）：51 749 例，1.18%；6.儿科（以小儿血液病专业为主）：43 428 例，0.99%；7.外科（以心脏大血管外科专业为主）：42 382 例，0.96%；8.外科（以外科其他为主）：40 278 例，0.92%；9.传染科（以传染科为主）：39 453 例，0.9%；10.急诊医学科（以急诊医学科为主）：39 025 例，0.89%；11.全科医疗科（以全科医疗科为主）：38 995 例，0.89%；12.医学影像科（以放射治疗专业为主）：37 250 例，0.85%；13.儿科（以新生儿专业为主）：37 190 例，0.85%。

图 1-1-1-65　2020 年 2196 家三级医院省外就医患者出院专业分布

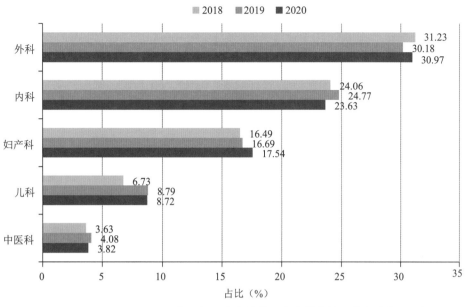

图 1-1-1-66　2018—2020 年二级医院省外就医患者最多的 5 个出院专业比例

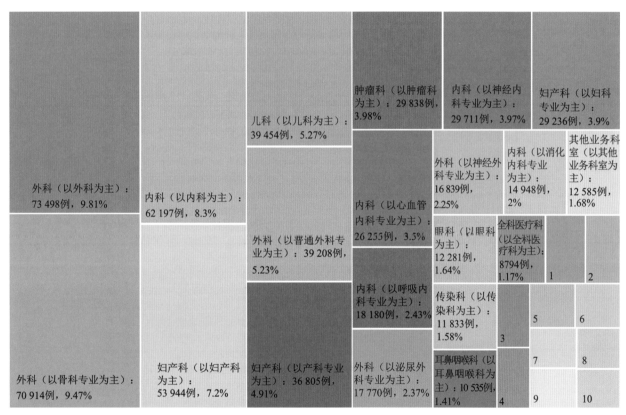

注：1. 康复医学科（以康复医学科为主）：8074 例，1.08%；2. 内科（以内分泌专业为主）：6563 例，0.88%；3. 重症医学科（以重症医学科为主）：5966 例，0.8%；4. 内科（以肾病学专业为主）：5686 例，0.76%；5. 精神科（以精神科为主）：5559 例，0.74%；6. 中医科（以中医科为主）：5533 例，0.74%；7. 急诊医学科（以急诊医学科为主）：5257 例，0.7%；8. 外科（以胸外科专业为主）：5250 例，0.7%；9. 儿科（以新生儿专业为主）：4910 例，0.66%；10. 内科（以内科_其他为主）：4787 例，0.64%。

图 1-1-1-67　2020 年 4178 家二级医院省外就医患者出院专业分布

对2020年纳入分析医院的各省（自治区、直辖市）常住居民选择省外二级、三级医院就医的患者出院专业分布情况进行分析（图1-1-1-68、图1-1-1-69）。三级医院中，安徽省外出就医的患者最多，为528 209人次，就医排名前3位的专业分别是外科（29.06%）、内科（20.08%）、妇产科（10.25%）；二级医院中，四川省外出就医的患者最多，为68 736人次，就医排名前3位的专业分别是外科（34.78%）、内科（21.36%）和妇产科（17.96%）。

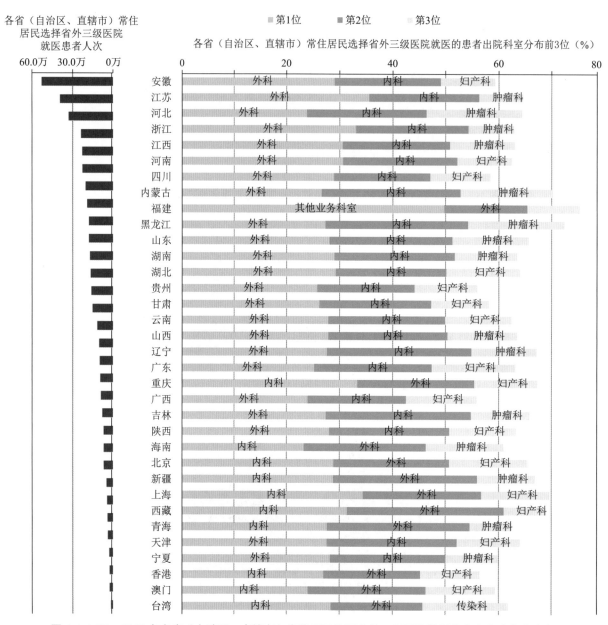

图1-1-1-68　2020年各省（自治区、直辖市）常住居民选择省外三级医院就医的患者出院专业分布

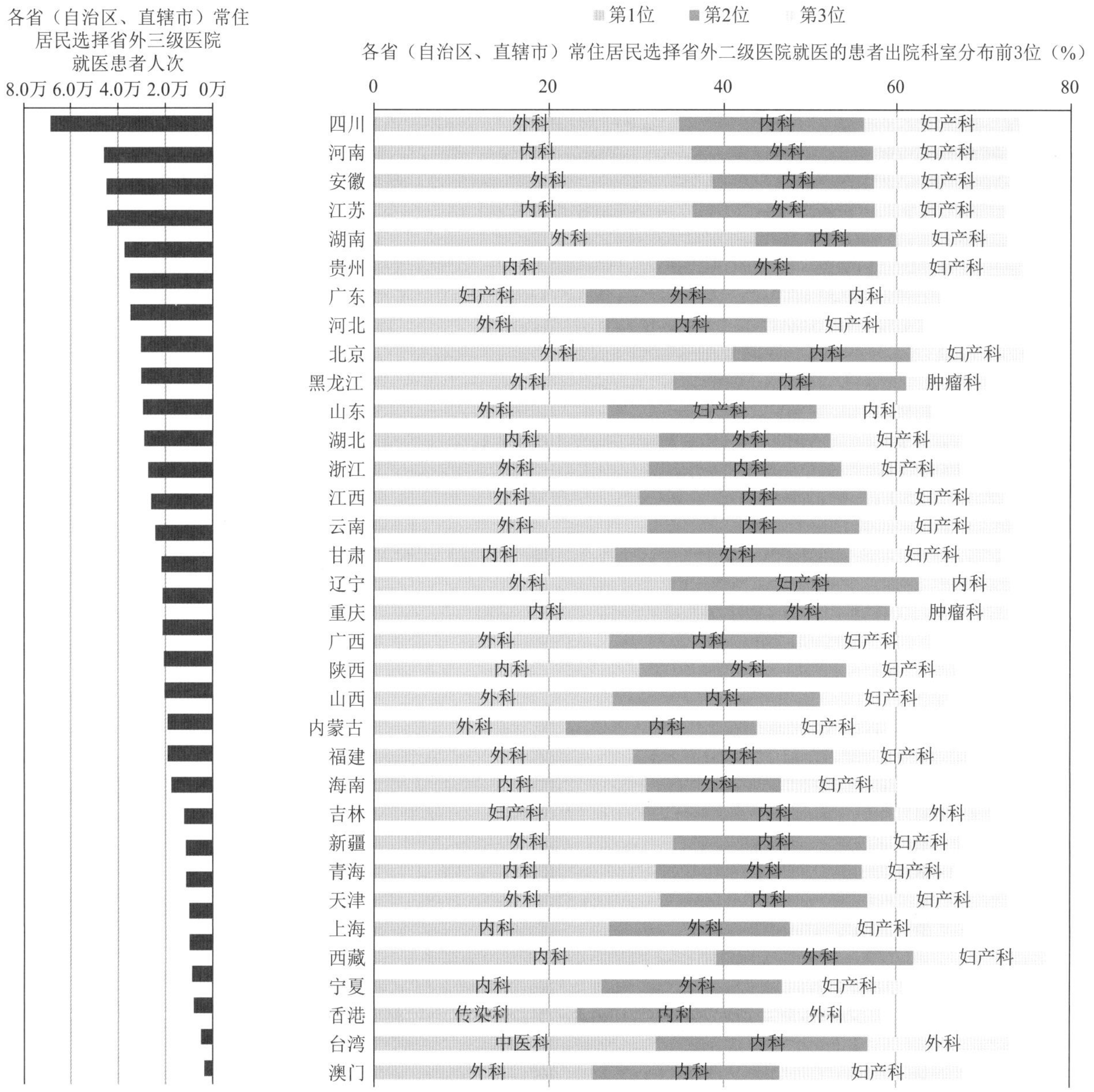

各省（自治区、直辖市）常住居民选择省外三级医院就医患者人次

8.0万 6.0万 4.0万 2.0万 0万

■ 第1位　　■ 第2位　　　第3位

各省（自治区、直辖市）常住居民选择省外二级医院就医的患者出院科室分布前3位（%）

0　　20　　40　　60　　80

省份	第1位	第2位	第3位
四川	外科	内科	妇产科
河南	内科	外科	妇产科
安徽	外科	内科	妇产科
江苏	内科	外科	妇产科
湖南	外科	内科	妇产科
贵州	内科	外科	妇产科
广东	妇产科	外科	内科
河北	外科	内科	妇产科
北京	外科	内科	妇产科
黑龙江	外科	内科	肿瘤科
山东	外科	妇产科	内科
湖北	内科	外科	妇产科
浙江	外科	内科	妇产科
江西	外科	内科	妇产科
云南	外科	内科	妇产科
甘肃	内科	外科	妇产科
辽宁	外科	妇产科	内科
重庆	内科	外科	肿瘤科
广西	外科	内科	妇产科
陕西	内科	外科	妇产科
山西	外科	内科	妇产科
内蒙古	外科	内科	妇产科
福建	外科	内科	妇产科
海南	内科	外科	妇产科
吉林	妇产科	内科	外科
新疆	外科	内科	妇产科
青海	内科	外科	妇产科
天津	外科	内科	妇产科
上海	内科	外科	妇产科
西藏	内科	外科	妇产科
宁夏	内科	外科	妇产科
香港	传染科	内科	外科
台湾	中医科	内科	外科
澳门	外科	内科	妇产科

图 1-1-1-69　2020 年各省（自治区、直辖市）常住居民选择省外二级医院就医的患者出院专业分布

2. 出院病种、手术/操作分布

对 2020 年 1969 家三级医院 4 259 521 例省外就医患者疾病主要诊断按 ICD-10 编码亚目进行归类，省外就医人次前 10 位病种排序情况见表 1-1-1-5。以"为肿瘤化学治疗疗程（Z51.1）"为例，省外就医患者人次为 514 925 例，占全部省外就医患者的 12.20%，高于 2018 年的 10.23%。

进一步分析 2020 年全部上报三级医院的"为肿瘤化学治疗疗程（Z51.1）"疾病省外就医人群的就医流向，主要来自安徽、福建、江苏、河北和浙江等地，主要去往上海、山东、北京等地。人次较多的为从江苏去往上海（52 318 例）、福建去往山东（32 080 例）、浙江去往上海（31 418 例）、安徽去往江苏（26 346 例）、安徽去往上海（23 342 例）、河北去往北京（20 145 例），共占该疾病省外就医总人次的 27.88%。北京和上海三级医院收治的省外患者主要的疾病为"为肿瘤化学治疗疗程（Z51.1）"（图 1-1-1-70）。

对 2020 年 2507 家二级医院 578 287 例省外就医患者疾病主要诊断按 ICD-10 编码亚目进行归类，省外就医人次排名前 10 位病种排序情况见表 1-1-1-6。以"未特指的脑梗死（I63.9）"为例，省外就医患者人次为 17 040 例，占全部省外就医患者的 3.01%，占比高于 2019 年；"为肿瘤化学治疗疗程（Z51.1）"，省外就医患者人次为 12 275 例，占全部省外就医患者的 2.17%，明显高于 2019 年的 1.46%。

表 1-1-1-5　2019 — 2020 年三级医院省外就医人次排名前 10 位的疾病

	2019 年		疾病名称 （主要诊断 ICD-10 亚目）	2020 年		
排序	该疾病省外就医患者 占所有三级省外就医 患者比例（%）	三级医院 省外就医 患者人次		三级医院 省外就医 患者人次	该疾病省外就医患 者占所有三级省外 就医患者比例（%）	排序
1	10.23	569 575	为肿瘤化学治疗疗程（Z51.1）	514 925	12.20	1
2	2.33	129 915	其他特指的医疗照顾（Z51.8）	162 136	3.84	2
6	1.06	59 103	放射治疗疗程（Z51.0）	56 082	1.33	3
3	1.36	75 604	未特指的脑梗死（I63.9）	53 164	1.26	4
4	1.30	72 499	不稳定性心绞痛（I20.0）	50 074	1.19	5
7	1.01	55 960	动脉硬化性心脏病（I25.1）	36 811	0.87	6
10	0.74	41 143	甲状腺恶性肿瘤（C73.X）	35 594	0.84	7
12	0.68	37 769	涉及骨折板和其他内固定装置的随诊医疗（Z47.0）	30 923	0.73	8
20	0.85	27 102	上叶，支气管或肺的恶性肿瘤（C34.1）	29 735	0.70	9
8	0.90	28 501	未特指的支气管或肺恶性肿瘤（C34.9）	28 501	0.68	10

归属省（自治区、直辖市）　　　　　　　　　　　　　　　就医省（自治区、直辖市）

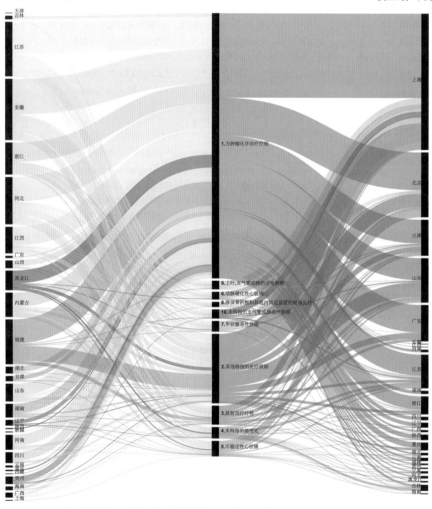

*注：省外就医流向（A 地患者往 B 地就医）小于 500 人次的不显示。

图 1-1-1-70　2020 年三级医院省外就医人次排名前 10 位疾病省外就医流向

表 1-1-1-6　2019—2020 年二级医院省外就医人次排名前 10 位的疾病

	2019 年		疾病名称 （主要诊断 ICD-10 亚目）	2020 年		
排序	该疾病省外就医患者占所有二级省外就医患者比例（%）	二级医院省外就医患者人次		二级医院省外就医患者人次	该疾病省外就医患者占所有二级省外就医患者比例（%）	排序
1	2.78	22 492	未特指的脑梗死（I63.9）	17 040	3.01	1
6	1.46	11 782	为肿瘤化学治疗疗程（Z51.1）	12 275	2.17	2
4	1.95	15 769	医疗性流产，完全性或未特指，无并发症（O04.9）	11 320	2.00	3
3	2.01	16 256	头位顺产（O80.0）	9732	1.72	4
2	2.38	19 257	未特指的支气管肺炎（J18.0）	9134	1.61	5
14	0.88	7139	未特指的急性上呼吸道感染（J06.9）	7577	1.34	6
9	1.19	9590	未特指的急性阑尾炎（K35.9）	7458	1.32	7
5	1.74	14 069	动脉硬化性心脏病（I25.1）	7049	1.25	8
11	1.05	8487	为以前的子宫手术瘢痕给予的孕产妇医疗（O34.2）	6273	1.11	9
15	0.88	7098	涉及骨折板和其他内固定装置的随诊医疗（Z47.0）	5798	1.02	10

进一步分析 2020 年全部上报二级医院"未特指的脑梗死（I63.9）"疾病省外就医人群的就医流向，主要来自黑龙江、北京、辽宁等地，主要去往河北、山东等地。人次较多的为从北京去往河北（1386 例）、辽宁去往河北（578 例）、江苏去往安徽（536 例），共占该疾病省外就医总人次的 18.81%（图 1-1-1-71）。

归属省（自治区、直辖市）　　　　　　　　　　　　　　就医省（自治区、直辖市）

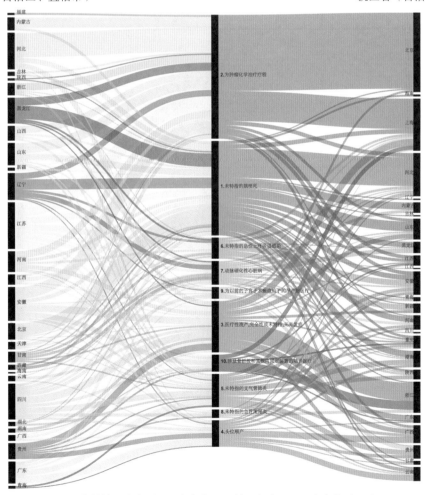

* 注：省外就医流向（A 地患者往 B 地就医）小于 100 人次的不显示。

图 1-1-1-71　2020 年二级医院省外就医人次排名前 10 位疾病省外就医流向

2020 年 1969 家三级医院 4 259 521 例省外就医患者中，接受手术诊疗的 1 552 854 例患者主要手术编码按 ICD-9-CM-3 编码亚目进行归类，省外就医人次排名前 10 位手术编码排序情况见表 1-1-1-7，2019 年和 2020 年前 5 位的手术排序一致，"低位子宫下段剖宫产（74.1X）"仍在首位。

表 1-1-1-7　2019—2020 年三级医院收治省外就医人次排名前 10 位的手术（顺位排序）

2019 年			手术名称 （主要手术 ICD-9-CM-3 亚目）	2020 年		
排序	该手术省外就医患者占所有三级省外就医患者比例（%）	三级医院省外就医患者人次		三级医院省外就医患者人次	该手术省外就医患者占所有三级省外就医患者比例（%）	排序
1	4.91	18 065	低位子宫下段剖宫产（74.1X）	66 948	4.31	1
2	2.66	12 239	药物洗脱冠状动脉支架置入（36.07）	39 142	2.52	2
3	2.02	17 599	子宫病损的其他切除术或破坏术（68.29）	28 950	1.86	3
4	1.99	10 713	其他近期产科裂伤修补术（75.69）	28 706	1.85	4
5	1.96	16 896	乳房病损局部切除术（85.21）	27 629	1.78	5
7	1.64	16 608	腹腔镜下胆囊切除术（51.23）	26 246	1.69	6
9	1.19	9606	胸腔镜下肺叶切除术（32.41）	25 001	1.61	7
13	1.08	12 393	其他血管的其他血管内修补术（39.79）	22 961	1.48	8
8	1.46	11 670	白内障晶状体乳化和抽吸（13.41）	21 706	1.40	9
6	1.78	34 804	眼内人工晶状体置入伴白内障摘出术，一期（13.71）	21 676	1.40	10

归属省（自治区、直辖市）　　　　　　　　　　　　　　　　　　　　就医省（自治区、直辖市）

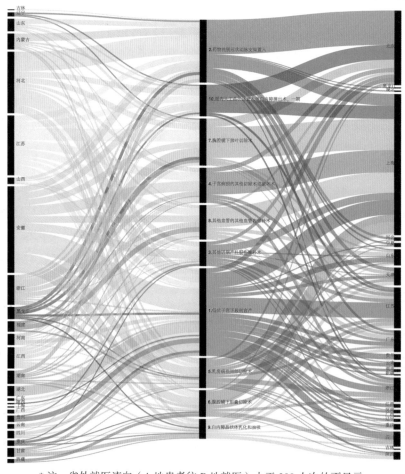

* 注：省外就医流向（A 地患者往 B 地就医）小于 300 人次的不显示。

图 1-1-1-72　2020 年三级医院省外就医人次排名前 10 位手术省外就医流向

进一步分析 2020 年全部上报三级医院的"药物洗脱冠状动脉支架置入（36.07）"手术省外就医人群的就医流向，主要来自河北、内蒙古、安徽等地，主要去往北京、上海等地就医。人次较多的为从河北去往北京（5314 例）、江苏去往上海（2148 例）、内蒙古去往北京（1843 例），共占该手术省外就医总人次的 23.45%，流向图见图 1-1-1-72。北京三级医院主要收治"药物洗脱冠状动脉支架置入（36.07）""眼内人工晶状体置入伴白内障摘出术，一期（13.71）"等手术患者（图 1-1-1-73）。

2020 年 2507 家二级医院 578 287 例省外就医患者中，接受手术诊疗的 145 208 例患者主要手术编码按 ICD-9-CM-3 编码亚目进行归类，省外就医人次排名前 10 位手术编码排序情况见表 1-1-1-8，"低位子宫下段剖宫产（74.1X）"占比最高，为 13.77%，略低于 2019 年。

进一步分析 2020 年纳入分析二级医院的"低位子宫下段剖宫产（74.1X）"手术省外就医人群的就医流向，主要来自四川、广东、贵州等地，主要去往河南、贵州、山东等地就医。人次较多的为从四川去往贵州（1098 例）、山东去往河南（521 例），广东去往广西（521 例），共占该手术省外就医总人次的 8.88%（图 1-1-1-74）。

2020 年 1969 家三级医院 4 259 521 例省外就医患者中，接受诊断性操作的 415 522 例患者主要诊断性操作编码按 ICD-9-CM-3 编码亚目进行归类，省外就医人次排名前 10 位诊断性操作编码排序情况见表 1-1-1-9，2019 年、2020 年"单根导管的冠状动脉造影术（88.55）"、排序第一，分别为 9.70% 和 9.40%。

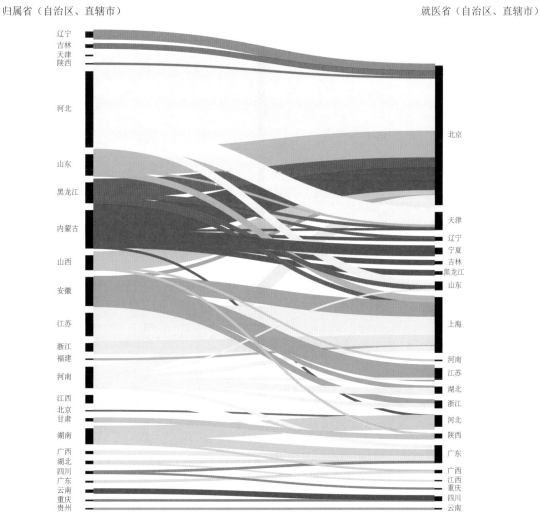

图 1-1-1-73 2020 年三级医院"药物洗脱冠状动脉支架置入（36.07）"省外就医流向

表 1-1-1-8　2018—2019 年二级医院收治省外就医人次排名前 10 位的手术（顺位排序）

2019 年			手术名称 （主要手术 ICD-9-CM-3 亚目）	2020 年		
排序	该手术省外就医患者占所有二级省外就医患者比例（%）	二级医院省外就医患者人次		二级医院省外就医患者人次	该手术省外就医患者占所有二级省外就医患者比例（%）	排序
1	14.01	27 804	低位子宫下段剖宫产（74.1X）	19 991	13.77	1
2	3.45	6847	其他近期产科裂伤修补术（75.69）	5754	3.96	2
4	2.85	5662	腹腔镜下阑尾切除术（47.01）	4821	3.32	3
3	2.93	5821	外阴切开术（73.6X）	4074	2.81	4
6	1.90	3775	胫骨和腓骨骨折开放性复位术伴内固定（79.36）	3270	2.25	5
5	2.20	4372	外阴或会阴裂伤缝合术（71.71）	2961	2.04	6
7	1.71	3403	腹腔镜下胆囊切除术（51.23）	2623	1.81	7
9	1.55	3078	经尿道输尿管和肾盂梗阻去除（56.0X）	2526	1.74	8
8	1.56	3100	其他部位的皮肤和皮下组织闭合术（86.59）	2478	1.71	9
10	1.51	2987	其他骨骨折开放性复位术伴内固定（79.39）	2334	1.61	10

归属省（自治区、直辖市）　　　　　　　　　　　　　　　　　　就医省（自治区、直辖市）

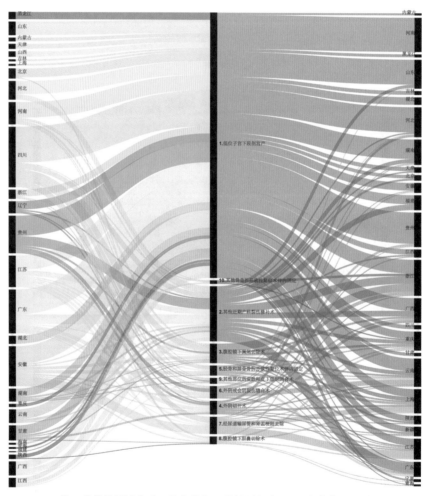

*注：省外就医流向（A 地患者往 B 地就医）小于 50 人次的不显示。

图 1-1-1-74　2020 年二级医院省外就医人次排名前 10 位手术省外就医流向

　　进一步分析 2020 年纳入分析三级医院的"单根导管的冠状动脉造影术（88.55）"诊断性操作省外就医人群的就医流向，主要来自河北、内蒙古、安徽等地，主要去往北京、上海、天津等地就医。人次较多的为从河北去往北京（3307 例）、河北去往天津（1767 例）、江苏去往上海（1500 例）、内蒙古去往北京（1228 例），共占该操作省外就医总人次的 19.54%。北京三级医院主要收治"单根导管的冠状动脉造影术（88.55）"，天津三级医院主要收治"骨髓活组织检查（41.31）"等诊断性操作（图 1-1-1-75）。

表 1-1-1-9 2019—2020 年三级医院收治省外就医人次排名前 10 位的诊断性操作（顺位排序）

2019 年			操作名称（主要诊断性操作 ICD-9-CM-3 亚目）	2020 年		
排序	该诊断性操作省外就医患者占所有三级省外就医患者比例（%）	三级医院省外就医患者人次		三级医院省外就医患者人次	该诊断性操作省外就医患者占所有三级省外就医患者比例（%）	排序
1	9.70	54 944	单根导管的冠状动脉造影术（88.55）	39 054	9.40	1
3	7.30	41 337	脊髓放液（3.31）	30 024	7.23	2
4	6.42	36 336	其他胃镜检查（44.13）	29 265	7.04	3
2	8.02	45 420	骨髓活组织检查（41.31）	26 866	6.47	4
12	2.02	11 421	骨髓其他诊断性操作（41.38）	18 993	4.57	5
5	4.36	24 664	脑动脉造影术（88.41）	18 549	4.46	6
6	3.52	19 933	闭合性［内镜的］支气管活组织检查（33.24）	17 391	4.19	7
9	2.56	14 470	结肠镜检查（45.23）	12 077	2.91	8
10	2.36	13 343	闭合性［内镜的］胃活组织检查（44.14）	11 692	2.81	9
15	1.87	10 601	闭合性［经皮］［针吸］肺活组织检查（33.26）	11 486	2.76	10

归属省（自治区、直辖市）　　　　　　　　　　　　　　　　　　就医省（自治区、直辖市）

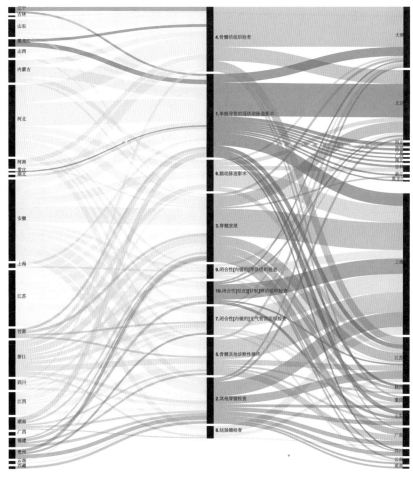

* 注：省外就医流向（A 地患者往 B 地就医）小于 300 人次的不显示。

图 1-1-1-75 2020 年三级医院省外就医人次排名前 10 位诊断性操作省外就医流向

2020 年 2507 家二级医院 578 287 例省外就医患者中，接受诊断性操作的 24 896 例患者主要诊断性操作编码按 ICD-9-CM-3 编码亚目进行归类，省外就医人次排名前 10 位的诊断性操作编码排序情况见表 1-1-1-10，"其他胃镜检查（44.13）"占比最高，为 12.91%。

表 1-1-1-10　2019—2020 年二级医院收治省外就医人次排名前 10 位的诊断性操作（顺位排序）

	2019 年		操作名称 （主要诊断性操作 ICD-9-CM-3 亚目）	2020 年		
排序	该诊断性操作省外就医患者占所有二级省外就医患者比例（%）	二级医院省外就医患者人次		二级医院省外就医患者人次	该诊断性操作省外就医患者占所有二级省外就医患者比例（%）	排序
1	13.14	3854	其他胃镜检查（44.13）	3214	12.91	1
2	5.94	1741	单根导管的冠状动脉造影术（88.55）	1635	6.57	2
5	4.38	1283	胸计算机轴向断层照相术（87.41）	1476	5.93	3
3	5.74	1682	其他扩张和刮宫术（69.09）	1231	4.94	4
7	3.85	1130	子宫镜检查（68.12）	1035	4.16	5
4	4.80	1407	闭合性［内镜的］胃活组织检查（44.14）	1027	4.13	6
9	3.15	925	头部计算机轴向断层照相术（87.03）	862	3.46	7
6	3.90	1143	脑动脉造影术（88.41）	806	3.24	8
8	3.35	983	结肠镜检查（45.23）	741	2.98	9
15	1.68	493	骨髓其他诊断性操作（41.38）	735	2.95	10

进一步分析 2020 年纳入分析二级医院的"其他胃镜检查（44.13）"诊断性操作省外就医人群的就医流向，主要来自四川、广东、河南等地，主要去往云南、山东、重庆等地就医。人次较多的为从四川去往重庆（193 例）、青海去往云南（133 例）、海南去往四川（114 例）、广西去往云南（102 例），共占该操作省外就医总人次的 16.13%（图 1-1-1-76）。

2020 年 1969 家三级医院 4 259 521 例省外就医患者中，接受治疗性操作的 847 831 例患者主要治疗性操作编码按 ICD-9-CM-3 编码亚目进行归类，省外就医人次排名前 10 位的治疗性操作编码排序情况见表 1-1-1-11，"注射或输注癌瘤化学治疗药物（99.25）""注射或输注作为一种抗肿瘤药的生物治疗调节 [BRM]（99.28）""静脉导管插入术（38.93）"2 年均稳居前 3 位。

进一步分析 2020 年纳入分析三级医院"注射或输注癌瘤化学治疗药物（99.25）"治疗性操作省外就医人群的就医流向，主要来自江苏、河北、安徽等地，主要去往上海、北京等地就医。人次较多的为从江苏去往上海（39 543 例）、浙江去往上海（25 396 例）、河北去往北京（18 986 例）、安徽去往上海（17 295 例）、河北去往天津（15 886 例），共占该操作省外就医总人次的 21.26%（图 1-1-1-77）。

2020 年 2507 家二级医院 578 287 例省外就医患者中，接受治疗性操作诊疗的 63 992 例患者主要操作编码按 ICD-9-CM-3 编码亚目进行归类，省外就医人次排名前 10 位操作编码排序情况见表 1-1-1-12，其中，"注射或输注癌瘤化学治疗药物（99.25）"占比最高（11.49%），明显高于 2018 年的 6.84%。

归属省（自治区、直辖市）　　　　　　　　　　　就医省（自治区、直辖市）

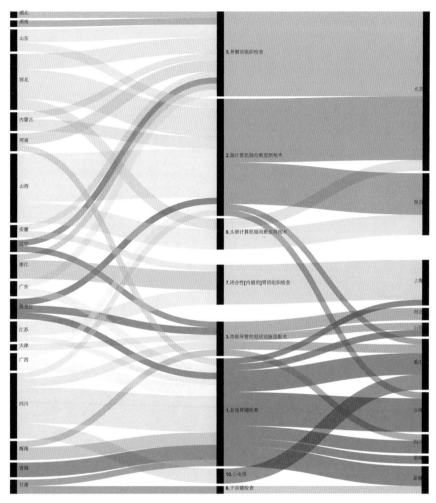

* 注：省外就医流向（A 地患者往 B 地就医）小于 50 人次的不显示。

图 1-1-1-76　2020 年二级医院省外就医人次排名前 10 位诊断性操作省外就医流向

表 1-1-1-11　2019—2020 年三级医院收治省外就医人次排名前 10 位的治疗性操作（顺位排序）

排序	2019 年 该治疗性操作省外就医患者占所有三级省外就医患者比例（%）	三级医院省外就医患者人次	操作名称（主要治疗性操作 ICD-9-CM-3 亚目）	三级医院省外就医患者人次	2020 年 该治疗性操作省外就医患者占所有三级省外就医患者比例（%）	排序
1	35.31	317 326	注射或输注癌瘤化学治疗药物（99.25）	320 703	37.83	1
2	5.51	49 481	注射或输注作为一种抗肿瘤药的生物治疗调节［BRM］（99.28）	69 304	8.17	2
3	4.20	37 725	静脉导管插入术（38.93）	25 361	2.99	3
9	1.51	13 569	光子远距离放射疗法（92.24）	20 281	2.39	4
5	1.89	16 979	内镜下大肠其他病损或组织破坏术（45.43）	16 093	1.90	5
6	1.80	16 163	玻璃体其他手术（14.79）	16 049	1.89	6
4	2.53	22 702	抽吸刮宫术，用于终止妊娠（69.51）	14 196	1.67	7
62	0.22	2018	椎管其他药物的注射（3.92）	13 098	1.54	8
7	1.79	16 114	内镜下胃病损或胃组织切除术或破坏术（43.41）	12 954	1.53	9
8	1.60	14 335	内镜下大肠息肉切除术（45.42）	10 125	1.19	10

归属省（自治区、直辖市）　　　　　　　　　　　　　就医省（自治区、直辖市）

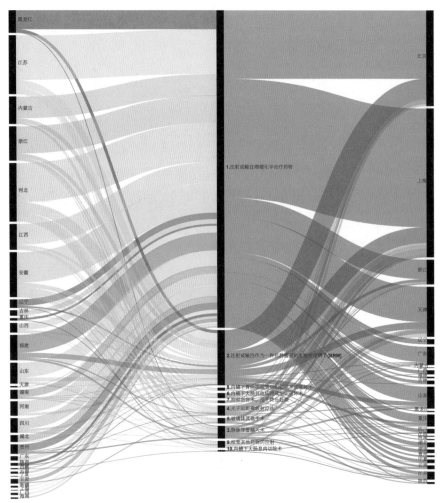

*注：省外就医流向（A 地患者往 B 地就医）小于 300 人次的不显示。

图 1-1-1-77　2020 年三级医院省外就医人次排名前 10 位治疗性操作省外就医流向

表 1-1-1-12　2019—2020 年二级医院收治省外就医人次排名前 10 位的治疗性操作（顺位排序）

	2019 年			2020 年		
排序	该治疗断性操作省外就医患者占所有二级省外就医患者比例（%）	二级医院省外就医患者人次	操作名称（主要治疗性操作 ICD-9-CM-3 亚目）	二级医院省外就医患者人次	该治疗性操作省外就医患者占所有二级省外就医患者比例（%）	排序
2	6.84	4920	注射或输注癌瘤化学治疗药物（99.25）	7352	11.49	1
1	8.54	6144	抽吸刮宫术，用于终止妊娠（69.51）	4336	6.78	2
3	6.07	4368	分娩或流产后的扩张和刮宫术（69.02）	3343	5.22	3
6	3.30	2375	其他手法助产（73.59）	2300	3.59	4
4	4.24	3052	扩张和刮宫术，用于终止妊娠（69.01）	2072	3.24	5
38	0.63	452	注射或输注作为一种抗肿瘤药的生物治疗调节［BRM］（99.28）	1935	3.02	6
7	2.50	1801	其他各类操作（99.99）	1918	3.00	7
5	3.35	2414	伤口、感染或烧伤的非切除性清创术（86.28）	1421	2.22	8
11	2.02	1455	药物引产（73.4X）	1363	2.13	9
9	2.24	1609	肋间导管置入用于引流（34.04）	1293	2.02	10

进一步分析 2020 年纳入分析的二级医院"注射或输注癌瘤化学治疗药物（99.25）"治疗性操作省外就医人群的就医流向，主要来自河北、内蒙古、山东等地，主要去往北京、上海、浙江等地就医。人次较多的为从河北去往北京（2540 例）、内蒙古去往北京（1059 例）、山东去往北京（815 例），共占该操作省外就医总人次的 35.87%（图 1-1-1-78）。

归属省（自治区、直辖市）　　　　　　　　　　　　　　　　　　　　就医省（自治区、直辖市）

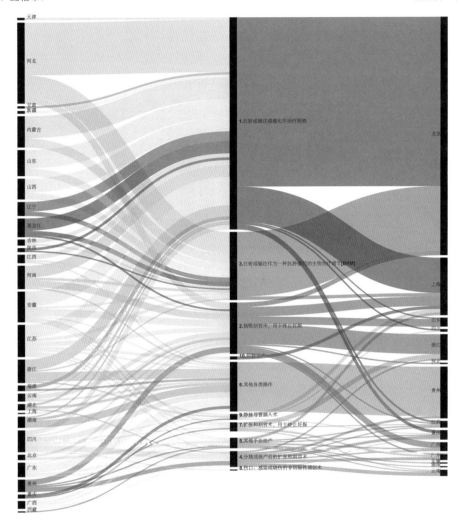

*注：省外就医流向（A 地患者往 B 地就医）小于 50 人次的不显示。

图 1-1-1-78　2020 年二级医院省外就医人次排名前 10 位治疗性操作省外就医流向

（三）全国省外就医患者医疗卫生服务成本分析

2020 年全国 1969 家三级医院收治的省外就医患者中，住院总费用为 8991.4 亿元，占所有分析的三级医院出院患者住院总费用的 8.24%，三级医院省外就医平均住院人次费用为 21 744.88 元，与本省就医的 14 459.60 元相比高出 7285.28 元，多支出 50.38%。平均住院日和平均死亡率，三级医院本省就医患者均高于省外就医患者，但呈逐年下降趋势；平均住院人次费用呈逐年上升趋势（图 1-1-1-79）。

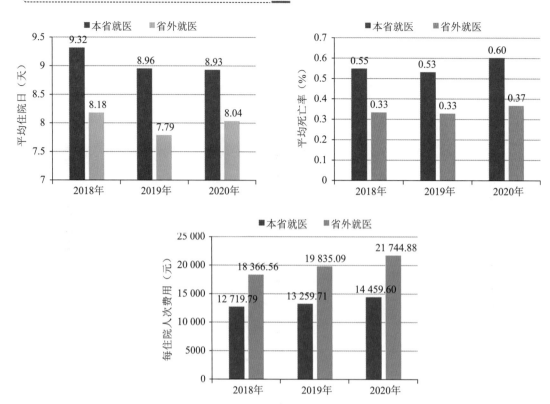

图 1-1-1-79　2018—2020 年全国三级医院本省就医和省外就医的成本

2020 年全国 2507 家二级医院收治的省外就医患者中，住院总费用为 44.03 亿元，占所有分析的二级医院出院患者住院总费用的 1.80%，二级医院省外就医平均住院人次费用为 8341.90 元，与本省就医的 6817.83 元相比高出 1524.07 元，多支出 22.35%；平均住院人次费用均呈逐年上升趋势。本省就医患者每住院人次费用和平均死亡率均低于省外就医患者，2020 年患者死亡率高于前 2 年（图 1-1-1-80）。

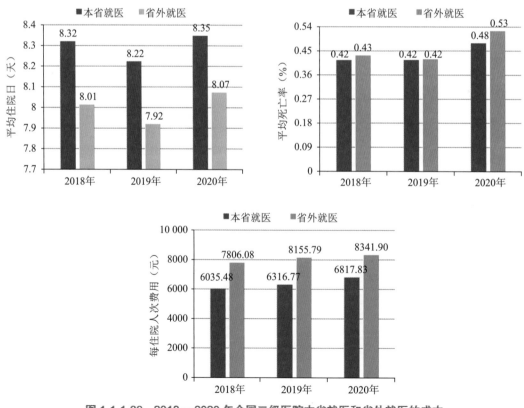

图 1-1-1-80　2018—2020 年全国二级医院本省就医和省外就医的成本

对 2020 年连续上报医院省外就医人次排名前 5 位的省（自治区、直辖市）进行分析（表 1-1-1-13），三级医院中，安徽、江苏、河北、浙江和江西省外就医患者的平均住院日和死亡率均低于本省就医患者，平均住院人次费用均高于本省就医患者。二级医院中，内蒙古本省就医患者平均住院日低于省外就医患者，为 8.17 天；北京本省就医患者平均死亡率高于省外就医患者，为 2.04%；北京和天津省外就医患者平均住院人次费用低于本省就医患者，分别为 6043.41 元和 7592.00 元。

表 1-1-1-13　2020 年全国二级和三级医院本省就医和省外就医的成本

[省外就医人次排名前 5 位的省（自治区、直辖市）]

排名		常住省（自治区、直辖市）	平均住院日（天）		平均死亡率（%）		每住院人次费用（元）	
			本省就医	省外就医	本省就医	省外就医	本省就医	省外就医
三级医院	全国		8.93	8.04	0.60	0.37	14459.60	21744.88
	1	安徽	9.22	7.56	0.57	0.17	12604.72	21479.36
	2	江苏	8.68	6.42	0.22	0.15	15267.04	24445.10
	3	河北	9.84	8.05	0.59	0.33	17959.24	26999.99
	4	浙江	7.58	6.61	0.26	0.15	12754.68	23889.38
	5	江西	9.25	7.34	0.37	0.24	13884.49	21827.10
二级医院	全国		8.35	8.07	0.48	0.53	6817.83	8341.90
	1	北京	11.51	8.03	2.04	0.32	18284.24	6043.41
	2	天津	8.07	7.80	1.07	0.70	11955.47	7592.00
	3	河北	8.35	8.09	0.48	0.70	7168.36	12105.29
	4	山西	9.15	8.55	0.29	0.55	6609.64	9086.27
	5	内蒙古	8.17	8.75	0.83	0.66	5911.83	10839.07

* 注：绿色表示平均住院日相对较低，黄色表示平均死亡率相对较低，蓝色表示平均住院人次费用相对较低（下同）。

1. 重点病种 / 手术省外就医患者医疗卫生服务成本分析

2020 年二级和三级综合医院收治的 20 个重点病种共出院 31 548 852 人次，其中省外就医 982 425 人次，占 20 个重点病种总出院人次的 3.11%，三级综合医院省外就医人次占总省外就医人次的比例为 86.94%，二级综合医院占比为 13.06%；20 个重点手术共出院 14 493 389 人次，其中省外就医患者 656 421 人次，占 20 个重点手术总出院人次的 4.53%，其中三级综合医院省外就医人次占比为 86.48%，二级综合医院占比为 13.52%。

对 2020 年综合医院 20 个重点病种中省外就医人次排名前 5 位的病种进行分析（表 1-1-1-14），三级综合医院中，除"恶性肿瘤化疗（住院）"和"充血性心力衰竭"外，其余病种本省就医平均住院日均低于省外就医患者，二级综合医院 5 个病种本省就医平均住院日均低于省外就医患者；三级综合医院中，除"脑出血和脑梗死"外，其余病种本省就医平均死亡率均高于省外就医患者，二级综合医院中，"下肢骨与关节损伤"和"恶性肿瘤化疗（住院）"2 个病种本省就医平均死亡率高于省外就医患者；二级和三级综合医院本省就医平均住院人次费用均低于省外就医患者。

表 1-1-1-14　2020 年全国综合医院重点病种中省外就医人次排名前 5 位疾病成本分析

排序	医院级别	疾病名称	平均住院日（天）		平均死亡率（%）		每住院人次费用（元）	
			本省就医	省外就医	本省就医	省外就医	本省就医	省外就医
1	三级	恶性肿瘤化疗（住院）	6.40	5.18	0.11	0.06	11 547.36	14 083.28
2		脑出血和脑梗死	12.10	12.33	1.70	2.07	21 364.42	29 478.95
3		下肢骨与关节损伤	15.52	15.73	0.88	0.63	34 415.77	45 957.33
4		充血性心力衰竭	9.22	8.16	1.61	1.31	18 551.29	25 934.91
5		肾衰竭	11.43	12.47	1.12	0.54	14 522.57	28 469.33
1	二级	脑出血和脑梗死	9.79	10.27	0.80	1.39	8834.03	11 874.21
2		下肢骨与关节损伤	13.53	15.70	0.63	0.56	17 325.22	21 414.51
3		肺炎（儿童）	5.14	6.31	0.01	0.04	2314.32	2802.78
4		恶性肿瘤化疗（住院）	5.00	7.49	0.19	0.13	5488.41	10 987.63
5		创伤性颅脑损伤	10.70	11.73	2.54	3.02	11 101.37	14 865.26

对 2020 年综合医院 20 个重点手术中省外就医人次排名前 5 位的手术进行分析（表 1-1-1-15），二级和三级综合医院中，除三级综合医院"颅、脑手术"外，其余手术本省就医平均住院日均低于省外就医患者；除二级综合医院"颅、脑手术"外，其余手术本省就医平均死亡率均等于或高于省外就医患者；二级和三级综合医院本省就医平均住院人次费用均低于省外就医患者。

表 1-1-1-15　2020 年全国综合医院重点手术中省外就医人次排名前 5 位手术成本分析

排序	医院级别	手术名称	平均住院日（天）		平均死亡率（%）		每住院人次费用（元）	
			本省就医	省外就医	本省就医	省外就医	本省就医	省外就医
1	三级	骨折、关节切开复位内固定术	16.06	16.19	0.09	0.07	38 524.60	49 263.95
2		血管内修补相关术	11.82	12.54	0.67	0.63	42 555.29	61 902.61
3		颅、脑手术	22.31	20.10	4.86	2.38	78 105.78	84 606.98
4		椎板切除术或脊柱融合相关手术	11.51	11.91	0.09	0.09	46 584.82	71 160.67
5		剖宫产	5.69	6.31	0.01	0.01	9603.15	11 644.19
1	二级	阴道分娩	3.16	3.81	0.01	0.01	2912.83	3490.82
2		剖宫产	5.04	6.00	0.01	0.01	5534.49	6844.59
3		骨折、关节切开复位内固定术	14.62	18.28	0.07	0.05	20 253.39	27 099.64
4		颅、脑手术	15.27	24.12	6.21	6.76	34 852.62	67 894.19
5		胆囊相关手术	6.21	9.15	0.08	0.03	8367.00	15 413.19

2. 重点肿瘤省外就医患者医疗卫生服务成本分析

2020 年二级和三级综合医院收治的 14 个重点肿瘤（手术治疗）共出院 1 441 358 人次，其中省外就医 113 499 人次，占 14 个重点肿瘤（手术治疗）总出院人次的 7.87%，其中三级综合医院省外就医人次占总省外就医人次的比例为 97.91%，二级综合医院占比 2.09%；16 个重点肿瘤（非手术治疗）共出院 6 453 969 人次，其中省外就医 321 598 人次，占 16 个重点肿瘤（非手术治疗）总出院人次的 4.98%，其中三级综合医院省外就医人次占比 98.06%，二级综合医院占比 1.94%。

　　对 2020 年综合医院 14 个重点肿瘤（手术治疗）中省外就医人次排名前 5 位的肿瘤进行分析（表 1-1-1-16），二级和三级综合医院中，除三级综合医院"甲状腺癌（手术）"和"肺癌（手术）"外，其余病种本省就医平均住院日均低于外省就医患者；除二级综合医院"宫颈癌（手术）"和"肺癌（手术）"外，其余病种省内就医平均死亡率均高于或等于省外就医患者；二级和三级综合医院本省就医平均住院人次费用均低于省外就医患者，二级综合医院尤为明显。

表 1-1-1-16　2020 年全国综合医院手术治疗恶性肿瘤中省外就医人次排名前 5 位的肿瘤成本分析

排序	医院级别	肿瘤名称（手术治疗）	平均住院日（天）		平均死亡率（%）		每住院人次费用（元）	
			本省就医	省外就医	本省就医	省外就医	本省就医	省外就医
1	三级	甲状腺癌（手术）	7.05	6.49	0.01	0.01	19 989.30	22 259.48
2		肺癌（手术）	11.50	10.67	0.12	0.06	52 907.99	65 077.69
3		结直肠癌（手术）	15.30	16.03	0.48	0.19	50 227.81	65 204.65
4		肝癌（手术）	12.42	13.15	0.37	0.21	50 777.77	68 855.89
5		乳腺癌（手术）	9.95	10.52	0.01	0.01	20 230.24	24 852.42
1	二级	甲状腺癌（手术）	2.99	7.00	0.01	0.00	5665.05	17 363.18
2		结直肠癌（手术）	4.17	19.56	0.41	0.00	9166.74	48 809.81
3		宫颈癌（手术）	1.86	9.74	0.01	0.28	2211.88	13 451.22
4		乳腺癌（手术）	3.38	16.12	0.01	0.00	4461.39	21 046.51
5		肺癌（手术）	4.77	14.71	0.21	0.49	13 988.22	51 355.58

　　对 2020 年综合医院 16 个重点肿瘤（非手术治疗）中省外就医人次排名前 5 位的肿瘤进行分析（表 1-1-1-17），三级综合医院中，除"淋巴瘤（非手术治疗）"外，其余肿瘤本省就医平均住院日均高于省外就医患者，二级综合医院本省就医平均住院日均明显低于省外就医患者；三级综合医院本省就医平均死亡率均高于省外就医患者，二级综合医院中，除"胃癌（非手术治疗）"外，其余病种本省就医平均死亡率均低于省外就医患者；二级和三级综合医院本省就医平均住院人次费用均低于省外就医患者，二级综合医院尤为明显。

表 1-1-1-17　2020 年全国综合医院非手术治疗恶性肿瘤中省外就医人次排名前 5 位的肿瘤成本分析

排序	医院级别	肿瘤名称（非手术治疗）	平均住院日（天）		平均死亡率（%）		每住院人次费用（元）	
			本省就医	省外就医	本省就医	省外就医	本省就医	省外就医
1	三级	肺癌（非手术治疗）	7.06	5.73	0.46	0.23	11 954.05	13 863.41
2		乳腺癌（非手术治疗）	4.13	3.57	0.06	0.03	8151.37	9941.70
3		结直肠癌（非手术治疗）	4.58	4.08	0.21	0.09	9212.01	12 490.09
4		胃癌（非手术治疗）	4.86	4.08	0.33	0.12	8119.03	10 401.15
5		淋巴瘤（非手术治疗）	5.98	6.95	0.23	0.14	14 037.84	22 824.23
1	二级	肺癌（非手术治疗）	4.76	9.01	0.98	1.13	5279.02	11322.63
2		结直肠癌（非手术治疗）	2.50	6.58	0.48	0.62	2927.73	9606.65
3		乳腺癌（非手术治疗）	2.31	5.93	0.17	0.47	2921.82	8142.43
4		胃癌（非手术治疗）	2.09	7.43	0.63	0.39	1939.46	9460.06
5		食管癌（非手术治疗）	3.44	14.44	0.65	0.93	2960.13	13 483.81

第二部分

医疗质量管理与控制数据分析

第一章

医疗机构医疗质量管理与控制

第一节　住院死亡类指标数据分析

本部分数据来源于HQMS及NCIS中连续上传的病案首页数据，其中三级医院包含2016—2020年数据，二级医院包含2017—2020年数据。2020年剔除出院患者为空及数据质量不合格的医院后，共有4249家医院的相关数据纳入最终分析，其中综合医院3579家，精神病专科医院228家，妇产专科院140家，妇幼保健院94家，传染病专科医院88家，肿瘤专科医院61家，儿童专科医院45家，心血管病专科医院14家（表2-1-1-1）。根据医院分布情况，分析时对不同类别医院的所有制、级别做了适当合并。

表2-1-1-1　纳入住院死亡类指标分析的医院情况

医院类别	公立医院		民营医院		合计
	三级	二级	三级	二级	
综合医院	1336	2158	24	61	3579
精神专科医院	131	84	2	11	228
妇产专科医院	104	25	3	8	140
妇幼保健院	23	71	–	–	94
传染病专科医院	59	29	–	–	88
肿瘤专科医院	49	9	1	2	61
儿童专科医院	40	4		1	45
心血管病专科医院	12		1	1	14
合计	1754	2380	31	84	4249

一、全国各级、各类医院患者住院相关死亡率

1. 患者住院总死亡率

2020年各级各类综合医院平均住院总死亡率均高于2019年，其中三级民营医院住院死亡率相对较高，为0.94%（图2-1-1-1）。传染病、肿瘤、精神及心血管病专科医院中，二级肿瘤专科医院住院死亡率相对较高，但呈逐年下降趋势，2020年为1.42%（图2-1-1-2）。儿童、妇产和妇幼保健院住院死亡率普遍较低，其中三级公立儿童医院住院死亡率相对较高，但呈逐年下降趋势，2020年为0.10%（图2-1-1-3）。

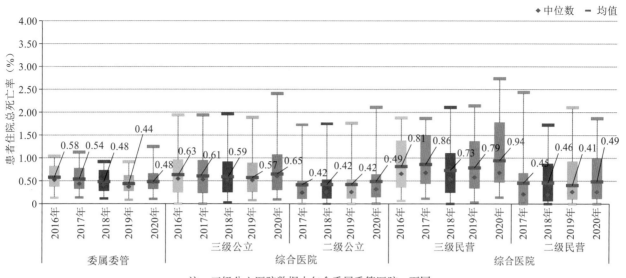

注：三级公立医院数据中包含委属委管医院，下同。

图 2-1-1-1　2016—2020 年综合医院患者住院总死亡率

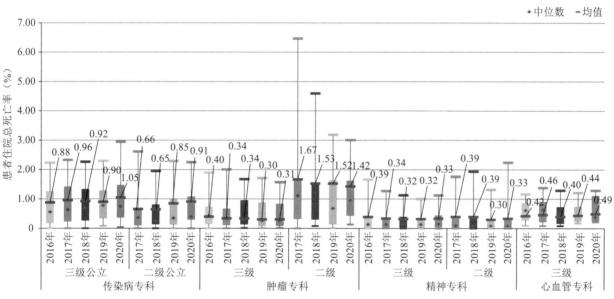

图 2-1-1-2　2016—2020 年传染病、肿瘤、精神及心血管病专科医院患者住院总死亡率

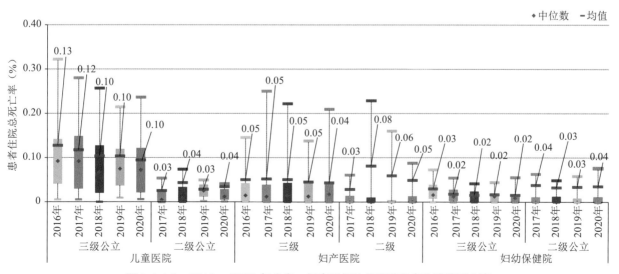

图 2-1-1-3　2016—2020 年儿童、妇产及妇幼保健院患者住院总死亡率

2. 新生儿患者住院死亡率

综合医院中委属委管医院新生儿死亡率相对较高，但总体呈下降趋势，2020年略有反弹，为0.39%（图2-1-1-4）。专科医院中，三级公立儿童医院新生儿患者死亡率相对较高，2020年为0.36%，二级妇产医院和二级公立妇幼保健院新生儿患者死亡率相对较低，2020年分别为0.05%和0.04%（图2-1-1-5）。

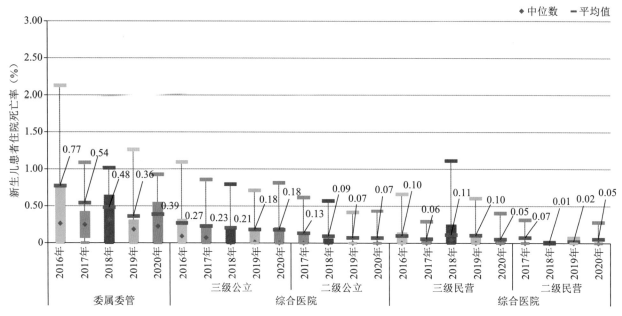

图 2-1-1-4　2016—2020年综合医院新生儿患者住院死亡率

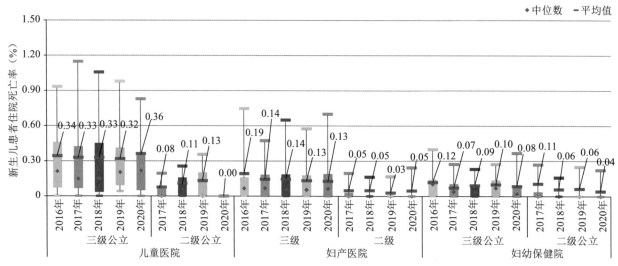

图 2-1-1-5　2016—2020年儿童、妇产及妇幼保健院新生儿患者住院死亡率

3. 手术患者住院死亡率

综合医院中，三级民营医院手术患者住院死亡率相对较高，且2018年起有逐年上升趋势，2020年为1.40%，此外，三级公立医院、二级公立医院和二级民营医院近年手术患者住院死亡率也有不同程度上升（图2-1-1-6）。传染病、肿瘤及心血管病专科医院中，三级公立传染病医院手术患者住院死亡率相对较高，2020年有明显上升，为1.98%；此外三级心血管专科医院手术患者住院死亡率逐年升高，2020年为0.82%（图2-1-1-7）。儿童、妇产及妇幼保健院中，三级公立儿童医院手术患者住院死亡率相对较高，但总体呈下降趋势，2020年为0.19%（图2-1-1-8）。

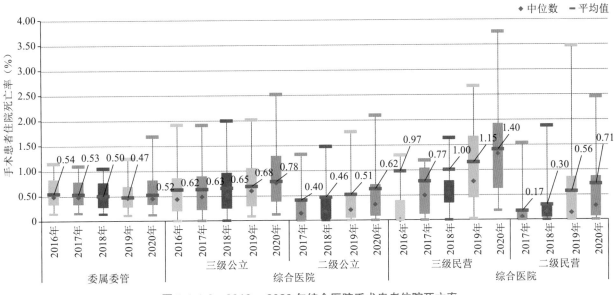

图 2-1-1-6 2016—2020 年综合医院手术患者住院死亡率

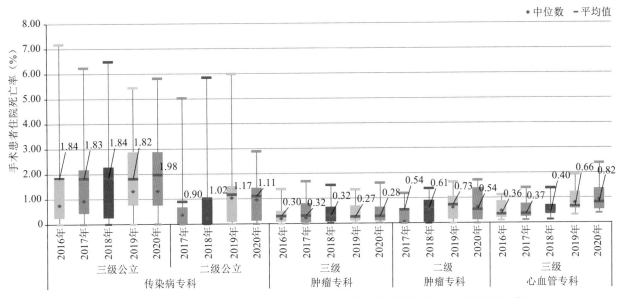

图 2-1-1-7 2016—2020 年传染病、肿瘤及心血管病专科医院手术患者住院死亡率

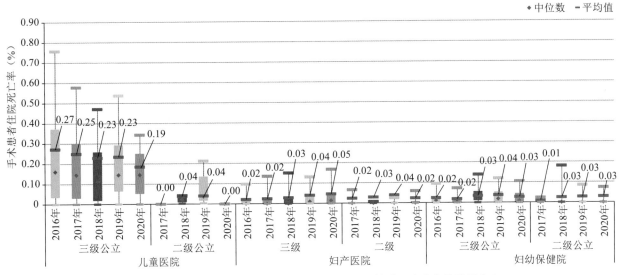

图 2-1-1-8 2016—2020 年儿童、妇产及妇幼保健院手术患者住院死亡率

二、全国各省（自治区、直辖市）综合医院患者住院相关死亡率

1.患者住院总死亡率

2016—2019 年，三级公立综合医院患者住院总死亡率呈逐年下降趋势，其中，2016 年为 0.63%，2017 年为 0.61%，2018 年为 0.59%，2019 年为 0.57%，2020 年出现反弹，为 0.65%（图 2-1-1-9）；二级公立综合医院 2017—2019 年患者住院总死亡率均为 0.42%，2020 年为 0.49%（图 2-1-1-10）。

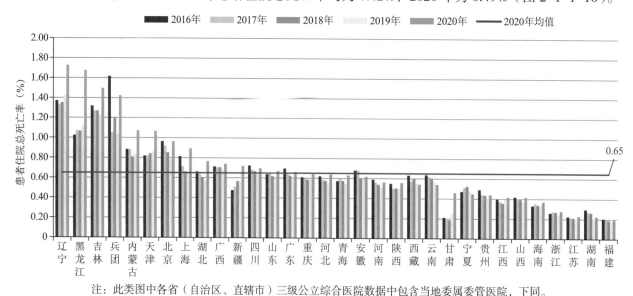

注：此类图中各省（自治区、直辖市）三级公立综合医院数据中包含当地委属委管医院，下同。

图 2-1-1-9 2016—2020 年全国各省（自治区、直辖市）三级公立综合医院患者住院总死亡率

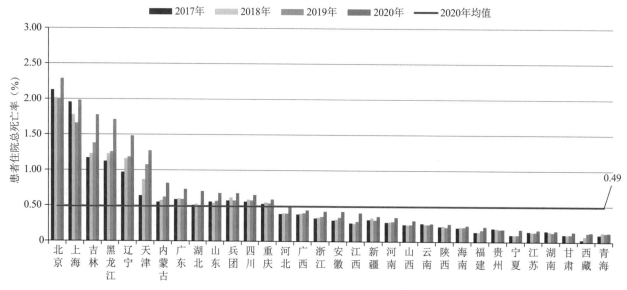

图 2-1-1-10 2017—2020 年全国各省（自治区、直辖市）二级公立综合医院患者住院总死亡率

2.新生儿患者住院死亡率

"十三"五期间，三级公立综合医院新生儿患者住院死亡率均总体呈下降趋势，其中，2016—2020 年三级公立综合医院新生儿患者住院死亡率分别为 0.27%、0.23%、0.21%、0.18%、0.18%（图 2-1-1-11）；2017—2020 年二级公立综合医院新生儿患者住院死亡率分别为 0.13%、0.09%、0.07%、0.07%（图 2-1-1-12）。

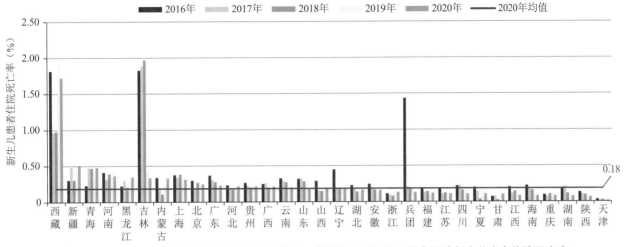

图 2-1-1-11　2016—2020 年全国各省（自治区、直辖市）三级公立综合医院新生儿患者住院死亡率

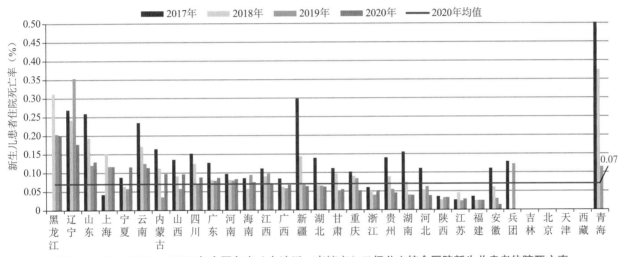

图 2-1-1-12　2017—2020 年全国各省（自治区、直辖市）二级公立综合医院新生儿患者住院死亡率

3. 手术患者住院死亡率

5 年来，三级公立综合医院手术患者住院死亡率呈逐年递增趋势，其中，2016—2020 年三级公立综合医院手术患者住院死亡率分别为 0.62%、0.63%、0.65%、0.68%、0.78%（图 2-1-1-13）；2017—2020 年，二级公立综合医院手术患者住院死亡率分别为 0.40%、0.46%、0.51%、0.62%（图 2-1-1-14）。

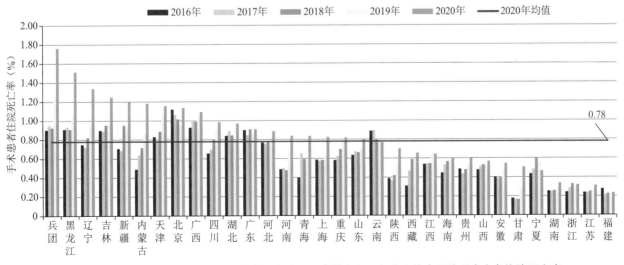

图 2-1-1-13　2016—2020 年全国各省（自治区、直辖市）三级公立综合医院手术患者住院死亡率

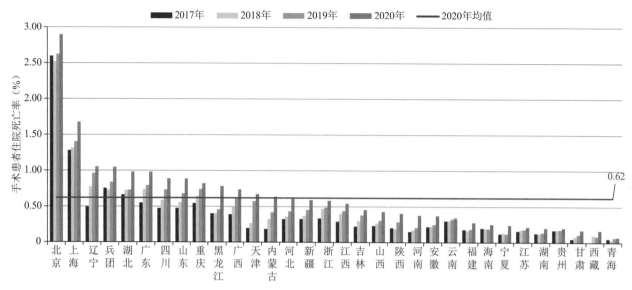

图 2-1-1-14　2017—2020 年全国各省（自治区、直辖市）二级公立综合医院手术患者住院死亡率

第二节 重返类指标分析

本部分报告来源于二级、三级医疗机构 HQMS 和 NCIS 中上传的 2016—2020 年病案首页数据，最终共有 4249 家医疗机构数据纳入分析。各类别医疗机构分布情况见表 2-1-2-1。

表 2-1-2-1 重返类指标纳入分析的医疗机构分布情况

医院类别	公立医院		民营医院		合计
	三级	二级	三级	二级	
综合医院	1336	2158	24	61	3579
精神病医院	131	84	2	11	228
妇产（科）医院	104	25	3	8	140
妇幼保健院	23	71	–	–	94
传染病医院	59	29	–	–	88
肿瘤医院	49	9	1	2	61
儿童医院	40	4		1	45
心血管病医院	12	–	1	1	14
合计	1754	2380	31	84	4249

一、全国各级、各类医院重返类相关指标

1. 综合医院重返类相关指标

2020 年委属委管医院、三级公立医院、二级公立医院、三级民营医院、二级民营医院住院患者出院 0～31 天非预期再住院率均值分别为 1.81%、2.23%、2.62%、2.58%、2.91%，低于 2019 年同期的 2.64%、2.73%、3.12%、3.57%、3.06%（图 2-1-2-1）。

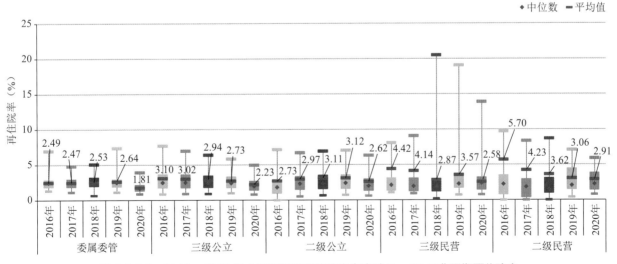

图 2-1-2-1 2016—2020 年全国各级医院住院患者出院 0～31 天非预期再住院率

2020 年委属委管医院、三级公立医院、二级公立医院、三级民营医院、二级民营医院住院患者出院当天非预期再住院率均值分别为 0.40%、0.37%、0.28%、0.44%、0.36%，低于 2019 年同期的 0.53%、0.47%、0.36%、0.61%、0.48%（图 2-1-2-2）。

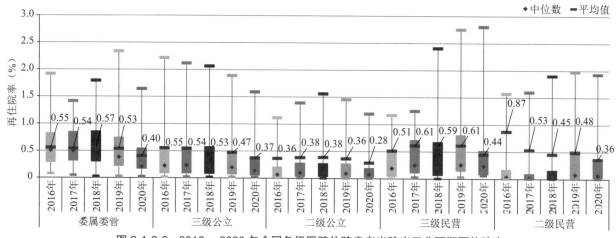

图 2-1-2-2 2016—2020 年全国各级医院住院患者出院当天非预期再住院率

2020 年委属委管医院、三级公立医院、二级公立医院、三级民营医院、二级民营医院住院患者出院 2～15 天非预期再住院率均值分别为 0.68%、0.98%、1.33%、1.24%、1.30%，低于 2019 年同期的 1.04%、1.20%、1.58%、1.87%、1.35%（图 2-1-2-3）。

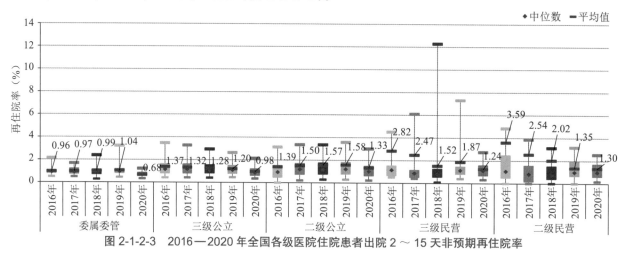

图 2-1-2-3 2016—2020 年全国各级医院住院患者出院 2～15 天非预期再住院率

2020 年委属委管医院、三级公立医院、二级公立医院、三级民营医院住院患者出院 16～31 天非预期再住院率均值分别为 0.73%、0.88%、1.00%、0.89%，低于 2019 年同期的 1.06%、1.07%、1.19%、1.08%；二级民营医院住院患者出院 16～31 天非预期再住院率均值为 1.25%，略高于 2019 年的 1.23%（图 2-1-2-4）。

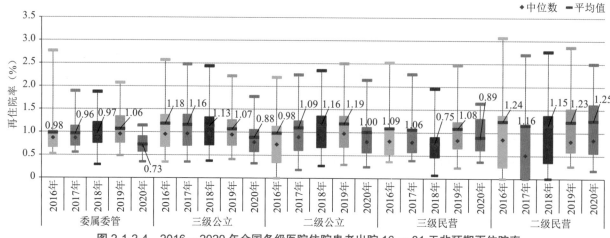

图 2-1-2-4 2016—2020 年全国各级医院住院患者出院 16～31 天非预期再住院率

2020 年委属委管医院、三级公立医院、二级公立医院、三级民营医院住院患者出院当天、出院
2～15 天及出院出院 16～31 天非预期再住院率构成如图 2-1-2-5 所示。

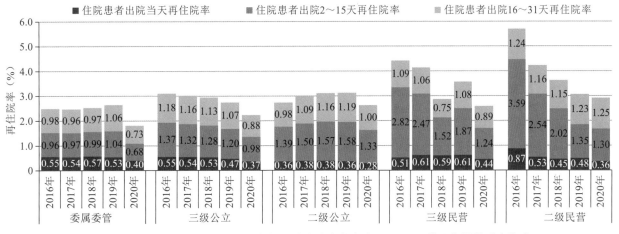

图 2-1-2-5　2016—2020 年全国各级医院住院患者出院 0～31 天非预期再住院率构成

2. 专科医院重返类相关指标

2020 年精神病医院、妇产（科）医院、妇幼保健院、传染病医院、肿瘤医院、儿童医院、心
血管病医院住院患者出院 0～31 天非预期再住院率均值分别为 13.60%、1.52%、1.26%、4.97%、
0.84%、2.18%、1.29%，低于 2019 年同期的 16.42%、1.87%、1.54%、5.97%、1.29%、3.42%、1.67%
（图 2-1-2-6）。

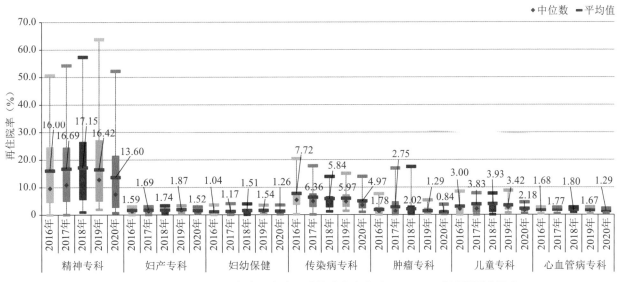

图 2-1-2-6　2016—2020 年全国各类医院住院患者出院 0～31 天非预期再住院率

2020 年精神病医院、妇产（科）医院、妇幼保健院、传染病医院、肿瘤医院、儿童医院、心
血管病医院住院患者出院当天非预期再住院率均值分别为 6.49%、0.15%、0.05%、0.64%、0.04%、
0.08%、0.13%，低于 2019 年同期的 7.61%、0.21%、0.06%、0.73%、0.07%、0.14%、0.16%
（图 2-1-2-7）。

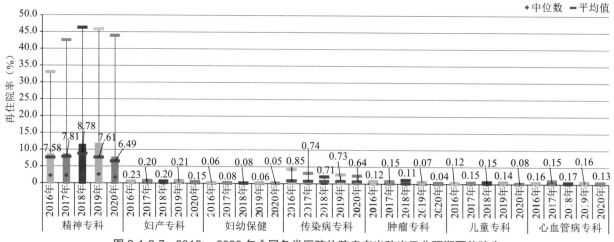

图 2-1-2-7 2016—2020 年全国各类医院住院患者出院当天非预期再住院率

2020 年精神病医院、妇产（科）医院、妇幼保健院、传染病医院、肿瘤医院、儿童医院、心血管病医院住院患者出院 2～15 天非预期再住院率均值分别为 6.28%、0.83%、0.71%、2.06%、0.32%、1.25%、0.67%，低于 2019 年同期的 7.61%、1.00%、0.82%、2.69%、0.51%、1.86%、0.85%（图 2-1-2-8）。

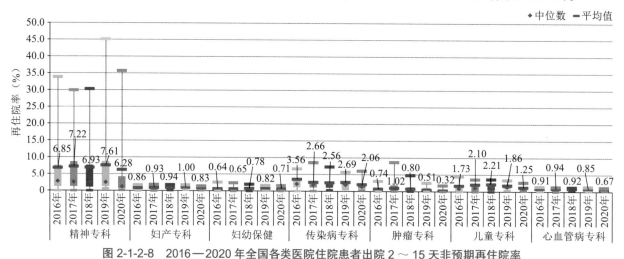

图 2-1-2-8 2016—2020 年全国各类医院住院患者出院 2～15 天非预期再住院率

2020 年精神病医院、妇产（科）医院、妇幼保健院、传染病医院、肿瘤医院、儿童医院、心血管病医院住院患者出院 16～31 天非预期再住院率均值分别为 0.82%、0.55%、0.50%、2.27%、0.48%、0.86%、0.49%，低于 2019 年同期的 1.20%、0.66%、0.65%、2.54%、0.71%、1.43%、0.65%（图 2-1-2-9）。

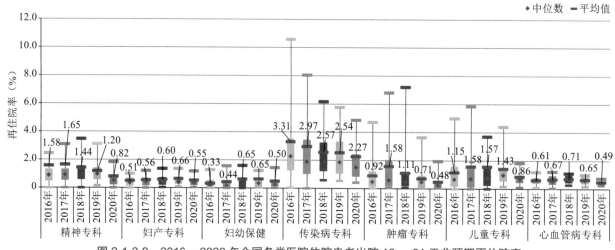

图 2-1-2-9 2016—2020 年全国各类医院住院患者出院 16～31 天非预期再住院率

2020 年精神病医院、妇产（科）医院、妇幼保健院、传染病医院、肿瘤医院、儿童医院、心血管病医院住院患者出院当天、出院 2～15 天及出院出院 16～31 天非预期再住院率的构成如图 2-1-2-10 所示。

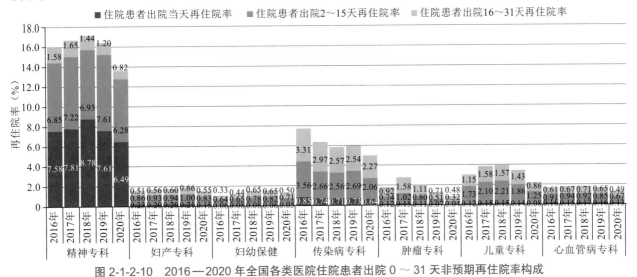

图 2-1-2-10　2016—2020 年全国各类医院住院患者出院 0～31 天非预期再住院率构成

二、全国各省（自治区、直辖市）各级医院重返类相关指标

三级公立医院 2020 年住院患者出院 0～31 天非预期再住院率均值为 2.23%，低于 2019 同期的 2.73%（图 2-1-2-11）；二级公立医院 2020 年住院患者出院 0～31 天非预期再住院率均值为 2.62%，低于 2019 年同期的 3.12%（图 2-1-2-12）。

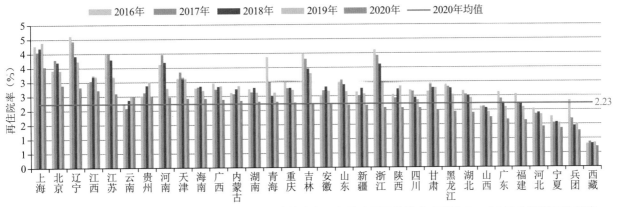

图 2-1-2-11　2016—2020 年全国各省（自治区、直辖市）三级公立医院住院患者出院 0～31 天非预期再住院率

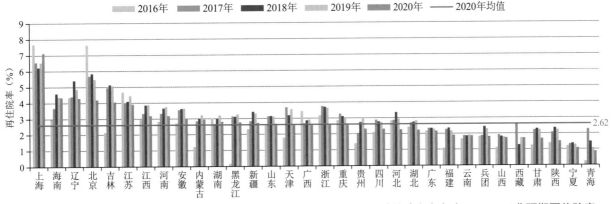

图 2-1-2-12　2016—2020 年全国各省（自治区、直辖市）二级公立医院住院患者出院 0～31 天非预期再住院率

三级民营医院 2020 年住院患者出院 0 ～ 31 天非预期再住院率均值为 2.58%，低于 2019 年的再住院率 3.57%（图 2-1-2-13）；二级民营医院 2020 年住院患者出院 0 ～ 31 天非预期再住院率均值为 2.91%，低于 2019 年的再住院率 3.06%（图 2-1-2-14）。

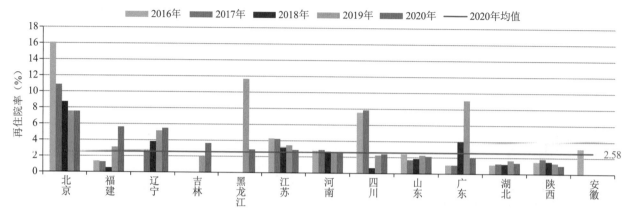

图 2-1-2-13　2016—2020 年全国各省（自治区、直辖市）三级民营医院住院患者出院 0 ～ 31 天非预期再住院率

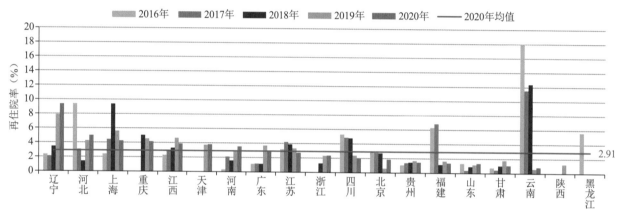

图 2-1-2-14　2016—2020 年全国各省（自治区、直辖市）二级民营医院住院患者出院 0 ～ 31 天非预期再住院率

第三节　重点病种患者相关指标分析

本部分数据来源于 HQMS 中 2016—2020 年连续上报的 4476 家医院的病案首页信息。经数据清洗，纳入分析的各类医院重点病种分布情况见表 2-1-3-1。2020 年二级、三级综合医院重点病种出院患者人次数为 3154.89 万人，专科医院人次数为 337.56 万人，其中，委属委管医院为 99.18 万人。2020 年重点病种患者人次数相较于 2019 年有所降低。

表 2-1-3-1　2016—2020 年各级医院纳入分析的重点病种样本量情况（人次）

医院类型	2016 年		2017 年		2018 年		2019 年		2020 年	
	医院数	出院人次	医院数	出院人次	医院数	出院人次	医院数	出院人次	医院数	出院人次
二级综合医院	923	3 775 863	2241	10 149 717	2236	11 207 683	2238	12 565 844	2217	10 520 784
三级综合医院	1311	16 523 819	1323	18 397 667	1335	20 583 494	1334	23 535 423	1360	21 028 082
传染病专科医院	66	257 684	87	276 607	88	292 742	87	315 433	88	237 041
儿童专科医院	46	470 738	48	532 126	47	562 950	45	631 233	45	366 962
妇产 / 妇幼专科医院	181	1 127 323	213	1 278 205	211	1 320 853	228	1 616 270	232	1 399 348
精神专科医院	170	776 296	228	999 290	230	1 124 133	228	1 217 016	228	1 124 218
口腔专科医院	45	11 038	50	12 102	49	13 449	52	15 497	50	11 009
心血管专科医院	14	188 606	14	206 725	12	204 219	14	263 072	14	237 026
委属委管医院	34	907 624	34	1 005 837	34	1 133 657	34	1 285 071	34	991 811
合计	2756	23 131 367	4204	31 852 439	4208	35 309 523	4226	40 159 788	4234	34 924 470

注：委属委管医院的样本情况已经包含在三级综合和专科的数据中，故合计未纳入。

本年度纳入分析的医疗机构中，综合医院根据出院人次情况选择了 3 个病种进行描述；各专科医院根据上报医院的数量及其出院人次数等，重点分析传染病专科医院、儿童专科医院、妇产 / 妇幼专科医院、心血管专科医院和口腔专科医院的部分病种。

1. 综合医院

①下肢骨与关节损伤（主要诊断 ICD-10 编码：S71、S72、S73、S82、S83）；

②糖尿病伴长期并发症（主要诊断 ICD-10 编码：E10-14 伴有 2，3+，4+，5，6，7，8 亚目）；

③肺炎（成人）（主要诊断 ICD-10 编码：J12-J16、J18）。

2. 专科医院

①传染病专科医院：慢性病毒性肝炎（主要诊断 ICD-10 编码：B18）；

②儿童专科医院、妇产 / 妇幼专科医院：新生儿高胆红素血症（主要诊断 ICD-10 编码：P59.9）；

③妇产 / 妇幼专科医院：胎膜早破（主要诊断 ICD-10 编码：O42）、妊娠合并糖尿病（主要诊断 ICD-10 编码：O24）；

④心血管专科医院：心绞痛（主要诊断 ICD-10 编码：I20）；

⑤口腔专科：牙颌面畸形（主要诊断 ICD-10 编码：K07）。

此处描述整体情况仅展示综合医院 20 个重点病种的出院人次，出院人次占所有出院患者比、占常住地年末人口数比等。由于专科医院上报重点病种的医院数量及其出院人次远低于综合医院，故此处不具体描述专科医院重点病种的整体情况，专科医院具体分析病种见下文。

2016—2020年综合医院20个重点病种出院患者中，恶性肿瘤化疗患者出院人次最多（2020年为762.60万人），且呈逐年上升的趋势，脑出血和脑梗死患者出院人次位列第2位（2020年为571.50万人）（图2-1-3-1）。

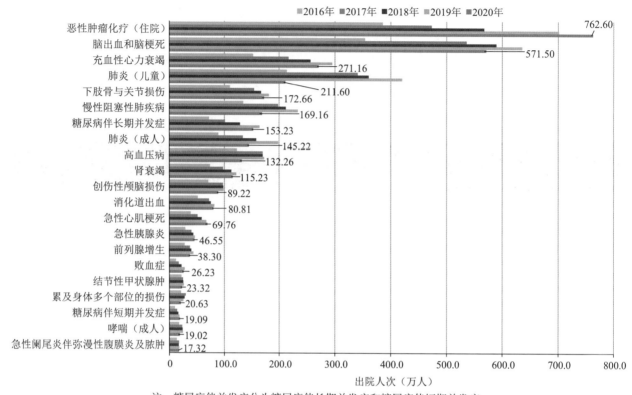

注：糖尿病伴并发症分为糖尿病伴长期并发症和糖尿病伴短期并发症。

图2-1-3-1　2016—2020年综合医院20个重点病种出院人次

2016—2020年除二级民营医院外，其他类型综合医院的重点病种患者人次占比呈逐年上升趋势，其中，委属委管医院重点病种出院患者人次占所有出院患者人次的比例最高，2020年为29.34%（图2-1-3-2）。

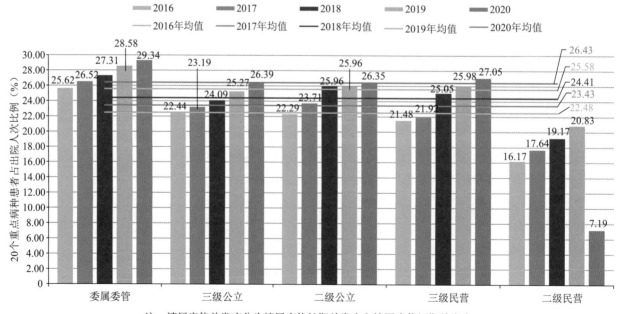

注：糖尿病伴并发症分为糖尿病伴长期并发症和糖尿病伴短期并发症。

图2-1-3-2　2016—2020年综合医院20个重点病种出院患者人次占比

2016—2020 年综合医院重点病种患者出院人次占年末每万人口之比，三级公立综合医院占比最高，其次是二级公立综合医院。除 2020 年有所降低以外，2016—2019 年二级、三级公立综合医院呈逐年上升趋势，可见三级公立综合医院仍是重点病种患者看病就医的首要选择。具体情况如图 2-1-3-3 所示。

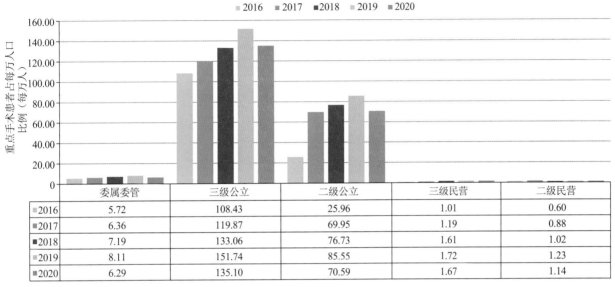

	委属委管	三级公立	二级公立	三级民营	二级民营
2016	5.72	108.43	25.96	1.01	0.60
2017	6.36	119.87	69.95	1.19	0.88
2018	7.19	133.06	76.73	1.61	1.02
2019	8.11	151.74	85.55	1.72	1.23
2020	6.29	135.10	70.59	1.67	1.14

图 2-1-3-3　2016—2020 年综合医院重点病种患者出院人次占每万人口（年末人口数）之比

2016—2020 年三级综合医院收治重点病种患者例数最多的均为恶性肿瘤化疗，二级综合医院均为脑出血和脑梗死。2020 年，三级综合医院重点病种住院死亡率最高的为败血症（5.29%），平均住院日最长的为下肢骨与关节损伤（15.77 天），每住院人次费用最高的为急性心肌梗死（35 803.13 元）。2020 年，二级综合医院重点病种住院患者死亡率和每住院人次费用最高的为急性心肌梗死，分别为 4.03% 和 21 021.72 元，平均住院日最长的为肾衰竭（16.69 天）。具体如表 2-1-3-2 所示。

受篇幅限制，下文选取综合医院的下肢骨与关节损伤、糖尿病伴长期并发症、肺炎（成人），专科医院的慢性病毒性肝炎、新生儿高胆红素血症、胎膜早破、妊娠合并糖尿病、心绞痛以及牙颌面畸形共 9 个重点病种，分析 2016—2020 年住院死亡率、0～31 天非预期再入院率、平均住院日（天）、每住院人次费用（元），以便了解重点病种近年来的变化情况。分析各省（自治区、直辖市）开展重点病种出院患者人次数占该省（自治区、直辖市）的全部出院患者的比例、与该省年末每万人口之比，展示各省（自治区、直辖市）开展重点病种的服务供给能力。由于民营医院重点病种的数量较少，以下病种省（自治区、直辖市）分析内容均不对民营医院进行具体描述。

表 2-1-3-2 2016—2020 年二级、三级综合医院重点病种患者收治情况

（按 2020 年重点病种出院患者出院人次从高到低排序）

重点病种	指标	三级综合					二级综合					变化趋势	
		2016 年	2017 年	2018 年	2019 年	2020 年	2016 年	2017 年	2018 年	2019 年	2020 年	三级综合	二级综合
恶性肿瘤化疗（住院）	例数	3 719 353	4 340 019	5 197 778	6 417 918	6 895 091	138 701	393 369	480 031	599 951	730 926		
	住院死亡率 (%)	0.09	0.08	0.09	0.09	0.11	0.33	0.21	0.21	0.22	0.19		
	平均住院天数（日）	7.93	7.65	7.27	6.76	6.44	8.21	8.18	8.04	7.56	7.11		
	次均住院费用（元）	118 91.16	11 617.24	11 417.77	11 708.48	11 827.92	8160.80	7803.43	7937.51	7962.59	7686.89		
脑出血和脑梗死	例数	2 678 904	2 896 583	3 167 309	3 421 063	3 075 060	862 569	2 466 296	2 729 067	2 935 692	2 639 978		
	住院死亡率 (%)	1.58	1.52	1.44	1.47	1.72	0.85	0.75	0.71	0.70	0.81		
	平均住院天数（日）	13.13	12.85	12.41	12.06	12.20	11.15	10.92	10.70	10.39	10.45		
	次均住院费用（元）	18 379.70	18 493.34	18 733.41	19 954.44	21782.00	8984.07	8423.28	8514.47	8926.64	9405.40		
充血性心力衰竭	例数	1 308 733	1 491 830	1 747 152	1 997 418	1 798 708	218 227	682 352	820 033	954 051	912 870		
	住院死亡率 (%)	1.69	1.64	1.52	1.49	1.60	1.26	1.19	1.14	1.12	1.22		
	平均住院天数（日）	10.61	10.23	9.83	9.48	9.43	9.27	9.28	9.06	8.79	8.78		
	次均住院费用（元）	17 993.71	17 998.59	18 322.67	18 721.66	19 071.92	8707.73	8225.55	8639.72	9232.47	9753.25		
肺炎（儿童）	例数	1 519 568	1 712 332	1 827 444	2 143 812	1 020 884	623 466	1 699 573	1 781 329	2 060 910	1 095 083		
	住院死亡率 (%)	0.05	0.04	0.04	0.03	0.04	0.05	0.02	0.02	0.01	0.01		
	平均住院天数（日）	7.21	7.13	7.06	6.97	6.77	6.51	6.61	6.63	6.59	6.47		
	次均住院费用（元）	4186.53	4312.57	4407.28	4594.29	4414.05	2503.15	2609.62	2753.55	2887.90	2922.06		
下肢骨与关节损伤	例数	862 171	919 277	998 624	1 085 773	1 036 474	240 415	626 355	674 095	730 070	690 104		
	住院死亡率 (%)	0.81	0.80	0.77	0.78	0.87	0.60	0.57	0.55	0.58	0.63		
	平均住院天数（日）	18.04	17.67	17.04	16.33	15.77	16.15	15.87	15.75	15.28	14.91		
	次均住院费用（元）	31 724.15	32 537.68	32 719.93	34 178.25	35 408.99	17 135.32	17 222.30	17 722.59	18 399.43	18 964.73		

重点病种	指标	三级综合 2016年	2017年	2018年	2019年	2020年	二级综合 2016年	2017年	2018年	2019年	2020年	变化趋势 三级综合	变化趋势 二级综合
慢性阻塞性肺疾病	例数	960 388	1 051 491	1 109 338	1 205 184	866 829	388 080	930 692	1 014 908	1 137 540	824 807		
	住院死亡率（%）	1.17	1.07	0.97	0.91	1.01	0.61	0.56	0.53	0.51	0.55		
	平均住院天数（日）	11.22	10.93	10.75	10.47	10.53	9.74	9.55	9.67	9.45	9.43		
	次均住院费用（元）	12 706.37	12 331.07	12 308.54	12 415.08	12 532.79	7306.11	7136.29	7351.84	7546.62	7632.74		
糖尿病伴长期并发症	例数	655 379	793 562	980 036	1 226 031	1 115 028	73 526	219 665	311 093	419 200	417 258		
	住院死亡率（%）	0.17	0.12	0.11	0.09	0.25	0.25	0.18	0.15	0.11	0.11		
	平均住院天数（日）	11.56	11.06	10.57	10.12	10.73	10.73	10.22	10.00	9.54	9.42		
	次均住院费用（元）	10 595.30	10 252.09	9972.42	9817.83	7198.31	7198.31	6845.70	6859.19	6754.28	6519.07		
肺炎（成人）	例数	698 751	811 240	950 307	1 178 591	835 321	195 271	531 710	637 201	808 059	616 900		
	住院死亡率（%）	2.82	2.78	2.94	2.92	4.18	1.36	1.10	1.19	1.23	1.74		
	平均住院天数（日）	11.20	11.01	10.88	10.62	11.41	9.49	9.39	9.34	9.13	9.44		
	次均住院费用（元）	15 270.40	15 200.70	15 978.53	16 551.10	19 743.11	7424.33	7112.28	7411.84	7749.72	8891.35		
高血压病	例数	967 065	995 107	957 876	946 329	721 330	265 902	709 351	746 004	784 023	601 225		
	住院死亡率（%）	0.16	0.16	0.15	0.13	0.15	0.15	0.10	0.09	0.07	0.08		
	平均住院天数（日）	9.36	8.96	8.65	8.20	8.08	8.44	8.41	8.07	7.76	7.63		
	次均住院费用（元）	8611.13	8413.91	7997.39	7864.63	7877.30	5306.95	4966.91	4876.27	4810.02	4708.02		
肾衰竭	例数	640 025	715 946	808 792	880 265	825 265	104 264	261 865	320 046	341 970	327 064		
	住院死亡率（%）	1.19	1.08	1.01	1.01	1.10	1.34	0.90	0.86	0.84	0.87		
	平均住院天数（日）	15.38	14.94	14.06	13.02	12.88	17.81	17.94	16.66	16.62	16.69		
	次均住院费用（元）	15 074.80	15 296.39	15 282.59	15 513.53	16 161.10	8068.47	8631.96	8654.26	9009.75	9292.82		
创伤性颅脑损伤	例数	519 000	517 348	526 292	528 881	485 251	195 246	457 466	456 446	459 385	406 926		
	住院死亡率（%）	3.53	3.72	3.71	3.94	4.36	2.04	2.09	2.20	2.28	2.55		
	平均住院天数（日）	16.09	16.26	16.09	15.71	15.75	11.92	11.97	12.14	12.00	12.09		
	次均住院费用（元）	24 826.96	25 833.13	26 268.17	27 819.77	29 164.84	11 002.18	11 095.92	11 467.89	12 056.68	12 519.13		

续表

重点病种	指标	三级综合					二级综合					变化趋势	
		2016年	2017年	2018年	2019年	2020年	2016年	2017年	2018年	2019年	2020年	三级综合	二级综合
消化道出血	例数	404 931	424 487	446 548	481 302	471 109	122 017	303 627	315 371	341 951	337 028		
	住院死亡率(%)	1.70	1.64	1.68	1.64	1.81	1.00	1.07	1.11	1.13	1.20		
	平均住院天数(日)	8.57	8.50	8.42	8.26	8.22	7.45	7.43	7.50	7.37	7.39		
	次均住院费用(元)	11 869.72	11 989.31	12 219.39	12 660.76	13 167.08	6696.09	6658.76	6930.10	7214.06	7417.92		
急性心肌梗死	例数	356 472	411 649	469 368	528 702	530 421	41 647	113 756	127 843	150 684	167 219		
	住院死亡率(%)	4.04	3.84	3.53	3.39	3.30	4.95	4.69	4.64	4.34	4.03		
	平均住院天数(日)	9.54	9.20	8.89	8.60	8.44	8.34	8.08	7.73	7.50	7.55		
	次均住院费用(元)	33 959.11	34 922.68	35 604.19	36 383.51	35 803.13	15 858.33	15 248.12	17 648.30	20 041.67	21 021.72		
急性胰腺炎	例数	238 899	266 091	287 673	302 386	296 144	55 577	144 632	158 024	170 811	169 375		
	住院死亡率(%)	0.47	0.43	0.42	0.42	0.49	0.33	0.25	0.22	0.24	0.24		
	平均住院天数(日)	10.84	10.55	10.27	9.99	9.89	8.83	8.50	8.39	8.19	8.13		
	次均住院费用(元)	19 430.43	18 876.71	18 172.74	18 372.01	18 694.31	8841.17	8228.95	8056.25	8117.95	8126.96		
前列腺增生	例数	231 284	249 525	266 124	288 651	250 864	51 268	133 700	142 915	156 600	132 172		
	住院死亡率(%)	0.04	0.03	0.02	0.02	0.02	0.07	0.04	0.03	0.03	0.03		
	平均住院天数(日)	11.66	11.32	10.97	10.63	10.50	10.69	10.29	10.20	10.00	10.01		
	次均住院费用(元)	13 706.87	13 845.73	13 864.08	14 486.80	14 914.92	8784.15	8595.83	8882.43	9305.90	9550.60		
脓血症	例数	105 297	125 103	161 080	204 068	189 007	12 780	47 001	62 941	79 687	73 277		
	住院死亡率(%)	4.02	3.84	4.02	4.03	5.29	3.03	1.89	2.16	2.33	2.89		
	平均住院天数(日)	9.90	9.75	9.78	9.73	10.72	7.56	6.98	7.13	7.21	7.90		
	次均住院费用(元)	17 438.16	17 422.99	18 156.76	19 184.28	23 499.52	8529.25	6388.51	6928.87	7494.60	9308.61		
结节性甲状腺肿	例数	201 039	204 337	206 477	213 284	187 745	20 602	47 120	49 412	51 414	45 431		
	住院死亡率(%)	0.01	0.01	0.01	0.00	0.00	0.07	0.01	0.01	0.01	0.02		
	平均住院天数(日)	8.03	7.77	7.31	6.80	6.46	8.06	7.97	7.85	7.76	7.63		
	次均住院费用(元)	12 934.36	13 589.54	13 692.54	14 181.56	14 284.37	9372.80	9345.52	9594.91	10 142.17	10 183.09		

重点病种	指标	三级综合					二级综合					变化趋势	
		2016年	2017年	2018年	2019年	2020年	2016年	2017年	2018年	2019年	2020年	三级综合	二级综合
累及身体多个部位的损伤	例数	142 046	136 241	125 251	114 083	86 725	71 627	165 453	155 699	144 367	119 596		
	住院死亡率（%）	1.36	1.47	1.44	1.48	1.61	0.46	0.42	0.37	0.39	0.48		
	平均住院天数（日）	13.67	13.83	13.97	13.85	13.43	8.67	8.84	9.03	8.83	8.82		
	次均住院费用（元）	21 278.91	22 338.96	23 294.11	24 667.81	26 844.37	5042.16	5081.03	5305.88	5737.40	5904.75		
糖尿病伴短期并发症	例数	82 782	94 169	106 747	119 428	124 446	16 865	45 600	55 513	63 446	66 497		
	住院死亡率（%）	1.16	1.17	1.05	1.02	1.08	1.20	1.32	1.26	1.06	1.09		
	平均住院天数（日）	10.19	9.94	9.66	9.45	9.44	8.90	8.62	8.62	8.50	8.37		
	次均住院费用（元）	10 618.75	10 450.44	10 196.59	10 247.90	10 372.40	7265.45	6889.05	7078.80	7208.78	7205.72		
哮喘（成人）	例数	138 901	145 101	146 455	147 961	111 465	35 810	91 689	96 021	101 720	78 739		
	住院死亡率（%）	0.23	0.23	0.21	0.16	0.16	0.20	0.17	0.16	0.14	0.13		
	平均住院天数（日）	8.71	8.57	8.35	8.23	7.91	7.79	7.85	7.88	7.72	7.58		
	次均住院费用（元）	8526.81	8535.89	8410.24	8670.63	8335.07	5441.73	5402.36	5491.36	5633.39	5522.11		
急性阑尾炎伴弥漫性腹膜炎及脓肿	例数	92 831	96 229	96 823	104 293	104 915	42 003	78 445	73 691	74 313	68 309		
	住院死亡率（%）	0.09	0.09	0.05	0.06	0.06	0.05	0.02	0.03	0.01	0.02		
	平均住院天数（日）	8.61	8.54	8.49	8.31	8.36	7.99	8.14	8.28	8.21	8.30		
	次均住院费用（元）	11 847.05	12 461.67	13 005.19	13 676.12	14 144.64	7294.86	7241.67	7875.45	8485.16	9147.71		

一、下肢骨与关节损伤

主要诊断 ICD-10：S71–S73，S82，S83。

1. 全国情况

各级各类综合医院下肢骨与关节损伤患者住院死亡率，2020 年最高的为三级民营综合医院 1.09%，最低的为二级公立综合医院 0.63%（图 2-1-3-4）。各级各类综合医院下肢骨与关节损伤患者 0 ～ 31 天非预期再住院率，2020 年最高的为委属委管综合医院 1.34%，最低的为二级公立综合医院 0.86%，各级各类综合医院与 2019 年同期相比均有所下降（图 2-1-3-5）。各级各类综合医院下肢骨与关节损伤患者平均住院日，2020 年最长为二级民营综合医院 16.79 天，最短的为委属委管综合医院 12.68 天。2016—2020 年委属委管综合医院从 15.00 天缩短为 12.68 天，三级公立综合医院从 18.04 天缩短为 15.77 天，二级公立综合医院从 16.10 天缩短为 14.87 天（图 2-1-3-6）。各级各类综合医院下肢骨与关节损伤患者每住院人次费用，2020 年最高的为委属委管综合医院 59 234.58 元，最低的为二级公立综合医院 18 921.50 元，2016—2020 年各级各类综合医院下肢骨与关节损伤患者每住院人次费用均呈上升趋势（图 2-1-3-7）。

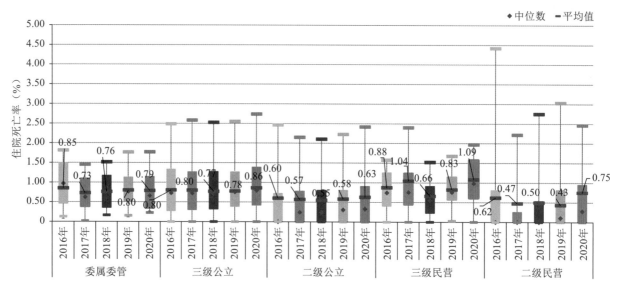

图 2-1-3-4　2016—2020 年全国各级综合医院下肢骨与关节损伤患者住院死亡率

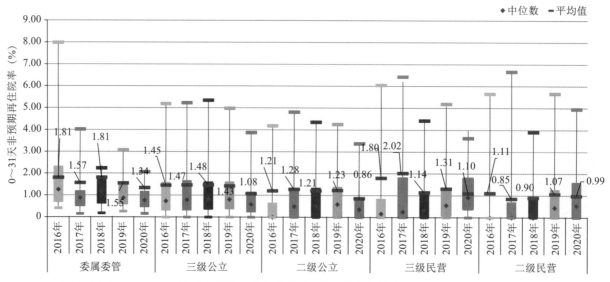

图 2-1-3-5　2016—2020 年全国各级综合医院下肢骨与关节损伤患者 0 ～ 31 天非预期再住院率

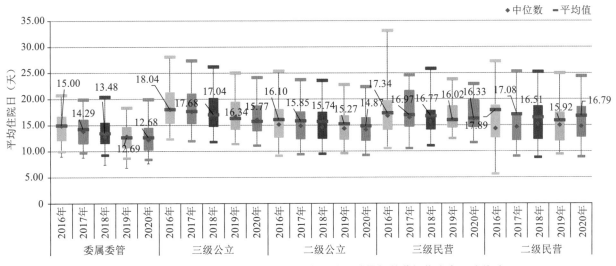

图 2-1-3-6　2016—2020 年全国各级综合医院下肢骨与关节损伤患者平均住院日

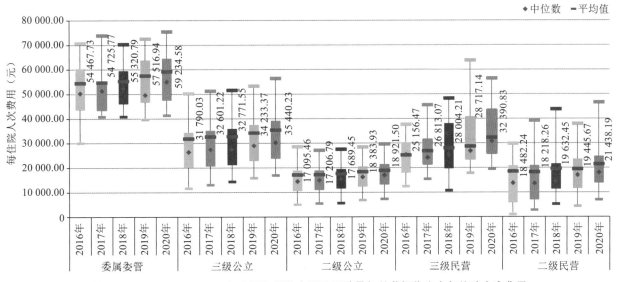

图 2-1-3-7　2016—2020 年全国各级综合医院下肢骨与关节损伤患者每住院人次费用

2. 各省（自治区、直辖市）情况

（1）住院死亡率

分析全国各省（自治区、直辖市）的下肢骨与关节损伤患者住院死亡率，2020 年三级公立综合医院住院死亡率均值为 0.86%，17 省高于均值，其中最高值为辽宁 1.39%（图 2-1-3-8）；2020 年二级公立综合医院住院死亡率均值为 0.63%，16 省高于均值，其中最高值为北京 1.92%（图 2-1-3-9）。

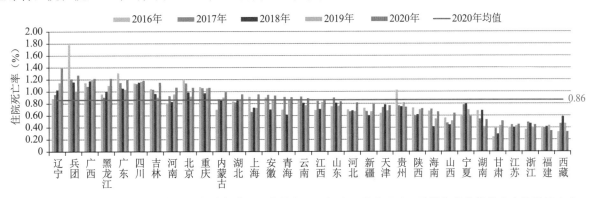

图 2-1-3-8　2016—2020 年全国各省（自治区、直辖市）三级公立综合医院下肢骨与关节损伤患者住院死亡率

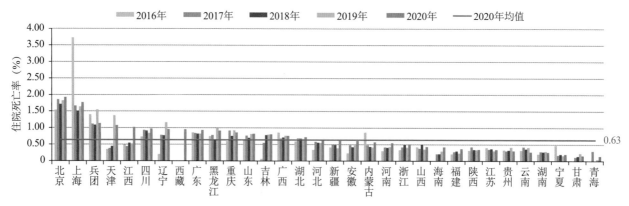

图 2-1-3-9　2016—2020 年全国各省（自治区、直辖市）二级公立综合医院下肢骨与关节损伤患者住院死亡率

（2）0～31 天非预期再住院率

分析全国各省（自治区、直辖市）的下肢骨与关节损伤患者 0～31 天非预期再住院率，2020 年三级公立综合医院 0～31 天非预期再住院率均值为 1.08%，13 省高于均值，其中最高值为天津 2.38%（图 2-1-3-10）；2020 年二级公立综合医院 0～31 天非预期再住院率均值为 0.86%，12 省高于均值，其中最高值为上海 6.83%（图 2-1-3-11）。

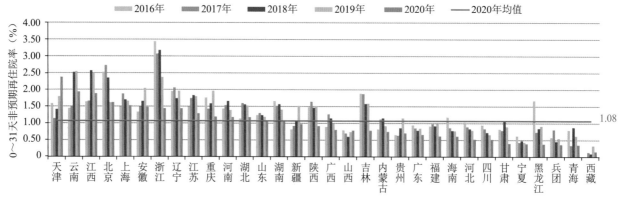

图 2-1-3-10　2016—2020 年全国各省（自治区、直辖市）三级公立综合医院下肢骨与
关节损伤患者 0～31 天非预期再住院率

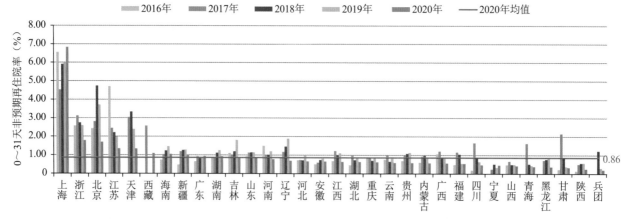

图 2-1-3-11　2016—2020 年全国各省（自治区、直辖市）二级公立综合医院下肢骨与
关节损伤患者 0～31 天非预期再住院率

（3）平均住院日

分析全国各省（自治区、直辖市）的下肢骨与关节损伤患者平均住院日，2020 年三级公立综合医院平均住院日均值为 15.77 天，14 省高于均值，其中最长为重庆 21.23 天（图 2-1-3-12）；

2020 年二级公立综合医院平均住院日为均值为 14.87 天，12 省高于均值，其中最长为辽宁 19.40 天（图 2-1-3-13）。

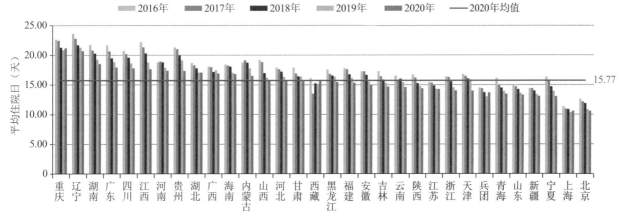

图 2-1-3-12　2016—2020 年全国各省（自治区、直辖市）三级公立综合医院下肢骨与关节损伤患者平均住院日

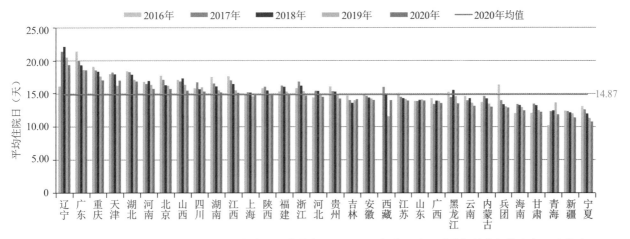

图 2-1-3-13　2016—2020 年全国各省（自治区、直辖市）二级公立综合医院下肢骨与关节损伤患者平均住院日

（4）每住院人次费用

分析全国各省（自治区、直辖市）的下肢骨与关节损伤患者每住院人次费用，2020 年三级公立综合医院每住院人次费用均值为 35 440.23 元，14 省高于均值，其中最高值为上海 54 664.78 元（图 2-1-3-14）；2020 年二级公立综合医院每住院人次费用均值为 18 921.50 元，16 省高于均值，其中最高值为北京 43 650.40 元（图 2-1-3-15）。

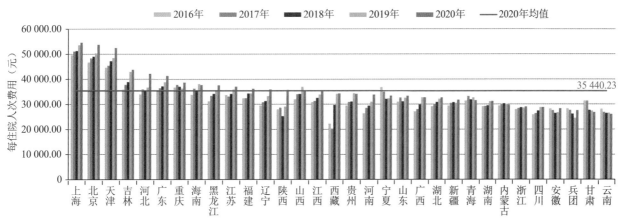

图 2-1-3-14　2016—2020 年全国各省（自治区、直辖市）三级公立综合医院下肢骨与关节损伤患者每住院人次费用

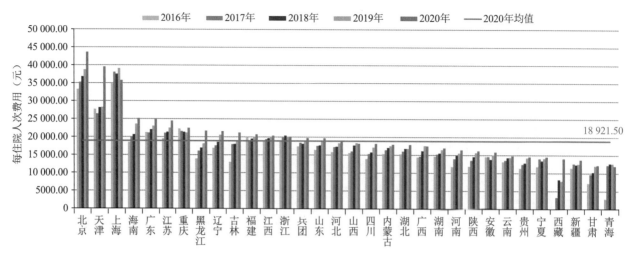

图 2-1-3-15　2016—2020 年全国各省（自治区、直辖市）二级公立综合医院下肢骨与关节损伤患者每住院人次费用

3. 各省（自治区、直辖市）开展情况

分析全国各省（自治区、直辖市）的下肢骨与关节损伤患者出院人次占总出院人次的比例，2020年全国均值为 1.49%，16 省高于均值，其中最高值为宁夏 2.01%（图 2-1-3-16）。下肢骨与关节损伤患者出院人次与每万人口之比，2020 年全国均值为 12.14 例/万人，15 省高于均值，其中最高值为宁夏 19.57 例/万人（图 2-1-3-17）。

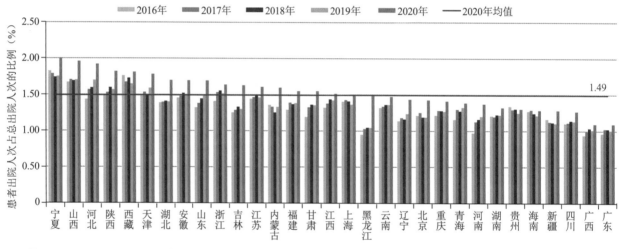

图 2-1-3-16　2016—2020 年全国各省（自治区、直辖市）下肢骨与关节损伤患者出院人次占总出院人次的比例

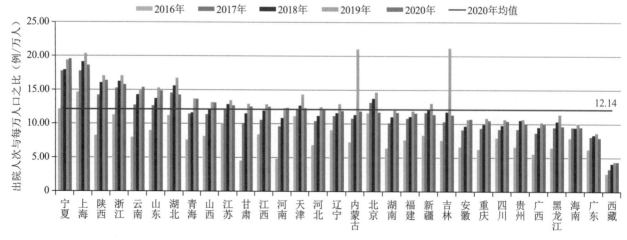

图 2-1-3-17　2016—2020 年全国各省（自治区、直辖市）下肢骨与关节损伤患者出院人次与每万人口之比

二、糖尿病伴长期并发症

主要诊断 ICD-10：E10-14 伴有 2，3+，4+，5，6，7，8 亚目。

1. 全国情况

各级各类综合医院糖尿病伴长期并发症患者住院死亡率，2020 年最高的为二级民营综合医院 0.15%，最低的为委属委管综合医院 0.08%（图 2-1-3-18）。

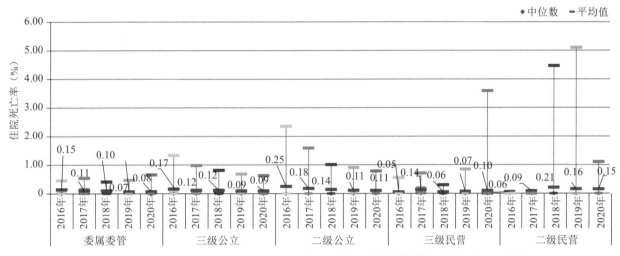

图 2-1-3-18 2016—2020 年全国各级综合医院糖尿病伴长期并发症患者住院死亡率

各级各类综合医院糖尿病伴长期并发症患者 0 ～ 31 天非预期再住院率，2020 年最高的为委属委管综合医院 2.03%，最低的为二级民营综合医院 0.89%；2016—2020 年二级公立综合医院糖尿病伴长期并发症患者 0 ～ 31 天非预期再住院率由 2.76% 下降至 1.69%（图 2-1-3-19）。

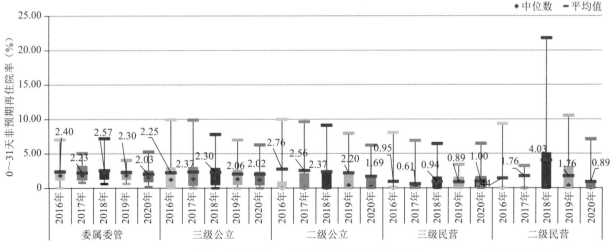

图 2-1-3-19 2016—2020 年全国各级综合医院糖尿病伴长期并发症患者 0 ～ 31 天非预期再住院率

各级各类综合医院糖尿病伴长期并发症患者平均住院日，2020 年最长的为二级民营综合医院 10.76 天，最短的为二级公立综合医院 9.40 天；2016—2020 年委属委管综合医院由 11.21 天下降至 9.94 天，三级公立综合医院由 11.56 天逐年缩短至 9.85 天，二级公立综合医院由 10.71 天逐年缩短至 9.40 天（图 2-1-3-20）。

各级各类综合医院糖尿病伴长期并发症患者每住院人次费用，2020 年最高的为委管综合医院 13 813.98 元，最低的为二级公立综合医院 6494.58 元，其中委属委管综合医院、三级公立综合医院、二级公立综合医院和三级民营综合医院与去年同期相比均有所上升（图 2-1-3-21）。

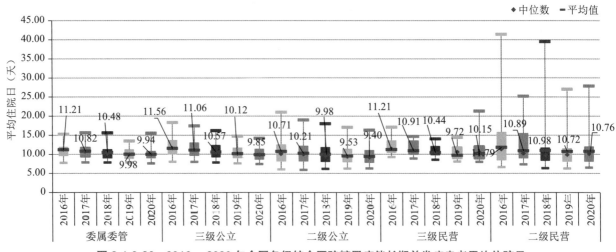

图 2-1-3-20 2016—2020 年全国各级综合医院糖尿病伴长期并发症患者平均住院日

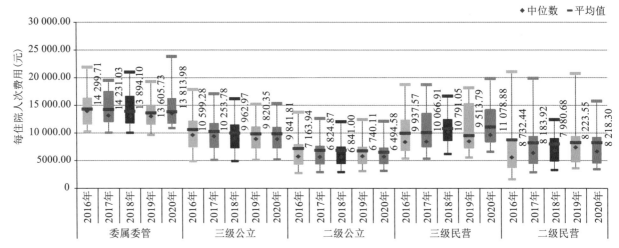

图 2-1-3-21 2016—2020 年全国各级综合医院糖尿病伴长期并发症患者每住院人次费用

2. 各省（自治区、直辖市）情况

（1）住院死亡率

分析全国各省（自治区、直辖市）的糖尿病伴长期并发症患者住院死亡率，2020 年三级公立综合医院住院死亡率均值为 0.09%，13 省高于均值，其中最高值为上海 0.22%（图 2-1-3-22）；2020 年二级公立综合医院住院死亡率均值为 0.11%，12 省高于均值，其中最高值为黑龙江 0.64%（图 2-1-3-23）。

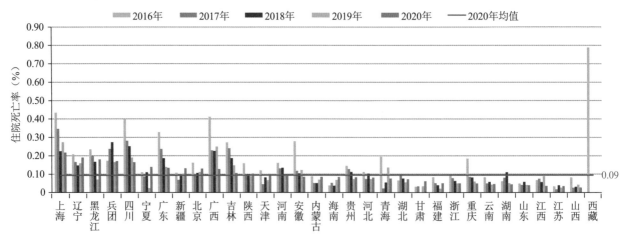

图 2-1-3-22 2016—2020 年全国各省（自治区、直辖市）三级公立综合医院糖尿病伴长期并发症患者住院死亡率

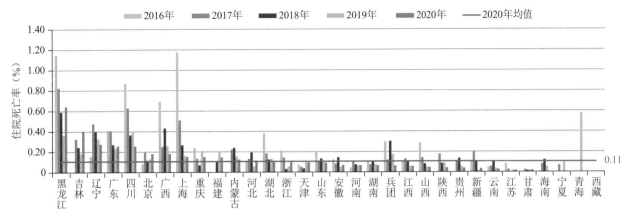

图 2-1-3-23　2016—2020 年全国各省（自治区、直辖市）二级公立综合医院糖尿病伴长期并发症患者住院死亡率

（2）0 ～ 31 天非预期再住院率

分析全国各省（自治区、直辖市）的糖尿病伴长期并发症患者 0 ～ 31 天非预期再住院率，2020 年三级公立综合医院 0 ～ 31 天非预期再住院率均值为 2.02%，11 省高于均值，其中最高值为北京 4.35%（图 2-1-3-24）；2020 年二级公立综合医院 0 ～ 31 天非预期再住院率均值为 1.69%，8 省高于均值，其中最高值为广东 4.26%（图 2-1-3-25）。

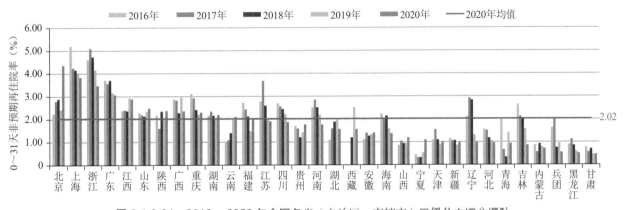

图 2-1-3-24　2016—2020 年全国各省（自治区、直辖市）三级公立综合医院
糖尿病伴长期并发症患者 0 ～ 31 天非预期再住院率

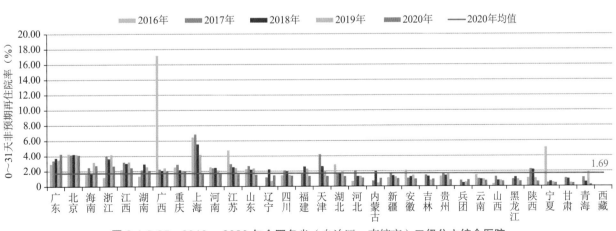

图 2-1-3-25　2016—2020 年全国各省（自治区、直辖市）二级公立综合医院
糖尿病伴长期并发症患者 0 ～ 31 天非预期再住院率

（3）平均住院日

分析全国各省（自治区、直辖市）的糖尿病伴长期并发症患者平均住院日，2020 年三级公立综合医

院平均住院日均值为 9.85 天，16 省高于均值，其中最长为河南 11.74 天（图 2-1-3-26）；2020 年二级公立综合医院平均住院日为均值为 9.40 天，12 省高于均值，其中最长为北京 12.37 天（图 2-1-3-27）。

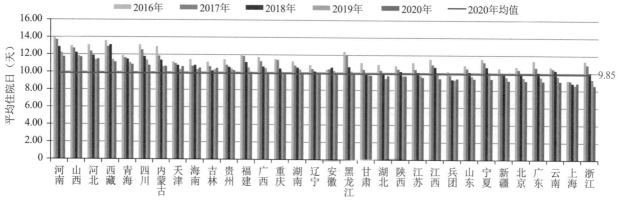

图 2-1-3-26　2016—2020 年全国各省（自治区、直辖市）三级公立综合医院糖尿病伴长期并发症患者平均住院日

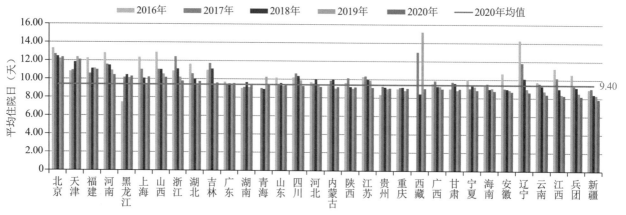

图 2-1-3-27　2016—2020 年全国各省（自治区、直辖市）二级公立综合医院

糖尿病伴长期并发症患者平均住院日

（4）每住院人次费用

分析全国各省（自治区、直辖市）的糖尿病伴长期并发症患者每住院人次费用，2020 年三级公立综合医院每住院人次费用均值为 9841.81 元，15 省高于均值，其中最高值为上海 14 165.19 元（图 2-1-3-28）；2020 年二级公立综合医院每住院人次费用为均值为 6494.58 元，12 省高于均值，其中最高值为北京 13 766.54 元（图 2-1-3-29）。

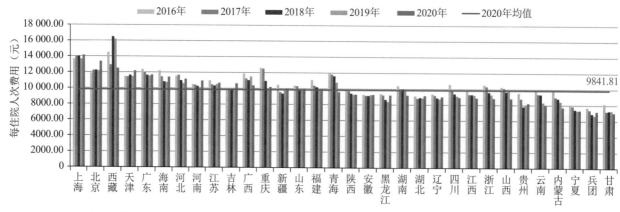

图 2-1-3-28　2016—2020 年全国各省（自治区、直辖市）三级公立综合医院

糖尿病伴长期并发症患者每住院人次费用

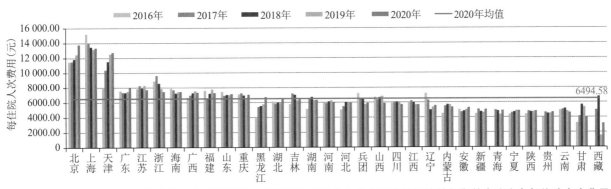

图 2-1-3-29 2016—2020 年全国各省（自治区、直辖市）二级公立综合医院糖尿病伴长期并发症患者每住院人次费用

3. 各省（自治区、直辖市）开展情况

分析全国各省（自治区、直辖市）的糖尿病伴长期并发症患者出院人次占总出院人次的比例，2020 年全国均值为 1.33%，17 省高于均值，其中最高值为辽宁 2.02%（图 2-1-3-30）。糖尿病伴长期并发症患者出院人次与每万人口之比，2020 年全国均值为 10.77 例 / 万人，18 省高于均值，其中最高值为辽宁 16.81 例 / 万人（图 2-1-3-31）。

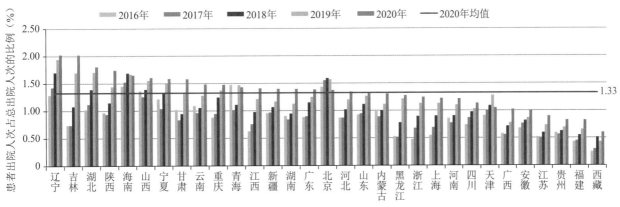

图 2-1-3-30 2016—2020 年全国各省（自治区、直辖市）糖尿病伴长期并发症患者出院人次占总出院人次的比例

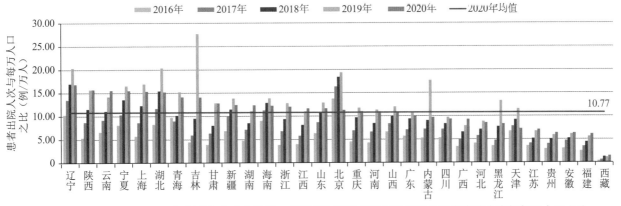

图 2-1-3-31 2016—2020 年全国各省（自治区、直辖市）糖尿病伴长期并发症患者出院人次与每万人口之比

三、肺炎（成人）

主要诊断 ICD-10：J12-J16、J18。

1. 全国情况

级各类综合医院肺炎（成人）患者住院死亡率，2020 年最高的为委属委管综合医院 7.49%，最低为二级公立综合医院 1.72%；2016—2020 年委属委管综合医院由 4.03% 上升至 7.49%（图 2-1-3-32）。

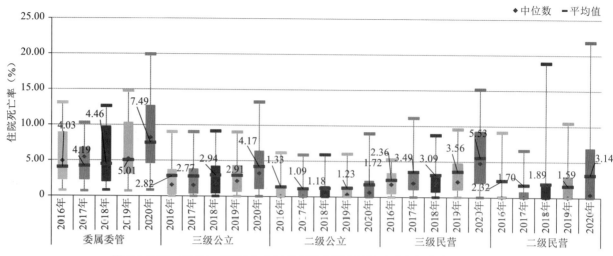

图 2-1-3-32　2016—2020 年全国各级综合医院肺炎（成人）患者住院死亡率

　　各级各类综合医院肺炎（成人）患者 0 ～ 31 天非预期再住院率，2020 年最高的为委属委管综合医院 4.09%，最低的为二级公立综合医院 2.05%，委属委管综合医院、三级公立综合医院、二级公立综合医院和二级民营综合医院较 2019 年均有所上升（图 2-1-3-33）。

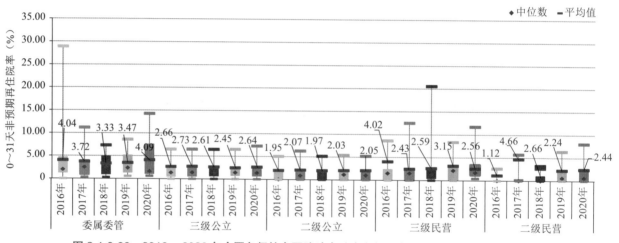

图 2-1-3-33　2016—2020 年全国各级综合医院肺炎（成人）患者 0 ～ 31 天非预期再住院率

　　各级各类综合医院肺炎（成人）患者平均住院日，2020 年最长的为委属委管综合医院 14.52 天，最短的为二级公立综合医院 9.43 天，各级各类综合医院较 2019 年均有所上升（图 2-1-3-34）。

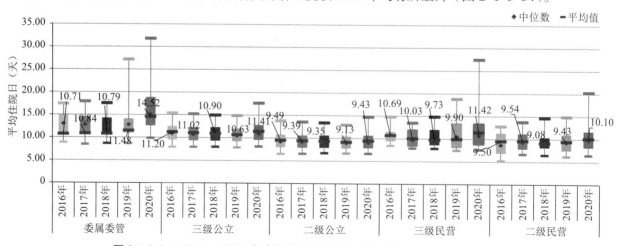

图 2-1-3-34　2016—2020 年全国各级综合医院肺炎（成人）患者平均住院日

各级各类综合医院肺炎（成人）患者每住院人次费用，2020年最高的为委属委管综合医院47 138.01元，最低的为二级公立综合医院 8859.43 元；其中委属委管综合医院 2016—2020 年每住院人次费用由 27 963.23 元上升至 47 138.01 元（图 2-1-3-35）。

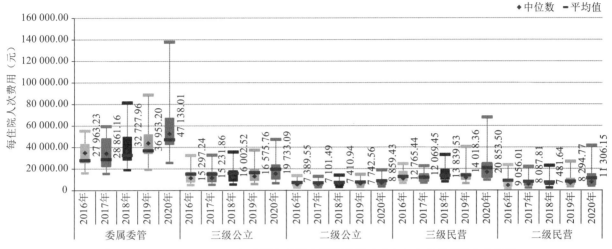

图 2-1-3-35　2016—2020 年全国各级综合医院肺炎（成人）患者每住院人次费用

2. 各省（自治区、直辖市）情况

（1）住院死亡率

分析全国各省（自治区、直辖市）的肺炎（成人）患者住院死亡率，2020年三级公立综合医院住院死亡率均值为 4.17%，14省高于均值，其中最高值为北京 10.76%（图 2-1-3-36）；2020年二级公立综合医院住院死亡率均值为 1.72%，13省高于均值，其中最高值为北京 12.51%（图 2-1-3-37）。

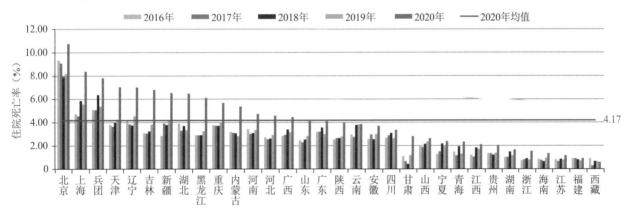

图 2-1-3-36　2016—2020 年全国各省（自治区、直辖市）三级公立综合医院肺炎（成人）患者住院死亡率

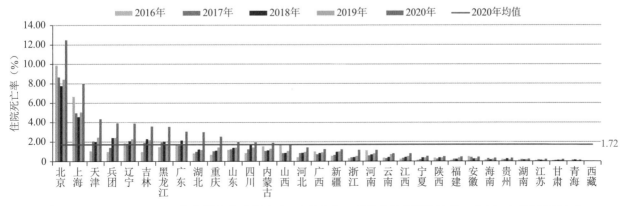

图 2-1-3-37　2016—2020 年全国各省（自治区、直辖市）二级公立综合医院肺炎（成人）患者住院死亡率

（2）0～31 天非预期再住院率

分析全国各省（自治区、直辖市）的肺炎（成人）患者 0～31 天非预期再住院率，2020 年三级公立综合医院均值 2.64%，12 省高于均值，其中最高值为北京 16.65%（图 2-1-3-38）；2020 年二级公立综合医院 0～31 天非预期再住院率均值为 2.05%，12 省高于均值，其中最高值为北京 9.26%（图 2-1-3-39）。

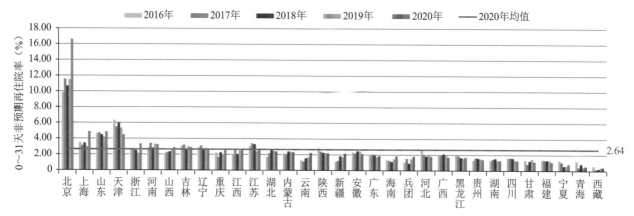

图 2-1-3-38　2016—2020 年全国各省（自治区、直辖市）三级公立综合医院肺炎（成人）患者 0～31 天非预期再住院率

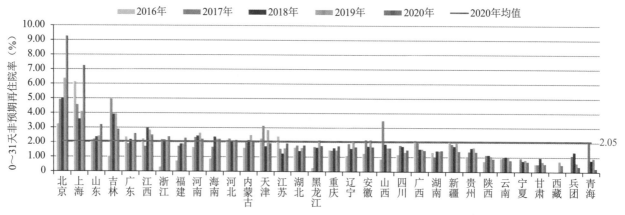

图 2-1-3-39　2016—2020 年全国各省（自治区、直辖市）二级公立综合医院肺炎（成人）患者 0～31 天非预期再住院率

（3）平均住院日

分析全国各省（自治区、直辖市）的肺炎（成人）患者平均住院日，2020 年三级公立综合医院平均住院日均值为 11.41 天，13 省高于均值，其中最长为北京 15.60 天（图 2-1-3-40）；2020 年二级公立综合医院平均住院日为均值为 9.43 天，15 省高于均值，其中最长为北京 18.71 天（图 2-1-3-41）。

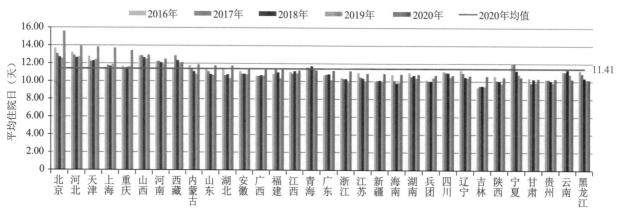

图 2-1-3-40　2016—2020 年全国各省（自治区、直辖市）三级公立综合医院肺炎（成人）患者平均住院日

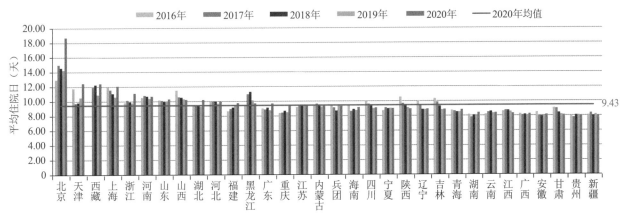

图 2-1-3-41 2016—2020 年全国各省（自治区、直辖市）二级公立综合医院肺炎（成人）患者平均住院日

（4）每住院人次费用

分析全国各省（自治区、直辖市）的肺炎（成人）患者每住院人次费用，2020 年三级公立综合医院每住院人次费用均值为 19 733.09 元，13 省高于均值，其中最高值为北京 43 979.51 元（图 2-1-3-42）；2020 年二级公立综合医院每住院人次费用为均值为 8859.43 元，12 省高于均值，其中最高值为北京 34 894.85 元（图 2-1-3-43）。

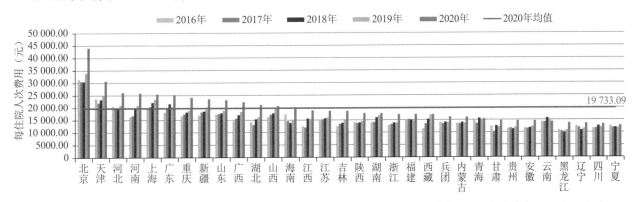

图 2-1-3-42 2016—2020 年全国各省（自治区、直辖市）三级公立综合医院肺炎（成人）患者每住院人次费用

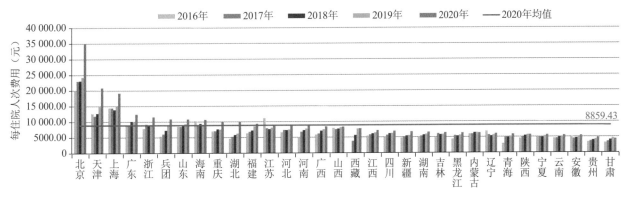

图 2-1-3-43 2016—2020 年全国各省（自治区、直辖市）二级公立综合医院肺炎（成人）患者每住院人次费用

3. 各省（自治区、直辖市）开展情况

分析全国各省（自治区、直辖市）的肺炎（成人）患者出院人次占总出院人次的比例，2020 年全国均值为 1.26%，16 省高于均值，其中最高值为广西 2.16%（图 2-1-3-44）。肺炎（成人）患者出院人次与每万人口之比，2020 年全国均值为 10.21 例 / 万人，16 省高于均值，其中最高值为广西 19.63 例 / 万人（图 2-1-3-45）。

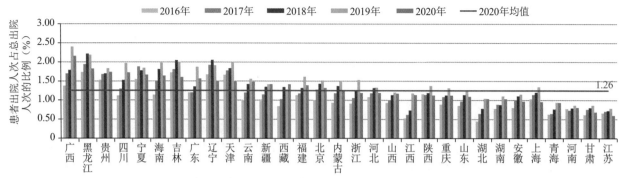

图 2-1-3-44　2016—2020 年全国各省（自治区、直辖市）肺炎（成人）患者出院人次占总出院人次的比例

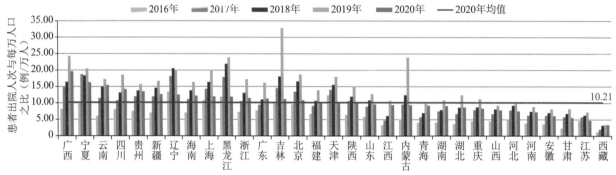

图 2-1-3-45　2016—2020 年全国各省（自治区、直辖市）肺炎（成人）患者出院人次与每万常住人口之比

四、慢性病毒性肝炎

传染病专科医院，主要诊断 ICD-10：B18。

1. 全国情况

全国传染病专科医院慢性病毒性肝炎患者住院死亡率，三级公立医院 2016—2020 年呈逐年上升趋势，三级公立医院 2020 年住院死亡率为 0.60%，二级公立医院 2020 年为 0.62%，均较 2019 年同期有所上升（图 2-1-3-46）。全国传染病专科医院慢性病毒性肝炎患者 0～31 天非预期再住院率，二级、三级公立医院 2016—2020 年呈逐年下降趋势，2020 年三级公立医院为 6.10%，二级公立医院为 3.25%（图 2-1-3-47）。全国传染病专科医院慢性病毒性肝炎患者平均住院日，二级公立医院 2016—2020 年呈逐年下降趋势，2020 年为 16.07 天；三级公立医院 2016—2020 年呈逐年下降趋势，2020 年为 15.69 天（图 2-1-3-48）。全国传染病专科医院慢性病毒性肝炎患者每住院人次费用，三级公立医院 2016—2020 年呈逐年上升趋势，2020 年为 17 330.14 元；二级公立医院较 2019 年同期有所上升，为 9976.14 元（图 2-1-3-49）。

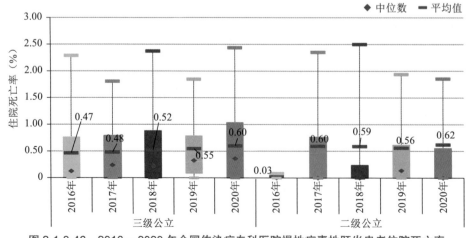

图 2-1-3-46　2016—2020 年全国传染病专科医院慢性病毒性肝炎患者住院死亡率

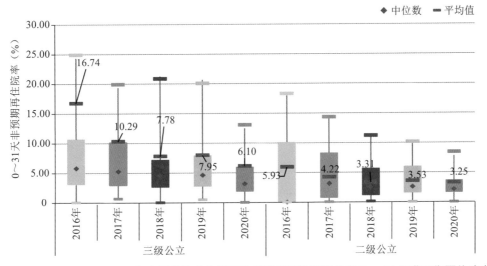

图 2-1-3-47　2016—2020 年全国传染病专科医院慢性病毒性肝炎患者 0～31 天非预期再住院率

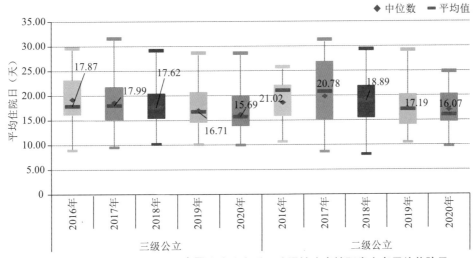

图 2-1-3-48　2016—2020 年全国传染病专科医院慢性病毒性肝炎患者平均住院日

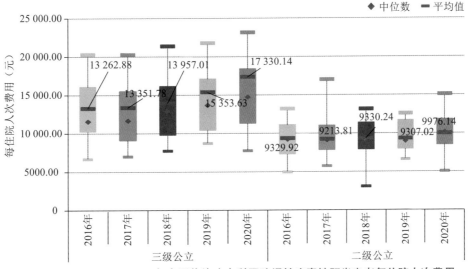

图 2-1-3-49　2016—2020 年全国传染病专科医院慢性病毒性肝炎患者每住院人次费用

2. 各省（自治区、直辖市）情况

（1）住院死亡率

分析全国各省（自治区、直辖市）的传染病专科医院慢性病毒性肝炎患者住院死亡率，2020 年三级公立医院住院死亡率均值为 0.60%，11 省高于均值，其中最高值为广西 3.43%（图 2-1-3-50）；
2020 年二级公立医院住院死亡率均值为 0.62%，4 省高于均值，其中最高值为新疆 1.80%（图 2-1-3-51）。

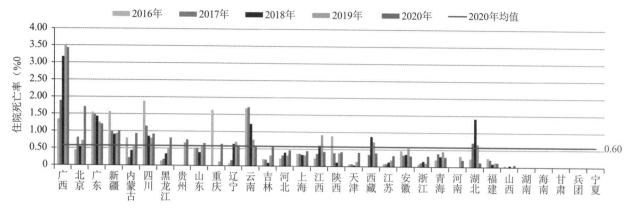

图 2-1-3-50　2016—2020 年全国各省（自治区、直辖市）三级公立传染病专科医院

慢性病毒性肝炎患者住院死亡率

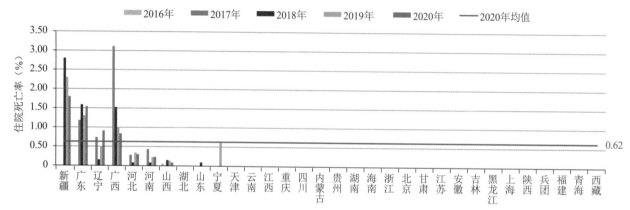

图 2-1-3-51　2016—2020 年全国各省（自治区、直辖市）二级公立传染病专科医院

慢性病毒性肝炎患者住院死亡率

（2）0～31 天非预期再住院率

分析全国各省（自治区、直辖市）的传染病专科医院慢性病毒性肝炎患者 0～31 天非预期再住
院率，2020 年三级公立医院均值为 6.10%，7 省高于均值，其中最高值为上海 37.01%（图 2-1-3-52）；
2020 年二级公立医院 0～31 天非预期再住院率均值为 3.25%，5 省高于均值，其中最高值为新疆 9.35%
（图 2-1-3-53）。

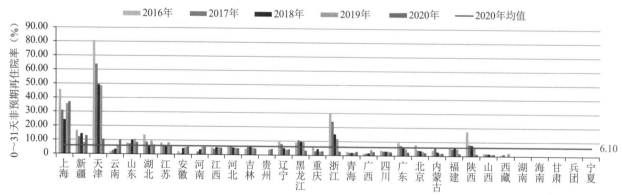

图 2-1-3-52　2016—2020 年全国各省（自治区、直辖市）三级公立传染病专科医院

慢性病毒性肝炎患者 0～31 天非预期再住院率

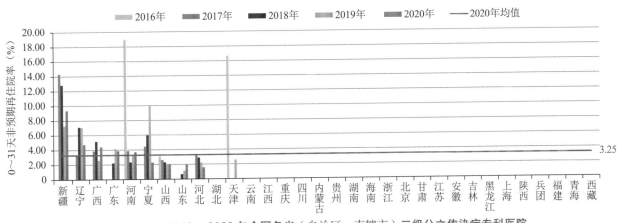

图 2-1-3-53   2016—2020 年全国各省（自治区、直辖市）二级公立传染病专科医院

慢性病毒性肝炎患者 0 ～ 31 天非预期再住院率

（3）平均住院日

分析全国各省（自治区、直辖市）的传染病专科医院慢性病毒性肝炎患者平均住院日，2020 年三级公立医院平均住院日均值为 15.69 天，15 省高于均值，其中最长为陕西 28.46 天（图 2-1-3-54）；2020 年二级公立医院平均住院日均值为 16.07 天，7 省高于均值，其中最长为天津 19.95 天（图 2-1-3-55）。

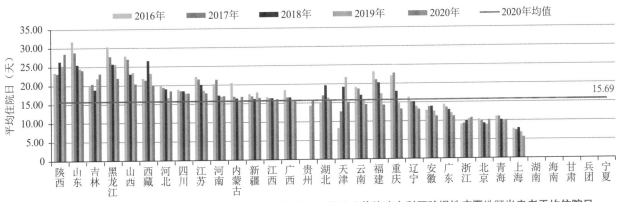

图 2-1-3-54   2016—2020 年全国各省（自治区、直辖市）三级公立传染病专科医院慢性病毒性肝炎患者平均住院日

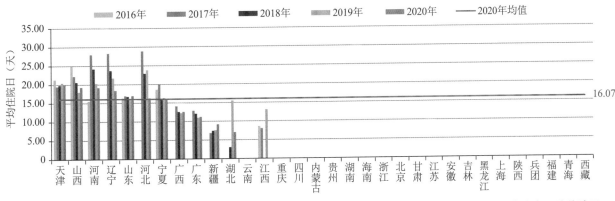

图 2-1-3-55   2016—2020 年全国各省（自治区、直辖市）二级公立传染病专科医院慢性病毒性肝炎患者平均住院日

（4）每住院人次费用

分析全国各省（自治区、直辖市）的传染病专科医院慢性病毒性肝炎患者每住院人次费用，2020 年三级公立医院每住院人次费用均值为 17 330.14 元，9 省高于均值，其中最高值为北京 23 771.62 元（图 2-1-3-56）；2020 年二级公立医院每住院人次费用均值为 9976.14 元，7 省高于均值，其中最高值为天津 18 536.82 元（图 2-1-3-57）。

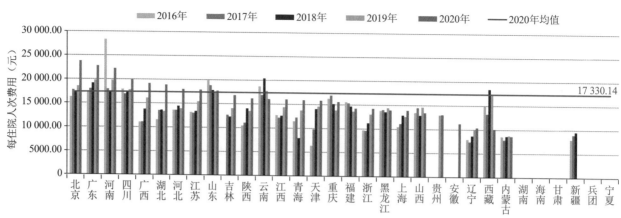

图 2-1-3-56　2016—2020 年全国各省（自治区、直辖市）三级公立传染病专科医院
慢性病毒性肝炎患者每住院人次费用

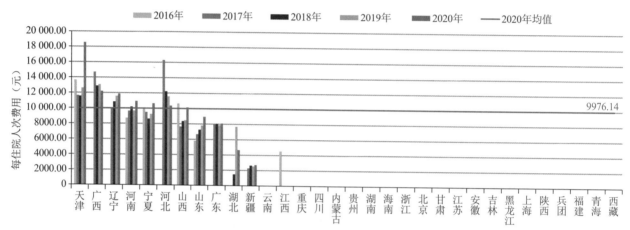

图 2-1-3-57　2016—2020 年全国各省（自治区、直辖市）二级公立传染病专科医院
慢性病毒性肝炎患者每住院人次费用

3. 各省（自治区、直辖市）开展情况

分析全国各省（自治区、直辖市）的传染病专科医院慢性病毒性肝炎患者出院人次占总出院人次的
比例，2020 年全国均值为 0.08%，15 省高于均值，其中最高值为青海 0.78%（图 2-1-3-58）。慢性病毒
性肝炎患者出院人次与每万人口之比，2020 年全国均值为 0.62 例 / 万人，13 省高于均值，其中最高值
为青海 7.72 例 / 万人（图 2-1-3-59）。

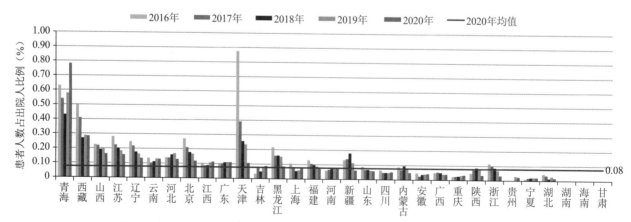

图 2-1-3-58　2016—2020 年全国各省（自治区、直辖市）的传染病专科医院
慢性病毒性肝炎患者出院人次占总出院人次的比例

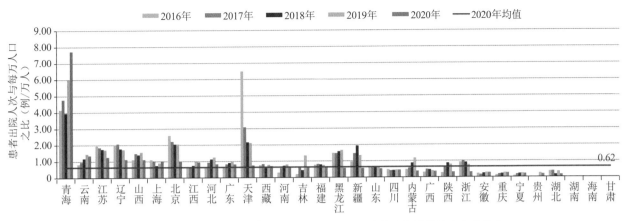

图 2-1-3-59 2016—2020 年全国各省（自治区、直辖市）的传染病专科医院

慢性病毒性肝炎患者出院人次与每万人口之比

五、新生儿高胆红素血症

儿童专科及妇产妇幼专科医院，主要诊断 ICD-10：P59.9。

1. 全国情况

全国儿童专科及妇产 / 妇幼专科医院新生儿高胆红素血症患者住院死亡率，2020 年最高的为二级公立医院，住院死亡率为 0.06%；三级公立医院和二级公立医院较 2019 年同期有所下降（图 2-1-3-60）。全国儿童专科及妇产 / 妇幼专科医院新生儿高胆红素血症患者 0～31 天非预期再住院率，2020 年最高值为三级公立医院 1.24%，较 2019 年同期有所上升；二级公立医院为 0.76%，较去年同期有所下降（图 2-1-3-61）。全国儿童专科及妇产 / 妇幼专科医院新生儿高胆红素血症患者平均住院日，2020 年最长的为三级公立医院 7.32 天，最短的为三级民营医院 4.58 天（图 2-1-3-62）。2020 年全国儿童专科及妇产 / 妇幼专科医院新生儿高胆红素血症患者每住院人次费用，最高的为三级民营医院 10 525.10 元，最低的为二级民营医院 5469.68 元（图 2-1-3-63）。

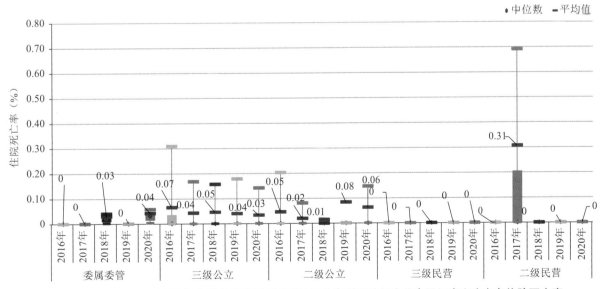

图 2-1-3-60 2016—2020 年全国儿童专科及妇产 / 妇幼专科医院新生儿高胆红素血症患者住院死亡率

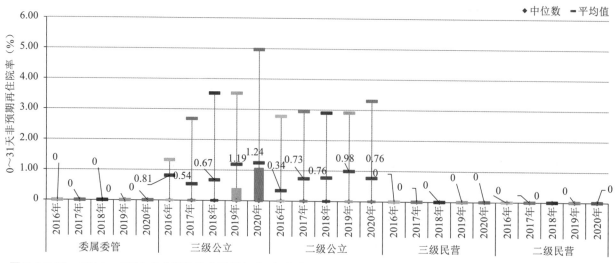

图 2-1-3-61　2016—2020 年全国儿童专科及妇产 / 妇幼专科医院新生儿高胆红素血症患者 0 ～ 31 天非预期再住院率

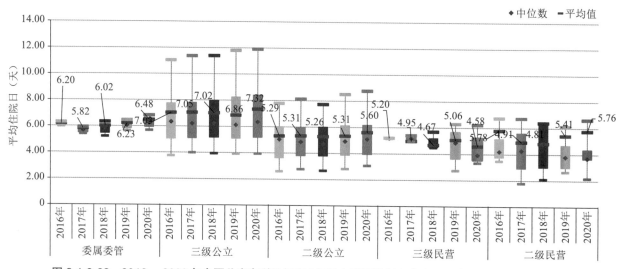

图 2-1-3-62　2016—2020 年全国儿童专科及妇产 / 妇幼专科医院新生儿高胆红素血症患者平均住院日

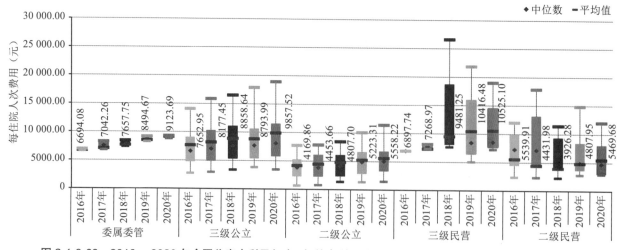

图 2-1-3-63　2016—2020 年全国儿童专科及妇产 / 妇幼专科医院新生儿高胆红素血症患者每住院人次费用

2. 各省（自治区、直辖市）情况

（1）住院死亡率

分析全国各省（自治区、直辖市）儿童专科医院及妇产 / 妇幼专科医院新生儿高胆红素血症患者住院死亡率，2020 年三级公立医院住院死亡率均值为 0.03%，10 省高于均值，其中最高值为河南 0.22%（图 2-1-3-64）。

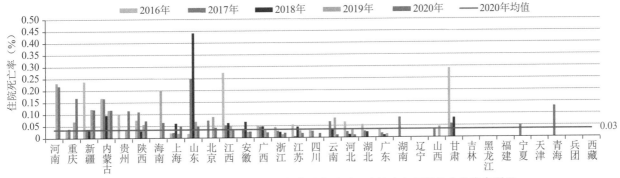

图 2-1-3-64 2016—2020 年全国各省（自治区、直辖市）三级公立儿童专科及
妇产 / 妇幼专科医院新生儿高胆红素血症患者住院死亡率

（2）0～31 天非预期再住院率

分析全国各省（自治区、直辖市）儿童专科医院及妇产 / 妇幼专科医院新生儿高胆红素血症患者 0～31 天非预期再住院率，2020 年三级公立医院 0～31 天非预期再住院率均值为 1.24%，8 省高于均值，其中最高值为宁夏 5.00%（图 2-1-3-65）。

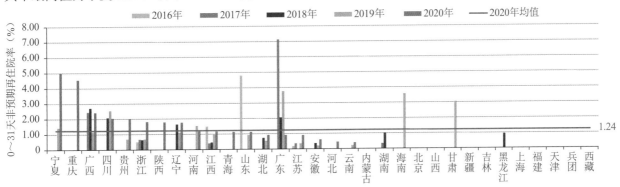

图 2-1-3-65 2016—2020 年全国各省（自治区、直辖市）三级公立儿童专科医院及
妇产 / 妇幼专科医院新生儿高胆红素血症患者 0～31 天非预期再住院率

（3）平均住院日

分析全国各省（自治区、直辖市）儿童专科医院及妇产 / 妇幼专科医院新生儿高胆红素血症患者平均住院日，2020 年三级公立医院平均住院日均值为 7.32 天，17 省高于均值，其中最长为甘肃 12.17 天（图 2-1-3-66）。

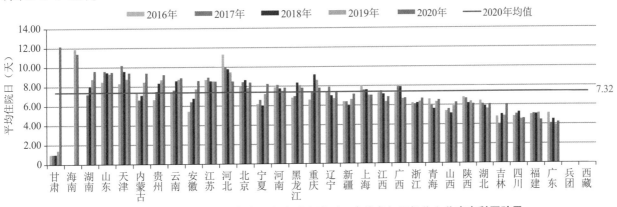

图 2-1-3-66 2016—2020 年全国各省（自治区、直辖市）三级公立儿童专科医院及
妇产 / 妇幼专科医院新生儿高胆红素血症患者平均住院日

（4）每住院人次费用

分析全国各省（自治区、直辖市）儿童专科医院及妇产/妇幼专科医院新生儿高胆红素血症患者每住院人次费用，2020年三级公立医院每住院人次费用均值为9857.52元，16省高于均值，其中最高值为海南18 723.45元（图2-1-3-67）。

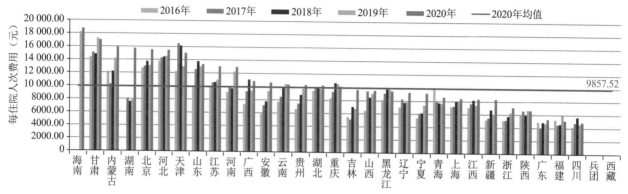

图2-1-3-67　2016—2020年全国各省（自治区、直辖市）三级公立儿童专科医院及

妇产/妇幼专科医院新生儿高胆红素血症患者每住院人次费用

3. 各省（自治区、直辖市）开展情况

分析全国各省（自治区、直辖市）儿童专科及妇产/妇幼专科医院新生儿高胆红素血症患者出院人次占总出院人次的比例，2020年全国均值为0.18%，12省高于均值，其中最高值为江西0.59%（图2-1-3-68）。新生儿高胆红素血症患者出院人次与每万人口的比例，2020年全国均值为1.47例/万人，11省高于均值，其中最高值为江西4.92例/万人（图2-1-3-69）。

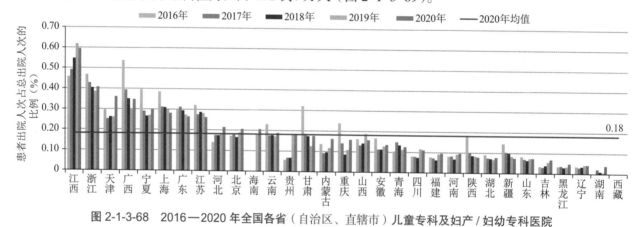

图2-1-3-68　2016—2020年全国各省（自治区、直辖市）儿童专科及妇产/妇幼专科医院

新生儿高胆红素血症患者出院人次占总出院人次的比例

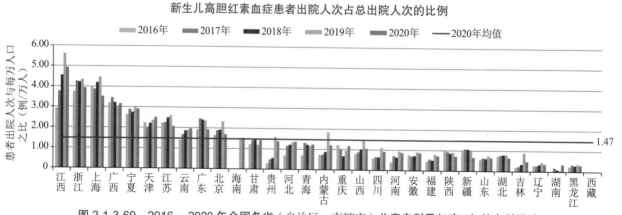

图2-1-3-69　2016—2020年全国各省（自治区、直辖市）儿童专科及妇产/妇幼专科医院

新生儿高胆红素血症患者出院人次与每万人口之比

六、胎膜早破

妇幼保健院及妇产 / 妇幼专科医院，主要诊断 ICD-10：O42。

1. 全国情况

2020 年全国各级妇产 / 妇幼专科医院胎膜早破患者住院死亡率均为 0。全国各级妇产 / 妇幼专科医院胎膜早破患者 0 ～ 31 天非预期再住院率，2020 年最高的为三级公立医院 0.09%，委属委管医院、二级公立医院和三级民营医院较 2019 年同期均有所上升（图 2-1-3-70）。全国各级妇产 / 妇幼专科医院胎膜早破患者平均住院日，2020 年最长的为三级民营医院 4.53 天，最低的为二级公立医院 4.32 天（图 2-1-3-71）。全国各级妇产 / 妇幼专科医院胎膜早破患者每住院人次费用，2016—2020 年各级各类妇产 / 妇幼专科医院均呈上升趋势，2020 年最高的为三级民营医院 17 939.46 元，最低的为二级公立医院 6148.87 元（图 2-1-3-72）。

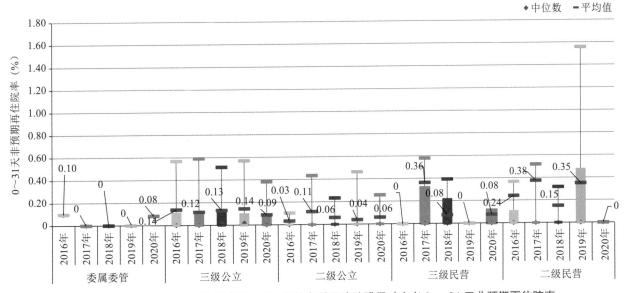

图 2-1-3-70　2016—2020 年全国妇产 / 妇幼专科医院胎膜早破患者 0 ～ 31 天非预期再住院率

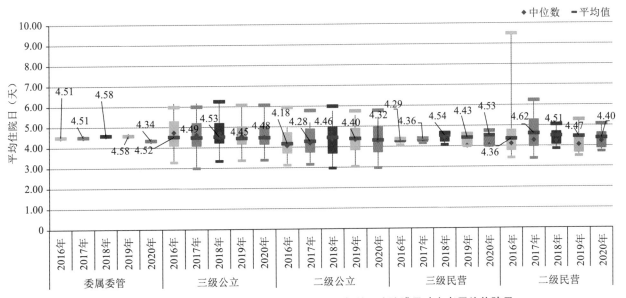

图 2-1-3-71　2016—2020 年全国妇产 / 妇幼专科医院胎膜早破患者平均住院日

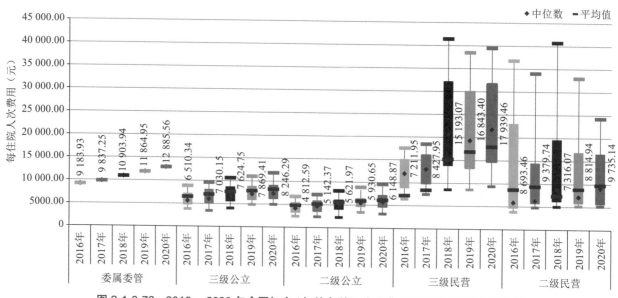

图 2-1-3-72　2016—2020 年全国妇产 / 妇幼专科医院胎膜早破患者每住院人次费用

2. 各省（自治区、直辖市）情况

（1）住院死亡率

2016—2020 年，全国各省（自治区、直辖市）各级各类妇产 / 妇幼专科医院胎膜早破患者住院死亡率均为 0。

（2）0 ～ 31 天非预期再住院率

分析全国各省（自治区、直辖市）各级妇产妇幼医院胎膜早破患者 0 ～ 31 天非预期再住院率，2020 年三级公立医院 0 ～ 31 天非预期再住院率均值为 0.09%，9 省高于均值，其中最高值为河南 0.31%（图 2-1-3-73）；2020 年二级公立医院 0 ～ 31 天非预期再住院率均值为 0.06%，6 省高于均值，其中最高值为河南 0.24%（图 2-1-3-74）。

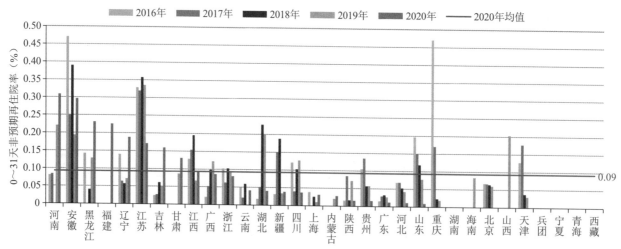

图 2-1-3-73　2016—2020 年全国各省（自治区、直辖市）三级公立妇产 / 妇幼专科医院

胎膜早破患者 0 ～ 31 天非预期再住院率

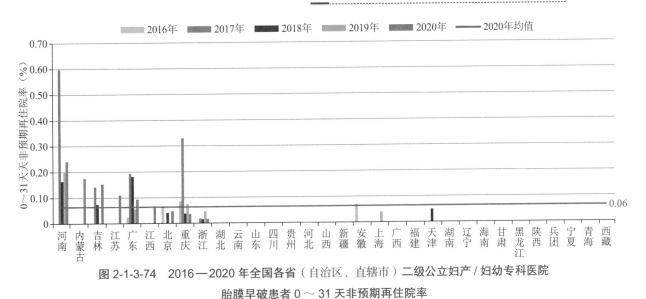

图 2-1-3-74 2016—2020 年全国各省（自治区、直辖市）二级公立妇产 / 妇幼专科医院
胎膜早破患者 0 ～ 31 天非预期再住院率

（3）平均住院日

分析全国各省（自治区、直辖市）各级妇产妇幼医院胎膜早破患者平均住院日，2020 年三级公立医院平均住院日均值为 4.48 天，8 省高于均值，其中最长为辽宁 5.44 天（图 2-1-3-75）；2020 年二级公立医院平均住院日均值为 4.32 天，13 省高于均值，其中最长为新疆 5.85 天（图 2-1-3-76）。

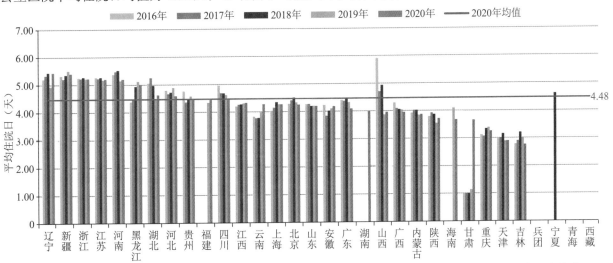

图 2-1-3-75 2016—2020 年全国各省（自治区、直辖市）三级公立妇产妇幼专科医院胎膜早破患者平均住院日

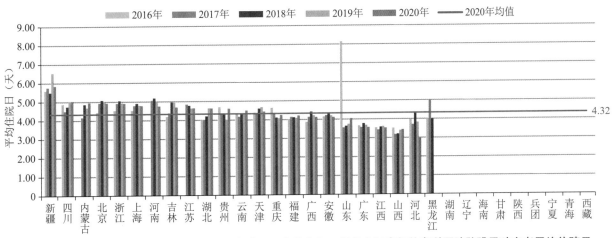

图 2-1-3-76 2016—2020 年全国各省（自治区、直辖市）二级公立妇产妇幼专科医院胎膜早破患者平均住院日

（4）每住院人次费用

分析全国各省（自治区、直辖市）各级妇产/妇幼专科医院胎膜早破患者每住院人次费用，2020年三级公立医院每住院人次费用均值为8246.29元，11省高于均值，其中最高值为上海11 107.14元（图2-1-3-77）；2020年二级公立医院每住院人次费用均值为6148.87元，7省高于均值，其中最高值为天津9451.69元（图2-1-3-78）。

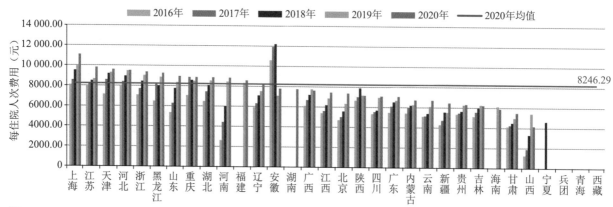

图2-1-3-77　2016—2020年全国各省（自治区、直辖市）三级公立妇产/妇幼专科医院胎膜早破患者每住院人次费用

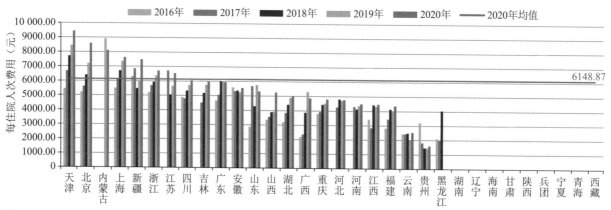

图2-1-3-78　2016—2020年全国各省（自治区、直辖市）二级公立妇产/妇幼专科医院胎膜早破患者每住院人次费用

3. 各省（自治区、直辖市）的开展情况

分析全国各省（自治区、直辖市）各级妇产/妇幼专科医院胎膜早破患者出院人次占总出院人次的比例，2020年全国均值为21.2%，14省高于均值，其中最高值为天津46.6%（图2-1-3-79）。胎膜早破患者出院人次与每万人口之比，2020年全国均值为1.72例/万人，13省高于均值，其中最高值为上海4.73例/万人（图2-1-3-80）。

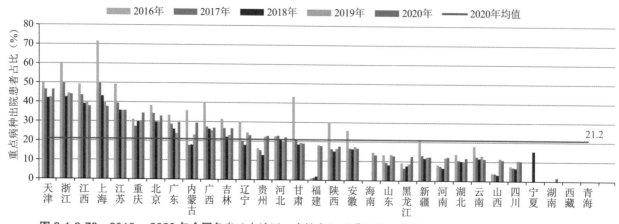

图2-1-3-79　2016—2020年全国各省（自治区、直辖市）胎膜早破患者出院人次占总出院患者人次的比例

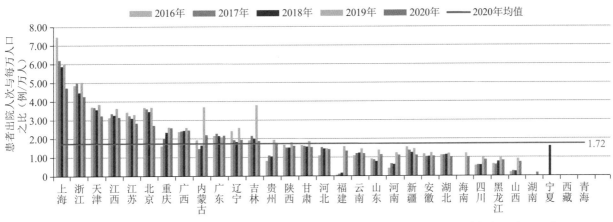

图 2-1-3-80　2016—2020 年全国各省（自治区、直辖市）胎膜早破患者出院人次与每万人口之比

七、妊娠合并糖尿病

妇幼保健院及妇产 / 妇幼专科医院，主要诊断 ICD-10：O24。

1. 全国情况

2020 年全国各级妇产 / 妇幼专科医院妊娠合并糖尿病患者住院死亡率均为 0。全国妇产 / 妇幼专科医院妊娠合并糖尿病患者 0 ～ 31 天非预期再住院率，2020 年最高的为委属委管医院 3.15%，最低的为三级民营医院 0.58%（图 2-1-3-81）。全国妇产 / 妇幼专科医院妊娠合并糖尿病患者平均住院日，2020 年最长的为委属委管医院 5.59 天，最低的为二级民营医院 5.01 天，三级公立医院、二级公立医院和三级民营医院较 2019 年同期相比均有所上升（图 2-1-3-82）。全国妇产 / 妇幼专科医院妊娠合并糖尿病患者每住院人次费用，除二级民营医院外，2016—2020 年各级各类妇产 / 妇幼专科医院均呈上升趋势，2020 年最高的为三级民营医院 19 745.35 元，最低的为二级公立医院 6803.83 元（图 2-1-3-83）。

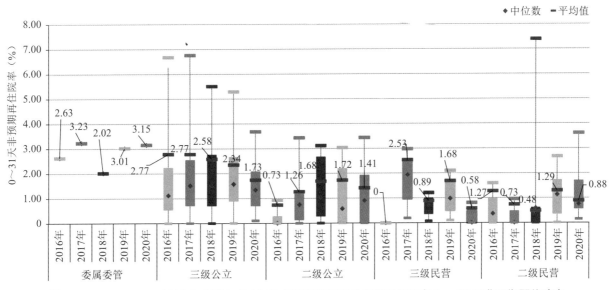

图 2-1-3-81　2016—2020 年全国妇产 / 妇幼专科医院妊娠合并糖尿病患者 0 ～ 31 天非预期再住院率

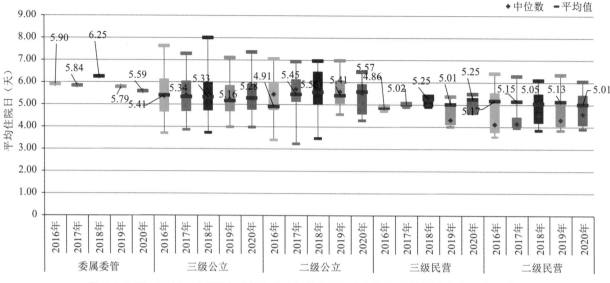

图 2-1-3-82　2016—2020 年全国妇产 / 妇幼专科医院妊娠合并糖尿病患者平均住院日

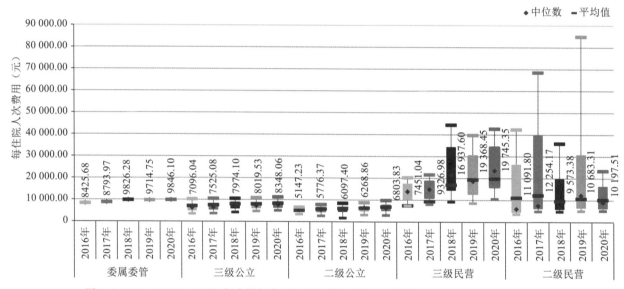

图 2-1-3-83　2016—2020 年全国妇产 / 妇幼专科医院妊娠合并糖尿病患者每住院人次费用

2. 各省（自治区、直辖市）情况

（1）住院死亡率

2016—2020 年，全国各省（自治区、直辖市）各级各类妇产 / 妇幼专科医院妊娠合并糖尿病患者住院死亡率均为 0。

（2）0 ～ 31 天非预期再住院率

分析全国妇产 / 妇幼专科医院妊娠合并糖尿病患者 0 ～ 31 天非预期再住院率，2020 年三级公立医院患者 0 ～ 31 天非预期再住院率均值为 1.73%，11 省高于均值，其中最高值为上海 3.66%（图 2-1-3-84）；2020 年二级公立医院患者 0 ～ 31 天非预期再住院率均值为 1.41%，3 省高于均值，其中最高值为四川 2.09%（图 2-1-3-85）。

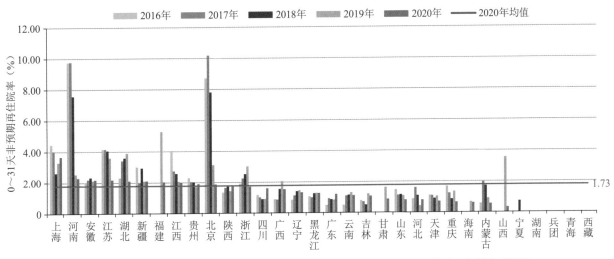

图 2-1-3-84　2016—2020 年全国各省（自治区、直辖市）三级公立妇产 / 妇幼专科医院

妊娠合并糖尿病患者 0 ～ 31 天非预期再住院率

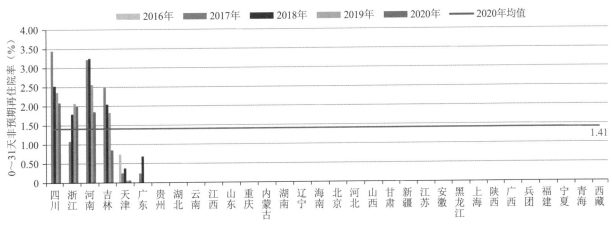

图 2-1-3-85　2016—2020 年全国各省（自治区、直辖市）二级公立妇产 / 妇幼专科医院

妊娠合并糖尿病患者 0 ～ 31 天非预期再住院率

（3）平均住院日

分析全国妇产 / 妇幼专科医院妊娠合并糖尿病患者平均住院日，2020 年三级公立医院患者平均住院日均值为 5.28 天，9 省高于均值，其中最高值为新疆 6.35 天（图 2-1-3-86）；2020 年二级公立医院患者平均住院日均值为 5.57 天，4 省高于均值，其中最高值为四川 6.51 天（图 2-1-3-87）。

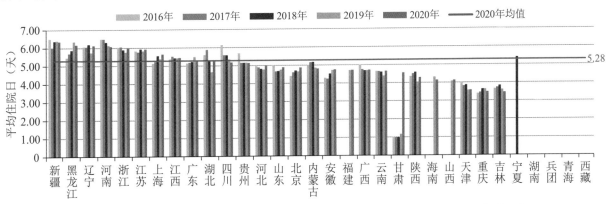

图 2-1-3-86　2016—2020 年全国各省（自治区、直辖市）三级公立妇产 / 妇幼专科医院

妊娠合并糖尿病患者平均住院日

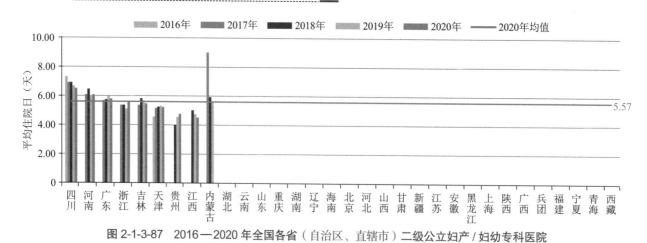

图 2-1-3-87　2016—2020 年全国各省（自治区、直辖市）二级公立妇产 / 妇幼专科医院
妊娠合并糖尿病患者平均住院日

（4）每住院人次费用

分析全国妇产 / 妇幼专科医院妊娠合并糖尿病患者每住院人次费用，2020 年三级公立医院患者每住院人次费用均值为 8348.06 元，11 省高于均值，其中最高值为广东 11 550.62 元（图 2-1-3-88）；2020 年二级公立医院患者每住院人次费用均值为 6803.83 元，4 省高于均值，其中最高值为天津 9431.49 元（图 2-1-3-89）。

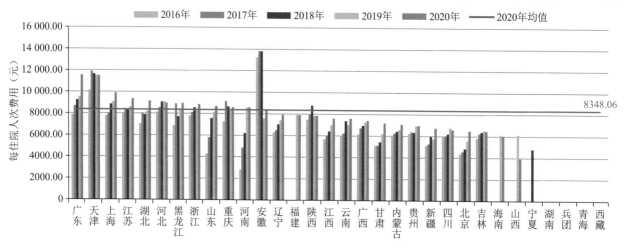

图 2-1-3-88　2016—2020 年全国各省（自治区、直辖市）三级公立妇产 / 妇幼专科医院
妊娠合并糖尿病患者每住院人次费用

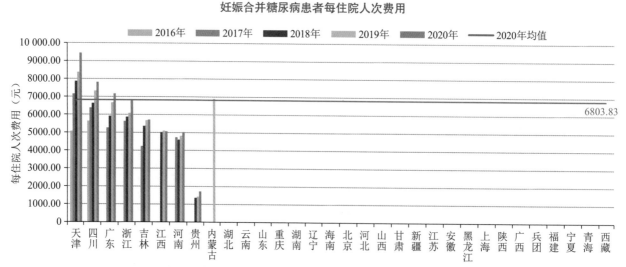

图 2-1-3-89　2016—2020 年全国各省（自治区、直辖市）二级公立妇产 / 妇幼专科医院
妊娠合并糖尿病患者每住院人次费用

3. 各省（自治区、直辖市）的开展情况

分析全国妇产/妇幼专科医院妊娠合并糖尿病患者出院人次占总出院人次的比例，2020年全国均值为17.0%，13省高于均值，其中最高值为天津48.5%（图2-1-3-90）。妊娠合并糖尿病患者出院人次与每万人口之比，2020年全国均值为1.38例/万人，13省高于均值，其中最高值为浙江4.32例/万人（图2-1-3-91）。

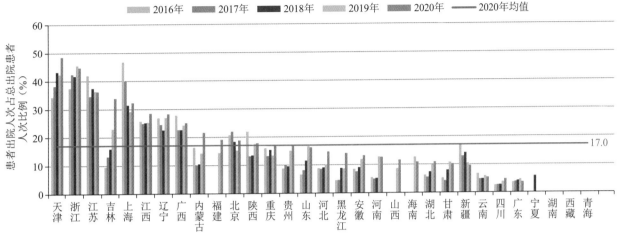

图 2-1-3-90　2016—2020年全国各省（自治区、直辖市）妊娠合并糖尿病患者出院人次占总出院患者人次比例

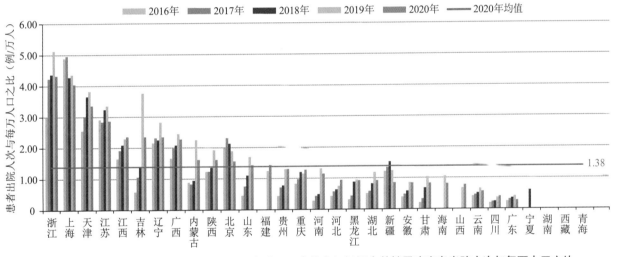

图 2-1-3-91　2016—2020年全国各省（自治区、直辖市）妊娠合并糖尿病患者出院人次与每万人口之比

八、心绞痛

心血管专科医院，主要诊断 ICD-10：I20。

1. 全国情况

全国心血管专科医院心绞痛患者住院死亡率，2020年最高的为二级民营医院0.24%，最低的为三级民营医院0.03%，其中委属委管医院、三级公立医院和二级民营医院与2019年同期相比有所上升（图2-1-3-92）。全国心血管专科医院心绞痛患者0～31天非预期再住院率，2020年最高的为三级公立医院1.50%，最低的为三级民营医院0.32%，各级各类心血管专科医院较2019年同期均有所下降（图2-1-3-93）。全国心血管专科医院心绞痛患者平均住院日，2020年最长的为二级民营医院8.73天，最低的为委属委管医院5.54天（图2-1-3-94）。全国心血管专科医院心绞痛患者每住院人次费用，2020年最高的为委属委管医院57 681.74元，最低的为二级民营医院9640.84元（图2-1-3-95）。

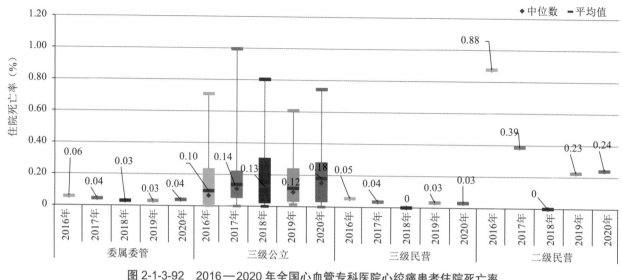

图 2-1-3-92　2016—2020 年全国心血管专科医院心绞痛患者住院死亡率

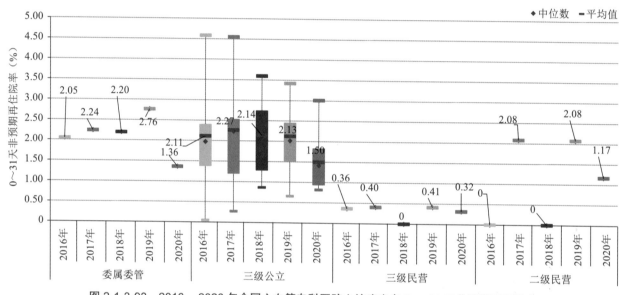

图 2-1-3-93　2016—2020 年全国心血管专科医院心绞痛患者 0～31 天非预期再住院率

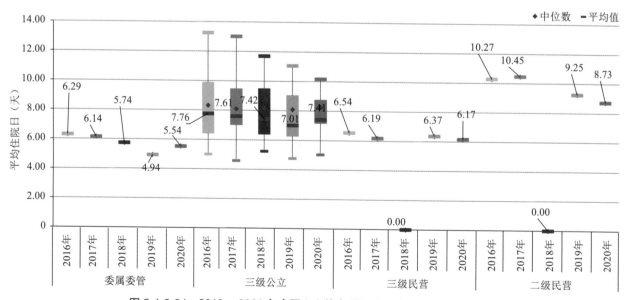

图 2-1-3-94　2016—2020 年全国心血管专科医院心绞痛患者平均住院日

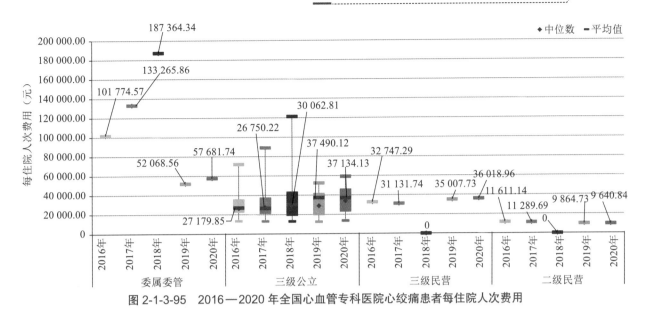

图 2-1-3-95　2016—2020 年全国心血管专科医院心绞痛患者每住院人次费用

2. 省（自治区、直辖市）情况

（1）住院死亡率

分析全国心血管专科医院心绞痛患者住院死亡率，2020 年三级公立医院患者住院死亡率均值为 0.18%，4 省高于均值，其中最高值为山东 0.78%（图 2-1-3-96）。

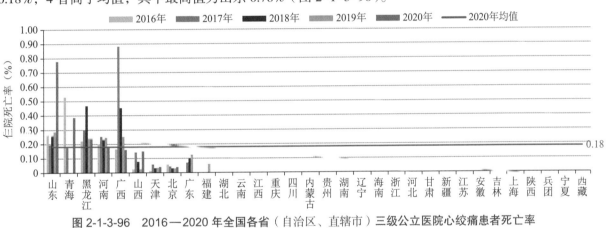

图 2-1-3-96　2016—2020 年全国各省（自治区、直辖市）三级公立医院心绞痛患者死亡率

（2）0～31 天非预期再住院率

分析全国心血管专科医院心绞痛患者 0～31 天非预期再住院率，2020 年三级公立医院患者 0～31 天非预期再住院率均值为 1.50%，4 省高于均值，其中最高值为广西 3.97%（图 2-1-3-97）。

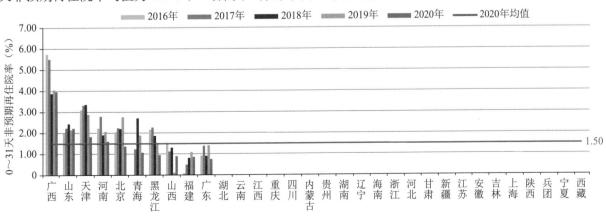

图 2-1-3-97　2016—2020 年全国各省（自治区、直辖市）三级公立心血管专科医院心绞痛患者 0～31 天非预期再住院率

（3）平均住院日

分析全国心血管专科医院心绞痛患者平均住院日，2020 年三级公立医院患者平均住院日为 7.41 天，7 省高于均值，其中最长为青海 9.28 天（图 2-1-3-98）。

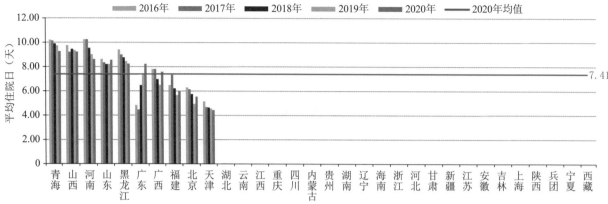

图 2-1-3-98　2016—2020 年全国各省（自治区、直辖市）三级公立心血管专科医院心绞痛患者平均住院日

（4）每住院人次费用

分析全国心血管专科医院心绞痛患者每住院人次费用，2020 年三级公立医院患者每住院人次费用为 37 134.13 元，4 省高于均值，其中最高值为黑龙江 61 270.89 元（图 2-1-3-99）。

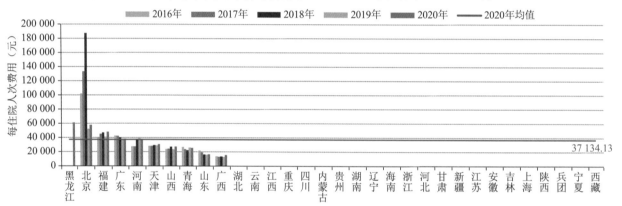

图 2-1-3-99　2016—2020 年全国各省（自治区、直辖市）三级公立心血管专科医院心绞痛患者每住院人次费用

3. 各省（自治区、直辖市）的开展情况

分析全国心血管专科医院心绞痛患者出院人次占总出院人次的比例，2020 年全国均值为 7.5%，8 省高于均值，其中最高值为天津 102.4%（图 2-1-3-100）。心绞痛患者出院人次与每万人口之比，2020 年全国均值为 0.61 例 / 万人，8 省高于均值，其中最高值为北京 8.16 例 / 万人（图 2-1-3-101）。

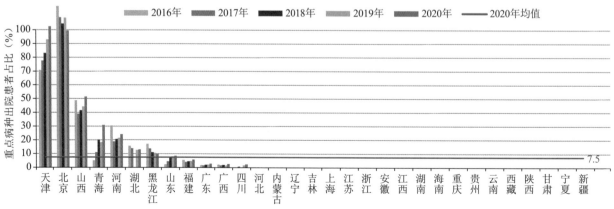

图 2-1-3-100　2016—2020 年全国各省（自治区、直辖市）心绞痛患者出院人次占总出院患者人次的比例

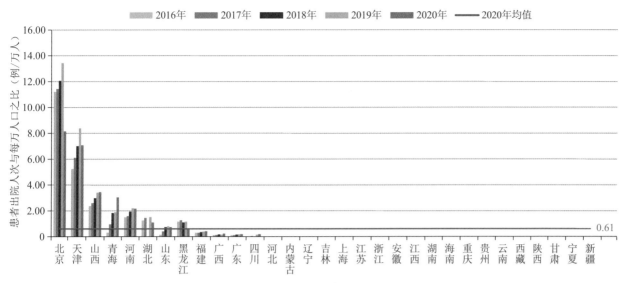

图 2-1-3-101　2016—2020 年全国各省（自治区、直辖市）心绞痛患者出院人次与每万人口之比

九、牙颌面畸形

口腔专科医院，主要诊断 ICD-10：K07。

1. 全国情况

2020 年全国口腔专科医院牙颌面畸形患者住院死亡率均为 0。全国口腔专科医院牙颌面畸形患者 0 ～ 31 天非预期再住院率，2020 年三级公立医院最高 0.64%（图 2-1-3-102）。2016—2020 年全国口腔专科医院牙颌面畸形患者平均住院日，2016—2020 年委属委管医院及三级公立医院呈下降趋势，2020 年三级公立医院最长 8.12 天，最低为二级公立医院 6.02 天（图 2-1-3-103）。全国口腔专科医院牙颌面畸形患者每住院人次费用，最高值为委属委管医院 50 552.92 元，最低为二级公立医院 11 273.75 元。2016—2020 年，委属委管医院每住院人次费用逐年上升（图 2-1-3-104）。

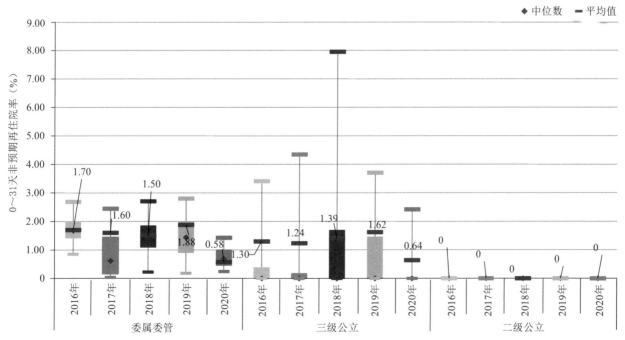

图 2-1-3-102　2016—2020 年全国口腔专科医院牙颌面畸形患者 0 ～ 31 天非预期再住院率

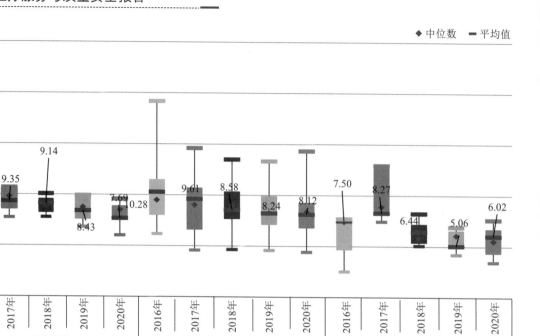

图 2-1-3-103　2016—2020 年全国口腔专科医院牙颌面畸形患者平均住院日

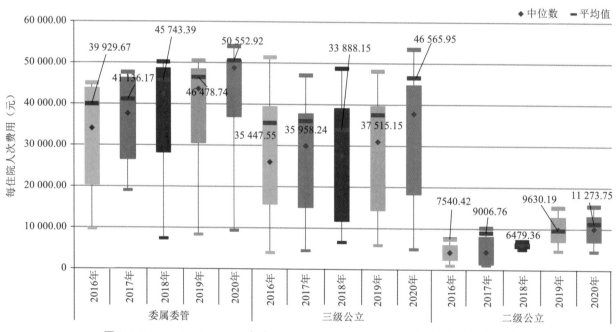

图 2-1-3-104　2016—2020 年全国口腔专科医院牙颌面畸形患者每住院人次费用

2. 各省（自治区、直辖市）情况

（1）住院死亡率

2020 年，全国各省（自治区、直辖市）口腔医院牙颌面畸形患者住院死亡率均为 0。

（2）0 ～ 31 天非预期再住院率

分析全国各省（自治区、直辖市）口腔医院牙颌面畸形患者 0 ～ 31 天非预期再住院率，2020 年三级公立医院 0 ～ 31 天非预期再住院率为 0.64%，7 省高于均值，其中最高值为天津 4.08%（图 2-1-3-105）。

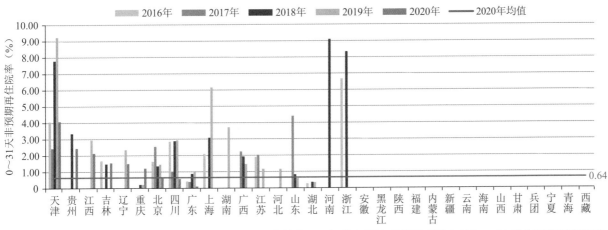

图 2-1-3-105 2016—2020 年全国各省（自治区、直辖市）三级公立医院牙颌面畸形患者 0～31 天非预期再住院率

（3）平均住院日

分析全国各省（自治区、直辖市）口腔医院牙颌面畸形患者平均住院日，2020 年三级公立医院平均住院日为 8.12 天，15 省高于均值，其中最长为河南 14.20 天（图 2-1-3-106）。

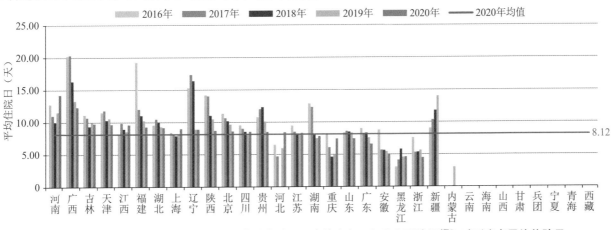

图 2-1-3-106 2016—2020 年全国各省（自治区、直辖市）三级公立医院牙颌面畸形患者平均住院日

（4）每住院人次费用

分析全国各省（自治区、直辖市）口腔医院牙颌面畸形患者每住院人次费用，2020 年三级公立医院每住院人次费用为 46 565.95 元，5 省高于均值，其中最高值为四川 54 745.29 元（图 2-1-3-107）；2020 年二级公立医院每住院人次费用为 11 273.75 元，1 省高于均值，其中最高值为河南 16 134.41 元（图 2-1-3-108）。

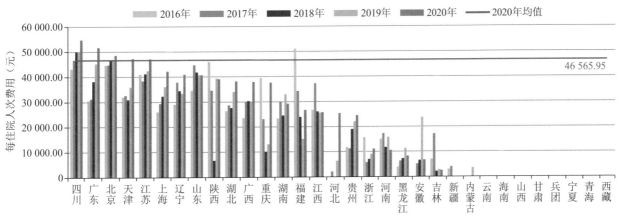

图 2-1-3-107 2016—2020 年全国各省（自治区、直辖市）三级公立医院牙颌面畸形患者每住院人次费用

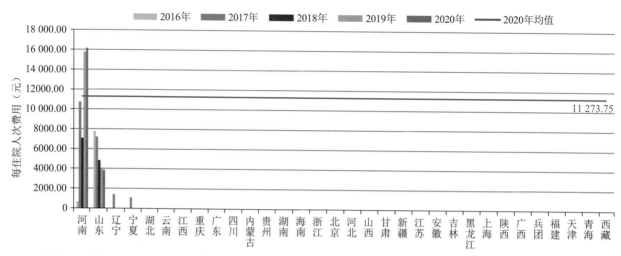

图 2-1-3-108　2016—2020 年全国各省（自治区、直辖市）二级公立医院牙颌面畸形患者每住院人次费用

3. 各省（自治区、直辖市）的开展情况

分析全国各省（自治区、直辖市）口腔医院牙颌面畸形患者出院人次占总出院人次的比例，2020年全国均值为 0.36%，9 省高于均值，其中最高值为北京 4.14%（图 2-1-3-109）。牙颌面畸形患者出院人次与每万人口之比，2020 年全国均值为 0.03 例 / 万人，8 省高于均值，其中最高值为北京 0.34 例 / 万人（图 2-1-3-110）。

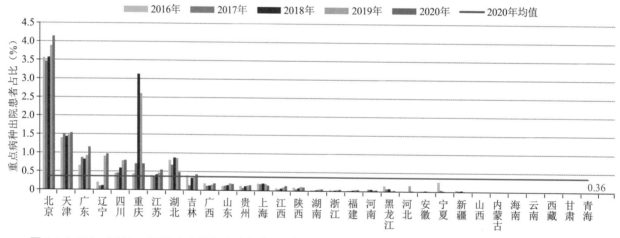

图 2-1-3-109　2016—2020 年全国各省（自治区、直辖市）牙颌面畸形患者出院人次占总出院患者人次的比例

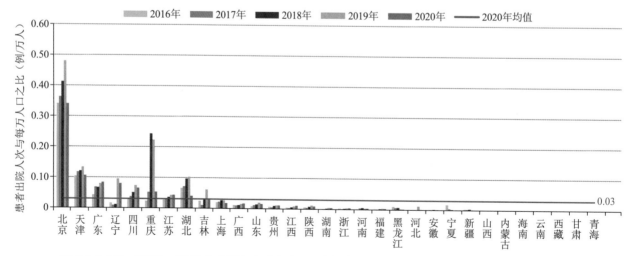

图 2-1-3-110　2016—2020 年全国各省（自治区、直辖市）牙颌面畸形患者出院人次与每万人口之比

第四节 重点手术患者相关指标分析

重点手术是衡量医院外科医疗技术水平与安全的一个重要指标，本年度报告对 2016—2020 年进行重点手术住院患者（下文中髋、膝关节置换术分别进行描述）的医疗质量与安全监测的相关指标进行报告。数据来源于 HQMS 中 2016—2020 年有效上报的 4476 家医院的病案首页信息，经数据清洗，2016—2020 年重点手术样本情况见表 2-1-4-1。2020 年综合医院出院人次为 1445.26 万人，专科医院出院人次为 188.99 万人，其中，委属委管医院 61.29 万人；除精神专科医院外，2020 年各类医院重点手术出院人次与 2019 年同期相比均有所降低。

表 2-1-4-1　2016—2020 年各类医疗机构重点手术样本量情况（人次）

医院类型	2016 年		2017 年		2018 年		2019 年		2020 年	
	医院数	出院人次	医院数	出院人次	医院数	出院人次	医院数	出院人次	医院数	出院人次
二级综合医院	861	1 025 420	2195	5 388 030	2204	5 278 713	2227	5 467 368	2200	4 717 322
三级综合医院	1299	8 177 006	1312	8 751 574	1332	9 381 139	1332	10 490 466	1258	9 735 259
传染病专科医院	48	25 504	58	25 829	58	24 249	66	25 094	64	16 362
儿童专科医院	44	103 025	47	113 295	45	126 032	44	137 203	44	115 072
妇产 / 妇幼专科医院	172	1 164 788	205	1 306 767	204	1 335 240	226	1 579 666	231	1 435 851
精神专科医院	29	22 524	52	38 981	67	55 890	84	104 149	89	123 173
口腔专科医院	35	5913	38	6577	41	5933	39	5644	42	44 59
心血管专科医院	13	181 175	14	197 601	12	172 112	14	220 060	14	194 983
委属委管医院	33	588 290	33	622 839	33	664 034	34	746 562	34	612 921
合计	2501	10 705 355	3921	15 828 654	3963	16 379 308	4032	18 029 650	3942	163 42 481

注：委属委管医院的样本情况已经包含在三级综合和专科医院的数据中，故合计未纳入。

本年度纳入分析的医疗机构中，根据上报医院数量及出院人次等原因，纳入综合医院 3 个重点手术，儿童专科医院、心血管专科医院、妇产 / 妇幼专科医院及口腔专科医院各 1 个重点手术进行分析。纳入的重点手术分别为：

1. 综合医院

①血管内修补相关术（ICD-9-CM-3 编码：38.02 至 38.18，38.30 至 38.89，39.00 至 39.59）；

②椎板切除术或脊柱融合相关手术（ICD-9-CM-3 编码：03.01 至 03.09，03.40 至 03.79，80.51 至 80.59，81.01 至 81.38，81.62 至 81.66，84.61 至 84.68）；

③颅、脑手术（ICD-9-CM-3 编码：01.21 至 01.6x 01.59，02.01 至 02.99）。

2. 专科医院

①儿童专科医院：腹股沟相关手术（ICD-9-CM-3 编码：53.0，53.1，62.5）；

②妇产 / 妇幼专科医院：腹腔镜下子宫病损或组织切除术（ICD-9-CM-3 编码：68.29）；

③心血管专科医院：心血管造影术（ICD-9-CM-3 编码：88.50）；

④口腔专科医院：唇裂修复术（ICD-9-CM-3 编码：27.54）。

此处描述的整体情况仅展示综合医院 20 个重点手术的出院人次、占所有出院患者比，占常住地年末人口数之比等。由于专科医院上报重点手术的医院数量及其出院人次远低于综合医院，故此处不具体描述专科医院重点手术的整体情况，专科医院具体分析术种见下文。

2016—2020 年综合医院重点手术住院患者中，进行阴道分娩手术的患者出院人次最多，其次为剖宫产手术，如图 2-1-4-1 所示。

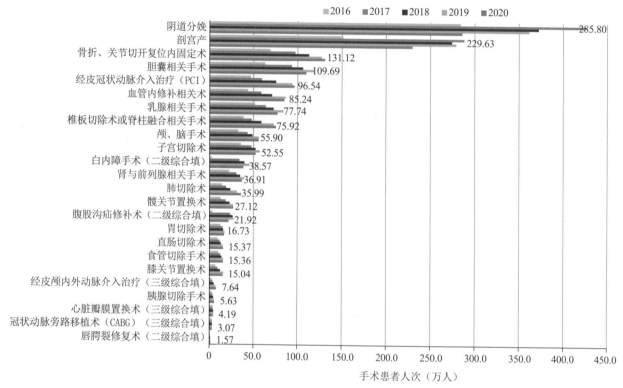

图 2-1-4-1　2016—2020 年全国综合医院重点手术患者人次数

2016—2020 年，二级、三级公立医院重点手术患者人次占总手术人次的比例变化不大，三级民营医院占比呈逐年降低趋势。2020 年二级公立医院重点手术患者占比最高，其次是三级公立医院，具体情况如图 2-1-4-2 所示。

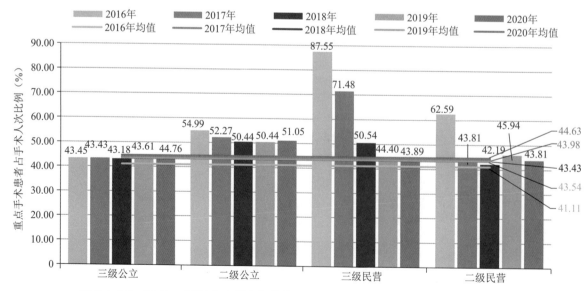

图 2-1-4-2　2016—2020 年全国各级综合医院重点手术患者人次占总手术人次的比例

2016—2020年综合医院重点手术出院患者与年末每万人口之比，三级公立综合医院占比最高，其次是二级公立综合医院。除2020年有所降低以外，2016—2019年二级、三级公立综合医院呈逐年上升趋势，可见三级公立综合医院仍是重点手术患者看病就医的首要选择。具体情况如图2-1-4-3所示。

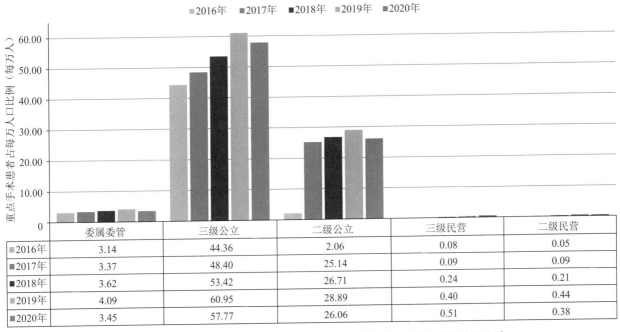

	委属委管	三级公立	二级公立	三级民营	二级民营
2016年	3.14	44.36	2.06	0.08	0.05
2017年	3.37	48.40	25.14	0.09	0.09
2018年	3.62	53.42	26.71	0.24	0.21
2019年	4.09	60.95	28.89	0.40	0.44
2020年	3.45	57.77	26.06	0.51	0.38

图 2-1-4-3 2016—2020 年全国各级综合医院重点手术患者占每万人口之比

2016—2020年，二级、三级综合医院收治重点手术患者例数最多的均为阴道分娩。2020年，三级综合医院重点手术中住院死亡率最高的为颅、脑手术（4.58%），平均住院日和每住院人次费用最高的为心脏瓣膜置换术，分别为24.67天和156 087.67元。2020年，二级综合医院住院死亡率最高的为颅、脑手术（6.22%），平均住院日和每住院人次费用最高均为胰腺切除手术，分别为25.35天和51 710.27元。具体如表2-1-4-2所示。

受篇幅限制，下文选取综合医院的血管内修补相关术，椎板切除术或脊柱融合相关手术，颅、脑手术；专科医院的腹股沟相关手术，腹腔镜下子宫病损或组织切除术、心血管造影术和唇裂修复术，共计7个重点手术住院患者的住院死亡率、0～31天非预期再入院率、平均住院日、每住院人次费用等指标进行描述性分析；并分别从各省（自治区、直辖市）开展重点手术人次数占该省（自治区、直辖市）的全部出院患者的比例、每万人口的比例两方面，展示各省（自治区、直辖市）开展重点手术的服务供给能力。

表2-1-4-2 2019—2020年各级综合医院重点手术相关质量指标

（按2020年综合医院重点手术出院人次从高到低排序）

重点手术	指标	三级综合					二级综合					变化趋势	
		2016年	2017年	2018年	2019年	2020年	2016年	2017年	2018年	2019年	2020年	三级综合	二级综合
阴道分娩	例数	2 098 518	2 002 177	1 811 407	1 833 503	1 448 999	740 424	2 250 307	1 909 713	1 781 826	1 409 020		
	住院死亡率(%)	0.01	0.01	0.01	0.00	0.00	0.10	0.01	0.01	0.01	0.01		
	平均住院天数（日）	4.02	3.97	4.02	3.91	3.87	4.29	3.57	3.63	3.63	3.58		
	次均住院费用（元）	4418.41	4720.61	4937.52	5170.21	5385.22	3730.69	2917.43	3069.85	3233.45	3337.77		
剖宫产	例数	1 475 809	1 592 834	1 551 050	1 627 404	1 337 142	37 413	1 288 209	1 190 802	1 164 263	959 199		
	住院死亡率(%)	0.02	0.01	0.01	0.01	0.01	0.01	0.01	0.02	0.01	0.01		
	平均住院天数（日）	6.35	6.19	6.21	6.14	6.10	6.25	6.07	6.12	6.09	5.99		
	次均住院费用（元）	8987.18	9355.42	9658.51	10 071.78	10 312.38	5557.79	5940.84	6177.17	6444.13	6576.44		
骨折、关节切开复位内固定术	例数	584 267	640 075	736 841	831 777	857 885	108 235	331 810	391 263	444 353	453 316		
	住院死亡率(%)	0.09	0.09	0.09	0.09	0.09	0.09	0.05	0.06	0.06	0.07		
	平均住院天数（日）	19.10	18.77	18.01	17.18	16.34	19.12	18.11	17.91	17.39	16.66		
	次均住院费用（元）	37 133.20	37 968.17	37 901.58	39 352.51	39 707.24	22 996.14	22 700.99	22 882.71	23 390.83	23 008.99		
胆囊相关手术	例数	616 599	686 868	778 370	869 048	823 077	16 808	247 791	282 013	315 428	273 802		
	住院死亡率(%)	0.17	0.16	0.15	0.16	0.19	0.43	0.08	0.08	0.08	0.08		
	平均住院天数（日）	11.26	10.95	10.61	10.23	10.21	11.20	10.01	9.87	9.64	9.68		
	次均住院费用（元）	23 173.61	23 559.87	23 610.40	24 674.04	25 728.58	15 437.72	11 839.55	12 188.24	12 666.32	13 089.41		
经皮冠状动脉介入治疗(PCI)	例数	461 178	551 389	686 709	828 379	833 329	4988	44 712	72 477	113 343	132 098		
	住院死亡率(%)	0.62	0.65	0.70	0.74	0.79	1.10	0.64	0.76	0.78	0.80		
	平均住院天数（日）	9.02	8.75	8.48	8.21	8.12	9.92	9.55	9.24	8.89	8.74		
	次均住院费用（元）	53 157.53	53 132.59	52 143.90	52 529.58	51 739.24	54 991.76	47 592.69	45 984.07	45 568.06	43 199.44		
血管内修补相关术	例数	425 659	492 443	594 409	724 344	720 658	7789	95 236	118 739	142 427	131 780		
	住院死亡率(%)	0.69	0.67	0.59	0.60	0.67	0.35	0.27	0.24	0.25	0.27		
	平均住院天数（日）	13.61	13.34	12.86	12.31	12.36	11.66	10.78	10.82	10.72	10.95		
	次均住院费用（元）	38 191.54	39 636.92	40 188.93	41 993.44	44 928.92	13 837.95	13 708.17	14 682.10	16 059.38	17 292.39		

重点手术	指标	三级综合					二级综合					变化趋势	
		2016年	2017年	2018年	2019年	2020年	2016年	2017年	2018年	2019年	2020年	三级综合	二级综合
乳腺相关手术	例数	510 637	560 432	637 127	733 857	677 825	4464	79 874	93 751	108 839	99 586		
	住院死亡率 (%)	0.02	0.02	0.00	0.00	0.00	0.13	0.01	0.01	0.01	0.00		
	平均住院天数（日）	8.05	7.72	7.27	6.76	6.48	11.95	8.05	7.87	7.45	7.68		
	次均住院费用（元）	11 655.35	11 906.47	11 924.04	12 276.75	12 919.56	9518.76	7278.48	7571.31	7841.46	8340.56		
椎板切除术或脊柱融合相关手术	例数	361 131	408 693	497 267	610 533	620 293	23 222	70 241	92 444	124 538	138 942		
	住院死亡率 (%)	0.12	0.11	0.11	0.09	0.09	0.20	0.08	0.07	0.06	0.07		
	平均住院天数（日）	14.95	14.44	13.57	12.82	12.15	14.49	13.46	12.83	12.06	11.24		
	次均住院费用（元）	51 139.40	50 383.16	49 883.83	50 306.75	50 046.89	28 780.58	27 900.76	28 761.14	28 816.33	27 656.14		
颅、脑手术	例数	319 953	346 474	392 466	447 730	449 259	5300	85 566	96 411	113 906	109 762		
	住院死亡率 (%)	4.73	4.62	4.40	4.23	4.58	7.81	6.34	6.12	5.71	6.22		
	平均住院天数（日）	24.08	23.88	23.47	22.93	22.93	25.27	22.13	22.51	21.55	22.70		
	次均住院费用（元）	69 369.50	71 743.70	73 200.17	77 873.10	80 925.78	49 086.17	45 987.21	47 653.79	47 882.65	50 797.77		
子宫切除术	例数	346 599	359 685	395 611	439 841	407 271	9445	115 778	128 155	133 523	118 242		
	住院死亡率 (%)	0.04	0.04	0.03	0.03	0.03	0.49	0.06	0.05	0.03	0.04		
	平均住院天数（日）	12.28	12.25	12.09	11.84	11.72	11.41	11.05	11.19	11.10	11.21		
	次均住院费用（元）	20 143.68	21 817.84	22 557.62	23 689.01	24 886.79	12 395.86	11 133.85	12 054.19	12 837.26	13 651.86		
白内障手术（二级综合填）	例数	—	—	—	—	—	21 386	341 401	397 413	455 664	385 661	—	
	住院死亡率 (%)	—	—	—	—	—	0.00	0.01	0.01	0.00	0.01	—	
	平均住院天数（日）	—	—	—	—	—	4.32	4.36	4.16	4.03	3.92	—	
	次均住院费用（元）	—	—	—	—	—	5651.02	5512.45	5598.80	5698.79	5800.00	—	
肾与前列腺相关手术	例数	217 604	241 260	273 504	305 891	289 541	5750	65 114	75 953	87 855	79 553		
	住院死亡率 (%)	0.18	0.17	0.13	0.14	0.15	0.26	0.09	0.10	0.09	0.10		
	平均住院天数（日）	15.88	15.44	14.86	14.30	13.82	14.96	14.34	14.05	13.64	13.47		
	次均住院费用（元）	30 680.59	31 614.22	31 480.64	32 655.87	33 497.07	15 804.87	14 930.87	15 200.55	15 721.14	15 775.16		

续表

重点手术	指标	三级综合 2016年	2017年	2018年	2019年	2020年	二级综合 2016年	2017年	2018年	2019年	2020年	变化趋势 三级综合	二级综合
髋关节置换术	例数	120 883	137 283	165 403	192 424	190 678	2562	47 521	63 949	79 566	80 561		
	住院死亡率（%）	0.38	0.33	0.30	0.28	0.31	0.43	0.29	0.20	0.24	0.24		
	平均住院天数（日）	17.65	17.21	16.48	15.75	14.81	19.89	18.96	18.55	17.60	16.91		
	次均住院费用（元）	59 702.41	59 872.15	59 126.94	60 440.22	59 392.37	37 845.69	39 888.48	40 383.51	40 906.81	41 015.96		
腹股沟疝修补术（二级综合填）	例数	—	—	—	—	—	29 469	237 502	265 158	276 571	219 225		
	住院死亡率（%）	—	—	—	—	—	0.10	0.03	0.02	0.03	0.04		
	平均住院天数（日）	—	—	—	—	—	7.18	7.14	7.09	6.89	6.74		
	次均住院费用（元）	—	—	—	—	—	7220.38	6541.77	6698.46	6890.92	7060.60		
胃切除术	例数	121 487	128 932	137 248	152 643	148 359	2266	20 449	18 784	19 946	18 928		
	住院死亡率（%）	0.47	0.48	0.54	0.54	0.65	0.88	0.44	0.60	0.61	0.62		
	平均住院天数（日）	20.13	19.91	19.97	19.73	19.94	19.28	19.15	21.25	21.60	22.10		
	次均住院费用（元）	58 022.19	60 207.79	62 358.18	67 262.47	70 955.44	32 524.97	33 222.19	39 374.00	42 835.68	44 548.41		
直肠切除术	例数	87 096	94 855	107 520	125 186	128 041	1305	19 664	21 747	26 412	25 652		
	住院死亡率（%）	0.28	0.22	0.26	0.25	0.29	0.08	0.15	0.13	0.22	0.21		
	平均住院天数（日）	19.35	19.17	18.89	18.08	17.99	16.74	15.67	16.28	15.90	16.03		
	次均住院费用（元）	48 796.33	51 228.49	52 007.21	53 694.75	55 677.64	21 762.30	22 299.20	23 917.13	24 883.77	26 147.59		
食管切除手术	例数	96 721	107 579	122 598	140 412	138 557	2720	13 649	14 247	16 313	15 042		
	住院死亡率（%）	0.44	0.45	0.42	0.40	0.52	0.40	0.60	0.48	0.47	0.43		
	平均住院天数（日）	16.13	15.51	15.03	14.26	13.94	13.85	15.09	15.46	15.42	16.02		
	次均住院费用（元）	40 782.65	40 463.75	40 388.26	40 627.91	41 116.94	19 999.05	22 607.17	25 442.73	26 612.03	29 536.76		
膝关节置换术	例数	66 392	81 214	102 737	132 972	123 932	453	10 277	17 229	25 529	26 484		
	住院死亡率（%）	0.03	0.03	0.02	0.02	0.02	0.44	0.02	0.01	0.04	0.06		
	平均住院天数（日）	15.55	14.80	14.23	13.48	12.57	18.89	19.02	18.84	17.72	16.67		
	次均住院费用（元）	64 763.58	62 732.75	60 063.10	60 712.18	59 955.42	44 794.73	48 136.50	49 054.19	47 426.94	45 768.40		

重点手术	指标	三级综合 2016年	三级综合 2017年	三级综合 2018年	三级综合 2019年	三级综合 2020年	二级综合 2016年	二级综合 2017年	二级综合 2018年	二级综合 2019年	二级综合 2020年	变化趋势 三级综合	变化趋势 二级综合
经皮颅内动脉介入治疗（三级综合填）	例数	26 949	36 147	49 932	70 461	76 403	—	—	—	—	—	〜	—
	住院死亡率（%）	1.11	1.23	1.36	1.32	1.42	—	—	—	—	—	〜	—
	平均住院天数（日）	14.41	14.08	14.01	13.85	13.93	—	—	—	—	—	〜	—
	次均住院费用（元）	88 903.30	87 555.03	89 324.86	94 661.03	98 637.52	—	—	—	—	—	〜	—
胰腺切除手术（三级综合填）	例数	30 015	34 386	40 636	49 020	52 865	238	2032	2552	3211	3437	〜	〜
	住院死亡率（%）	1.18	1.26	1.24	1.25	1.38	2.52	2.26	2.51	2.34	2.15	〜	〜
	平均住院天数（日）	26.12	25.99	25.17	24.51	24.32	26.72	24.74	25.33	25.52	25.35	〜	〜
	次均住院费用（元）	82 847.69	84 792.48	83 421.99	86 098.88	87 852.29	43 532.46	46 833.84	47 908.06	52 519.33	51 710.27	〜	〜
心脏瓣膜置换术（三级综合填）	例数	37 390	40 614	43 956	47 237	41 898	—	—	—	—	—	〜	—
	住院死亡率（%）	1.81	1.75	1.84	1.82	1.92	—	—	—	—	—	〜	—
	平均住院天数（日）	24.97	24.36	24.64	24.58	24.67	—	—	—	—	—	〜	—
	次均住院费用（元）	127 853.42	133 962.68	138 020.54	145 214.36	156 087.67	—	—	—	—	—	〜	—
冠状动脉旁路移植术（三级综合填）	例数	30 629	31 033	31 624	33 311	30 679	—	—	—	—	—	〜	—
	住院死亡率（%）	2.17	2.08	2.44	2.56	2.46	—	—	—	—	—	〜	—
	平均住院天数（日）	23.99	23.97	24.06	24.45	24.38	—	—	—	—	—	〜	—
	次均住院费用（元）	122 329.04	128 701.74	128 600.32	142 133.65	149 276.46	—	—	—	—	—	〜	—
唇腭裂修复术（二级综合填）	例数	—	—	—	—	—	523	8167	11 749	15 249	15 652	—	〜
	住院死亡率（%）	—	—	—	—	—	0.38	0.27	0.18	0.15	0.19	—	〜
	平均住院天数（日）	—	—	—	—	—	8.53	9.20	9.10	8.76	8.81	—	〜
	次均住院费用（元）	—	—	—	—	—	7525.16	7960.09	8532.63	8651.16	8959.30	—	〜

一、血管内修补相关术

ICD-9-CM-3 编码：38.02 至 38.18，38.30 至 38.89，39.00 至 39.59。

1. 全国情况

分析血管内修补相关术患者住院死亡率，2020 年各级各类综合医院与去年同期相比均有所增长，三级公立综合医院血管内修补相关术患者住院死亡率为 0.67%，其中委属委管医院为 0.72%，在各级各类综合医院中死亡率最高；二级公立综合医院 2020 年住院死亡率为 0.26%，在各级各类综合医院中死亡率最低（图 2-1-4-4）。

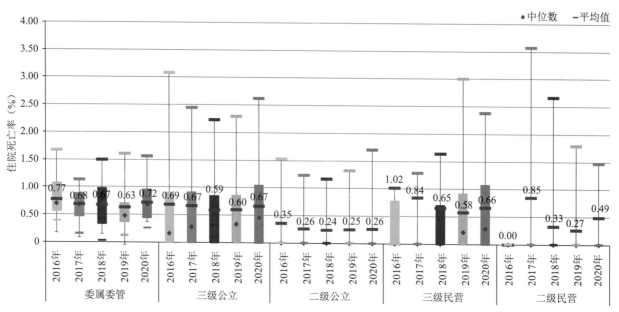

图 2-1-4-4　2016—2020 年全国各级医院血管内修补相关术患者住院死亡率

分析血管内修补相关术患者 0 ～ 31 天非预期再住院率，除三级民营医院外，2020 年各级各类综合医院与去年同期相比均有所降低，三级公立综合医院血管内修补相关术患者住院 0 ～ 31 天非预期再住院率为 2.13%，在各级各类综合医院中 0 ～ 31 天非预期再住院率最高；委属委管医院 2020 年 0 ～ 31 天非预期再住院率为 1.46%，在各级各类综合医院中 0 ～ 31 天非预期再住院率最低（图 2-1-4-5）。

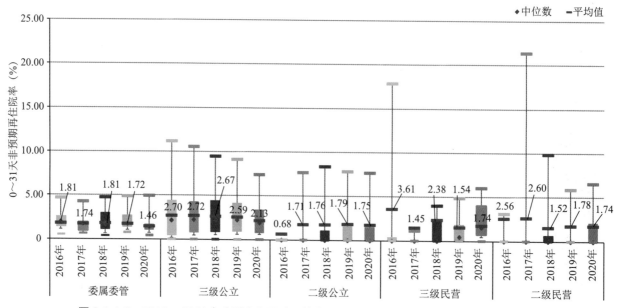

图 2-1-4-5　2016—2020 年全国各级医院血管内修补相关术患者 0 ～ 31 天非预期再入院率

　　分析血管内修补相关术患者平均住院日，除三级民营医院外，2020 年各级各类综合医院与 2019 年同期相比均有所增长，二级民营综合医院血管内修补相关术患者平均住院日为 13.38 天，在各级各类综合医院中平均住院日最高；二级公立综合医院 2020 年平均住院日为 10.87 天，在各级各类综合医院中平均住院日最低（图 2-1-4-6）。

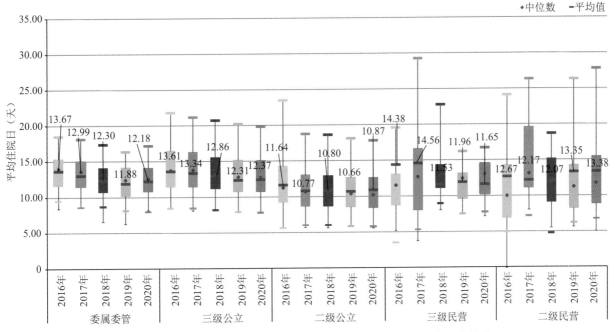

图 2-1-4-6　2016—2020 年全国各级医院血管内修补相关术患者平均住院日

　　分析血管内修补相关术患者每住院人次费用，2016—2020 年各级公立综合医院每住院人次费用呈上升趋势，除二级民营医院外，2020 年各级各类综合医院与 2019 年同期相比均有所增长，三级公立综合医院血管内修补相关术患者每住院人次费用为 45 032.95 元，其中委属委管医院为 73 014.79 元，在各级各类综合医院中最高；二级公立综合医院 2020 年每住院人次费用为 17 170.46 元，在各级各类综合医院中最低（图 2-1-4-7）。

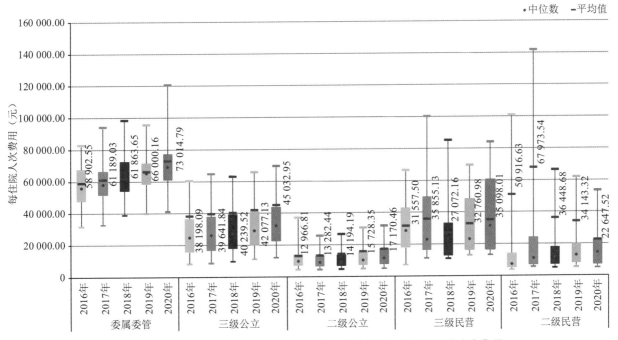

图 2-1-4-7　2016—2020 年全国各级医院血管内修补相关术每住院人次费用

2. 各省（自治区、直辖市）情况

（1）住院死亡率

分析全国各省（自治区、直辖市）的血管内修补相关术患者住院死亡率，2020年三级公立综合医院住院死亡率均值为0.67%，17省高于均值，最高值为青海1.51%（图2-1-4-8）；2020年二级公立综合医院住院死亡率均值为0.26%，16省高于均值，最高值为海南0.94%（图2-1-4-9）。

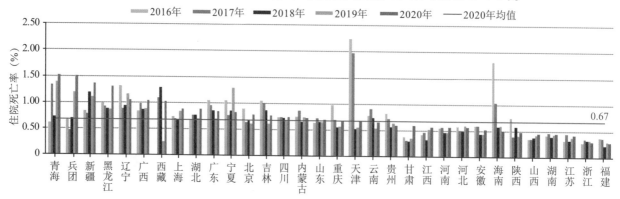

图2-1-4-8　2016—2020年全国各省（自治区、直辖市）三级公立综合医院血管内修补相关术患者住院死亡率

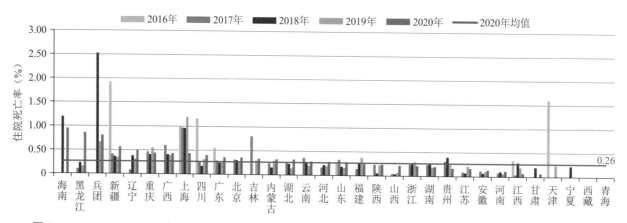

图2-1-4-9　2016—2020年全国各省（自治区、直辖市）二级公立综合医院血管内修补相关术患者住院死亡率

（2）0～31天非预期再入院率

分析全国各省（自治区、直辖市）的血管内修补相关术患者0～31天非预期再入院率，2020年三级公立综合医院0～31天非预期再入院率均值为2.13%，16省高于均值，最高值为海南3.37%；2020年二级公立综合医院住院0～31天非预期再入院率均值为1.75%，12省高于均值，最高值为海南10.00%（图2-1-4-10、图2-1-4-11）。

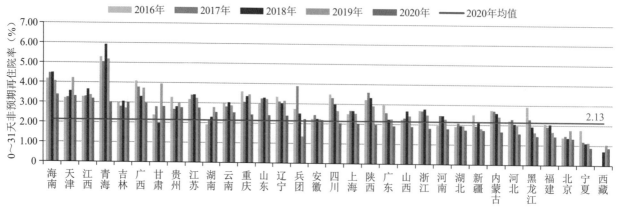

图2-1-4-10　2016—2020年全国各省（自治区、直辖市）三级公立综合医院血管内修补相关术患者0～31天非预期再入院率

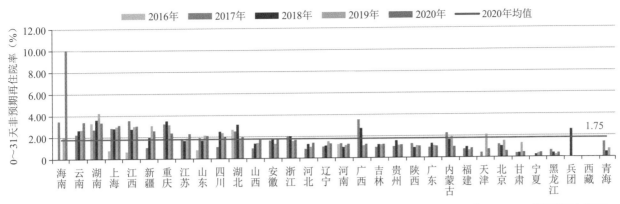

图 2-1-4-11 2016—2020 年全国各省（自治区、直辖市）二级公立综合医院血管内修补相关术患者 0 ～ 31 天非预期再入院率

（3）平均住院日

分析全国各省（自治区、直辖市）的血管内修补相关术患者平均住院日，2020 年三级公立综合医院平均住院日均值为 12.37 天，16 省高于均值，最长为西藏 15.32 天；2020 年二级公立综合医院住院平均住院日均值为 10.87 天，15 省高于均值，最长为西藏 18.69 天（图 2-1-4-12、图 2-1-4-13）。

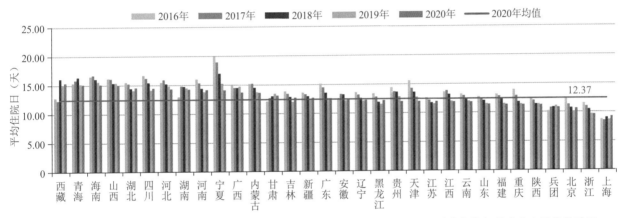

图 2-1-4-12 2016—2020 年全国各省（自治区、直辖市）二级公立综合医院血管内修补相关术患者平均住院日

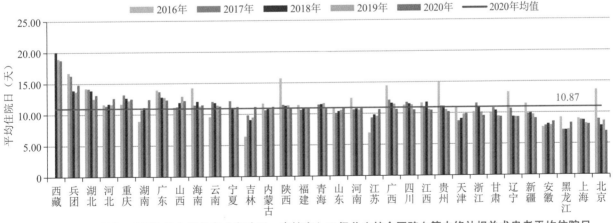

图 2-1-4-13 2016—2020 年全国各省（自治区、直辖市）二级公立综合医院血管内修补相关术患者平均住院日

（4）每住院人次费用

分析全国各省（自治区、直辖市）的血管内修补相关术患者每住院人次费用，2020 年三级公立综合医院每住院人次费用均值为 45 032.95 元，14 省高于均值，最高值为北京 63 923.89 元；2020 年二级公立综合医院每住院人次费用均值为 17 170.46 元，12 省高于均值，最高值为北京 35 619.40 元（图 2-1-4-14、图 2-1-4-15）。

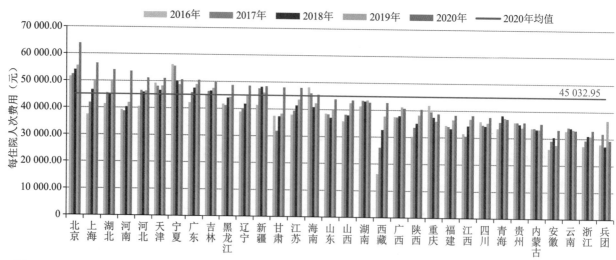

图 2-1-4-14　2016—2020 年全国各省（自治区、直辖市）三级公立综合医院血管内修补相关术患者每住院人次费用

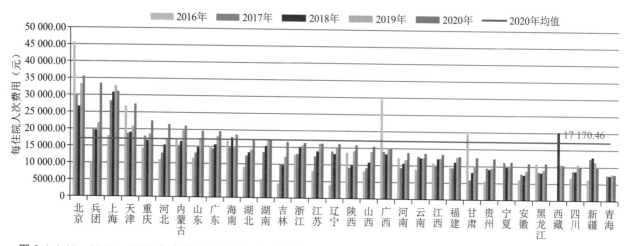

图 2-1-4-15　2016—2020 年全国各省（自治区、直辖市）二级公立综合医院血管内修补相关术患者每住院人次费用

3. 各省（自治区、直辖市）的服务开展情况

分析各省（自治区、直辖市）血管内修补相关术患者人次占总出院人次的比例，2020 年全国均值为 0.74%，9 省高于均值，最高值为北京 1.69%（图 2-1-4-16）。血管内修补相关术患者人次占每万常住人口的比例，2020 年全国均值为 5.99 例 / 万人，12 省高于均值，最高值为北京 13.91 例 / 万人（图 2-1-4-17）。

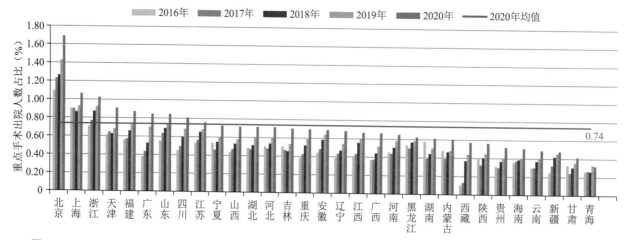

图 2-1-4-16　2016—2020 年全国各省（自治区、直辖市）血管内修补相关术患者人次占总出院患者人次的比例

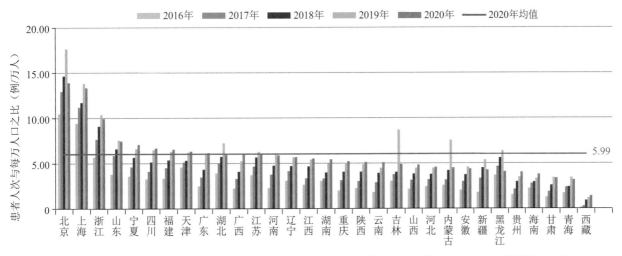

图 2-1-4-17　2016—2020 年全国各省（自治区、直辖市）血管内修补相关术患者人次与每万人口之比

二、椎板切除术或脊柱融合相关手术

ICD-9-CM-3 编码：03.01 至 03.09，03.40 至 03.79，80.51 至 80.59，81.01 至 81.38，81.62 至 81.66，84.61 至 84.68。

1. 全国情况

分析椎板切除术或脊柱融合相关手术患者住院死亡率，2020 年各级各类综合医院与 2019 年同期相比均有所增长，三级民营综合医院椎板切除术或脊柱融合相关手术患者住院死亡率为 0.18%，在各级各类综合医院中死亡率最高；二级民营综合医院 2020 年住院死亡率为 0.05%，在各级各类综合医院中死亡率最低（图 2-1-4-18）。

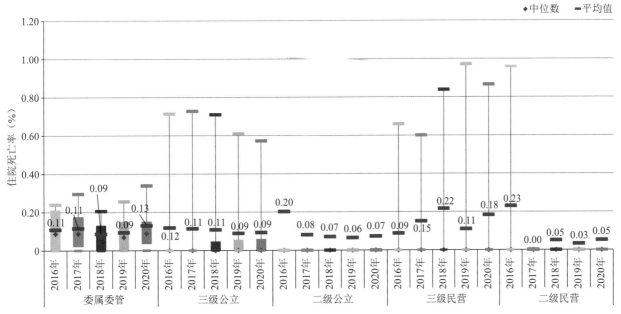

图 2-1-4-18　2016—2020 年全国各级综合医院椎板切除术或脊柱融合相关手术患者住院死亡率

分析椎板切除术或脊柱融合相关手术患者 0～31 天非预期再入院率，2020 年各级各类综合医院与 2019 年同期相比均有所下降，其中二级民营综合医院椎板切除术或脊柱融合相关手术患者 0～31 天非预期再入院率为 0.73%，在各级各类综合医院中最高；委属委管医院 2020 年 0～31 天非预期再入院率为 0.29%，在各级各类综合医院中最低（图 2-1-4-19）。

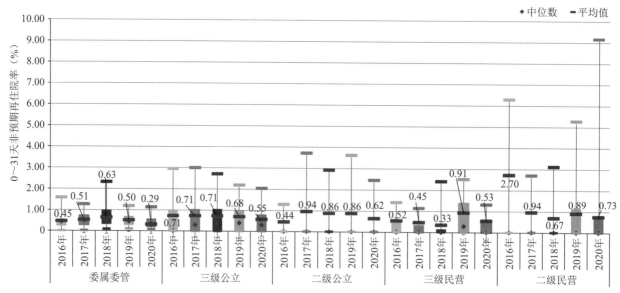

图 2-1-4-19　2016—2020 年全国各级综合医院椎板切除术或脊柱融合相关手术患者 0～31 天非预期再入院率

　　分析椎板切除术或脊柱融合相关手术患者平均住院日，除二级民营医院外，2016—2020 年各级各类综合医院呈下降趋势。2020 年各级各类综合医院平均住院日跟 2019 年同期相比均有所下降，其中二级民营综合医院椎板切除术或脊柱融合相关手术患者平均住院日为 12.17 天，在各级各类综合医院中最高；二级公立综合医院 2020 年平均住院日为 11.22 天，在各级各类综合医院中最低（图 2-1-4-20）。

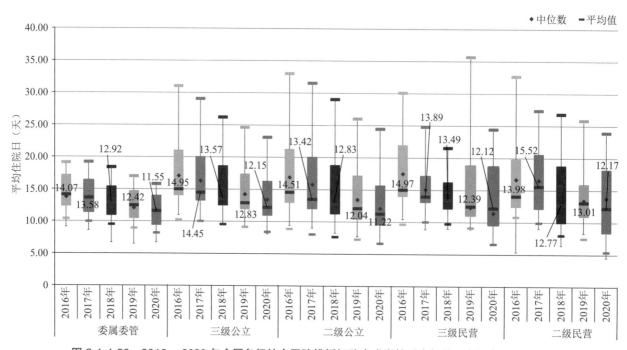

图 2-1-4-20　2016—2020 年全国各级综合医院椎板切除术或脊柱融合相关手术患者平均住院日

　　分析椎板切除术或脊柱融合相关手术患者每住院人次费用，除民营医院外，2020 年公立医院每住院人次费用跟 2019 年同期相比均有所下降。2020 年三级公立综合医院椎板切除术或脊柱融合相关手术患者每住院人次费用为 50 060.62 元，其中委属委管医院为 76 772.69 元，在各级各类综合医院中最高；二级公立综合医院 2020 年每住院人次费用为 27 378.84 元，在各级各类综合医院中最低（图 2-1-4-21）。

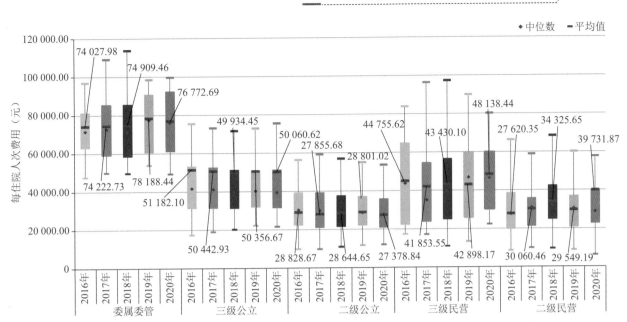

图 2-1-4-21 2016—2020 年全国各级医院椎板切除术或脊柱融合相关手术每住院人次费用

2. 各省（自治区、直辖市）情况

（1）住院死亡率

分析全国各省（自治区、直辖市）的椎板切除术或脊柱融合相关手术患者住院死亡率，2020 年三级公立综合医院住院死亡率均值为 0.09%，16 省高于均值，最高值为青海 0.27%（图 2-1-4-22）；2020年二级公立综合医院住院死亡率均值为 0.07%，12 省高于均值，最高值为江西 0.32%（图 2-1-4-23）。

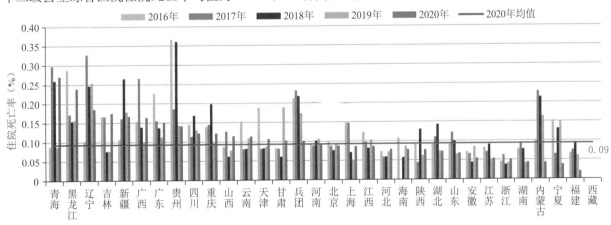

图 2-1-4-22 2016—2020 年全国各省（自治区、直辖市）三级公立综合医院椎板切除术或脊柱融合相关手术患者住院死亡率

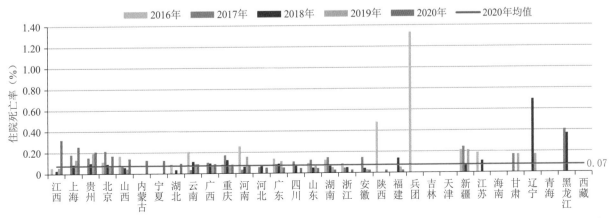

图 2-1-4-23 2016—2020 年全国各省（自治区、直辖市）二级公立综合医院椎板切除术或脊柱融合相关手术患者住院死亡率

（2）0～31天非预期再入院率

分析全国各省（自治区、直辖市）的椎板切除术或脊柱融合相关手术患者0～31天非预期再入院率，2020年三级公立综合医院0～31天非预期再入院率均值为0.55%，9省高于均值，最高值为广西1.07%（图2-1-4-24）；2020年二级公立综合医院住院0～31天非预期再入院率均值为0.62%，12省高于均值，最高值为海南3.06%（图2-1-4-25）。

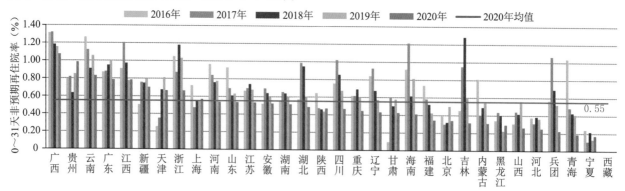

图 2-1-4-24　2016—2020 年全国各省（自治区、直辖市）三级公立综合医院

椎板切除术或脊柱融合相关手术患者 0～31 天非预期再入院率

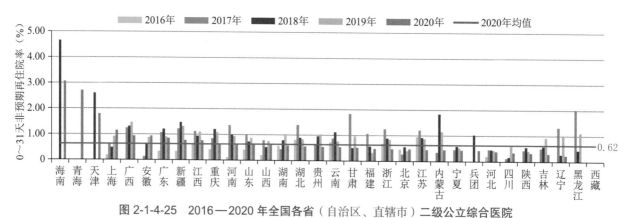

图 2-1-4-25　2016—2020 年全国各省（自治区、直辖市）二级公立综合医院

椎板切除术或脊柱融合相关手术患者 0～31 天非预期再入院率

（3）平均住院日

分析全国各省（自治区、直辖市）的椎板切除术或脊柱融合相关手术患者平均住院日，2020年三级公立综合医院平均住院日均值为12.15天，22省高于均值，最长为西藏23.65天（图2-1-4-26）；2020年二级公立综合医院住院平均住院日均值为11.20天，14省高于均值，最长为青海18.23天（图2-1-4-27）。

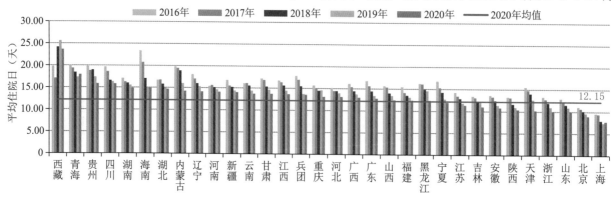

图 2-1-4-26　2016—2020 年全国各省（自治区、直辖市）三级公立综合医院

椎板切除术或脊柱融合相关手术患者平均住院日

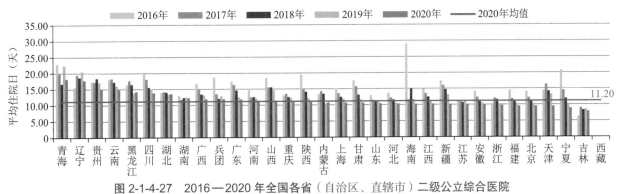

图 2-1-4-27　2016—2020 年全国各省（自治区、直辖市）二级公立综合医院
椎板切除术或脊柱融合相关手术患者平均住院日

（4）每住院人次费用

分析全国各省（自治区、直辖市）的椎板切除术或脊柱融合相关手术患者每住院人次费用，2020年三级公立综合医院每住院人次费用均值为 50 060.62 元，13 省高于均值，最高值为北京 78 093.45 元（图 2-1-4-28）；2020 年二级公立综合医院每住院人次费用均值为 27 378.84 元，15 省高于均值，最高值为上海 66 885.01 元（图 2-1-4-29）。

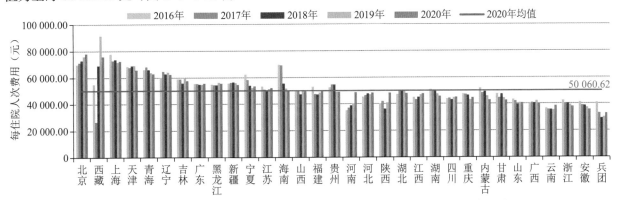

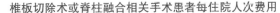

图 2-1-4-28　2016—2020 年全国各省（自治区、直辖市）三级公立综合医院
椎板切除术或脊柱融合相关手术患者每住院人次费用

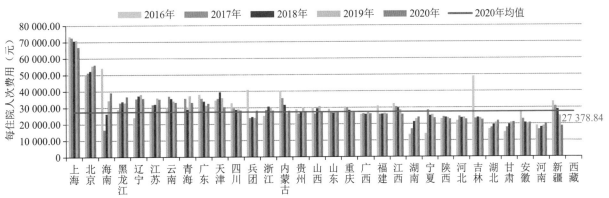

图 2-1-4-29　2016—2020 年全国各省（自治区、直辖市）二级公立综合医院
椎板切除术或脊柱融合相关手术患者每住院人次费用

3. 各省（自治区、直辖市）的服务开展情况

分析各省（自治区、直辖市）椎板切除术或脊柱融合相关手术患者人次占总出院人次的比例，2020年全国均值为 0.66%，15 省高于均值，其中最高值为北京 1.94%（图 2-1-4-30）。椎板切除术或脊柱融合相关手术患者人次占每万常住人口的比例，2020 年全国均值为 5.34 例 / 万人，10 省高于均值，其中最高值为北京 15.94 例 / 万人（图 2-1-4-31）。

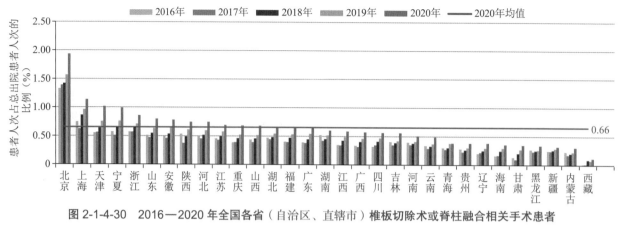

图 2-1-4-30　2016—2020 年全国各省（自治区、直辖市）椎板切除术或脊柱融合相关手术患者
人次占总出院患者人次的比例

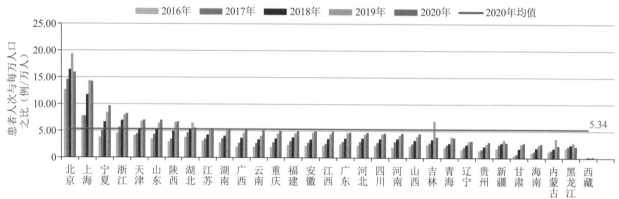

图 2-1-4-31　2016—2020 年全国各省（自治区、直辖市）椎板切除术或脊柱融合相关手术患者人次与每万人口之比

三、颅、脑手术

ICD-9-CM-3 编码：01.21 至 01.6x 01.59，02.01 至 02.99。

1. 全国情况

分析颅、脑手术患者住院死亡率，除委属委管医院外，2020 年各级各类综合医院与去年同期相比均有所增长，三级民营综合医院颅、脑手术患者住院死亡率为 8.35%，在各级各类综合医院中死亡率最高；委属委管医院 2020 年住院死亡率为 1.17%，在各级各类综合医院中死亡率最低（图 2-1-4-32）。

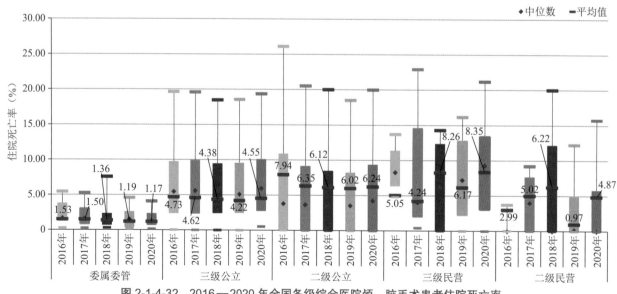

图 2-1-4-32　2016—2020 年全国各级综合医院颅、脑手术患者住院死亡率

分析颅、脑手术患者 0 ～ 31 天非预期再住院率，除三级民营医院外，2020 年各级各类综合医院与 2019 年同期相比均有所下降，二级民营综合医院颅、脑手术患者 0 ～ 31 天非预期再住院率为 3.27%，在各级各类综合医院中 0 ～ 31 天非预期再住院率最高；委属委管医院 2020 年住院 0 ～ 31 天非预期再住院率为 0.72%，在各级各类综合医院中死亡率最低（图 2-1-4-33）。

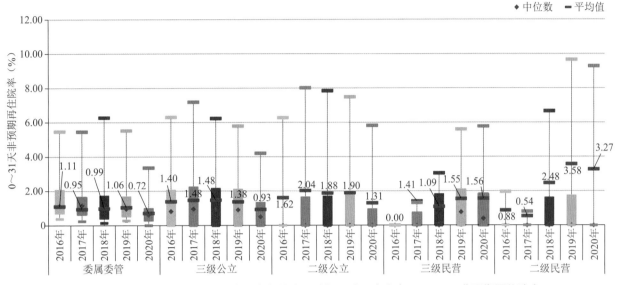

图 2-1-4-33　2016—2020 年全国各级综合医院颅、脑手术患者 0 ～ 31 天非预期再住院率

分析颅、脑手术患者平均住院日，除三级公立医院外，2020 年各级各类综合医院与 2019 年同期相比均有所增长，二级民营综合医院颅、脑手术患者平均住院日为 32.33 天，在各级各类综合医院中平均住院日最长；委属委管医院 2020 年平均住院日为 16.74 天，在各级各类综合医院中平均住院日最短（图 2-1-4-34）。

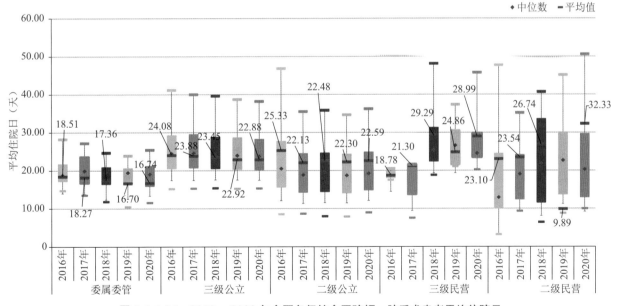

图 2-1-4-34　2016—2020 年全国各级综合医院颅、脑手术患者平均住院日

分析颅、脑手术患者每住院人次费用，2020 年各级各类综合医院与 2019 年同期相比均有所增长，三级民营综合医院颅、脑手术患者每住院人次费用为 99 708.88 元，在各级各类综合医院中每住院人次费用最多；二级公立医院 2020 年每住院人次费用为 50 450.34 元，在各级各类综合医院中每住院人次费用最少（图 2-1-4-35）。

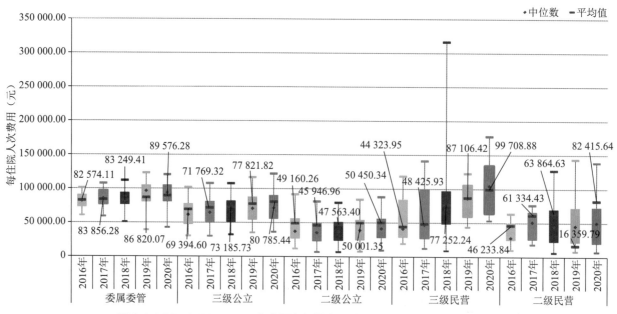

图 2-1-4-35　2016—2020 年全国各级综合医院颅、脑手术每住院人次费用

2. 各省（自治区、直辖市）情况

（1）住院死亡率

分析全国各省（自治区、直辖市）的颅、脑手术患者住院死亡率，2020 年三级公立综合医院住院死亡率均值为 4.55%，17 省高于均值，最高值为兵团 14.00%（图 2-1-4-36）；2020 年二级公立综合医院住院死亡率均值为 6.23%，17 省高于均值，最高值为黑龙江 13.25%（图 2-1-4-37）。

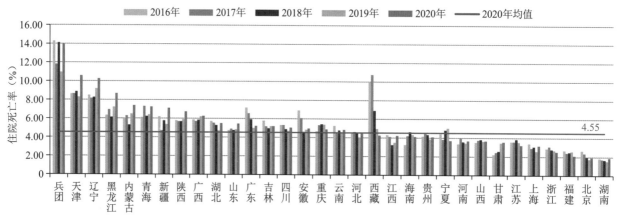

图 2-1-4-36　2016—2020 年全国各省（自治区、直辖市）三级公立综合医院颅、脑手术患者住院死亡率

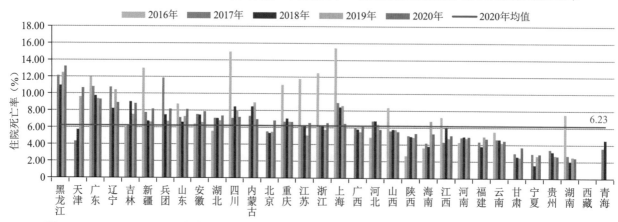

图 2-1-4-37　2016—2020 年全国各省（自治区、直辖市）二级公立综合医院颅、脑手术患者住院死亡率

（2）0～31天非预期再入院率

分析全国各省（自治区、直辖市）的颅、脑手术患者0～31天非预期再入院率，2020年三级公立综合医院0～31天非预期再入院率均值为0.93%，11省高于均值，最高值为天津1.89%（图2-1-4-38）；2020年二级公立综合医院住院0～31天非预期再入院率均值为1.31%，10省高于均值，最高值为江苏2.02%（图2-1-4-39）。

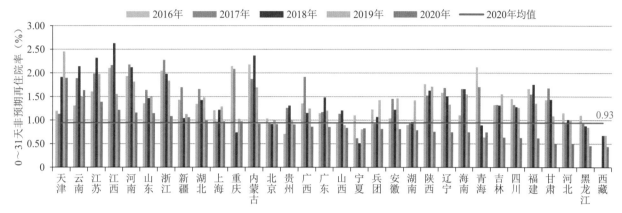

图2-1-4-38　2016—2020年全国各省（自治区、直辖市）三级公立综合医院颅、脑手术患者0～31天非预期再入院率

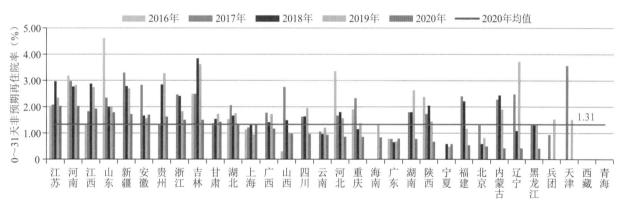

图2-1-4-39　2016—2020年全国各省（自治区、直辖市）二级公立综合医院颅、脑手术患者0～31天非预期再入院率

（3）平均住院日

分析全国各省（自治区、直辖市）的颅、脑手术患者平均住院日，2020年三级公立综合医院平均住院日均值为22.88天，18省高于均值，最长为海南30.32天（图2-1-4-40）；2020年二级公立综合医院住院平均住院日均值为22.59天，12省高于均值，最长为广东31.50天（图2-1-4-41）。

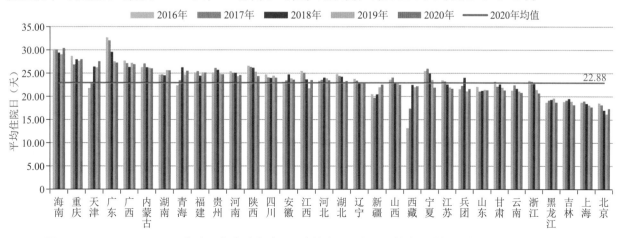

图2-1-4-40　2016—2020年全国各省（自治区、直辖市）三级公立综合医院颅、脑手术患者平均住院日

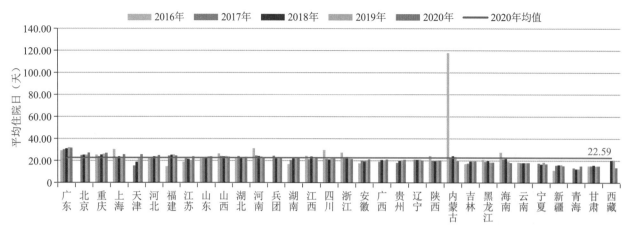

图 2-1-4-41　2016—2020 年全国各省（自治区、直辖市）二级公立综合医院颅、脑手术患者平均住院日

（4）每住院人次费用

分析全国各省（自治区、直辖市）的颅、脑手术患者每住院人次费用，2020 年三级公立综合医院每住院人次费用均值为 80 785.44 元，17 省高于均值，最高值为广东 104 461.12 元（图 2-1-4-42）；2020 年二级公立综合医院每住院人次费用均值为 50 450.34 元，12 省高于均值，最高值为上海 88 692.47 元（图 2-1-4-43）。

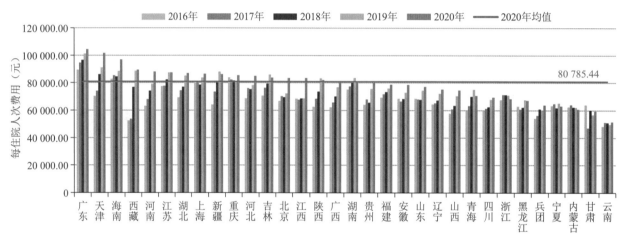

图 2-1-4-42　2016—2020 年全国各省（自治区、直辖市）三级公立综合医院颅、脑手术患者每住院人次费用

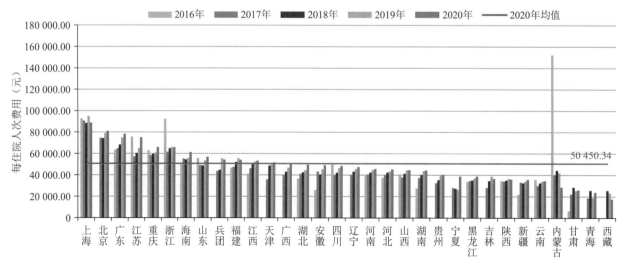

图 2-1-4-43　2016—2020 年全国各省（自治区、直辖市）二级公立综合医院颅、脑手术患者每住院人次费用

3. 各省（自治区、直辖市）的服务开展情况

分析各省（自治区、直辖市）颅、脑手术患者人次占总出院人次的比例，2020 年全国均值为 0.48%，12 省高于均值，其中最高值为北京 1.20%（图 2-1-4-44）。颅、脑手术患者人次占每万常住人口的比例，2020 年全国均值为 3.93 例/万人，9 省高于均值，其中最高值为上海 10.47 例/万人（图 2-1-4-45）。

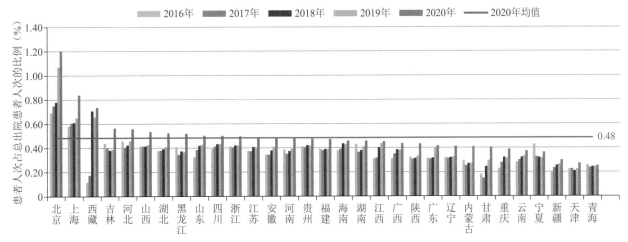

图 2-1-4-44　2016—2020 年全国各省（自治区、直辖市）颅、脑手术患者人次占总出院患者人次的比例

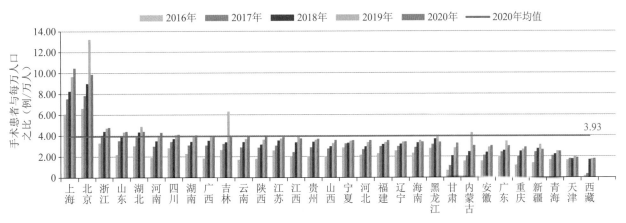

图 2-1-4-45　2016—2020 年全国各省（自治区、直辖市）颅、脑手术患者人次与每万人口之比

四、腹股沟相关手术

儿童专科医院，主要手术 ICD-9-CM-3 编码：53.0，53.1，62.5。

1. 全国情况

儿童专科医院腹股沟相关手术患者住院死亡率，2020 年各级各类儿童专科医院均为 0。儿童专科医院腹股沟相关手术患者 0～31 天非预期再入院率，三级公立医院为 0.02%，其他各级各类儿童专科医院均为 0（图 2-1-4-46）。儿童专科医院腹股沟相关手术患者平均住院日，二级公立医院为 3.24 天，在各级各类儿童专科医院最长；二级民营医院为 1.00 天，在各级各类儿童专科医院最短（图 2-1-4-47）。儿童专科医院腹股沟相关手术患者每住院人次费用，二级民营医院为 14 050.00 元，在各级各类儿童专科医院最高；二级公立医院为 8191.14 元，在各级各类儿童专科医院最低（图 2-1-4-48）。

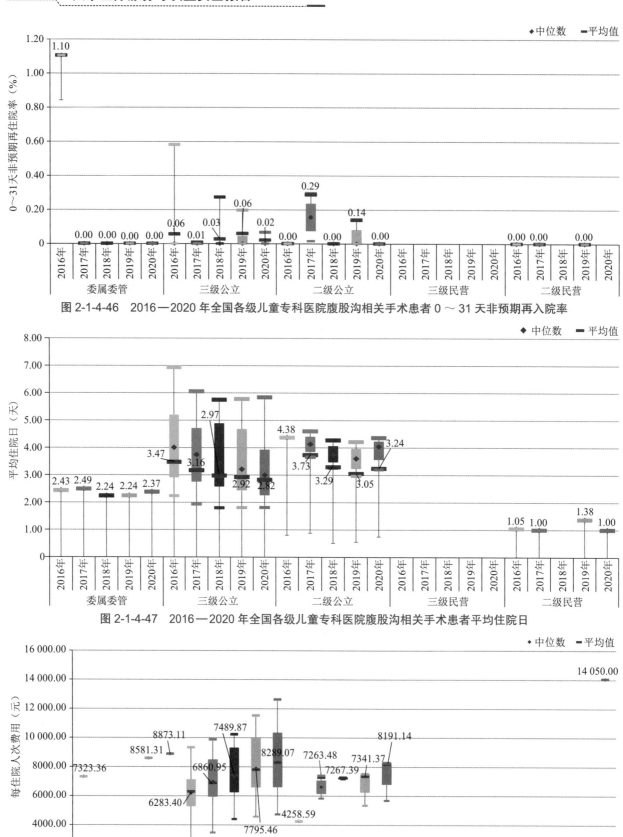

图 2-1-4-46　2016—2020 年全国各级儿童专科医院腹股沟相关手术患者 0 ～ 31 天非预期再入院率

图 2-1-4-47　2016—2020 年全国各级儿童专科医院腹股沟相关手术患者平均住院日

图 2-1-4-48　2016—2020 年全国各级儿童专科医院腹股沟相关手术每住院人次费用

2. 各省（自治区、直辖市）情况

（1）住院死亡率

2020年三级公立儿童专科医院腹股沟相关手术患者住院死亡率，陕西省为0.03%，其他省（自治区、直辖市）均为0（图2-1-4-49）。

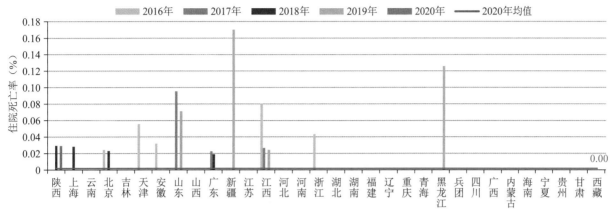

图2-1-4-49　2016—2020年全国各省（自治区、直辖市）三级公立儿童专科医院腹股沟相关手术患者住院死亡率

（2）0～31天非预期再入院率

分析全国各省（自治区、直辖市）的腹股沟相关手术患者0～31天非预期再入院率，2020年三级公立综合医院0～31天非预期再入院率均值为0.02%，6省高于均值，最高值为云南0.12%（图2-1-4-50）。

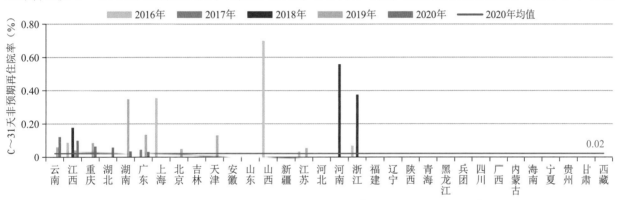

图2-1-4-50　2016—2020年全国各省（自治区、直辖市）三级公立儿童专科医院
腹股沟相关手术患者0～31天非预期再入院率

（3）平均住院日

分析全国各省（自治区、直辖市）的腹股沟相关手术患者平均住院日，2020年三级公立儿童专科医院平均住院日均值为2.82天，14省高于均值，最长为青海6.38天（图2-1-4-51）。

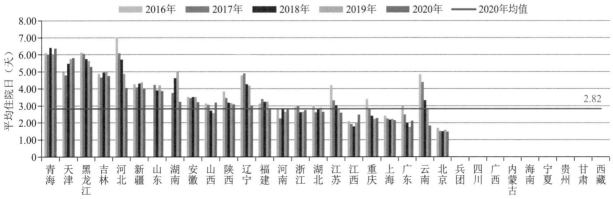

图2-1-4-51　2016—2020年全国各省（自治区、直辖市）三级公立儿童专科医院腹股沟相关手术患者平均住院日

（4）每住院人次费用

分析全国各省（自治区、直辖市）的腹股沟相关手术患者每住院人次费用，2020年三级公立儿童专科医院每住院人次费用均值为8269.07元，12省高于均值，最高值为山东12 596.19元（图2-1-4-52）。

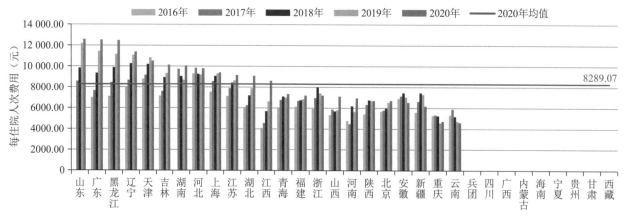

图 2-1-4-52　2016—2020 年全国各省（自治区、直辖市）三级公立儿童专科医院腹股沟相关手术患者每住院人次费用

3. 各省（自治区、直辖市）**的服务开展情况**

分析各省（自治区、直辖市）腹股沟相关手术患者人次占总出院人次的比例，2020年全国均值为0.05%，15省高于均值，其中最高值为天津0.19%（图2-1-4-53）。腹股沟相关手术患者人次占每万常住人口的比例，2020年全国均值为0.41例/万人，15省高于均值，其中最高值为天津1.34例/万人（图2-1-4-54）。

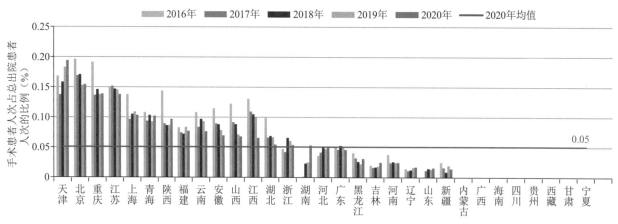

图 2-1-4-53　2016—2020 年全国各省（自治区、直辖市）儿童专科医院腹股沟相关手术患者人次占总出院患者人次的比例

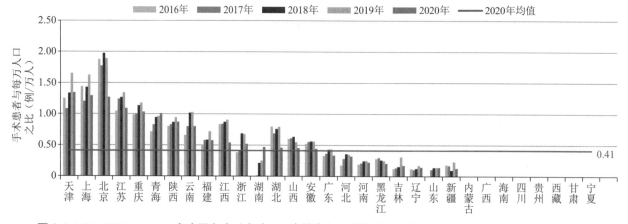

图 2-1-4-54　2016—2020 年全国各省（自治区、直辖市）儿童专科医院腹股沟相关手术患者与每万人口之比

五、腹腔镜下子宫病损或组织切除术

妇产 / 妇幼专科医院，主要手术 ICD-9-CM-3 编码：68.29。

1. 全国情况

2020 年全国各级妇产 / 妇幼专科医院腹腔镜下子宫病损或组织切除术患者住院死亡率为 0；妇产 / 妇幼专科医院腹腔镜下子宫病损或组织切除术患者术后 0 ～ 31 天非预期再住院率，2020 年二级、三级公立医院与 2019 年同期相比有所降低，2020 年三级公立妇产 / 妇幼专科医院为 0.36%，高于二级公立妇产 / 妇幼专科医院（0.15%）（图 2-1-4-55）。妇产 / 妇幼专科医院腹腔镜下子宫病损或组织切除术患者平均住院日，三级公立医院在 2016—2020 年呈逐步下降趋势，2020 年三级公立妇产 / 妇幼专科医院平均住院日为 5.07 天，略高于二级公立妇产 / 妇幼专科医院（5.03 天）（图 2-1-4-56）。妇产 / 妇幼专科医院腹腔镜下子宫病损或组织切除术患者每住院人次费用，2020 年二级、三级公立医院与 2019 年同期相比有所增长，2020 年三级公立妇产 / 妇幼专科医院为 10 653.61 元（图 2-1-4-57）。

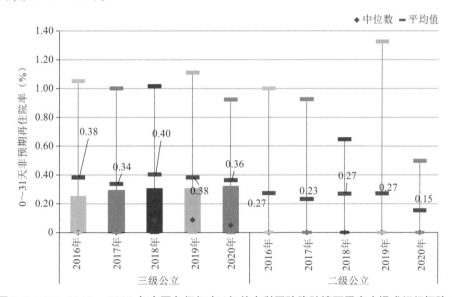

图 2-1-4-55　2016—2020 年全国各级妇产 / 妇幼专科医院腹腔镜下子宫病损或组织切除术

患者术后 0 ～ 31 天非预期再住院率

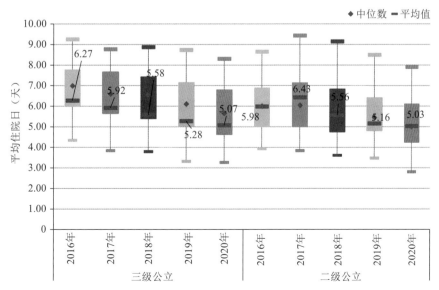

图 2-1-4-56　2016—2020 年全国各级妇产 / 妇幼专科医院腹腔镜下子宫病损或组织切除术患者平均住院日

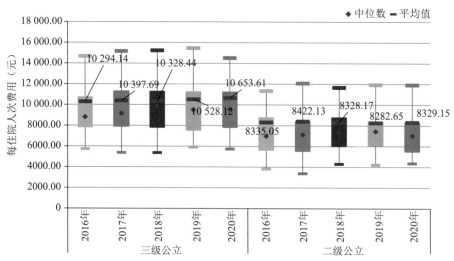

图 2-1-4-57 2016—2020 年全国各级妇产 / 妇幼专科医院腹腔镜下子宫病损或组织切除术患者每住院人次费用

2. 各省（自治区、直辖市）情况

2020 年全国三级公立妇产 / 妇幼专科医院腹腔镜下子宫病损或组织切除术患者住院死亡率为 0，与往年保持一致；2020 年全国三级公立妇产 / 妇幼专科医院腹腔镜下子宫病损或组织切除术患者 0 ~ 31 天非预期再住院率 0.36%，最高值为云南 0.85%（图 2-1-4-58）；2020 年全国三级公立妇产 / 妇幼专科医院腹腔镜下子宫病损或组织切除术患者平均住院日 5.07 天，最长为新疆 8.24 天（图 2-1-4-59）；2020 年全国三级公立妇产 / 妇幼专科医院腹腔镜下子宫病损或组织切除术患者每住院人次费用为 10 653.61 元，最高值为天津 19 547.23 元（图 2-1-4-60）。

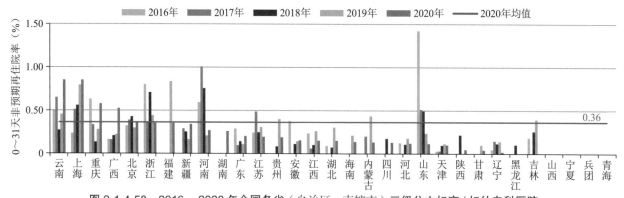

图 2-1-4-58 2016—2020 年全国各省（自治区、直辖市）三级公立妇产 / 妇幼专科医院

腹腔镜下子宫病损或组织切除术患者 0 ~ 31 天非预期再住院率

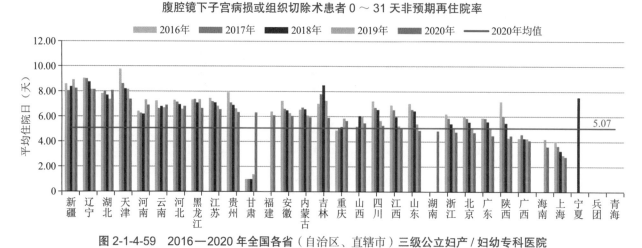

图 2-1-4-59 2016—2020 年全国各省（自治区、直辖市）三级公立妇产 / 妇幼专科医院

腹腔镜下子宫病损或组织切除术患者平均住院日

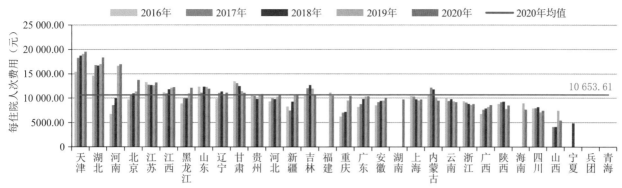

图 2-1-4-60　2016—2020 年全国各省（自治区、直辖市）三级公立妇产 / 妇幼专科医院

腹腔镜下子宫病损或组织切除术患者每住院人次费用

3. 各省（自治区、直辖市）的服务开展情况

分析各省（自治区、直辖市）妇产 / 妇幼专科医院腹腔镜下子宫病损或组织切除术患者人次占总出院人次的比例，2020 年全国均值为 0.13%，9 省高于均值，最高值为上海 0.89%（图 2-1-4-61）；腹腔镜下子宫病损或组织切除术患者人次占每万常住人口的比例，2020 年全国均值为 1.02 例 / 万人，9 省高于均值，最高值为上海 10.28 例 / 万人（图 2-1-4-62）。

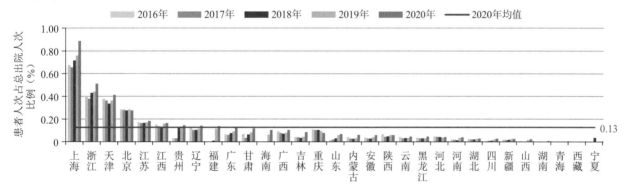
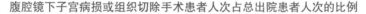

图 2-1-4-61　2016—2020 年全国各省（自治区、直辖市）妇产 / 妇幼专科医院

腹腔镜下子宫病损或组织切除手术患者人次占总出院患者人次的比例

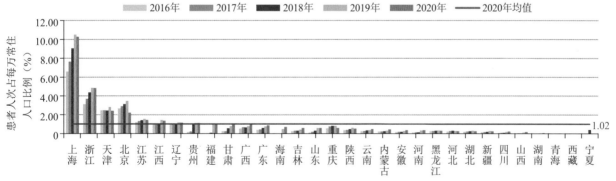

图 2-1-4-62　2016—2020 年全国各省（自治区、直辖市）妇产 / 妇幼专科医院

腹腔镜下子宫病损或组织切除术患者人次与每万常住人口之比

六、心血管造影术

心血管专科医院，主要手术 ICD-9-CM-3 编码：88.50。

1. 全国情况

心血管疾病专科医院心血管造影术患者住院死亡率，2020 年三级公立心血管疾病专科医院为 0.17%

145

（图2-1-4-63）。心血管疾病专科医院心血管造影术患者术后0～31天非预期再住院率，委属委管心血管疾病专科医院为0.97%，略高于三级公立心血管疾病专科医院（0.95%）（图2-1-4-64）。心血管疾病专科医院心血管造影术患者平均住院日，2020年三级公立心血管疾病专科医院为7.55天（图2-1-4-65）。心血管疾病专科医院心血管造影术患者每住院人次费用，三级公立医院在2016—2020年呈逐年上升趋势，2020年三级公立心血管疾病专科医院的每住院人次费用为44 739.72元（图2-1-4-66）。

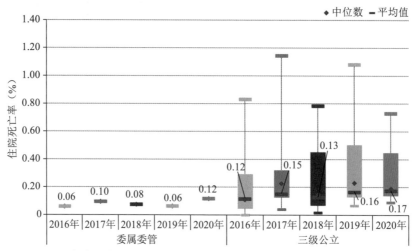

图2-1-4-63　2016—2020年全国各级心血管疾病专科医院心血管造影术患者术后0～31天非预期再住院率

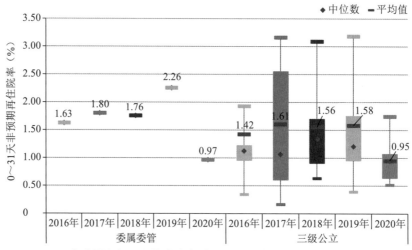

图2-1-4-64　2016—2020年全国各级心血管疾病专科医院心血管造影术患者术后0～31天非预期再住院率

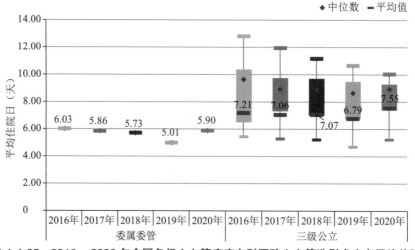

图2-1-4-65　2016—2020年全国各级心血管疾病专科医院心血管造影术患者平均住院日

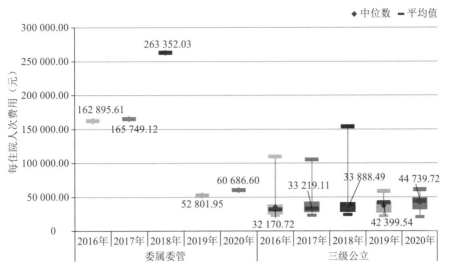

图 2-1-4-66　2016—2020 年全国各级心血管疾病专科医院心血管造影术患者每住院人次费用

2. 各省（自治区、直辖市）情况

2020 年全国三级心血管疾病专科医院心血管造影术患者住院死亡率为 0.17%，最高值为黑龙江 0.84%（图 2-1-4-67）；2020 年全国三级心血管疾病专科医院心血管造影术患者术后 0 ～ 31 天非预期再住院率为 0.95%，最高值为山东 2.40%（图 2-1-4-68）；2020 年全国三级心血管疾病专科医院心血管造影术患者平均住院日为 7.55 天，最高值为山西 9.81 天（图 2-1-4-69）；2020 年全国三级心血管疾病专科医院心血管造影术患者每住院人次费用为 44 739.72 元，最高值为黑龙江 62 431.87 元（图 2-1-4-70）。

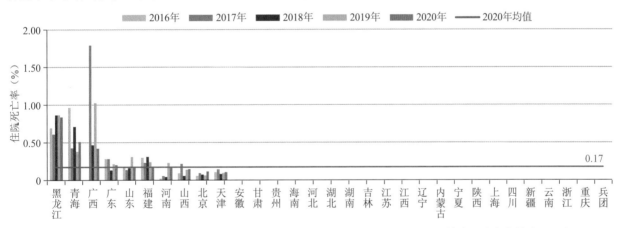

图 2-1-4-67　2016—2020 年全国各省（自治区、直辖市）三级公立医院心血管造影术患者住院死亡率

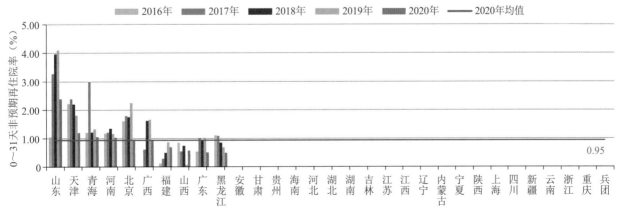

图 2-1-4-68　2016—2020 年全国各省（自治区、直辖市）三级公立医院心血管造影术患者 0 ～ 31 天非预期再住院率

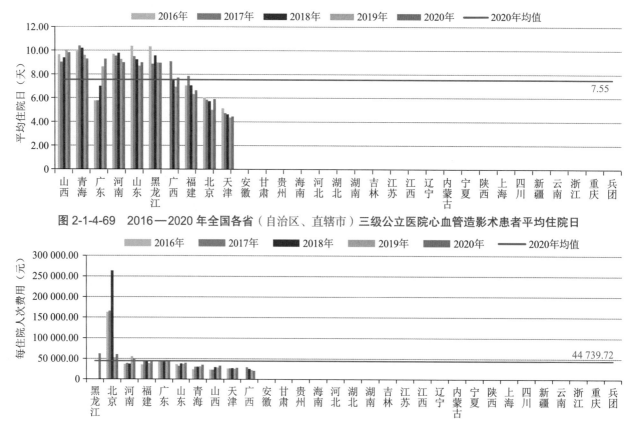

图 2-1-4-69　2016—2020 年全国各省（自治区、直辖市）三级公立医院心血管造影术患者平均住院日

图 2-1-4-70　2016—2020 年全国各省（自治区、直辖市）三级公立医院心血管造影术患者每住院人次费用

3. 各省（自治区、直辖市）的服务开展情况

分析各省（自治区、直辖市）心血管疾病专科医院心血管造影术患者人次占总出院人次的比例，2020 年全国均值为 0.09%，8 省高于均值，最高值为天津 1.78%（图 2-1-4-71）；心血管造影术患者人次占每万常住人口的比例，2020 年全国均值为 0.74 例 / 万人，7 省高于均值，最高值为天津 10.48 例 / 万人（图 2-1-4-72）。

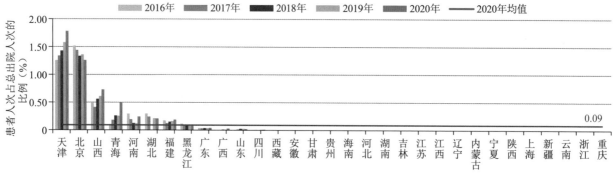

图 2-1-4-71　2016—2020 年全国各省（自治区、直辖市）医院心血管造影术患者人次占全部出院患者人次的比例

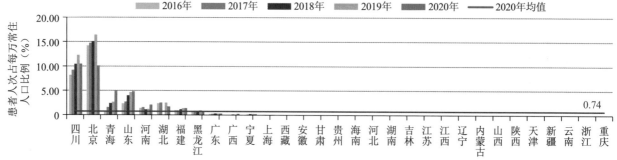

图 2-1-4-72　2016—2020 年全国各省（自治区、直辖市）医院心血管造影术患者人次与每万常住人口之比

七、唇裂修复术

口腔专科医院，主要手术 ICD-9-CM-3 编码：27.54。

1. 全国情况

2020 年全国各级口腔专科医院唇裂修复术患者住院死亡率为 0；2020 年全国各级口腔专科医院唇裂修复术患者术后 0 ~ 31 天非预期再住院率为 0（图 2-1-4-73）。口腔专科医院唇裂修复术患者平均住院日，2020 年二级、三级公立医院与 2019 年同期相比有所降低，2020 年三级公立口腔专科医院为 7.45 天，略高于二级公立口腔专科医院 7.44 天（图 2-1-4-74）。口腔专科医院唇裂修复术患者每住院人次费用，三级公立医院与 2019 年同期相比有所升高，2020 年三级公立医院每住院人次费用为 12 721.21 元（图 2-1-4-75）。

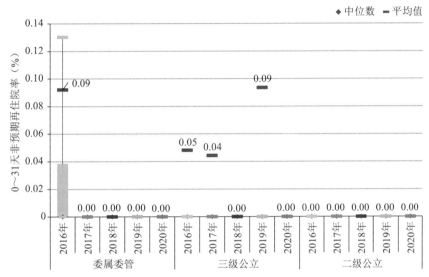

图 2-1-4-73 2016—2020 年全国各级口腔专科医院唇裂修复术患者术后 0 ~ 31 天非预期再住院率

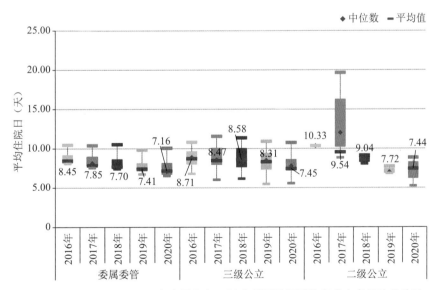

图 2-1-4-74 2016—2020 年全国各级口腔专科医院唇裂修复术患者平均住院日

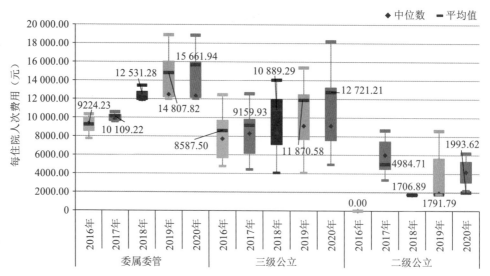

图 2-1-4-75　2016—2020 年全国各级口腔专科医院唇裂修复术患者每住院人次费用

2. 各省（自治区、直辖市）情况

2020 年全国三级公立口腔医院唇裂修复术患者住院死亡率为 0；2020 年全国三级公立口腔医院唇裂修复术患者平均住院日为 7.45 天，最高值为湖南 11 天（图 2-1-4-76）；2020 年全国三级公立口腔医院唇裂修复术患者术后 0～31 天非预期再住院率为 0；2020 年全国三级公立口腔医院唇裂修复术患者每住院人次费用为 12 721.21 元，最高值为四川 18 973.79 元（图 2-1-4-77）。

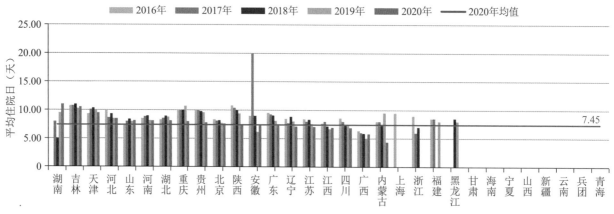

图 2-1-4-76　2016—2020 年全国各省（自治区、直辖市）三级公立口腔医院唇裂修复术患者平均住院日

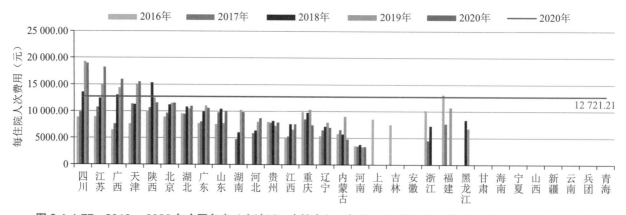

图 2-1-4-77　2016—2020 年全国各省（自治区、直辖市）三级公立口腔医院唇裂修复术患者每住院人次费用

3. 各省（自治区、直辖市）的服务开展情况

分析各省（自治区、直辖市）口腔专科医院唇裂修复术患者人次占总出院人次的比例，2020 年全国均值为 0.00%，9 省高于均值，最高值为北京 0.02%（图 2-1-4-78）。口腔专科医院唇裂修复术患者人次占每万常住人口的比例，2020 年全国均值为 0.01 例 / 万人，9 省高于均值，最高值为北京 0.13 例 / 万人（图 2-1-4-79）。

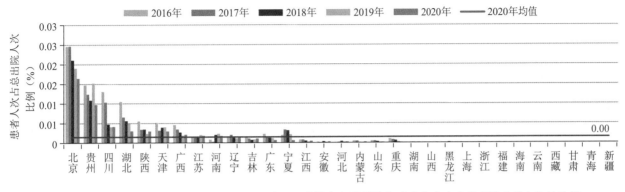

图 2-1-4-78　2016—2020 年全国各省（自治区、直辖市）唇裂修复术患者人次占总出院患者人次的比例

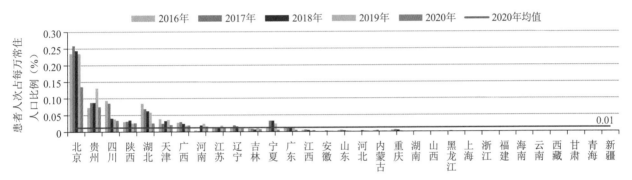

图 2-1-4-79　2016—2020 年全国各省（自治区、直辖市）唇裂修复术患者人次与每万常住人口之比

第五节　重点肿瘤患者（住院手术治疗/住院非手术治疗）相关指标分析

本部分数据来源于 HQMS 中 2016—2020 年连续上报的 3706 家医院的病案首页信息。经数据清洗，纳入分析的各类医院重点肿瘤分布情况见表 2-1-5-1。2016—2020 年二级、三级综合医院重点肿瘤出院患者人次数为 2531.56 万，专科医院共计人次数为 646.44 万，其中，委属委管医院 314.37 万。

表 2-1-5-1　2016—2020 年纳入分析医院数量及重点肿瘤患者样本量情况

医院类型		2016 年		2017 年		2018 年		2019 年		2020 年		合计
		医院数量（家）	出院人次（万人）	医院数量（家）	出院人次（万人）	医院数量（家）	出院人次（万人）	医院数量（家）	出院人次（万人）	医院数量（家）	出院人次（万人）	出院人次（万人）
委属委管 *		29	38.25	29	51.60	29	68.76	29	81.03	29	74.73	314.37
综合医院	三级公立 *	1264	241.51	1273	322.25	1302	435.48	1303	607.17	1332	711.98	2318.39
	二级公立	557	5.97	1747	28.21	1850	38.57	1908	53.77	1926	72.00	198.52
	三级民营	19	0.73	20	1.32	23	2.50	24	3.02	24	4.50	12.07
	二级民营	25	0.24	31	0.30	36	0.38	46	0.60	49	1.06	2.58
专科医院 *		166	82.09	195	97.58	214	120.87	246	165.48	264	180.42	646.44
合计		2029	328.93	3265	447.67	3425	594.99	3526	825.37	3594	963.52	3160.48

* 注：1. 委属委管医院包含三级公立委属委管医院和专科委属委管医院。

　　　2. 专科医院包括肿瘤医院、妇产（科）医院及妇幼保健院，下同。

纳入分析的医疗机构中，2020 年重点肿瘤患者 969.95 万人次，占全部出院人次数的 8.39%，根据 2020 年重点肿瘤患者人次数排序，排名前 5 位的重点肿瘤分别为：

1. 乳腺癌（主要诊断或其他诊断编码 ICD-10：C50）；

2. 肺癌（主要诊断或其他诊断编码 ICD-10：C34）；

3. 结直肠癌（主要诊断或其他诊断编码 ICD-10：C18，C19，C20，D01.0）；

4. 胃癌（主要诊断或其他诊断编码 ICD-10：C16）；

5. 宫颈癌（主要诊断或其他诊断编码 ICD-10：C53，D06）。

其中，住院手术治疗的前 5 位重点肿瘤为：甲状腺癌、结直肠癌、肺癌、乳腺癌、宫颈癌，住院非手术治疗的前 5 位重点肿瘤为：乳腺癌、肺癌、结直肠癌、胃癌、食管癌，具体见图 2-1-5-1。

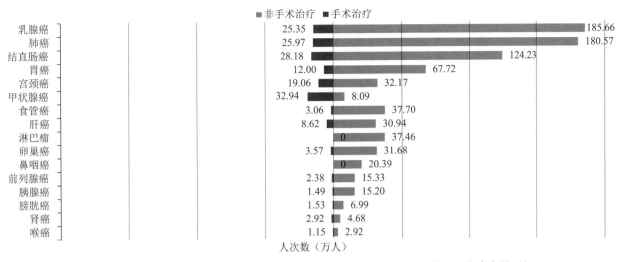

图 2-1-5-1 2020 年重点肿瘤出院患者人次数（按 2020 年肿瘤患者人次数降序排列）

2016—2020 年肿瘤患者中，乳腺癌患者数量最多（图 2-1-5-2）。在各类医疗机构住院手术治疗重点肿瘤患者人数占总出院人数的比例中，委属委管医院占比最高，其次是专科医院；而在住院非手术治疗重点肿瘤患者人数占总出院人数的比例中，专科医院最高，其次是委属委管医院。具体情况如图 2-1-5-3 所示。2016—2020 年各类医院的出院人次、平均住院日、住院死亡率及出院 0～31 天非预期再住院率情况如表 2-1-5-2 至表 2-1-5-5 所示。

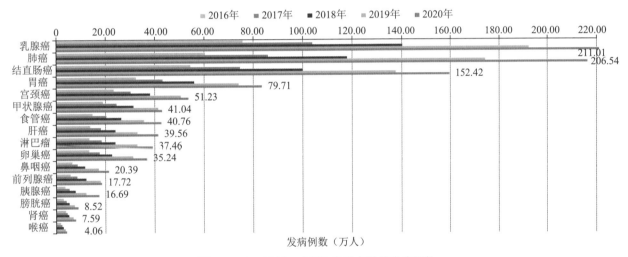

图 2-1-5-2 2016—2020 年重点肿瘤发病例数

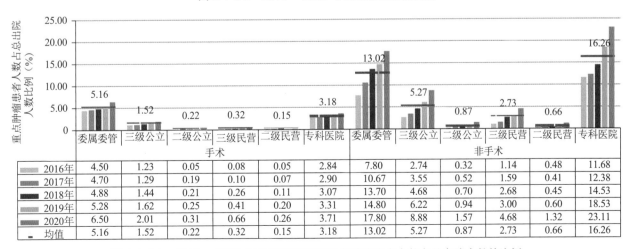

	委属委管	三级公立	二级公立	三级民营	二级民营	专科医院	委属委管	三级公立	二级公立	三级民营	二级民营	专科医院
				手术						非手术		
2016年	4.50	1.23	0.05	0.08	0.05	2.84	7.80	2.74	0.32	1.14	0.48	11.68
2017年	4.70	1.29	0.19	0.10	0.07	2.90	10.67	3.55	0.52	1.59	0.41	12.38
2018年	4.88	1.44	0.21	0.26	0.11	3.07	13.70	4.68	0.70	2.68	0.45	14.53
2019年	5.28	1.62	0.25	0.41	0.20	3.31	14.80	6.22	0.94	3.00	0.60	18.53
2020年	6.50	2.01	0.31	0.66	0.26	3.71	17.80	8.88	1.57	4.68	1.32	23.11
均值	5.16	1.52	0.22	0.32	0.15	3.18	13.02	5.27	0.87	2.73	0.66	16.26

图 2-1-5-3 2016—2020 年各类医疗机构重点肿瘤患者人数占总出院人数的比例

表2-1-5-2 2016—2020年三级、二级综合医院重点肿瘤患者（住院手术治疗）相关指标

重点肿瘤	指标	三级综合 2016年	2017年	2018年	2019年	2020年	二级综合 2016年	2017年	2018年	2019年	2020年	变化趋势 三级综合	变化趋势 二级综合
乳腺癌	例数	124 771	135 714	153 641	172 276	175 685	1670	14 939	17 308	19 684	20 690		
	住院死亡率（%）	0.02	0.03	0.01	0.01	0.01	0.06	0.03	0.01	0.03	0.01		
	平均住院日（天）	15.58	15.03	14.32	13.64	12.78	19.39	17.58	17.44	16.57	16.30		
	每住院人次费用（元）	23 278.01	23 506.49	23 260.34	23 953.21	24 206.11	17 415.67	16 615.88	16 913.87	16 905.00	16 843.70		
肺癌	例数	74 036	97 051	130 629	180 787	220 899	598	4237	5932	8846	11 146		
	住院死亡率（%）	0.25	0.23	0.18	0.15	0.12	0.67	0.42	0.25	0.19	0.22		
	平均住院日（天）	18.26	17.14	16.00	14.65	13.33	20.63	20.80	19.93	18.03	17.28		
	每住院人次费用（元）	61 213.89	61 477.15	60 641.69	61 250.38	59 566.18	42 388.27	43 273.51	44 881.24	44 249.39	43 039.20		
结直肠癌	例数	143 367	161 129	184 798	217 803	231 276	2857	18 774	22 049	27 005	28 155		
	住院死亡率（%）	0.47	0.39	0.42	0.43	0.46	0.49	0.37	0.48	0.47	0.40		
	平均住院日（天）	20.93	20.36	19.78	18.82	18.37	21.95	22.81	22.22	21.53	21.17		
	每住院人次费用（元）	55 181.43	56 373.63	56 377.96	57 891.83	58 150.26	35 580.99	37 930.10	38 323.60	39 367.39	38 682.79		
胃癌	例数	74 822	79 080	84 128	94 204	92 482	710	9667	10 231	11 355	11 097		
	住院死亡率（%）	0.41	0.42	0.42	0.43	0.53	0.42	0.30	0.51	0.45	0.46		
	平均住院日（天）	21.24	21.16	21.11	20.64	20.73	22.59	22.80	23.40	23.10	23.40		
	每住院人次费用（元）	62 095.25	64 600.73	65 728.58	70 651.24	73 323.03	37 988.10	39 827.51	42 566.58	45 785.78	46 500.62		
宫颈癌	例数	80 170	91 891	115 716	143 252	134 350	909	8509	12 764	17 720	18 474		
	住院死亡率（%）	0.01	0.02	0.01	0.01	0.01	0.44	0.00	0.02	0.01	0.01		
	平均住院日（天）	12.00	11.49	10.72	9.84	9.60	12.98	12.27	11.46	10.55	10.18		
	每住院人次费用（元）	19 220.18	19 961.77	19 068.27	18 309.27	18 852.28	12 009.78	11 582.06	11 364.75	10 780.93	11 038.00		
甲状腺癌	例数	123 593	148 836	189 732	253 715	262 881	367	10 993	14 272	20 302	20 975		
	住院死亡率（%）	0.02	0.01	0.01	0.01	0.01	0.00	0.02	0.01	0.00	0.01		
	平均住院日（天）	9.05	8.89	8.66	8.19	7.84	10.42	9.65	9.72	9.51	9.29		
	每住院人次费用（元）	19 302.21	20 414.47	20 650.40	21 306.74	21 713.61	11 679.73	14 476.36	14 737.60	15 386.80	14 840.90		
食管癌	例数	17 394	18 357	20 517	22 790	22 345	103	1602	1880	2366	2601		
	住院死亡率（%）	0.65	0.58	0.57	0.61	0.63	1.94	0.62	1.06	0.97	0.65		
	平均住院日（天）	25.69	25.97	26.07	25.96	25.11	27.50	25.80	26.38	26.04	26.35		
	每住院人次费用（元）	74 722.40	77 272.13	80 328.81	87 473.59	90 810.72	50 156.58	47 600.26	50 884.15	54 291.06	55 782.24		

续表

重点肿瘤	指标	三级综合 2016年	2017年	2018年	2019年	2020年	二级综合 2016年	2017年	2018年	2019年	2020年	变化趋势 三级综合	二级综合
肝癌	例数	44 986	52 226	61 939	71 558	72 518	166	1373	1776	2219	2183		
	住院死亡率（%）	0.44	0.36	0.38	0.37	0.34	0.60	0.73	1.13	0.81	0.69		
	平均住院日（天）	17.31	16.84	16.49	15.74	15.09	17.70	20.78	20.34	20.17	19.85		
	每住院人次费用（元）	58 080.88	59 386.07	57 456.85	59 657.17	59 819.27	30 269.26	34 818.25	35 209.73	36 394.06	35 318.65		
卵巢癌	例数	16 687	18 653	21 143	24 168	25 511	126	1707	1963	2216	2437		
	住院死亡率（%）	0.10	0.09	0.07	0.11	0.11	0.79	0.12	0.25	0.00	0.08		
	平均住院日（天）	17.52	17.42	17.40	17.30	17.15	16.79	16.17	16.46	16.77	16.29		
	每住院人次费用（元）	34 771.61	37 190.29	39 108.21	41 934.06	43 886.15	18 040.41	19 040.41	20 998.00	22 081.41	22 363.83		
前列腺癌	例数	7756	10 381	14 190	19 558	21 131	3	285	495	756	726		
	住院死亡率（%）	0.08	0.05	0.07	0.05	0.03	0.00	0.00	0.00	0.00	0.00		
	平均住院日（天）	19.09	17.96	16.58	15.55	14.99	27.33	22.92	20.39	20.29	19.94		
	每住院人次费用（元）	51 906.74	50 384.58	49 442.00	50 711.20	51 413.98	18 474.80	28 730.36	31 279.76	30 905.68	31 183.64		
胰腺癌	例数	7608	8208	9746	11 225	12 285	22	278	308	404	443		
	住院死亡率（%）	1.08	1.05	1.00	0.99	1.30	0.00	1.08	1.95	1.24	1.35		
	平均住院日（天）	27.02	27.40	26.88	26.75	26.61	29.09	30.79	30.20	32.26	31.02		
	每住院人次费用（元）	91 030.49	94 100.42	93 279.98	97 642.90	100 570.13	58 901.46	63 703.49	64 563.55	68 044.79	64 059.27		
膀胱癌	例数	9407	10 318	11 069	12 359	12 885	63	837	931	1031	1014		
	住院死亡率（%）	0.45	0.40	0.40	0.37	0.29	0.00	0.48	0.97	0.48	0.30		
	平均住院日（天）	26.10	25.22	24.78	23.76	23.46	28.17	25.26	25.90	25.97	25.32		
	每住院人次费用（元）	59 100.15	60 848.97	61 230.31	65 016.97	66 659.38	30 978.82	31 246.50	34 765.46	37 641.04	36 938.69		
肾癌	例数	19 166	20 722	22 743	25 433	24 591	148	1307	1400	1721	1706		
	住院死亡率（%）	0.10	0.09	0.11	0.03	0.15	0.68	0.00	0.14	0.23	0.18		
	平均住院日（天）	16.11	15.61	15.05	14.74	14.19	20.07	18.53	17.83	17.24	16.93		
	每住院人次费用（元）	37 374.23	38 473.89	37 277.73	39 507.04	40 803.22	21 280.73	23 713.61	23 556.94	24 593.38	24 937.04		
喉癌	例数	6727	7201	8275	9667	10 633	31	165	245	274	239		
	住院死亡率（%）	0.06	0.12	0.08	0.05	0.06	0.00	0.00	0.00	0.00	0.00		
	平均住院日（天）	23.93	22.96	22.87	21.30	21.02	17.97	23.23	26.51	24.41	24.36		
	每住院人次费用（元）	37 012.60	37 757.43	39 006.28	40 074.76	39 855.20	4077.79	27 727.80	28 834.63	31 342.65	28 040.12		

表2-1-5-3　2016—2020年三级、二级综合医院重点肿瘤患者（住院非手术治疗）相关指标

重点肿瘤	指标	三级综合 2016年	2017年	2018年	2019年	2020年	二级综合 2016年	2017年	2018年	2019年	2020年	变化趋势 三级综合	二级综合
乳腺癌	例数	373 444	552 314	795 318	1 153 966	1 354 319	8918	35 062	54 557	80 890	118 775		
	住院死亡率（%）	0.10	0.08	0.07	0.07	0.06	0.33	0.29	0.25	0.20	0.18		
	平均住院日（天）	6.42	6.03	5.57	5.00	4.58	7.52	7.19	6.64	6.03	5.50		
	每住院人次费用（元）	8882.32	8540.11	8461.71	8842.98	8882.68	6848.98	6445.39	6270.84	6535.74	6356.21		
肺癌	例数	344 957	488 133	689 000	1 034 545	1 299 905	14 010	54 077	72 133	103 855	156 648		
	住院死亡率（%）	0.68	0.60	0.56	0.48	0.44	2.08	1.38	1.48	1.33	0.98		
	平均住院日（天）	10.86	10.25	9.54	8.48	7.73	12.07	11.60	11.76	10.79	9.86		
	每住院人次费用（元）	14 929.73	14 262.29	13 848.27	13 532.27	12 932.99	11 184.35	10 276.04	10 695.33	10 606.36	10 202.97		
结直肠癌	例数	264 060	381 335	547 267	790 710	947 961	9432	33 147	49 132	71 897	96 279		
	住院死亡率（%）	0.30	0.27	0.24	0.22	0.20	1.15	0.74	0.75	0.61	0.48		
	平均住院日（天）	7.16	6.71	6.36	5.85	5.39	7.84	7.73	7.58	7.08	6.75		
	每住院人次费用（元）	10 947.65	10 628.70	10 474.23	10 763.66	10 453.28	8255.40	7799.96	7847.91	7775.07	7318.80		
胃癌	例数	15 7758	21 4284	296 905	415 475	487 793	7094	28 069	39 463	53 985	71 242		
	住院死亡率（%）	0.41	0.38	0.34	0.33	0.32	1.04	0.76	0.80	0.67	0.63		
	平均住院日（天）	7.81	7.37	7.02	6.53	6.06	9.38	8.75	8.65	8.37	8.07		
	每住院人次费用（元）	11 325.08	10 861.34	10 477.77	10 406.47	9697.75	9517.66	8150.28	8107.28	8176.43	7332.21		
食管癌	例数	83 742	113 646	153 489	215 680	259 499	4489	17 364	22 522	30 195	44 018		
	住院死亡率（%）	0.42	0.38	0.38	0.34	0.31	1.02	0.66	0.91	0.95	0.65		
	平均住院日（天）	13.66	13.38	12.84	11.73	10.59	15.82	13.87	13.72	13.01	12.74		
	每住院人次费用（元）	16 563.49	16 606.35	16 242.90	15 752.43	14 676.65	12 670.37	10 923.80	11 272.47	10 994.97	11 009.32		
淋巴瘤	例数	90 800	126 054	169 598	234 109	285 287	1838	6991	8488	10 520	13 424		
	住院死亡率（%）	0.33	0.27	0.25	0.24	0.23	0.92	0.92	0.71	0.75	0.59		
	平均住院日（天）	10.20	9.72	8.99	8.16	7.75	11.19	10.58	10.55	9.94	9.17		
	每住院人次费用（元）	16 924.83	17 038.96	17 065.86	17 323.98	17 196.99	11 042.28	12 593.14	12 861.53	12 724.58	10 890.75		
肝癌	例数	58 444	81 364	115 536	171 755	229 732	1794	7253	10 916	16 621	24 378		
	住院死亡率（%）	0.98	0.93	0.85	0.77	0.71	4.57	3.57	3.14	3.04	2.18		
	平均住院日（天）	10.65	10.03	9.48	8.65	7.94	12.11	11.94	12.00	11.00	10.34		
	每住院人次费用（元）	19 480.38	18 990.44	18 603.90	17 918.24	17 131.03	11 338.58	10 513.75	10 937.60	10 980.32	10 774.33		

重点肿瘤	指标	三级综合 2016年	2017年	2018年	2019年	2020年	二级综合 2016年	2017年	2018年	2019年	2020年	变化趋势 三级综合	二级综合
卵巢癌	例数	68 313	94 875	128 547	175 449	215 132	1976	7616	10 530	15 157	22 083		
	住院死亡率（%）	0.24	0.24	0.23	0.23	0.20	0.56	0.55	0.92	0.72	0.55		
	平均住院日（天）	7.91	7.63	7.25	6.74	6.22	9.93	9.25	9.33	8.60	7.78		
	每住院人次费用（元）	10 802.58	10 523.24	9982.97	10 083.05	9942.66	8660.52	7892.58	8325.83	8084.68	7609.49		
宫颈癌	例数	70 515	98 722	134 713	182 724	209 363	1367	5192	7348	9890	14 754		
	住院死亡率（%）	0.14	0.14	0.15	0.14	0.13	0.80	0.75	0.56	0.74	0.54		
	平均住院日（天）	13.40	13.09	12.48	11.84	11.46	15.25	13.82	14.14	13.00	11.98		
	每住院人次费用（元）	16 974.00	17 349.43	17 257.44	17 446.70	17 086.80	12 136.04	10 715.34	11 379.83	11 157.03	11 273.46		
鼻咽癌	例数	46 448	60 771	85 403	120 674	145 585	597	3408	3864	4986	7185		
	住院死亡率（%）	0.14	0.12	0.12	0.12	0.10	1.17	0.50	0.70	0.62	0.61		
	平均住院日（天）	15.34	14.90	14.12	12.70	11.93	12.20	12.25	13.89	12.63	11.64		
	每住院人次费用（元）	21 249.42	21 173.16	21 013.26	20 424.56	19 337.70	10 359.56	11 148.74	12 249.91	11 792.98	11 134.96		
前列腺癌	例数	40 042	57 720	83 297	123 453	121 785	693	3854	7243	11 516	14 594		
	住院死亡率（%）	0.34	0.31	0.28	0.24	0.25	1.88	1.12	0.69	0.82	0.47		
	平均住院日（天）	6.54	5.94	5.47	5.07	5.31	10.15	7.41	6.30	5.74	5.51		
	每住院人次费用（元）	10 327.47	9616.08	9247.40	9186.35	9631.93	10 505.20	8031.59	7350.66	6894.58	6694.88		
胰腺癌	例数	19 628	30 605	47 180	77 846	115 671	810	2983	4099	7012	10 002		
	住院死亡率（%）	1.93	1.71	1.34	1.09	0.85	6.05	4.46	3.64	3.54	2.26		
	平均住院日（天）	11.00	9.80	8.65	7.57	6.78	13.78	12.87	12.14	11.29	10.50		
	每住院人次费用（元）	15 765.91	14 804.19	13 035.42	12 076.73	11 133.25	13 944.46	12 138.07	11 534.11	10 890.81	9692.98		
甲状腺癌	例数	21 673	31 936	45 929	57 528	62 898	204	958	1355	1841	2510		
	住院死亡率（%）	0.07	0.10	0.07	0.12	0.10	1.47	1.04	0.59	0.87	0.84		
	平均住院日（天）	6.71	6.65	6.16	5.83	5.58	9.69	9.44	8.91	9.25	8.81		
	每住院人次费用（元）	14 335.77	13 345.73	14 046.80	14 633.09	14 857.55	10 993.30	10 462.99	10 064.94	10 021.90	10 941.60		
膀胱癌	例数	13 821	20 209	28 617	43 924	53 929	613	2504	3870	5659	7224		
	住院死亡率（%）	0.90	0.76	0.75	0.50	0.43	2.45	1.92	1.37	1.10	0.90		
	平均住院日（天）	10.59	9.38	8.95	7.92	7.55	11.96	9.27	8.59	7.34	7.10		
	每住院人次费用（元）	13 396.50	11 571.30	11 073.95	10 552.99	10 178.60	10 194.27	8089.36	7225.62	6672.04	6514.37		

续表

重点肿瘤	指标	三级综合					二级综合					变化趋势	
		2016 年	2017 年	2018 年	2019 年	2020 年	2016 年	2017 年	2018 年	2019 年	2020 年	三级综合	二级综合
肾癌	例数	10 503	13 074	16 494	26 021	34 431	283	1067	1308	2180	3322		
	住院死亡率（%）	0.89	1.03	1.02	0.89	0.73	4.59	2.91	4.13	3.12	1.93		
	平均住院日（天）	10.46	9.83	9.60	8.64	7.35	14.23	12.06	12.76	11.74	10.28		
	每住院人次费用（元）	13 710.88	12 411.54	12 474.96	12 241.77	11 461.25	12 765.23	10 152.75	10 948.16	10 771.97	9613.59		
喉癌	例数	7764	10858	14195	19195	21965	215	919	1113	1552	2276		
	住院死亡率（%）	0.50	0.47	0.51	0.52	0.49	1.86	1.20	1.71	1.29	0.83		
	平均住院日（天）	18.11	17.97	16.89	14.92	14.68	15.33	16.02	16.96	15.55	14.45		
	每住院人次费用（元）	22 424.00	22 637.95	22 468.52	21 108.66	21 493.78	13 746.69	13 096.23	14 586.63	14 280.20	13 051.39		
糖尿病伴短期并发症	例数	82 782	94 169	106 747	119 428	124 446	16 865	45 600	55 513	63 446	66 497		
	住院死亡率（%）	1.16	1.17	1.05	1.02	1.08	1.20	1.32	1.26	1.06	1.09		
	平均住院日（天）	10.19	9.94	9.66	9.45	9.44	8.90	8.62	8.62	8.50	8.37		
	每住院人次费用（元）	10 618.75	10 450.44	10 196.59	10 247.90	10 372.40	7265.45	6889.05	7078.80	7208.78	7205.72		
糖尿病伴长期并发症	例数	655 379	793 562	980 036	1 226 031	1 115 028	73 526	219 665	311 093	419 200	417 258		
	住院死亡率（%）	0.17	0.12	0.11	0.09	0.09	0.25	0.18	0.15	0.11	0.11		
	平均住院日（天）	11.56	11.06	10.57	10.12	9.86	10.73	10.22	10.00	9.54	9.42		
	每住院人次费用（元）	10 595.30	10 252.09	9972.42	9817.83	9853.01	7198.31	6845.70	6859.19	6754.28	6519.07		
下肢骨与关节损伤	例数	862 171	919 277	998 624	1 085 773	1 036 474	240 415	626 355	674 095	730 070	690 104		
	住院死亡率（%）	0.81	0.80	0.77	0.78	0.87	0.60	0.57	0.55	0.58	0.63		
	平均住院日（天）	18.04	17.67	17.04	16.33	15.77	16.15	15.87	15.75	15.28	14.91		
	每住院人次费用（元）	31 724.15	32 537.68	32 719.93	34 178.25	35 408.99	17 135.32	17 222.30	17 722.59	18 399.43	18 964.73		
哮喘（成人）	例数	138 901	145 101	146 455	147 961	111 465	35 810	91 689	96 021	101 720	78 739		
	住院死亡率（%）	0.23	0.23	0.21	0.16	0.16	0.20	0.17	0.16	0.14	0.13		
	平均住院日（天）	8.71	8.57	8.35	8.23	7.91	7.79	7.85	7.88	7.72	7.58		
	每住院人次费用（元）	8526.81	8535.89	8410.24	8670.63	8335.07	5441.73	5402.36	5491.36	5633.39	5522.11		
消化道出血	例数	404 931	424 487	446 548	481 302	471 109	122 017	303 627	315 371	341 951	337 028		
	住院死亡率（%）	1.70	1.64	1.68	1.64	1.81	1.00	1.07	1.11	1.13	1.20		
	平均住院日（天）	8.57	8.50	8.42	8.26	8.22	7.45	7.43	7.50	7.37	7.39		
	每住院人次费用（元）	11 869.72	11 989.31	12 219.39	12 660.76	13 167.08	6696.09	6658.76	6930.10	7214.06	7417.92		

表 2-1-5-4　2016—2020 年各级医疗机构重点肿瘤患者住院死亡率变化趋势

重点肿瘤名称	机构类别	非手术治疗					手术治疗				
		2016/2017年数值（%）	2019年数值（%）	2020年数值（%）	趋势	2020年排名	2016/2017年数值（%）	2019年数值（%）	2020年数值（%）	趋势	2020年排名
胰腺癌	委属委管	1.39	0.20	0.21			0.65	0.76	0.58		
	三级公立	1.87	1.05	0.81			1.08	0.99	1.31		
	二级公立	4.01	3.52	2.21		1	1.09	1.26	1.16		1
	三级民营	13.33	7.43	7.06			0.00	0.00	0.00		
	二级民营	36.59	5.63	5.56			0.00	0.00	7.69		
肝癌	委属委管	0.53	0.16	0.13			0.44	0.26	0.24		
	三级公立	0.95	0.74	0.68			0.44	0.37	0.33		
	二级公立	3.44	3.06	2.19		2	0.74	0.83	0.70		2
	三级民营	7.86	7.07	4.40			0.00	0.58	0.50		
	二级民营	24.44	1.85	1.09			0.00	0.00	0.00		
肾癌	委属委管	0.29	0.32	0.42			0.11	0.04	0.10		
	三级公立	0.86	0.84	0.71			0.10	0.08	0.15		
	二级公立	2.84	3.10	1.88		3	0.00	0.23	0.18		7
	三级民营	3.06	4.61	2.34			0.00	0.00	0.00		
	二级民营	8.33	5.26	6.90			0.00	0.00	0.00		
喉癌	委属委管	0.12	0.20	0.11			0.00	0.06	0.06		
	三级公立	0.50	0.50	0.48			0.06	0.05	0.06		
	二级公立	1.10	1.32	0.86		4	0.00	0.00	0.00		10
	三级民营	0.00	4.59	1.88				0.00	0.00		
	二级民营	7.14	0.00	0.00			0.00	0.00	0.00		
肺癌	委属委管	0.39	0.19	0.19			0.26	0.09	0.08		
	三级公立	0.66	0.46	0.43			0.25	0.15	0.12		
	二级公立	1.32	1.34	0.98		5	0.41	0.20	0.22		8
	三级民营	4.71	3.32	2.19			0.00	0.00	0.55		
	二级民营	4.16	0.68	1.08			1.82	0.00	0.00		
膀胱癌	委属委管	1.05	0.19	0.23			0.62	0.35	0.28		
	三级公立	0.88	0.48	0.41			0.45	0.37	0.28		
	二级公立	1.78	1.09	0.89		6	0.48	0.50	0.31		6
	三级民营	3.23	2.92	2.80			0.00	0.00	2.08		
	二级民营	10.81	2.70	1.23			0.00	0.00	0.00		
食管癌	委属委管	0.20	0.12	0.10			0.50	0.39	0.64		
	三级公立	0.41	0.33	0.30			0.65	0.61	0.62		
	二级公立	0.62	0.96	0.66		7	0.63	0.98	0.66		3
	三级民营	2.89	2.18	1.38			0.00	2.38	3.85		
	二级民营	5.10	0.51	0.21			0.00	0.00	0.00		
胃癌	委属委管	0.24	0.13	0.15			0.32	0.27	0.24		
	三级公立	0.39	0.32	0.31			0.41	0.43	0.52		
	二级公立	0.73	0.67	0.63		8	0.30	0.45	0.46		4
	三级民营	3.58	2.87	1.98			0.00	0.99	1.05		
	二级民营	8.41	0.82	0.31			0.00	0.00	0.90		

续表

重点肿瘤名称	机构类别	非手术治疗					手术治疗				
		2016/2017年数值（%）	2019年数值（%）	2020年数值（%）	趋势	2020年排名	2016/2017年数值（%）	2019年数值（%）	2020年数值（%）	趋势	2020年排名
前列腺癌	委属委管	0.27	0.12	0.13			0.05	0.03	0.03		
	三级公立	0.33	0.23	0.24			0.08	0.05	0.03		
	二级公立	1.09	0.80	0.48		9	0.00	0.00	0.00		11
	三级民营	2.73	1.27	1.18			0.00	0.00	0.00		
	二级民营	2.15	2.29	0.00				0.00	0.00		
淋巴瘤	委属委管	0.40	0.16	0.20			—	—	—	—	
	三级公立	0.32	0.23	0.22			—	—	—	—	
	二级公立	0.92	0.76	0.59		10	—	—	—	—	—
	三级民营	1.90	1.86	1.31							
	二级民营	0.00	0.00	0.62							
卵巢癌	委属委管	0.10	0.08	0.08			0.10	0.02	0.12		
	三级公立	0.24	0.22	0.19			0.10	0.11	0.11		
	二级公立	0.53	0.72	0.55		11	0.12	0.00	0.08		9
	三级民营	1.48	1.95	1.90			0.00	0.00	0.00		
	二级民营	5.41	0.92	0.44			0.00	0.00	0.00		
结直肠癌	委属委管	0.13	0.09	0.07			0.25	0.24	0.24		
	三级公立	0.29	0.21	0.20			0.47	0.43	0.46		
	二级公立	0.69	0.62	0.48		12	0.37	0.47	0.40		5
	三级民营	2.02	1.83	1.36			0.00	0.56	1.30		
	二级民营	4.01	0.45	0.65			1.34	0.57	0.60		
宫颈癌	委属委管	0.04	0.02	0.04			0.00	0.00	0.01		
	三级公立	0.14	0.13	0.13			0.01	0.01	0.01		
	二级公立	0.76	0.74	0.54		13	0.00	0.01	0.01		14
	三级民营	3.16	1.66	1.56			0.00	0.00	0.00		
	二级民营	0.00	0.49	0.33			0.00	0.00	0.00		
甲状腺癌	委属委管	0.00	0.03	0.03			0.02	0.01	0.00		
	三级公立	0.07	0.12	0.10			0.02	0.01	0.01		
	二级公立	1.20	0.88	0.91		14	0.02	0.00	0.01		13
	三级民营	0.00	1.01	0.17			0.00	0.15	0.00		
	二级民营	0.00	0.00	0.00			0.00	0.00	0.00		
鼻咽癌	委属委管	0.06	0.06	0.03			—	—	—	—	
	三级公立	0.14	0.12	0.10			—	—	—	—	
	二级公立	0.51	0.65	0.64		15	—	—	—	—	—
	三级民营	1.19	1.45	0.27							
	二级民营	0.00	0.00	0.00							
乳腺癌	委属委管	0.05	0.02	0.03			0.02	0.00	0.01		
	三级公立	0.10	0.07	0.06			0.02	0.01	0.01		
	二级公立	0.27	0.20	0.18		16	0.03	0.03	0.01		12
	三级民营	0.30	0.50	0.37			0.00	0.00	0.00		
	二级民营	4.00	0.00	0.09			0.00	0.00	0.00		

注：三级医院基线值选取 2016 年数据，二级医院基线值选取 2017 年数据。

表 2-1-5-5 2016—2020 年各级医疗机构重点肿瘤患者出院 0 ～ 31 天非预期再住院率

重点肿瘤名称	机构类别	非手术治疗					手术治疗				
		2016/2017年数值（%）	2019年数值（%）	2020年数值（%）	趋势	2020年排名	2016/2017年数值（%）	2019年数值（%）	2020年数（%）	趋势	2020年排名
肝癌	委属委管	0.30	0.48	0.33		1	2.46	1.88	1.74		1
	三级公立	1.84	1.28	0.98			2.69	3.99	2.20		
	二级公立	7.70	6.29	5.60			4.95	4.49	2.86		
	三级民营	2.27	7.20	3.10			20.00	1.31	1.68		
	二级民营	16.67	4.11	1.14			12.50	0.00	3.57		
肾癌	委属委管	1.29	0.42	0.16		2	0.62	0.17	0.14		13
	三级公立	2.47	1.55	1.01			0.63	0.37	0.17		
	二级公立	8.33	6.21	4.86			2.36	1.01	0.44		
	三级民营	6.67	5.09	2.96			0.00	0.00	2.02		
	二级民营	0.00	0.00	0.00			0.00	0.00	0.00		
胰腺癌	委属委管	0.29	0.21	0.08		3	4.67	1.97	1.17		7
	三级公立	1.64	1.05	0.65			1.09	1.05	0.62		
	二级公立	7.69	5.59	4.64			2.83	2.67	1.79		
	三级民营	6.25	6.98	5.06			0.00	5.88	0.00		
	二级民营	11.11	0.00	6.17			0.00	0.00	9.09		
喉癌	委属委管	0.48	0.44	0.22		4	1.08	1.30	0.53		6
	三级公立	0.99	0.71	0.53			1.31	1.03	0.72		
	二级公立	3.46	3.43	3.17			2.04	1.98	1.35		
	三级民营	16.67	4.49	2.74				7.69	0.00		
	二级民营	0.00	11.11	0.00			0.00	0.00	0.00		
前列腺癌	委属委管	0.47	0.68	0.21		5	0.74	0.29	0.33		12
	三级公立	1.68	0.82	0.58			0.68	0.27	0.18		
	二级公立	5.16	2.55	1.99			1.53	2.75	1.32		
	三级民营	1.64	10.44	8.73			0.00	0.00	0.00		
	二级民营	1.79	1.18	0.00				0.00	0.00		
食管癌	委属委管	0.29	0.15	0.06		6	1.12	0.61	0.39		10
	三级公立	0.87	0.64	0.43			1.25	0.53	0.30		
	二级公立	3.09	2.85	2.23			5.09	3.70	2.28		
	三级民营	0.00	2.64	2.24			0.00	0.00	0.00		
	二级民营	4.51	0.00	0.42			0.00	0.00	16.67		
肺癌	委属委管	0.29	0.25	0.12		7	0.66	0.39	0.13		11
	三级公立	1.14	0.69	0.48			1.52	0.45	0.27		
	二级公立	3.90	2.86	2.40			3.73	2.69	1.78		
	三级民营	2.79	3.92	2.39			0.00	2.92	0.00		
	二级民营	2.55	1.47	1.63			3.57	0.00	0.00		
膀胱癌	委属委管	1.02	0.22	0.43		8	0.62	0.67	0.40		8
	三级公立	1.31	0.61	0.50			1.21	0.94	0.56		
	二级公立	2.06	1.86	1.23			2.98	2.01	1.75		
	三级民营	8.33	16.53	3.71			0.00	0.00	0.00		
	二级民营	4.55	0.00	0.79			0.00	0.00	0.00		

续表

重点肿瘤名称	机构类别	非手术治疗					手术治疗				
		2016/2017年数值（%）	2019年数值（%）	2020年数值（%）	趋势	2020年排名	2016/2017年数值（%）	2019年数值（%）	2020年数（%）	趋势	2020年排名
胃癌	委属委管	0.22	0.15	0.09			0.50	0.47	0.16		
	三级公立	0.74	0.49	0.35			1.30	0.63	0.33		
	二级公立	2.64	2.32	1.92		9	4.82	3.85	2.94		9
	三级民营	0.86	2.67	1.90			0.00	1.79	1.77		
	二级民营	9.26	0.56	0.55			7.69	4.48	7.25		
淋巴瘤	委属委管	0.22	0.10	0.10			–	–	–	–	
	三级公立	0.62	0.40	0.33			–	–	–	–	
	二级公立	1.76	1.74	1.58		10	–	–	–	–	–
	三级民营	0.75	1.24	0.42			–	–	–	–	
	二级民营	4.88	0.00	0.00			–	–	–	–	
卵巢癌	委属委管	0.08	0.06	0.05			0.93	1.23	0.40		
	三级公立	0.53	0.33	0.25			2.52	1.53	1.11		
	二级公立	2.02	1.82	1.47		11	4.79	4.02	2.93		3
	三级民营	2.97	3.38	1.41			0.00	0.00	0.98		
	二级民营	0.00	1.54	2.92			0.00	0.00	4.17		
宫颈癌	委属委管	0.32	0.31	0.06			2.07	2.04	1.46		
	三级公立	0.58	0.42	0.28			2.80	2.60	2.00		
	二级公立	2.77	2.21	1.47		12	3.48	2.81	2.45		2
	三级民营	4.50	1.61	1.15			28.57	2.00	1.55		
	二级民营	1.64	1.72	1.89			0.00	3.27	3.80		
结直肠癌	委属委管	0.22	0.11	0.10			0.77	0.70	0.46		
	三级公立	0.51	0.29	0.21			1.54	0.86	0.55		
	二级公立	1.59	1.33	1.03		13	4.17	3.26	2.34		5
	三级民营	0.59	2.01	1.50			4.72	3.48	1.19		
	二级民营	3.18	2.00	0.35			1.85	2.52	2.60		
鼻咽癌	委属委管	0.09	0.08	0.01			–	–	–	–	
	三级公立	0.40	0.27	0.18			–	–	–	–	
	二级公立	2.83	2.54	2.10		14	–	–	–	–	–
	三级民营	0.00	0.54	0.15			–	–	–	–	
	二级民营	5.06	0.00	0.00			–	–	–	–	
甲状腺癌	委属委管	0.06	0.04	0.01			0.11	0.21	0.13		
	三级公立	0.25	0.19	0.15			0.47	0.20	0.12		
	二级公立	1.32	2.56	2.57		15	0.49	0.38	0.31		14
	三级民营	0.00	1.85	1.09			0.00	0.32	0.00		
	二级民营	0.00	0.00	0.00			0.00	3.39	0.00		
乳腺癌	委属委管	0.13	0.14	0.02			2.02	2.21	1.27		
	三级公立	0.33	0.20	0.12			2.55	1.64	0.98		
	二级公立	0.94	0.72	0.51		16	7.01	5.07	3.35		4
	三级民营	0.79	1.04	0.79			20.00	6.27	2.71		
	二级民营	0.65	0.00	0.00			0.00	5.30	4.12		

注：三级医院基线值选取2016年数据，二级医院基线值选取2017年数据。

根据 2020 年的重点肿瘤发病例数（图 2-1-5-2），结合历年的分析报告，本年度报告选取宫颈癌、卵巢癌、甲状腺瘤、食管癌及前列腺癌五种重点肿瘤，分别从患者住院手术治疗与住院非手术治疗角度分析 2016—2020 年住院死亡率、出院 0～31 天非预期再住院率、平均住院日及每住院人次费用的变化趋势。分析样本中大部分医疗机构（＞75% 的医院样本）无死亡与出院 0～31 天非预期再住院病例，且其他有发生住院死亡或再住院的机构，例数较低，不宜使用箱线图展示其分布情况，故选用柱状图展示其均值变化情况，而平均住院日、每住院人次费用使用箱线图展示其分布情况。此外，因样本中二级医疗机构治疗肿瘤患者例数少，少有住院死亡或出院 0～31 天非预期再住院病例，故不进行分省统计。

一、宫颈癌

1. 全国情况

（1）宫颈癌住院手术治疗患者相关指标

2016—2020 年全国宫颈癌住院手术治疗患者 796 509 例，住院死亡率均值为 0.01%，出院 0～31 天非预期再住院率均值为 2.46%，平均住院日为 10.75 天，每住院人次费用均值为 19 628.05 元。各类医院 2016—2020 年的相关指标如图 2-1-5-4 至图 2-1-5-7 所示。

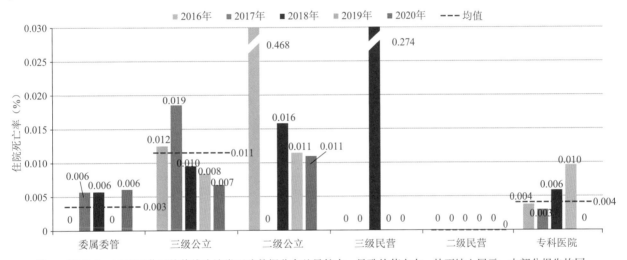

注：二级公立、三级民营无均值线为该类医院数据分布差异较大，导致均值太大，故不纳入展示，本部分报告均同。

图 2-1-5-4　2016—2020 年全国各类医院宫颈癌（手术治疗）患者住院死亡率

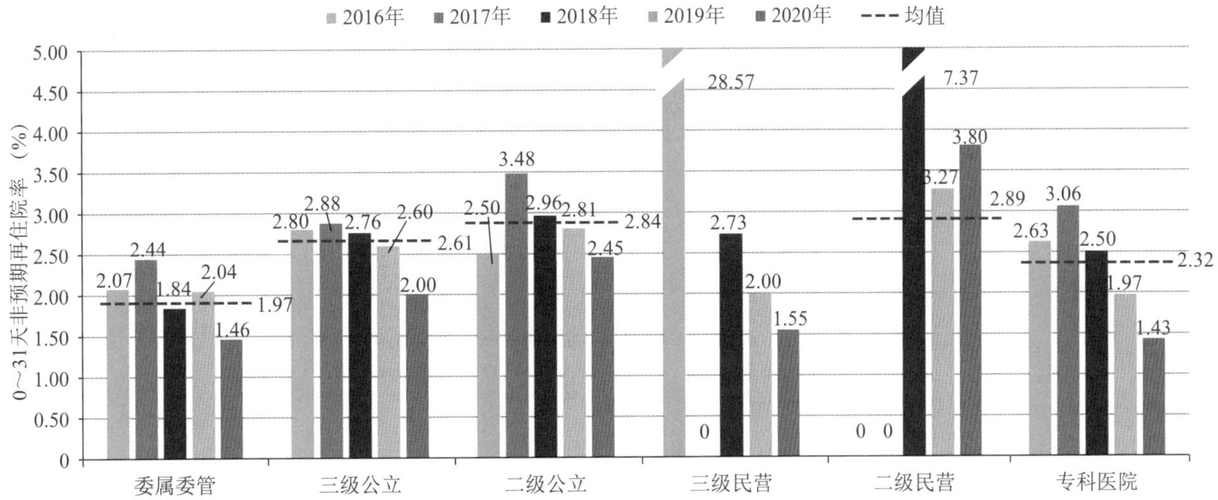

图 2-1-5-5　2016—2020 年全国各类医院宫颈癌（手术治疗）患者 0～31 天非预期再住院率

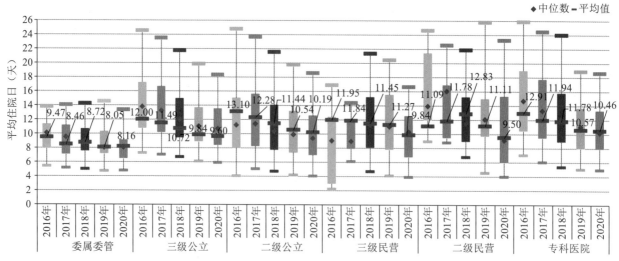

图 2-1-5-6　2016—2020 年全国各类医院宫颈癌（手术治疗）患者平均住院日

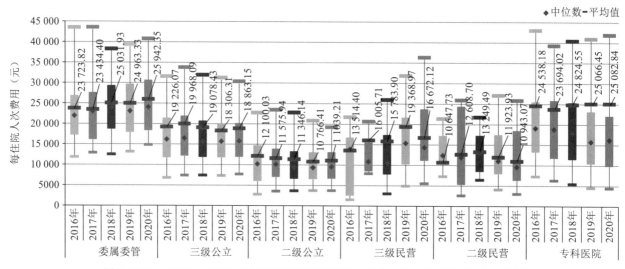

图 2-1-5-7　2016—2020 年全国各类医院宫颈癌（手术治疗）患者每住院人次费用

（2）宫颈癌住院非手术治疗患者相关指标

2016—2020 年全国宫颈癌住院非手术治疗患者 1 075 762 例，住院死亡率均值为 0.12%，0～31 天非预期再住院率均值为 0.86%，平均住院日为 12.74 天，每住院人次费用均值为 18 608.47 元。各类医院 2016—2020 年的相关指标如图 2-1-5-8 至图 2-1-5-11 所示。

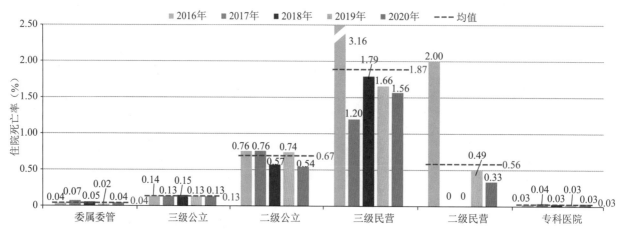

图 2-1-5-8　2016—2020 年全国各类医院宫颈癌（非手术治疗）患者住院死亡率

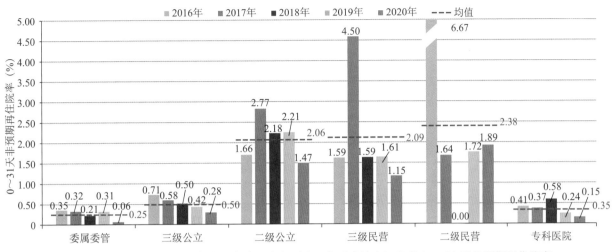

图 2-1-5-9　2016—2020 年全国各类医院宫颈癌（非手术治疗）患者 0 ～ 31 天非预期再住院率

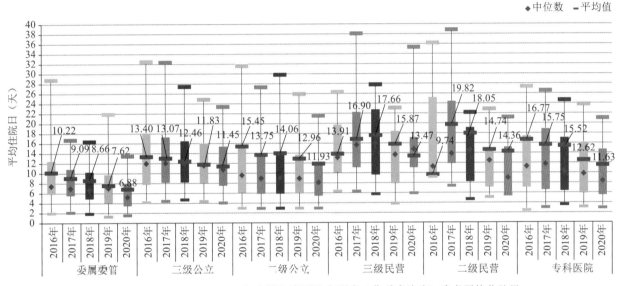

图 2-1-5-10　2016—2020 年全国各类医院宫颈癌（非手术治疗）患者平均住院日

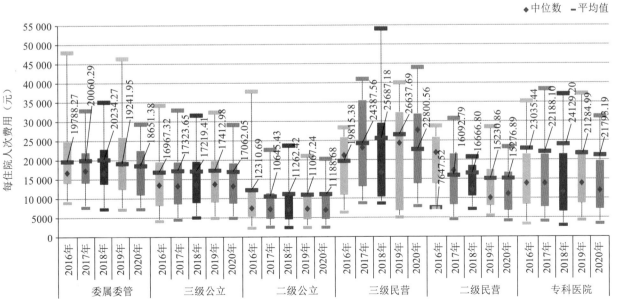

图 2-1-5-11　2016—2020 年全国各类医院宫颈癌（非手术治疗）患者每住院人次费用

2.各省（自治区、直辖市）情况

（1）住院死亡率

1）总体情况

三级公立医院2020年宫颈癌患者住院死亡率与2019年持平，均为0.08%。二级公立医院自2019年的0.27%，下降至2020年的0.24%。

2）住院手术治疗

二级、三级公立医院2020年宫颈癌（手术治疗）患者住院死亡率均值与2019年持平，均为0.01%（图2-1-5-12）。

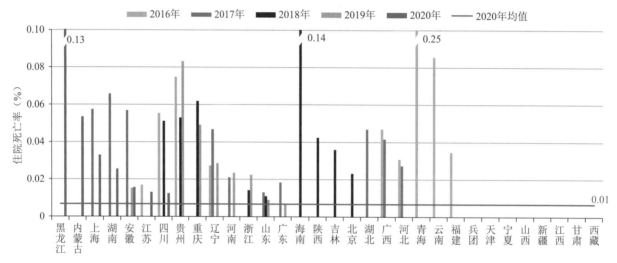

图2-1-5-12　2016—2020年全国各省（自治区、直辖市）三级公立医院宫颈癌（手术治疗）患者住院死亡率

3）住院非手术治疗

三级公立医院2020年宫颈癌（非手术治疗）患者住院死亡率与2019年持平，均为0.13%（图2-1-5-13）。二级公立医院自2019年的0.74%，下降至2020年的0.54%。

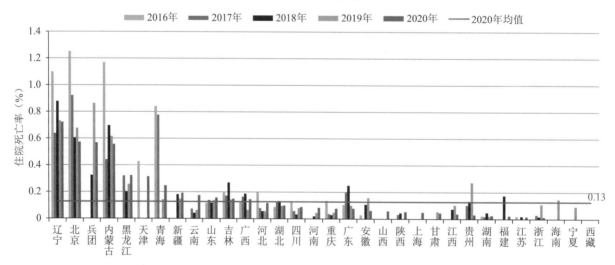

图2-1-5-13　2016—2020年全国各省（自治区、直辖市）三级公立医院宫颈癌（非手术治疗）患者住院死亡率

（2）出院0～31天非预期再住院率

1）总体情况

三级公立医院宫颈癌患者出院0～31天非预期再住院率自2019年的1.39%，下降至2020年的0.95%。二级公立医院自2019年的2.60%，下降至2020年的2.02%。

2）住院手术治疗

三级公立医院宫颈癌（手术治疗）患者出院 0 ～ 31 天非预期再住院率自 2019 年的 2.60%，下降至 2020 年的 2.00%（图 2-1-5-14）。二级公立医院自 2019 年的 2.81%，下降至 2020 年的 2.45%。

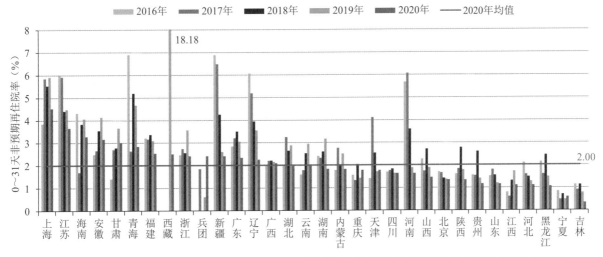

图 2-1-5-14　2016—2020 年全国各省（自治区、直辖市）三级公立医院宫颈癌（手术治疗）患者出院

0 ～ 31 天非预期再住院率

3）住院非手术治疗

三级公立医院宫颈癌（非手术治疗）患者出院 0 ～ 31 天非预期再住院率自 2019 年的 0.42%，下降至 2020 年的 0.28%（图 2-1-5-15）。二级公立医院自 2019 年的 2.21%，下降至 2020 年的 1.47%。

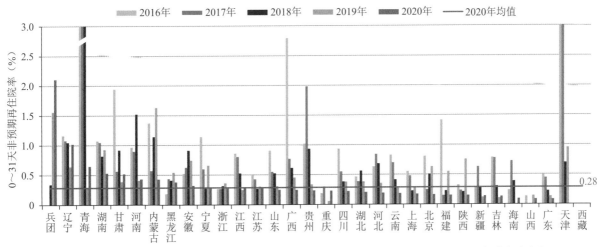

图 2-1-5-15　2016—2020 年全国各省（自治区、直辖市）三级公立医院宫颈癌（非手术治疗）

患者出院 0 ～ 31 天非预期再住院率

（3）平均住院日

1）总体情况

三级公立医院宫颈癌患者平均住院日自 2019 年的 10.95 天，下降至 2020 年的 10.73 天。二级公立医院自 2019 年的 11.40 天，下降至 2020 年的 10.96 天。

2）住院手术治疗

三级公立医院宫颈癌（手术治疗）患者平均住院日自 2019 年的 9.84 天，下降至 2020 年的 9.60 天（图 2-1-5-16）。二级公立医院自 2019 年的 10.54 天，下降至 2020 年的 10.19 天（图 2-1-5-17）。

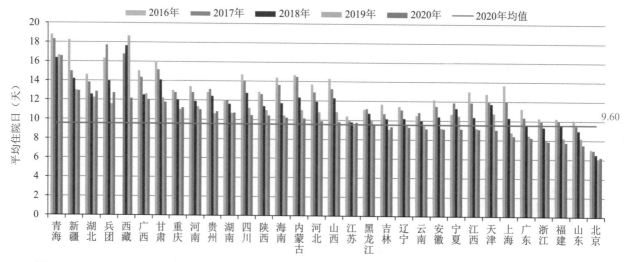

图 2-1-5-16 2016—2020 年全国各省（自治区、直辖市）三级公立医院宫颈癌（手术治疗）患者平均住院日

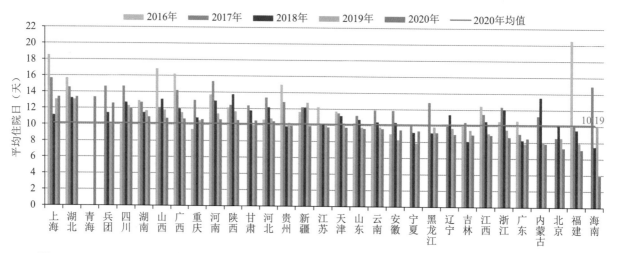

图 2-1-5-17 2016—2020 年全国各省（自治区、直辖市）二级公立医院宫颈癌（手术治疗）患者平均住院日

3）住院非手术治疗

三级公立医院宫颈癌（非手术治疗）患者平均住院日自 2019 年的 11.83 天，下降至 2020 年的 11.45 天（图 2-1-5-18）。二级公立医院自 2019 年的 12.96 天，下降至 2020 年的 11.93 天（图 2-1-5-19）。

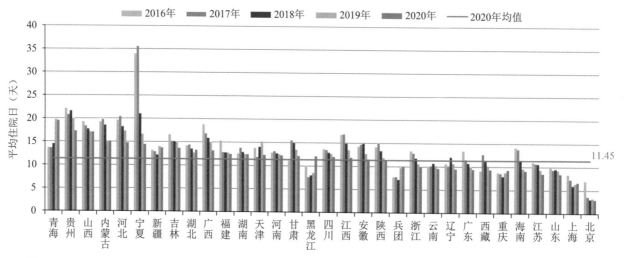

图 2-1-5-18 2016—2020 年全国各省（自治区、直辖市）三级公立医院宫颈癌（非手术治疗）患者平均住院日

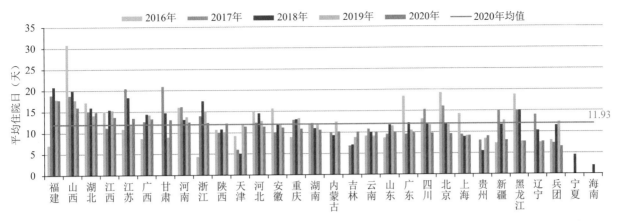

图 2-1-5-19　2016—2020 年全国各省（自治区、直辖市）二级公立医院宫颈癌（非手术治疗）患者平均住院日

（4）每住院人次费用

1）总体情况

三级公立医院宫颈癌患者每住院人次费用自 2019 年的 17 802.66 元，下降至 2020 年的 17 754.58 元。二级公立医院自 2019 年的 10 875.07 元，增长至 2020 年的 11 105.53 元。

2）住院手术治疗

三级公立医院宫颈癌（手术治疗）患者每住院人次费用自 2019 年的 18 306.31 元，增长至 2020 年的 18 863.15 元（图 2-1-5-20）。二级公立医院自 2019 年的 10 766.41 元，增长至 2020 年的 11 039.21 元（图 2-1-5-21）。

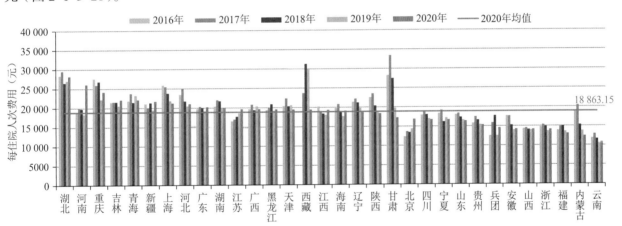

图 2-1-5-20　2016—2020 年全国各省（自治区、直辖市）三级公立医院宫颈癌（手术治疗）患者每住院人次费用

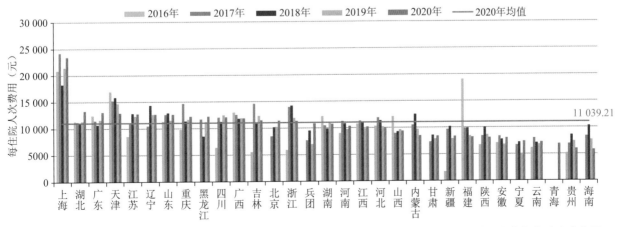

图 2-1-5-21　2016—2020 年全国各省（自治区、直辖市）二级公立医院宫颈癌（手术治疗）患者每住院人次费用

3）住院非手术治疗

三级公立医院宫颈癌（非手术治疗）患者每住院人次费用自 2019 年的 17 412.98 元，下降至 2020 年的 17 062.05 元（图 2-1-5-22）。二级公立医院自 2019 年的 11 067.24 元，增长至 2020 年的 11 188.68 元（图 2-1-5-23）。

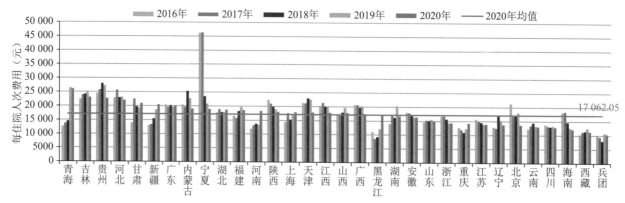

图 2-1-5-22　2016—2020 年全国各省（自治区、直辖市）三级公立医院宫颈癌（非手术治疗）患者每住院人次费用

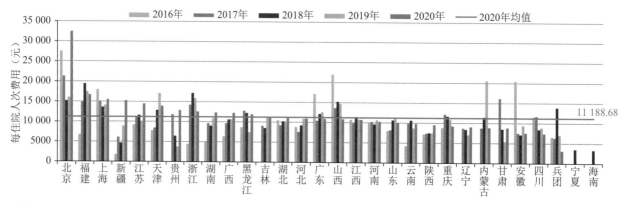

图 2-1-5-23　2016—2020 年全国各省（自治区、直辖市）二级公立医院宫颈癌（非手术治疗）患者每住院人次费用

二、卵巢癌

1. 全国情况

（1）卵巢癌住院手术治疗患者相关指标

2016—2020 年全国卵巢癌住院手术治疗患者 144 093 例，住院死亡率均值为 0.09%，0～31 天非预期再住院率均值为 1.63%，平均住院日为 17.20 天，每住院人次费用均值为 40 290.57 元。各类医院 2016—2020 年的相关指标如图 2-1-5-24 至图 2-1-5-27 所示。

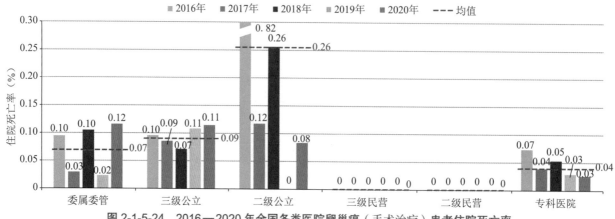

图 2-1-5-24　2016—2020 年全国各类医院卵巢癌（手术治疗）患者住院死亡率

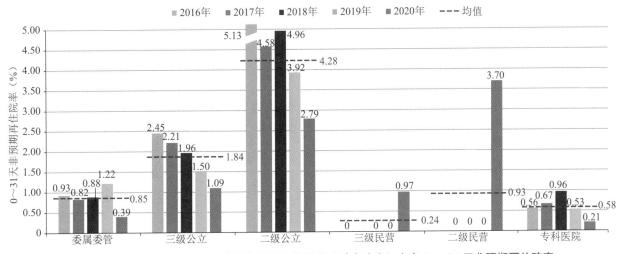

图 2-1-5-25　2016—2020 年全国各类医院卵巢癌（手术治疗）患者 0～31 天非预期再住院率

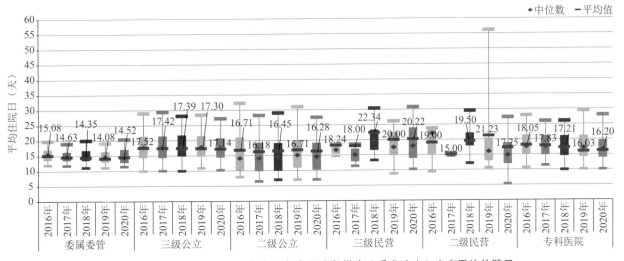

图 2-1-5-26　2016—2020 年全国各类医院卵巢癌（手术治疗）患者平均住院日

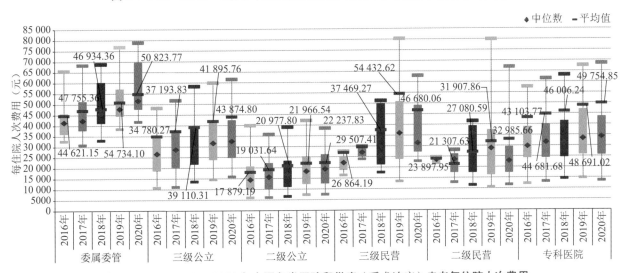

图 2-1-5-27　2016—2020 年全国各类医院卵巢癌（手术治疗）患者每住院人次费用

（2）卵巢癌住院非手术治疗患者相关指标

2016—2020 年全国卵巢癌住院非手术治疗患者 1 020 994 例，住院死亡率均值为 0.21%，0～31 天非预期再住院率均值为 0.87%，平均住院日为 6.78 天，每住院人次费用均值为 10 544.37 元。各类医院 2016—2020 年的相关指标如图 2-1-5-28 至图 2-1-5-31 所示。

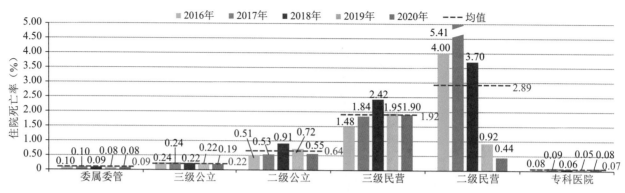

图 2-1-5-28　2016—2020 年全国各类医院卵巢癌（非手术治疗）患者住院死亡率

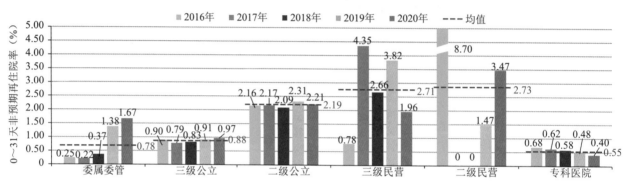

图 2-1-5-29　2016—2020 年全国各类医院卵巢癌（非手术治疗）患者 0～31 天非预期再住院率

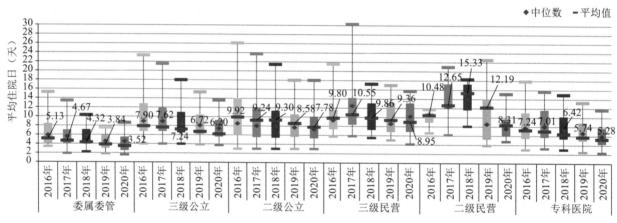

图 2-1-5-30　2016—2020 年全国各类医院卵巢癌（非手术治疗）患者平均住院日

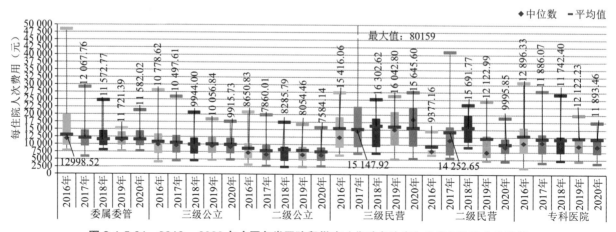

图 2-1-5-31　2016—2020 年全国各类医院卵巢癌（非手术治疗）患者每住院人次费用

2. 各省（自治区、直辖市）情况

（1）住院死亡率

1）总体情况

三级公立医院卵巢癌患者住院死亡率自 2019 年的 0.21%，下降至 2020 年的 0.18%。二级公立医院自 2019 年的 0.63%，下降至 2020 年的 0.51%。

2）住院手术治疗

2020 年三级公立医院卵巢癌（手术治疗）患者住院死亡率与 2019 年持平，均为 0.11%（图 2-1-5-32）。二级公立医院自 2019 年的 0，增长至 2020 年的 0.08%。

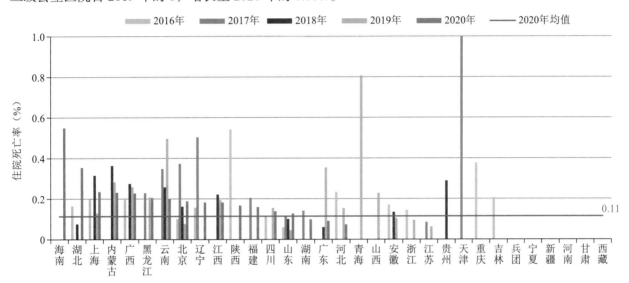

图 2-1-5-32　2016—2020 年全国各省（自治区、直辖市）三级公立医院卵巢癌（手术治疗）患者住院死亡率

3）住院非手术治疗

三级公立医院卵巢癌（非手术治疗）患者住院死亡率自 2019 年的 0.22%，下降至 2020 年的 0.19%（图 2-1-5-33）。二级公立医院自 2019 年的 0.72%，下降至 2020 年的 0.55%。

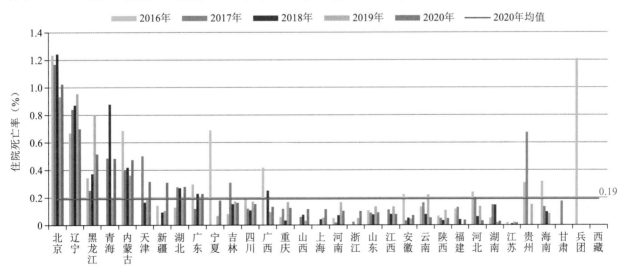

图 2-1-5-33　2016—2020 年全国各省（自治区、直辖市）三级公立医院卵巢癌（非手术治疗）患者住院死亡率

（2）出院 0 ～ 31 天非预期再住院率

1）总体情况

三级公立医院卵巢癌患者出院 0 ～ 31 天非预期再住院率自 2019 年的 0.47%，下降至 2020 年的

0.34%。二级公立医院自 2019 年的 2.10%，下降至 2020 年的 1.61%。

　　2）住院手术治疗

　　三级公立医院卵巢癌（手术治疗）患者出院 0 ～ 31 天非预期再住院率自 2019 年的 1.50%，下降至 2020 年的 1.09%（图 2-1-5-34）。二级公立医院自 2019 年的 3.92%，下降至 2020 年的 2.79%。

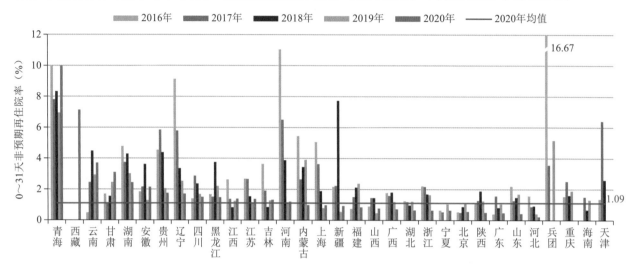

图 2-1-5-34　2016—2020 年全国各省（自治区、直辖市）三级公立医院卵巢癌（手术治疗）

患者出院 0 ～ 31 天非预期再住院率

　　3）住院非手术治疗

　　三级公立医院卵巢癌（非手术治疗）患者出院 0 ～ 31 天非预期再住院率自 2019 年的 0.91%，上升至 2020 年的 0.97%（图 2-1-5-35）。二级公立医院自 2019 年的 2.31%，下降至 2020 年的 2.21%。

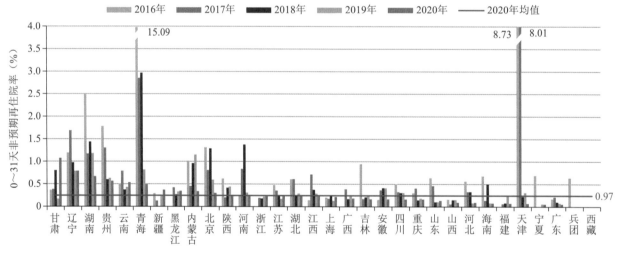

图 2-1-5-35　2016—2020 年全国各省（自治区、直辖市）三级公立医院卵巢癌（非手术治疗）

患者出院 0 ～ 31 天非预期再住院率

　　（3）平均住院日

　　1）总体情况

　　三级公立医院卵巢癌患者平均住院日自 2019 年的 8.01 天，下降至 2020 年的 7.36 天。二级公立医院自 2019 年的 9.61 天，下降至 2020 年的 8.62 天。

　　2）住院手术治疗

　　三级公立医院卵巢癌（手术治疗）患者平均住院日自 2019 年的 17.30 天，下降至 2020 年的 17.14

天（图 2-1-5-36）。二级公立医院自 2019 年的 16.71 天，下降至 2020 年的 16.28 天（图 2-1-5-37）。

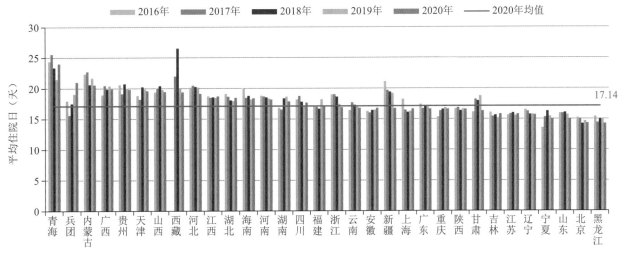

图 2-1-5-36　2016—2020 年全国各省（自治区、直辖市）三级公立医院卵巢癌（手术治疗）患者平均住院日

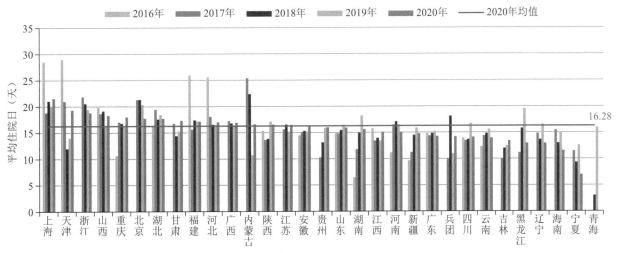

图 2-1-5-37　2016—2020 年全国各省（自治区、直辖市）二级公立医院卵巢癌（手术治疗）患者平均住院日

3）住院非手术治疗

三级公立医院卵巢癌（非手术治疗）患者平均住院日自 2019 年的 6.72 天，下降至 2020 年的 6.20 天（图 2-1-5-38）。二级公立医院自 2019 年的 8.58 天，下降至 2020 年的 7.78 天（图 2-1-5-39）。

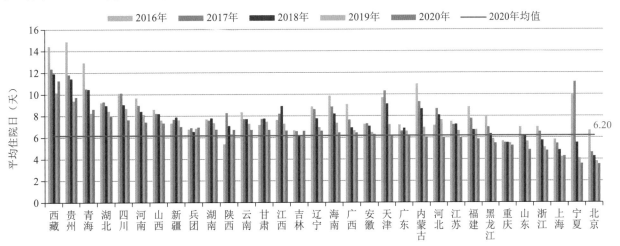

图 2-1-5-38　2016—2020 年全国各省（自治区、直辖市）三级公立医院卵巢癌（非手术治疗）患者平均住院日

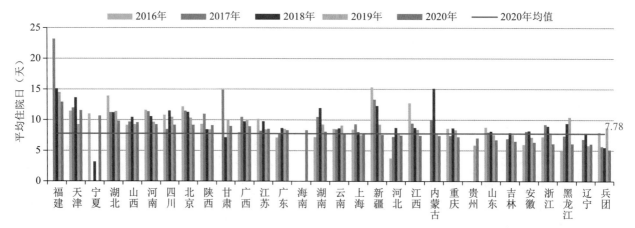

图 2-1-5-39　2016—2020 年全国各省（自治区、直辖市）二级公立医院卵巢癌（非手术治疗）患者平均住院日

（4）每住院人次费用

1）总体情况

三级公立医院卵巢癌患者每住院人次费用自 2019 年的 13 846.16 元，下降至 2020 年的 13 455.64 元。二级公立医院自 2019 年的 9800.91 元，下降至 2020 年的 9005.67 元。

2）住院手术治疗

三级公立医院卵巢癌（手术治疗）患者每住院人次费用自 2019 年的 41 895.76 元，增长至 2020 年的 43 874.80 元（图 2-1-5-40）。二级公立医院自 2019 年的 21 966.54 元，增长至 2020 年的 22 237.83 元（图 2-1-5-41）。

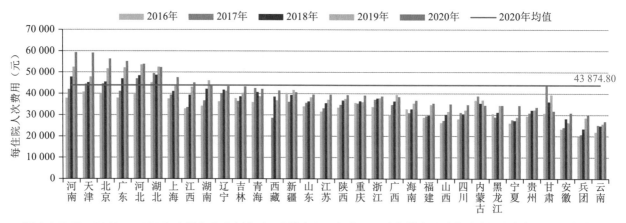

图 2-1-5-40　2016—2020 年全国各省（自治区、直辖市）三级公立医院卵巢癌（手术治疗）患者每住院人次费用

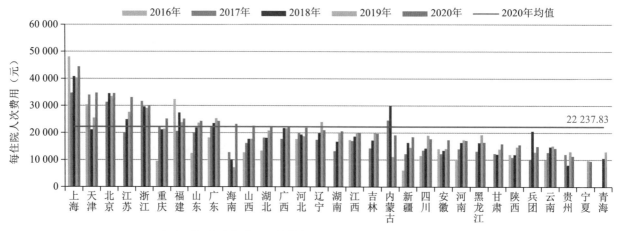

图 2-1-5-41　2016—2020 年全国各省（自治区、直辖市）二级公立医院卵巢癌（手术治疗）患者每住院人次费用

3）住院非手术治疗

三级公立医院卵巢癌（非手术治疗）患者住院每住院人次费用自 2019 年的 10 056.84 元，下降至 2020 年的 9915.73 元（图 2-1-5-42）。二级公立医院自 2019 年的 8054.46 元，下降至 2020 年的 7584.14 元（图 2-1-5-43）。

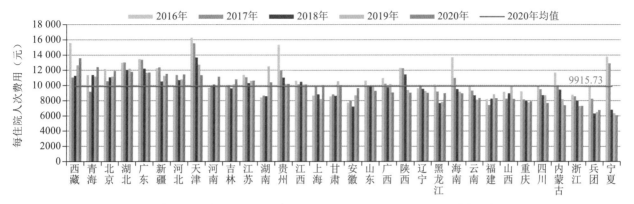

图 2-1-5-42　2016—2020 年全国各省（自治区、直辖市）三级公立医院卵巢癌（非手术治疗）患者每住院人次费用

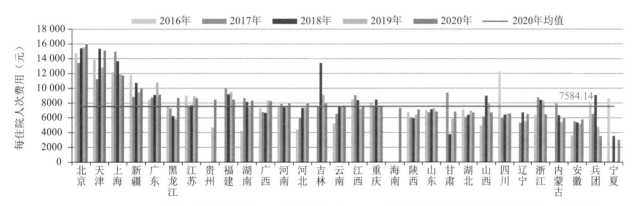

图 2-1-5-43　2016—2020 年全国各省（自治区、直辖市）二级公立医院卵巢癌（非手术治疗）患者每住院人次费用

三、甲状腺癌

1. 全国情况

（1）甲状腺癌住院手术治疗患者相关指标

2016—2020 年全国甲状腺癌住院手术治疗患者 1 234 075 例，住院死亡率均值为 0.01%，0 ～ 31 天非预期再住院率均值为 0.33%，平均住院日为 8.64 天，每住院人次费用均值为 21 141.89 元。各类医院 2016—2020 年的相关指标如图 2-1-5-44 至图 2-1-5-47 所示。

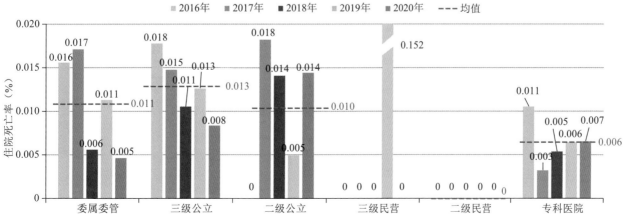

图 2-1-5-44　2016—2020 年全国各类医院甲状腺癌（手术治疗）患者住院死亡率

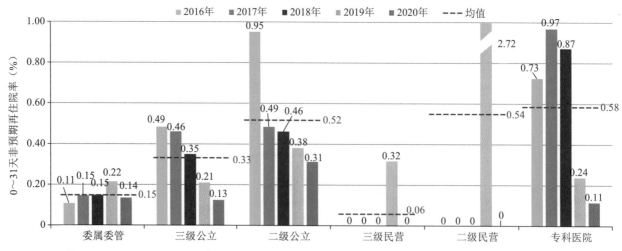

图 2-1-5-45　2016—2020 年全国各类医院甲状腺癌（手术治疗）患者 0～31 天非预期再住院率

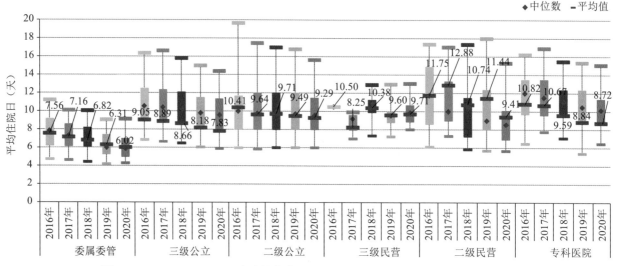

图 2-1-5-46　2016—2020 年全国各类医院甲状腺癌（手术治疗）患者平均住院日

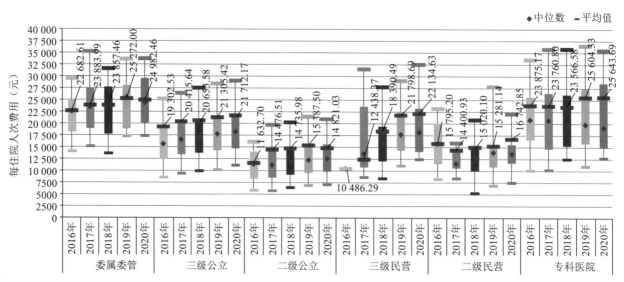

图 2-1-5-47　2016—2020 年全国各类医院甲状腺癌（手术治疗）患者每住院人次费用

（2）甲状腺癌住院非手术治疗患者相关指标

2016—2020 年全国甲状腺癌住院非手术治疗患者 287 446 例，住院死亡率均值为 0.10%，0～31

天非预期再住院率均值为 1.12%，平均住院日为 6.50 天，每住院人次费用均值为 14 645.25 元。各类医院 2016—2020 年的相关指标如图 2-1-5-48 至图 2-1-5-51 所示。

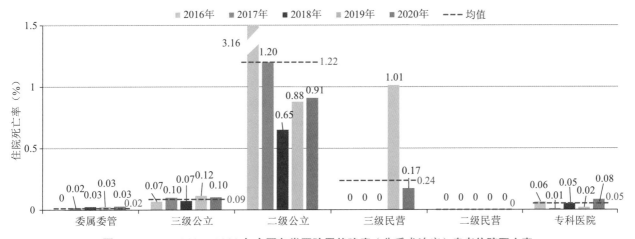

图 2-1-5-48　2016—2020 年全国各类医院甲状腺癌（非手术治疗）患者住院死亡率

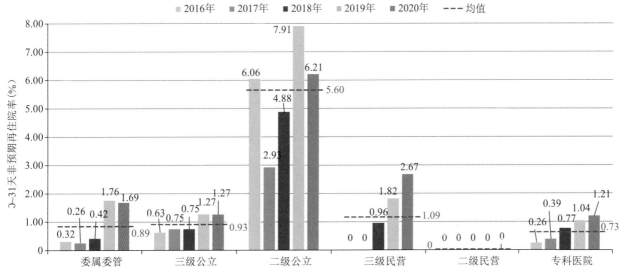

图 2-1-5-49　2016—2020 年全国各类医院甲状腺癌（非手术治疗）患者 0～31 天非预期再住院率

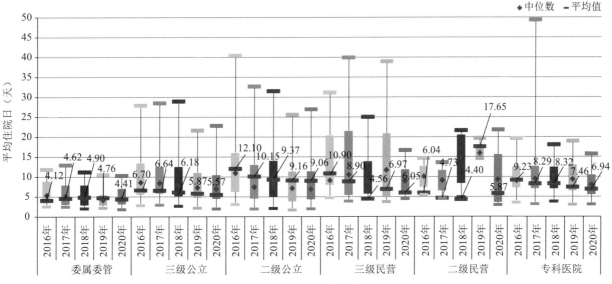

图 2-1-5-50　2016—2020 年全国各类医院甲状腺癌（非手术治疗）患者平均住院日

◆ 中位数 ▬ 平均值

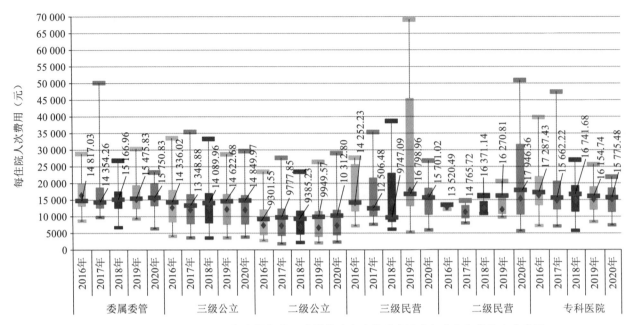

图 2-1-5-51　2016—2020 年全国各类医院甲状腺癌（非手术治疗）患者每住院人次费用

2. 各省（自治区、直辖市）情况

（1）住院死亡率

1）总体情况

2020 年三级公立医院甲状腺癌患者住院死亡率与 2019 年持平，均为 0.03%。二级公立医院自 2019年的 0.08%，增长至 2020 年的 0.10%。

2）住院手术治疗

2020 年三级公立医院甲状腺癌（手术治疗）患者住院死亡率与 2019 年持平，均为 0.01%（图 2-1-5-52）。二级公立医院自 2019 年的 0.005%，增长至 2020 年的 0.01%。

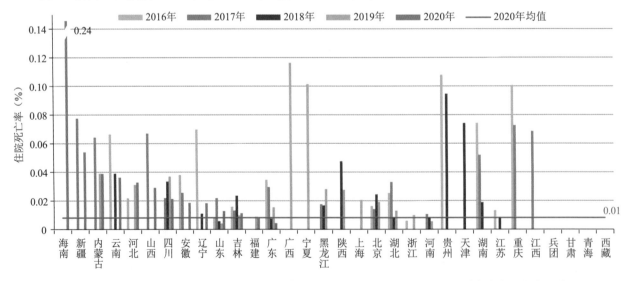

图 2-1-5-52　2016—2020 年全国各省（自治区、直辖市）三级公立医院甲状腺癌（手术治疗）患者住院死亡率

3）住院非手术治疗

三级公立医院甲状腺癌（非手术治疗）患者住院死亡率自 2019 年的 0.12%，下降至 2020 年的 0.10%（图 2-1-5-53）。二级公立医院自 2019 年的 0.88%，增长至 2020 年的 0.91%。

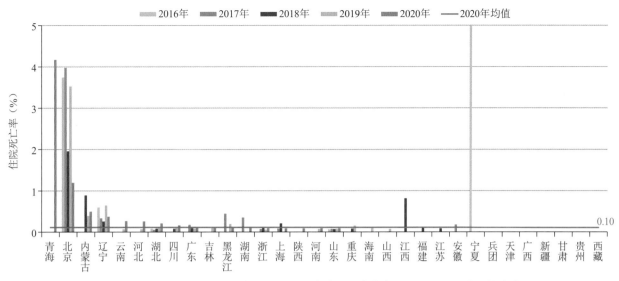

图 2-1-5-53 2016—2020 年全国各省（自治区、直辖市）三级公立医院甲状腺癌

（非手术治疗）患者住院死亡率

（2）出院 0 ～ 31 天非预期再住院率

1）总体情况

三级公立医院甲状腺癌患者出院 0 ～ 31 天非预期再住院率自 2019 年的 0.20%，下降至 2020 年的
0.13%。二级公立医院自 2019 年的 0.56%，下降至 2020 年的 0.53%。

2）住院手术治疗

三级公立医院甲状腺癌（手术治疗）患者出院 0 ～ 31 天非预期再住院率自 2019 年的 0.21%，
下降至 2020 年的 0.13%（图 2-1-5-54）。二级公立医院自 2019 年的 0.38%，下降至 2020 年
的 0.31%。

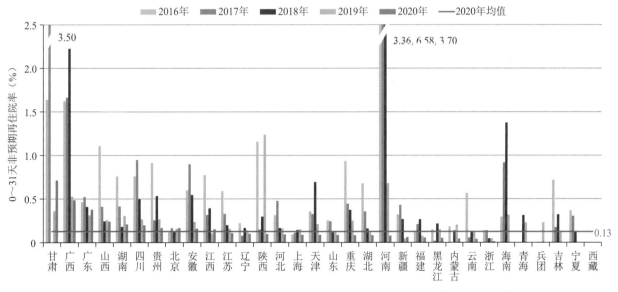

图 2-1-5-54 2016—2020 年全国各省（自治区、直辖市）三级公立医院甲状腺癌（手术治疗）

患者出院 0 ～ 31 天非预期再住院率

3）住院非手术治疗

三级公立医院甲状腺癌（非手术治疗）患者出院 0 ～ 31 天非预期再住院率 2019 年和 2020 年均为
1.27%（图 2-1-5-55）。二级公立医院自 2019 年的 7.91%，下降至 2020 年的 6.21%。

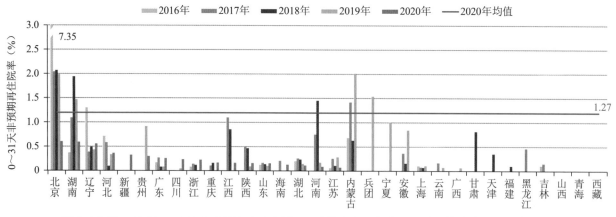

图 2-1-5-55　2016—2020 年全国各省（自治区、直辖市）三级公立医院甲状腺癌（非手术治疗）

患者出院 0 ～ 31 天非预期再住院率

（3）平均住院日

1）总体情况

三级公立医院甲状腺癌患者平均住院日自 2019 年的 7.76 天，下降至 2020 年的 7.40 天。二级公立医院自 2019 年的 9.46 天，下降至 2020 年的 9.26 天。

2）住院手术治疗

三级公立医院甲状腺癌（手术治疗）患者平均住院日自 2019 年的 8.18 天，下降至 2020 年的 7.83 天（图 2-1-5-56）。二级公立医院自 2019 年的 9.49 天，下降至 2020 年的 9.29 天（图 2-1-5-57）。

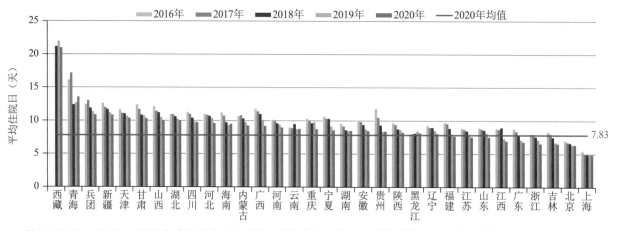

图 2-1-5-56　2016—2020 年全国各省（自治区、直辖市）三级公立医院甲状腺癌（手术治疗）患者平均住院日

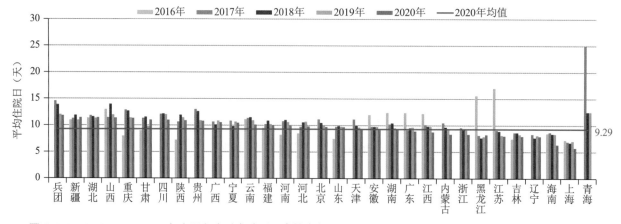

图 2-1-5-57　2016—2020 年全国各省（自治区、直辖市）二级公立医院甲状腺癌（手术治疗）患者平均住院日

3）住院非手术治疗

三级公立医院甲状腺癌（非手术治疗）患者平均住院日自 2019 年的 5.87 天，下降至 2020 年的 5.57 天（图 2-1-5-58）。二级公立医院自 2019 年的 9.16 天，下降至 2020 年的 9.06 天（图 2-1-5-59）。

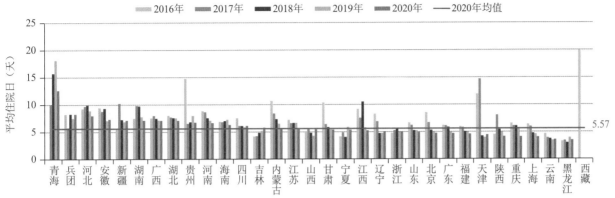

图 2-1-5-58　2016—2020 年全国各省（自治区、直辖市）三级公立医院甲状腺癌（非手术治疗）患者平均住院日

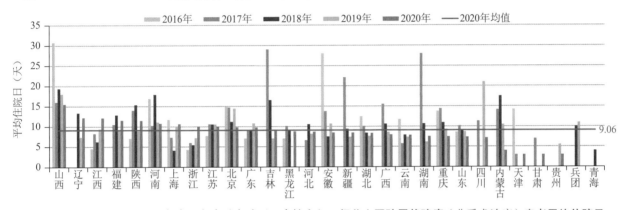

图 2-1-5-59　2016—2020 年全国各省（自治区、直辖市）二级公立医院甲状腺癌（非手术治疗）患者平均住院日

（4）每住院人次费用

1）总体情况

三级公立医院甲状腺癌患者每住院人次费用自 2019 年的 20 047.52 元，增长至 2020 年的 20 372.31 元。二级公立医院自 2019 年的 14 931.86 元，下降至 2020 年的 14 359.37 元。

2）住院手术治疗

三级公立医院甲状腺癌（手术治疗）患者住院每住院人次费用自 2019 年的 21 305.42 元，增长至 2020 年的 21 712.17 元（图 2-1-5-60）。二级公立医院自 2019 年的 15 387.50 元，下降至 2020 年的 14 821.03 元（图 2-1-5-61）。

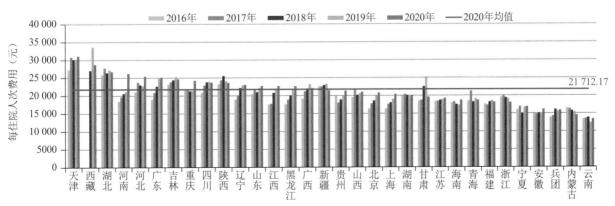

图 2-1-5-60　2016—2020 年全国各省（自治区、直辖市）三级公立医院甲状腺癌（手术治疗）患者每住院人次费用

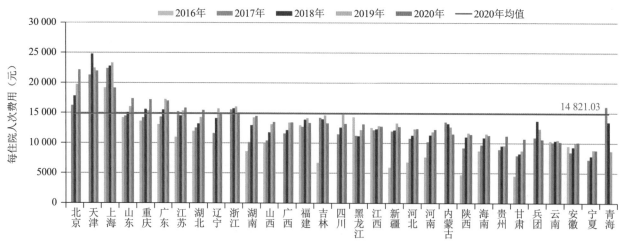

图 2-1-5-61　2016—2020 年全国各省（自治区、直辖市）二级公立医院甲状腺癌（手术治疗）患者每住院人次费用

3）住院非手术治疗

三级公立医院甲状腺癌（非手术治疗）患者住院每住院人次费用自 2019 年的 14 622.68 元，增长至 2020 年的 14 849.97 元（图 2-1-5-62）。二级公立医院自 2019 年的 9949.57 元，增长至 2020 年的 10 312.80 元（图 2-1-5-63）。

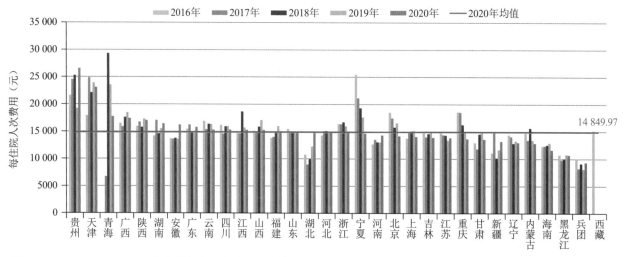

图 2-1-5-62　2016—2020 年全国各省（自治区、直辖市）三级公立医院甲状腺癌（非手术治疗）患者每住院人次费用

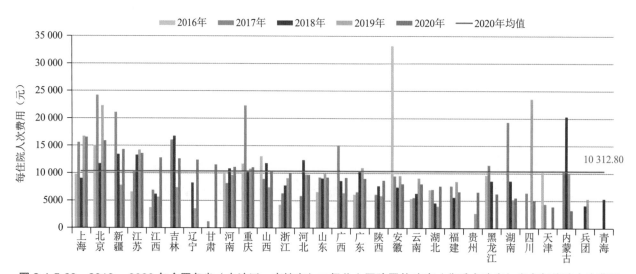

图 2-1-5-63　2016—2020 年全国各省（自治区、直辖市）二级公立医院甲状腺癌（非手术治疗）患者每住院人次费用

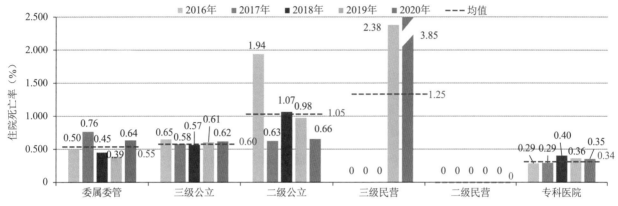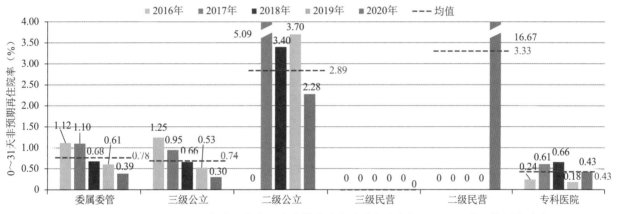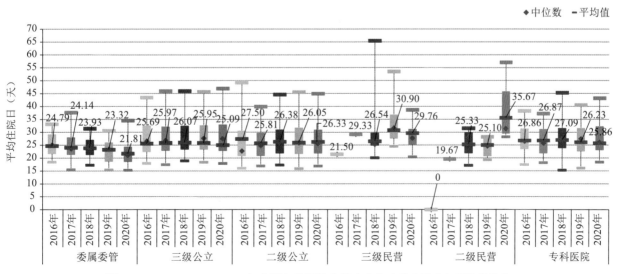

四、食管癌

1. 全国情况

（1）食管癌住院手术治疗患者相关指标

2016—2020年全国食管癌住院手术治疗患者109 955例，住院死亡率均值为0.57%，0～31天非预期再住院率均值为0.80%，平均住院日为25.93天，每住院人次费用均值为81 474.47元。各类医院2016—2020年的相关指标如图2-1-5-64至图2-1-5-67所示。

图 2-1-5-64　2016—2020年全国各类医院食管癌患者（手术治疗）住院死亡率

图 2-1-5-65　2016—2020年全国各类医院食管癌患者（手术治疗）0～31天非预期再住院率

图 2-1-5-66　2016—2020年全国各类医院食管癌患者（手术治疗）平均住院日

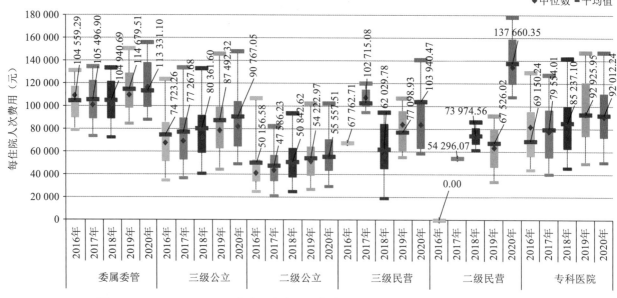

图 2-1-5-67　2016—2020 年全国各类医院食管癌患者（手术治疗）每住院人次费用

（2）食管癌住院非手术治疗患者相关指标

2016—2020 年全国食管癌住院非手术治疗患者 1 201 788 例，住院死亡率均值为 0.36%，0 ～ 31 天非预期再住院率均值为 1.64%，平均住院日为 12.51 天，每住院人次费用均值为 16 138.42 元。各类医院 2016—2020 年的相关指标如图 2-1-5-68 至图 2-1-5-71 所示。

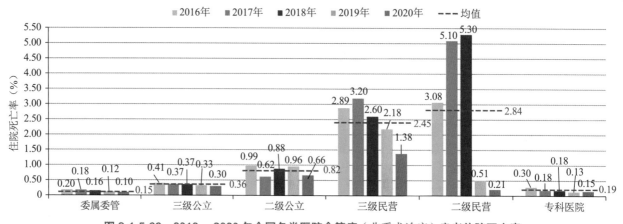

图 2-1-5-68　2016—2020 年全国各类医院食管癌（非手术治疗）患者住院死亡率

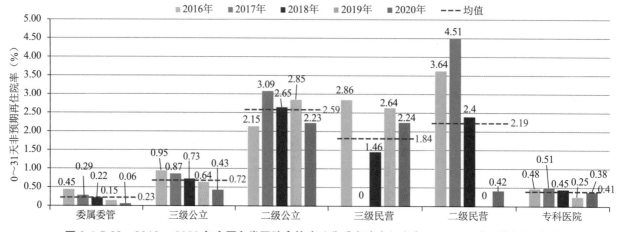

图 2-1-5-69　2016—2020 年全国各类医院食管癌（非手术治疗）患者 0 ～ 31 天非预期再住院率

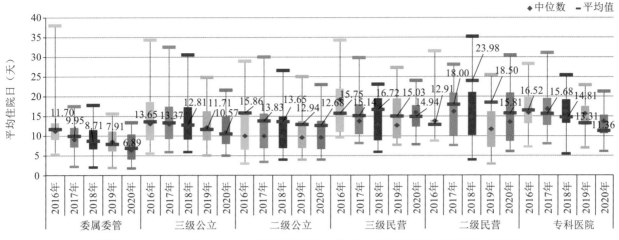

图 2-1-5-70　2016—2020 年全国各类医院食管癌（非手术治疗）患者平均住院日

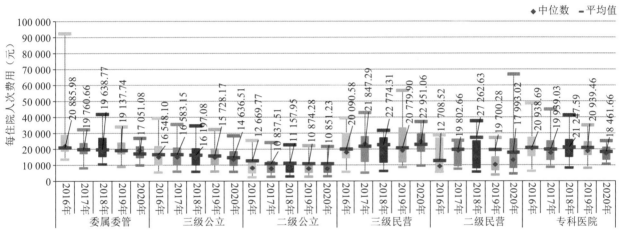

图 2-1-5-71　2016—2020 年全国各类医院食管癌（非手术治疗）患者每住院人次费用

2. 各省（自治区、直辖市）情况

（1）住院死亡率

1）总体情况

三级公立医院食管癌患者住院死亡率自 2019 年的 0.35%，下降至 2020 年的 0.33%。二级公立医院自 2019 年的 0.96%，下降至 2020 年的 0.66%。

2）住院手术治疗

三级公立医院食管癌（手术治疗）患者住院死亡率自 2019 年的 0.61%，增长至 2020 年的 0.62%（图 2-1-5-72）。二级公立医院自 2019 年的 0.98%，下降至 2020 年的 0.66%。

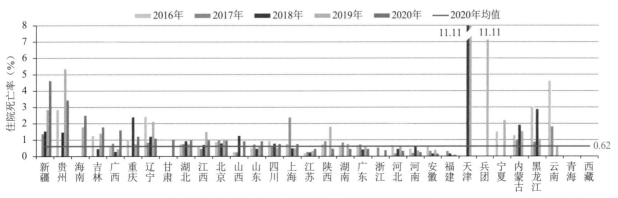

图 2-1-5-72　2016—2020 年全国各省（自治区、直辖市）三级公立医院食管癌（手术治疗）患者住院死亡率

3）住院非手术治疗

三级公立医院食管癌（非手术治疗）患者住院死亡率自 2019 年的 0.33%，下降至 2020 年的 0.30%（图 2-1-5-73）。二级公立医院自 2019 年的 0.96%，下降至 2020 年的 0.66%。

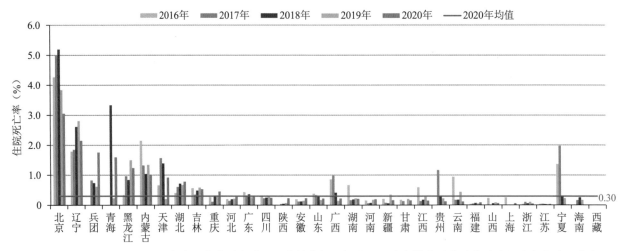

图 2-1-5-73 2016—2020 年全国各省（自治区、直辖市）三级公立医院食管癌（非手术治疗）患者住院死亡率

（2）出院 0 ～ 31 天非预期再住院率

1）总体情况

三级公立医院食管癌患者出院 0 ～ 31 天非预期再住院率自 2019 年的 0.63%，下降至 2020 年的 0.42%。二级公立医院自 2019 年的 2.92%，下降至 2020 年的 2.23%。

2）住院手术治疗

三级公立医院食管癌（手术治疗）患者出院 0 ～ 31 天非预期再住院率自 2019 年的 0.53%，下降至 2020 年的 0.30%（图 2-1-5-74）。二级公立医院自 2019 年的 3.70%，下降至 2020 年的 2.28%。

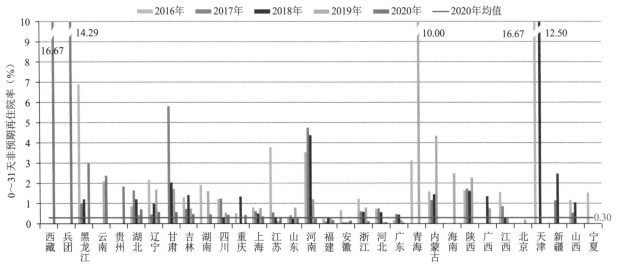

图 2-1-5-74 2016—2020 年全国各省（自治区、直辖市）三级公立医院食管癌（手术治疗）

患者出院 0 ～ 31 天非预期再住院率

3）住院非手术治疗

三级公立医院食管癌（非手术治疗）患者出院 0 ～ 31 天非预期再住院率自 2019 年的 0.64%，下降至 2020 年的 0.43%（图 2-1-5-75）。二级公立医院自 2019 年的 2.85%，下降至 2020 年的 2.23%。

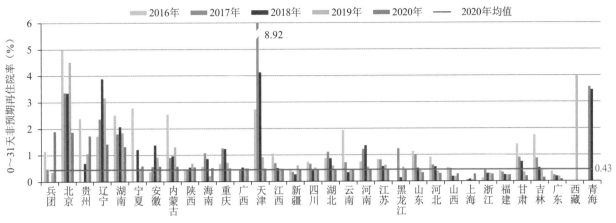

图 2-1-5-75　2016—2020 年全国各省（自治区、直辖市）三级公立医院食管癌（非手术治疗）

患者出院 0 ～ 31 天非预期再住院率

（3）平均住院日

1）总体情况

三级公立医院食管癌患者平均住院日自 2019 年的 13.07 天，下降至 2020 年的 11.72 天。二级公立医院自 2019 年的 13.90 天，下降至 2020 年的 13.45 天。

2）住院手术治疗

三级公立医院食管癌（手术治疗）患者平均住院日自 2019 年的 25.95 天，下降至 2020 年的 25.09 天（图 2-1-5-76）。二级公立医院自 2019 年的 26.05 天，增长至 2020 年的 26.33 天（图 2-1-5-77）。

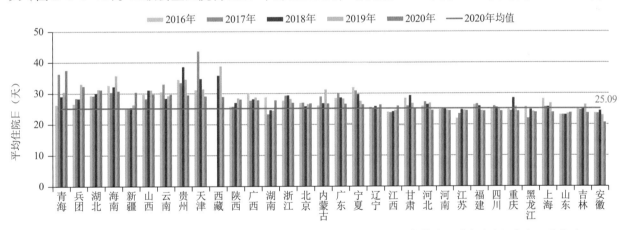

图 2-1-5-76　2016—2020 年全国各省（自治区、直辖市）三级公立医院食管癌（手术治疗）患者平均住院日

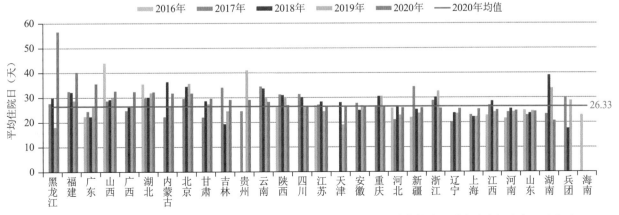

图 2-1-5-77　2016—2020 年全国各省（自治区、直辖市）二级公立医院食管癌（手术治疗）患者平均住院日

3）住院非手术治疗

三级公立医院食管癌（非手术治疗）患者平均住院日自 2019 年的 11.71 天，下降至 2020 年的 10.57 天（图 2-1-5-78）。二级公立医院自 2019 年的 12.94 天，下降至 2020 年的 12.68 天（图 2-1-5-79）。

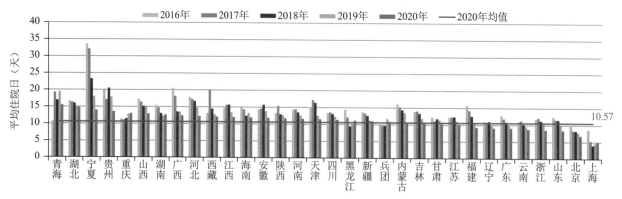

图 2-1-5-78　2016—2020 年全国各省（自治区、直辖市）三级公立医院食管癌（非手术治疗）患者平均住院日

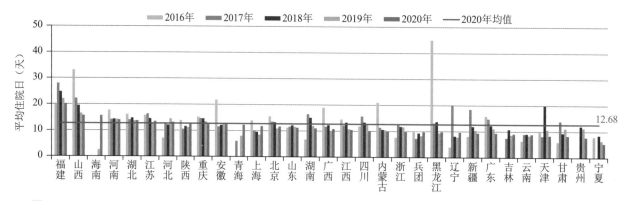

图 2-1-5-79　2016—2020 年全国各省（自治区、直辖市）二级公立医院食管癌（非手术治疗）患者平均住院日

（4）每住院人次费用

1）总体情况

三级公立医院食管癌患者每住院人次费用自 2019 年的 22 478.38 元，下降至 2020 年的 20 546.83 元。二级公立医院自 2019 年的 13 676.27 元，下降至 2020 年的 13 073.53 元。

2）住院手术治疗

三级公立医院食管癌（手术治疗）患者每住院人次费用自 2019 年的 87 492.32 元，增长至 2020 年的 90 767.05 元（图 2-1-5-80）。二级公立医院自 2019 年的 54 222.97 元，增长至 2020 年的 55 557.51 元（图 2-1-5-81）。

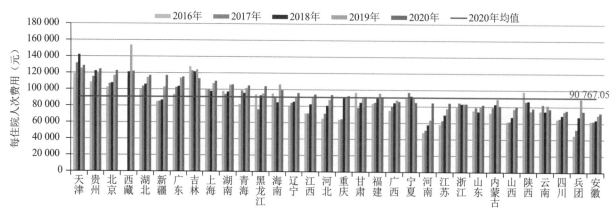

图 2-1-5-80　2016—2020 年全国各省（自治区、直辖市）三级公立医院食管癌（手术治疗）患者每住院人次费用

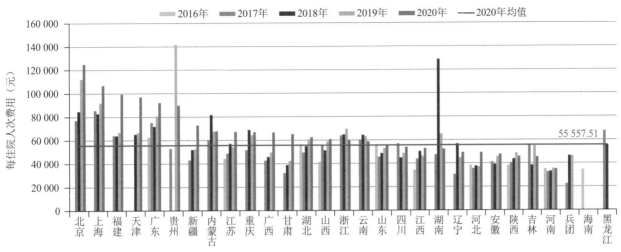

图 2-1-5-81 2016—2020 年全国各省（自治区、直辖市）二级公立医院食管癌（手术治疗）患者每住院人次费用

3）住院非手术治疗

三级公立医院食管癌（非手术治疗）患者住院每住院人次费用自 2019 年的 15 728.17 元，下降至 2020 年的 14 636.51 元（图 2-1-5-82）。二级公立医院自 2019 年的 10 874.28 元，下降至 2020 年的 10 851.23 元（图 2-1-5-83）。

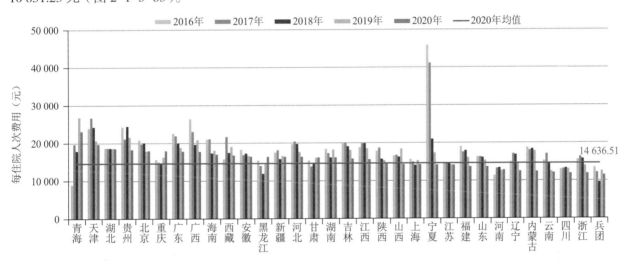

图 2-1-5-82 2016—2020 年全国各省（自治区、直辖市）三级公立医院食管癌（非手术治疗）患者每住院人次费用

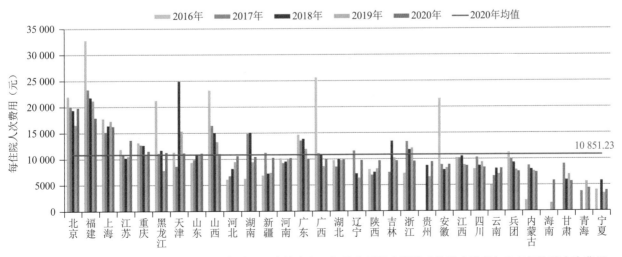

图 2-1-5-83 2016—2020 年全国各省（自治区、直辖市）二级公立医院食管癌（非手术治疗）患者每住院人次费用

五、前列腺癌

1. 全国情况

（1）前列腺癌住院手术治疗患者相关指标

2016—2020年全国前列腺癌住院手术治疗患者80 982例，住院死亡率均值为0.05%，0～31天非预期再住院率均值为0.48%，平均住院日为16.44天，每住院人次费用均值为50 188.18元。各类医院2016—2020年的相关指标如图2-1-5-84至图2-1-5-87所示。

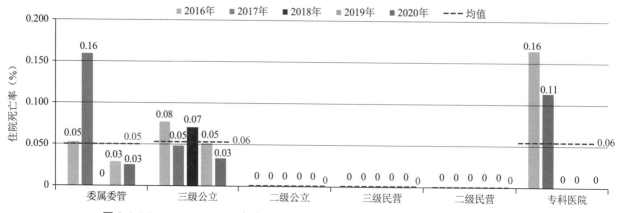

图 2-1-5-84　2016—2020 年全国各类医院前列腺癌（手术治疗）患者住院死亡率

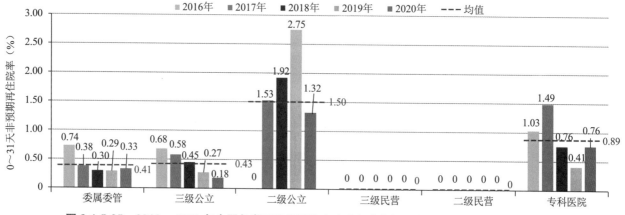

图 2-1-5-85　2016—2020 年全国各类医院前列腺癌（手术治疗）患者 0～31 天非预期再住院率

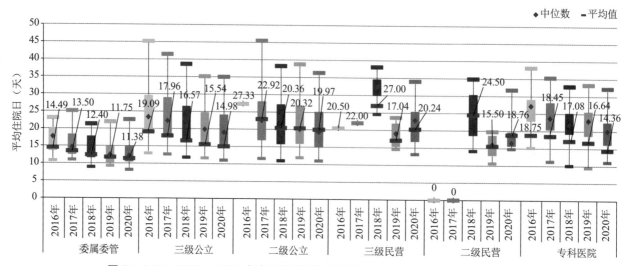

图 2-1-5-86　2016—2020 年全国各类医院前列腺癌（手术治疗）患者平均住院日

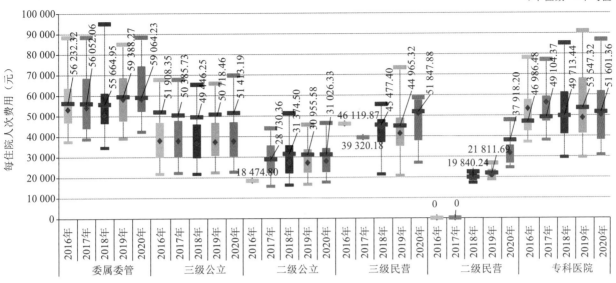

图 2-1-5-87　2016—2020 年全国各类医院前列腺癌（手术治疗）患者每住院人次费用

（2）前列腺癌住院非手术治疗患者相关指标

2016—2020 年全国前列腺癌住院非手术治疗患者 521 967 例，住院死亡率均值为 0.29%，0～31 天非预期再住院率均值为 0.53%，平均住院日为 5.71 天，每住院人次费用均值为 9771.37 元。各类医院 2016—2020 年的相关指标如图 2-1-5-88 至图 2-1-5-91 所示。

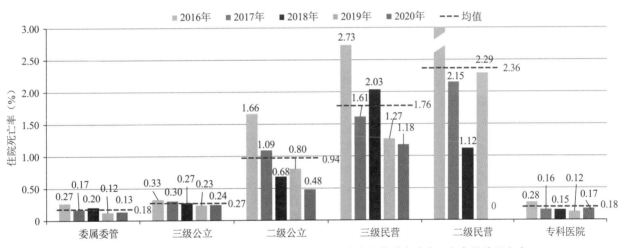

图 2-1-5-88　2016—2020 年全国各类医院前列腺癌（非手术治疗）患者住院死亡率

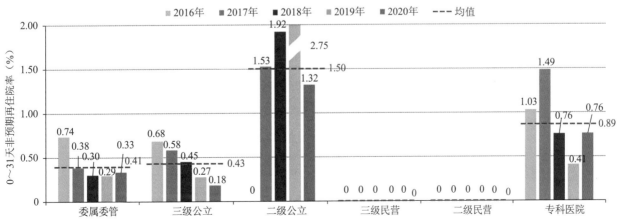

图 2-1-5-89　2016—2020 年全国各类医院前列腺癌（非手术治疗）患者 0～31 天非预期再住院率

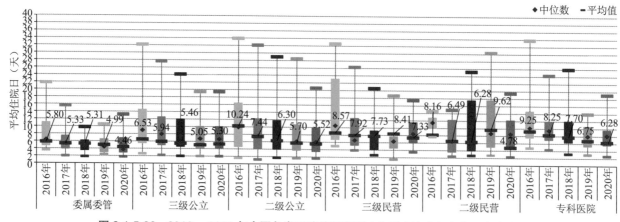

图 2-1-5-90　2016—2020 年全国各类医院前列腺癌（非手术治疗）患者平均住院日

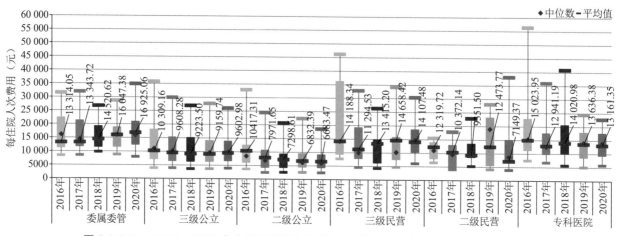

图 2-1-5-91　2016—2020 年全国各类医院前列腺癌（非手术治疗）患者每住院人次费用

2. 各省（自治区、直辖市）情况

（1）住院死亡率

1）总体情况

2020 年三级公立医院前列腺癌患者住院死亡率与 2019 年持平，均为 0.21%。二级公立医院自 2019 年的 0.75%，下降至 2020 年的 0.46%。

2）住院手术治疗

三级公立医院前列腺癌（手术治疗）患者住院死亡率自 2019 年的 0.05%，下降至 2020 年的 0.03%（图 2-1-5-92）。二级公立医院 2020 年与 2019 年持平，均为 0。

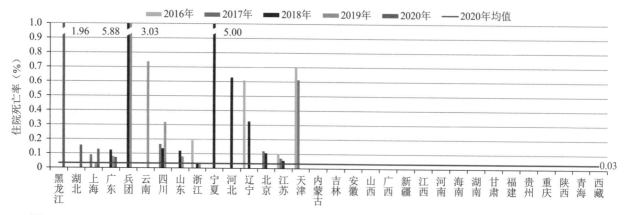

图 2-1-5-92　2016—2020 年全国各省（自治区、直辖市）三级公立医院前列腺癌（手术治疗）患者住院死亡率

3）住院非手术治疗

三级公立医院前列腺癌（非手术治疗）患者住院死亡率自 2019 年的 0.23%，增长至 2020 年的 0.24%（图 2-1-5-93）。二级公立医院自 2019 年的 0.80%，下降至 2020 年的 0.48%。

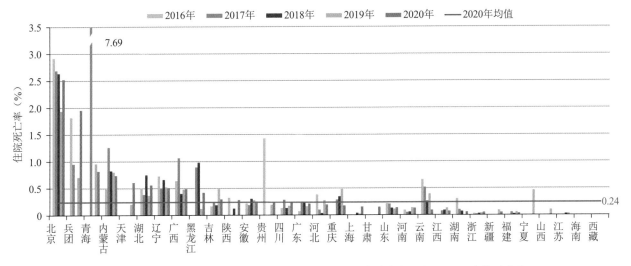

图 2-1-5-93　2016—2020 年全国各省（自治区、直辖市）三级公立医院前列腺癌

（非手术治疗）患者住院死亡率

（2）出院 0～31 天非预期再住院率

1）总体情况

三级公立医院前列腺癌患者出院 0～31 天非预期再住院率自 2019 年的 0.74%，下降至 2020 年的 0.52%。二级公立医院自 2019 年的 2.57%，下降至 2020 年的 1.96%。

2）住院手术治疗

三级公立医院前列腺癌（手术治疗）患者出院 0～31 天非预期再住院率自 2019 年的 0.27%，下降至 2020 年的 0.18%（图 2-1-5-94）。二级公立医院自 2019 年的 2.75%，下降至 2020 年的 1.32%。

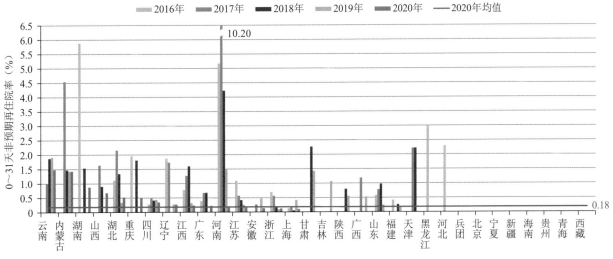

图 2-1-5-94　2016—2020 年全国各省（自治区、直辖市）三级公立医院前列腺癌（手术治疗）

患者出院 0～31 天非预期再住院率

3）住院非手术治疗

三级公立医院前列腺癌（非手术治疗）患者出院 0～31 天非预期再住院率自 2019 年的 0.27%，下降至 2020 年的 0.18%（图 2-1-5-95）。二级公立医院自 2019 年的 2.75%，下降至 2020 年的 1.32%。

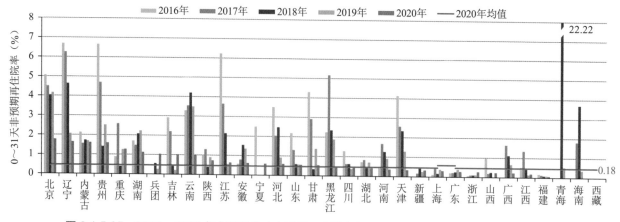

图 2-1-5-95 2016—2020 年全国各省（自治区、直辖市）三级公立医院前列腺癌（非手术治疗）

患者出院 0 ～ 31 天非预期再住院率

（3）平均住院日

1）总体情况

三级公立医院前列腺癌患者平均住院日自 2019 年的 6.49 天，增长至 2020 年的 6.74 天。二级公立医院自 2019 年的 6.60 天，下降至 2020 年的 6.21 天。

2）住院手术治疗

三级公立医院前列腺癌（手术治疗）患者平均住院日自 2019 年的 15.54 天，下降至 2020 年的 14.98天（图 2-1-5-96）。二级公立医院自 2019 年的 20.32 天，下降至 2020 年的 19.97 天（图 2-1-5-97）。

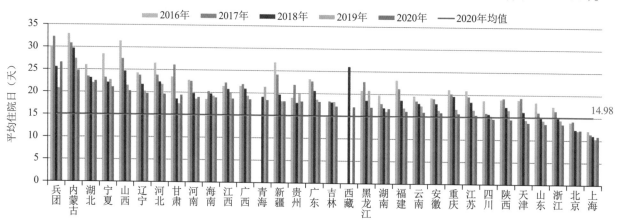

图 2-1-5-96 2016—2020 年全国各省（自治区、直辖市）三级公立医院前列腺癌（手术治疗）患者平均住院日

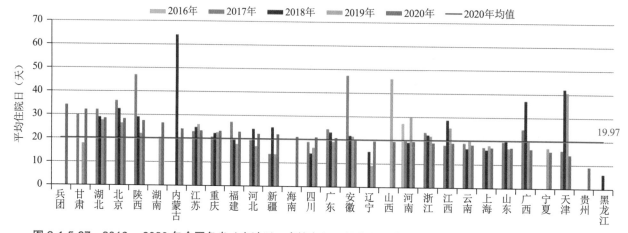

图 2-1-5-97 2016—2020 年全国各省（自治区、直辖市）二级公立医院前列腺癌（手术治疗）患者平均住院日

3）住院非手术治疗

三级公立医院前列腺癌（非手术治疗）患者平均住院日自 2019 年的 5.05 天，增长至 2020 年的 5.30 天（图 2-1-5-98）。二级公立医院自 2019 年的 5.70 天，下降至 2020 年的 5.52 天（图 2-1-5-99）。

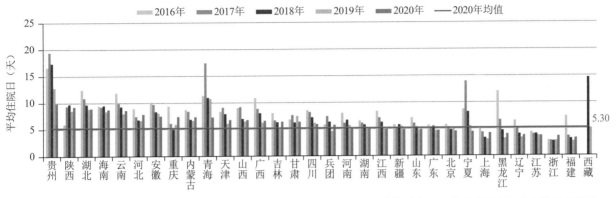

图 2-1-5-98　2016—2020 年全国各省（自治区、直辖市）三级公立医院前列腺癌（非手术治疗）患者平均住院日

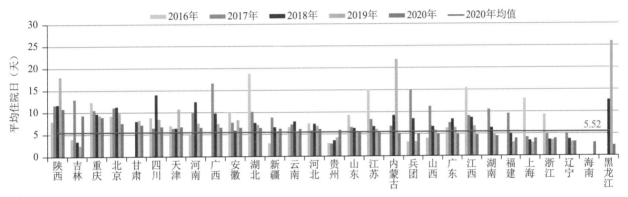

图 2-1-5-99　2016—2020 年全国各省（自治区、直辖市）二级公立医院前列腺癌（非手术治疗）患者平均住院日

（4）每住院人次费用

1）总体情况

三级公立医院前列腺癌患者住院每住院人次费用自 2019 年的 14 717.03 元，增长至 2020 年的 15 681.52 元。二级公立医院自 2019 年的 8327.27 元，下降至 2020 年的 7826.44 元。

2）住院手术治疗

三级公立医院前列腺癌（手术治疗）患者住院每住院人次费用自 2019 年的 50 718.46 元，增长至 2020 年的 51 413.19 元（图 2-1-5-100）。二级公立医院自 2019 年的 30 955.58 元，增长至 2020 年的 31 026.33 元（图 2-1-5-101）。

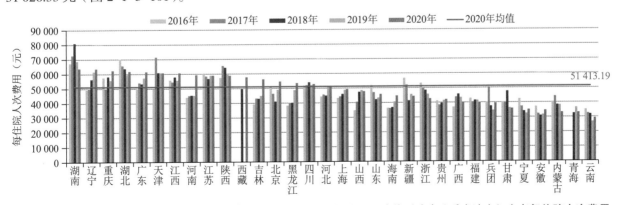

图 2-1-5-100　2016—2020 年全国各省（自治区、直辖市）三级公立医院前列腺癌（手术治疗）患者每住院人次费用

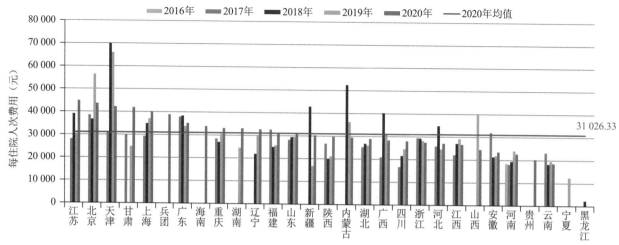

图 2-1-5-101　2016—2020 年全国各省（自治区、直辖市）二级公立医院前列腺癌（手术治疗）患者每住院人次费用

3）住院非手术治疗

三级公立医院前列腺癌（非手术治疗）患者住院每住院人次费用自 2019 年的 9159.74 元，增长至 2020 年的 9602.98 元（图 2-1-5-102）。二级公立医院自 2019 年的 6832.39 元，下降至 2020 年的 6683.47 元（图 2-1-5-103）。

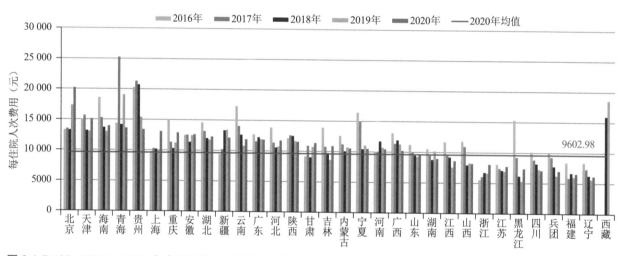

图 2-1-5-102　2016—2020 年全国各省（自治区、直辖市）三级公立医院前列腺癌（非手术治疗）患者每住院人次费用

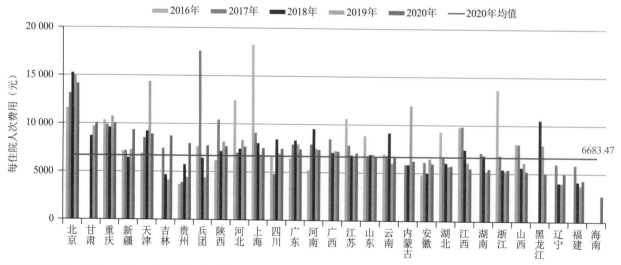

图 2-1-5-103　2016—2020 年全国各省（自治区、直辖市）二级公立医院前列腺癌（非手术治疗）患者每住院人次费用

第六节 医院运行管理类指标分析

本部分数据来源于 NCIS 全国医疗质量数据抽样调查中医疗机构上报的数据及 HQMS 中上传的病案首页数据。其中综合医院主要截取 2016—2020 年的相关数据，专科医院包含 2017—2020 年的相关数据。数据主要来源如下。

2020 年共有 12 650 家医院参加全国医疗质量抽样调查，其中综合医院 8949 家，专科医院 3701 家（其中肿瘤专科医院 145 家，儿童专科医院 82 家，精神专科医院 1011 家，妇产专科医院 538 家，妇幼保健院 1659 家，传染病专科医院 205 家及心血管病专科医院 61 家）。在筛除出院患者信息为空及数据质量不合格的医院后共有 7071 家医院相关数据纳入最终分析（表 2-1-6-1）。

本次纳入各类医院的级别结构与去年相比不尽相同，综合医院、儿童专科医院、精神专科医院、妇产专科医院和妇幼保健院的级别结构与去年相比差异具有统计学意义（χ^2 检验，$P_{综合} < 0.001$，$P_{儿童} = 0.01$，$P_{精神} = 0.01$，$P_{妇产} < 0.001$，$P_{妇幼保健院} < 0.001$），因此本节报告中所反映的结果亦受抽样医院上报数据影响，在与往年数据的对比上难免存在偏差。

此次统计中，出院人次、手术人次相关的部分指标数据均采用病案首页数据。

表 2-1-6-1 纳入分析的医院

医院类别	公立医院	民营医院	合计
综合	4533	1017	5550
肿瘤专科	69	33	102
儿童专科	34	5	39
精神专科	388	140	528
妇产 / 妇儿专科	30	58	88
妇幼保健	595	–	595
传染病专科	137	–	137
心血管病 / 心脑血管病专科	17	15	32
合计	5803	1268	7071

一、资源配置

（一）年均 CT 台数、年均 MRI 台数、年均彩超台数

（1）全国情况

2020 年全国各级综合医院年均 CT 台数及年均 MRI 台数，与 2019 年相比均整体增加（图 2-1-6-1，图 2-1-6-2）。2020 年全国各级综合医院年均彩超台数，委属委管、三级公立、二级公立、三级民营相比 2019 年整体增加，二级民营相比 2019 年有所减少（图 2-1-6-3）。

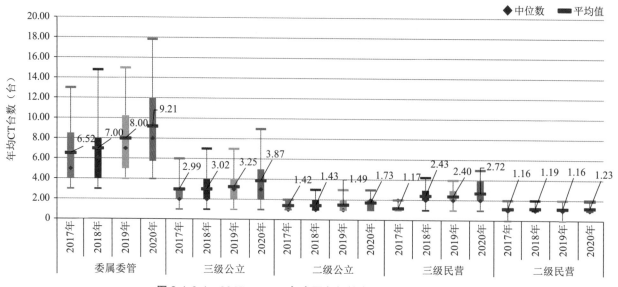

图 2-1-6-1　2017—2020 年全国各级综合医院年均 CT 台数

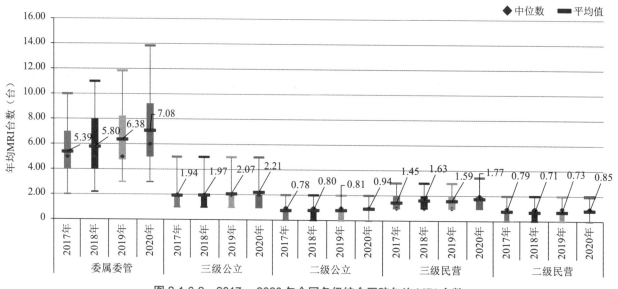

图 2-1-6-2　2017—2020 年全国各级综合医院年均 MRI 台数

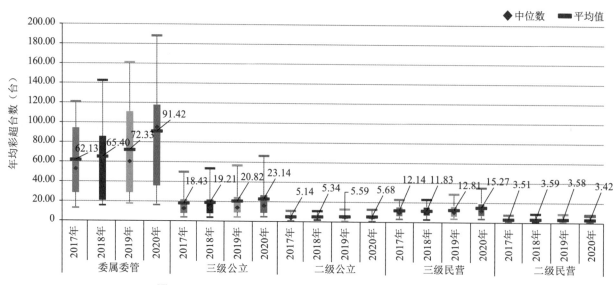

图 2-1-6-3　2017—2020 年全国各别综合医院年均彩超台数

（2）各省（自治区、直辖市）情况

1）年均 CT 台数

2020 年全国三级公立医院年均 CT 台数为 3.87 台，有 14 个省（自治区、直辖市）高于平均值，最高值为上海 5.76 台；二级公立医院年均 CT 台数为 1.73 台，有 15 个省（自治区、直辖市）高于平均值，最高值为上海 3.12 台；三级民营医院年均 CT 台数为 2.72 台，有 11 个省（自治区、直辖市）高于平均值，最高值为山西 6.00 台；二级民营医院年均 CT 台数为 1.23 台，有 12 个省（自治区、直辖市）高于平均值，最高值为浙江 1.87 台（图 2-1-6-4 至图 2-1-6-7）。

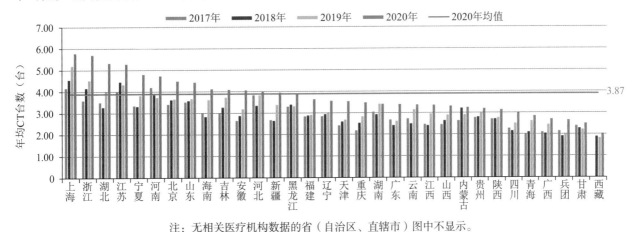

注：无相关医疗机构数据的省（自治区、直辖市）图中不显示。

图 2-1-6-4　2017—2020 年全国各省（自治区、直辖市）三级公立医院年均 CT 台数

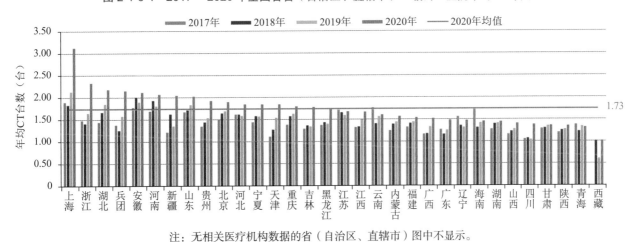

注：无相关医疗机构数据的省（自治区、直辖市）图中不显示。

图 2-1-6-5　2017—2020 年全国各省（自治区、直辖市）二级公立医院年均 CT 台数

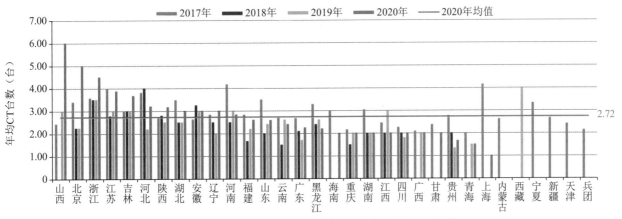

注：无相关医疗机构数据的省（自治区、直辖市）图中不显示。

图 2-1-6-6　2017—2020 年全国各省（自治区、直辖市）三级民营医院年均 CT 台数

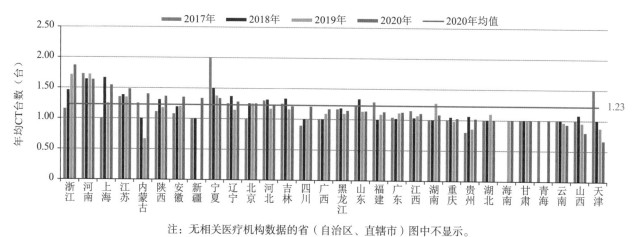

注：无相关医疗机构数据的省（自治区、直辖市）图中不显示。

图 2-1-6-7　2017—2020 年全国各省（自治区、直辖市）二级民营医院年均 CT 台数

2）年均 MRI 台数

2020 年全国三级公立医院年均 MRI 台数为 2.21 台，有 15 个省（自治区、直辖市）高于平均值，最高值为上海 3.41 台；二级公立医院年均 MRI 台数为 0.94 台，有 13 个省（自治区、直辖市）高于平均值，最高值为内蒙古 2.07 台；三级民营医院年均 MRI 台数为 1.77 台，有 12 个省（自治区、直辖市）高于平均值，最高值为山西 4.00 台；二级民营医院年均 MRI 台数为 0.85 台，有 11 个省（自治区、直辖市）高于平均值，最高值为北京 1.33 台（图 2-1-6-8 至图 2-1-6-11）。

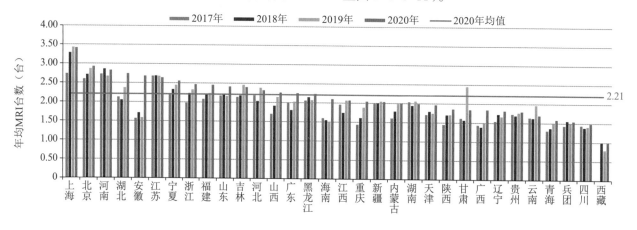

注：无相关医疗机构数据的省（自治区、直辖市）图中不显示。

图 2-1-6-8　2017—2020 年全国各省（自治区、直辖市）三级公立医院年均 MRI 台数

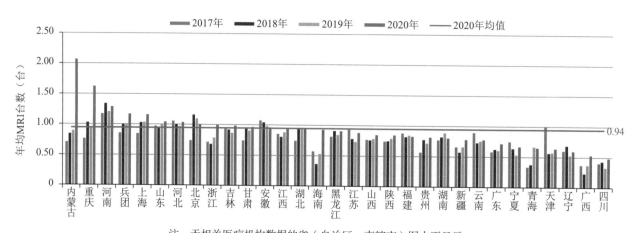

注：无相关医疗机构数据的省（自治区、直辖市）图中不显示。

图 2-1-6-9　2017—2020 年全国各省（自治区、直辖市）二级公立医院年均 MRI 台数

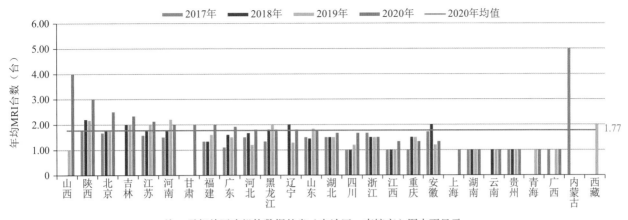

注：无相关医疗机构数据的省（自治区、直辖市）图中不显示。

图 2-1-6-10　2017—2020 年全国各省（自治区、直辖市）三级民营医院年均 MRI 台数

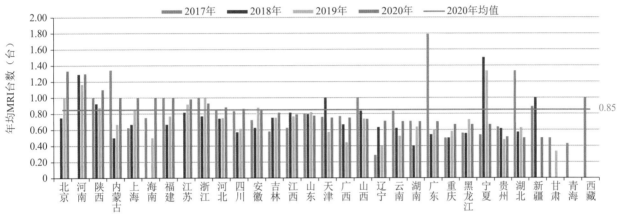

注：无相关医疗机构数据的省（自治区、直辖市）图中不显示。

图 2-1-6-11　2017—2020 年全国各省（自治区、直辖市）二级民营医院年均 MRI 台数

3）年均彩超台数

2020 年全国三级公立医院年均彩超台数为 23.14 台，有 12 个省（自治区、直辖市）高于平均值，最高值为广东 37.86 台；二级公立医院年均彩超台数为 5.68 台，有 13 个省（自治区、直辖市）高于平均值，最高值为上海 11.18 台；三级民营医院年均彩超台数为 15.27 台，有 12 个省（自治区、直辖市）高于平均值，最高值为北京 29.50 台；二级民营医院年均彩超台数为 3.42 台，有 7 个省（自治区、直辖市）高于平均值，最高值为浙江 8.29 台（图 2-1-6-12 至图 2-1-6-15）。

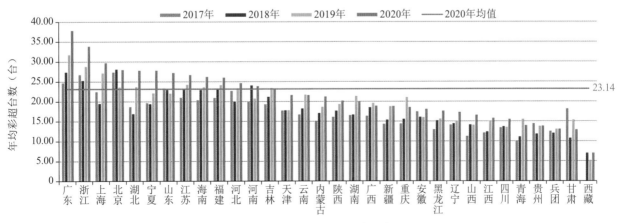

注：无相关医疗机构数据的省（自治区、直辖市）图中不显示。

图 2-1-6-12　2017—2020 年全国各省（自治区、直辖市）三级公立医院年均彩超台数

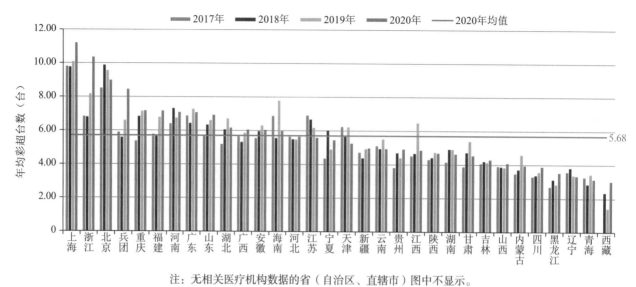

注：无相关医疗机构数据的省（自治区、直辖市）图中不显示。

图 2-1-6-13　2017—2020 年全国各省（自治区、直辖市）二级公立医院年均彩超台数

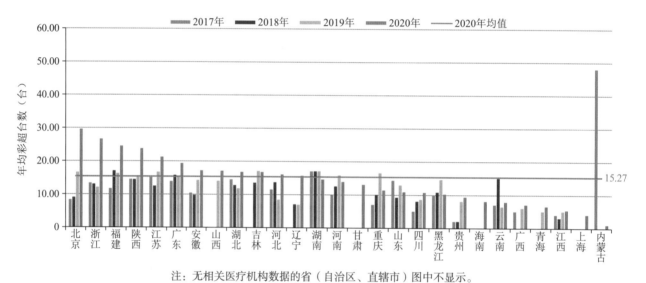

注：无相关医疗机构数据的省（自治区、直辖市）图中不显示。

图 2-1-6-14　2017—2020 年全国各省（自治区、直辖市）三级民营医院年均彩超台数

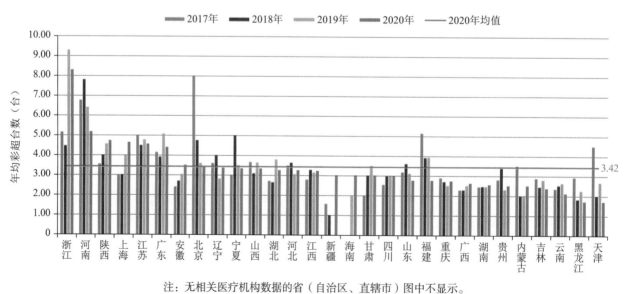

注：无相关医疗机构数据的省（自治区、直辖市）图中不显示。

图 2-1-6-15　2017—2020 年全国各省（自治区、直辖市）二级民营医院年均彩超台数

（二）年均应急管理设备情况

2020 年全国各级综合医院年均无创呼吸机台数，委属委管、三级公立及二级公立医院相比 2019 年呈增加趋势，二级、三级民营医院相比 2019 年减少；全国各级综合医院年均有创呼吸机台数及年均转运呼吸机台数较 2019 年均整体增加；全国各级综合医院年均监护仪台数，除二级公立医院较 2019 年减少以外，其余级别医院相比 2019 年均增加；全国各级综合医院年均多功能监护仪台数，委属委管、三级公立及二级公立医院相比 2019 年整体增加，二级、三级民营医院较 2019 年减少（表 2-1-6-2）。

表 2-1-6-2 年均应急管理设备

级别	年份	年均无创呼吸机台数（台）	年均有创呼吸机台数（台）	年均转运呼吸机台数（台）	年均监护仪台数（台）	年均多功能监护仪台数（台）
委属委管	2019	89.58	127.71	11.96	983.17	208.78
	2020	161.50	141.08	13.67	1037.29	239.41
三级公立	2019	21.78	37.01	4.83	310.01	55.34
	2020	25.54	40.35	5.42	324.43	61.00
二级公立	2019	5.78	7.48	1.68	81.37	11.57
	2020	6.16	7.98	2.94	79.20	12.71
三级民营	2019	11.86	18.35	3.09	163.88	42.70
	2020	9.82	21.25	4.39	166.57	41.38
二级民营	2019	2.39	2.55	0.60	32.19	11.48
	2020	2.36	2.89	0.77	32.49	8.04

注：此表只统计疫情设备类指标。

二、工作负荷

（一）年门诊人次、年急诊人次、年留观人次

1. 全国各类别医院年平均门诊、急诊、留观人次（图 2-1-6-16 至图 2-1-6-18）

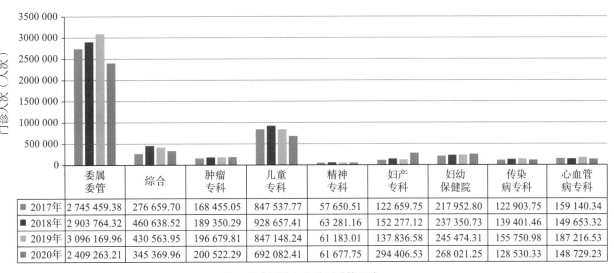

	委属委管	综合	肿瘤专科	儿童专科	精神专科	妇产专科	妇幼保健院	传染病专科	心血管病专科
2017年	2 745 459.38	276 659.70	168 455.05	847 537.77	57 650.51	122 659.75	217 952.80	122 903.75	159 140.34
2018年	2 903 764.32	460 638.52	189 350.29	928 657.41	63 281.16	152 277.12	237 350.73	139 401.46	149 653.32
2019年	3 096 169.96	430 563.95	196 679.81	847 148.24	61 183.01	137 836.58	245 474.31	155 750.98	187 216.53
2020年	2 409 263.21	345 369.96	200 522.29	692 082.41	61 677.75	294 406.53	268 021.25	128 530.33	148 729.23

注：综合医院包含委属委管医院。

图 2-1-6-16 2017—2020 年全国各类别医院年平均门诊人次

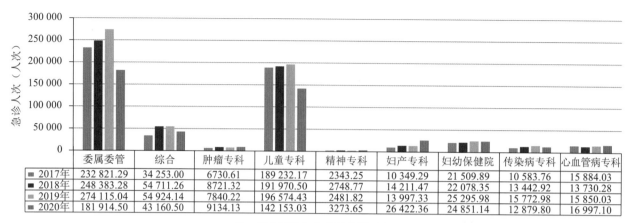

	委属委管	综合	肿瘤专科	儿童专科	精神专科	妇产专科	妇幼保健院	传染病专科	心血管病专科
2017年	232 821.29	34 253.00	6730.61	189 232.17	2343.25	10 349.29	21 509.89	10 583.76	15 884.03
2018年	248 383.28	54 711.26	8721.32	191 970.50	2748.77	14 211.47	22 078.35	13 442.92	13 730.28
2019年	274 115.04	54 924.14	7840.22	196 574.43	2481.82	13 997.33	25 295.98	15 772.98	15 850.03
2020年	181 914.50	43 160.50	9134.13	142 153.03	3273.65	26 422.36	24 851.14	12 879.80	16 997.10

注：综合医院包含委属委管医院。

图 2-1-6-17 2017—2020 年全国各类别医院年平均急诊人次

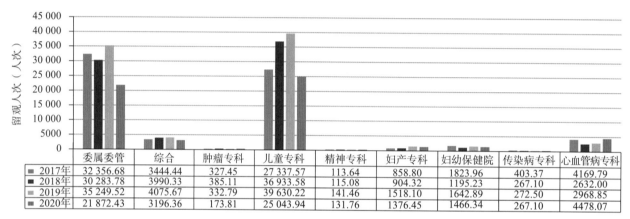

	委属委管	综合	肿瘤专科	儿童专科	精神专科	妇产专科	妇幼保健院	传染病专科	心血管病专科
2017年	32 356.68	3444.44	327.45	27 337.57	113.64	858.80	1823.96	403.37	4169.79
2018年	30 283.78	3990.33	385.11	36 933.58	115.08	904.32	1195.23	267.10	2632.00
2019年	35 249.52	4075.67	332.79	39 630.22	141.46	1518.10	1642.89	272.50	2968.85
2020年	21 872.43	3196.36	173.81	25 043.94	131.76	1376.45	1466.34	267.10	4478.07

注：综合医院包含委属委管医院。

图 2-1-6-18 2017—2020 年全国各类别医院年平均留观人次

2. 全国各级综合医院年均门诊、急诊、留观人次

（1）全国情况

2020 年全国各级综合医院年均门诊人次，委属委管、三级公立、三级民营和二级民营均相比 2019 年整体下降，二级公立医院相比 2019 年有所上升。年均急诊人次和留观人次均相比 2019 年整体下降（图 2-1-6-19 至图 2-1-6-21）。

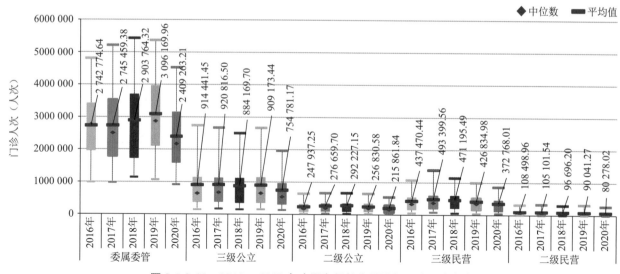

图 2-1-6-19 2016—2020 年全国各级综合医院年平均门诊人次

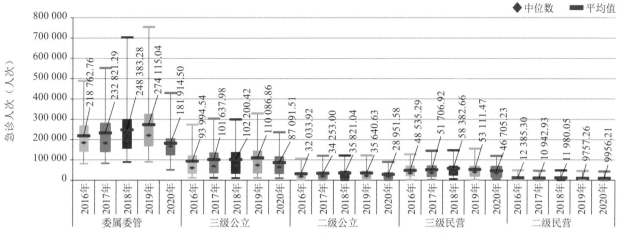

图 2-1-6-20　2016—2020 年全国各级综合医院年平均急诊人次

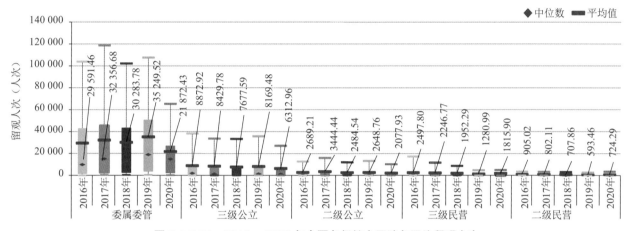

图 2-1-6-21　2016—2020 年全国各级综合医院年平均留观人次

（2）各省（自治区、直辖市）情况

1）年平均门诊人次

2020 年全国三级公立医院年平均门诊人次数为 754 781.17，有 13 个省（自治区、直辖市）高于平均值，最高值为上海 1 651 810.03 人次；二级公立医院年平均门诊人次数为 215 861.84，有 12 个省（自治区、直辖市）高于平均值，最高值为上海 482 508.88 人次；三级民营医院年平均门诊人次数为 372 768.01，有 11 个省（自治区、直辖市）高于平均值，最高值为浙江 1 138 154.00 人次；二级民营医院年平均门诊人次数为 80 278.02，有 11 个省（自治区、直辖市）高于平均值，最高值为上海 251 711.18 人次（图 2-1-6-22 至图 2-1-6-25）。

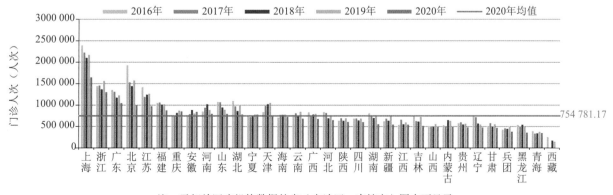

注：无相关医疗机构数据的省（自治区、直辖市）图中不显示。

图 2-1-6-22　2016—2020 年全国各省（自治区、直辖市）三级公立医院年平均门诊人次

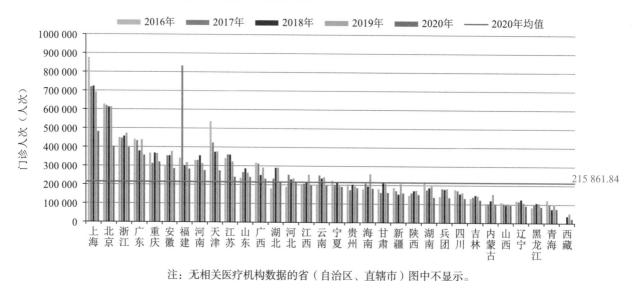

注：无相关医疗机构数据的省（自治区、直辖市）图中不显示。

图 2-1-6-23　2016—2020 年全国各省（自治区、直辖市）二级公立医院年平均门诊人次

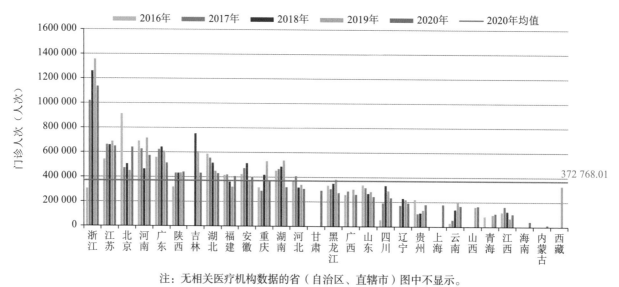

注：无相关医疗机构数据的省（自治区、直辖市）图中不显示。

图 2-1-6-24　2016—2020 年全国各省（自治区、直辖市）三级民营医院年平均门诊人次

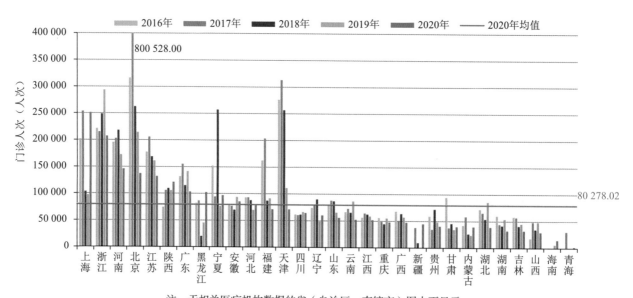

注：无相关医疗机构数据的省（自治区、直辖市）图中不显示。

图 2-1-6-25　2016—2020 年全国各省（自治区、直辖市）二级民营医院年平均门诊人次

2）年平均急诊人次

2020 年全国三级公立医院年平均急诊人次数为 87 091.51，有 12 个省（自治区、直辖市）高于平均值，最高值为上海 198 962.41 人次；二级公立医院年平均急诊人次数为 28 951.58，有 11 个省（自治区、直辖市）高于平均值，最高值为上海 102 521.54 人次；三级民营医院年平均急诊人次数为 46 705.23，有 8 个省（自治区、直辖市）高于平均值，最高值为浙江 117 205.50 人次；二级民营医院年平均急诊人次数为 9956.21，有 10 个省（自治区、直辖市）高于平均值，最高值为浙江 31 578.73 人次（图 2-1-6-26 至图 2-1-6-29）。

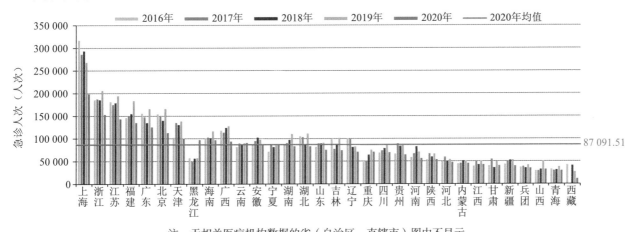

注：无相关医疗机构数据的省（自治区、直辖市）图中不显示。

图 2-1-6-26　2016—2020 年全国各省（自治区、直辖市）三级公立医院年平均急诊人次

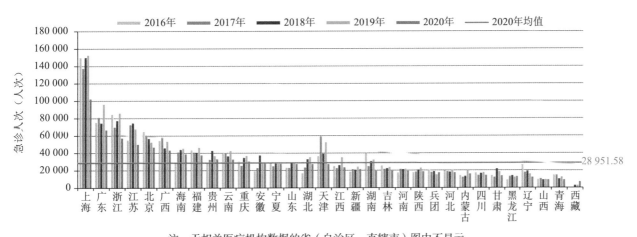

注：无相关医疗机构数据的省（自治区、直辖市）图中不显示。

图 2-1-6-27　2016—2020 年全国各省（自治区、直辖市）二级公立医院年平均急诊人次

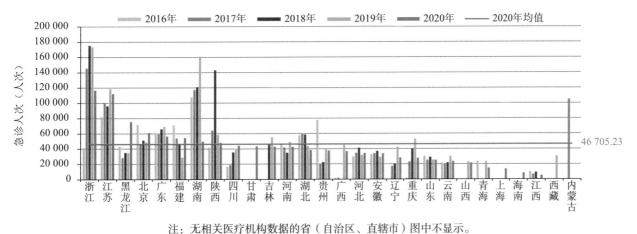

注：无相关医疗机构数据的省（自治区、直辖市）图中不显示。

图 2-1-6-28　2016—2020 年全国各省（自治区、直辖市）三级民营医院年平均急诊人次

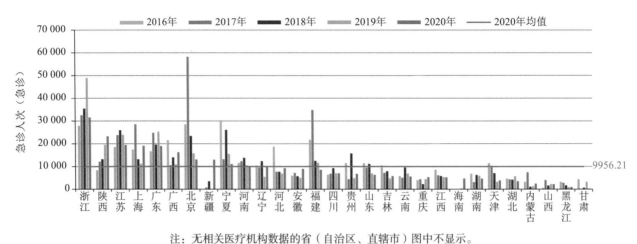

注：无相关医疗机构数据的省（自治区、直辖市）图中不显示。

图 2-1-6-29　2016—2020 年全国各省（自治区、直辖市）二级民营医院年平均急诊人次

3）年平均留观人次

2020 年全国三级公立医院年平均留观人次数为 6312.96，有 10 个省（自治区、直辖市）高于平均值，最高值为天津 18 665.15 人次；二级公立医院年平均留观人次数为 2077.93，有 12 个省（自治区、直辖市）高于平均值，最高值为天津 5379.26 人次；三级民营医院年平均留观人次数为 1815.90，有 4 个（自治区、直辖市）高于平均值，最高值为广东 8895.42 人次；二级民营医院年平均留观人次数为 724.29，有 10 个省（自治区、直辖市）高于平均值，最高值为广西 3563.43 人次（图 2-1-6-30 至图 2-1-6-33）。

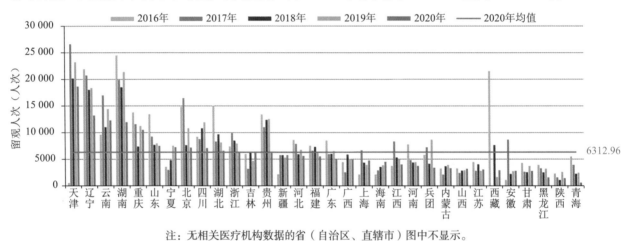

注：无相关医疗机构数据的省（自治区、直辖市）图中不显示。

图 2-1-6-30　2016—2020 年全国各省（自治区、直辖市）三级公立医院年平均留观人次

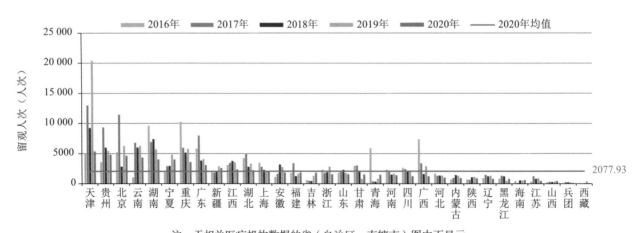

注：无相关医疗机构数据的省（自治区、直辖市）图中不显示。

图 2-1-6-31　2016—2020 年全国各省（自治区、直辖市）二级公立医院年平均留观人次

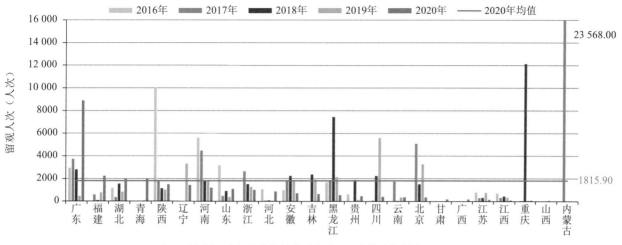

注：无相关医疗机构数据的省（自治区、直辖市）图中不显示。

图 2-1-6-32　2016—2020 年全国各省（自治区、直辖市）三级民营医院年平均留观人次

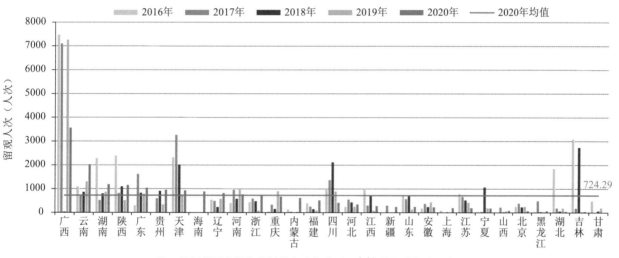

注：无相关医疗机构数据的省（自治区、直辖市）图中不显示。

图 2-1-6-33　2016—2020 年全国各省（自治区、直辖市）二级民营医院年平均留观人次

3. 专科医院年平均门诊、急诊、留观人次

（1）年平均门诊人次（图 2-1-6-34）

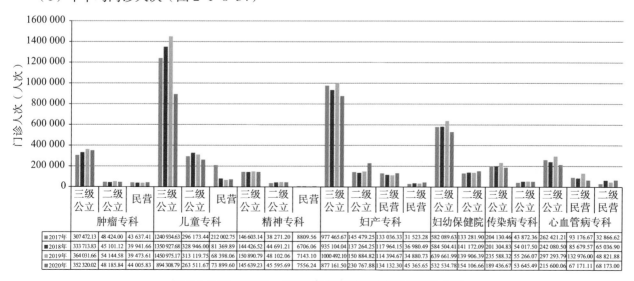

| | 肿瘤专科 | | | 儿童专科 | | | 精神专科 | | | 妇产专科 | | | 妇幼保健院 | | 传染病专科 | | 心血管病专科 | | |
	三级公立	二级公立	民营	三级公立	二级公立	民营	三级公立	二级公立	民营	三级公立	二级民营	二级民营	三级公立	二级公立	三级公立	二级公立	三级公立	民营	二级民营
2017年	307 472.13	48 424.00	43 637.41	1240 934.63	296 173.44	212 002.75	146 603.14	38 271.20	8809.56	977 465.67	145 479.25	133 036.33	31 523.28	582 089.63	133 281.90	204 130.46	43 872.36	262 421.21	93 176.67	32 866.62
2018年	333 713.83	45 101.12	39 941.66	1350 927.68	328 946.00	81 369.89	144 426.52	44 691.21	6706.06	935 104.04	137 264.25	117 964.15	36 980.49	584 504.41	141 172.09	201 304.83	54 017.50	242 080.54	85 679.57	65 036.90
2019年	364 031.66	54 144.58	39 473.61	1450 975.17	313 119.75	68 398.06	150 890.79	48 102.06	7143.10	1000 492.10	150 884.82	134 394.67	34 880.73	639 661.99	133 906.39	189 436.67	55 266.07	297 293.79	132 976.00	48 821.88
2020年	352 320.02	48 185.84	44 005.83	894 308.79	263 511.67	73 899.60	145 639.23	45 595.69	7556.24	877 161.50	230 767.88	134 132.30	45 365.65	532 534.78	154 160.66	189 430.67	53 645.49	215 600.06	67 171.11	68 173.00

图 2-1-6-34　2017—2020 年各专科医院年平均门诊人次

（2）年平均急诊人次（图2-1-6-35）

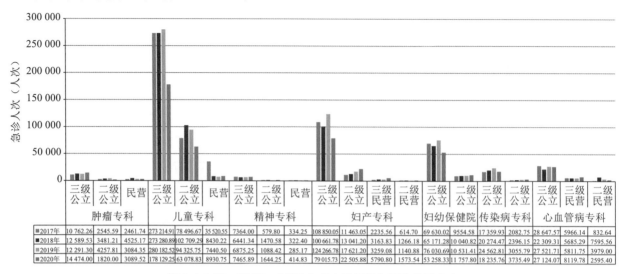

	三级公立	二级公立	民营	三级公立	二级公立	民营	三级公立	二级公立	民营	三级公立	二级民营	三级公立	二级公立	三级公立	二级公立	三级公立	三级民营	二级民营
	肿瘤专科			儿童专科			精神专科			妇产专科		妇幼保健院		传染病专科		心血管病专科		
2017年	10 762.26	2545.59	2461.74	273 214.91	78 496.67	35 520.55	7364.00	579.80	334.25	108 850.05	11 463.05	2235.56	614.70	69 630.02	9554.58	17 359.93	2082.75	28 647.57	5966.14	832.64
2018年	12 589.53	3481.21	4525.17	273 280.89	102 709.29	8430.22	6441.34	1470.58	322.40	100 661.78	13 041.00	3163.83	1266.18	65 171.28	10 040.82	20 274.47	2396.15	22 309.31	5685.29	7595.56
2019年	12 291.30	4257.81	3084.35	280 182.52	94 325.75	7440.50	6875.25	1088.42	285.17	124 266.78	17 621.20	3259.08	1140.88	76 030.69	10 531.41	24 562.81	3055.79	27 521.71	5811.75	3979.00
2020年	14 474.00	1820.00	3089.52	178 129.25	63 078.83	8930.75	7465.89	1644.25	414.83	79 015.73	22 505.80	5790.80	1573.54	53 258.33	11 757.80	18 235.56	3735.49	27 124.07	8119.78	2595.40

图 2-1-6-35　2017—2020 年各专科医院年平均急诊人次

（3）年平均留观人次（图2-1-6-36）

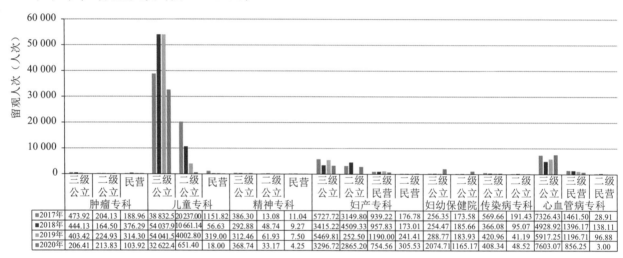

	三级公立	二级公立	民营	三级公立	二级公立	民营	三级公立	二级公立	民营	三级公立	二级公立	三级民营	二级民营	三级公立	二级公立	三级公立	二级公立	三级公立	三级民营	二级民营
	肿瘤专科			儿童专科			精神专科			妇产专科				妇幼保健院		传染病专科		心血管病专科		
2017年	473.92	204.13	188.96	38 832.5	20 237.00	1151.82	386.30	13.08	11.04	5727.72	3149.80	939.22	176.78	256.35	173.58	569.66	191.43	7326.43	1461.50	28.91
2018年	444.13	164.50	376.29	54 037.9	10 661.14	56.63	292.88	48.74	9.27	3415.22	4509.33	957.61	173.01	254.47	185.66	366.08	95.07	4928.92	1396.17	138.11
2019年	403.42	224.93	314.30	54 041.5	4002.80	319.00	312.46	61.93	7.50	5469.81	252.50	1190.00	241.41	288.77	183.93	420.96	41.19	5917.25	1196.71	96.88
2020年	206.41	213.83	103.92	32 622.4	651.40	18.00	368.74	33.17	4.25	3296.72	2865.20	754.56	305.53	2074.71	1165.17	408.34	48.52	7603.07	856.25	3.00

图 2-1-6-36　2017—2020 年各专科医院年平均留观人次

（二）年平均住院患者出院例数

1. 全国各类别医院年平均住院患者出院例数（图2-1-6-37）

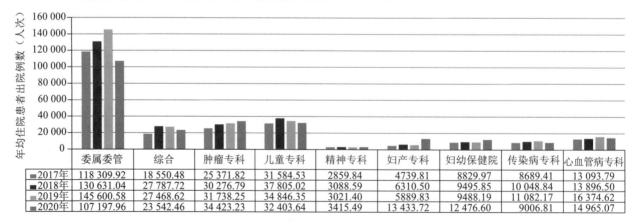

	委属委管	综合	肿瘤专科	儿童专科	精神专科	妇产专科	妇幼保健院	传染病专科	心血管病专科
2017年	118 309.92	18 550.48	25 371.82	31 584.53	2859.84	4739.81	8829.97	8689.41	13 093.79
2018年	130 631.04	27 787.72	30 276.79	37 805.02	3088.59	6310.50	9495.85	10 048.84	13 896.50
2019年	145 600.58	27 468.62	31 738.25	34 846.35	3021.40	5889.83	9488.19	11 082.17	16 374.62
2020年	107 197.96	23 542.46	34 423.23	32 403.64	3415.49	13 433.72	12 476.60	9006.81	14 965.07

注：综合医院包含委属委管医院。

图 2-1-6-37　2017—2020 年各类别医院年平均住院患者出院例数

2. 全国各级综合医院年平均住院患者出院例数

（1）全国情况

2020 年全国各级综合医院年平均住院患者出院例数较 2019 年整体下降（图 2-1-6-38）。

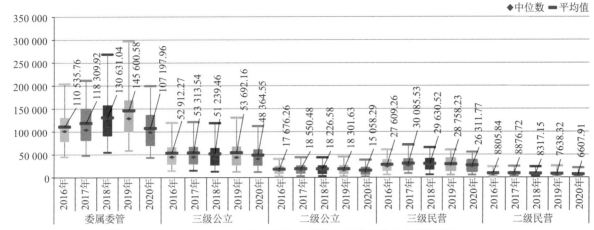

图 2-1-6-38　2016—2020 年各级综合医院年平均住院患者出院例数

（2）各省（自治区、直辖市）情况

2020 年全国三级公立医院年平均出院人次数为 48 364.55，有 15 个省（自治区、直辖市）高于平均值，最高值为河南 69 838.35 人次；二级公立医院平均为 15 058.29 人次，10 个省（自治区、直辖市）高于平均值，最高值为河南 23 421.06 人次；三级民营医院平均为 26 311.77 人次，12 个省（自治区、直辖市）高于平均值，最高值为浙江 43 837.50 人次；二级民营医院平均为 6607.91 人次，6 个省（自治区、直辖市）高于平均值，最高值为陕西 13 349.56 人次（图 2-1-6-39 至图 2-1-6-42）。

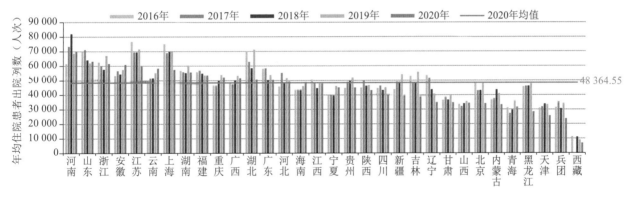

注：无相关医疗机构数据的省（自治区、直辖市）图中不显示。

图 2-1-6-39　2016—2020 年全国各省（自治区、直辖市）三级公立医院年平均住院患者出院例数

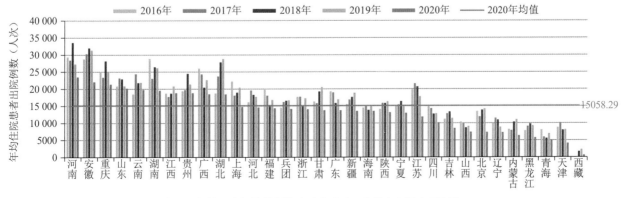

注：无相关医疗机构数据的省（自治区、直辖市）图中不显示。

图 2-1-6-40　2016—2020 年全国各省（自治区、直辖市）二级公立医院年平均住院患者出院例数

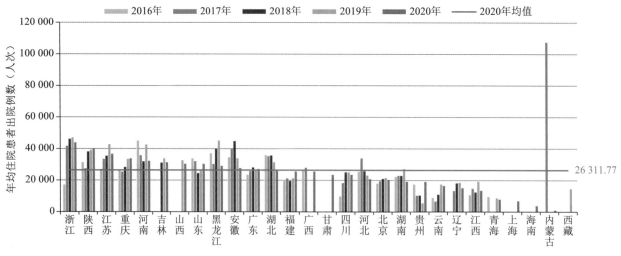

注：无相关医疗机构数据的省（自治区、直辖市）图中不显示。

图 2-1-6-41　2016—2020 年全国各省（自治区、直辖市）三级民营医院年平均住院患者出院例数

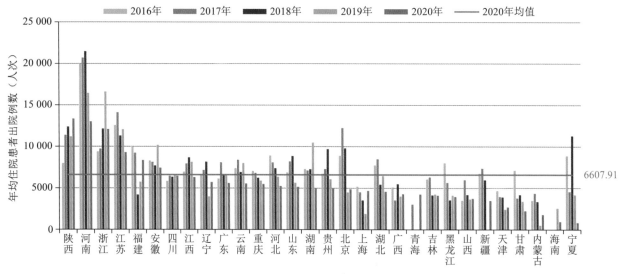

注：无相关医疗机构数据的省（自治区、直辖市）图中不显示。

图 2-1-6-42　2016—2020 年全国各省（自治区、直辖市）二级民营医院年平均住院患者出院例数

3. 专科医院年平均住院患者出院例数（图 2-1-6-43）

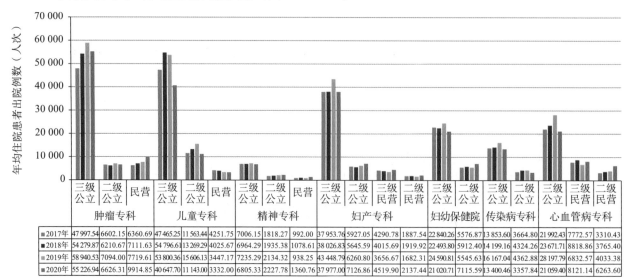

	肿瘤专科			儿童专科			精神专科			妇产专科				妇幼保健院		传染病专科		心血管病专科		
	三级公立	二级公立	民营	三级公立	二级公立	民营	三级公立	二级公立	民营	三级公立	二级公立	三级民营	二级民营	三级公立	二级公立	三级公立	二级公立	三级公立	三级民营	二级民营
■2017年	47 997.54	6602.15	6360.69	47 465.25	11 563.44	4251.75	7006.15	1818.27	992.00	37 953.76	5927.05	4290.78	1887.54	22 840.26	5576.87	13 853.60	3664.80	21 992.43	7772.57	3310.43
■2018年	54 279.87	6210.67	7111.63	54 796.61	13 269.29	4025.67	6964.29	1935.47	1078.61	38 026.83	5645.59	4015.69	1919.92	22 493.80	5912.40	14 199.16	4324.26	23 671.71	8818.86	3765.40
■2019年	58 940.53	7094.00	7719.61	53 800.36	15 606.13	3447.17	7235.29	2134.32	938.25	43 448.79	6260.80	3656.67	1682.31	24 590.81	5545.63	16 167.04	4362.88	28 197.79	6832.57	4033.38
■2020年	55 226.94	6626.31	9914.85	40 647.70	11 143.00	3332.00	6805.33	2227.78	1360.70	37 977.00	7126.86	4519.90	2137.44	21 020.71	7115.59	13 400.46	3357.84	21 059.40	8121.14	6263.60

图 2-1-6-43　2017—2020 年各专科医院年平均住院患者出院例数

（三）年平均住院患者手术例数

1. 全国各类别医院年平均住院患者手术例数（图 2-1-6-44）

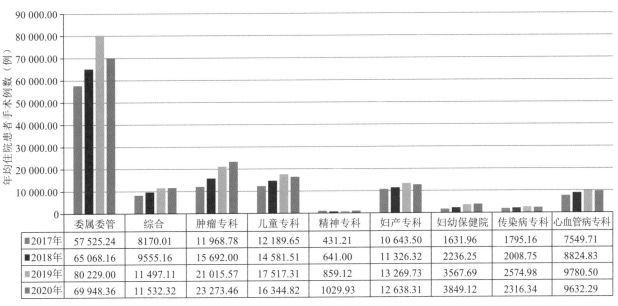

	委属委管	综合	肿瘤专科	儿童专科	精神专科	妇产专科	妇幼保健院	传染病专科	心血管病专科
2017年	57 525.24	8170.01	11 968.78	12 189.65	431.21	10 643.50	1631.96	1795.16	7549.71
2018年	65 068.16	9555.16	15 692.00	14 581.51	641.00	11 326.32	2236.25	2008.75	8824.83
2019年	80 229.00	11 497.11	21 015.57	17 517.31	859.12	13 269.73	3567.69	2574.98	9780.50
2020年	69 948.36	11 532.32	23 273.46	16 344.82	1029.93	12 638.31	3849.12	2316.34	9632.29

注：综合医院包含委属委管医院。

图 2-1-6-44　2017—2020 年全国各类别医院年平均住院患者手术例数

2. 全国各级综合医院年均住院患者手术例数

（1）全国情况

2016—2020 年平均住院患者手术例数平均值，委属委管医院分别为 52 059.20 例、57 525.24 例、65 068.16 例、80 229.00 例、69 948.36 例，三级公立医院分别为 14 473.66 例、16 108.19 例、18 715.94 例、22 693.90 例、22 548.93 例，二级公立医院为 721.59 例、3732.24 例、4340.64 例、5060.41 例、4968.35 例，三级民营医院分别为 790.24 例、1045.73 例、3942.21 例、7940.29 例、10 555.33 例，二级民营医院分别为 269.63 例、586.07 例、1428.75 例、2896.02 例、2848.62 例（图 2-1-6-45）。

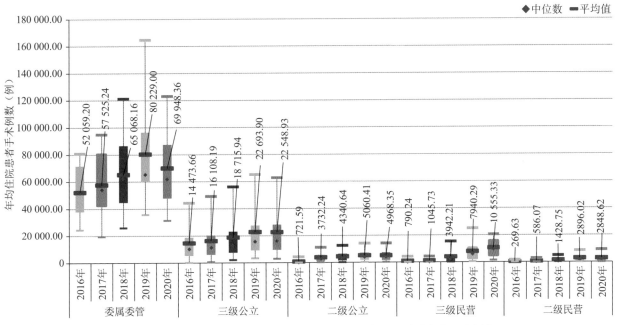

图 2-1-6-45　2016—2020 年全国各级综合医院年平均住院患者手术例数

（2）各省（自治区、直辖市）情况

2020年全国各省（自治区、直辖市）年均住院患者手术例数最多的前3位，三级公立医院分别为上海、浙江、山东（图2-1-6-46）；二级公立医院分别为重庆、贵州、浙江（图2-1-6-47）；三级民营医院分别为湖北、陕西、广东（图2-1-6-48）；二级民营医院分别为北京、江苏、浙江（图2-1-6-49）。

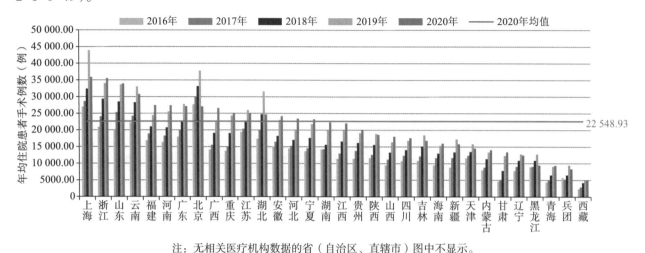

注：无相关医疗机构数据的省（自治区、直辖市）图中不显示。

图 2-1-6-46 2016—2020 年全国各省（自治区、直辖市）三级公立医院年均住院患者手术例数

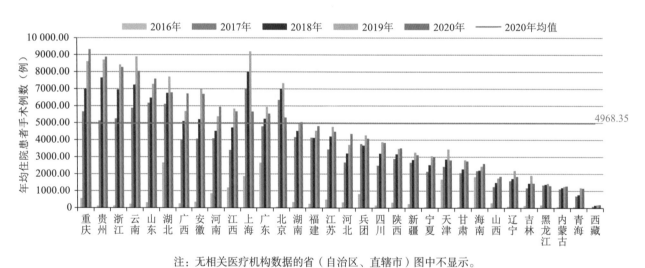

注：无相关医疗机构数据的省（自治区、直辖市）图中不显示。

图 2-1-6-47 2016—2020 年全国各省（自治区、直辖市）二级公立医院年均住院患者手术例数

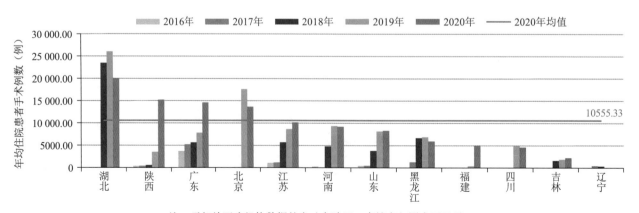

注：无相关医疗机构数据的省（自治区、直辖市）图中不显示。

图 2-1-6-48 2016—2020 年全国各省（自治区、直辖市）三级民营医院年均住院患者手术例数

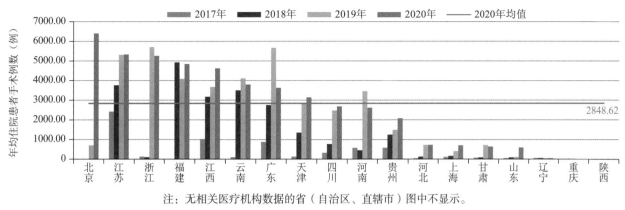

注：无相关医疗机构数据的省（自治区、直辖市）图中不显示。

图 2-1-6-49　2016—2020 年全国各省（自治区、直辖市）二级民营医院年均住院患者手术例数

3. 专科医院年均住院患者手术例数（图 2-1-6-50）

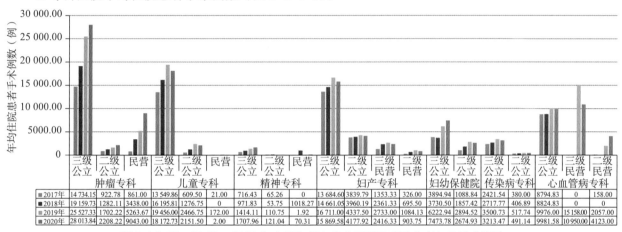

	三级公立 肿瘤专科	二级公立 肿瘤专科	民营 肿瘤专科	三级公立 儿童专科	二级公立 儿童专科	民营 儿童专科	三级公立 精神专科	二级公立 精神专科	民营 精神专科	三级公立 妇产专科	二级公立 妇产专科	三级民营 妇产专科	二级民营 妇产专科	三级公立 妇幼保健院	二级公立 妇幼保健院	三级公立 传染病专科	二级公立 传染病专科	三级公立 心血管病专科	三级民营 心血管病专科	二级民营 心血管病专科
2017年	14 734.15	922.78	861.00	13 549.86	609.50	21.00	716.43	65.26		13 684.60	3839.79	1353.33	326.00	3894.94	1088.84	2421.54	380.00	8794.83	0	158.00
2018年	19 159.73	1282.11	3438.00	16 195.81	1276.75		971.83	53.75	1018.27	14 661.05	3960.19	2361.33	695.50	3730.50	1857.42	2717.77	406.89	8824.83	0	
2019年	25 527.33	1702.22	5263.67	19 456.00	2466.75	172.00	1414.11	110.75	1.92	16 711.00	4337.50	2733.00	1084.13	6222.94	2894.52	3500.73	517.74	9976.00	15 158.00	2057.00
2020年	28 013.84	2208.22	9043.00	18 172.73	2151.50	2.00	1707.96	121.04	70.31	15 869.58	4177.90	2416.33	903.75	7473.78	2674.93	3213.47	491.14	9981.58	10 950.00	4123.00

图 2-1-6-50　2017—2020 年全国各级各类专科医院住院患者年均手术例数

（四）CT、MRI、彩超年度每百名门急诊、出院患者服务人次

（1）全国情况

2020 年全国各级综合医院每百名门急诊患者和每百名出院患者 CT 服务人次和 MRI 服务人次均较 2019 年呈现上升趋势；每百名门急诊患者彩超服务人次，委属委管和二级民营医院较 2019 年有所降低，三级公立、二级公立和三级民营医院与 2019 年相比，呈上升趋势，每百名出院患者彩超服务人次所有医院均较 2019 年有所上升（图 2-1-6-51 至图 2-1-6-56）。

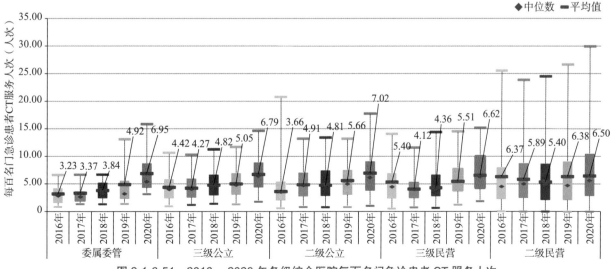

图 2-1-6-51　2016—2020 年各级综合医院每百名门急诊患者 CT 服务人次

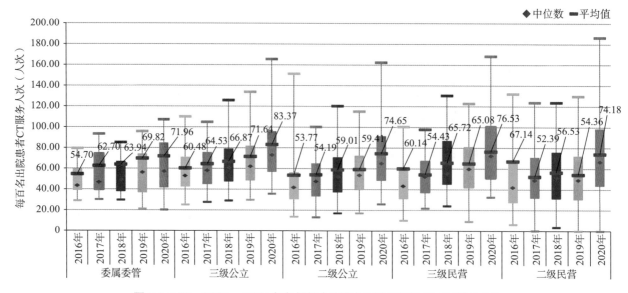

图 2-1-6-52　2016—2020 年各级综合医院每百名出院患者 CT 服务人次

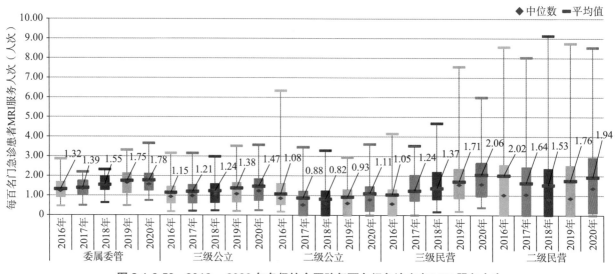

图 2-1-6-53　2016—2020 年各级综合医院每百名门急诊患者 MRI 服务人次

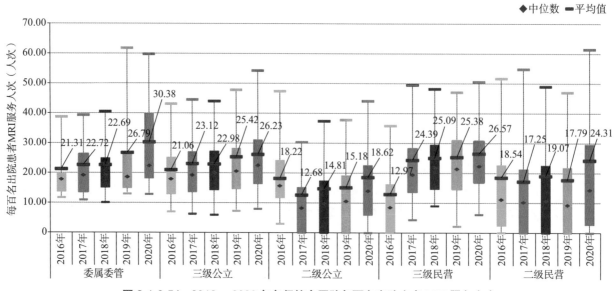

图 2-1-6-54　2016—2020 年各级综合医院每百名出院患者 MRI 服务人次

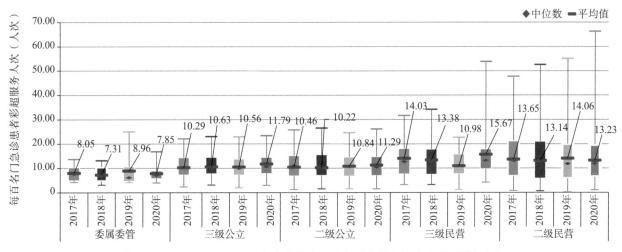

图 2-1-6-55 2017—2020 年各级综合医院每百名门急诊患者彩超服务人次

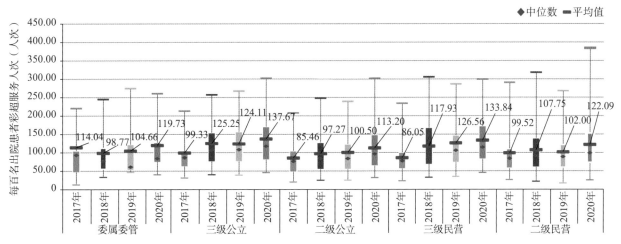

图 2-1-6-56 2017—2020 年各级综合医院每百名出院患者彩超服务人次

（2）各省（自治区、直辖市）情况

1）每百名门急诊患者 CT 服务人次

2020 年各省（自治区、直辖市）三级公立综合医院每百名门急诊患者 CT 服务人次平均值为 6.79 人次，17 个省（自治区、直辖市）高于平均值，最高值为黑龙江 13.08 人次；二级公立医院平均 7.02 人次，20 个省（自治区、直辖市）高于平均值，最高值为辽宁 15.39 人次；三级民营医院平均 6.62 人次，15 个省（自治区、直辖市）高于平均值，最高值为海南 12.90 人次；二级民营医院平均 6.50 人次，16 个省（自治区、直辖市）高于平均值，最高值为湖北 23.53 人次（图 2-1-6-57 至图 2-1-6-60）。

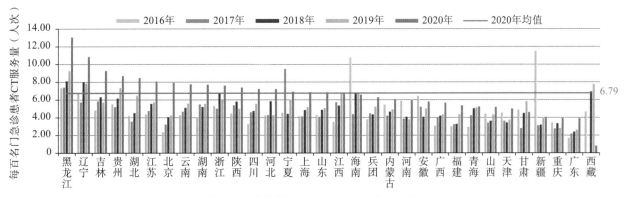

注：无相关医疗机构数据的省（自治区、直辖市）图中不显示。

图 2-1-6-57 2016—2020 年全国各省（自治区、直辖市）三级公立医院每百名门急诊患者 CT 服务人次

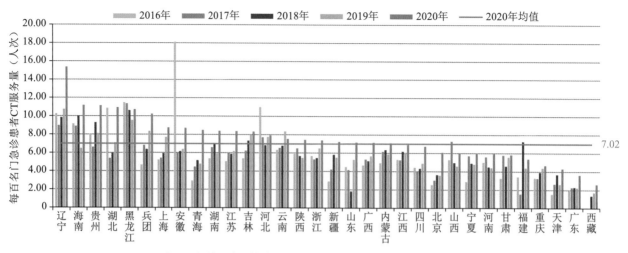

注：无相关医疗机构数据的省（自治区、直辖市）图中不显示。

图 2-1-6-58　2016—2020 年全国各省（自治区、直辖市）二级公立医院每百名门急诊患者 CT 服务人次

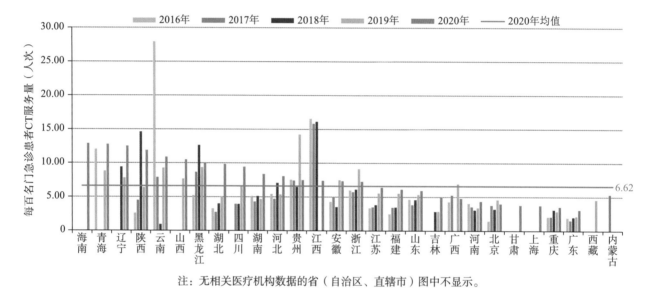

注：无相关医疗机构数据的省（自治区、直辖市）图中不显示。

图 2-1-6-59　2016—2020 年全国各省（自治区、直辖市）三级民营医院每百名门急诊患者 CT 服务人次

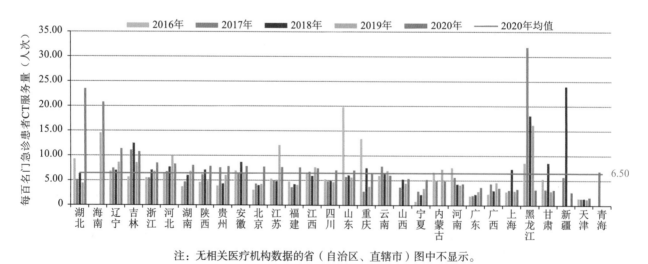

注：无相关医疗机构数据的省（自治区、直辖市）图中不显示。

图 2-1-6-60　2016—2020 年全国各省（自治区、直辖市）二级民营医院每百名门急诊患者 CT 服务人次

2）每百名出院患者 CT 服务人次

2020 年全国各省（自治区、直辖市）三级公立综合医院每百名出院患者 CT 服务人次平均值为 83.37

人次，15 个省（自治区、直辖市）高于平均值，最高值为新疆 113.31 人次；二级公立医院平均值为 74.65 人次，18 个省（自治区、直辖市）高于平均值，最高值为青海 107.13 人次；三级民营医院平均值为 76.53 人次，12 个省（自治区、直辖市）高于平均，最高值为云南 150.32 人次；二级民营医院平均值为 74.18 人次，16 个省（自治区、直辖市）高于平均，最高值为湖北 175.13 人次（图 2-1-6-61 至图 2-1-6-64）。

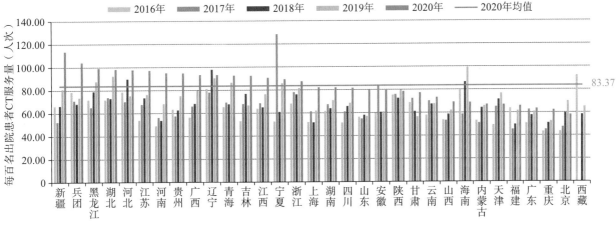

注：无相关医疗机构数据的省（自治区、直辖市）图中不显示。

图 2-1-6-61 2016—2020 年全国各省（自治区、直辖市）三级公立医院每百名出院患者 CT 服务人次

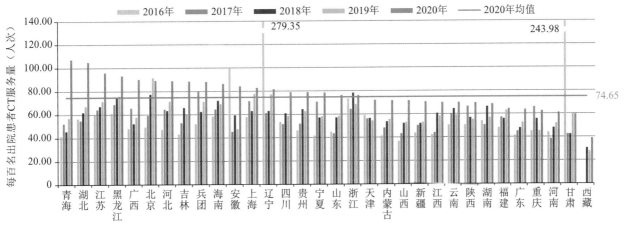

注：无相关医疗机构数据的省（自治区、直辖市）图中不显示。

图 2-1-6-62 2016—2020 年全国各省（自治区、直辖市）二级公立医院每百名出院患者 CT 服务人次

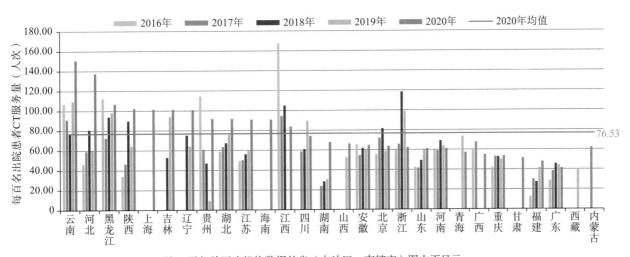

注：无相关医疗机构数据的省（自治区、直辖市）图中不显示。

图 2-1-6-63 2016—2020 年全国各省（自治区、直辖市）三级民营医院每百名出院患者 CT 服务人次

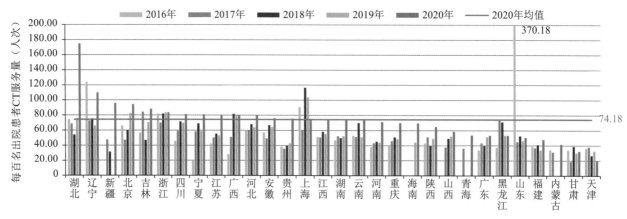

注：无相关医疗机构数据的省（自治区、直辖市）图中不显示。

图 2-1-6-64　2016—2020 年全国各省（自治区、直辖市）二级民营医院每百名出院患者 CT 服务人次

3）每百名门急诊患者 MRI 服务人次

2020 年全国各省（自治区、直辖市）三级公立综合医院每百名门急诊患者 MRI 服务人次平均值为 1.47 人次，20 个省（自治区、直辖市）高于平均值，最高值为黑龙江 3.05 人次；二级公立医院平均值为 1.11 人次，16 个省（自治区、直辖市）高于平均值，最高值为新疆建设兵团 3.50 人次；三级民营医院平均值为 2.06 人次，12 个省（自治区、直辖市）高于平均值，最高值为陕西 6.86 人次；二级民营医院平均值为 1.94 人次，14 个省（自治区、直辖市）高于平均值，最高值为重庆 3.63 人次（图 2-1-6-65 至图 2-1-6-68）。

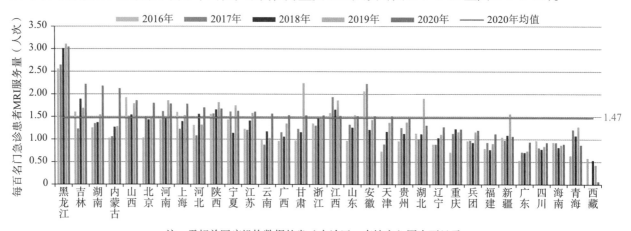

注：无相关医疗机构数据的省（自治区、直辖市）图中不显示。

图 2-1-6-65　2016—2020 年全国各省（自治区、直辖市）三级公立医院每百名门急诊患者 MRI 服务人次

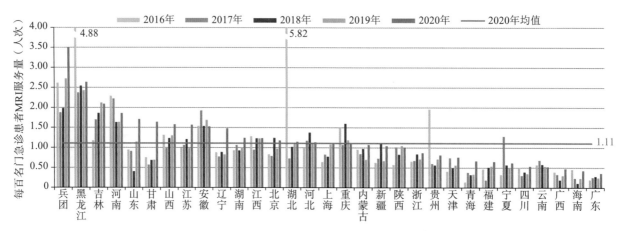

注：无相关医疗机构数据的省（自治区、直辖市）图中不显示。

图 2-1-6-66　2016—2020 年全国各省（自治区、直辖市）二级公立医院每百名门急诊患者 MRI 服务人次

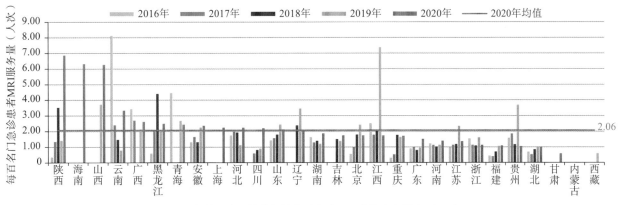

注：无相关医疗机构数据的省（自治区、直辖市）图中不显示。

图 2-1-6-67　2016—2020 年全国各省（自治区、直辖市）三级民营医院每百名门急诊患者 MRI 服务人次

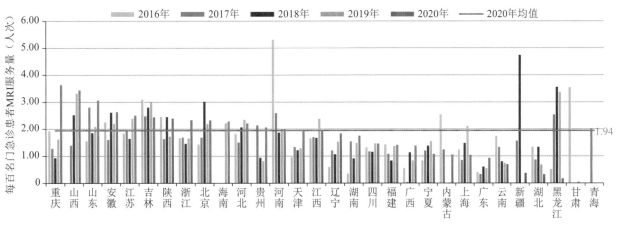

注：无相关医疗机构数据的省（自治区、直辖市）图中不显示。

图 2-1-6-68　2016—2020 年全国各省（自治区、直辖市）二级民营医院每百名门急诊患者 MRI 服务人次

4）每百名出院患者 MRI 服务人次

2020 年全国各省（自治区、直辖市）三级公立综合医院每百名出院患者 MRI 服务人次平均值为 26.23 人次，18 个省（自治区、直辖市）高于平均值，最高值为黑龙江 38.59 人次；二级公立医院平均值为 18.62 人次，10 个省（自治区、直辖市）高于平均值，最高值为黑龙江 28.37 人次；三级民营医院平均值为 26.57 人次，12 个省（自治区、直辖市）高于平均值，最高值为海南 47.97 人次；二级民营医院平均值为 24.31 人次，10 个省（自治区、直辖市）高于平均值，最高值为北京 51.40 人次（图 2-1-6-69 至图 2-1-6-72）。

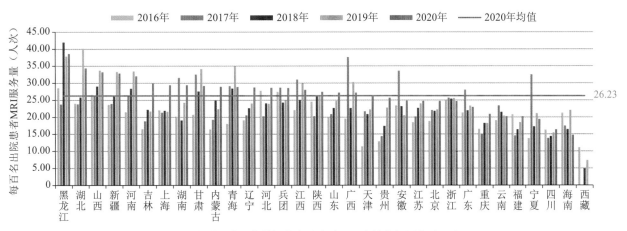

注：无相关医疗机构数据的省（自治区、直辖市）图中不显示。

图 2-1-6-69　2016—2020 年全国各省（自治区、直辖市）三级公立医院每百名出院患者 MRI 服务人次

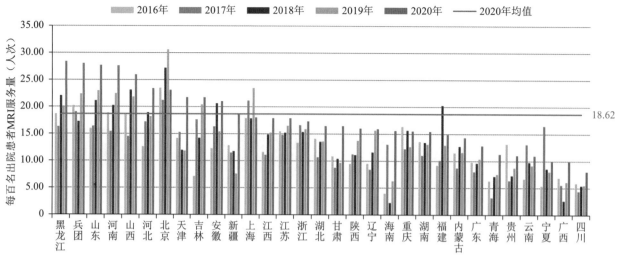

注：无相关医疗机构数据的省（自治区、直辖市）图中不显示。

图 2-1-6-70　2016—2020 年全国各省（自治区、直辖市）二级公立医院每百名出院患者 MRI 服务人次

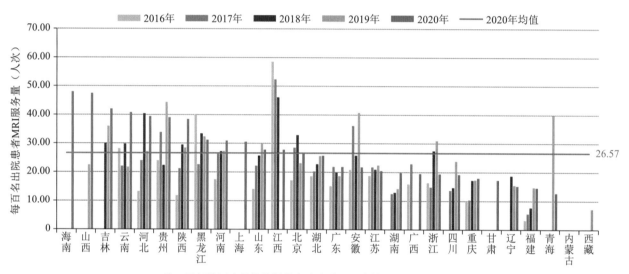

注：无相关医疗机构数据的省（自治区、直辖市）图中不显示。

图 2-1-6-71　2016—2020 年全国各省（自治区、直辖市）三级民营医院每百名出院患者 MRI 服务人次

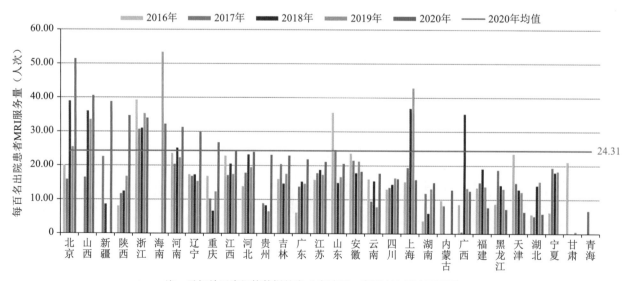

注：无相关医疗机构数据的省（自治区、直辖市）图中不显示。

图 2-1-6-72　2016—2020 年全国各省（自治区、直辖市）二级民营医院每百名出院患者 MRI 服务人次

5）每百名门急诊患者彩超服务人次

2020 年全国各省（自治区、直辖市）三级公立综合医院每百名门急诊患者彩超服务人次平均值为 11.79 人次，20 个省（自治区、直辖市）高于平均值，最高值为青海 18.32 人次；二级公立医院平均值为 11.29 人次，21 个省（自治区、直辖市）高于平均值，最高值为青海 23.31 人次；三级民营医院平均值为 15.67 人次，10 个省（自治区、直辖市）高于平均值，最高值为江西 27.41 人次；二级民营医院平均值为 13.23 人次，16 个省（自治区、直辖市）高于平均值，最高值为海南 40.12 人次（图 2-1-6-73 至图 2-1-6-76）。

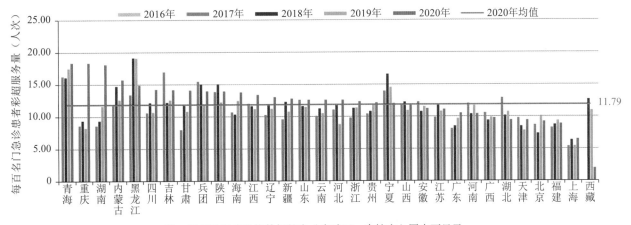

注：无相关医疗机构数据的省（自治区、直辖市）图中不显示。

图 2-1-6-73　2017—2020 年全国各省（自治区、直辖市）三级公立医院每百名门急诊患者彩超服务人次

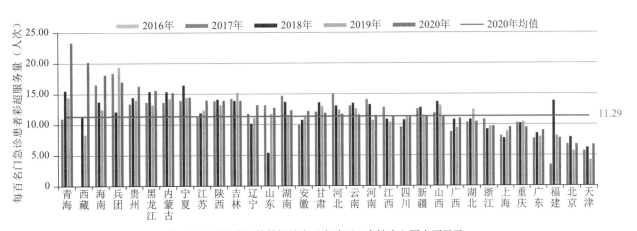

注：无相关医疗机构数据的省（自治区、直辖市）图中不显示。

图 2-1-6-74　2017—2020 年全国各省（自治区、直辖市）二级公立医院每百名门急诊患者彩超服务人次

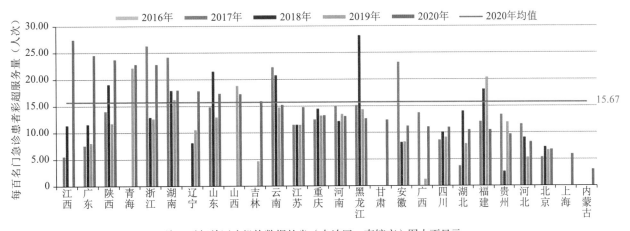

注：无相关医疗机构数据的省（自治区、直辖市）图中不显示。

图 2-1-6-75　2016—2020 年全国各省（自治区、直辖市）三级民营医院每百名门急诊患者彩超服务人次

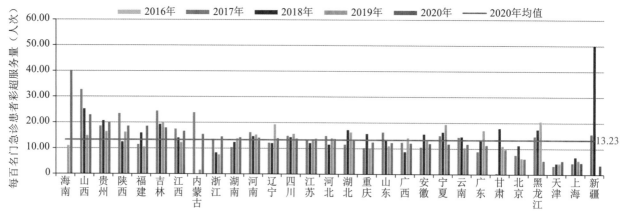

注：无相关医疗机构数据的省（自治区、直辖市）图中不显示。

图 2-1-6-76　2016—2020 年全国各省（自治区、直辖市）二级民营医院每百名门急诊患者彩超服务人次

6）每百名出院患者彩超服务人次

2020 年全国各省（自治区、直辖市）三级公立综合医院每百名出院患者彩超服务人次平均值为 137.67 人次，17 个省（自治区、直辖市）高于平均值，最高值为重庆 284.24 人次；二级公立医院平均值为 113.20 人次，17 个省（自治区、直辖市）高于平均值，最高值为上海 241.24 人次；三级民营医院平均值为 133.84 人次，13 个省（自治区、直辖市）高于平均值，最高值为上海 263.21 人次；二级民营医院平均值为 122.09 人次，13 个省（自治区、直辖市）高于平均值，最高值为海南 255.44 人次（图 2-1-6-77 至图 2-1-6-80）。

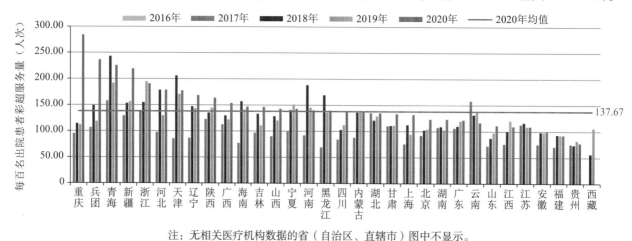

注：无相关医疗机构数据的省（自治区、直辖市）图中不显示。

图 2-1-6-77　2017—2020 年全国各省（自治区、直辖市）三级公立医院每百名出院患者彩超服务人次

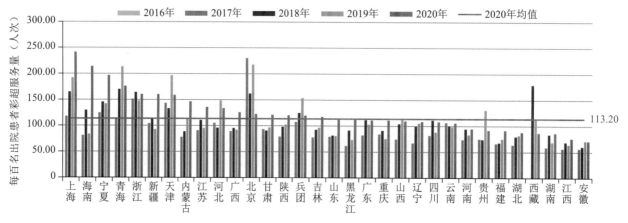

注：无相关医疗机构数据的省（自治区、直辖市）图中不显示。

图 2-1-6-78　2017—2020 年全国各省（自治区、直辖市）二级公立医院每百名出院患者彩超服务人次

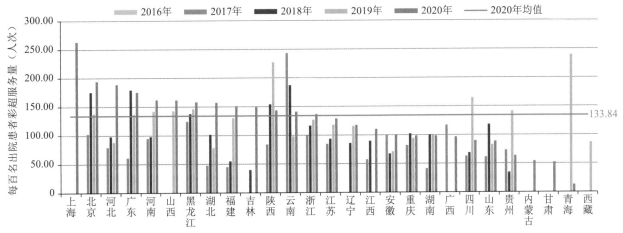

注：无相关医疗机构数据的省（自治区、直辖市）图中不显示。

图 2-1-6-79　2016—2020 年全国各省（自治区、直辖市）三级民营医院每百名出院患者彩超服务人次

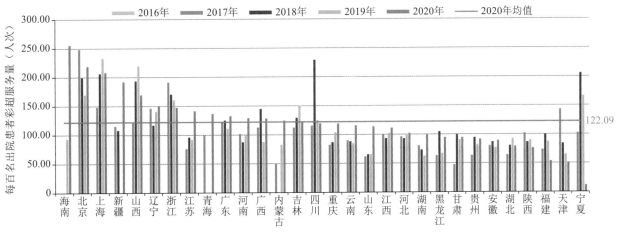

注：无相关医疗机构数据的省（自治区、直辖市）图中不显示。

图 2-1-6-80　2017—2020 年全国各省（自治区、直辖市）二级民营医院每百名出院患者彩超服务人次

三、治疗质量

（一）住院患者非医嘱离院率

1. 全国各类别医院住院患者非医嘱离院率（图 2-1-6-81）

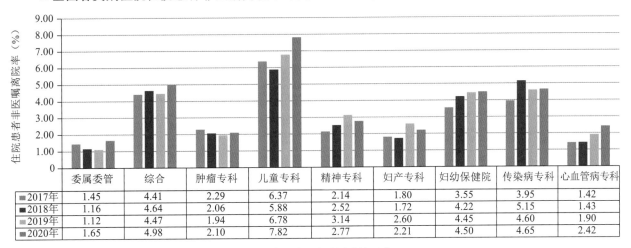

	委属委管	综合	肿瘤专科	儿童专科	精神专科	妇产专科	妇幼保健院	传染病专科	心血管病专科
2017年	1.45	4.41	2.29	6.37	2.14	1.80	3.55	3.95	1.42
2018年	1.16	4.64	2.06	5.88	2.52	1.72	4.22	5.15	1.43
2019年	1.12	4.47	1.94	6.78	3.14	2.60	4.45	4.60	1.90
2020年	1.65	4.98	2.10	7.82	2.77	2.21	4.50	4.65	2.42

注：综合医院包含委属委管医院。

图 2-1-6-81　2017—2020 年各类别医院住院患者非医嘱离院率

2. 全国各级综合医院住院患者非医嘱离院率

（1）全国情况

2020年委属委管、三级公立、二级公立医院出院患者医嘱离院率较2019年略微降低，出院患者非医嘱离院率委属委管、三级民营医院较2019年略微升高，出院患者死亡率所有医院相较2019年均略微升高（图2-1-6-82）。

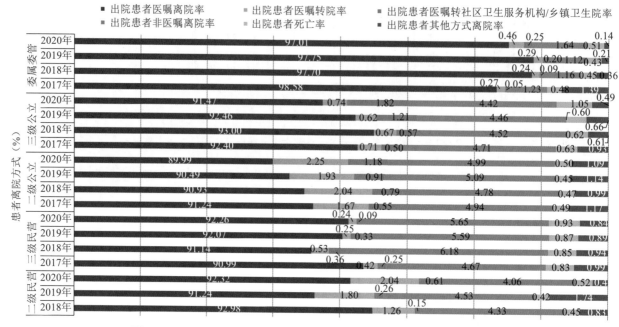

图 2-1-6-82　2017—2020 年全国各级综合医院患者离院方式分布情况

（2）各省（自治区、直辖市）情况

2020年全国各省（自治区、直辖市）三级公立综合医院住院患者非医嘱离院率平均值为4.59%，17个省（自治区、直辖市）高于平均值，最高值为天津15.48%；二级公立医院平均值为5.68%，11个省（自治区、直辖市）高于平均值，最高值为河北13.88%；三级民营医院平均值为5.92%，10个省（自治区、直辖市）高于平均值，最高值为河北25.45%；二级民营医院平均值为4.56%，7个省（自治区、直辖市）高于平均值，最高值为福建13.91%（图2-1-6-83至图2-1-6-86）。

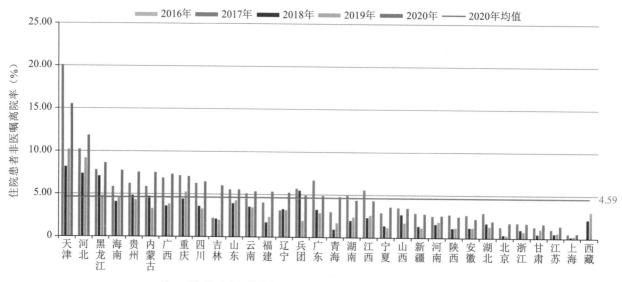

注：无相关医疗机构数据的省（自治区、直辖市）图中不显示。

图 2-1-6-83　2017—2020 年全国各省（自治区、直辖市）三级公立医院住院患者非医嘱离院率

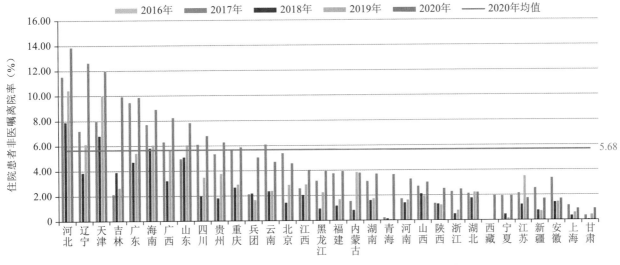

注：无相关医疗机构数据的省（自治区、直辖市）图中不显示。

图 2-1-6-84　2017—2020 年全国各省（自治区、直辖市）二级公立医院住院患者非医嘱离院率

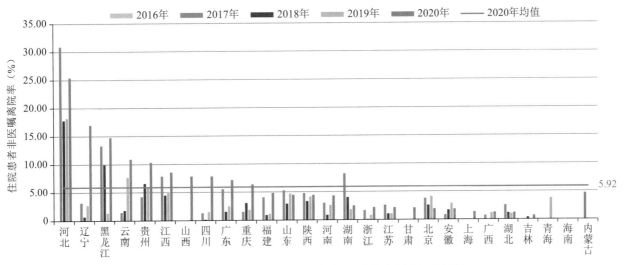

注：无相关医疗机构数据的省（自治区、直辖市）图中不显示。

图 2-1-6-85　2017—2020 年全国各省（自治区、直辖市）三级民营医院住院患者非医嘱离院率

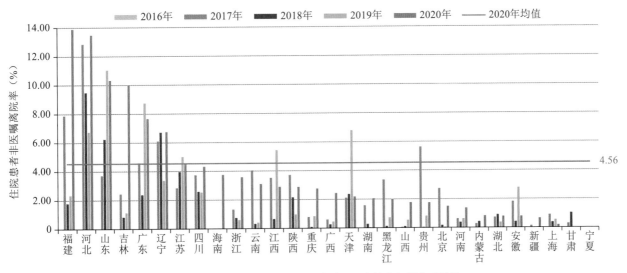

注：无相关医疗机构数据的省（自治区、直辖市）图中不显示。

图 2-1-6-86　2017—2020 年全国各省（自治区、直辖市）二级民营医院住院患者非医嘱离院率

（二）手术患者非医嘱离院率

1. 全国各类别医院手术患者非医嘱离院率（图 2-1-6-87）

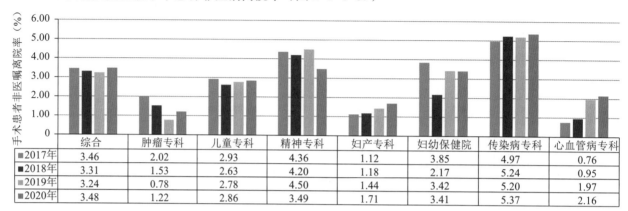

	综合	肿瘤专科	儿童专科	精神专科	妇产专科	妇幼保健院	传染病专科	心血管病专科
2017年	3.46	2.02	2.93	4.36	1.12	3.85	4.97	0.76
2018年	3.31	1.53	2.63	4.20	1.18	2.17	5.24	0.95
2019年	3.24	0.78	2.78	4.50	1.44	3.42	5.20	1.97
2020年	3.48	1.22	2.86	3.49	1.71	3.41	5.37	2.16

图 2-1-6-87　2017—2020 年全国各类别医院手术患者非医嘱离院率

2. 全国各级综合医院手术患者非医嘱离院率

（1）全国情况

2020 年全国各级综合医院手术患者非医嘱离院率均较 2019 年上升（图 2-1-6-88）。

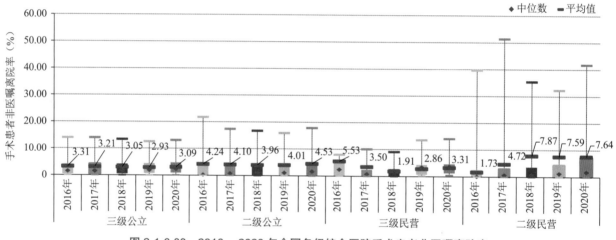

图 2-1-6-88　2016—2020 年全国各级综合医院手术患者非医嘱离院率

（2）各省（自治区、直辖市）情况（图 2-1-6-89 至图 2-1-6-92）

2020 年全国各省（自治区、直辖市）手术患者非医嘱离院率最高的前 3 位，三级公立医院分别为天津、河北、黑龙江（图 2-1-6-89）；二级公立医院分别为河北、辽宁、天津（图 2-1-6-90）；三级民营医院分别为河南、黑龙江、陕西（图 2-1-6-91）；二级民营医院分别为辽宁、河北、山东（图 2-1-6-92）。

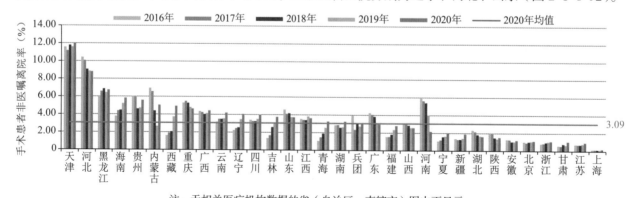

注：无相关医疗机构数据的省（自治区、直辖市）图中不显示。

图 2-1-6-89　2016—2020 年全国各省（自治区、直辖市）三级公立医院手术患者非医嘱离院率

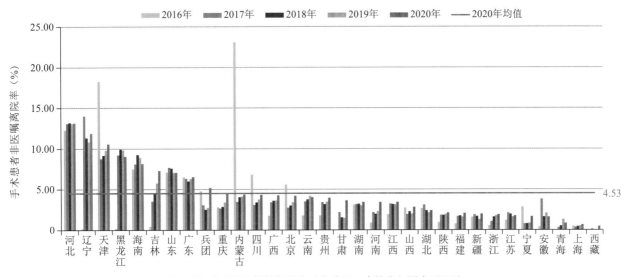

注：无相关医疗机构数据的省（自治区、直辖市）图中不显示。

图 2-1-6-90 2016—2020 年全国各省（自治区、直辖市）二级公立医院手术患者非医嘱离院率

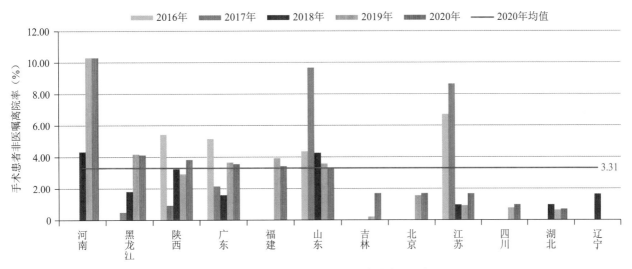

注：无相关医疗机构数据的省（自治区、直辖市）图中不显示。

图 2-1-6-91 2016—2020 年全国各省（自治区、直辖市）三级民营医院手术患者非医嘱离院率

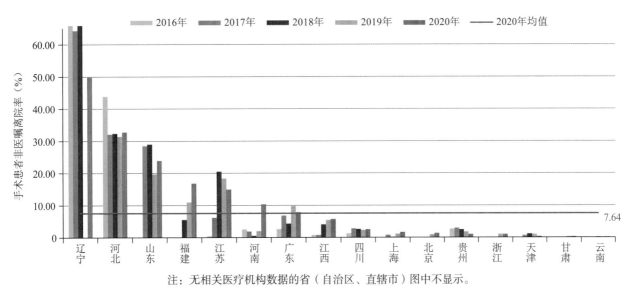

注：无相关医疗机构数据的省（自治区、直辖市）图中不显示。

图 2-1-6-92 2016—2020 年全国各省（自治区、直辖市）二级民营医院手术患者非医嘱离院率

3. 专科医院手术患者非医嘱离院率（图 2-1-6-93）

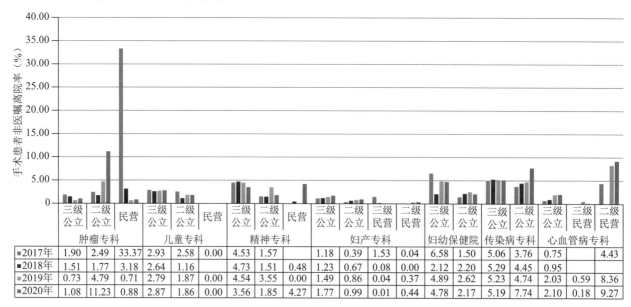

	肿瘤专科			儿童专科			精神专科			妇产专科				妇幼保健院		传染病专科		心血管病专科		
	三级公立	二级公立	民营	三级公立	二级公立	民营	三级公立	二级公立	民营	三级公立	二级公立	三级民营	二级民营	三级公立	二级公立	三级公立	二级公立	三级公立	三级民营	二级民营
2017年	1.90	2.49	33.37	2.93	2.58	0.00	4.53	1.57		1.18	0.39	1.53	0.04	6.58	1.50	5.06	3.76	0.75		4.43
2018年	1.51	1.77	3.18	2.64	1.16		4.73	1.51	0.48	1.23	0.67	0.08	0.00	2.12	2.20	5.29	4.45	0.95		
2019年	0.73	4.79	0.71	2.79	1.87	0.00	4.54	3.55	0.00	1.49	0.86	0.04	0.37	4.89	2.62	5.23	4.74	2.03	0.59	8.36
2020年	1.08	11.23	0.88	2.87	1.86	0.00	3.56	1.85	4.27	1.77	0.99	0.01	0.44	4.78	2.17	5.19	7.74	2.10	0.18	9.27

图 2-1-6-93　2017—2020 年全国各级各类专科医院手术患者非医嘱离院率

（三）急诊患者死亡率

全国各级综合医院急诊患者死亡率

（1）全国情况

2020 年全国各级综合医院急诊患者死亡率均较 2019 年略微增高（图 2-1-6-94）。

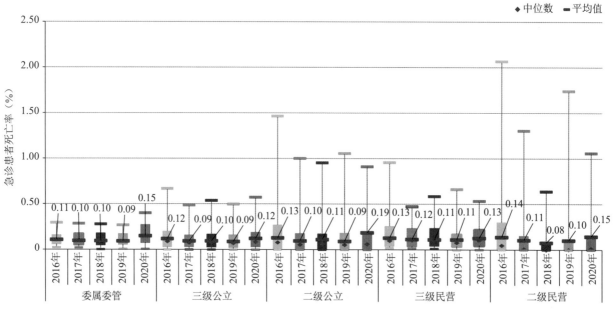

图 2-1-6-94　2016—2020 年全国各级综合医院急诊患者死亡率

（2）各省（自治区、直辖市）情况

2020 年全国各省（自治区、直辖市）三级公立综合医院急诊患者死亡率平均值为 0.12%，19 个省（自治区、直辖市）高于平均值，最高值为兵团 0.47%；二级公立医院平均值为 0.19%，9 个省（自治区、直辖市）高于平均值，最高值为安徽 3.52%；三级民营医院平均值为 0.13%，12 个省（自治区、直辖市）高于平均值，最高值为青海 0.50%；二级民营医院平均值为 0.15%，7 个省（自治区、直辖市）高于平均值，最高值为河北 0.58%（图 2-1-6-95 至图 2-1-6-98）。

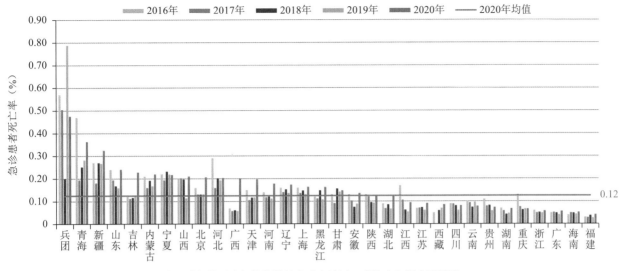

注：无相关医疗机构数据的省（自治区、直辖市）图中不显示。

图 2-1-6-95　2016—2020 年全国各省（自治区、直辖市）三级公立医院急诊患者死亡率

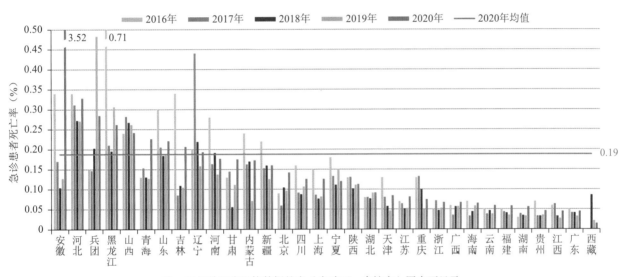

注：无相关医疗机构数据的省（自治区、直辖市）图中不显示。

图 2-1-6-96　2016—2020 年全国各省（自治区、直辖市）二级公立医院急诊患者死亡率

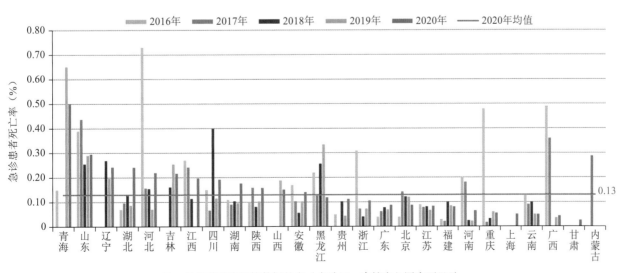

注：无相关医疗机构数据的省（自治区、直辖市）图中不显示。

图 2-1-6-97　2016—2020 年全国各省（自治区、直辖市）三级民营医院急诊患者死亡率

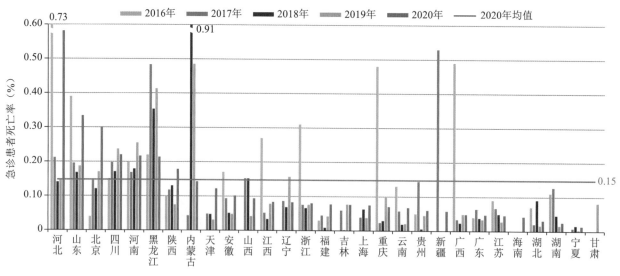

注：无相关医疗机构数据的省（自治区、直辖市）图中不显示。

图 2-1-6-98　2016—2020 年全国各省（自治区、直辖市）二级民营医院急诊患者死亡率

（四）留观患者死亡率

全国各级综合医院留观患者死亡率

（1）全国情况

2020 年全国各级综合医院留观患者死亡率情况，委属委管医院和三级、二级公立医院较 2019 年升高，三级和二级民营医院较 2019 年有所下降（图 2-1-6-99）。

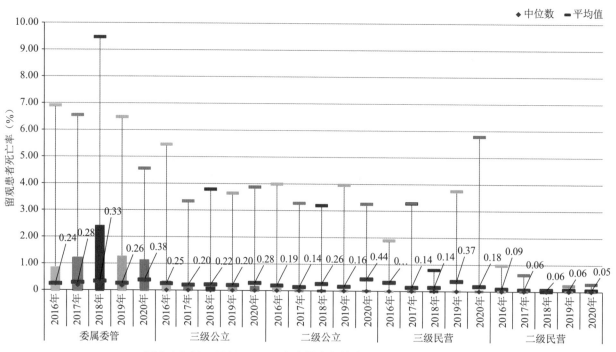

图 2-1-6-99　2016—2020 年全国各级综合医院留观患者死亡率

（2）各省（自治区、直辖市）情况

2020 年全国各省（自治区、直辖市）三级公立综合医院留观患者死亡率平均值为 0.28%，12 个省（自治区、直辖市）高于平均值，最高值为上海 2.31%；二级公立医院平均值为 0.44%，7 个省（自治区、直辖市）高于平均值，最高值为兵团 5.59%；民营医院数据少，统计结果稳定性较差，无参考意义，暂未列出（图 2-1-6-100、图 2-1-6-101）。

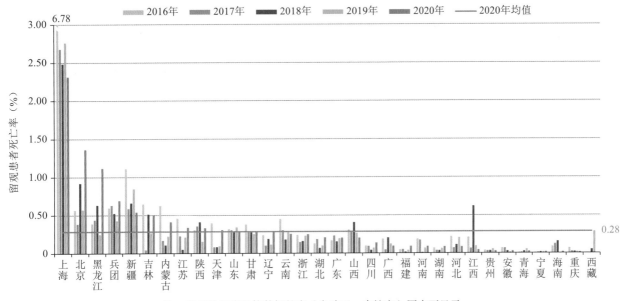

注：无相关医疗机构数据的省（自治区、直辖市）图中不显示。

图 2-1-6-100　2016—2020 年全国各省（自治区、直辖市）三级公立医院留观患者死亡率

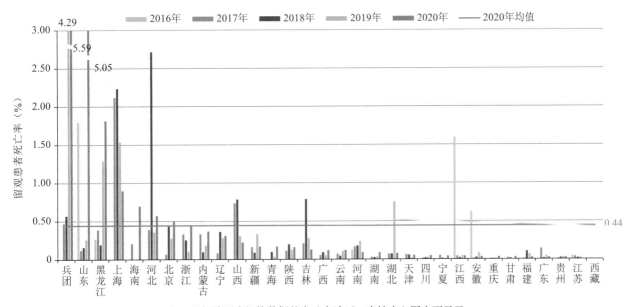

注：无相关医疗机构数据的省（自治区、直辖市）图中不显示。

图 2-1-6-101　2016—2020 年全国各省（自治区、直辖市）二级公立医院留观患者死亡率

（五）临床路径病种开展情况

1. 全国各级综合医院临床路径病种开展情况

2020 年全国各级综合医院临床路径病种开展情况，完成与收治临床路径例数之比，委属委管和二级公立医院相比 2019 年略微降低；完成临床路径占同期出院例数之比，委属委管医院相比 2019 年有所下降（表 2-1-6-3）。

表 2-1-6-3　2018—2020 年全国各级综合医院临床路径病种开展情况

医院类型	年份（年）	开展临床路径病种（个）	临床路径平均收治住院例数（例）	完成临床路径平均出院例数（例）	完成与收治临床路径例数之比（%）	同期平均出院例数（例）	占同期出院例数之比（%）
委属委管	2018	234.00	25637.18	20837.14	81.28	130631.04	15.95
	2019	267.17	34185.92	29478.65	85.08	145600.58	19.40
	2020	259.22	26289.73	20057.33	72.83	107197.96	16.37

医院类型	年份（年）	开展临床路径病种（个）	临床路径平均收治住院例数（例）	完成临床路径平均出院例数（例）	完成与收治临床路径例数之比（%）	同期平均出院例数（例）	占同期出院例数之比（%）
三级公立	2018	182.37	16568.09	14562.95	87.75	51239.46	28.42
	2019	185.85	20415.68	18298.39	89.37	53692.16	33.32
	2020	339.95	17632.46	15776.32	89.66	48364.55	36.50
二级公立	2018	92.51	5037.11	4481.47	88.87	18223.85	24.59
	2019	93.01	6118.06	5513.23	89.81	18301.63	28.64
	2020	155.46	5185.04	4592.87	88.75	15058.29	32.79
三级民营	2018	142.80	6343.71	5305.29	83.80	29630.52	17.90
	2019	143.98	8449.52	6930.54	82.02	28758.23	20.69
	2020	148.91	8083.70	6864.45	84.92	26311.77	21.57
二级民营	2018	29.25	833.94	745.20	90.45	8317.15	8.96
	2019	30.42	945.37	839.69	88.66	7638.32	7.75
	2020	146.89	1208.17	1096.09	90.72	6607.91	10.71

2. 专科医院临床路径开展情况

2020年专科医院临床路径开展情况，完成与收治临床路径例数之比，肿瘤专科、精神专科、妇产专科医院相比2019年略微下降，其余专科医院有所上升；完成临床路径占同期出院例数之比，精神专科医院略微下降，其余专科医院有所上升（表2-1-6-4）。

表2-1-6-4 2017—2020年各专科医院临床路径病种开展情况

医院类型	年份（年）	开展临床路径病种（个）	临床路径平均收治住院例数（例）	完成临床路径平均出院例数（例）	完成与收治临床路径例数之比（%）	同期平均出院例数（例）	占同期出院例数之比（%）
肿瘤专科	2017	24.90	5509.43	4553.78	82.65	25371.82	17.95
	2018	38.86	7470.73	6546.79	87.63	29766.87	21.99
	2019	363.54	10986.22	9856.38	88.51	31738.25	31.06
	2020	56.10	13595.78	12006.19	88.31	34423.23	31.27
儿童专科	2017	35.04	8360.73	7784.50	92.95	31584.53	23.16
	2018	45.12	10324.75	9460.60	91.63	33260.77	26.69
	2019	51.86	12989.00	11855.75	91.28	34846.35	34.02
	2020	71.16	11640.33	11634.72	99.95	32403.64	35.91
精神专科	2017	27.39	775.51	632.75	81.39	2859.84	17.51
	2018	11.01	1051.28	866.94	82.41	3088.59	22.54
	2019	19.51	1162.51	949.55	81.22	3021.40	31.43
	2020	32.07	1405.66	1139.75	80.86	3415.49	28.02
妇产专科	2017	29.80	1737.65	1612.15	92.31	4739.81	25.19
	2018	13.46	2847.52	2693.34	94.59	6320.47	31.22
	2019	89.89	2564.36	2447.71	95.45	5889.83	33.48
	2020	53.87	6290.82	5994.62	95.29	13433.72	39.27
妇幼保健院	2017	13.17	2280.75	2031.50	88.84	8829.97	19.97
	2018	15.96	3274.94	2842.69	86.54	9579.06	25.77
	2019	68.20	3897.55	3549.23	91.07	9488.19	33.50
	2020	292.49	4546.25	4189.61	92.51	12476.60	42.24
传染病专科	2017	21.44	1850.13	1595.22	85.54	8689.41	15.72
	2018	142.18	2798.79	2370.17	84.01	10048.84	21.36
	2019	398.91	3322.01	2916.00	89.20	11082.17	23.68
	2020	137.77	2633.49	2385.46	89.83	9006.81	24.62
心血管病专科	2017	64.41	2864.50	2691.62	89.69	13093.79	19.50
	2018	31.86	4801.18	2300.63	50.53	13896.45	14.42
	2019	30.97	7234.79	5977.48	82.86	16374.62	36.50
	2020	44.68	5971.28	5120.69	85.76	14965.07	36.75

四、工作效率

（一）出院患者平均住院日

1. 全国各类别医院出院患者平均住院日

2020 年，除肿瘤专科、妇幼保健院专科医院外，全国各类别医院出院患者平均住院日较 2019 年均略有上升，其中精神专科由 2019 年 46.25 天上升至 2020 年 50.60 天（图 2-1-6-102）。

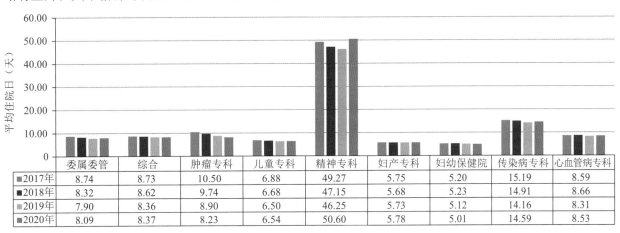

	委属委管	综合	肿瘤专科	儿童专科	精神专科	妇产专科	妇幼保健院	传染病专科	心血管病专科
2017年	8.74	8.73	10.50	6.88	49.27	5.75	5.20	15.19	8.59
2018年	8.32	8.62	9.74	6.68	47.15	5.68	5.23	14.91	8.66
2019年	7.90	8.36	8.90	6.50	46.25	5.73	5.12	14.16	8.31
2020年	8.09	8.37	8.23	6.54	50.60	5.78	5.01	14.59	8.53

注：综合医院包含委属委管医院。

图 2-1-6-102　2017—2020 年各类别医院出院患者平均住院日

2. 全国各级综合医院出院患者平均住院日

（1）全国情况

2020 年全国各级综合医院出院患者平均住院日，除三级公立医院外，其余均较 2019 年略有延长（图 2-1-6-103）。

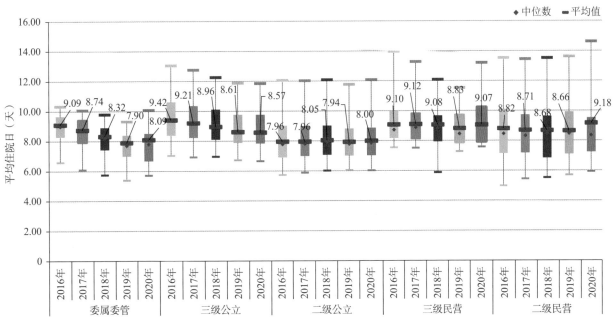

图 2-1-6-103　2016—2020 年全国各级综合医院出院患者平均住院日

（2）各省（自治区、直辖市）情况

2020 年全国各省（自治区、直辖市）出院患者平均住院日，三级公立医院中，22 个省（自治区、直辖市）高于平均值，最高值为山西 10.08 天（图 2-1-6-104）。

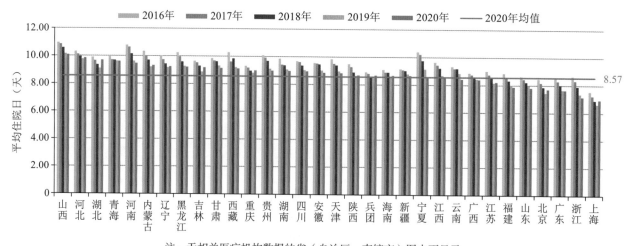

注：无相关医疗机构数据的省（自治区、直辖市）图中不显示。

图 2-1-6-104　2016—2020 年全国各省（自治区、直辖市）三级公立医院出院患者平均住院日

二级公立医院中，19 个省（自治区、直辖市）高于平均值，最高值为北京 10.25 天（图 2-1-6-105）。

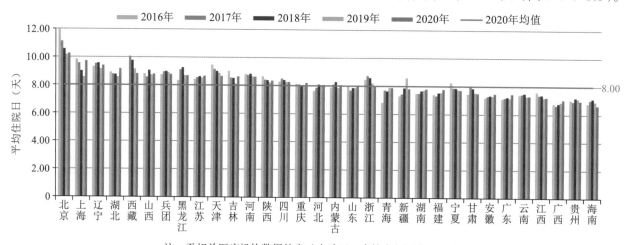

注：无相关医疗机构数据的省（自治区、直辖市）图中不显示。

图 2-1-6-105　2016—2020 年全国各省（自治区、直辖市）二级公立医院出院患者平均住院日

三级民营医院中，6 个省（自治区、直辖市）高于平均值，最高值为黑龙江 11.14 天（图 2-1-6-106）。

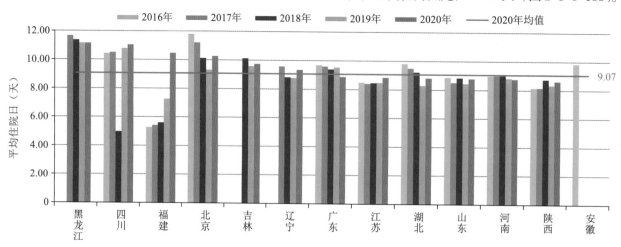

注：无相关医疗机构数据的省（自治区、直辖市）图中不显示。

图 2-1-6-106　2016—2020 年全国各省（自治区、直辖市）三级民营医院出院患者平均住院日

二级民营医院中，5 位高于平均值，最高值为上海 42.62 天（图 2-1-6-107）。

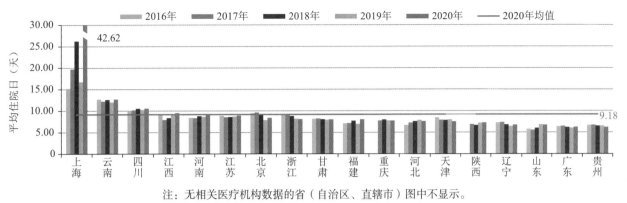

注：无相关医疗机构数据的省（自治区、直辖市）图中不显示。

图 2-1-6-107　2016—2020 年全国各省（自治区、直辖市）二级民营医院出院患者平均住院日

3. 专科医院出院患者平均住院日（图 2-1-6-108）

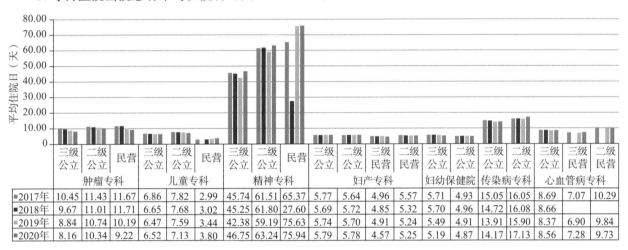

	肿瘤专科			儿童专科			精神专科			妇产专科		妇幼保健院			传染病专科		心血管病专科		
	三级公立	二级公立	民营	三级公立	二级公立	民营	三级公立	二级公立	民营	三级公立	二级公立	三级民营	二级民营	三级公立	二级公立	三级公立	二级公立	三级公立	三级民营	二级民营
2017年	10.45	11.43	11.67	6.86	7.82	2.99	45.74	61.51	65.37	5.77	5.64	4.96	5.57	5.71	4.93	15.05	16.05	8.69	7.07	10.29
2018年	9.67	11.01	11.71	6.65	7.68	3.02	45.25	61.80	27.60	5.69	5.72	4.85	5.32	5.70	4.96	14.72	16.08	8.66		
2019年	8.84	10.74	10.19	6.47	7.59	3.44	42.38	59.19	75.63	5.74	5.70	4.91	5.24	5.49	4.91	13.91	15.90	8.37	6.90	9.84
2020年	8.16	10.34	9.22	6.52	7.13	3.80	46.75	63.24	75.94	5.79	5.78	4.57	5.25	5.19	4.87	14.17	17.13	8.56	7.28	9.73

图 2-1-6-108　2017—2020 年全国各级各类专科医院出院患者平均住院日

（二）床位使用率

1. 全国各类别医院床位使用率（图 2-1-6-109）

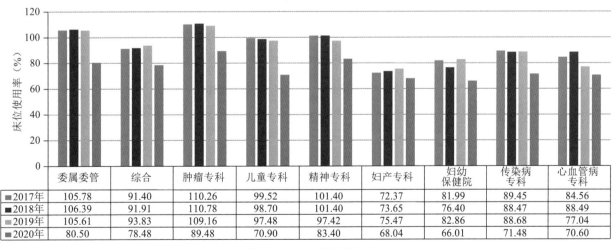

	委属委管	综合	肿瘤专科	儿童专科	精神专科	妇产专科	妇幼保健院	传染病专科	心血管病专科
2017年	105.78	91.40	110.26	99.52	101.40	72.37	81.99	89.45	84.56
2018年	106.39	91.91	110.78	98.70	101.40	73.65	76.40	88.47	88.49
2019年	105.61	93.83	109.16	97.48	97.42	75.47	82.86	88.68	77.04
2020年	80.50	78.48	89.48	70.90	83.40	68.04	66.01	71.48	70.60

注：综合医院包含委属委管医院。

图 2-1-6-109　2017—2020 年各类别医院床位使用率

2. 全国各级综合医院床位使用率

（1）全国情况

2020 年全国各级综合医院床位使用率，除二级民营医院外，其余均较 2019 年有明显下降（图 2-1-6-110）。

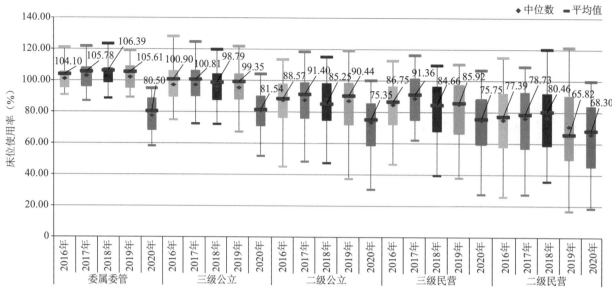

图 2-1-6-110　2016—2020 年全国各级综合医院床位使用率

（2）各省（自治区、直辖市）情况

2020 年全国各省（自治区、直辖市）三级公立综合医院床位使用率平均值为 81.54%，16 个省（自治区、直辖市）高于平均值，最高值为云南 93.06%；二级公立医院平均值为 75.35%，13 个省（自治区、直辖市）高于平均值，最高值为重庆 85.24%；三级民营医院平均值为 75.75%，15 个省（自治区、直辖市）高于平均值，最高值为上海 122.52%；二级民营医院平均值为 68.30%，11 个省（自治区、直辖市）高于平均值，最高值为浙江 84.16%（图 2-1-6-111 至图 2-1-6-114）。

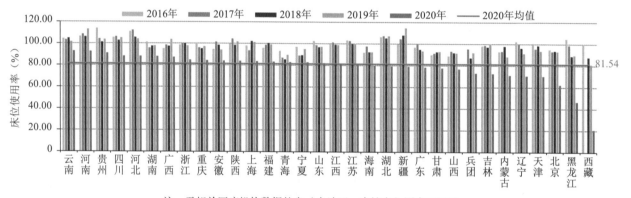

注：无相关医疗机构数据的省（自治区、直辖市）图中不显示。

图 2-1-6-111　2016—2020 年全国各省（自治区、直辖市）三级公立医院床位使用率

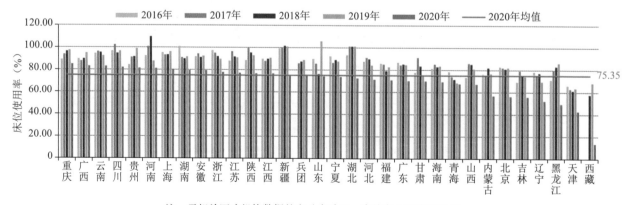

注：无相关医疗机构数据的省（自治区、直辖市）图中不显示。

图 2-1-6-112　2016—2020 年全国各省（自治区、直辖市）二级公立医院床位使用率

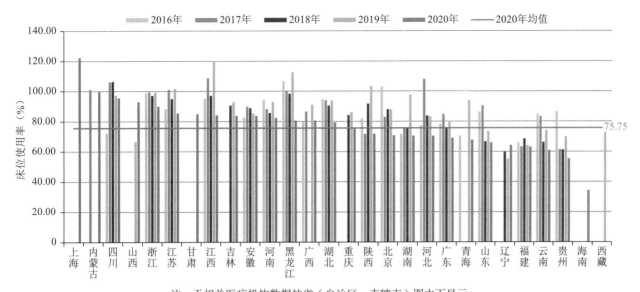

注：无相关医疗机构数据的省（自治区、直辖市）图中不显示。

图 2-1-6-113 2016—2020 年全国各省（自治区、直辖市）三级民营医院床位使用率

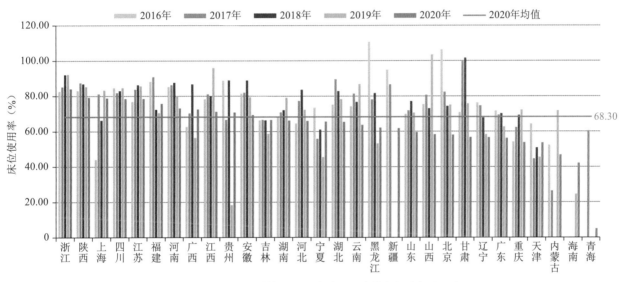

注：无相关医疗机构数据的省（自治区、直辖市）图中不显示。

图 2-1-6-114 2016—2020 年全国各省（自治区、直辖市）二级民营医院床位使用率

3. 专科医院床位使用率（图 2-1-6-115）

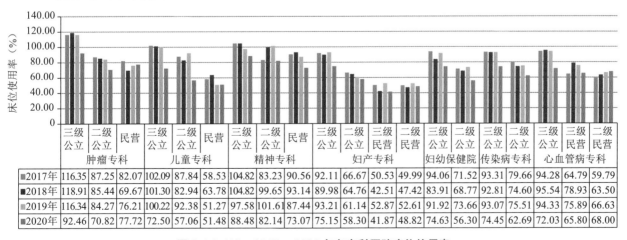

	三级公立	二级公立	民营	三级公立	二级公立	民营	三级公立	二级公立	民营	三级公立	二级公立	三级民营	二级民营	三级公立	二级公立	三级公立	二级公立	三级公立	三级民营	二级民营
	肿瘤专科			儿童专科			精神专科			妇产专科				妇幼保健院		传染病专科		心血管病专科		
2017年	116.35	87.25	82.07	102.09	87.84	58.53	104.82	83.23	90.56	92.11	66.67	50.53	49.99	94.06	71.52	93.31	79.66	94.28	64.79	59.79
2018年	118.91	85.44	69.67	101.30	82.94	63.78	104.82	99.65	93.14	89.98	64.76	42.51	47.42	83.91	68.77	92.81	74.60	95.54	78.93	63.50
2019年	116.34	84.27	76.21	100.22	92.38	51.27	97.58	101.61	87.44	93.21	61.14	52.87	52.61	91.92	73.66	93.07	75.51	94.33	75.89	66.63
2020年	92.46	70.82	77.72	72.50	57.06	51.48	88.48	82.14	73.07	75.15	58.30	41.87	48.82	74.63	56.30	74.45	62.69	72.03	65.80	68.00

图 2-1-6-115 2017—2020 年各专科医院床位使用率

241

五、患者负担

（一）每门诊（含急诊）人次费用及其中的药品费用、药占比

1. 全国各类别医院每门诊（含急诊）人次费用（图 2-1-6-116 至图 2-1-6-117）

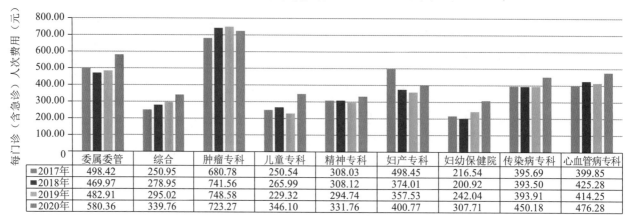

	委属委管	综合	肿瘤专科	儿童专科	精神专科	妇产专科	妇幼保健院	传染病专科	心血管病专科
2017年	498.42	250.95	680.78	250.54	308.03	498.45	216.54	395.69	399.85
2018年	469.97	278.95	741.56	265.99	308.12	374.01	200.92	393.50	425.28
2019年	482.91	295.02	748.58	229.32	294.74	357.53	242.04	393.91	414.25
2020年	580.36	339.76	723.27	346.10	331.76	400.77	307.71	450.18	476.28

注：综合医院包含委属委管医院。

图 2-1-6-116　2017—2020 年全国各类别医院每门诊（含急诊）人次费用

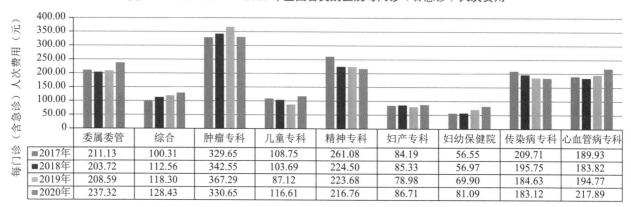

	委属委管	综合	肿瘤专科	儿童专科	精神专科	妇产专科	妇幼保健院	传染病专科	心血管病专科
2017年	211.13	100.31	329.65	108.75	261.08	84.19	56.55	209.71	189.93
2018年	203.72	112.56	342.55	103.69	224.50	85.33	56.97	195.75	183.82
2019年	208.59	118.30	367.29	87.12	223.68	78.98	69.90	184.63	194.77
2020年	237.32	128.43	330.65	116.61	216.76	86.71	81.09	183.12	217.89

注：综合医院包含委属委管医院。

图 2-1-6-117　2017—2020 年全国各类别医院每门诊（含急诊）人次药费

2. 全国各级综合医院每门诊（含急诊）人次费用及其中的药品费用、药占比

2020 年全国各级综合医院每门诊（含急诊）人次费用和药费较 2019 年均有增加，药占比委属委管、三级公立、二级公立、三级民营医院均降低，二级民营医院有所升高（图 2-1-6-118 至图 2-1-6-120）。

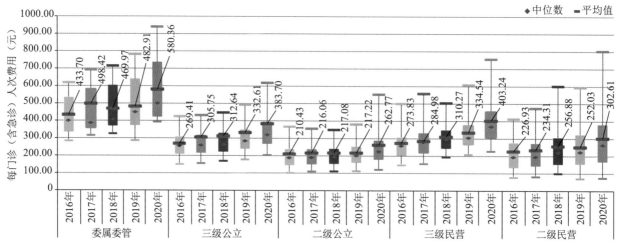

图 2-1-6-118　2016—2020 年全国各级综合医院每门诊（含急诊）人次费用

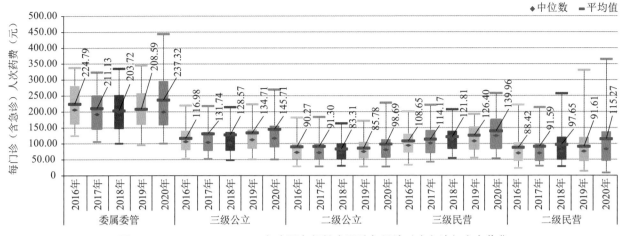

图 2-1-6-119　2016—2020 年全国各级综合医院每门诊（含急诊）人次药费

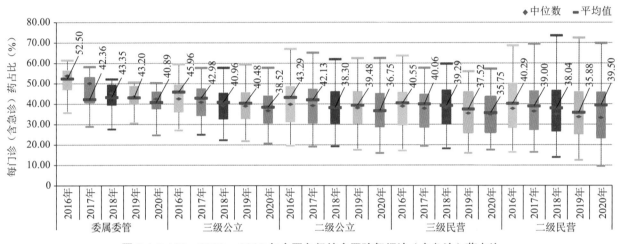

图 2-1-6-120　2016—2020 年全国各级综合医院每门诊（含急诊）药占比

（2）各省（自治区、直辖市）情况

1）每门诊（含急诊）人次费用

2020 年全国各省（自治区、直辖市）三级公立综合医院每门诊（含急诊）人次费用平均值为 383.70 元，12 个省（自治区、直辖市）高于平均值，最高值为北京 706.52 元；二级公立医院平均值为 262.77 元，16 个省（自治区、直辖市）高于平均值，最高值为北京 485.82 元；三级民营医院平均值为 403.24 元，15 个省（自治区、直辖市）高于平均值，最高值为北京 719.96 元；二级民营医院平均值为 302.61 元，14 个省（自治区、直辖市）高于平均值，最高值为海南 764.89 元（图 2-1-6-121 至图 2-1-6-124）。

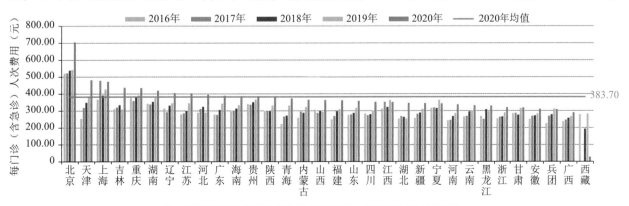

注：无相关医疗机构数据的省（自治区、直辖市）图中不显示。

图 2-1-6-121　2016—2020 年全国各省（自治区、直辖市）三级公立医院每门诊（含急诊）人次费用

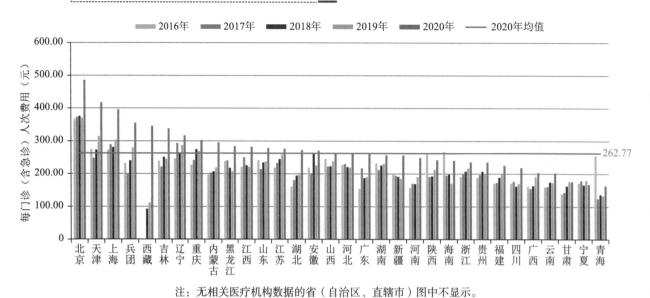

注：无相关医疗机构数据的省（自治区、直辖市）图中不显示。

图 2-1-6-122　2016—2020 年全国各省（自治区、直辖市）二级公立医院每门诊（含急诊）人次费用

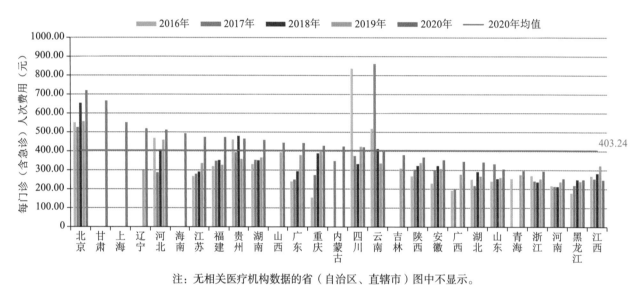

注：无相关医疗机构数据的省（自治区、直辖市）图中不显示。

图 2-1-6-123　2016—2020 年全国各省（自治区、直辖市）三级民营医院每门诊（含急诊）人次费用

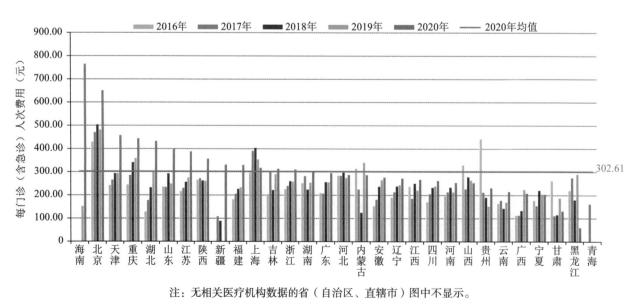

注：无相关医疗机构数据的省（自治区、直辖市）图中不显示。

图 2-1-6-124　2016—2020 年全国各省（自治区、直辖市）二级民营医院每门诊（含急诊）人次费用

2）每门诊（含急诊）人次药费

2020年全国各省（自治区、直辖市）三级公立综合医院每门诊（含急诊）人次药费平均值为145.71元，10个省（自治区、直辖市）高于平均值，最高值为北京298.90元；二级公立医院平均值为98.69元，14个省（自治区、直辖市）高于平均值，最高值为北京239.73元；三级民营医院平均值为139.96元，13个省（自治区、直辖市）高于平均值，最高值为内蒙古339.70元；二级民营医院平均值为115.27元，12个省（自治区、直辖市）高于平均值，最高值为北京286.99元（图2-1-6-125至图2-1-6-128）。

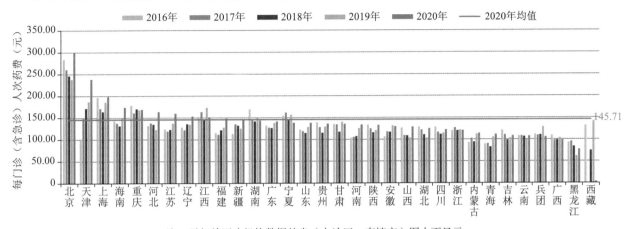

注：无相关医疗机构数据的省（自治区、直辖市）图中不显示。

图 2-1-6-125　2016—2020 年全国各省（自治区、直辖市）三级公立医院每门诊（含急诊）人次药费

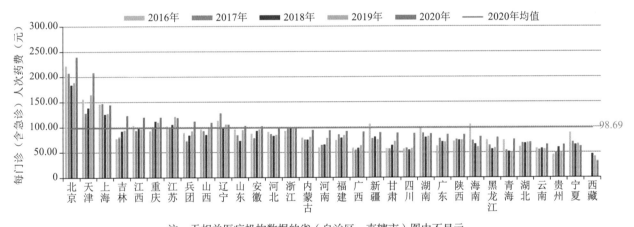

注：无相关医疗机构数据的省（自治区、直辖市）图中不显示。

图 2-1-6-126　2016—2020 年全国各省（自治区、直辖市）二级公立医院每门诊（含急诊）人次药费

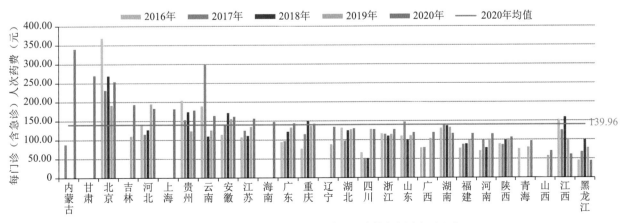

注：无相关医疗机构数据的省（自治区、直辖市）图中不显示。

图 2-1-6-127　2016—2020 年全国各省（自治区、直辖市）三级民营医院每门诊（含急诊）人次药费

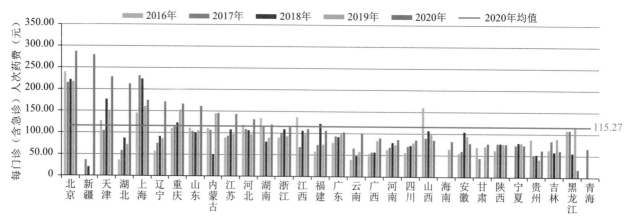

注：无相关医疗机构数据的省（自治区、直辖市）图中不显示。

图 2-1-6-128　2016—2020 年全国各省（自治区、直辖市）二级民营医院每门诊（含急诊）人次药费

3）每门诊（含急诊）药占比

2020 年全国各省（自治区、直辖市）三级公立综合医院每门诊（含急诊）药占比平均值为 38.52%，15 个省（自治区、直辖市）高于平均值，最高值为天津 49.26%；二级公立医院平均值为 36.75%，13 个省（自治区、直辖市）高于平均值，最高值为天津 55.50%；三级民营医院平均值为 35.75%，12 个省（自治区、直辖市）高于平均值，最高值为内蒙古 80.00%；二级民营医院平均值为 39.50%，10 个省（自治区、直辖市）高于平均值，最高值为广西 88.28%（图 2-1-6-129 至图 2-1-6-132）。

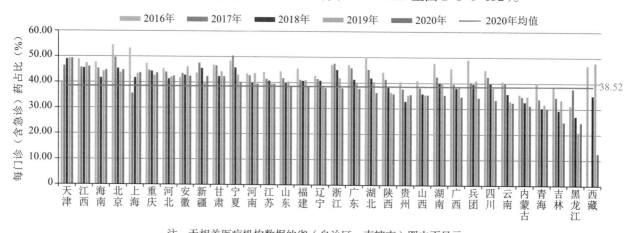

注：无相关医疗机构数据的省（自治区、直辖市）图中不显示。

图 2-1-6-129　2016—2020 年全国各省（自治区、直辖市）三级公立医院每门诊（含急诊）药占比

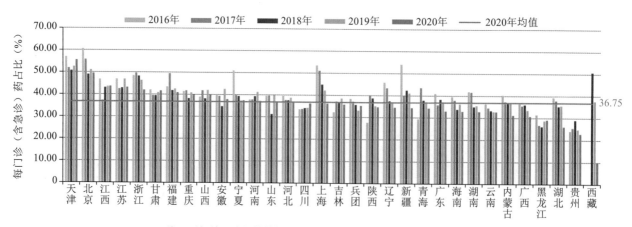

注：无相关医疗机构数据的省（自治区、直辖市）图中不显示。

图 2-1-6-130　2016—2020 年全国各省（自治区、直辖市）二级公立医院每门诊（含急诊）药占比

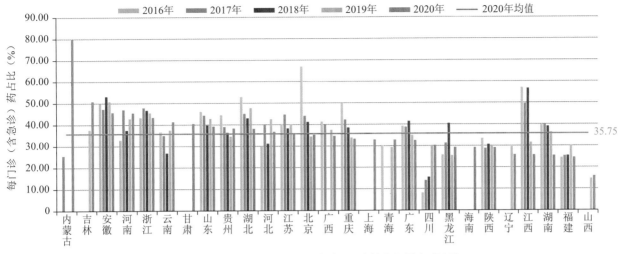

注：无相关医疗机构数据的省（自治区、直辖市）图中不显示。

图 2-1-6-131　2016—2020 年全国各省（自治区、直辖市）三级民营医院每门诊（含急诊）药占比

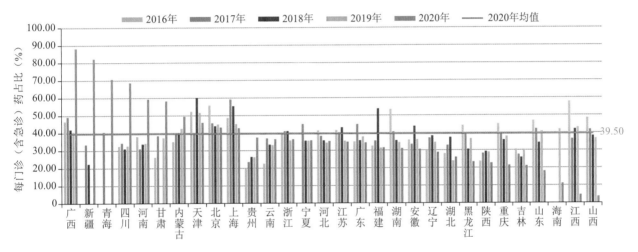

注：无相关医疗机构数据的省（自治区、直辖市）图中不显示。

图 2-1-6-132　2016—2020 年全国各省（自治区、直辖市）二级民营医院每门诊（含急诊）药占比

3. 专科医院每门诊（含急诊）人次费用及其中的药品费用、药占比

（1）专科医院每门诊（含急诊）人次费用（图 2-1-6-133）

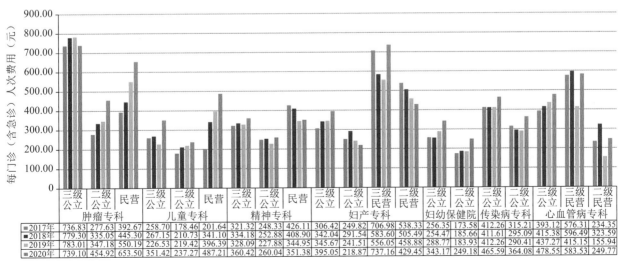

图 2-1-6-133　2017—2020 年各专科医院每门诊（含急诊）人次费用

（2）专科医院每门诊（含急诊）人次药费（图 2-1-6-134）

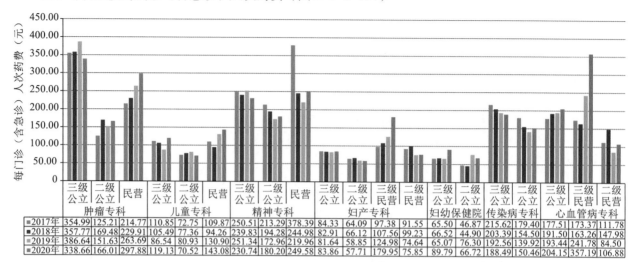

	三级公立	二级公立	民营	三级公立	二级公立	民营	三级公立	二级公立	民营	三级公立	二级公立	三级民营	二级民营	三级公立	二级公立	三级公立	二级公立	三级公立	三级民营	二级民营
	肿瘤专科			儿童专科			精神专科			妇产专科				妇幼保健院		传染病专科		心血管病专科		
2017年	354.99	125.21	214.77	110.85	72.75	109.87	250.51	213.29	378.39	84.33	64.09	97.38	91.55	65.50	46.87	215.62	179.40	177.51	173.37	111.78
2018年	357.77	169.48	229.91	105.49	77.36	94.26	239.83	194.28	244.98	82.91	66.12	107.56	99.23	66.52	44.90	203.39	154.50	191.50	163.26	147.98
2019年	386.64	151.63	263.69	86.54	80.93	130.90	251.34	172.96	219.96	81.64	58.85	124.98	74.64	65.07	76.30	192.56	139.92	193.44	241.78	84.50
2020年	338.66	166.01	297.88	119.13	70.52	143.08	230.74	180.20	249.58	83.86	57.71	179.95	75.85	89.79	66.72	188.49	150.46	204.15	357.19	106.88

图 2-1-6-134　2017—2020 年各专科医院每门诊（含急诊）人次药费

（3）专科医院每门诊（含急诊）药占比（图 2-1-6-135）

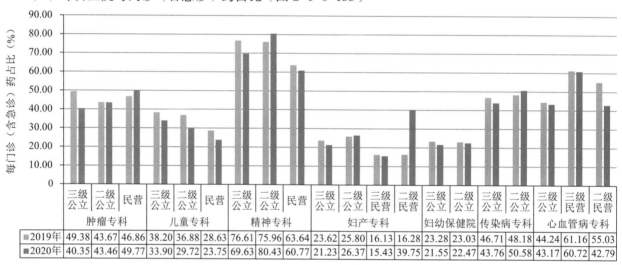

	三级公立	二级公立	民营	三级公立	二级公立	民营	三级公立	二级公立	民营	三级公立	二级公立	三级民营	二级民营	三级公立	二级公立	三级公立	二级公立	三级公立	三级民营	二级民营
	肿瘤专科			儿童专科			精神专科			妇产专科				妇幼保健院		传染病专科		心血管病专科		
2019年	49.38	43.67	46.86	38.20	36.88	28.63	76.61	75.96	63.64	23.62	25.80	16.13	16.28	23.28	23.03	46.71	48.18	44.24	61.16	55.03
2020年	40.35	43.46	49.77	33.90	29.72	23.75	69.63	80.43	60.77	21.23	26.37	15.43	39.75	21.55	22.47	43.76	50.58	43.17	60.72	42.79

图 2-1-6-135　2019—2020 年各专科医院每门诊（含急诊）药占比

（二）每住院人次费用以及其中的药品费用、药占比

1. 全国各类别医院每住院人次费用以及其中的药品费用、药占比（图 2-1-6-136 至图 2-1-6-138）

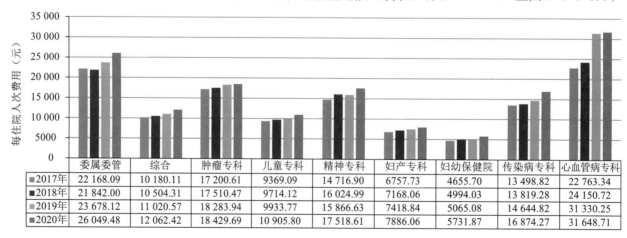

	委属委管	综合	肿瘤专科	儿童专科	精神专科	妇产专科	妇幼保健院	传染病专科	心血管病专科
2017年	22 168.09	10 180.11	17 200.61	9369.09	14 716.90	6757.73	4655.70	13 498.82	22 763.34
2018年	21 842.00	10 504.31	17 510.47	9714.12	16 024.99	7168.06	4994.03	13 819.28	24 150.72
2019年	23 678.12	11 020.57	18 283.94	9933.77	15 866.63	7418.84	5065.08	14 644.82	31 330.25
2020年	26 049.48	12 062.42	18 429.69	10 905.80	17 518.61	7886.06	5731.87	16 874.27	31 648.71

注：综合医院包含委属委管医院。

图 2-1-6-136　2017—2020 年全国各类别医院每住院人次费用

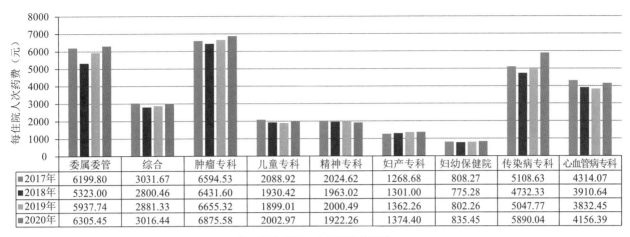

	委属委管	综合	肿瘤专科	儿童专科	精神专科	妇产专科	妇幼保健院	传染病专科	心血管病专科
2017年	6199.80	3031.67	6594.53	2088.92	2024.62	1268.68	808.27	5108.63	4314.07
2018年	5323.00	2800.46	6431.60	1930.42	1963.02	1301.00	775.28	4732.33	3910.64
2019年	5937.74	2881.33	6655.32	1899.01	2000.49	1362.26	802.26	5047.77	3832.45
2020年	6305.45	3016.44	6875.58	2002.97	1922.26	1374.40	835.45	5890.04	4156.39

注：综合医院包含委属委管医院。

图 2-1-6-137　2017—2020 年全国各类别医院每住院人次药费

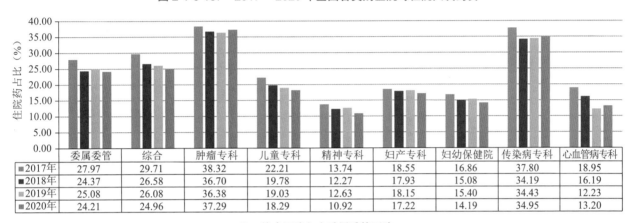

	委属委管	综合	肿瘤专科	儿童专科	精神专科	妇产专科	妇幼保健院	传染病专科	心血管病专科
2017年	27.97	29.71	38.32	22.21	13.74	18.55	16.86	37.80	18.95
2018年	24.37	26.58	36.70	19.78	12.27	17.93	15.08	34.19	16.19
2019年	25.08	26.08	36.38	19.03	12.63	18.15	15.40	34.43	12.23
2020年	24.21	24.96	37.29	18.29	10.92	17.22	14.19	34.95	13.20

注：综合医院包含委属委管医院。

图 2-1-6-138　2017—2020 年全国各类别医院患者住院药占比

2. 全国各级综合医院每住院人次费用以及其中的药品费用、药占比

（1）全国情况

2020 年全国各级综合医院每住院人次费用和药费较 2019 年均有增加，药占比除二级民营医院外，其余均较 2019 年降低（图 2-1-6-139 至图 2-1-6-141）。

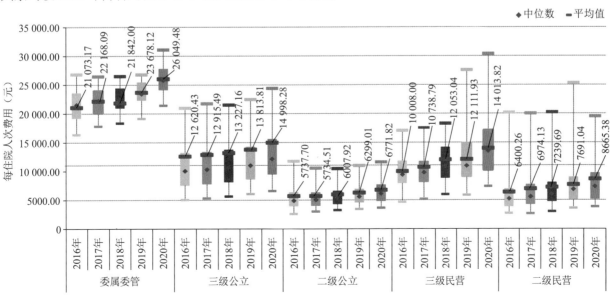

图 2-1-6-139　2016—2020 年全国各级综合医院每住院人次费用

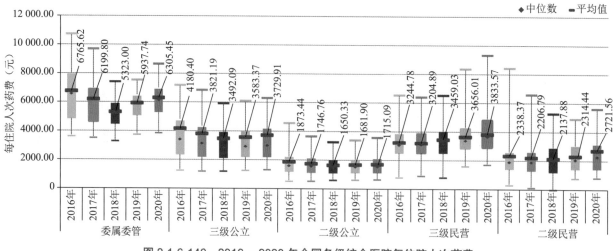

图 2-1-6-140   2016—2020 年全国各级综合医院每住院人次药费

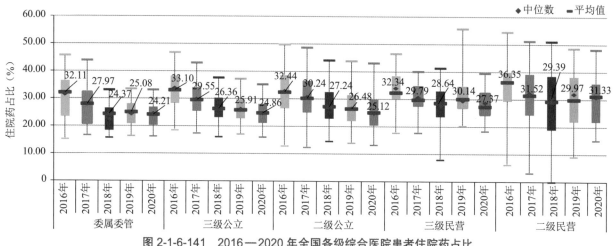

图 2-1-6-141   2016—2020 年全国各级综合医院患者住院药占比

（2）各省（自治区、直辖市）情况

1）每住院人次费用

2020 年全国各省（自治区、直辖市）每住院人次费用，三级公立医院中，11 个省（自治区、直辖市）高于平均值，最高值为北京 26 800.22 元（图 2-1-6-142）。二级公立医院中，15 个省（自治区、直辖市）高于平均值，最高值为北京 19 413.23 元（图 2-1-6-143）。

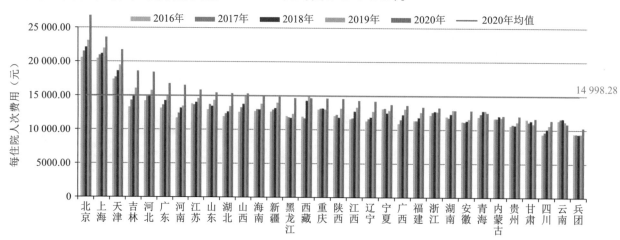

注：无相关医疗机构数据的省（自治区、直辖市）图中不显示。

图 2-1-6-142   2016—2020 年全国各省（自治区、直辖市）三级公立医院每住院人次费用

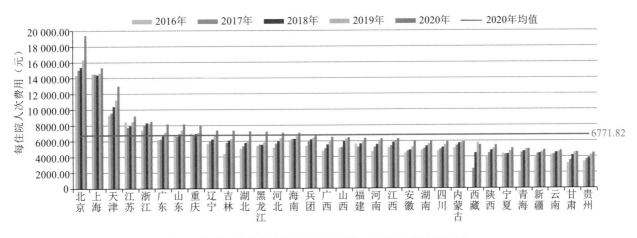

注：无相关医疗机构数据的省（自治区、直辖市）图中不显示。

图 2-1-6-143　2016—2020 年全国各省（自治区、直辖市）二级公立医院每住院人次费用

三级民营医院中，5 个省（自治区、直辖市）高于平均值，最高值为北京 28 084.36 元（图 2-1-6-144）。二级民营医院中，7 个省（自治区、直辖市）高于平均值，最高值为上海 52 152.90 元（图 2-1-6-145）。

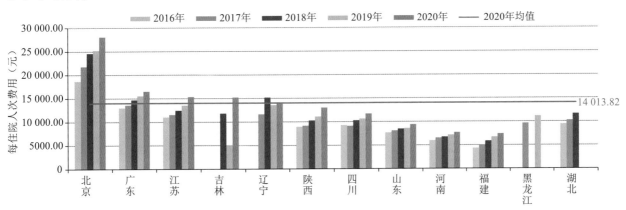

注：无相关医疗机构数据的省（自治区、直辖市）图中不显示。

图 2-1-6-144　2016—2020 年全国各省（自治区、直辖市）三级民营医院每住院人次费用

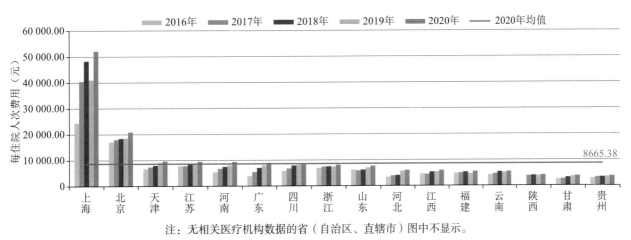

注：无相关医疗机构数据的省（自治区、直辖市）图中不显示。

图 2-1-6-145　2016—2020 年全国各省（自治区、直辖市）二级民营医院每住院人次费用

2）每住院人次药费

2020 年全国各省（自治区、直辖市）每住院人次药费，三级公立医院中，13 个省（自治区、直辖市）高于平均值，最高值为河北 5617.15 元（图 2-1-6-146）。二级公立医院中，15 个省（自治区、直

辖市）高于平均值，最高值为北京 4909.94 元（图 2-1-6-147）。

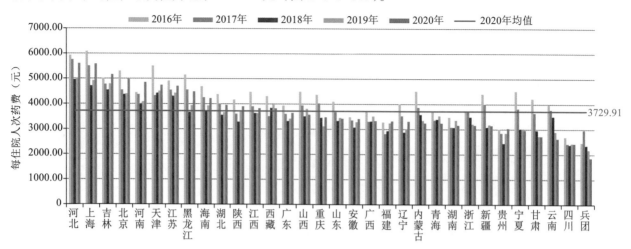

注：无相关医疗机构数据的省（自治区、直辖市）图中不显示。

图 2-1-6-146 2016—2020 年全国各省（自治区、直辖市）三级公立医院每住院人次药费

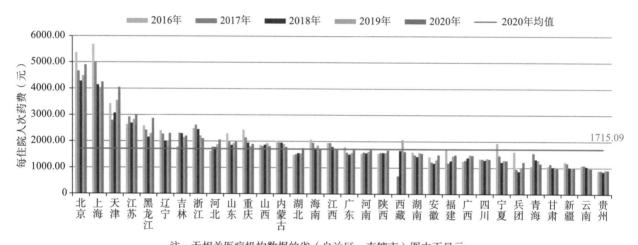

注：无相关医疗机构数据的省（自治区、直辖市）图中不显示。

图 2-1-6-147 2016—2020 年全国各省（自治区、直辖市）二级公立医院每住院人次药费

三级民营医院中，3 个省（自治区、直辖市）高于平均值，最高值为江苏 5967.31 元（图 2-1-6-148）。二级民营医院中，4 个省（自治区、直辖市）高于平均值，最高值为上海 13 167.94 元（图 2-1-6-149）。

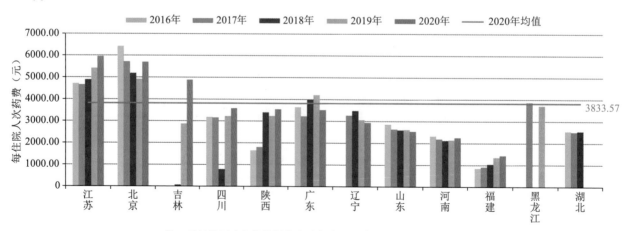

注：无相关医疗机构数据的省（自治区、直辖市）图中不显示。

图 2-1-6-148 2016—2020 年全国各省（自治区、直辖市）三级民营医院每住院人次药费

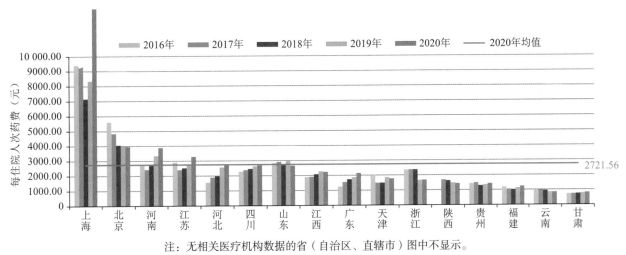

注：无相关医疗机构数据的省（自治区、直辖市）图中不显示。

图 2-1-6-149　2016—2020 年全国各省（自治区、直辖市）二级民营医院每住院人次药费

3）住院药占比

2020 年全国各省（自治区、直辖市）住院药占比，三级公立医院中，15 个省（自治区、直辖市）高于平均值，最高值为黑龙江 30.62%（图 2-1-6-150）。二级公立医院中，16 个省（自治区、直辖市）高于平均值，最高值为黑龙江 39.84%（图 2-1-6-151）。

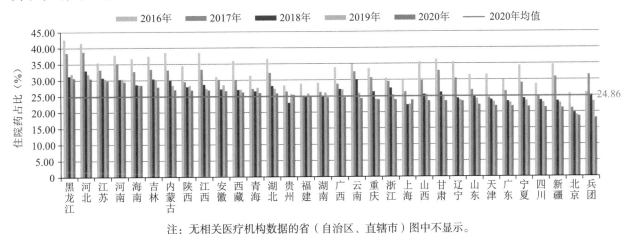

注：无相关医疗机构数据的省（自治区、直辖市）图中不显示。

图 2-1-6-150　2016—2020 年全国各省（自治区、直辖市）三级公立医院住院药占比

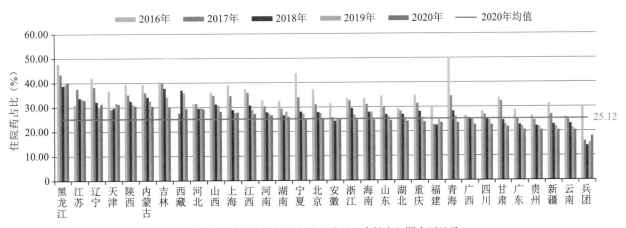

注：无相关医疗机构数据的省（自治区、直辖市）图中不显示。

图 2-1-6-151　2016—2020 年全国各省（自治区、直辖市）二级公立医院住院药占比

三级民营医院中，3 个省（自治区、直辖市）高于平均值，最高值为江苏 38.90%（图 2-1-6-152）。

二级民营医院中，7个省（自治区、直辖市）高于平均值，最高值为河北44.27%（图2-1-6-153）。

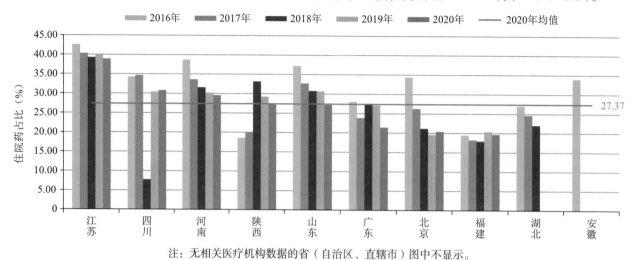

注：无相关医疗机构数据的省（自治区、直辖市）图中不显示。

图2-1-6-152　2016—2020年全国各省（自治区、直辖市）三级民营医院住院药占比

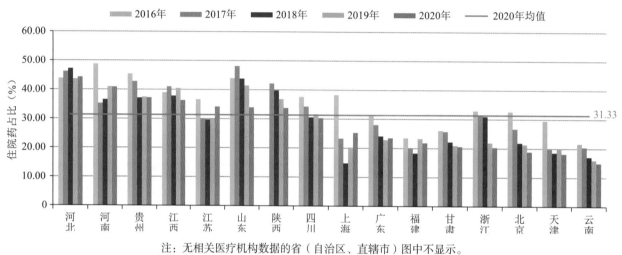

注：无相关医疗机构数据的省（自治区、直辖市）图中不显示。

图2-1-6-153　2016—2020年全国各省（自治区、直辖市）二级民营医院住院药占比

3. 专科医院每住院人次费用以及其中的药品费用、药占比（图2-1-6-154至图2-1-6-156）

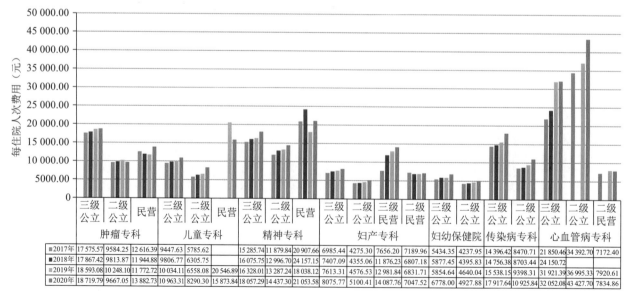

	肿瘤专科			儿童专科			精神专科			妇产专科				妇幼保健院		传染病专科		心血管病专科		
	三级公立	二级公立	民营	三级公立	二级公立	民营	三级公立	二级公立	民营	三级公立	二级公立	三级民营	二级民营	三级公立	二级公立	三级公立	二级公立	三级公立	二级公立	二级民营
2017年	17 575.57	9584.25	12 616.39	9447.63	5785.62		15 285.74	11 879.84	20 907.66	6985.44	4275.30	7656.20	7189.96	5434.35	4237.95	14 396.42	8470.71	21 850.46	34 392.70	7172.40
2018年	17 867.42	9813.87	11 944.88	9806.77	6305.75		16 075.75	12 996.70	24 157.15	7407.09	4355.06	11 876.23	6807.18	5877.45	4395.83	14 756.38	8703.44	24 150.72		
2019年	18 593.08	10 248.10	11 772.72	10 034.11	6558.08		16 328.01	13 287.24	18 038.12	7613.31	4576.53	12 981.84	6831.71	5854.64	4640.04	15 538.15	9398.31	31 921.39	36 995.33	7920.61
2020年	18 719.79	9667.05	13 882.73	10 963.31	8290.30	15 873.84	18 057.24	14 437.30	21 053.58	8075.77	5100.41	14 087.76	7047.52	6778.00	4927.88	17 917.64	10 925.84	32 052.08	43 427.70	7834.86

图2-1-6-154　2017—2020年全国各级各类专科医院每住院人次费用

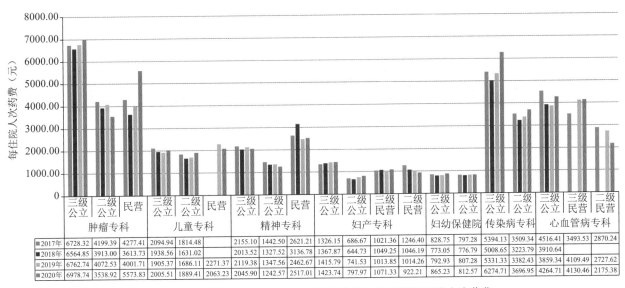

	肿瘤专科			儿童专科			精神专科			妇产专科				妇幼保健院		传染病专科		心血管病专科		
	三级公立	二级公立	民营	三级公立	二级公立	民营	三级公立	二级公立	民营	三级公立	二级公立	三级民营	二级民营	三级公立	二级公立	三级公立	二级公立	三级公立	三级民营	二级民营
2017年	6728.32	4199.39	4277.41	2094.94	1814.48		2155.10	1442.50	2621.21	1326.15	686.67	1021.36	1246.40	828.75	797.28	5394.13	3509.34	4516.41	3493.53	2870.24
2018年	6564.85	3913.00	3613.73	1938.56	1631.02		2013.52	1327.52	3136.78	1367.87	644.73	1049.25	1046.21	773.05	776.79	5008.65	3223.79	3910.64		
2019年	6762.74	4072.53	4001.71	1905.37	1686.11	2271.37	2119.38	1347.56	2462.67	1415.79	741.53	1013.85	1014.26	792.93	807.28	5331.33	3382.43	3859.34	4109.49	2727.62
2020年	6978.74	3538.92	5573.83	2005.51	1889.41	2063.23	2045.90	1242.57	2517.01	1423.74	797.97	1071.33	922.21	865.23	812.57	6274.71	3696.95	4264.71	4130.46	2175.38

图 2-1-6-155 2017—2020 年全国各级各类专科医院每住院人次药费

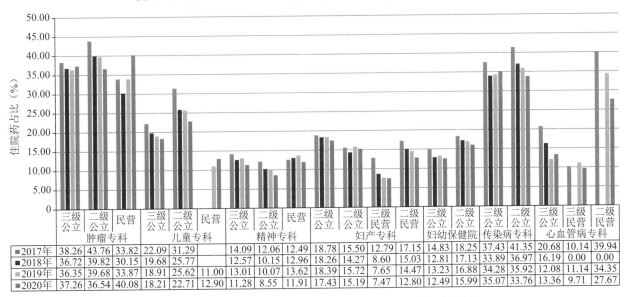

	肿瘤专科			儿童专科			精神专科			妇产专科				妇幼保健院		传染病专科		心血管病专科		
	三级公立	二级公立	民营	三级公立	二级公立	民营	三级公立	二级公立	民营	三级公立	二级公立	三级民营	二级民营	三级公立	二级公立	三级公立	二级公立	三级公立	三级民营	二级民营
2017年	38.26	43.76	33.82	22.09	31.29		14.09	12.06	12.49	18.78	15.50	12.79	17.15	14.83	18.25	37.43	41.35	20.68	10.14	39.94
2018年	36.72	39.82	30.15	19.68	25.77		12.57	10.15	12.96	18.26	14.27	8.60	15.03	12.81	17.13	33.89	36.97	16.19	0.00	0.00
2019年	36.35	39.68	33.87	18.91	25.62	11.00	13.01	10.07	13.62	18.39	15.72	7.65	14.47	13.23	16.88	34.28	35.92	12.08	11.14	34.35
2020年	37.26	36.54	40.08	18.21	22.71	12.90	11.28	8.55	11.91	17.43	15.19	7.47	12.80	15.21	15.99	35.07	33.76	13.36	9.71	27.67

图 2-1-6-156 2017—2020 年全国各级各类专科医院住院药占比

• 第二章

国家级质量控制中心
关键质控指标分析

第一节   心血管病专业

一、心血管病医疗质量安全情况

本部分数据来源于 HQMS 系统。2020 年，HQMS 共收集心血管病住院患者数据 10 259 521 例，其中三级医院 6 612 692 例（64.45%），二级医院 3 251 706 例（31.69%），其他级别医院 395 123 例（3.85%）。年龄中位数 66（55，75）岁，女性占 45.4%。

心血管内科住院患者 9 940 178 例，其中三级医院 6 301 154 例（63.39%），二级医院 3 246 011 例（32.66%），其他级别医院 393 013 例（3.95%）。年龄中位数 66（56，75）岁，女性占 45.52%。心血管外科住院患者 319 343 例，其中三级医院 311 538 例（97.56%），二级医院 5695 例（1.78%），其他级别医院 2110（0.66%）。年龄中位数 57（47，66）岁，女性占 41.34%。

2020 年，心血管病住院患者总死亡率为 1.1%，非医嘱离院率均值为 4.3%；平均住院日为 8.2 天；每住院人次费用均值为 17 127.60 元；跨省异地就医比例为 4.3%。

心血管内科住院患者，总体医嘱离院率为 90.8%，住院患者总死亡率为 1.1%，非医嘱离院率全国均值为 4.4%，30 天内非预期再住院率为 4.7%，较 2018 年（4.8%）和 2019 年（4.9%）小幅下降。平均住院日为 8.1 天，中位住院时长为 7（5，10）天。

心血管外科住院患者，总体医嘱离院率为 95.3%，住院患者总死亡率为 1.0%，非医嘱离院率均值为 1.3%，其中医嘱离院率较 2018 年（95.8%）和 2019 年（96.0%）小幅下降。30 天再住院率为 2.7%，较 2018 年（2.8%）和 2019 年（2.9%）小幅下降。平均住院时长 13.5 天，中位住院时长 10（5，18）天。

二、心血管病专业关键质控指标分析

针对急性 ST 段抬高型心肌梗死（STEMI）的质控指标进行分析。数据来源于国家单病种质量管理与控制平台，分析出院日期为 2019 年 1 月 1 日至 2020 年 12 月 31 日，上报日期截止至 2021 年 7 月 23 日的数据，共纳入急性 STEMI 患者 68 002 例进行分析。

（一）急性 STEMI 发病 24 小时内患者再灌注治疗率

急性 STEMI 发病 24 小时内患者再灌注治疗率总体为 70.3%，低于美国（2016 年 95%）、英国（2011 年 84%）、德国（2011 年 78%）、瑞典（2014 年 81.7%）等发达国家水平。其中，急性 STEMI 发病 24 小时内患者到院 90 分钟内进行直接 PCI 的比例总体为 41.5%。发病 12 小时内到院 90 分钟内进行直接

PCI 的比例总体为 43.4%；急性 STEMI 发病 24 小时内患者到院 30 分钟内给予静脉溶栓治疗的比例总体为 34.2%，发病 12 小时内患者到院 30 分钟内溶栓治疗的比例总体为 35.3%。

（二）急性 STEMI 住院患者院内死亡率

基于 HQMS 数据，2020 年急性 ST 段抬高型心肌梗死住院患者院内死亡率为 5.0%，三级医院（5.0%）与二级医院（5.2%）相当，三级医院较 2019 年（4.8%）有所升高。风险标化的院内死亡率，三级医院略高于二级医院，且医院间异质性明显。东、中、西部地区差异不明显。

通过患者年龄、性别等人口学特征，以及并发症等临床特征，建立医院水平风险标化的院内死亡率，发现三级医院略高于二级医院，且医院间异质性更明显（图 2-2-1-1）。

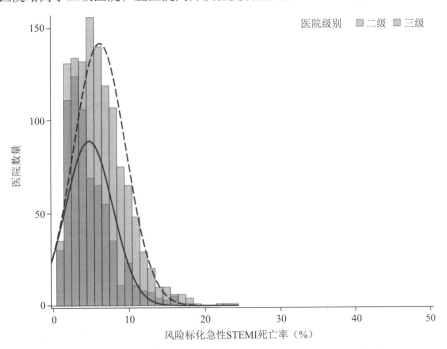

图 2-2-1-1　2020 年不同级别医院风险标化急性 STEMI 死亡率

第二节　心律失常介入专业

2020 年心律失常介入专业的数据来源为心血管疾病介入诊疗管理信息网络直报平台及省级质控中心对常规开展心律失常介入诊疗的 26 个省（自治区、直辖市）的 519 家医院进行的抽样调查。

2020 年心脏起搏器植入上报例数为 86 181 例，百万人口植入量为 61 例（人口数据参照 2020 年全国人口普查结果，下同）。植入型心律转复除颤器（ICD）植入上报例数为 4800 例，百万人口植入量为 3 例。心脏再同步治疗（CRT）植入上报例数为 3896 例，百万人口植入量为 2.6 例。

一、器械治疗患者住院期间严重并发症发生情况

抽样调查的 519 家医院中，二级医院器械治疗患者（起搏器 2292 例，ICD 21 例，CRT 100 例）住院期间发生心脏压塞（行心包穿刺或者外科手术治疗干预）并发症 2 例，导线脱位行导线调整手术的患者数 10 例，住院期间死亡 0 例，严重并发症发生率为 0.49%。

三级医院器械治疗患者（起搏器 36 755 例，ICD 2416 例，CRT 1770 例）住院期间心脏压塞并发症 14 例，导线脱位行导线调整手术的患者数 198 例，住院期间死亡 9 例，严重并发症发生率为 0.54%。

二、ICD 一级预防和 CRT-D 植入情况

抽样医院中共有 257 家医院上报 ICD 植入数据。ICD 一级预防的患者比例为 37.31%，其中二级医院一级预防比例为 60.42%，三级医院一级预防比例为 36.80%。可见，抽样医院中 ICD 一级预防比例仍较低，大部分医院植入 ICD 患者为二级预防（表 2-2-2-1）。

表 2-2-2-1　ICD 一级预防的比例［例（%）］

一级预防比例（%）	二级医院（N=33）	三级医院（N=224）
＜ 30	17（51.52）	126（56.25）
30 ～ 50	1（3.03）	20（8.92）
＞ 50	15（55.45）	78（34.83）

在 519 家医院中，共有 225 家医院开展 CRT 的植入手术，CRT-D 的比例为 63.74%。其中二级医院 22 家，CRT-D 比例为 72.55%，三级医院 203 家，CRT-D 比例为 62.77%。结果显示 CRT 植入手术中 CRT-D 的比例在二级医院和三级医院均高于 60%（表 2-2-2-2）。

表 2-2-2-2　CRT 治疗中 CRT-D 的比例［例（%）］

比例（%）	二级医院（N=22）	三级医院（N=203）
＜ 30	6（27.27）	48（23.65）
30 ～ 50	3（13.64）	33（16.26）
＞ 50	13（59.09）	122（60.09）

三、阵发性室上性心动过速导管消融的即刻成功率及并发症发生情况

在 519 家抽样医院中，共有 389 家医院上报阵发性室上性心动过速导管消融情况数据。总体阵发

性室上性心动过速（PSVT）消融治疗的即刻成功率为98.12%。即刻成功率为100%的医院有265家（68.12%）、90.0%～99.9%的医院有85家（21.85%），低于90%的医院有39家（10.03%）（表2-2-2-3）。PSVT导管消融严重并发症发生率均值为0.14%，其中二级医院为0.35%，三级医院为0.13%。其中，二度Ⅱ型、高度和三度房室传导阻滞19例（0.068%），心脏压塞21例（0.075%），无死亡病例上报。

表2-2-2-3　PSVT导管消融即刻成功率［例（%）］

成功率（%）	二级医院（N=77）	三级医院（N=312）
100	51（66.23）	214（68.59）
90～99.9	6（7.80）	79（25.32）
<90	20（25.97）	19（6.09）

四、房颤导管消融治疗情况

在519家抽样医院中，有326家医院开展并提供了房颤导管消融情况的数据（其中二级医院47家，三级医院279家），房颤导管消融患者占所有导管消融治疗患者的比例为38.20%（表2-2-2-4）。低于30%的医院有144家（58.27%）、30%～50%的医院有114家（27.07%）、超过50%的医院有68家（14.66%）。

表2-2-2-4　房颤导管消融占所有导管消融治疗的比例［例（%）］

房颤消融占比（%）	二级医院（N=47）	三级医院（N=279）
<30	21（44.68%）	123（44.09%）
30～50	10（21.28%）	104（46.95%）
>50	16（34.04%）	52（8.96%）

房颤导管消融住院期间严重并发症发生率为0.4%（其中，发生脑卒中27例，心脏压塞81例，死亡3例）。二级医院严重并发症发生率为0.72%（其中，发生心脏压塞4例，死亡0例），三级医院严重并发症发生率为0.39%（其中，发生脑卒中27例，心脏压塞77例，死亡3例）。

第三节 冠心病介入专业

2020 年全国 1819 家医院通过网络直报系统上报病例 637 141 例，各省级质控通过线下途径核实补充病例 338 573 例，全年总病例数为 975 714 例，较 2019 年度的 1 025 066 例减少了 4.8%。网络直报的漏报率为 34.70%，为 2009 年有网络直报制度以来的最高。

一、手术死亡率

2020 年网报冠心病介入治疗死亡病例 2301 例，各省级质控中心核实死亡病例 3729 例，死亡病例漏报率为 38.3%。手术死亡率为 0.38%，与 2019 年的 0.29% 相比略有升高，但仍处于较低的水平。各省（自治区、直辖市）手术死亡率如图 2-2-3-1 所示。

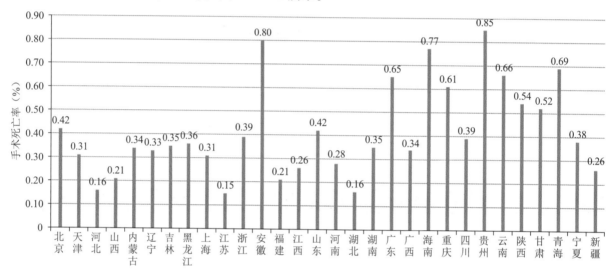

注：新疆数据包括新疆维吾尔自治区和新疆生产建设兵团两部分。下同。

图 2-2-3-1 2020 年各省（自治区、直辖市）手术死亡率

二、STEMI 患者发病 12 小时内接受直接 PCI 率

2020 年纳入分析的 637 141 例中，以 STEMI 为指征接受介入治疗的患者共 164 848 例，占全部网报病例数的 25.87%，其中 124 254 例为直接 PCI，占全部以 STEMI 为指征介入治疗数的 75.37%，较 2019 年的 67.45% 提高了 7.92%，实现连续 7 年升高，表明冠心病介入治疗的推广和普及，以及急性 STEMI 急诊救治流程的合理性取得了显著进步（图 2-2-3-2）。但是与发达国家超过 80% STEMI 患者接受直接 PCI 比例相比，还有提高的空间。

急性 STEMI 直接 PCI 的及时性对于改善患者预后，提高救治效果极为重要，在网报的 124 254 例直接 PCI 病例中，115 425 例（92.9%）在发病 12 小时内就诊，比 2019 年的 94.4% 略低。患者就诊至导丝通过病变时间平均为 1.07 小时，较 2019 年的 0.96 小时略有延长。各省（自治区、直辖市）患者就诊至导丝通过病变时间在 1.5 小时以内的病例比例如表 2-2-3-1 所示。

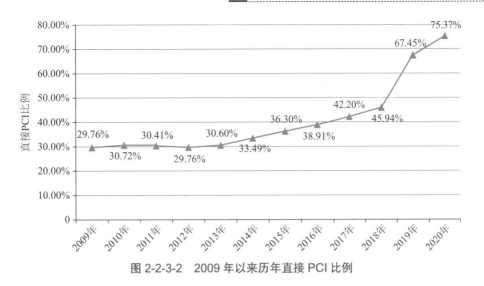

图 2-2-3-2 2009 年以来历年直接 PCI 比例

表 2-2-3-1 2020 年各省级单位网报 STEMI 介入治疗情况

省（自治区、直辖市）	STEMI 病例数	直接 PCI 病例数	直接 PCI 病例占比	就诊到导丝通过 ≤1.5 小时的病例数	就诊到导丝通过 ≤1.5 小时的病例占比
北京	4303	3380	78.55%	2947	87.2%
天津	3207	2633	82.10%	2177	82.7%
河北	9492	6261	65.96%	5635	90.0%
山西	4421	3280	74.19%	2935	89.5%
内蒙古	3667	2577	70.28%	2407	93.4%
辽宁	8474	6568	77.51%	5929	90.3%
吉林	6241	4810	77.07%	4370	90.9%
黑龙江	4214	3458	82.06%	3280	94.9%
上海	2024	1789	88.39%	1611	90.1%
江苏	2553	2102	82.33%	1915	91.1%
浙江	4129	3192	77.31%	2803	87.8%
安徽	5752	4599	79.95%	4146	90.2%
福建	4537	3285	72.40%	2913	88.7%
江西	5245	3936	75.04%	3632	92.3%
山东	14 725	10 980	74.57%	10 259	93.4%
河南	12 690	8791	69.28%	7994	90.9%
湖北	5581	4182	74.93%	3875	92.7%
湖南	5542	4536	81.85%	4023	88.7%
广东	15 726	12 834	81.61%	11 351	88.4%
广西	6226	4208	67.59%	3858	91.7%
海南	1318	1113	84.45%	940	84.5%
重庆	1479	1159	78.36%	963	83.1%
四川	4704	3882	82.53%	3635	93.6%
贵州	4669	3462	74.15%	3163	91.4%

续表

省（自治区、 直辖市）	STEMI 病例数	直接 PCI 病例数	直接 PCI 病例占比	就诊到导丝通过 ≤ 1.5 小时的病例数	就诊到导丝通过 ≤ 1.5 小时的病例占比
云南	5322	3835	72.06%	3561	92.9%
陕西	6443	4392	68.17%	3746	85.3%
甘肃	5644	4040	71.58%	3470	85.9%
青海	556	421	75.72%	379	90.0%
宁夏	1580	1344	85.06%	1204	89.6%
新疆	4384	3205	73.11%	2881	89.9%

三、接受 PCI 治疗的非 ST 段抬高型急性冠脉综合征（NSTE ACS）患者进行危险分层的比率

2020 年网报 637 141 例介入治疗病例，NSTE ACS 共 360 009 例，占总病例数的 56.5%。其中进行危险分层的 38 781 例，占 NSTE ACS 病例数的 10.8%，其中 80.5% 采用 GRACE 危险分层工具，其余采用 TIMI 危险分层工具。各省（自治区、直辖市）网报 NSTE ACS 患者进行危险分层比率见图 2-2-3-3。

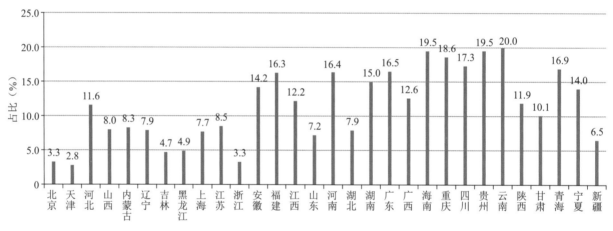

图 2-2-3-3　2020 年各省（自治区、直辖市）NSTE ACS 危险分层比率

四、例均次支架／药物涂层球囊数

2020 年网报 637 141 例介入治疗病例，共植入支架 828 571 枚，例次平均支架数为 1.46 枚，与 2019 年的 1.48 枚相比进一步下降（图 2-2-3-4，表 2-2-3-2）。新器械药物涂层球囊共使用 101 129 条，较 2019 年增长了 56.0%，如与支架合并统计，则每例手术应用支架或药物涂层球囊 1.46 枚／条，与 2019 年基本持平。从 2014—2019 年例次平均支架／药物涂层球囊数稳定在 1.45 至 1.50 枚／条，与国外的情况基本一致（美国 2012 年为 1.4 枚／条，西班牙 2015 年为 1.44 枚／条），是一个相对合理的水平，预计未来将保持在这一范围内。

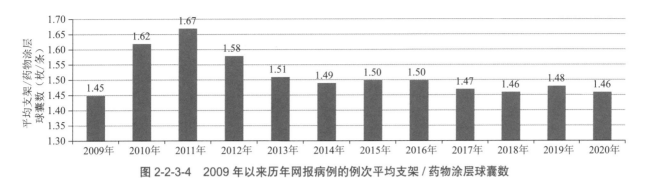

图 2-2-3-4 2009 年以来历年网报病例的例次平均支架 / 药物涂层球囊数

表 2-2-3-2 各省级单位 2019 年及 2020 年度网报病例例次平均支架 / 药物涂层球囊数

排序	2019 年		2020 年	
	省（自治区、直辖市）	数量（枚 / 条）	省（自治区、直辖市）	数量（枚 / 条）
1	内蒙古	1.33	天津	1.20
2	天津	1.34	山西	1.31
3	宁夏	1.37	内蒙古	1.34
4	新疆	1.40	浙江	1.35
5	重庆市	1.41	重庆	1.37
6	云南	1.42	四川	1.39
7	福建	1.43	福建	1.39
8	北京	1.43	黑龙江	1.40
9	黑龙江	1.45	海南	1.41
10	海南	1.47	河北	1.42
11	广东	1.47	山东	1.42
12	河南	1.47	上海	1.44
13	浙江	1.47	云南	1.44
14	贵州	1.47	广东	1.45
15	山东	1.48	甘肃	1.45
16	上海	1.49	辽宁	1.46
17	安徽	1.49	河南	1.47
18	广西	1.49	宁夏	1.49
19	辽宁	1.49	贵州	1.50
20	四川	1.50	安徽	1.51
21	河北	1.50	湖北	1.51
22	甘肃	1.50	湖南	1.53
23	山西	1.51	北京	1.55
23	江苏	1.53	江西	1.55
25	湖南	1.55	江苏	1.56
26	陕西	1.55	陕西	1.57
27	吉林	1.56	广西	1.58
28	青海	1.60	吉林	1.61
29	江西	1.60	新疆	1.64
30	湖北	1.60	青海	1.70

注：新疆数据包括新疆维吾尔自治区和新疆生产建设兵团两部分。

第四节　心脏移植专业

本部分数据来源于中国心脏移植注册系统，2020年共有38家心脏移植医疗机构实施并上报心脏移植手术557例，其中儿童（小于18岁）心脏移植52例。

一、心脏缺血时间

2019—2020年，全国心脏移植的缺血时间分布情况如图2-2-4-1所示。2020年我国心脏移植心脏缺血时间中位数为3.7小时，与2019年缺血时间中位数4.0小时相比有所下降。心脏移植缺血时间小于等于6小时的移植受者占比为83.4%，略低于2019年的84.4%。

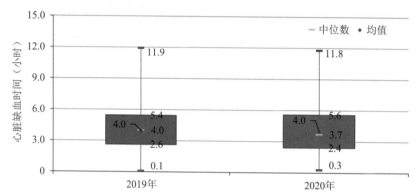

图 2-2-4-1　2019 和 2020 年中国心脏移植心脏缺血时间情况（不包含港澳台地区）

二、院内生存情况

2020年，我国心脏移植受者院内存活率为88.5%。心脏移植受者术后感染发生率为23.4%，其他术后主要并发症分别为心搏骤停（5.7%）、二次开胸（5.7%）、气管切开（6.3%）和二次气管插管（7.9%）。在心脏移植受者院内死亡原因情况中，多器官衰竭和术后感染合计占早期死亡原因的60%以上（表2-2-4-1）。

表 2-2-4-1　2020 年心脏移植受者术后院内生存情况

	总体移植受者（N=557）	成人移植受者（N=505）	儿童移植受者（N=52）
院内存活率（%）	88.5	88.0	92.3
术后并发症发生率（%）			
术后感染	23.4	22.9	28.3
心搏骤停	5.7	5.5	7.6
二次开胸	5.7	5.9	3.8
气管切开	6.3	6.7	1.9
二次气管插管	7.9	8.4	3.8
院内死亡原因（%）			
多器官衰竭	34.4	34.5	33
移植心脏衰竭	15.6	27.6	50
感染	26.6	12.1	17
其他	23.5	25.8	0

三、生存分析

2015—2020 年，全国心脏移植术后 30 天、1 年和 3 年的生存率分别为 92.6%、85.3% 和 80.4%。其中，成人心脏移植术后 30 天、1 年和 3 年的生存率分别为 92.5%、85.3% 和 80.4%；儿童心脏移植术后 30 天、1 年和 3 年的生存率分别为 94.5%、91.0% 和 84.0%。（表 2-2-4-2）。

表 2-2-4-2　2015—2020 年心脏移植术后生存率

	总体移植受者（N=2272）	成人移植受者（N=2091）	儿童移植受者（N=181）
术后 30 天生存率（%）	92.6	92.5	94.5
术后 1 年生存（%）	85.3	85.3	91.0
术后 3 年生存（%）	80.4	80.4	84.0

第五节 肺脏移植专业

2015 年 1 月 1 日至 2020 年 12 月 31 日，中国肺移植注册系统（China Lung Transplantation Registry，CLuTR）共上报肺脏移植手术 2027 例，各年度开展肺脏移植手术分别为 118、204、299、403、489 和 513 例，呈逐年上升趋势。

一、术后移植物失功发生率

2015—2020 年肺移植受者术后移植物失功发生率分别为 7.10%、22.67%、11.04%、20.10%、17.44% 和 11.87%（图 2-2-5-1）。

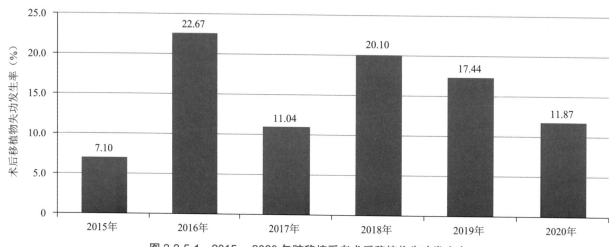

图 2-2-5-1 2015—2020 年肺移植受者术后移植物失功发生率

二、术后急性排斥反应发生率

2015—2020 年肺移植受者术后急性排斥反应发生率分别为 9.53%、16.28%、14.64%、9.70%、8.14% 和 5.31%（图 2-2-5-2），整体呈下降趋势。

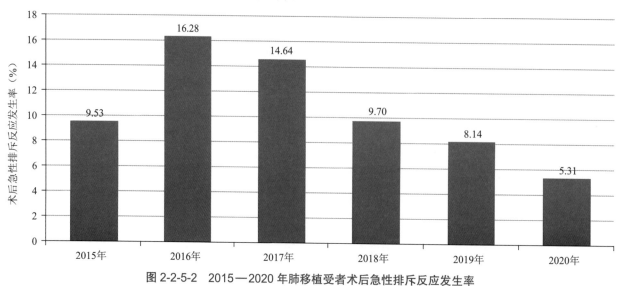

图 2-2-5-2 2015—2020 年肺移植受者术后急性排斥反应发生率

三、术后吻合口并发症发生率

2015—2020 年肺移植受者术后吻合口并发症发生率分别为 3.22%、4.78%、3.74%、8.72%、6.03% 和 10.10%（图 2-2-5-3），呈波动上升趋势，需要予以重点关注。

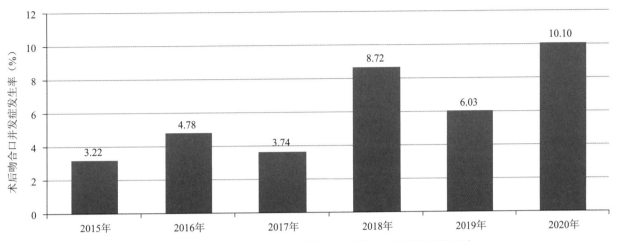

图 2-2-5-3　2015—2020 年肺移植受者术后吻合口并发症发生率

第六节 肝脏移植专业

一、肝脏移植总体情况

2015—2020 年，全国共实施肝脏移植 29 732 例，其中 25 584 例为公民逝世后器官捐献肝脏移植（deceased donor liver transplantation，DDLT），占比 86.05%；4148 例为亲属间活体肝脏移植（living-related donor liver transplantation，LDLT），占比 13.95%（图 2-2-6-1）。成人肝脏移植 24 423 例，占比 82.14%；儿童肝脏移植 5309 例，占比 17.86%。

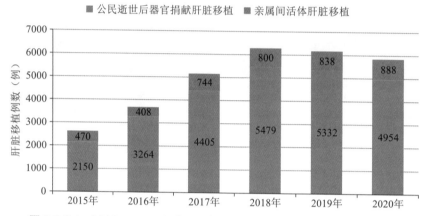

图 2-2-6-1 2015—2020 年中国历年肝脏移植例数（不包含港澳台地区）

2020 年全国共开展肝脏移植 5842 例，其中 12 所医疗机构的肝脏移植年实施例数在 150 例及以上，其移植总量占全国全年总例数的 52.62%。肝脏移植受者的年龄均值为 41.01 岁，中位数为 48.13 岁；以男性受者为主，占比 74.64%；受者血型以 O 型、A 型、B 型为主，3 种血型的受者分别占 30.83%、29.73%、29.07%，血型为 AB 型的受者占比最少，为 10.37%。

二、肝脏移植质量安全分析

在国家卫生健康委的指导下，肝脏移植专业积极推进以目标为导向的医疗质量管理工作，近年来相关质控指标情况有所提升。

我国近 3 年肝脏移植受者冷缺血时间≤6 小时比例、手术时间≤6 小时比例、术后 7 天内死亡率指标的变化情况如表 2-2-6-1 所示。

表 2-2-6-1 2018—2020 年肝脏移植重要临床指标分布（不包含港澳台地区）

指标	2018 年	2019 年	2020 年
冷缺血时间≤6 h 比例（%）	54.31	65.05	69.17
手术时间≤6 h 比例（%）	27.68	30.81	33.71
术后 7 天内死亡率（%）	2.60	2.33	2.34

选取 2015—2020 年期间全国范围内开展的肝脏移植病例进行受者和移植物的生存分析，结果如下。

我国 DDLT 受者术后 1 年、3 年累计生存率分别为 83.63%、74.85%；LDLT 受者术后 1 年、3 年累计生存率分别为 91.78%、88.65%。

我国 DDLT 移植物术后 1 年、3 年累计生存率分别为 82.85%、73.77%；LDLT 移植物术后 1 年、3 年累计生存率分别为 91.08%、87.63%（表 2-2-6-2）。

表 2-2-6-2 2015—2020 年中国肝脏移植受者 / 移植物术后生存率（不包含港澳台地区）

分组	术后 1 年生存率（%）		术后 3 年生存率（%）	
	受者	移植物	受者	移植物
DDLT	83.63	82.85	74.85	73.77
LDLT	91.78	91.08	88.65	87.63

2020 年，我国亲属间活体肝脏移植占比为 15.20%，达到 888 例。在我国儿童肝脏移植中，亲属间活体来源占 69.21%，公民逝世后器官捐献来源占 30.79%，反映出我国亲属间更加紧密的关系纽带。在我国儿童 LDLT 中，移植肝类型前 3 位分别是左肝外侧叶（78.19%）、扩大的左肝外侧叶（8.58%）、左半肝（不含肝中静脉，5.02%）。

2020 年，DDLT 中有 387 例受者接受劈离式肝脏移植（Split Liver Transplantation，SLT），SLT 的推行可以有效扩大供肝来源、减少患者移植等待时间，尤其是解决儿童器官短缺的问题，在 387 例 SLT 中，有超过一半的受者是儿童。我国劈离式肝脏移植中，移植肝类型前 3 位分别是左肝外侧叶（26.87%）、右半肝 + 第 IV 段（21.96%）、右半肝（包含肝中静脉，19.12%）。在合理的器官分配政策下，通过谨慎的供受者评估及熟练的 SLT 外科技术，能够显著提高 SLT 术后的疗效。

第七节　肾脏移植专业

本部分数据来源于中国肾脏移植科学登记系统（CSRKT），截至 2020 年 12 月 31 日，全国共有 132 所医疗机构被授予肾脏移植开展资质，其中 114 所医院向 CSRKT 上报数据。

2020 年实施肾脏移植 11 037 例，其中公民逝世后器官捐献（DD）肾脏移植 9399 例，较 2019 年减少 9.53%；亲属间活体（LD）肾脏移植 1638 例，较 2019 年减少 5.59%（图 2-2-7-1）。

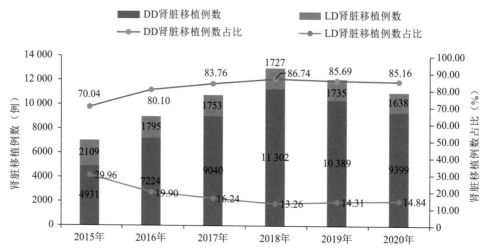

图 2-2-7-1　2015—2020 年中国 DD 肾脏移植与亲属间活体肾脏移植实施例数及占比

儿童（＜18 岁）肾脏移植近些年得到关注，2020 年儿童肾脏移植例数占全国总例数的 2.65%（图 2-2-7-2）。

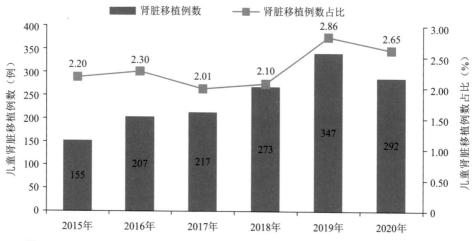

图 2-2-7-2　2015—2020 年中国儿童肾脏移植实施例数及占比（不包含港澳台地区）

一、DD 肾脏移植供肾缺血时间

分别对 2020 年 LD、DD 肾脏移植病例进行分析，供肾平均冷缺血时间均不超过 6 小时（表 2-2-7-1）。99.87% 的亲属间活体和 99.68% 的 DD 肾脏移植其供肾冷缺血时间 ≤ 24 小时；98.41% 的亲属间活体和 83.81% 的 DD 肾脏移植其供肾热缺血时间 ≤ 10 分钟（表 2-2-7-2）。

表 2-2-7-1　2020 年亲属间活体、DD 肾脏移植供肾缺血时间（不包含港澳台地区）

	亲属间活体（均值 ± 标准差）	DD（均值 ± 标准差）
供肾冷缺血时间（小时）	1.87 ± 1.16	5.75 ± 3.93
供肾热缺血时间（分钟）	3.14 ± 2.32	6.35 ± 5.07

表 2-2-7-2　2020 年亲属间活体、DD 肾脏移植供肾缺血时间占比（不包含港澳台地区）

	亲属间活体（%）	DD（%）
供肾冷缺血时间 ≤ 24（小时）	99.87	99.68
供肾热缺血时间 ≤ 10（分钟）	98.41	83.81

二、肾脏移植前后血清肌酐值的变化情况

2020 年全国共实施 11 037 例肾脏移植，根据中国肾脏移植科学登记系统（CSRKT）要求，分析 4 个随访时间点（术前、术后 30 天、180 天、360 天）的亲属间活体肾脏移植、DD 肾脏移植受者的血清肌酐平均值（表 2-2-7-3）。

表 2-2-7-3　2020 年亲属间活体、DD 肾脏移植受者术前、术后的血清肌酐平均值（不包含港澳台地区）

随访时间点	亲属间活体（mmol/L）	DD（mmol/L）
术前	1011.80 ± 561.48	932.71 ± 452.68
术后 30 天	119.16 ± 79.37	145.73 ± 110.47
术后 180 天	116.38 ± 54.30	125.07 ± 121.75
术后 360 天	117.34 ± 49.51	117.70 ± 69.09

三、肾脏移植术后感染、死亡分析

2020 年全国共实施 11 037 例肾脏移植手术，根据 CSRKT 要求上报肾脏移植术后不良事件，数据显示术后 30 天死亡率为 0.33%，术后感染有效病例为 885 例（8.01%），按照感染部位统计分别是呼吸系统（469 例，4.24%）、泌尿系统（281 例，2.54%）、手术切口（21 例，0.19%）、腹腔（22 例，0.19%）和其他部位感染（92 例，0.83%）（表 2-2-7-4）。

表 2-2-7-4　2020 年肾脏移植术后 30 天死亡率、术后感染情况

变量	例数	占比（%）
术后 30 天死亡	28	0.33
呼吸系统感染	469	4.24
泌尿系统感染	281	2.54
手术切口感染	21	0.19
腹腔感染	22	0.19
其他部位感染	92	0.83

四、肾脏移植受者、移植物生存分析

选取 2015—2020 年全国范围内开展的肾脏移植共计 63 024 例，进行移植受者 / 移植物（以下简称：人 / 肾）的生存分析，结果如下。

（1）移植术后 1 年生存率：亲属间活体肾脏移植的 1 年人 / 肾生存率为 99.26% / 98.65%；DD 肾脏移植的 1 年人 / 肾生存率为 97.80%/95.83%（表 2-2-7-5）。

（2）移植术后 3 年生存率：亲属间活体肾脏移植的 3 年人 / 肾生存率为 98.75%/96.71%；DD 肾脏移植的 3 年人 / 肾生存率为 96.72%/93.17%（表 2-2-7-5）。

表 2-2-7-5　中国肾脏移植术后生存率（不包含港澳台地区）

供体类别	术后 1 年		术后 3 年	
	移植受者（%）	移植物（%）	移植受者（%）	移植物（%）
亲属间活体肾脏	99.26	98.65	98.75	96.71
DD 肾脏	97.80	95.83	96.72	93.17

第八节　肾病专业

一、肾病质量安全情况分析

2020 年全国医疗质量抽样调查数据中，开展肾病诊治的医院共 3767 家，其中公立医院 3326 家，包括二级公立医院 1868 家，三级公立医院 1447 家，未定级公立医院 11 家；民营医院 441 家，包括二级民营医院 322 家，三级民民营医院 102 家，未定级民营医院 17 家。

1. 慢性肾脏病诊治情况

根据肾病年收治人次和慢性肾脏病（CKD）年收治人次均填报完整的数据信息情况进行筛选，共 2765 家医院完成填报，其中 2642 家医院进行了 CKD 分期评估，评估非透析患者共 911 230 例次（表 2-2-8-1）。

表 2-2-8-1　不同 CKD 分期的患者例次与比例

CKD 分期	例次	比例（%）
CKD 1 期	165 605	18.17
CKD 2 期	121 894	13.38
CKD 3a 期	118 413	12.99
CKD 3b 期	122 765	13.47
CKD 4 期	167 648	18.40
CKD 5 期	214 905	23.58
合计	911 230	100.00

2. 肾穿刺活检工作开展情况

3767 家开展肾病诊疗的医院中，有 1484 家（39.39%）开展了肾穿刺活检术，其中公立医院 1364 家（91.91%），民营医院 120 家（8.09%）；三级医院 1098 家（73.99%），二级医院 379 家（25.54%），未定级 7 家（0.47%）。1484 家开展了肾穿刺活检术的医院中有 394 家（26.55%）可独立制作病理切片，其中同时可独立完成术后病理诊断共 301 家（76.40%）。

2020 年纳入分析医院完成肾穿刺活检术并完成病理诊断上报的患者为 121 290 例次。依据不同病理类型的诊断构成比排序，前 5 位依次是膜性肾病、IgA 肾病、微小病变型肾病、糖尿病肾病和狼疮性肾炎（表 2-2-8-2）。

表 2-2-8-2　肾穿刺活检患者不同病理类型构成比（%）

不同病理类型	例次	构成比（%）
MN	36 741	30.29
IgAN	30 172	24.88
MCD	11 392	9.39
DN	7817	6.44
LN	6636	5.47
FSGS	6531	5.38
CTIN	6163	5.08
其他	15 838	13.06
合计	121 290	100.00

注：MN，膜性肾病；IgAN，IgA 肾病；MCD，微小病变型肾病；DN，糖尿病肾病；LN，狼疮性肾炎；FSGS，局灶节段硬化性肾炎；CTIN，慢性肾小管间质型肾炎。

3. IgA 肾病和糖尿病肾病的调查情况

本次抽样调查数据显示，2020 年经肾穿刺活检诊断 IgA 肾病 30 172 例次，占全年肾活检病例的 24.88%，低于膜性肾病的检出率。IgA 肾病患者中 26 992 例次（89.46%）完成肾穿刺活检时尿蛋白定量数据填报，其中尿蛋白定量水平 < 1 g/d 者为 8361 例次（30.97%），尿蛋白定量 ≥ 1 g/d 且 < 3.5 g/d 者共 12 338 例次（45.71%），尿蛋白定量 ≥ 3.5 g/d 为 6296 例次（23.32%）。

开展肾病诊治的 3767 家抽样医院中，糖尿病肾病患者（包括临床诊断和病理诊断）年收治 378 027 例次，占抽样肾内科年收治人数的 13.49%。完成糖化血红蛋白（HbA$_{1C}$）检测 325 308 例次，检测完成率 86.05%，其中糖化血红蛋白 < 7% 共计 122 021 例次，达标率为 44.91%；完成低密度脂蛋白检测共计 327 687 例次，检测完成率为 86.68%。

根据 2007 年美国肾脏病基金会（National Kidney Foundation, NKF）制定的 KDIGO《糖尿病及慢性肾脏病临床实践指南》，CKD 1 ~ 4 期的糖尿病患者目标血压应低于 130/80 mmHg。本次调查数据显示，eGFR ≥ 15 mL/（min·1.73 m^2）的糖尿病肾病患者为 153 994 例次，占相同 eGFR 水平 CKD 患者的 23.41%；血压（< 130/80 mmHg）达标 98 789 例次，达标率为 58.92%，较 2019 年 49.64% 的达标率显著提升。

根据 2013 年 KDIGO《慢性肾病血脂管理临床实践指南》，CKD 3 ~ 5 期非透析糖尿病患者 LDL 控制的目标值应小于 1.8 mmol/L。本次调查数据显示，eGFR < 60 mL/（min·1.73 m^2）的非透析糖尿病肾脏疾病患者为 212 014 例次，占相同 eGFR 水平非透析 CKD 患者 33.09%；低密度脂蛋白（LDL < 1.8 mmol/L）达标患者 89 356 例次，达标率为 50.21%。

二、血液净化技术质量安全情况分析

本部分数据来源于全国血液净化病例信息登记系统（Chinese national renal data system, CNRDS, www.cnrds.net）。

（一）血液透析

2020 年全国登记血液透析在透患者 697 236 例，较 2019 年增长 9.50%。年患病率为 494.9/ 百万人口（pmp），自 2011 年开展全国血液透析病例信息登记以来，均呈逐年上升趋势（2011 年患病率为 174.1 pmp）。

2020 年新增血液透析患者 143 513 例，较 2019 年增长 6.59%，是 2011 年开始登记以来，新增患者例数最多的一年。年发病率为 102.5 pmp（2011 年发病率为 53.9 pmp）。

1. 血液透析患者肾性贫血控制情况分析

2020 年全国血液透析在透患者完成血红蛋白登记（每年 1 次）的患者例数为 432 322 例，定时检验完成率为 62.4%；年度血红蛋白平均值为 104.4 g/L，按照国家肾性贫血医疗质量控制标准，其中血红蛋白 ≥ 110 g/L 的患者占 40.0%，即肾性贫血控制率为 40.0%（表 2-2-8-3）。作为肾性贫血评估管理指标，2020 年全国血液透析在透患者血清铁蛋白登记（每年 1 次）完成率为 26.5%，转铁蛋白饱和度登记（每年 1 次）完成率为 19.9%。

表 2-2-8-3　2020 年血液透析在透患者血红蛋白平均值与控制率

血红蛋白	1 季度	2 季度	3 季度	4 季度	年度
平均值（g/L）	105.7	104.7	105.5	106.5	104.4
控制率（%）	44.0	41.5	43.4	46.1	40.0

2. 血液透析患者矿物质与骨异常控制情况

2020 年全国血液透析在透患者完成血钙登记（每年 1 次）的患者例数为 408 866 例，检验完成率为 59.0%；血钙平均值 2.19 mmol/L（正常范围 2.10 ～ 2.50 mmol/L），控制率为 59.2%。完成血磷登记（每年 1 次）的患者例数为 408 962 例，检验完成率为 59.0%；血磷平均值 1.91 mmol/L（正常范围 1.13 ～ 1.78mmol/L），控制率为 38.0%。完成甲状旁腺激素（PTH）登记（每年 1 次）的患者例数为 359 329 例，检验完成率为 51.9%；PTH 平均值 420.5 pg/mL（限正常值 2 ～ 9 倍），控制率为 60.1%。血钙、血磷、PTH 三项指标均完成登记的患者例数为 347 096 例，完成率 49.8%，控制率 14.5%（图 2-2-8-1）。

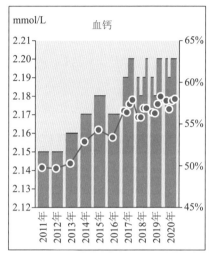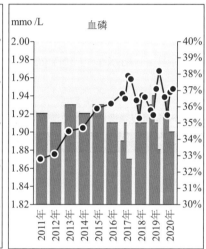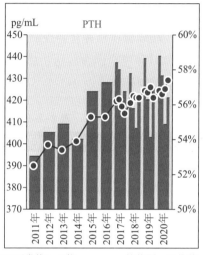

标准：血钙2.10～2.50 mmol/L；血磷1.13～1.78 mmol/L；PTH正常值2～9倍

柱状图：平均值
折线图：控制率

图 2-2-8-1 2011—2020 年在透患者血钙、血磷、PTH 平均值与控制率

3. 血液透析患者死亡原因分析

2020 年 CNRDS 共登记死亡血液透析患者为 43 016 例，死亡率为 5.4%。死亡原因依次是心血管事件（40.5%）、脑血管事件（19.8%）、消化道出血和其他出血性疾病（4.6%）、感染（8.3%）、其他原因（26.9%）。心、脑血管事件是血液透析患者死亡的主要原因，总占比超过 60%。

（二）腹膜透析

2020 年 CNRDS 登记腹膜透析在透患者 114 023 例，年患病率为 81.7 pmp，新增患者 20 010 例，年发病率为 14.3 pmp。

1. 腹膜透析在透患者透析龄情况

2020 年在透腹膜透析患者平均透析龄为（50.0 ± 39.7）个月，中位数为 41.7 个月，5 年以上患者约占 33.7%。不同透析龄组构成比详如表 2-2-8-4、图 2-2-8-2 所示。

表 2-2-8-4 2012—2020 年全国登记腹膜透析在透患者平均透析龄及占比情况

透析龄	2012 年	2013 年	2014 年	2015 年	2016 年	2017 年	2018 年	2019 年	2020 年
平均值（月）	29.9	32.8	36.9	41.4	45.4	44.4	46.9	49.2	50
平均值（年）	2.5	2.7	3.1	3.5	3.8	3.7	3.9	4.2	4.2
≤1 年（%）	26.4	22.1	19.4	16.8	16.1	16.5	17.4	14.7	17
>1，≤3 年（%）	43.1	43.3	37.8	32.7	30.0	32.1	29.3	28.3	28.9
>3，≤5 年（%）	18.6	20.8	25.3	27.9	24.8	23.5	22.5	23.1	20.5
>5，≤10 年（%）	11.3	13.0	16.3	20.9	26.4	24.9	26.7	28.8	27.5
>10 年（%）	0.7	0.9	1.2	1.8	2.8	3.1	4.1	5.1	6.2

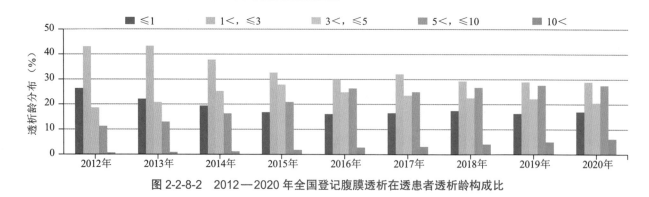

图 2-2-8-2　2012—2020 年全国登记腹膜透析在透患者透析龄构成比

2. 腹膜透析患者营养控制情况

2020 年度全国腹膜透析患者血清白蛋白平均水平为 35.4 g/L，其中 55.9% 的患者达到 35.4 g/L 的医疗质量控制标准（表 2-2-8-5、图 2-2-8-3）。

表 2-2-8-5　2020 年全国腹膜透析患者血清白蛋白平均值与控制率

2020 年	1 季度	2 季度	3 季度	4 季度	年平均水平
平均值（g/L）	35.8	35.7	35.5	35.8	35.4
控制率（%）	59.30	58.20	57.50	59.10	55.90

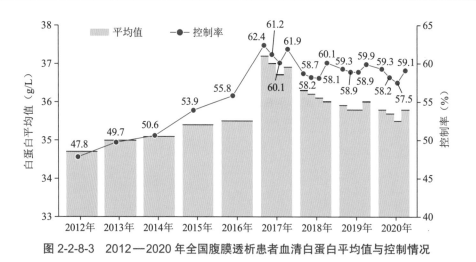

图 2-2-8-3　2012—2020 年全国腹膜透析患者血清白蛋白平均值与控制情况

3. 腹膜透析患者死亡情况分析

2020 年登记腹膜透析死亡病例共 3157 例，患者平均年龄为（62.1±14.2）岁，平均透程为（44.2±34.5）个月（图 2-2-8-4），其中腹膜透析时间大于 5 年的患者占 26.6%。死亡原因第 1 位的是心血管事件，占 37.7%，其次是脑血管事件（15.4%）、感染（11.4%）、出血（4.7%）和其他原因（30.8%）。

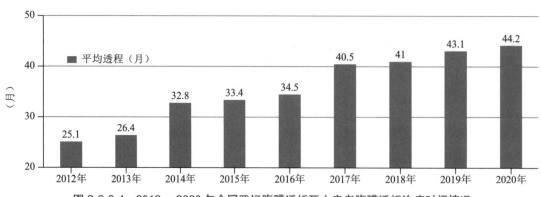

图 2-2-8-4　2012—2020 年全国登记腹膜透析死亡患者腹膜透析治疗时间情况

第九节　护理专业

本报告数据来源于国家护理质量数据平台，包含两部分内容：一是 2020 年 4 个季度均上报数据且完整、有效的 1489 家二级以上综合医院（含中医综合医院）的护理专业医疗质控指标数据，其中，二级综合医院 410 家，三级综合医院 1079 家；二是 2018—2020 年，连续 3 年均上报数据且完整、有效的 560 家三级综合医院对比数据。

一、血管内导管相关血流感染发生率

本报告监测两类血管内导管相关血流感染，一是中心静脉导管（central venous catheter，CVC），二是经外周静脉置入中心静脉导管（peripherally inserted central catheter，PICC）。

（一）中心静脉导管相关血流感染发生率

2020 年二级、三级综合医院住院患者 CVC 相关血流感染发生率分别为 0.22‰和 0.25‰。进一步分析发现，发生 CVC 相关血流感染的住院患者中，置管原因主要是抢救和监测需要，共计 2475 例次（44.26%），其次是长期输液，占 22.01%（1231 例次）（图 2-2-9-1）；导管类型以双腔导管为主，占 74.45%（4163 例次）；非抗菌导管占 61.03%（3413 例次）；发生感染时 CVC 导管留置时长中位数为 13（7，22）天。

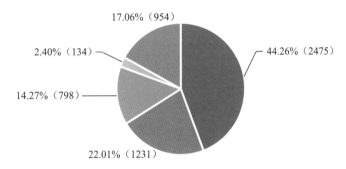

图 2-2-9-1　发生 CVC 相关血流感染患者留置导管的原因构成

2019—2020 年[①] 全国三级综合医院（560 家）CVC 相关血流感染发生率略有下降，各省（自治区、直辖市）情况如图 2-2-9-2 所示。

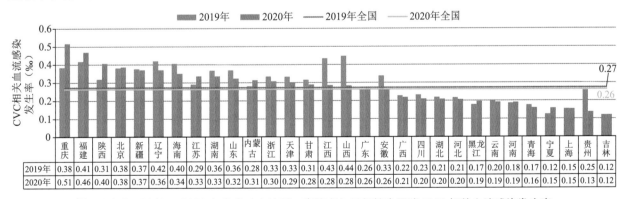

图 2-2-9-2　2019—2020 年各省（自治区、直辖市）三级综合医院 CVC 相关血流感染发生率

（二）经外周静脉置入中心静脉导管相关血流感染发生率

2020 年二级、三级综合医院住院患者 PICC 相关血流感染发生率分别为 0.03‰和 0.06‰。进一步

---

① 2019 年，国家护理质量数据平台开始分别监测 CVC 相关血流感染发生率和 PICC 相关血流感染发生率。

分析发现，发生 PICC 相关血流感染的住院患者中，置管原因主要是长期输液，占 36.85%（430 例次），其次是输入化疗药物，占 33.59%（392 例次）（图 2-2-9-3）；导管类型以单腔导管为主，占 82.26%（960 例次）；非抗菌导管占 71.21%（831 例次）；发生感染时 PICC 导管留置时长中位数为 26（13，74）天。

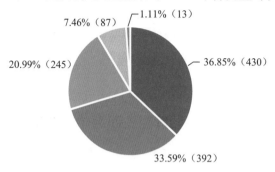

■ 长期输液　■ 输入化疗药物　■ 输入高渗液体　■ 抢救和监测需要　■ 其他

图 2-2-9-3　发生 PICC 相关血流感染患者留置导管的原因构成

2019—2020 年全国三级综合医院（560 家）PICC 相关血流感染发生率略有下降，各省（自治区、直辖市）情况如图 2-2-9-4 所示。

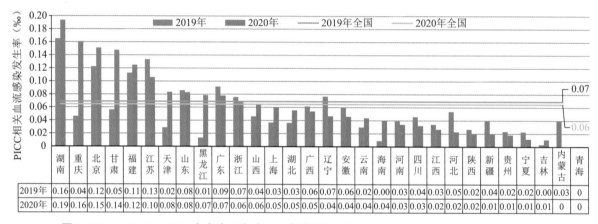

	湖南	重庆	北京	甘肃	福建	江苏	天津	山东	黑龙江	广东	浙江	山西	上海	湖北	广西	辽宁	安徽	云南	海南	河南	四川	江西	河北	陕西	新疆	贵州	宁夏	吉林	内蒙古	青海
2019年	0.16	0.04	0.12	0.05	0.11	0.13	0.02	0.08	0.01	0.09	0.07	0.04	0.03	0.03	0.06	0.07	0.06	0.02	0.00	0.03	0.04	0.03	0.05	0.03	0.04	0.02	0.02	0.00	0.03	0
2020年	0.19	0.16	0.15	0.14	0.12	0.10	0.08	0.08	0.07	0.07	0.06	0.06	0.05	0.05	0.05	0.04	0.04	0.04	0.04	0.03	0.03	0.02	0.02	0.02	0.01	0.01	0.01	0.01	0	0

图 2-2-9-4　2019—2020 年各省（自治区、直辖市）三级综合医院 PICC 相关血流感染发生率

二、住院患者跌倒发生率

2020 年二级、三级综合医院住院患者跌倒发生率中位数分别为 0.06‰（0.03‰，0.11‰）和 0.06‰（0.03‰，0.09‰）（图 2-2-9-5）；平均值分别为 0.08‰和 0.07‰。跌倒伤害占比中位数分别为 66.67%（50.00%，83.33%）和 61.90%（50.00%，76.19%）（图 2-2-9-6）；平均值分别为 64.63% 和 62.84%。

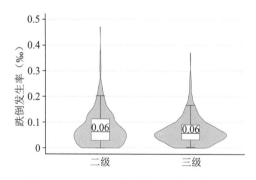

图 2-2-9-5　2020 年二级、三级综合医院
住院患者跌倒发生率

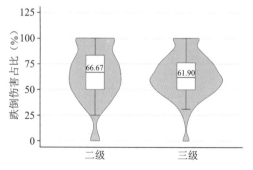

图 2-2-9-6　2020 年二级、三级综合医院
住院患者跌倒伤害占比

进一步分析发现，发生跌倒的住院患者中，以 65 岁及以上的老龄人群为主，占 61.63%（22 452 例次）；患者在如厕时发生跌倒居多，占 33.10%（12 057 例次）（图 2-2-9-7）；发生时间以早晨 6：00—8：00 为多，占 12.59%（4584 例次）（图 2-2-9-8），且此时间段护患比中位数为 1：25（图 2-2-9-9），护士人力配置相对较低。建议在 6：00—8：00 时间段内增加护士人力，加强巡视；此外，要关注老龄等高风险患者的如厕能力，加强健康宣教，必要时予以协助。

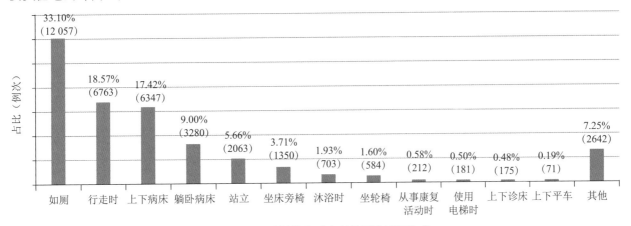

图 2-2-9-7 跌倒发生时患者的活动过程构成

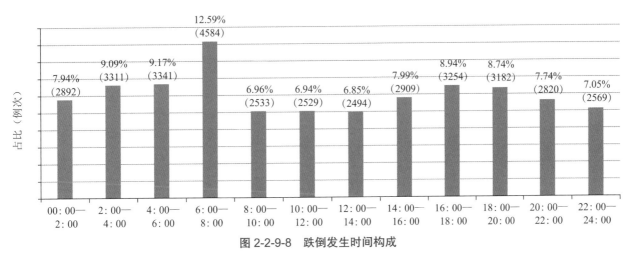

图 2-2-9-8 跌倒发生时间构成

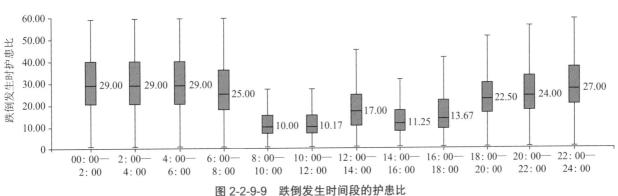

图 2-2-9-9 跌倒发生时间段的护患比

2018—2020 年全国三级综合医院（560 家）住院患者跌倒发生率中位数未发生变化，均为 0.06‰；各省（自治区、直辖市）情况见图 2-2-9-10。

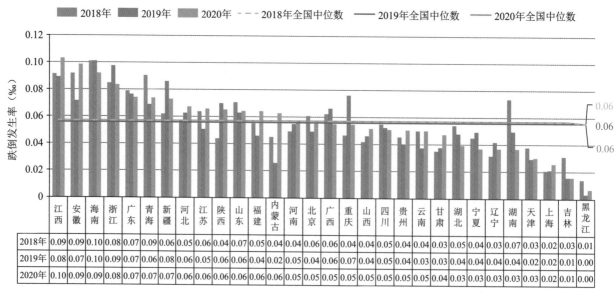

図中上部凡例：■ 2018年　■ 2019年　■ 2020年　- - - 2018年全国中位数　—— 2019年全国中位数　—— 2020年全国中位数

	江西	安徽	海南	浙江	广东	青海	新疆	河北	江苏	陕西	山东	福建	内蒙古	河南	北京	广西	重庆	山西	四川	贵州	云南	甘肃	湖北	宁夏	辽宁	湖南	天津	上海	吉林	黑龙江
2018年	0.09	0.09	0.10	0.08	0.07	0.09	0.06	0.05	0.06	0.04	0.07	0.05	0.04	0.04	0.06	0.06	0.04	0.04	0.05	0.04	0.04	0.03	0.05	0.04	0.03	0.07	0.03	0.02	0.03	0.01
2019年	0.08	0.07	0.10	0.09	0.07	0.06	0.08	0.06	0.05	0.06	0.06	0.04	0.02	0.05	0.04	0.06	0.07	0.04	0.05	0.04	0.03	0.03	0.04	0.04	0.04	0.04	0.02	0.02	0.01	0.00
2020年	0.10	0.09	0.09	0.08	0.07	0.07	0.07	0.06	0.06	0.06	0.06	0.06	0.06	0.05	0.05	0.05	0.05	0.05	0.05	0.05	0.05	0.04	0.03	0.03	0.03	0.03	0.03	0.02	0.01	0.00

图 2-2-9-10　2018—2020 年各省（自治区、直辖市）三级综合医院跌倒发生率

三、住院患者 2 期及以上院内压力性损伤发生率

2020 年二级、三级综合医院住院患者 2 期及以上院内压力性损伤（pressure injury，PI）发生率平均值均为 0.03%；中位数分别为 0.01%（0，0.04%）和 0.02%（0，0.04%）（图 2-2-9-11）。2 期及以上 PI 中，器械相关 PI 占 11.21%，和 2019 年 9.69% 相比有所升高，应予以重视。

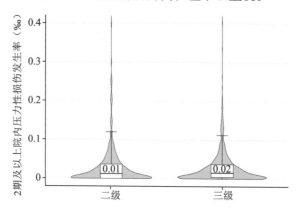

图 2-2-9-11　2020 年二级、三级综合医院住院患者 2 期及以上院内压力性损伤发生率

进一步分析发现，发生 2 期及以上 PI 的住院患者中，98.30% 的患者入病区时进行了 PI 风险评估，其中高风险患者占 62.87%（10 855 例），而仅 53.32%（5788 例）的高风险患者在发生 PI 前 24 小时内进行了风险评估（图 2-2-9-12），因此应关注病区高风险患者管理，加强评估，及时给予有效预防措施。

2018—2020 年全国三级综合医院（560 家）住院患者 2 期及以上 PI 发生率中位数未发生明显变化，均约为 0.02%；各省（自治区、直辖市）情况见图 2-2-9-13。

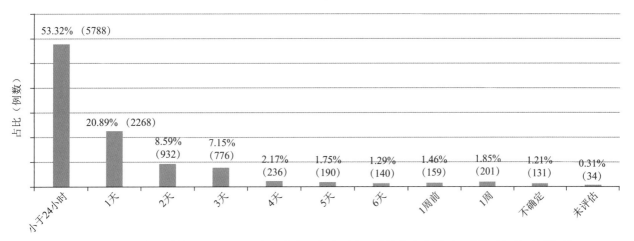

图 2-2-9-12 入病区时高危及以上风险患者发生 2 期及以上压力性损伤前最近一次风险评估时间构成

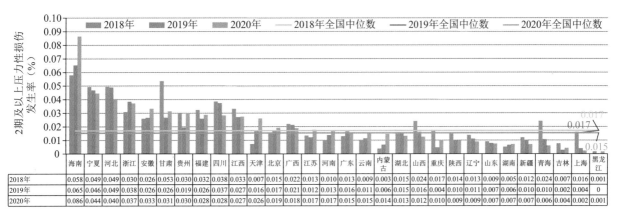

	海南	宁夏	河北	浙江	安徽	甘肃	贵州	福建	四川	江西	天津	北京	广西	江苏	河南	广东	云南	内蒙古	湖北	山西	重庆	陕西	辽宁	山东	湖南	新疆	青海	吉林	上海	黑龙江
2018年	0.058	0.049	0.049	0.030	0.026	0.053	0.030	0.032	0.038	0.033	0.007	0.015	0.022	0.013	0.010	0.013	0.009	0.003	0.015	0.024	0.017	0.014	0.013	0.009	0.005	0.012	0.024	0.007	0.016	0.001
2019年	0.065	0.046	0.049	0.038	0.026	0.026	0.019	0.026	0.037	0.027	0.016	0.017	0.021	0.012	0.013	0.016	0.011	0.006	0.015	0.016	0.004	0.010	0.010	0.011	0.007	0.006	0.010	0.010	0.002	0.004
2020年	0.086	0.044	0.040	0.037	0.033	0.031	0.030	0.028	0.028	0.027	0.018	0.017	0.015	0.015	0.013	0.012	0.009	0.009	0.007	0.007	0.006						0.004		0.002	0.001

图 2-2-9-13 2018—2020 年各省（自治区、直辖市）三级综合医院 2 期及以上院内压力性损伤发生率

第十节　产科专业

国家医疗质量管理与控制信息网（National Clinical Improvement System，NCIS）全国医疗质量数据抽样调查采集了 2020 年度全国 31 个省（自治区、直辖市）和新疆生产建设兵团（不含港澳台地区）共 5731 家二级以上医疗机构的产科专业医疗质量控制指标相关数据。经过数据筛选，最终纳入 4820 家医疗机构进行数据分析。其中西藏 2021 年上报机构数仅 2 家，年分娩数 808 人，样本代表性有限，数据仅供参考。

一、剖宫产率

剖宫产术是产科最常见手术，其实施率是反映产科质量的重要指标。NCIS 调查显示在 2017—2020 年，我国剖宫产率保持平稳，2020 年全国剖宫产率均值为 43.79%；初产妇剖宫产率略有上升，2020 年为 40.88%（图 2-2-10-1）。从地域分布看，剖宫产率总体呈现从东北到西南逐渐降低的趋势；剖宫产率和初产妇剖宫产率最高的 3 个省（自治区、直辖市）依此为黑龙江、湖北和吉林，并在近 4 年无明显下降（图 2-2-10-2）。辽宁省 2017—2019 年剖宫产率出现明显下降，2019 年为 52.50%，2020年（53.15%）小幅度上升。

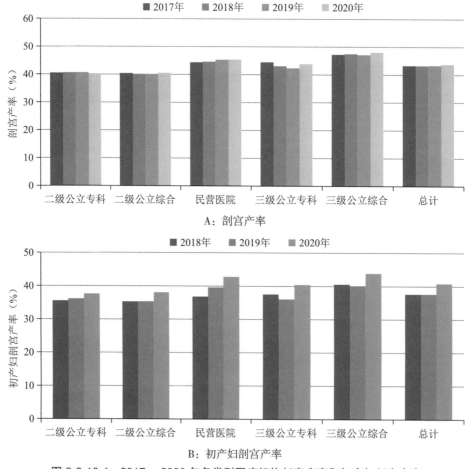

图 2-2-10-1　2017—2020 年各类别医疗机构剖宫产率和初产妇剖宫产率

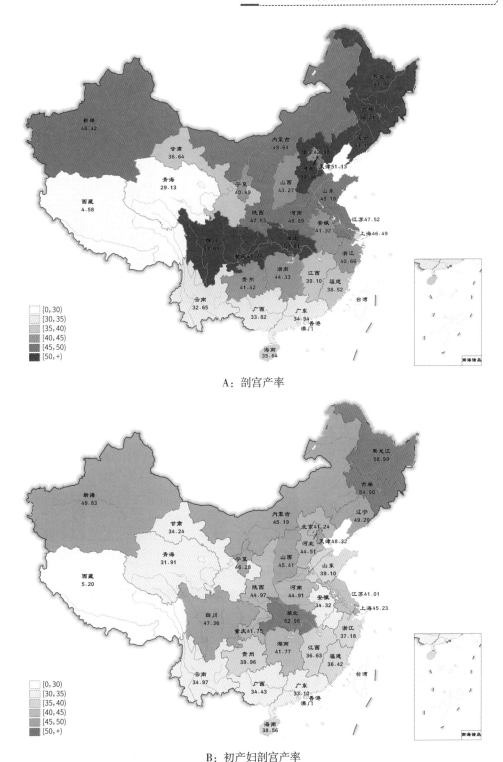

A：剖宫产率

B：初产妇剖宫产率

图 2-2-10-2　2020 年各省（自治区、直辖市）剖宫产率和初产妇剖宫产率（%）

二、阴道分娩会阴切开率和麻醉分娩镇痛率

世界卫生组织（WHO）不提倡在无指征时实施会阴切开术，并建议将会阴切开率控制在 10% 左右。近 4 年 NCIS 数据显示我国会阴切开率逐年下降，从 2017 年的 28.78% 下降到 2020 年的 23.24%（图 2-2-10-3A），这提示助产技术的规范性进一步提高。会阴切开率地域分布与剖宫产率相近，天津、四川、辽宁和黑龙江会阴切开率处于全国高位（图 2-2-10-4A）。

麻醉分娩镇痛是优质产科服务的重要指标。调查显示我国麻醉分娩镇痛率均值从2017年的16.45%上升到2020年的34.98%（图2-2-10-3B）。从地域分布看，麻醉分娩镇痛实施呈现东高西低的趋势，麻醉分娩镇痛率最高的3个省（自治区、直辖市）依此为上海、辽宁和天津，2020年均超过50%；最低的3个省（自治区、直辖市）依次为西藏、宁夏和云南，均低于15%（图2-2-10-4B）。

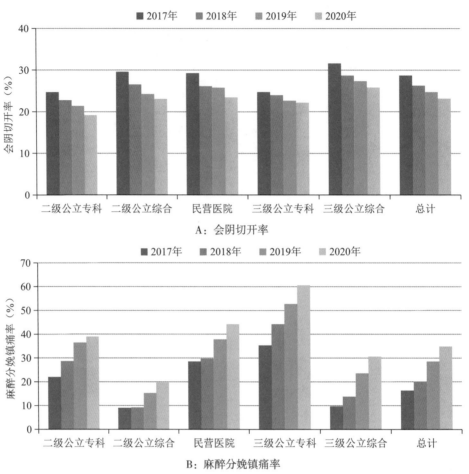

图 2-2-10-3 2017—2020 年各类别医疗机构阴道分娩会阴切开率和麻醉分娩镇痛率

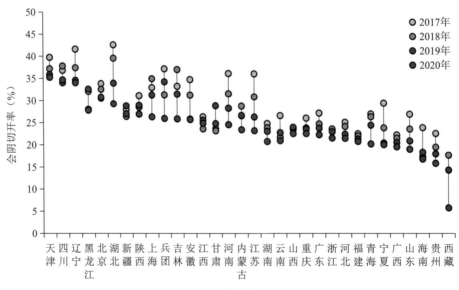

A：会阴切开率

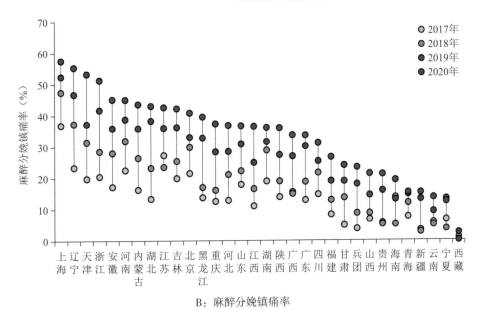

B：麻醉分娩镇痛率

图 2-2-10-4　2017—2020 年各省（自治区、直辖市）阴道分娩会阴切开率和麻醉分娩镇痛率

三、严重产后出血率

严重产后出血是导致育龄期女性子宫切除及孕产妇死亡的首要原因。NCIS 数据显示我国严重产后出血率均值从 2017 年的 0.82% 上升到 2020 年的 0.96%（图 2-2-10-5、2-2-10-6）。在我国，女性生育年龄后移，辅助生殖技术应用增加，双胎妊娠比例提升，围产期合并症和并发症疾病谱改变等人群特征变化，以及对产后出血的重视程度增加、诊断和上报意识提高，均可能是推动严重产后出血发生率上升的原因。各助产机构需要充分运用质量管理工具，摸清现状，剖析原因，开展有针对性的质量改进措施。

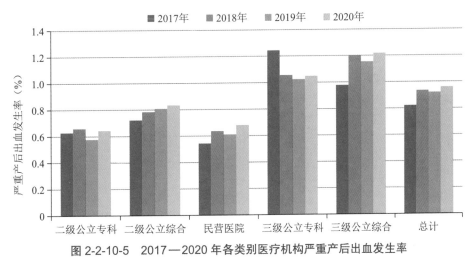

图 2-2-10-5　2017—2020 年各类别医疗机构严重产后出血发生率

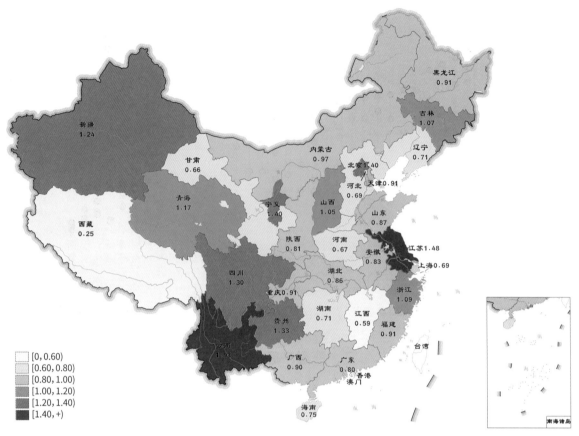

图 2-2-10-6   2020 年各省（自治区、直辖市）严重产后出血发生率

四、足月新生儿窒息发生率

新生儿窒息定义为新生儿 5 分钟 Apgar 评分＜ 7 分，与新生儿不良结局密切相关，反映了胎儿缺氧的识别以及分娩后新生儿窒息复苏技术的实施情况，是产科质量的监测指标。NCIS 调查显示我国足月新生儿窒息发生率近 4 年持续下降，2020 年为 0.66%，相比 2017 年下降 50 个百分点。在地域分布上，足月新生儿窒息发生率呈现西高东低的特征；2020 年新疆、青海、云南、甘肃在全国排名前四，天津、北京最低（图 2-2-10-7）。

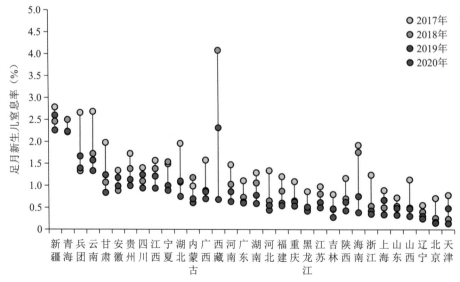

图 2-2-10-7   2017—2020 年各省（自治区、直辖市）足月新生儿窒息发生率

第十一节　儿科专业

本部分数据来源于 NCIS 全国医疗质量抽样调查数据和医院质量监测系统（HQMS）病案首页数据，共包括 23 个省（自治区、直辖市）51 家儿童专科医院，其中三级公立儿童专科医院 40 家，二级公立儿童专科医院 6 家，民营儿童专科医院 5 家。

一、运营管理类指标

1. 门急诊人次

2020 年在 NCIS 系统中完成填报的 39 所儿童专科医院年门急诊人次数为 32 393 029 人次，其中最大值为 2 594 340 人次，最小值为 37 127 人次。

（1）平均门急诊人次

2020 年儿童专科医院平均门急诊人次数为 830 590.49 人次，较 2019 年降低 39.77%。其中三级公立 2020 年平均门急诊人次数为 1 072 438.04 人次，较 2019 年降低 39.60%；二级公立 2020 年平均门急诊人次数为 326 590.50 人次，较 2019 年降低 30.50%；民营医院 2020 年平均门急诊人次数为 81 044.20 人次，较 2019 年降低 44.85%（图 2-2-11-1）。

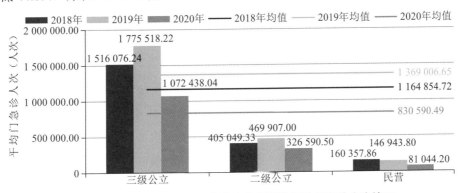

图 2-2-11-1　2018—2020 年儿童专科医院平均门急诊人次情况

（2）每医师平均门急诊人次数

2020 年在 NCIS 系统中完成填报的 39 所儿童专科医院每医师平均门急诊人次数为 2159.25，较 2019 年降低 37.61%，其中最大值为 3738.19，最小值为 807.21。

其中三级公立 2020 年每医师平均门急诊人次数为 2195.05 人次，较 2019 年降低 38.47%；二级公立 2020 年每医师平均门急诊人次数为 1969.39 人次，较 2019 年降低 19.87%；民营医院 2020 年每医师平均门急诊人次数为 1239.21 人次，较 2019 年降低 41.14%（图 2-2-11-2）。

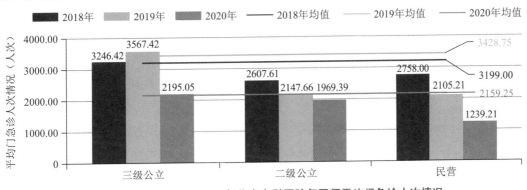

图 2-2-11-2　2018—2020 年儿童专科医院每医师平均门急诊人次情况

2. 出院人次

2020年在NCIS系统种完成填报的39所儿童专科医院年出院人次数为1 166 531人次，其中最大值为81 990人次，最小值为573人次。

（1）平均出院人次数

2020年儿童专科医院住院患儿平均出院人次为37 291.24人次，较2019年减少23.66%。三级公立、二级公立、民营儿童专科医院住院患儿平均出院人次分别为41 044.83人次、8950.50人次和511.00人次，较前两年均有所减少（图2-2-11-3）。

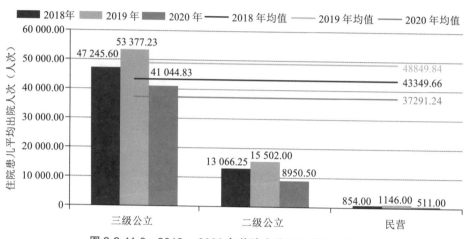

图2-2-11-3　2018—2020年住院患儿平均出院人次情况

（2）每医师平均出院人次数

2020年在NCIS系统中完成填报的39所儿童专科医院每医师平均出院人次数为77.76人次，较2019年降低26.93%，其中最大值为128.54人次，最小值为8.55人次。

其中三级公立2020年每医师平均出院人次数为80.23人次，较2019年降低25.09%；二级公立2020年每医师平均出院人次数为55.99人次，较2019年降低49.35%；民营医院2020年每医师平均出院人次数为40.76人次，较2019年降低41.23%（图2-2-11-4）。

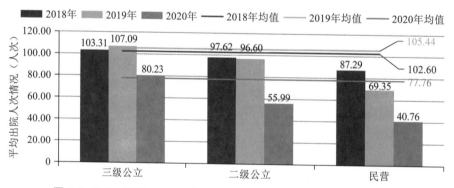

图2-2-11-4　2018—2020年儿童专科医院每医师平均出院人次情况

（3）每注册护士平均出院人次数

2020年在NCIS系统中完成填报的39所儿童专科医院每注册护士平均出院人次数为50.31人次，较2019年降低25.33%，其中最大值为95.35人次，最小值为9.71人次。

其中三级公立2020年每注册护士平均出院人次数为51.91人次，较2019年降低23.51%；二级公立2020年每注册护士平均出院人次数为36.32人次，较2019年降低50.72%；民营医院2020年每注册护士平均出院人次数为25.98人次，较2019年降低30.34%（图2-2-11-5）。

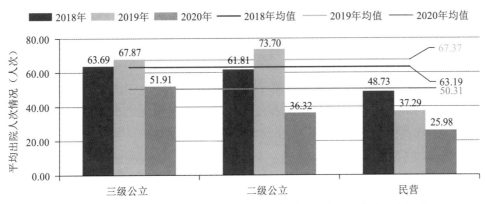

图 2-2-11-5 2018—2020 年儿童专科医院每注册护士平均出院人次情况

（4）每床位平均出院人次数

2020 年在 NCIS 系统中完成填报的 39 所儿童专科医院每床位平均出院人次数为 36.53 人次，较 2019 年降低 26.53%，其中最大值为 60.22 人次，最小值为 5.51 人次。

其中三级公立 2020 年每床位平均出院人次数为 38.14 人次，较 2019 年降低 24.34%；二级公立 2020 年每床位平均出院人次数为 22.01 人次，较 2019 年降低 52.80%；民营医院 2020 年每床位平均出院人次数为 21.29 人次，较 2019 年降低 34.91%（图 2-2-11-6）。

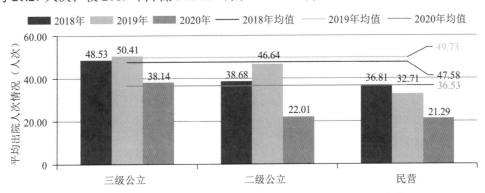

图 2-2-11-6 2018—2020 年儿童专科医院每床位平均出院人次情况

3. 手术人次

（1）住院患儿平均手术人次

2020 年儿童专科医院住院患儿平均手术人次为 11 583.31 人次，较 2019 年减少 9.53%。2018—2020 年住院患儿平均手术人次情况如图 2-2-11-7 所示。

2020 年，三级公立、二级公立、民营儿童专科医院住院患儿平均手术人次分别为 12 847.63 人次、1835.50 人次、2.00 人次，较 2019 年有所降低，但高于 2018 年水平。

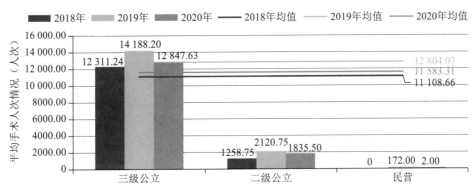

图 2-2-11-7 2018—2020 年儿童专科医院住院患儿平均手术人次情况

（2）手术人次占出院人次比例

2020年儿童专科医院手术人次占出院人次比例为31.06%，2018—2020年呈现逐年提高的趋势（图2-2-11-8）。

2020年，三级公立、二级公立和民营儿童专科医院手术人次占该类别医院出院人次的比例分别为31.30%、20.51%、0.39%。2018—2020年，三级公立、二级公立儿童专科医院住院患儿手术人次占出院人次比例呈现逐年提高的趋势。

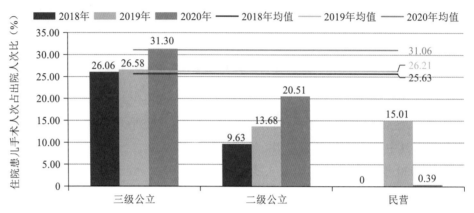

图 2-2-11-8　2018—2020 年儿专医院住院患儿手术人次占出院人次比

4. 平均住院日

2020年儿童专科医院平均住院日6.54天，较2019年有所升高（6.50天），但低于2018年水平（6.68天），如图2-2-11-9所示。

2020年，三级公立、二级公立、民营儿童专科医院住院患儿平均住院日分别为6.52天、7.13天和3.80天。三级公立儿童专科医院住院患儿平均住院日与前两年基本持平，二级公立儿童专科医院呈现逐年下降趋势，民营儿童专科医院呈现逐年升高趋势。

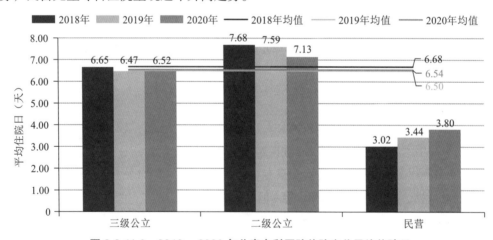

图 2-2-11-9　2018—2020 年儿童专科医院住院患儿平均住院日

二、医疗质量类指标

1. 住院死亡率

2020年儿童专科医院住院患儿总死亡率、手术患儿死亡率、新生儿住院死亡率、5岁以下儿童住院死亡率分别为0.09%、0.07%、0.36%和0.11%，其中住院患儿总死亡率、手术患儿死亡率、5岁以下儿童住院死亡率较2019年有所下降，新生儿住院死亡率较2019年有所升高，见图2-2-11-10。

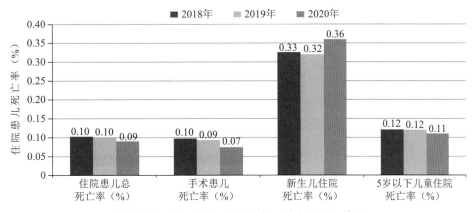

图 2-2-11-10　2018—2020 年住院患儿死亡情况

2020 年，三级公立、二级公立、民营儿童专科医院住院患儿总死亡率分别为 0.10%、0.03% 和 0，其中手术患儿死亡率分别为 0.08%、0、0，5 岁以下儿童住院死亡率分别为 0.11%、0.03%、0，新生儿住院死亡率分别为 0.36%、0、0，如图 2-2-11-11。

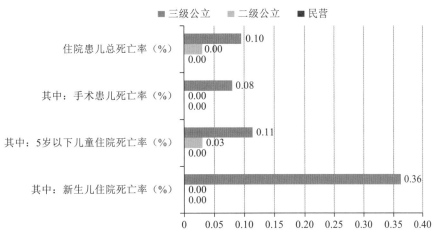

图 2-2-11-11　2020 年不同类别儿童专科医院住院患儿死亡情况

2. 非预期再入院情况

2020 年儿童专科医院出院 31 天内非预期再入院率为 2.18%，其中出院当天、出院 2～15 天、出院 16～31 天的非预期再入院率分别为 0.08%、1.25% 和 0.86%。2018—2020 年非预期再入院率呈现逐年降低的趋势，见图 2-2-11-12。

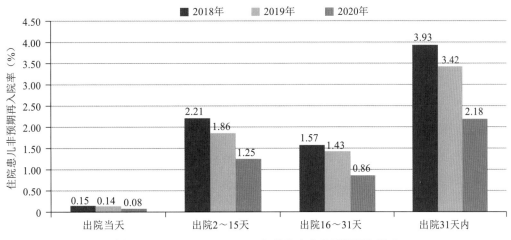

图 2-2-11-12　2018—2020 年住院患儿非预期再入院率

　　2020 年，三级公立、二级公立、民营儿童专科医院出院 31 天内非预期再入院率分别为 2.19%、1.82% 和 2.01%，其中出院当天非预期再住院率分别为 0.08%、0.02% 和 0.00%，出院 2 ～ 15 天非预期再住院率分别为 1.26%、0.91% 和 0.67%，出院 16 ～ 31 天非预期再住院率分别为 0.86%、0.89% 和 1.34%，如图 2-2-11-13 所示。

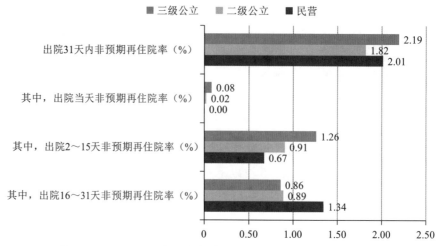

图 2-2-11-13　2020 年儿童专科医院住院患儿非预期再住院情况

第十二节 呼吸内科专业

本部分数据来源于国家医疗质量管理与控制信息网（www.ncis.cn）全国医疗质量抽样调查数据，共收集 4197 家综合医院的 2020 年度数据，经数据清洗，最终纳入 2347 家综合医院数据，其中，委属委管医院 22 家，三级公立医院 772 家（不包括委属委管医院），三级民营医院 98 家，二级公立医院 1069 家，二级民营医院 386 家。

一、成人社区获得性肺炎（CAP）住院患者进行严重程度评估的比例

2020 年住院 CAP 患者住院期间行严重程度评估的平均比例为 87.34%，高于 2019 年的 65.38%。其中除委属委管医院外，其余医院均较 2019 年升高。三级医院中最高的为上海、宁夏、广西，最低的为青海、云南、广东。二级医院中最高的为海南、吉林、黑龙江，最低的为宁夏、新疆生产建设兵团（以下简称"新疆兵团"）、四川（图 2-2-12-1、图 2-2-12-2）。

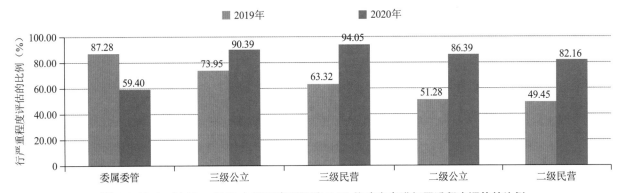

图 2-2-12-1 2019—2020 年不同类别医院 CAP 住院患者进行严重程度评估的比例

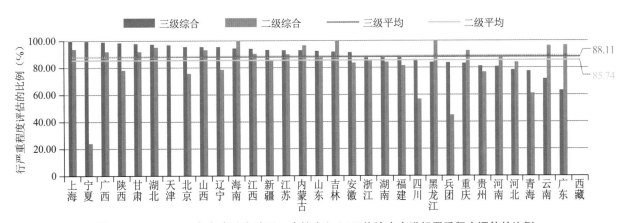

图 2-2-12-2 2020 年各省（自治区、直辖市）CAP 住院患者进行严重程度评估的比例

二、慢性阻塞性肺病急性加重（AECOPD）住院患者出院时处方长期维持吸入药物的比例

2020 年全国医院慢阻肺住院患者出院时处方长期维持吸入药物的比例均值为 78.89%；其中三级医院为 84.90%（委属委管医院 71.28%，三级公立 85.39%，三级民营 82.37%），高于二级医院 70.43%（二级公立 72.37%，二级民营 63.36%）。公立医院高于民营医院，三级公立医院最高，二级民营医院最低。三级医院中最高的为青海、山西、湖南，最低的为四川、海南、天津。二级医院中最高的为海南、北

京、上海，最低的为甘肃、黑龙江、青海（图2-2-12-3、图2-2-12-4）。

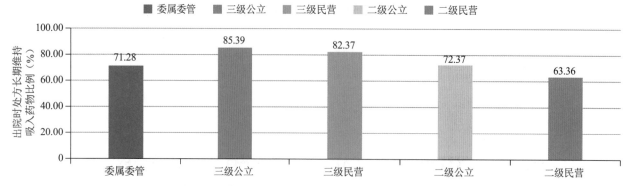

图 2-2-12-3　2020 年全国各类别医院慢阻肺住院患者出院时处方长期维持吸入药物比例均值

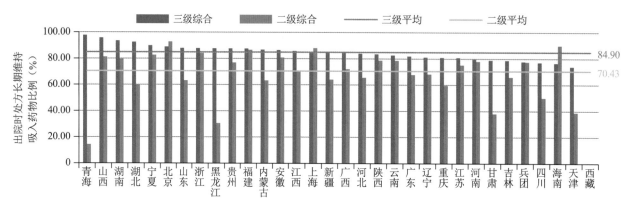

图 2-2-12-4　2020 年各省（自治区、直辖市）慢阻肺住院患者出院时处方长期维持吸入药物比例均值分布

三、肺栓塞（PTE）患者住院期间抗凝治疗比例

2020 年全国肺栓塞患者住院期间抗凝治疗的比例为 94.12%，其中三级医院为 95.15%，高于二级医院 88.71%。二级民营医院最低（74.35%）且较既往 4 年有所下降，其他各类别医院均较高。三级医院中最高的为天津、上海、江西，最低的为云南、青海、新疆。二级医院中最高的为青海、新疆、天津、新疆建设兵团，最低的为甘肃、辽宁、西藏（图2-2-12-5～图2-2-12-7）。

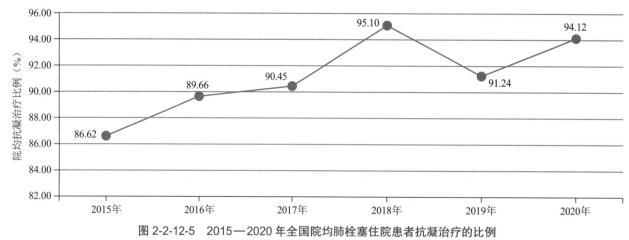

图 2-2-12-5　2015—2020 年全国院均肺栓塞住院患者抗凝治疗的比例

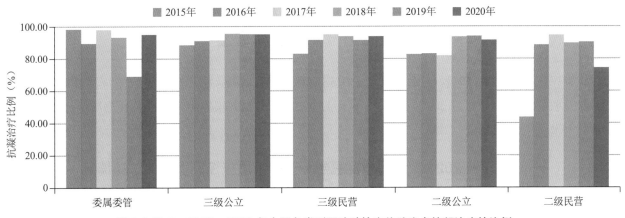

图 2-2-12-6　2015—2020 年全国各类别医院肺栓塞住院患者抗凝治疗的比例

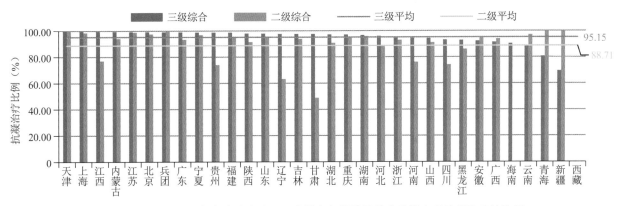

图 2-2-12-7　2020 年各省（自治区、直辖市）医院肺栓塞住院患者抗凝治疗的比例

四、呼吸科可弯曲支气管镜检查相关严重并发症的比例

2020 年全国呼吸科可弯曲支气管镜检查相关严重并发症的比例为 0.10%，低于 2019 年的 0.24%。其中，委属委管医院、二级民营医院较 2019 年增加，三级公立医院、二级公立医院较 2019 年降低，三级民营医院近两年持平（图 2-2-12-8）。三级医院中最高的为北京（0.35%）、青海（0.17%）、云南（0.16%）。二级医院中最高的为青海（3.33%）、陕西（2.18%）、安徽（0.87%）。

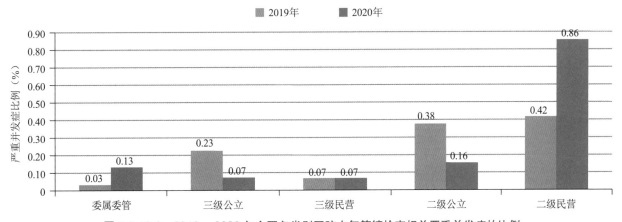

图 2-2-12-8　2019—2020 年全国各类别医院支气管镜检查相关严重并发症的比例

第十三节 重症医学专业

本部分数据来源于国家医疗质量管理与控制信息网（www.ncis.cn）全国医疗质量抽样调查数据，2021 年共收集 11 763 家医院 2020 年 1 月 1 日—12 月 31 日数据，根据纳入标准及数据质量，最终共纳入 3919 家医疗机构数据进行分析（表 2-2-13-1）。

一、2017—2020 年全国重症医学专业医疗质量控制指标的总体情况

表 2-2-13-1 2017—2019 全国重症医学专业质控数据总体结果

序号	质控指标	2017 年	2018 年	2019 年	2020 年
1	ICU 患者收治率（%）	2.22	2.06	2.08	2.07
2	ICU 患者收治床日率（%）	3.13	1.6	1.86	1.08
3	APACHE Ⅱ 评分 ≥ 15 分患者收治率（%）	46.33	47.37	45.54	49.57
4	感染性休克诊断率（%）	8.26	8.61	8.83	8.55
5	3 h 集束化治疗完成率（%）	79.94	80.65	82.09	80.64
6	6 h 集束化治疗完成率（%）	68.3	71.09	71.65	78.95
7	抗菌药物治疗前病原学送检率（%）	82.56	78.14	79.08	52.12
8	DVT 药物预防率（%）	28.28	30.32	31.29	30.32
9	DVT 机械预防率（%）	36.13	48.4	47.61	49.78
10	DVT 下腔静脉滤器预防率（%）	0.42	0.64	0.66	0.51
11	非计划气管插管拔管率（%）	2.29	1.81	1.75	1.48
12	气管插管拔管后 48 h 内再插管率（%）	2.58	2.44	2.21	2.07
13	非计划转入 ICU 率（%）	8.97	8.64	8.34	4.5
14	转出 ICU 后 48 h 内重返率（%）	1.59	1.22	1.22	0.91
15	患者病死率（%）	8.09	8.3	7.62	8.03
16	VAP 发病率（‰）	10.5	9.58	8.16	5.93
17	CRBSI 发病率（‰）	2.19	2.07	1.55	1.07
18	CAUTI 发病率（‰）	2.97	2.7	2.13	1.19

二、2020 年全国重症医学专业重点医疗质量控制指标完成情况分析

（一）深静脉血栓药物预防率

2018—2020 年，全国不同类别医院 ICU 深静脉血栓药物预防率平均值均在 30% 以上，2019 年最

高（31.29%）（图 2-2-13-1）。但委属委管医院和二级医院深静脉血栓的预防率在近 3 年呈现连续下降的趋势，需加强相关指标的监测和管理（图 2-2-13-2）。

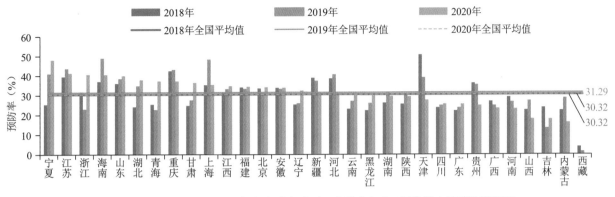

图 2-2-13-1 2018—2020 年各省（自治区、直辖市）ICU 深静脉血栓药物预防率

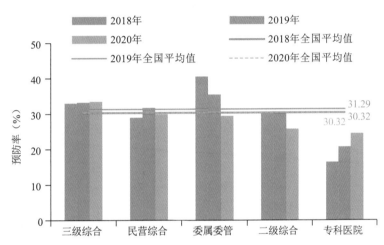

图 2-2-13-2 2020 年不同类别医院 ICU 深静脉血栓药物预防率

（二）ICU 每千机械通气日呼吸机相关性肺炎（VAP）发生率

2018—2020 年，全国 ICU 每千机械通气日呼吸机相关性肺炎发生率呈现连续下降趋势（图 2-2-13-3）。2020 年该指标的全国平均值为 5.93‰，明显低于 2018 年（9.33‰）与 2019 年（7.91‰）（图 2-2-13-4）。

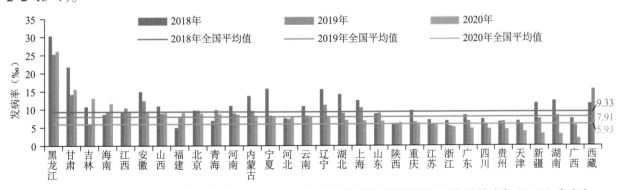

图 2-2-13-3 2018—2020 各省（自治区、直辖市）年 ICU 每千机械通气日呼吸机相关性肺炎（VAP）发生率

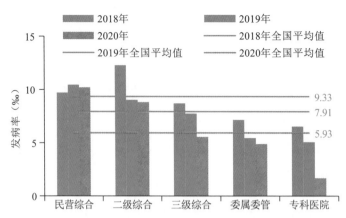

图 2-2-13-4　2018—2020 年不同类别医院 ICU 每千机械通气日呼吸机相关性肺炎（VAP）发生率

（三）ICU 每千导管日血管内导管相关血流感染（CRBSI）发生率

ICU 每千导管日血管内导管相关血流感染发生率在近三年连续下降。2020 年该指标全国平均值为1.07‰，明显低于 2018 年（2.02‰）与 2019 年（1.54‰）（图 2-2-13-5）。但民营医院出现连续 3 年的上升，需在后续重点关注（图 2-2-13-6）。

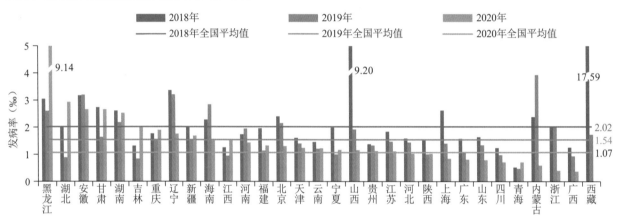

图 2-2-13-5　2018—2020 年各省（自治区、直辖市）ICU 每千导管日血管内导管相关血流感染发生率

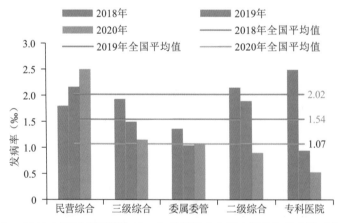

图 2-2-13-6　2018—2020 年不同类别医院 ICU 每千导管日血管内导管相关血流感染（CRBSI）发生率

（四）ICU 每千导管日导尿管相关泌尿系感染（CAUTI）发生率

ICU 每千导管日导尿管相关泌尿系感染发生率在近三年连续下降。2020 年该指标的全国平均值为1.19‰，明显低于 2018 年（2.55‰）与 2019 年（2.11‰）（图 2-2-13-7）。但需要重视的是，委属委管医院出现小幅度的指标上升，需加以关注（图 2-2-13-8）。

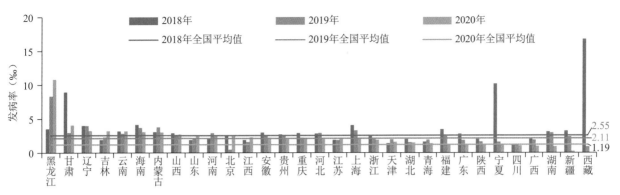

图 2-2-13-7　2018—2020 年各省（自治区、直辖市）ICU 每千导管日导尿管相关泌尿系感染发生率

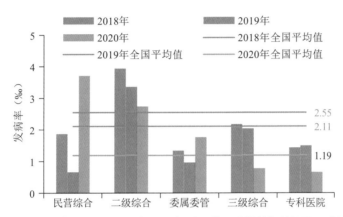

图 2-2-13-8　不同类别医院 2020 年 ICU 每千导管日导尿管相关泌尿系感染发生率

　　ICU 每千机械通气日呼吸机相关性肺炎发生率、每千导管日血管内导管相关血流感染发生率和每千导管日导尿管相关泌尿系感染发生率三大指标的持续下降与国家重症质控中心质量提升行动的开展密不可分，引起了各医疗机构对于该三项指标的重视，并做出了相应的措施进行改进，取得了显著的效果。

第十四节 麻醉专业

麻醉专业分析数据来源于全国医疗质量数据抽样调查系统，经数据清洗，最终纳入分析样本医院6071家。其中，三级公立综合（含委属委管综合25家）1349家，二级公立综合2302家，三级民营综合113家，二级民营综合729家，三级儿童专科29家，二级儿童专科9家，三级妇产专科28家，二级妇产专科156家，三级妇幼保健院188家，二级妇幼保健院655家，三级妇儿专科6家，二级妇儿专科13家，三级肿瘤专科58家，二级肿瘤专科30家，三级精神专科59家，二级精神专科37家，三级传染病专科66家，二级传染病专科21家，三级心血管/心脑血管专科24家，三级口腔专科45家，二级口腔专科24家，三级眼科专科32家，二级眼科专科33家，三级康复专科7家，二级康复专科26家，三级其他专科9家，二级其他专科23家。

西藏自治区2020年纳入分析的医院数较少，相关数据仅供参考。

一、麻醉科学科结构情况

2020年医疗机构手术科室/麻醉科固定在岗本院医师人数比与2019年数据相比，综合医院中仅委属委管综合医院有所下降，民营三级综合医院有所上升，其余类型综合医院无明显变化（图2-2-14-1）。

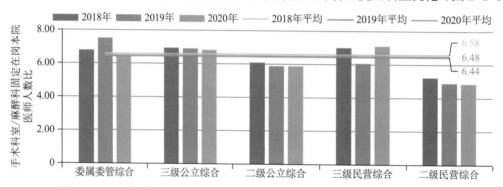

图 2-2-14-1 各类综合医疗机构手术科室/麻醉科固定在岗本院医师人数比

表 2-2-14-1 各类专科医疗机构手术科室/麻醉科固定在岗本院医师人数比

专科类别	2018年		2019年		2020年	
	三级	二级	三级	二级	三级	二级
儿童专科	4.47	6.55	4.56	3.84	4.26	3.88
妇产专科	6.38	3.42	5.01	3.31	5.98	3.31
妇幼保健院	5.15	4.38	5.03	4.29	5.54	4.27
妇儿专科	4.80	3.09	6.58	4.44	2.74	3.71
肿瘤专科	5.35	3.72	5.51	4.18	5.64	4.01
精神专科	6.06	3.75	4.34	4.24	3.90	3.64
传染病专科	4.75	3.68	4.55	3.39	4.36	3.63
心血管专科	/	/	6.89	/	4.77	/
口腔专科	4.01	6.02	3.33	3.06	3.29	3.52
眼科专科	/	/	/	/	8.66	9.12
康复专科	/	/	/	/	7.31	4.33
其他专科					5.89	3.44
专科平均	5.03	4.25	5.05	4.07	5.28	4.13

　　从地区分布上来看，各省（自治区、直辖市）目前仍存在较大差异。公立综合医院手术科室／麻醉科固定在岗本院医师人数比最高的为甘肃、吉林、山东，最低的为宁夏、新疆、四川。各省（自治区、直辖市）公立综合医院手术科室／麻醉科固定在岗本院医师人数比如图 2-2-14-2 所示。

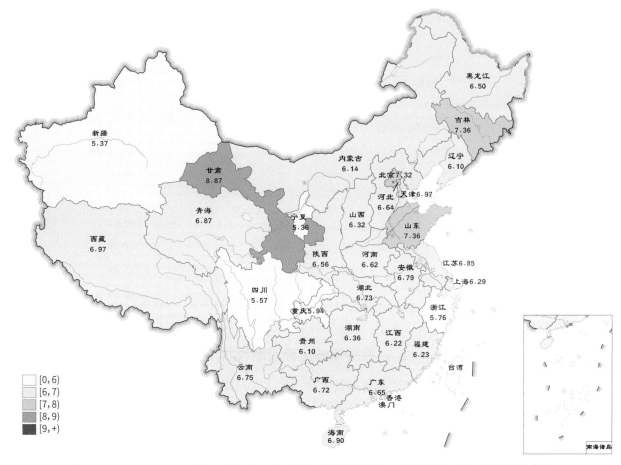

图 2-2-14-2　各省（自治区、直辖市）公立综合医院手术科室／麻醉科固定在岗本院医师人数比

　　麻醉门诊的开设有助于将麻醉评估的时间提前至患者住院前，有利于复杂并发症患者的术前功能状态调整及日间手术患者的评估，也是提升麻醉质量的重要举措。2020 年麻醉门诊开设率与 2019 年数据相比，综合医院中除二级民营综合医院外，其他类型综合医院无明显变化。妇产医院、妇幼保健院、肿瘤专科医院等有较明显升高。综合医疗机构麻醉门诊开设率为 39.92%、专科医疗机构麻醉门诊开设率为 40.00%，需要继续推进完善。各类医疗机构麻醉门诊开设率如图 2-2-14-3、表 2-2-14-2 所示。

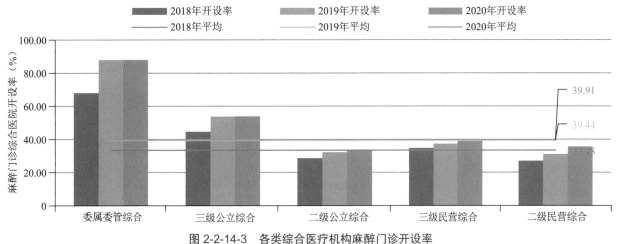

图 2-2-14-3　各类综合医疗机构麻醉门诊开设率

301

表 2-2-14-2　各类专科医疗机构麻醉门诊开设率（%）

专科类别	2018 年		2019 年		2020 年	
	三级	二级	三级	二级	三级	二级
儿童专科	52.94	38.46	44.83	35.71	48.28	22.22
妇产专科	55.56	43.70	66.67	46.79	71.43	57.69
妇幼保健院	32.69	30.13	45.22	35.07	50.53	41.37
妇儿专科	100.00	33.33	66.67	61.54	66.67	38.46
肿瘤专科	42.86	20.83	46.43	15.38	50.00	23.33
精神专科	30.77	17.14	15.38	29.17	25.42	13.51
传染病专科	20.00	13.33	20.00	5.26	21.21	14.29
心血管专科	10.00	/	21.05	/	29.17	/
口腔专科	40.54	33.33	40.54	44.44	42.22	37.50
眼科专科	/	/	/	/	15.63	15.15
康复专科	/	/	/	/	28.57	19.23
其他专科	/	/	/	/	11.11	30.43
专科平均	35.16	31.56	38.69	36.58	40.83	39.82

二、麻醉期间体温监测现状

围术期患者，因行手术治疗可能需要暴露较大面积的体表 / 体腔，而麻醉下又可能抑制机体热量产生，导致围术期患者易出现低体温情况。体温降低会影响患者主观舒适度，同时也会影响药物代谢、凝血等功能，需要予以关注。

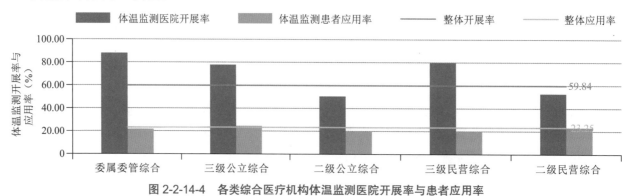

图 2-2-14-4　各类综合医疗机构体温监测医院开展率与患者应用率

表 2-2-14-3　各类专科医疗机构体温监测医院开展率与患者应用率（%）

专科类别	医院开展率		患者应用率	
	三级	二级	三级	二级
儿童专科	89.66	88.89	46.74	77.40
妇产专科	57.14	57.05	27.56	30.54
妇幼保健院	68.62	41.07	25.94	20.87
妇儿专科	100.00	76.92	11.36	46.06
肿瘤专科	74.14	56.67	39.95	31.36

专科类别	医院开展率		患者应用率	
	三级	二级	三级	二级
精神专科	38.98	35.14	36.67	45.59
传染病专科	59.09	47.62	16.65	13.33
心血管专科	95.83	/	49.71	/
口腔专科	60.00	54.17	62.27	21.79
眼科专科	50.00	45.45	32.88	24.09
康复专科	42.86	46.15	/	18.16
其他专科	77.78	60.87	23.42	34.51
专科平均	64.97	45.76	30.94	24.47

从地区分布上来看，各省（自治区、直辖市）的体温监测患者应用率有较大差距，最高的 3 个省（自治区、直辖市）分别为天津、湖南和江苏；最低的 3 个省（自治区、直辖市）分别为宁夏、江西和甘肃。各省（自治区、直辖市）公立综合医院体温监测患者应用率如图 2-2-14-5 所示。

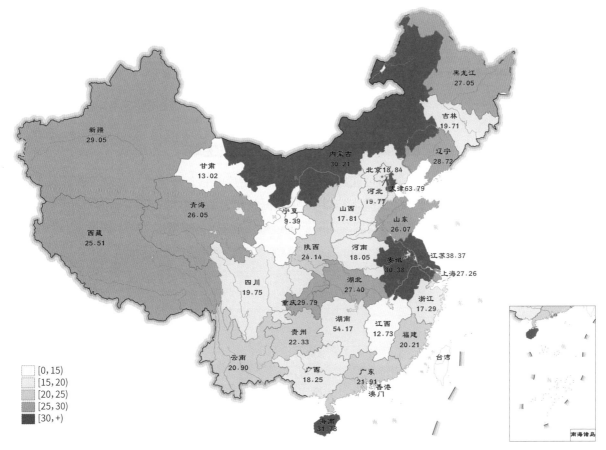

图 2-2-14-5　各省（自治区、直辖市）医疗机构体温监测患者应用率（%）

三、麻醉后 24 小时内死亡率

与 2019 年相比，各类型综合医院的麻醉后 24 小时死亡率均呈现不同程度的上升。在地区分布上，三级公立医院（含委属委管医院）麻醉后 24 小时内平均死亡率最高的地区为江西，最低的为海南；二级公立医院麻醉后 24 小时内平均死亡率最高的地区为新疆，最低的为西藏（为 0）（图 2-2-14-6、图 2-2-14-7）。

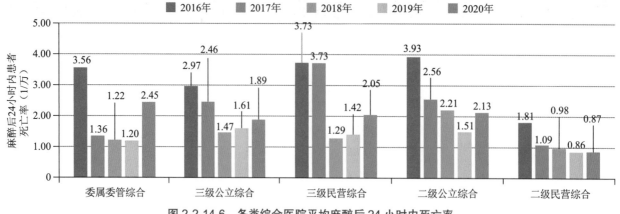

图 2-2-14-6　各类综合医院平均麻醉后 24 小时内死亡率

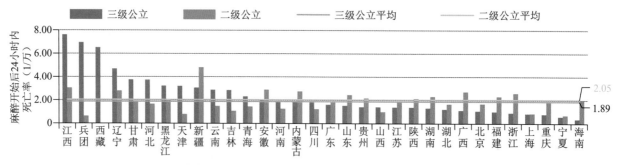

图 2-2-14-7　各省（自治区、直辖市）综合医院平均麻醉后 24 小时内死亡率

四、麻醉期间严重过敏反应发生率

麻醉期间严重过敏反应是麻醉期间可能出现的需要立即治疗的紧急情况之一，对于麻醉医生而言，及时的发现与诊治将大大改善患者的预后。与 2019 年数据相比，各类型综合医院麻醉期间严重过敏反应发生率均有所升高。各类综合医院平均麻醉期间严重过敏反应发生率如图 2-2-14-8 所示。

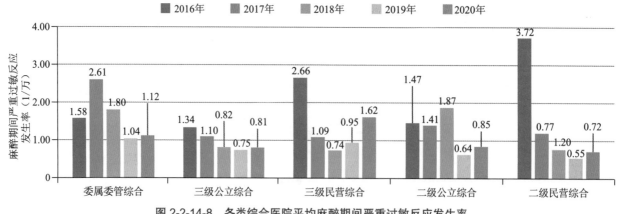

图 2-2-14-8　各类综合医院平均麻醉期间严重过敏反应发生率

第十五节　急诊专业

2020 年急诊专业的数据来源于 NCIS 全国医疗质量抽样调查系统，共 8826 家二级以上医疗机构填报了急诊专业相关数据。按照数据填报完整度、逻辑性等原则进行数据整理，最终纳入 5333 家综合医疗机构数据进行分析，其中，委属委管 44 家，三级公立 1418 家（不包含委属委管）、二级公立 2880 家、民营医院 991 家。

一、院内心搏骤停患者复苏成功率

复苏患者代表了急诊最危重的病患群，是急诊质控工作的重点。2020 年调查数据显示，我国各级医院院内心搏骤停患者复苏成功率为 33.7～38.2%，除委属委管医院保持在较高位、相对稳定外，三级公立、二级公立及民营医院（均为综合医院，下同）复苏成功率较 2019 年明显提高，逐步接近委属委管医院复苏成功率，说明我国急诊医疗质量安全水平正在提升。

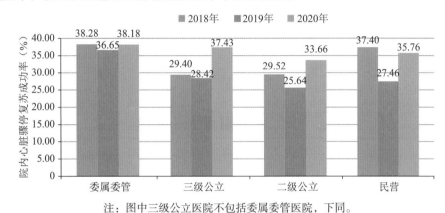

注：图中三级公立医院不包括委属委管医院，下同。

图 2-2-15-1　2018-2020 年各类医院院内心搏骤停患者复苏成功率（%）

从地区维度看，院内心搏骤停患者复苏成功率居于前 4 位的分别为湖南、广东、广西及北京，均高于 40%；大部分地区在 35% 左右；宁夏、黑龙江及天津低于 30%，需加以关注（图 2-2-15-2）。

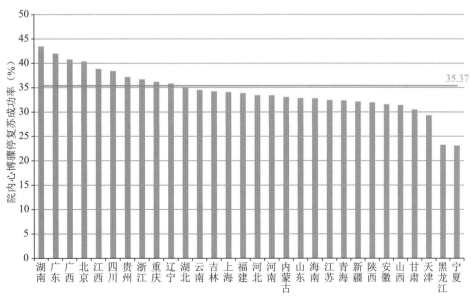

图 2-2-15-2　2020 年各省（自治区、直辖市）院内心搏骤停患者复苏成功率（%）

二、急诊抢救室患者死亡率

急诊抢救室患者死亡率，即急诊急危重症患者死亡率，是反映急诊急危重症救治水平的重要指标。2018—2020 年医院急诊抢救室患者死亡率总体呈下降趋势，二级公立医院和民营医院明显高于三级公立医院（图 2-2-15-3）。下一步，需要重点关注二级公立医院及民营医院的急危重症救治能力和质量控制水平。

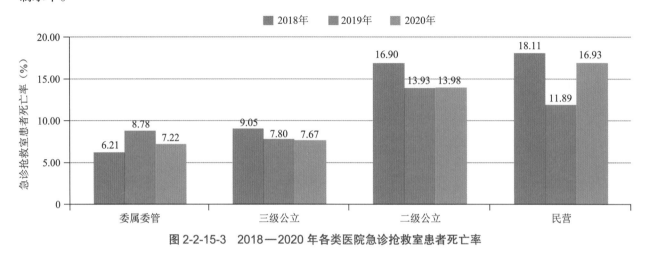

图 2-2-15-3　2018—2020 年各类医院急诊抢救室患者死亡率

三、抢救室滞留时间

抢救室滞留时间是急诊危重症患者绿色通道通畅性指标。2020 年委属委管医院急诊抢救室患者平均滞留时间为 613.70 分钟，中位数为 283 分钟，仍明显高于其他类别医院。由于委属委管医院承担大量危重患者的救治工作，滞留现象一直较为突出，近 3 年数据显示委属委管医院滞留现象正逐年改善，2020 年抢救室滞留时间较 2019 年下降 60.88%（图 2-2-15-4）。

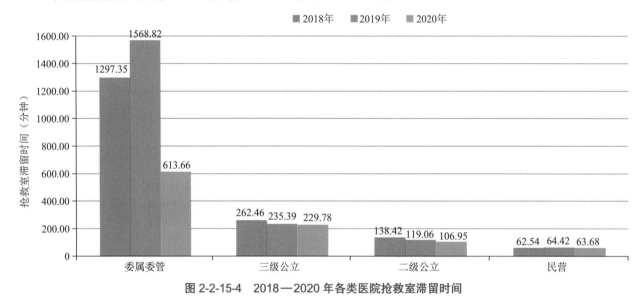

图 2-2-15-4　2018—2020 年各类医院抢救室滞留时间

四、急诊患者抗菌药物使用率

抗菌药物应用的管理一直是医疗机构管理和医疗质量安全的核心内容之一，规范抗菌药物应用也成为急诊医疗质量管理的重要指标之一。在抽样医院数据中，2020 年委属委管医院急诊患者抗菌药使用率为21.32%，三级公立为16.77%，二级公立为15.32%，民营医院为16.58%，除委属委管医院外，其余各级医院均值接近。其中，委属委管医院略高，考虑与其接收了较多危重患者相关。整体而言，2018—2020年急诊患者抗菌药物使用率呈下降趋势，体现出抗菌药物应用管理更加规范化。

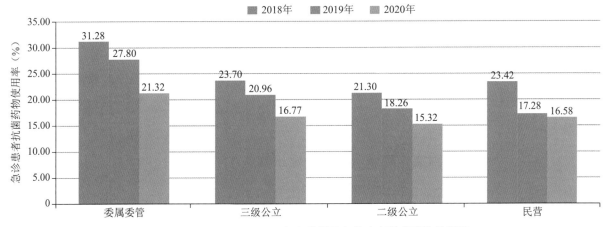

图 2-2-15-5　2018—2020 年各类医院急诊患者抗菌药物使用率

第十六节　肿瘤专业

2020年度共有2910家医院参加肿瘤专业全国医疗质量抽样调查。按医院等级分布，三级医院1474家，二级医院1431家，未定级医院5家；按医院类型分布，综合医院2812家，肿瘤专科医院98家；按医院所有制分布，公立医院2596家，民营医院314家；在设置肿瘤科方面，综合医院中有2479家（88%）医院设有肿瘤科。按照数据填报完整度、逻辑性等原则进行数据清洗与整理，最终纳入2230家二、三级医院数据进行分析，主要分析肺癌、胃癌、肝癌、结直肠癌和乳腺癌5个癌种医疗质量管理控制情况。

一、肿瘤住院患者治疗前完成临床TNM分期比例

2020年二、三级医院5个癌种住院患者治疗前完成临床TNM分期比例平均值为65.36%，其中，胃癌最高（66.80%），肝癌最低（59.66%）；按省（自治区、直辖市）分布，青海最高（90.67%），海南最低（34.07%）。具体如图2-2-16-1、图2-2-16-2所示。

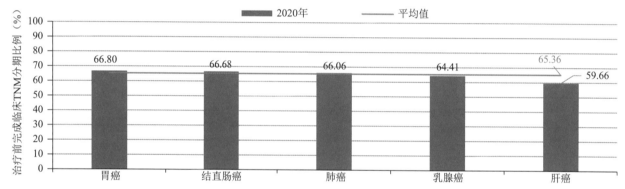

图2-2-16-1　5个癌种住院患者治疗前完成临床TNM分期比例

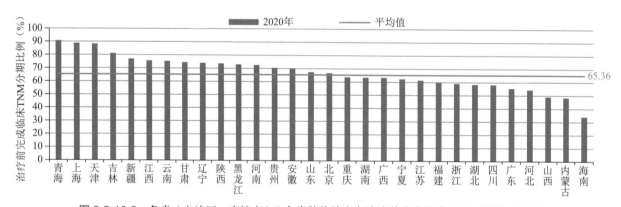

图2-2-16-2　各省（自治区、直辖市）5个癌种住院患者治疗前完成临床TNM分期比例分布

二、肿瘤住院患者治疗前完成病理诊断比例

2020年二、三级医院5个癌种住院患者治疗前完成病理诊断比例平均值为60.47%，其中，胃癌最高（67.23%），肝癌最低（41.37%）；按省（自治区、直辖市）分布，天津最高（81.12%），青海最低（33.99%）。具体见图2-2-16-3、图2-2-16-4。

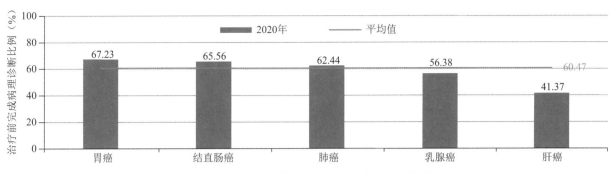

图 2-2-16-3 5 个癌种住院患者治疗前完成病理诊断比例

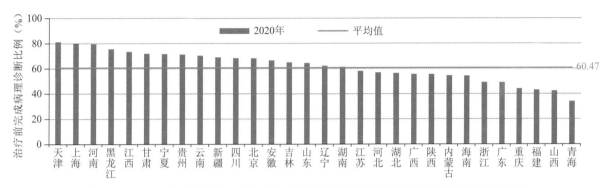

图 2-2-16-4 各省（自治区、直辖市）5 个癌种住院患者治疗前完成病理诊断比例分布

三、肿瘤住院患者术后病理报告合格比例

2020 年二、三级医院 4 个癌种（肺癌、胃癌、肝癌、乳腺癌）住院患者术后病理报告合格比例平均值为 84.56%，其中，胃癌最高（90.83%），肝癌最低（62.59%）；按省（自治区、直辖市）分布，天津最高（96.95%），江西最低（65.42%）。具体如图 2-2-16-5、图 2-2-16-6 所示。

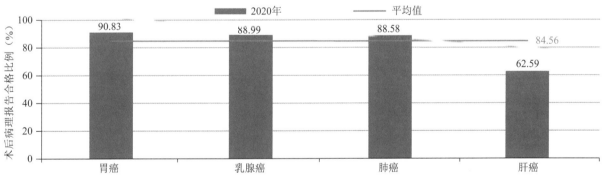

图 2-2-16-5 4 个癌种住院患者术后病理报告合格比例

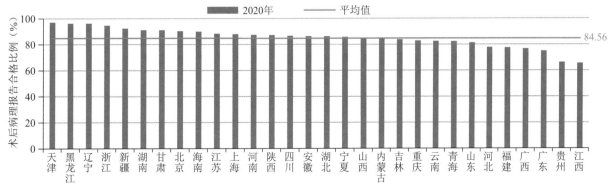

图 2-2-16-6 各省（自治区、直辖市）4 个癌种住院患者术后病理报告合格比例分布

第十七节　病理专业

2020年病理专业的数据来源于NCIS全国医疗质量抽样调查系统，按照数据填报完整度、逻辑性等原则进行数据清洗，最终有2708家医疗机构纳入分析，其中，三级公立医院1401家（含委属委管医院23家），二级公立医院1088家，民营医院219家。

一、术中快速病理诊断及时率

2020年度委属委管医院、三级公立医院、二级公立医院及民营医院的平均术中快速病理诊断及时率分别为95.04%、96.84%、96.84%及97.23%，较2019年及时率均有所增加，均值在2019年的基础上提升了1个百分点，显示出术中病理报告发出的及时程度，缩短了手术医师的等待时间/手术时间（图2-2-17-1、图2-2-17-2）。

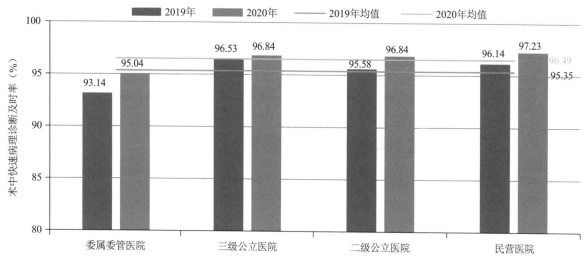

图 2-2-17-1　不同级别医院术中快速病理诊断及时率

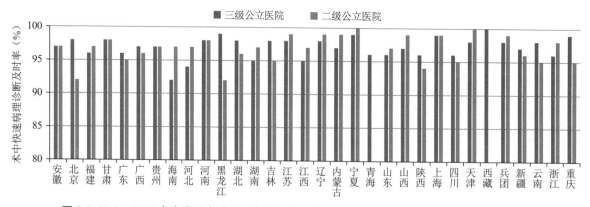

图 2-2-17-2　2020年各省（自治区、直辖市）二级、三级公立医院术中快速病理诊断及时率

二、小活检标本病理诊断及时率

2020年度委属委管医院、三级公立医院、二级公立医院及民营医院的小活检病理诊断及时率分别为95.76%、97.83%、97.48%及98.04%，稳定在95%以上，其中民营医院小活检标本病理诊断及时率实现大幅增长（图2-2-17-3、图2-2-17-4）。

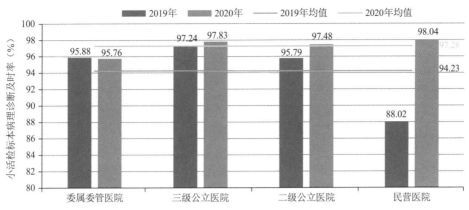

图 2-2-17-3　不同级别医院小活检标本病理诊断及时率对比

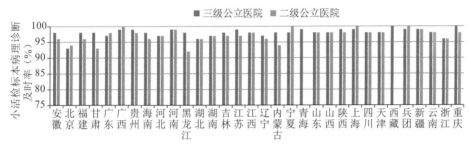

图 2-2-17-4　2020 年各省（自治区、直辖市）三级、二级公立医院小活检标本病理诊断及时率

三、术中快速诊断与石蜡诊断符合率

　　2020 年度委属委管医院、三级公立医院、二级公立医院及民营医院的术中快速诊断与石蜡诊断符合率分别为 98.79%、99.07%、98.78% 及 99.13%，诊断一致性较高，从侧面反映了病理术中快速诊断高准确性（图 2-2-17-5、图 2-2-17-6）。

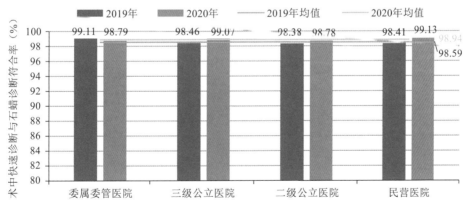

图 2-2-17-5　不同级别医院术中快速诊断与石蜡诊断符合率对比

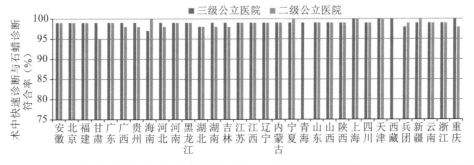

图 2-2-17-6　2020 年各省（自治区、直辖市）三级、二级公立医院术中快速诊断与石蜡诊断符合率

第十八节　临床检验专业

2020 年临床检验专业的数据来源于国家医疗质量管理与控制信息网（National Clinical Improvement System，NCIS）全国医疗质量抽样调查系统，共 13 437 家二级以上医疗机构填报了临床检验专业相关数据。按照数据填报完整度、逻辑性等原则进行数据整理，最终纳入 3351 家公立综合医院数据进行分析。

一、实验室间比对率

不同等级和所有制类型的医院纳入分析实验室间比对率结果显示，三级公立综合医院（含委属委管医院）的全国实验室间比对率中位数为 10.25%，二级公立综合医院全国实验室间比对率中位数为 5.00%，民营综合医院实验室间比对率中位数为 5.71%。三级公立综合医院高于二级公立综合医院和民营综合医院（表 2-2-18-1）。

表 2-2-18-1　实验室间比对率分布情况（%）

医院类别	实验室数	最小值	第 5 百分位数	第 25 百分位数	中位数	均值	第 75 百分位数	第 95 百分位数	最大值
三级公立综合	1060	0.00	0.00	2.61	10.25	16.69	22.46	57.76	80.39
二级公立综合	1110	0.00	0.00	0.31	5.00	11.75	15.34	50.00	84.40
民营综合	547	0.00	0.00	0.00	5.71	15.18	21.10	66.67	99.00

按照省（自治区、直辖市）对公立综合医院中位数进行降序排列结果显示，在三级公立综合医院和二级公立综合医院中，上海中位数较高（图 2-2-18-1）。在民营综合医院中，北京中位数较高（图 2-2-18-2）。个别地区纳入统计的医疗机构数量相对较少（少于 3 家），中位数可比性较差，结果未予列出。

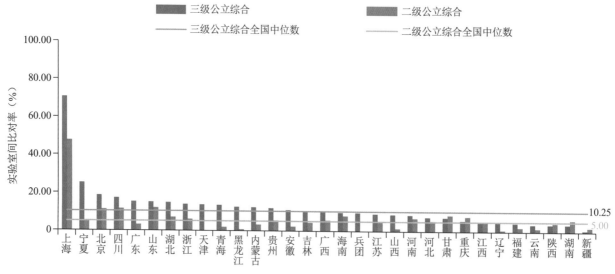

图 2-2-18-1　公立综合医院纳入分析实验室间比对率中位数

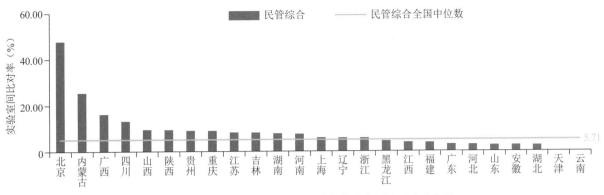

图 2-2-18-2　民营综合医院纳入分析实验室间比对率中位数

二、危急值通报率

全国各省（自治区、直辖市）纳入分析的实验室生化专业危急值通报率中位数均为 100.00%。不同等级和所有制类型的医院纳入分析生化专业危急值通报率第 5 百分位数结果显示，民营综合医院第 5 百分位数略高于三级公立综合医院（含委属委管医院）和二级公立综合医院，但均在 99.00% 以上（表 2-2-18-2）。

表 2-2-18-2　生化专业实验室危急值通报率分布情况（%）

医院类别	实验室数	最小值	第5百分位数	第25百分位数	中位数	均值	第75百分位数	第95百分位数	最大值
三级公立综合	1124	97.62	99.89	100.00	100.00	99.95	100.00	100.00	100.00
二级公立综合	1284	98.44	99.93	100.00	100.00	99.97	100.00	100.00	100.00
民营综合	865	99.17	100.00	100.00	100.00	100.00	100.00	100.00	100.00

三、危急值通报及时率

全国和各省（自治区、直辖市）纳入分析的实验室生化专业危急值通报及时率中位数均为 100.00%。不同等级和所有制类型的医院纳入分析生化专业危急值通报及时率第 25 百分位数结果显示，民营综合医院第 25 百分位数略高于三级公立综合医院（含委属委管医院）和二级公立综合医院，但均在 99.00% 以上（表 2-2-18-3）。

表 2-2-18-3　生化专业实验室危急值通报及时率分布情况（%）

医院类别	实验室数	最小值	第5百分位数	第25百分位数	中位数	均值	第75百分位数	第95百分位数	最大值
三级公立综合	1111	1.41	76.02	99.46	100.00	95.41	100.00	100.00	100.00
二级公立综合	1272	1.71	61.16	99.82	100.00	94.88	100.00	100.00	100.00
民营综合	837	7.30	88.78	100.00	100.00	97.00	100.00	100.00	100.00

对 2017—2020 年纳入分析的不同等级和所有制类型医院指标中位数进行比较分析发现，我国临床实验室间比对率略有增加，但比例相对较低（图 2-2-18-3、图 2-2-18-4）。我国临床实验室在积极参加室间质评计划的同时，也需要更加重视实验室间比对，这样才能为患者提供更加准确、可靠的结果，提升实验室服务质量。对危急值相关指标的分析，以生化专业为例，连续四年危急值通报率和危急值通报及时率中位数均达到 100.00%，危急值通报率均值逐年增加且均在 98.00% 以上（图 2-2-18-5），危急值通报及时率均值均在 93.00% 以上（图 2-2-18-6），这说明危急值通报的重要性已引起广泛关注。

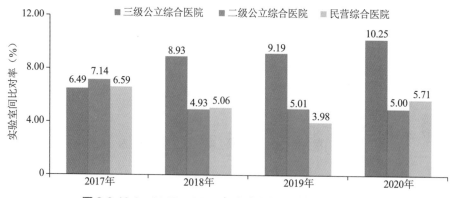

图 2-2-18-3　2017—2020 年实验室间比对率中位数比较

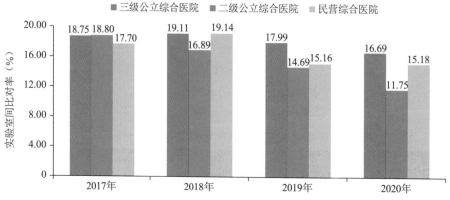

图 2-2-18-4　2017—2020 年实验室间比对率均值比较

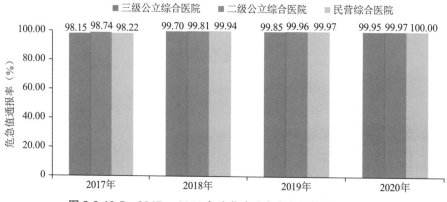

图 2-2-18-5　2017—2020 年生化专业危急值通报率均值比较

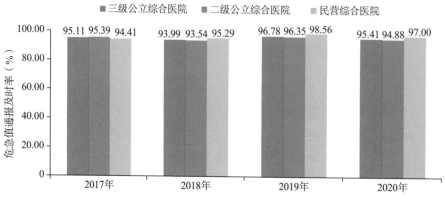

图 2-2-18-6　2017—2020 年生化专业危急值通报及时率均值比较

第十九节　感染性疾病专业

2020 年度全国医疗质量数据抽样调查采集了全国 9350 家二级及以上医疗机构的医疗服务和质量安全数据，按照数据填报完整度、逻辑性等原则进行数据清洗与整理，最终纳入数据分析的各级各类医疗机构 5957 家。二级以上医疗机构感染性疾病科设置率为 54.84%，除传染病专科医院以外，三级公立综合医院（83.75%）最高，二级民营综合医院（8.69%）最低。

一、呼吸道病原体检测覆盖率

2020 年度不同类别医疗机构呼吸道病原体［新型冠状病毒、流感病毒（甲型、乙型）、副流感病毒、呼吸道合胞病毒、鼻病毒、腺病毒、肺炎支原体、肺炎衣原体 8 种病原体］检测覆盖率均值67.92%，其中，儿童专科医院（95.39%）最高，二级民营综合医院（35.23%）最低，见图 2-2-19-1。全国各省（自治区、直辖市）医疗机构呼吸道病原体检测覆盖率湖北（81.47%）最高，西藏（33.33%）最低（图 2-2-19-2）。

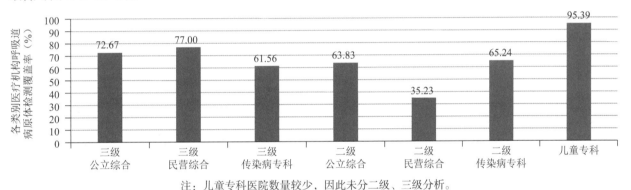

注：儿童专科医院数量较少，因此未分二级、三级分析。

图 2-2-19-1　不同类别医疗机构呼吸道病原体检测覆盖率

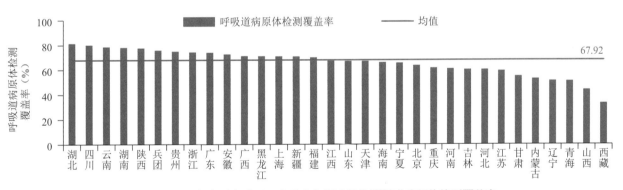

图 2-2-19-2　各省（自治区、直辖市）医疗机构呼吸道病原体检测覆盖率

二、肝病合并腹腔积液患者腹腔穿刺率和抗菌药物使用率

全国各省（自治区、直辖市）医疗机构肝病合并腹腔积液患者腹腔穿刺率均值 45.83%，江苏（59.58%）最高，黑龙江（31.37%）最低；抗菌药物使用率均值 52.78%，新疆（65.53%）最高，宁夏（35.63%）最低；抗菌药物使用率均值高于腹腔穿刺率均值。全国各省（自治区、直辖市）肝病合并腹腔积液患者进行腹腔穿刺和抗菌药物使用情况如图 2-2-19-3 所示。

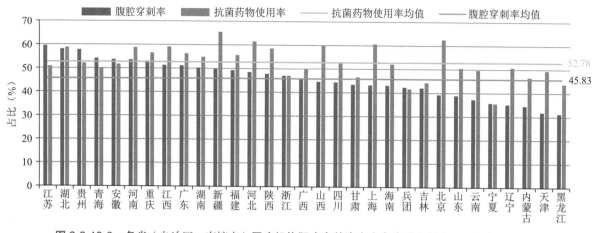

图 2-2-19-3　各省（自治区、直辖市）医疗机构肝病合并腹水患者腹腔穿刺率和抗菌药物使用率

三、艾滋病治疗管理指标

艾滋病治疗管理指标包括抗病毒治疗前 CD4+ 细胞检测率、抗病毒治疗半年 CD4+ 细胞检测率及抗病毒治疗半年 HIV 病毒载量检测率。其中，公立综合医院和传染病专科医院抗病毒治疗前 CD4+ 细胞检测率均为 100%，见表 2-2-19-1。

表 2-2-19-1　不同类别医疗机构艾滋病治疗管理指标

医院类别	抗病毒治疗前 CD4+ 细胞检测率（%）	抗病毒治疗半年 CD4+ 细胞检测率（%）	抗病毒治疗半年 HIV 病毒载量检测率（%）
三级公立综合	100.00	100.00	89.69
二级公立综合	100.00	100.00	100.00
三级传染病专科	100.00	91.94	80.19
二级传染病专科	100.00	94.54	88.48

四、感染性腹泻病原学诊断阳性率

全国不同类别医疗机构感染性腹泻病原学诊断阳性率均值 24.48%，较 2019 年（20.10%）增长 4.38 个百分点，三级公立综合医院、儿童专科医院分别增长 4.21 个百分点和 11.00 个百分点（图 2-2-19-4）。

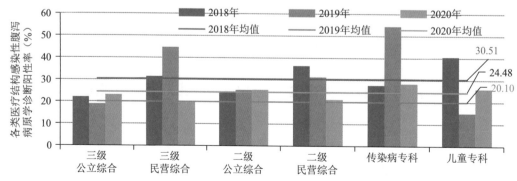

图 2-2-19-4　2018—2020 年度不同类别医疗结构感染性腹泻病原学诊断阳性率

不同省（自治区、直辖市）感染性腹泻病原学诊断阳性率，黑龙江（79.28%）最高，吉林（3.26%）最低（图 2-2-19-5）。

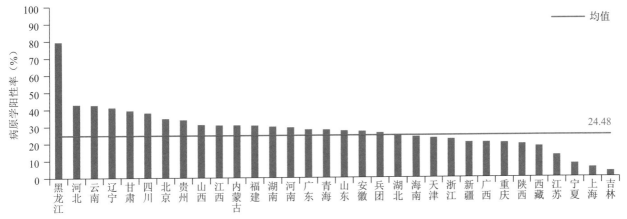

图 2-2-19-5　各省（自治区、直辖市）医疗机构感染性腹泻病原学诊断阳性率

第二十节　医院感染管理专业

2020 年医院感染管理专业的数据来源于 NCIS 全国医疗质量抽样调查系统。

一、医院感染例次发病率

2020 年共有 5941 家医院纳入医院感染例次发病率的数据统计分析，占完成数据填报医院总数（7392 家）的 80.37%。三级公立、二级公立、三级民营、二级民营医院分别为 1.23%、0.57%、1.01%、0.53%；委属委管综合、三级公立综合、二级公立综合、二级民营综合医院分别较 2019 年下降 0.07 个百分点、0.05 个百分点、0.11 个百分点、0.01 个百分点，三级民营综合较 2019 年上升 0.03 个百分点，见图 2-2-20-1。

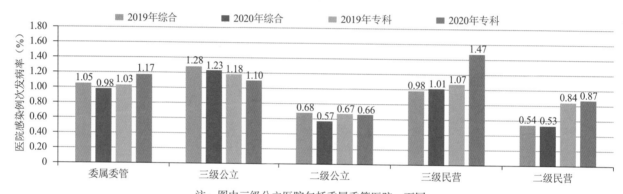

注：图中三级公立医院包括委属委管医院，下同。

图 2-2-20-1　各类医院医院感染例次发病率

三级公立综合医院医院感染例次发病率介于 0.42%（青海）～ 2.29%（福建），西藏无分析数据；二级公立综合医院医院感染例次发病率介于 0.13%（青海）～ 1.39%（浙江）（图 2-2-20-2）。

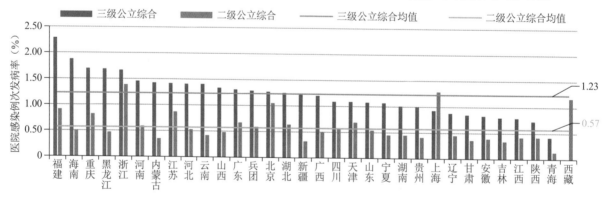

图 2-2-20-2　2020 年各省（自治区、直辖市）二级、三级公立综合医院医院感染例次发病率

三级民营综合医院医院感染例次发病率介于 0（江西）～ 2.29%（浙江），内蒙古、新疆、上海、天津、宁夏、西藏、新疆兵团无分析数据；二级民营综合医院医院感染例次发病率介于 0.11%（黑龙江）～ 2.17%（北京），海南、青海、西藏、宁夏、新疆兵团无分析数据（图 2-2-20-3）。

三级公立专科医院医院感染例次发病率介于 0.28%（吉林）～ 2.60%（新疆兵团），西藏无分析数据；二级公立专科医院医院感染例次发病率介于 0（黑龙江）～ 1.95%（上海），新疆兵团、青海、西藏无分析数据（图 2-2-20-4）。

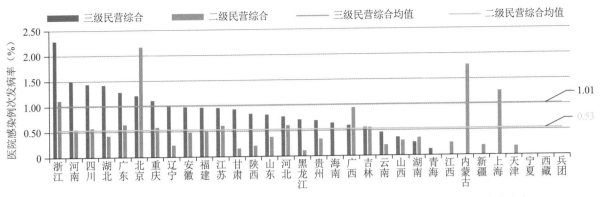

图 2-2-20-3　2020 年各省（自治区、直辖市）二、三级民营综合医院医院感染例次发病率

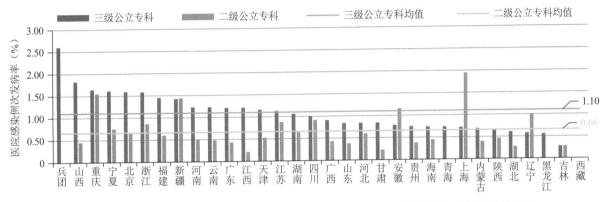

图 2-2-20-4　2020 年各省（自治区、直辖市）二、三级公立专科医院医院感染例次发病率

二、抗菌药物治疗前指向特定病原体的病原学送检率

2020 年共有 4142 家医院纳入抗菌药物治疗前指向特定病原体的病原学送检率的数据统计分析，占完成数据填报医院总数（7392 家）的 56.03%。三级公立、二级公立、三级民营、二级民营医院分别为 40.83%、34.62%、36.52%、27.74%；三级民营综合医院较 2019 年下降 3.19 个百分点，委属委管综合、三级公立综合、二级公立综合、二级民营综合医院较 2019 年分别上升 13.36 个百分点、0.41 个百分点、2.37 个百分点、3.64 个百分点（图 2-2-20-5）。

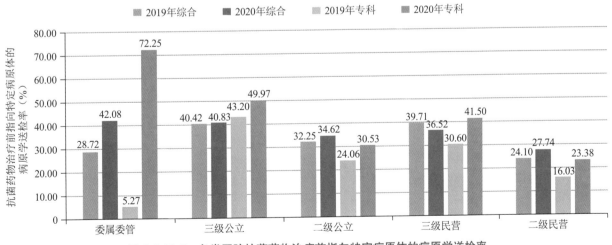

图 2-2-20-5　各类医院抗菌药物治疗前指向特定病原体的病原学送检率

三级公立综合医院抗菌药物治疗前指向特定病原体的病原学送检率介于 26.77%（内蒙古）～71.56%（海南），西藏无分析数据；二级公立综合医院抗菌药物治疗前指向特定病原体的病原学送检率介于 0（西藏）～55.80%（广西），如图 2-2-20-6 所示。

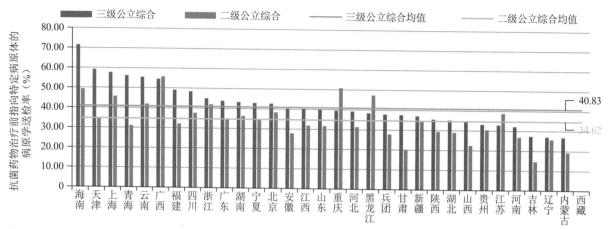

图 2-2-20-6　2020 年各省（自治区、直辖市）二、三级公立综合医院抗菌药物治疗前指向特定病原体的病原学送检率

三级民营综合医院抗菌药物治疗前指向特定病原体的病原学送检率介于 9.21%（江西）～ 54.42%（四川），山西、内蒙古、新疆、上海、天津、宁夏、青海、西藏、新疆兵团无分析数据；二级民营综合医院抗菌药物治疗前指向特定病原体的病原学送检率介于 0.49%（甘肃）～ 60.62%（天津），内蒙古、上海、宁夏、青海、西藏、新疆兵团无分析数据（图 2-2-20-7）。

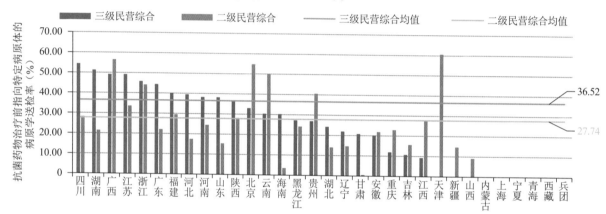

图 2-2-20-7　2020 年各省（自治区、直辖市）二、三级民营综合医院抗菌药物治疗前指向特定病原体的病原学送检率

三级公立专科医院抗菌药物治疗前指向特定病原体的病原学送检率介于 16.46%（宁夏）～ 70.00%（青海），西藏、新疆兵团无分析数据；二级公立专科医院抗菌药物治疗前指向特定病原体的病原学送检率介于 0（宁夏、海南、新疆）～ 63.10%（安徽），青海、黑龙江、甘肃、西藏、新疆兵团无分析数据（图 2-2-20-8）。

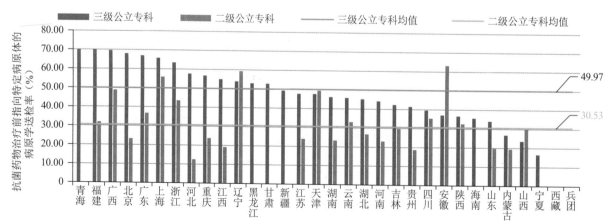

图 2-2-20-8　2020 年各省（自治区、直辖市）二、三级公立专科医院抗菌药物治疗前指向特定病原体的病原学送检率

三级民营专科医院抗菌药物治疗前指向特定病原体的病原学送检率介于 0（江苏、山西）～64.04%（海南），二级民营专科医院抗菌药物治疗前指向特定病原体的病原学送检率介于 0（湖北、山东、陕西、广西、江西）～54.83%（四川），如图 2-2-20-9 所示。由于二、三级民营专科医疗机构基数偏小，上报此数据的医疗机构相对偏少，所以较多省（自治区、直辖市）缺少数据或结果易受极值影响。

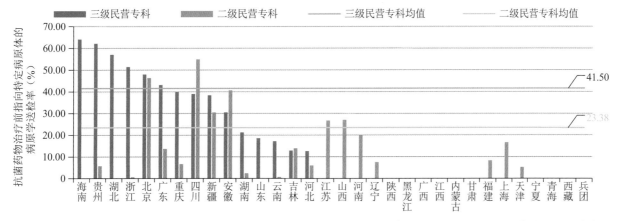

图 2-2-20-9　2020 年各省（自治区、直辖市）二、三级民营专科医院抗菌药物治疗前指向特定病原体的病原学送检率

三、血管内导管相关血流感染发病率

2020 年共有 4010 家医院纳入血管内导管相关血流感染发病率的数据统计分析，占完成数据填报医院总数（7392 家）的 54.25%。三级公立、二级公立医院分别为 0.31‰、0.52‰；三级公立综合医院较2019 年下降 0.04 个千分点，委属委管综合和二级公立综合医院较 2019 年分别上升 0.11 个千分点、0.07个千分点，见图 2-2-20-10。

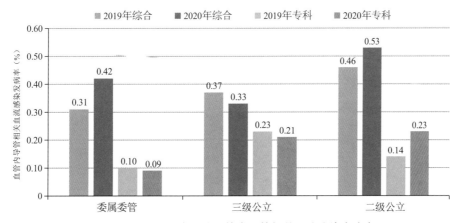

图 2-2-20-10　各类医院血管内导管相关血流感染发病率

三级公立综合医院血管内导管相关血流感染发病率介于 0.09‰（内蒙古）～1.74‰（甘肃），西藏无分析数据；二级公立综合医院血管内导管相关血流感染发病率介于 0（黑龙江、青海、西藏）～2.94‰（江西），如图 2-2-20-11 所示。

三级公立专科医院血管内导管相关血流感染发病率介于 0（吉林、宁夏）～1.93‰（海南），西藏、新疆兵团无分析数据；二级公立专科医院血管内导管相关血流感染发病率介于 0（海南、新疆、黑龙江、内蒙古、江西、河北、湖北、广西、重庆、陕西、贵州、江苏、云南、上海、福建、吉林）～5.87‰（安徽），北京、青海、甘肃、宁夏、西藏、新疆兵团无分析数据，如图 2-2-20-12 所示。

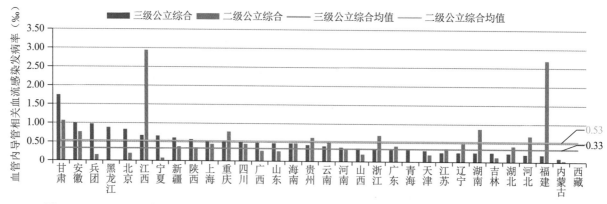

图 2-2-20-11　2020 年各省（自治区、直辖市）二、三级公立综合医院血管内导管相关血流感染发病率

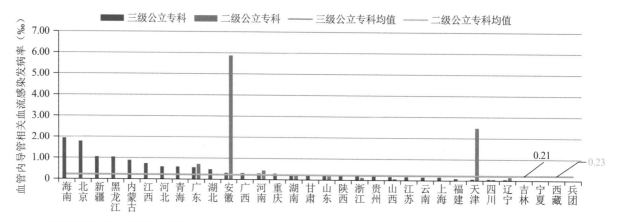

图 2-2-20-12　2020 年各省（自治区、直辖市）二、三级公立专科医院血管内导管相关血流感染发病率

第二十一节 神经系统疾病专业

本部分数据来源于 2020 年 NCIS 全国医疗质量数据抽样调查系统，全国共 9134 家医院填报了神经科专业（包括神经内科、神经外科、神经介入科或神经重症科）数据；脑梗死医疗质量指标（2020 年版）数据结果来源于国家神经系统疾病医疗质量控制中心脑梗死医疗质量信息平台。

一、神经内科质量安全情况分析

（一）脑梗死

脑梗死是神经系统疾病中常见的、疾病负担重的单病种，根据 2020 年版脑梗死医疗质量控制指标，通过国家神经系统疾病信息平台进行脑梗死医疗质量过程和在院结局指标数据采集。2020 年度从全国 31 个省（自治区、直辖市）的 1102 家医疗机构采集数据，共纳入 197 471 例脑梗死住院患者数据，其质控指标分析结果如表 2-2-21-1 所示。

表 2-2-21-1 2020 年脑梗死住院患者医疗质量指标

脑梗死医疗服务过程指标	执行情况（%）（n1/n2）
脑梗死患者神经功能缺损评估率	81.19（157 571/194 084）
发病 4.5 小时内脑梗死患者静脉溶栓率	33.32（16 676/50 049）
静脉溶栓的脑梗死患者 DTN 时间小于 60 分钟的比率	65.83（11 576 /17 585）
住院期间脑梗死患者血管内机械取栓率	1.30（2528 /194 084）
住院期间脑梗死患者血管评价率	91.37（177 340/194 084）
入院 48 小时内脑梗死患者抗血小板药物治疗率	87.34（166 653 /190 812）
入院 48 小时内非致残性脑梗死双抗治疗率	47.26（51 603/109 180）
住院期间脑梗死患者他汀类药物治疗率	91.26（176 621/193 534）
住院期间合并房颤的脑梗死患者抗凝治疗率	45.39（6205/13 669）
入院 48 小时内不能自行行走的脑梗死患者深静脉血栓预防率	13.84（7562/54 651）
脑梗死患者吞咽功能筛查率	83.31（161 698/194 084）
脑梗死患者康复评估率	73.06（141 804 /194 084）
出院时脑梗死患者抗栓治疗率	89.42（171 838 /192 178）
出院时脑梗死患者他汀药物治疗率	92.14（170 795 /185 368）
出院时合并糖尿病的脑梗死患者降糖药物治疗率	78.62（44 203 /56 225）
出院时合并高血压的脑梗死患者降压治疗率	68.30（103 819/152 003）
出院时合并房颤的脑梗死患者抗凝治疗率	48.15（6561/13 626）
脑梗死患者住院病死率	0.37（726/197 471）

注：DNT（door-to-needle time）：从到达医院到给予静脉溶栓药物的时间；深静脉血栓预防措施是指在常规治疗（阿司匹林和输液）基础上，联合间歇充气加压。

（二）癫痫

癫痫是最常见的神经系统疾病之一，也是全球公认的重大疾病和公共卫生问题。在我国，癫痫年患病率为7.2‰，其中约60%为活动性癫痫，30%为耐药性癫痫。2020年度全国31个省（自治区、直辖市）共计3072家医疗机构上报癫痫医疗质量指标，结果详见表2-2-21-2。

表2-2-21-2 2020年癫痫住院患者医疗质量指标

癫痫医疗质量指标	执行情况（%）（n1/n2）
癫痫发作频率记录率	56.83（149 253/262 630）
抗癫痫药物规律服用率	64.80（53 315/82 278）
抗癫痫药物严重不良事件发生率	1.67（3708/22 2641）
癫痫患者神经影像学检查完成率	88.77（23 3141/262 630）
癫痫患者脑电图学检查完成率	77.23（202 833/262 630）
癫痫患者精神行为共患病筛查率	35.25（92 574/262 630）
育龄期女性癫痫患者妊娠宣教执行率	44.25（17 365/39 244）
癫痫患者术后病理明确率	60.56（3261/5385）
癫痫患者术后并发症发生率	4.87（262/5385）
癫痫患者择期手术在院死亡率	0.76（41/5385）
出院继续抗癫痫药物治疗率	67.49（3172/4700）

（三）帕金森病

帕金森病是一种常见的神经系统退行性疾病，临床表现为震颤、肌强直、动作迟缓、姿势平衡障碍等运动症状，睡眠障碍、嗅觉障碍、自主神经功能障碍、认知障碍和精神障碍等非运动症状。全国医疗质量抽样调查中有623家医院上报帕金森病相关数据，帕金森病医疗过程质量控制指标，见表2-2-21-3。

表2-2-21-3 2021年帕金森病质量控制指标

帕金森病医疗服务过程指标	执行情况（%）（n1/n2）
住院帕金森病患者规范化诊断应用率	90.09（35 477/39 378）
住院帕金森病患者头颅MRI或CT检查完成率	92.35（36 366/39 378）
住院帕金森病患者进行急性左旋多巴实验评测执行率	39.09（15 393/39 378）
住院帕金森病患者进行临床分期执行率	58.97（22 828/39 378）
住院帕金森病患者使用MDS-UPDRS量表评估执行率	48.61（19 142/39 378）
住院帕金森病患者进行运动并发症筛查执行率	59.18（23 302/39 378）
住院帕金森病患者进行认知功能障碍筛查执行率	57.45（22 624/39 378）
住院帕金森病患者进行体位性低血压筛查执行率	57.31（22 566/39 378）
合并运动并发症的住院帕金森病患者进行DBS适应证筛选执行率	35.68（5858/16 418）
住院帕金森病患者进行康复评估执行率	55.05（21 679/39 378）

注：MDS-UPDRS，世界运动障碍学会帕金森病综合评量表；DBS（deep brain stimulation），脑深部电刺激术。

二、神经外科质量安全情况分析

本次分析纳入设有独立神经外科病房的2941家医院收治的177 642例脑肿瘤患者。

（一）脑肿瘤患者神经外科手术术后感染

2020 年度全国神经外科脑肿瘤手术患者住院期间感染发生率为 5.68%，其中二级医院为 6.16%，三级医院为 5.66%。不同类型脑肿瘤手术患者住院期间感染发生率如图 2-2-21-1 所示，其中胶质瘤（含胶质母细胞瘤）居于榜首。

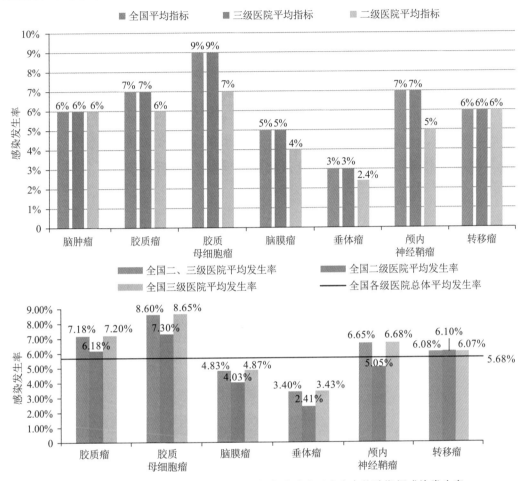

图 2-2-21-1　2020 年度全国神经外科各类脑肿瘤手术患者住院期间感染发生率

（二）脑肿瘤患者非计划重返手术室再手术率

2020 年度全国神经外科脑肿瘤手术患者非计划重返手术室再手术率均值为 1.37%，其中二级医院为 3.05%，三级医院为 1.30%。不同类型脑肿瘤患者非计划重返手术室再手术率如图 2-2-21-2 所示，其中胶质瘤（含胶质母细胞瘤）明显高于其他类型脑肿瘤。

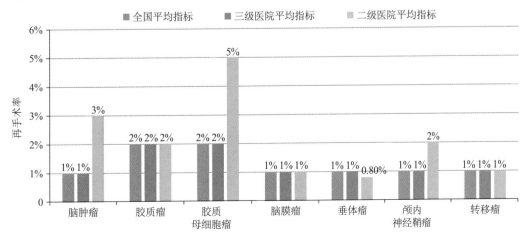

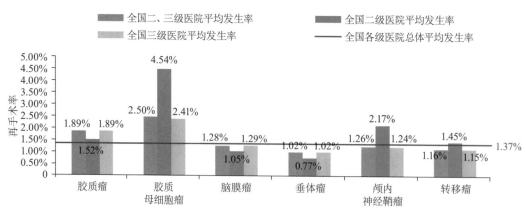

图 2-2-21-2　2020年度全国神经外科各类脑肿瘤手术患者非计划重返手术室再手术率

三、神经介入质量安全情况分析

　　2020年度全国医疗质量抽样调查中，填写神经介入开展急性缺血性脑卒中（AIS）血管内治疗工作部分数据的医院有850家。经数据清洗，最终有559家医院数据纳入急性脑梗死血管内治疗质控指标执行情况分析（表2-2-21-4）。

表 2-2-21-4　2020年全国急性脑梗死血管内治疗质控指标

质控指标	全国559家医院 执行情况（%）（n1/n2）	451家三级医院 执行情况（%）（n1/n2）	108家二级/未定级医院 执行情况（%）（n1/n2）
发病6小时内前循环大血管闭塞性脑梗死患者血管内治疗率	37.92（16 751/44 169）	40.66（15 452/38 005）	21.07（1299/6164）
急性脑梗死患者血管内治疗率	5.17（28 186/545 328）	5.69（26 270/461 666）	2.29（1916/83 662）
术前行规范化影像学评估率	89.00（25 085/28 186）	89.63（23 546/26 270）	80.32（1539/1916）
90分钟内完成动脉穿刺率	57.64（16 246/28 186）	57.42（15 084/26 270）	60.65（1162/1916）
60分钟内成功再灌注率	56.56（15 941/28 186）	56.86（14 936/26270）	52.45（1005/1916）
术后即刻再通率	74.81（21 086/28 186）	75.53（19 841/26 270）	64.98（1245/1916）
术中新发部位栓塞发生率	5.90（1662/28 186）	5.89（1546/26 270）	6.05（116/1916）
术后症状性颅内出血发生率	7.28（2052/28 186）	7.29（1915/26 270）	7.15（137/1916）
术后住院期间死亡率	5.29（1491/28 186）	5.25（1379/26 270）	5.85（112/1916）
术后90天mRS评估率	78.33（22 079/28 186）	79.03（20 761/26 270）	68.79（1318/1916）
术后90天良好神经功能预后率	66.47（14 676/22 079）	66.02（13 707/20 761）	73.52（969/1318）
术后90天死亡率	10.89（2045/22 079）	10.81（2244/20 761）	12.22（161/1318）

注：因术后90天随访率较低，术后90天良好神经功能预后率和术后90天死亡率可能会受到影响。

四、神经重症质量安全情况分析

　　2020年在病情评估方面，意识水平评估、镇痛镇静评估、VTE评估及机械预防等项目执行率均值均在50%以上；APACHE Ⅱ评分、应用血管活性药物并使用有创循环监测、谵妄评估等项目执行率相对较低，需进一步提高；在高渗透治疗的规范使用方面，存在一定不足；意识水平评估率、VTE评估率、VTE机械预防使用率、镇静治疗评估率、谵妄评估率、应用血管活性药物并使用有创循环监测等指标较2019年有所升高。在医院感染控制、脱机拔管方面，相关指标执行率均值在50%以上；气管插管拔管后48小时内再插管率、GCS≤8分的人工气道保有率、24小时内非计划重返率均值较前略有增加（图2-2-21-3）。

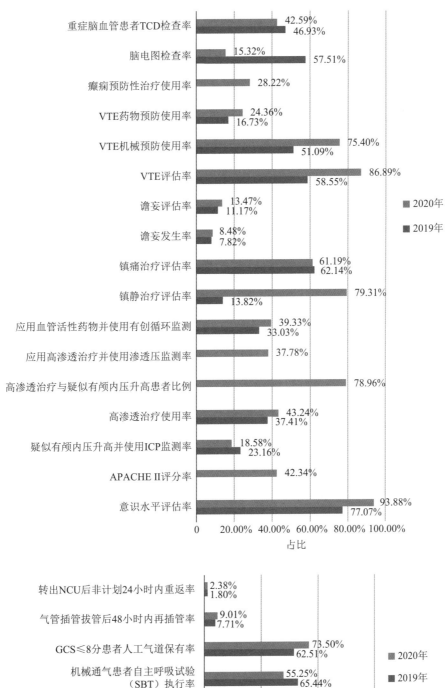

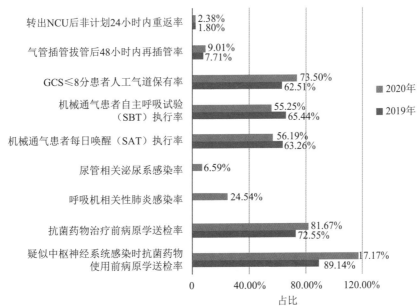

图 2-2-21-3 神经重症科质量安全情况

第二十二节　脑损伤专业

对 2020 年 29 个省（自治区、直辖市）94 家质控示范医院上报的 977 例脑死亡判定病例进行质控分析。

一、规范化自主呼吸激发试验实施率

2020 年上报的脑死亡病例规范化自主呼吸激发试验（apnea test，AT）实施率为 94.98%，比 2019 年的 92.59% 提高了 2.39 个百分点（图 2-2-22-1）。

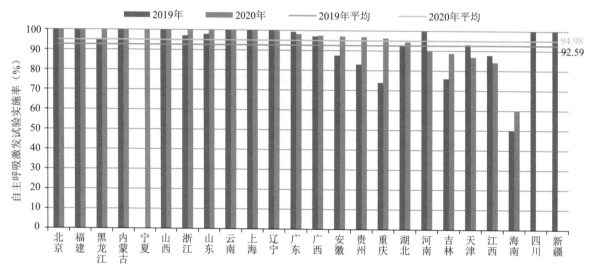

图 2-2-22-1　各省（自治区、直辖市）医院脑死亡判定 AT 实施率

二、规范化自主呼吸激发试验完成率

2020 年上报的脑死亡病例规范化自主呼吸激发试验完成率为 96.34%，比 2019 年的 82.63% 提高了 13.71 个百分点（图 2-2-22-2）。

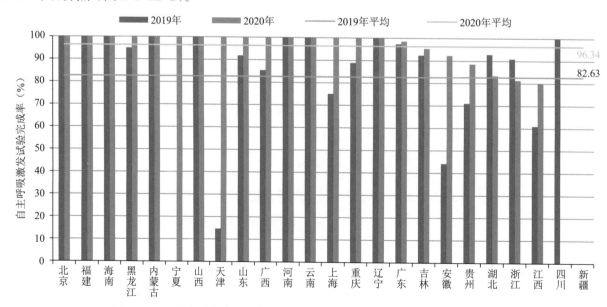

图 2-2-22-2　各省（自治区、直辖市）医院脑死亡判定自主呼吸激发试验完成率

三、规范化经颅多普勒超声评估符合率

2020 年上报的脑死亡病例规范化经颅多普勒超声评估符合率为 97.75%，比 2019 年的 94.50% 提高了 3.25 个百分点（图 2-2-22-3）。

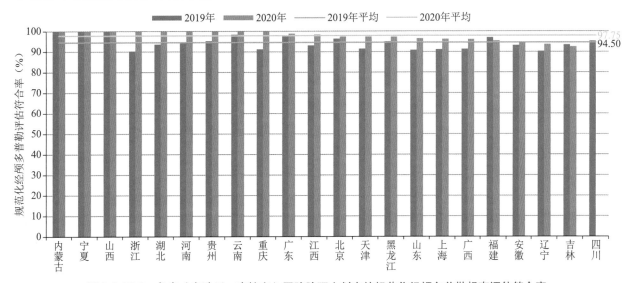

图 2-2-22-3　各省（自治区、直辖市）医院脑死亡判定的规范化经颅多普勒超声评估符合率

第二十三节　口腔专业

2020 年口腔专业的数据来源于 NCIS 全国医疗质量抽样调查系统。

一、口腔门诊 7 类常见并发症总体发生率

在全国 31 个省（自治区、直辖市）（不含香港特别行政区、澳门特别行政区、台湾省）和新疆生产建设兵团参加全国医疗质量抽样调查并纳入分析的 2843 家医疗机构中，2020 年门诊患者 74 323 770 人次，门诊 7 类常见并发症共发生 115 113 例次，总体发生率为 0.15%。按照发生率排序，排名前 5 位的并发症依次为：口腔软组织损伤、门诊手术并发症、根管内器械分离（根管治疗断针）、种植体脱落、治疗牙位错误（表 2-2-23-1、图 2-2-23-1）。

表 2-2-23-1　2020 年口腔门诊 7 类常见并发症在每家医疗机构的年平均发生人次比较

常见并发症	三级		二级		二级以下		平均值
	公立	民营	公立	民营	公立	民营	
口腔软组织损伤	14.16	13.50	36.92	2.07	25.66	6.76	24.46
门诊手术并发症	30.92	21.14	12.73	3.70	5.99	2.25	7.41
根管内器械分离（根管治疗断针）	18.35	19.93	12.08	6.15	5.27	2.55	6.45
种植体脱落	19.68	28.29	2.51	3.24	0.43	0.83	1.60
治疗牙位错误	1.02	36.14	0.19	0.03	0.24	0.30	0.43
误吞或误吸异物	0.69	0.71	0.11	0.10	0.04	0.31	0.10
拔牙错误	0.27	0.36	0.04	0.07	0.03	0.00	0.04
合计	85.09	120.07	64.58	15.36	37.66	13.00	40.49

注：在分析口腔门诊相关质控指标数据时，根据实际开放牙椅数，牙椅 60 台及以上的医疗机构比照三级进行分析，牙椅 20～59 台的医疗机构比照二级进行分析，牙椅 3～19 台的医疗机构比照二级以下进行分析。

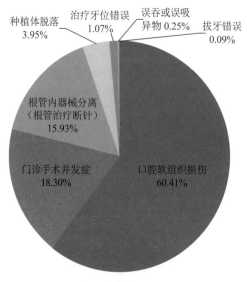

图 2-2-23-1　2020 年口腔门诊 7 类常见并发症构成比例

二、口腔住院患者出院后 31 天内非预期再住院率

纳入此部分分析的 919 家医疗机构中，2020 年口腔出院患者总数 401 428 人次，住院患者出院后 31 天内非预期再住院患者 1928 人次（舌癌 92 人次、口腔颌面部间隙感染 47 人次、腮腺良性肿瘤 34 人次、先天性唇裂 18 人次、牙颌面畸形 14 人次、上颌骨骨折 9 人次），住院患者出院后 31 天内非预期再住院率为 0.48%（表 2-2-23-2、图 2-2-23-2）。

表 2-2-23-2　2020 年口腔住院患者出院后 31 天内非预期再住院在不同医疗机构中发生情况比较

质控指标	三级		二级		二级以下		平均值
	公立	民营	公立	民营	公立	民营	
年平均出院患者（人次）	1650.53	256.33	654.30	322.00	188.37	133.58	436.81
住院患者出院后 31 天内非预期再住院患者均值（人次）	9.35	0.33	3.70	1.60	0.47	0.26	2.10
住院患者出院后 31 天内非预期再住院率（%）	0.57	0.13	0.57	0.50	0.25	0.19	0.48
住院患者出院当天非预期再住院率（%）	0.17	0.00	0.05	0.06	0.01	0.02	0.08
住院患者出院 2～15 天非预期再住院率（%）	0.12	0.13	0.15	0.25	0.12	0.07	0.13
住院患者出院 16～31 天非预期再住院率（%）	0.28	0.00	0.37	0.19	0.12	0.10	0.27

注：在分析口腔住院相关质控指标数据时，根据编制床位数（口腔医学相关），床位 50 张及以上的医疗机构比照三级进行分析，床位 15～49 张的医疗机构比照二级进行分析，床位 1～14 张的医疗机构比照二级以下进行分析。

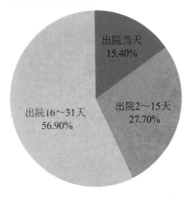

图 2-2-23-2　2020 年口腔住院患者出院后 31 天内非预期再住院构成比例

三、口腔住院手术患者术后 31 天内非计划重返手术室再次手术率

纳入此部分分析的 919 家医疗机构中，2020 年口腔住院手术患者总数 330 896 人次，术后 31 天内非计划重返手术室再次手术患者 867 人次［舌癌扩大切除术 + 颈淋巴清扫术 150 人次、口腔颌面部肿瘤切除整复术 137 人次、游离腓骨复合组织瓣移植术 77 人次、腮腺肿物切除 + 面神经解剖术 34 人次、牙颌面畸形矫正术（上颌 LeFort Ⅰ型截骨术 + 双侧下颌升支劈开截骨术）7 人次、唇裂修复术 4 人次、放射性粒子组织间植入术 1 人次］，术后 31 天内非计划重返手术室再次手术率为 0.26%（表 2-2-23-3、图 2-2-23-3）。

表 2-2-23-3　2020 年口腔住院手术患者术后 31 天内非计划重返手术室再次手术在不同医疗机构中发生情况比较

质控指标	三级		二级		二级以下		平均值
	公立	民营	公立	民营	公立	民营	
年平均出院患者手术（人次）	1464.87	241.67	533.70	269.00	143.39	108.97	360.06
平均术后 31 天内非计划重返手术室再次手术（人次）	6.59	0.67	1.11	0.20	0.15	0.13	0.94
术后 31 天内非计划重返手术室再次手术率（%）	0.45	0.28	0.21	0.07	0.11	0.12	0.26
术后 48 小时内非计划重返手术室再次手术率（%）	0.26	0.00	0.09	0.07	0.06	0.03	0.13
术后 3～31 天非计划重返手术室再次手术率（%）	0.19	0.28	0.12	0.00	0.05	0.09	0.13

注：在分析口腔住院相关质控指标数据时，根据编制床位数（口腔医学相关），床位 50 张及以上的医疗机构比照三级进行分析，床位 15～49 张的医疗机构比照二级进行分析，床位 1～14 张的医疗机构比照二级以下进行分析。

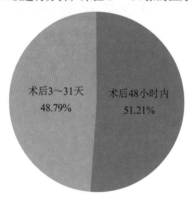

图 2-2-23-3　2020 年口腔住院手术患者术后 31 天内非计划重返手术室再次手术构成比例

四、口腔住院手术患者 9 类常见并发症总体发生率

纳入此部分分析的 919 家医疗机构中，2020 年口腔出院患者手术总例数 345 438 例次，手术患者 9 类常见并发症共发生 3561 例次，总体发生率为 1.03%，按照发生率排序，排名前 5 位的并发症依次为：手术后出血或血肿、与手术 / 操作相关感染、手术后呼吸道并发症、手术后生理 / 代谢紊乱、手术伤口裂开（图 2-2-23-4）。

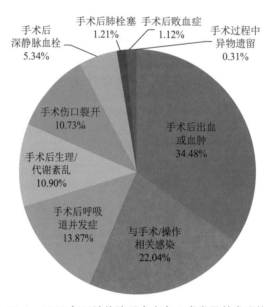

图 2-2-23-4　2020 年口腔住院手术患者 9 类常见并发症构成比例

第二十四节 药事管理专业

2020 年全国医疗质量抽样调查中共有 31 个省（自治区、直辖市）5500 家医疗机构参与药事管理专业数据填报。根据本年度数据上报情况，选择有效数据占比 ≥ 60% 的综合医院作为样本医院，全国共计 4334 家综合医院纳入统计（占 78.80%），其中公立综合医院 3661 家，民营综合医院 673 家。3661 家公立综合医院中三级医院 1285 家（包括委属委管医院 25 家），二级医院 2376 家；673 家民营综合医院中三级医院 103 家，二级医院 570 家。

一、住院患者静脉输液使用率

2020 年全国综合医院住院患者静脉输液使用率平均值为 86.10%，其中委属委管、三级公立、二级公立、三级民营、二级民营医院的住院患者静脉输液使用率分别为 84.24%、84.21%、87.41%、90.80% 和 88.00%（图 2-2-24-1、图 2-2-24-2）。

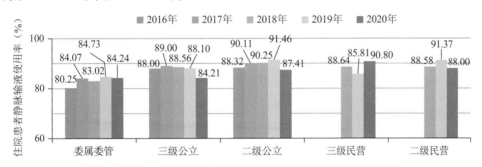

图 2-2-24-1 全国不同类别综合医院住院患者静脉输液使用率

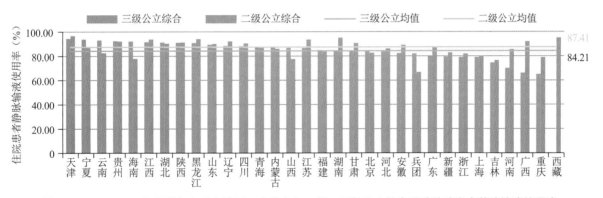

图 2-2-24-2 2020 年全国各省（自治区、直辖市）二级、三级公立综合医院住院患者静脉输液使用率

二、住院患者抗菌药物注射剂静脉输液使用率

2020 年全国综合医院住院患者抗菌药物注射剂静脉输液使用率平均值为 39.14%，其中委属委管、三级公立、二级公立、三级民营、二级民营医院住院患者抗菌药物注射剂静脉输液使用率分别为 26.88%、37.46%、40.52%、40.59% 和 40.61%（图 2-2-24-3、图 2-2-24-4）。

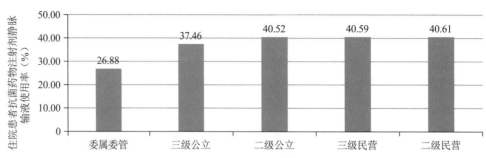

图 2-2-24-3　全国不同类别综合医院住院患者抗菌药物注射剂静脉输液使用率

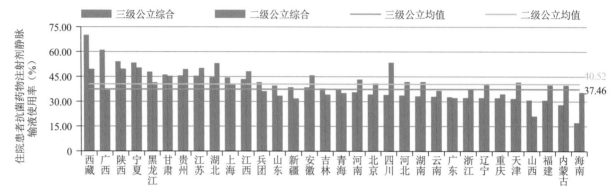

图 2-2-24-4　2020 年全国各省（自治区、直辖市）二级、三级公立综合医院住院患者抗菌药物注射剂静脉输液使用率

三、住院患者中药注射剂静脉输液使用率

2020 年全国综合医院住院患者中药注射剂静脉输液使用率平均值为 18.10%，其中委属委管、三级公立、二级公立、三级民营、二级民营医院住院患者中药注射剂静脉输液使用率分别为 8.11%、15.19%、20.91%、20.96% 和 20.43%（图 2-2-24-5、图 2-2-24-6）。

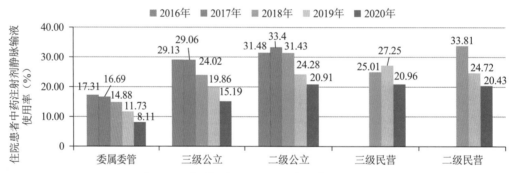

图 2-2-24-5　全国不同类别综合医院住院患者中药注射剂静脉输液使用率

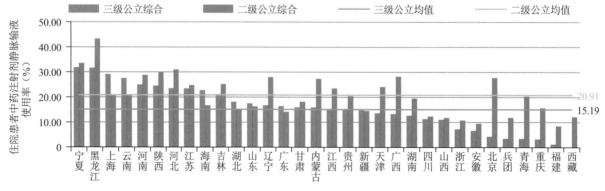

图 2-2-24-6　2020 年全国各省（自治区、直辖市）二级、三级公立综合医院住院患者中药注射剂静脉输液使用率

四、住院患者质子泵抑制药注射剂静脉使用率

2020 年全国综合医院住院患者质子泵抑制药注射剂静脉使用率平均值为 19.11%，其中委属委管、三级公立、二级公立、三级民营、二级民营医院住院患者质子泵抑制药注射剂静脉使用率分别为18.87%、20.91%、17.60%、17.07% 和 16.05%（图 2-2-24-7、图 2-2-24-8）。

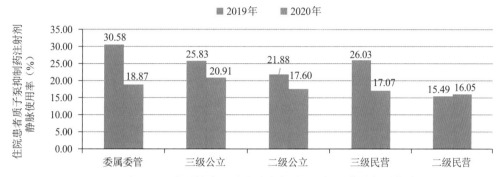

图 2-2-24-7　全国不同类别综合医院住院患者质子泵抑制药注射剂静脉使用率

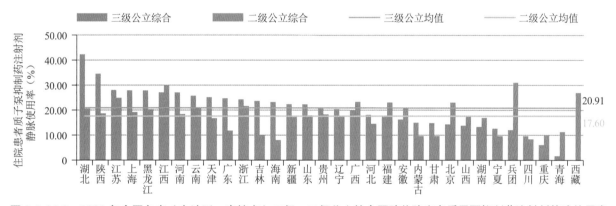

图 2-2-24-8　2020 年全国各省（自治区、直辖市）二级、三级公立综合医院住院患者质子泵抑制药注射剂静脉使用率

第二十五节　消化内镜专业

2020年消化内镜专业的数据来源于NCIS全国医疗质量抽样调查系统，共收集9291家二级以上医疗机构数据，按照数据填报完整度、逻辑性等原则进行数据整理，最终纳入3714家医院数据进行分析，其中委属委管医院14家，三级公立综合医院1108家（不含委属委管医院，简称三级公立医院），二级公立综合医院（简称二级公立医院）2017家，民营综合医院484家，儿童专科医院27家，肿瘤专科医院64家。

一、消化道早癌检出率

消化道早癌检出率连续5年呈上升趋势（图2-2-25-1）。

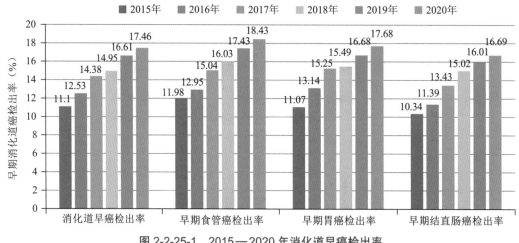

图2-2-25-1　2015—2020年消化道早癌检出率

2020年早期食管癌内镜检出率为18.43%，较2019年（17.43%）有所提升，其中，北京（31.49%）、上海（30.87%）等地早期食管癌检出率居全国前列。三级公立医院早期食管癌检出率均值（18.72%）高于其他类型医院（图2-2-25-2）。

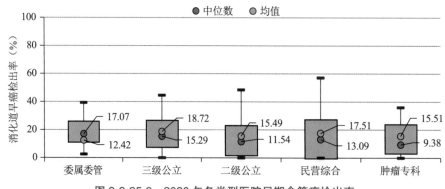

图2-2-25-2　2020年各类型医院早期食管癌检出率

2020年早期胃癌内镜检出率为17.68%，较去年（16.68%）有所提升，其中，浙江（34.08%）、上海（31.62%）等地早期胃癌检出率较高。三级公立医院早期结直肠癌检出率均值（19.60%）较高（图2-2-25-3）。

2020年早期结直肠癌内镜检出率为16.69%，较去年（16.01%）有所提升，其中，上海（32.26%）、浙江（29.54%）等地早期结直肠癌检出率较高。民营综合医院早期结直肠癌（17.51%）、三级公立医院（17.24%）早期结直肠癌检出率均值较高（图2-2-25-4）。

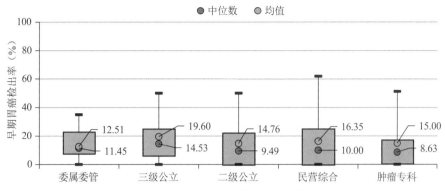

图 2-2-25-3　2020 年各类型医院早期胃癌检出率

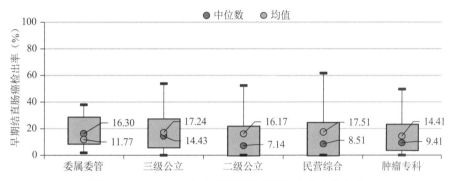

图 2-2-25-4　2020 年各类型医院早期结直肠癌检出率

2020 年消化道早癌在所有消化道恶性肿瘤中的占比为 17.46%，较 2019 年（16.61%）提升 0.85 个百分点。三级公立医院消化道早癌检出率均值（18.72%）高于其他类型医院（图 2-2-25-5），从全国来看，上海（31.86%）、浙江（30.47%）消化道早癌检出率较高（图 2-2-25-6）。

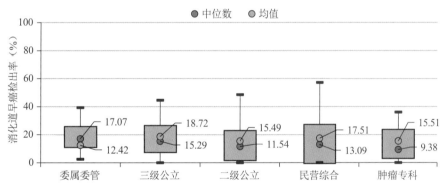

图 2-2-25-5　2020 年各类型医院消化道早癌检出率

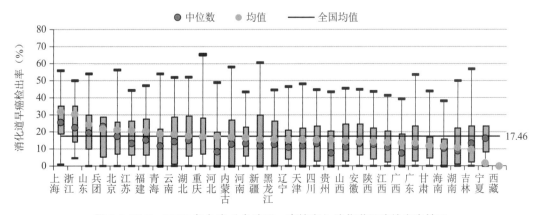

图 2-2-25-6　2020 年各省（自治区、直辖市）消化道早癌检出率情况

二、ESD（内镜黏膜下剥离术）完全切除率

2020 年纳入分析医院共完成 ESD 100 171 例，其中结直肠 ESD 占比最大，占所有 ESD 诊疗量的 37.91%。全国 ESD 完全切除率为 92.68%，较 2019 年（94.62%）下降 1.94 个百分点。按医院类型来看，二级公立医院 ESD 完全切除率（90.76%）相对较低（图 2-2-25-7）。

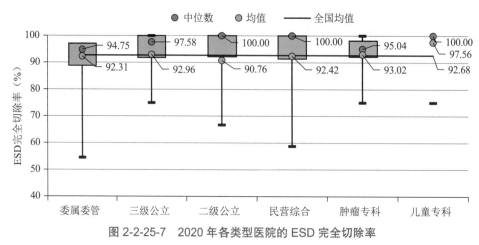

图 2-2-25-7 2020 年各类型医院的 ESD 完全切除率

三、ERCP（经内镜逆行胰胆管造影）术中对目标胆管或胰管深插管成功率

2020 年纳入分析医院共完成 ERCP 129 149 次，其中急诊 ERCP 占比 11.65%，镇静/麻醉 ERCP 占比 59.22%。2020 年度因胆总管结石小于 1 cm 行 ERCP 结石完全取出率均值为 95.78%，较 2019 年提高 1.17 个百分点。全国 ERCP 选择性深插管成功率均值为 94.21%，较 2019 年（92.94%）提高 1.27 个百分点。民营综合医院 ERCP 术中对目标胆管或胰管深插管成功率均值（89.68%）相对较低（图 2-2-25-8）。

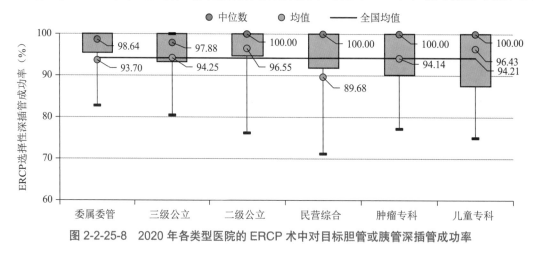

图 2-2-25-8 2020 年各类型医院的 ERCP 术中对目标胆管或胰管深插管成功率

四、EUS-FNA（超声内镜引导细针穿刺抽吸术）标本病理符合率

2020 年纳入分析医院共完成 EUS 诊疗操作 237 239 例，其中消化道 EUS 198 997 例（占 83.88%），胆胰 EUS 32 011 例（占 16.09%）。在所有 EUS 诊疗中，开展 EUS-FNA 的医院共 291 家，完成 EUS-FNA 8292 例，整体 EUS-FNA 标本病理符合率为 89.74%，其中，二级公立医院标本符合率较低，均值仅为 50.30%（图 2-2-25-9）。

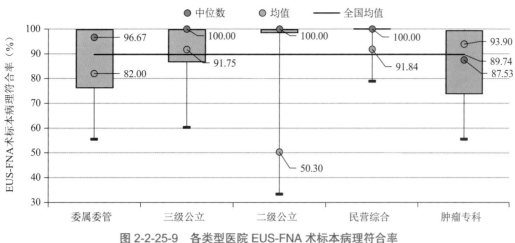

图 2-2-25-9　各类型医院 EUS-FNA 术标本病理符合率

五、结肠镜下结直肠腺瘤检出率

2020 年全国结肠镜下结直肠腺瘤检出率为 17.59%，较 2019 年（16.68%）提升 0.91 个百分点。其中委属委管医院结肠镜下结直肠腺瘤检出率中位数最高，为 25.78%，肿瘤专科医院结肠镜下结直肠腺瘤检出率均值（24.08%）较高（图 2-2-25-10）。

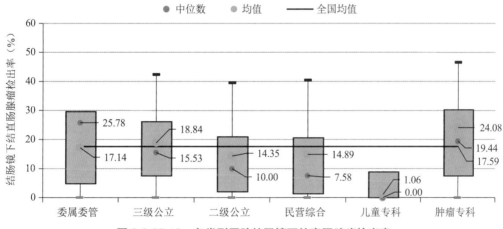

图 2-2-25-10　各类型医院结肠镜下结直肠腺瘤检出率

第二十六节 门诊专业

2020年门诊专业的数据来源于NCIS全国医疗质量抽样调查系统，调查范围为二级及以上综合医院。按照数据填报完整度、逻辑性等原则进行数据清洗，最终各指标纳入分析的医院数量有所不同。在各级各类医院分析中，三级公立医院数据不包含委属委管医院。在省份维度分析中，新疆维吾尔自治区数据包含新疆生产建设兵团。

一、预约挂号率

该指标在2020年共纳入3736家医院数据进行分析，预约挂号率平均为33.10%，委属委管医院最高，为71.64%，二级公立医院最低，为25.79%（图2-2-26-1）。从省份维度看，北京市最高，为70.55%，西藏自治区最低，为7.37%（图2-2-26-2）。

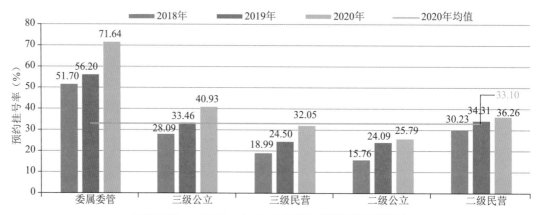

图 2-2-26-1　2018—2020 年各级各类医院预约挂号率

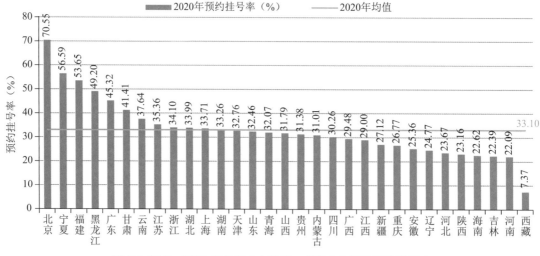

图 2-2-26-2　2020 年各省（自治区、直辖市）医院预约挂号率

二、门诊患者预约后平均等待时间

该指标在2020年共纳入3735家医院数据进行分析，门诊患者预约后平均等待时间为16.83分钟，委属委管医院最高，为29.72分钟，二级民营医院最低，为12.44分钟（图2-2-26-3）。从省份维度看，上海市最高，为25.53分钟，吉林省最低，为12.68分钟（图2-2-26-4）。

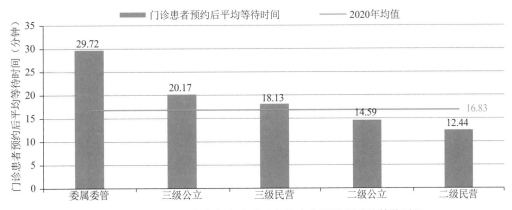

图 2-2-26-3 2020 年各级各类医院门诊患者预约后平均等待时间

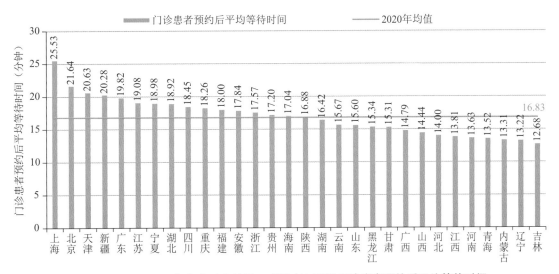

图 2-2-26-4 2020 年各省（自治区、直辖市）医院门诊患者预约后平均等待时间

三、门诊患者静脉输液使用率

该指标在 2020 年共纳入 3600 家医院数据进行分析，门诊患者静脉输液使用率平均为 4.97%，二级民营医院最高，为 9.17%，委属委管医院最低，为 1.25%（图 2-2-26-5）。从省份维度看，西藏自治区最高，为 16.29%，天津市最低，为 1.52%（图 2-2-26-6）。

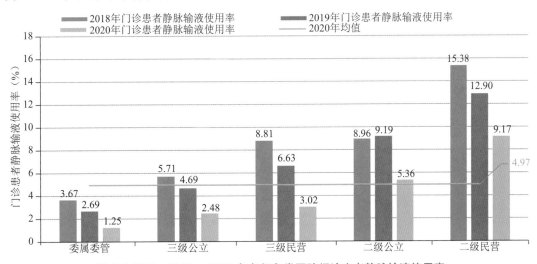

图 2-2-26-5 2018—2020 年各级各类医院门诊患者静脉输液使用率

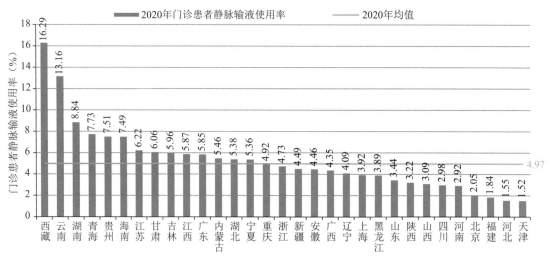

图 2-2-26-6　2020 年各省（自治区、直辖市）医院门诊患者静脉输液使用率

四、门诊电子病历使用率

该指标在 2020 年共纳入 2197 家医院数据进行分析，门诊电子病历使用率平均为 51.15%，三级民营医院最高，为 67.09%，委属委管医院最低，为 40.89%（图 2-2-26-7）。从省份维度看，上海市最高，为 69.79%，西藏自治区最低，为 17.36%（图 2-2-26-8）。

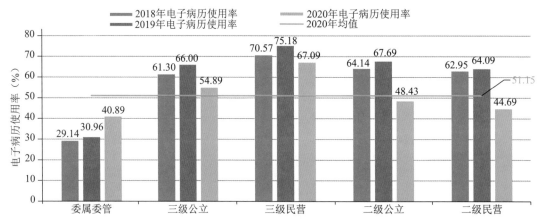

图 2-2-26-7　2018—2020 年各级各类医院门诊电子病历使用率

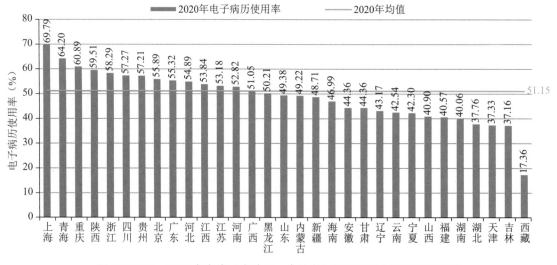

图 2-2-26-8　2020 年各省（自治区、直辖市）医院门诊电子病历使用率

第二十七节　健康体检与管理专业

2020 年健康体检与管理专业的数据来源于 NCIS 全国医疗质量抽样调查系统，共提取 9063 家医疗机构数据，剔除未开展健康体检与管理专业的医院，并按照数据填报完整度、逻辑性等原则进行数据清洗与整理，最终纳入覆盖全国 31 个省（自治区、直辖市）4628 家综合医院数据进行分析。

一、腰、臀围测量完成率

测量腰、臀围能提供更多的健康评估信息，该指标是检测肥胖等代谢性疾病的重要指标，有助于疾病早期风险评估。腰、臀围测量完成率为健康体检中完成腰、臀围测量的人次数占同期健康体检总人次数的百分比。本部分纳入 2084 家医院的 5692.63 万健康体检人次，其中 1859.04 万人次完成腰、臀围测量项目，完成率为 32.66%（图 2-2-27-1）。

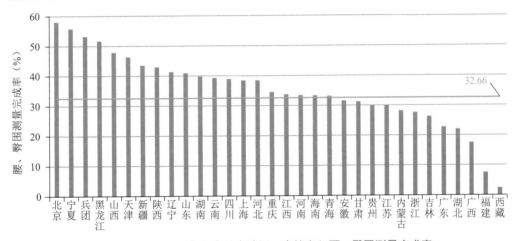

图 2-2-27-1　2020 年各省（自治区、直辖市）腰、臀围测量完成率

二、健康问卷完成率

健康问卷是健康体检的基础项目，对科学开展健康管理具有重要意义。健康问卷完成率为完成健康问卷的人次数占同期健康体检总人次数的百分比。本部分纳入 2985 家医院的 7856.22 万健康体检人次，其中 2804.87 万人次完成健康问卷项目，完成率为 35.70%（图 2-2-27-2），较上一年度（33.90%）增长 1.80 个百分点。各省（自治区、直辖市）健康问卷完成率差异较大，说明行业对健康问卷重要程度的认识仍有待提高。

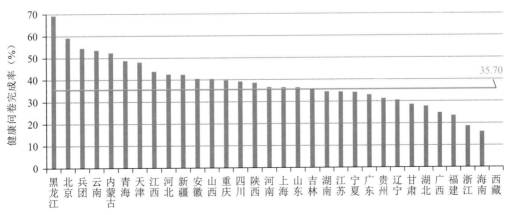

图 2-2-27-2　2020 年各省（自治区、直辖市）健康问卷完成率

三、健康体检重要异常结果检出率

早发现、早诊断重大疾病是健康体检的重要目的之一，及时检出能够促使相关异常结果得到及时、规范的处置，对提高重大疾病的诊疗效果具有重要意义。健康体检重要异常结果参照《健康体检重要异常结果管理专家共识（试行版）》。本部分纳入 4004 家医院的 10 079.23 万健康体检人次，其中 504.38 万人次存在重要异常结果，检出率为 5.00%（图 2-2-27-3）。

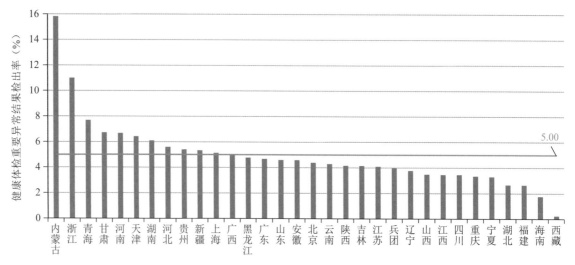

图 2-2-27-3　2020 年各省（自治区、直辖市）健康体检重要异常结果检出率

第二十八节　康复医学专业

2021 年全国医疗质量抽样调查共有 9138 家医疗机构参与康复医学专业数据填报，经数据清洗，最终有 2268 家医院的数据纳入分析，其中委属委管医院 21 家，三级公立综合医院 1122 家，二级公立综合医院 1004 家，民营综合医院 125 家，康复专科医院 13 家。

一、综合医院住院患者早期康复介入率

本次调查中，骨科病房早期（术后 24 ～ 48 小时内，下同）康复介入率为 13.20%，其中髋、膝关节置换手术后早期康复介入率为 31.20%，脊髓损伤术后早期康复介入率为 22.33%。神经内科病房早期康复介入率为 18.90%，其中急性脑梗死早期康复介入率为 39.50%。重症医学科病房早期康复介入率为 29.25%。各项指标较 2019 年均有提高。各级各类综合医院早期康复介入率如图 2-2-28-1 所示。

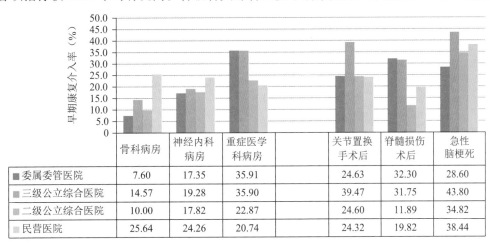

	骨科病房	神经内科病房	重症医学科病房		关节置换手术后	脊髓损伤术后	急性脑梗死
■ 委属委管医院	7.60	17.35	35.91		24.63	32.30	28.60
■ 三级公立综合医院	14.57	19.28	35.90		39.47	31.75	43.80
□ 二级公立综合医院	10.00	17.82	22.87		24.60	11.89	34.82
□ 民营医院	25.64	24.26	20.74		24.32	19.82	38.44

注：三级公立综合医院包含委属委管医院数据。

图 2-2-28-1　各级各类综合医院早期康复介入率

二、日常生活能力改善率

日常生活能力（activities of daily living，ADL）改善是患者功能改善的重要指标，也是康复治疗的重要目的之一。2020 年 ADL 改善率平均为 76.30%，较 2019 年 74.54% 提高 1.76 个百分点。各级各类医院 ADL 改善率 2019—2020 年变化如图 2-2-28-2 所示。

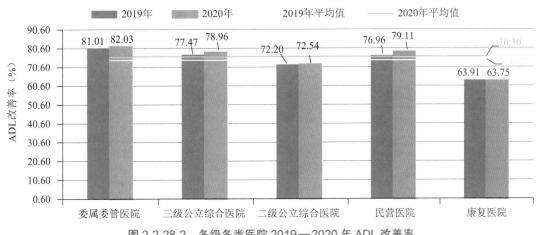

图 2-2-28-2　各级各类医院 2019—2020 年 ADL 改善率

三、住院患者深静脉血栓形成风险评估率、预防率和发生率

深静脉血栓形成（deep vein thrombosis，DVT）是康复医学专业常见的并发症。本次调查中，将 DVT 临床特征评分 /Wells 评分作为 DVT 风险评估，将对应的药物治疗、物理治疗等措施视为进行 DVT 预防。2020 年 DVT 风险评估率和 DVT 预防率较 2019 年提高明显，但 2020 年 DVT 发生率较 2019 年亦升高，考虑可能与诊断率提高有关。各级各类医院 DVT 风险评估率、DVT 预防率和 DVT 发生率如图 2-2-28-3 所示。

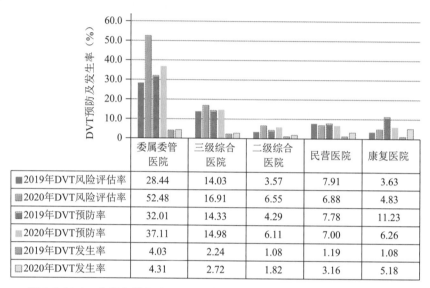

	委属委管医院	三级综合医院	二级综合医院	民营医院	康复医院
2019年DVT风险评估率	28.44	14.03	3.57	7.91	3.63
2020年DVT风险评估率	52.48	16.91	6.55	6.88	4.83
2019年DVT预防率	32.01	14.33	4.29	7.78	11.23
2020年DVT预防率	37.11	14.98	6.11	7.00	6.26
2019年DVT发生率	4.03	2.24	1.08	1.19	1.08
2020年DVT发生率	4.31	2.72	1.82	3.16	5.18

图 2-2-28-3　各级各类医院 DVT 风险评估率、DVT 预防率和 DVT 发生率

四、住院脑卒中患者静脉输液使用率

本次调查中，住院脑卒中患者静脉输液使用率平均值为 48.86%，其中委属委管医院、三级公立综合医院、二级公立综合医院、民营医院、康复专科医院分别为 52.89%、50.34%、47.20%、47.11%、56.79%。

第二十九节 临床营养专业

2020 年临床营养专业的数据来源于 NCIS 全国医疗质量抽样调查系统,共 7245 家二级及以上医疗机构填写了临床营养专业医疗质量控制指标相关数据。按照数据填报完整度、逻辑性等原则进行数据整理,最终纳入 1669 家医疗机构数据进行分析。

一、患者入院 24 小时内营养风险筛查率

患者入院 24 小时内营养风险筛查是规范实施临床营养诊疗流程的第一步,能够有效促进营养诊疗与临床综合治疗相融合。2020 年患者入院 24 小时内营养风险筛查率平均值为 28.18%,较 2019 年增长 5.23 个百分点,呈逐年上升趋势,表明临床主诊医师对患者营养状况和营养风险的关注度逐步提升(图 2-2-29-1)。

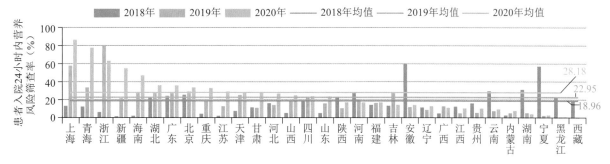

图 2-2-29-1　2018—2020 年各省(自治区、直辖市)患者入院 24 小时内营养风险筛查率

2018—2020 年委属委管医院和二、三级公立医院患者入院 24 小时内营养风险筛查率均呈逐年上升趋势。其中,2020 年三级医院平均值为 29.66%,较 2019 年增长 5.43 个百分点;二级医院平均值为 16.84%,较 2019 年增长 4.57 个百分点(图 2-2-29-2)。

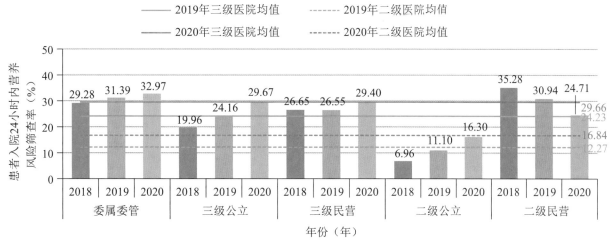

注:图中公立医院包括综合医院和专科医院,三级公立医院包括委属委管医院,下同。

图 2-2-29-2　2018—2020 年各类别医疗机构患者入院 24 小时内营养风险筛查率

二、患者入院 24 小时内营养风险筛查阳性率

患者入院 24 小时内营养风险筛查阳性率定义为经专业营养筛查工具评估为阳性的患者例数占同期进行营养风险筛查患者总数的比例。2020 年数据分析结果显示,患者入院 24 小时内营养风险筛查阳性

率平均值为 17.81%，较 2019 年降低 1.42 个百分点（图 2-2-29-3）。

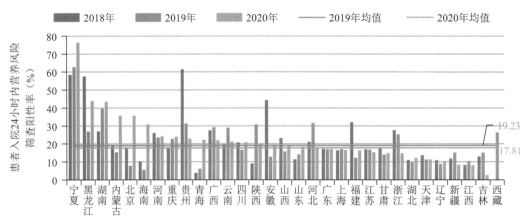

图 2-2-29-3 2018—2020 年各省（自治区、直辖市）患者入院 24 小时内营养风险筛查阳性率

三、住院患者营养评估率

营养评估作为营养诊断与营养治疗的循证依据，是反映医疗机构临床营养诊疗规范与质量的重要过程性指标之一。数据分析结果显示，2020 年全国开展营养评估工作的医疗机构占 73.58%，住院患者营养评估率平均值为 8.936；三级医院平均值为 8.943%，二级医院平均值为 8.88%。从数据看，目前营养评估工作基础薄弱，后续提高住院患者营养评估率、加强规范管理、纳入质控监管尤为重要（图 2-2-29-4、图 2-2-29-5）。

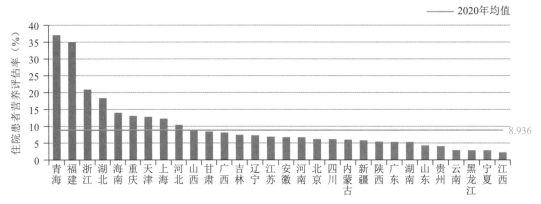

注：图中新疆数据包括新疆维吾尔自治区和新疆生产建设兵团数据，下同。

图 2-2-29-4 2020 年各省（自治区、直辖市）住院患者营养评估率

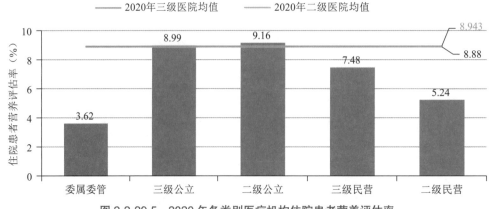

图 2-2-29-5 2020 年各类别医疗机构住院患者营养评估率

四、住院患者营养治疗率

营养治疗包括肠外营养治疗、肠内营养治疗和膳食营养治疗三种方式，膳食营养治疗又分为基本膳食治疗和调整营养素膳食治疗，同一患者可在一次住院期间接受一种或一种以上营养治疗方式。

本报告选择肠外营养治疗率、肠内营养治疗率及调整营养素膳食治疗率进行分析，结果显示，2020年全国开展肠外营养治疗工作的医疗机构占 50.81%，住院患者肠外营养治疗率平均值为 5.20%；开展肠内营养治疗工作的医疗机构占 77.41%，住院患者肠内营养治疗率平均值为 5.77%；开展调整营养素膳食治疗工作的医疗机构占 55.90%，住院患者调整营养素膳食治疗率平均值为 18.30%。各省（自治区、直辖市）及不同类别医疗机构营养治疗率见图 2-2-29-6、图 2-2-29-7。

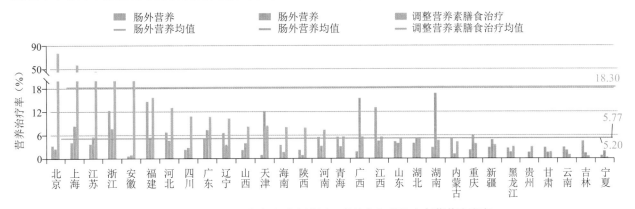

图 2-2-29-6　2020 年各省（自治区、直辖市）住院患者营养治疗率

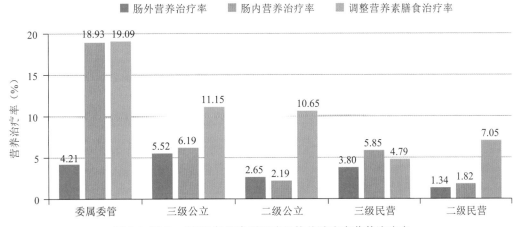

图 2-2-29-7　2020 年各类别医疗机构住院患者营养治疗率

第三十节　整形美容专业

2020年整形美容专业的数据来源于NCIS全国医疗质量抽样调查系统，共5807家二级及以上医疗机构填写了整形美容专业医疗质量控制指标相关数据。按照数据填报完整度、逻辑性等原则进行数据整理，最终纳入1191家医疗机构数据进行分析，其中综合医院1167家（三级医院845家，二级医院310家，未定级医院12家），专科医院24家（三级医院5家，二级医院13家，未定级医院6家；专科医院中22家为整形美容专业专科医院，2家为其他专业专科医院），公立医院1045家（三级医院794家，二级医院248家，未定级医院3家），民营医院146家（三级医院56家，二级医院75家，未定级医院15家）。

一、住院患者基本情况

整形美容专业住院患者按疾病类型分为创伤性（急慢性创面、体表肿瘤等）、先天性（小耳畸形、Poland综合征等）及美容性（体形雕塑、假体隆乳等）。2020年全国整形外科病房共收治患者325 459人次，其中创伤性疾病患者216 268人次（66.45%），美容性疾病患者70 852人次（21.77%），先天性疾病患者38 339人次（11.78%）。2018—2020年病房收治患者疾病类型占比变化趋势如图2-2-30-1所示。

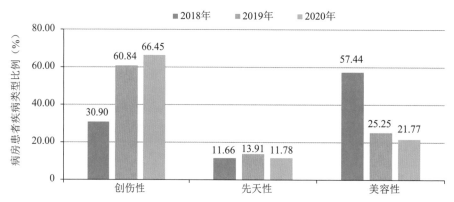

图 2-2-30-1　2018—2020年整形外科病房收治患者疾病类型占比变化趋势

2020年全国整形治疗相关并发症发生率约为1.01%，较2018年（0.63%）及2019年（0.79%）有所升高。结合病房收治患者疾病类型的3年变化趋势，考虑疫情期间特殊情况，住院患者创伤性疾病比例升高明显，手术难度及风险较其他疾病类型大，从而出现并发症发生率升高的情况。图2-2-30-2显示了该指标在公立医院和民营医院近3年的变化趋势，整体来看，公立医院和民营医院在疫情期间，病房治疗相关并发症发生率均呈升高趋势（民营医院该指标在2019年和2020年持平）。

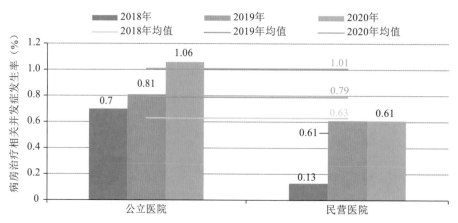

图 2-2-30-2　2018—2020年公立医院和民营医院整形外科病房治疗相关并发症发生率变化趋势

二、门诊相关数据指标

2020 年全国整形外科门诊量为 8 649 020 人次，治疗转化率为 21.78%，其中公立医院转化率为 21.04%，民营医院转化率为 32.82%，均与 2019 年基本持平。门诊生物材料注射总量为 289 638 支，门诊注射相关并发症发生率均值为 0.39%，较 2019 年增长约 0.05%。图 2-2-30-3 显示了公立医院和民营医院门诊注射相关并发症发生率近 3 年的变化趋势，可见民营医院该指标数据相对稳定，而公立医院该指标数值显著上升，且远高于民营医院，考虑患者出现相关并发症后的主要就诊去向为公立医院。

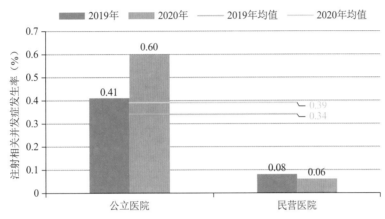

图 2-2-30-3 2019—2020 年整公立医院和民营医院形外科门诊注射相关并发症发生率变化趋势

三、单病种相关数据指标

2020 年全国共 142 家整形美容专业医疗机构（其中公立医院 138 家，民营医院 4 家）开展乳腺癌术后乳房再造手术，手术部位感染率为 2.49%（公立医院 2.51%，民营医院 0.00%），抗菌药物使用率为 81.67%（公立医院 81.99%，民营医院 35.29%），非生物材料使用率为 57.49%（公立医院 57.99%，民营医院 4.55%）。

2020 年全国共 946 家整形美容专业医疗机构（其中公立医院 829 家，民营医院 117 家）开展重睑术，重睑术后修复率为 7.75%（公立医院 8.43%，民营医院 5.41%），多次修复率为 1.15%（公立医院 1.31%，民营医院 0.59%）。

第三十一节　超声医学专业

2020 年全国医疗质量抽样调查共收集 31 个省（自治区、直辖市）6962 家设有超声医学专业的医疗机构数据进行分析。其中公立医院 5676 家（81.53%），包括三级综合医院 1524 家（21.89%）、二级综合医院 3032 家（43.55%）、三级专科医院 319 家（4.58%）、二级专科医院 801 家（11.51%）；民营医院 1286 家（18.47%）。

一、超声报告阳性率

2020 年全国各省（自治区、直辖市）超声报告阳性率均值为 73.60%，各省（自治区、直辖市）分布范围为 61.07% ～ 84.05%（图 2-2-31-1），在各类医疗机构中，三级综合医院超声报告阳性率最高，为 75.92%，二级专科医院最低，为 64.51%（图 2-2-31-2）。

2020 年超声报告阳性率与 2019 年持平，较 2017 年、2018 年呈上升趋势（图 2-2-31-2）。

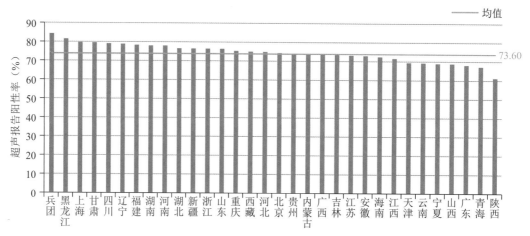

图 2-2-31-1　2020 年各省（自治区、直辖市）医疗机构超声报告阳性率

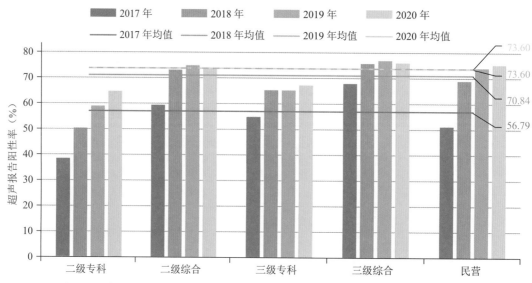

注：二级专科、二级综合、三级专科、三级综合均为公立医院，不含民营医院，下同。

图 2-2-31-2　2017—2020 年全国不同类型医疗机构超声报告阳性率

二、超声诊断符合率

2020 年全国医疗机构超声诊断符合率均值为 83.56%，各省（自治区、直辖市）分布范围为
67.06% ～ 90.14%（图 2-2-31-3），在各类型医疗机构中，三级专科医院超声诊断符合率最高，为
87.89%，二级专科医院最低，为 72.00%（图 2-2-31-4）。

2017—2020 年，超声诊断符合率有所提升，2020 年较 2017 年提高 0.98 个百分点（图 2-2-31-4）。

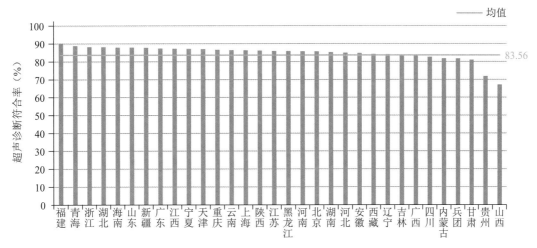

图 2-2-31-3　2020 年各省（自治区、直辖市）医疗机构超声诊断符合率

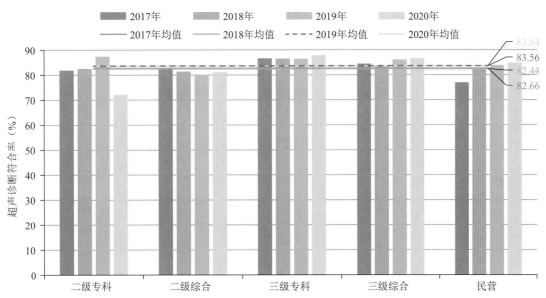

图 2-2-31-4　2017—2020 年全国不同类型医疗机构超声诊断符合率

第三十二节　放射影像专业

2020年全国医疗质量抽样调查共收集31个省（自治区、直辖市）7771家设有放射影像专业的医疗机构数据进行分析。其中公立医院6125家（78.82%），包括三级综合医院1492家（19.20%）、三级专科医院583家（7.50%）、二级综合医院3043家（39.16%）、二级专科医院1007家（12.96%）；民营医院1646家（21.18%），包括三级医院171家（2.20%）、二级医院1475家（18.98%）。

一、放射报告阳性率

2020年全国医疗机构的放射报告阳性率平均值为69.51%，其中住院放射报告阳性率最高，为74.43%，门诊次之，为69.50%，急诊最低，为64.29%。在不同类型医院中，三级医院放射报告阳性率最高，为79.42%，二级医院放射报告阳性率为64.85%（图2-2-32-1）。

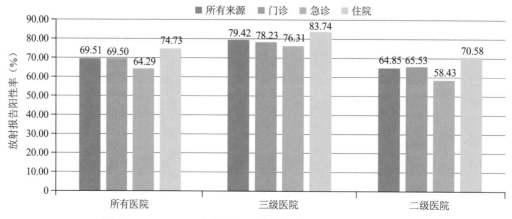

图2-2-32-1　2020年全国不同类型医疗机构放射报告阳性率

二、放射诊断符合率

2020年全国医疗机构放射诊断符合率均值为90.62%，三级医院的放射诊断符合率略高，为90.82%，二级医院的放射诊断符合率为90.50%（图2-2-32-2）。

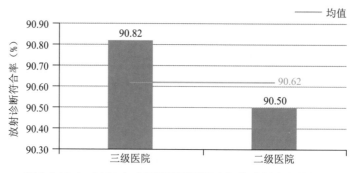

图2-2-32-2　2020年全国不同类型医疗机构放射诊断符合率

第三十三节 核医学专业

2020 年核医学专业的数据来源于 NCIS 全国医疗质量抽样调查系统，2020 年全国共有 30 个省（自治区、直辖市）的医院上报核医学科相关数据，按照数据填报完整度、逻辑性等原则进行数据清洗，最终纳入 808 家医院的数据进行分析，其中，综合医院 732 家，专科医院 76 家，主要为三级医院（92.70%）。

一、单光子发射计算机断层成像随访率

2020 年全国单光子发射计算机断层成像随访率（单光子发射计算机断层成像检查的患者接受随访的总数量 / 单光子发射计算机断层成像检查患者总数量 100%）均值为 29.98%，高于全国平均水平的省（自治区、直辖市）有 11 个，排名前 5 位的省（自治区、直辖市）分别是四川、上海、甘肃、江苏和内蒙古（图 2-2-33-1）。

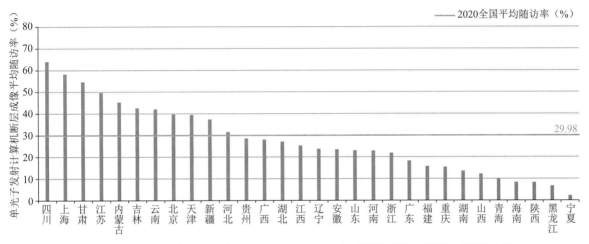

图 2-2-33-1　2020 年全国各省（自治区、直辖市）单光子发射计算机断层成像随访率

二、正电子发射计算机断层成像随访率

2020 年核医学专业正电子发射计算机断层成像随访率（正电子发射计算机断层成像检查患者接受随访总数量 / 正电子发射计算机断层成像检查患者总数量 ×100%）均值为 55.12%，高于全国平均水平的省（自治区、直辖市）有 13 个，随访率排名前 5 位的省（自治区、直辖市）是新疆、海南、上海、内蒙古和河南（图 2-2-33-2）。

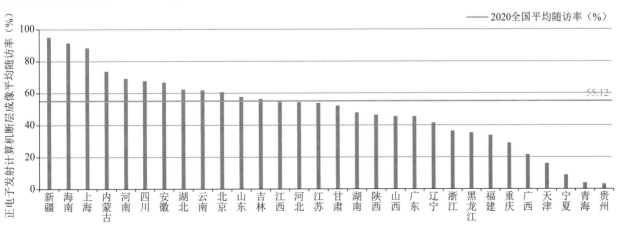

图 2-2-33-2　2020 年全国各省（自治区、直辖市）正电子发射计算机断层成像随访率

第三十四节 病案管理专业

2020年病案管理专业的数据部分来源于NCIS全国医疗质量抽样调查系统，经核查，共有6856家医疗机构的数据纳入分析，较去年增加1417家，其中综合医院5065家，较去年增加986家，专科医院及妇幼保健院1791家，较去年增加431家。

一、出院患者病历2个工作日内归档率

对纳入分析的医疗机构出院患者纸质病历和电子病历2个工作日内归档率进行整理，结果发现，纸质病历2个工作日内归档率为42.89%，比2019年（24.54%）提高18.35个百分点，其中综合医院归档率为43.30%，专科医院的归档率为39.67%；电子病历2个工作日内归档率为46.41%，比2019年（27.35%）提高19.06个百分点，其中综合医院归档率为46.83%，专科医院的归档率为43.20%。委属委管医院纸质病历和电子病历2个工作日内归档率均高于其他类型的医院（图2-2-34-1、图2-2-34-2）。

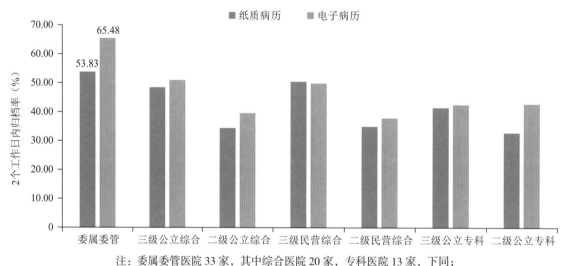

注：委属委管医院33家，其中综合医院20家，专科医院13家，下同；
三级公立综合医院、三级公立专科医院数据包括委属委管医院，下同。

图2-2-34-1 各类医疗机构出院患者病历2个工作日内归档率

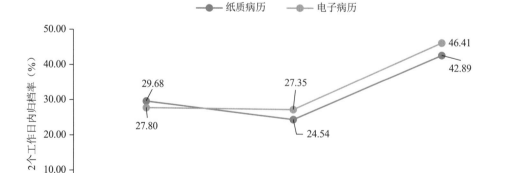

图2-2-34-2 2018—2020年医疗机构出院患者病历2个工作日内归档率变化情况

二、病案管理质量控制指标监测结果

共 2537 家医疗机构从病历书写时效性、重大检查记录符合率、诊疗行为记录符合率、病历归档质量 4 个方面自查，填报了 2020 年度病案管理质量检查结果（表 2-2-34-1 ～表 2-2-34-3）。

表 2-2-34-1 监测病历书写时效性指标

医院类别	入院记录 24 小时内完成率（%）	手术记录 24 小时内完成率（%）	出院记录 24 小时内完成率（%）	病案首页 24 小时内完成率（%）
委属委管	83.94	82.28	82.63	60.95
三级公立综合	93.86	91.79	91.05	78.34
二级公立综合	92.93	92.32	91.74	83.76
三级民营综合	97.13	86.27	87.19	88.23
二级民营综合	94.17	94.02	92.40	90.37
三级公立专科	96.96	95.08	94.41	88.19
二级公立专科	95.20	96.64	93.58	89.01

表 2-2-34-2 监测重大检查记录符合率和部分病历归档质量指标

医院类别	CT/MRI 检查记录符合率（%）	病理检查记录符合率（%）	细菌培养检查记录符合率（%）	不合理复制病历发生率（%）	知情同意书规范签署率（%）	甲级病历率（%）
委属委管	70.72	96.64	96.71	7.79	97.77	95.12
三级公立综合	96.02	95.39	95.51	8.72	92.93	96.06
二级公立综合	95.72	85.26	90.09	8.21	98.78	94.56
三级民营综合	98.89	97.30	99.51	5.39	99.70	93.22
二级民营综合	97.26	87.10	87.60	8.90	98.61	94.41
三级公立专科	98.63	95.14	98.10	5.35	98.44	97.88
二级公立专科	99.58	98.83	98.88	5.59	98.98	95.01

表 2-2-34-3 监测诊疗行为记录符合率指标

医院类别	抗菌药物使用记录符合率（%）	恶性肿瘤化学治疗记录符合率（%）	恶性肿瘤放射治疗记录符合率（%）	手术相关记录完整率（%）	植入物相关记录符合率（%）	临床用血相关记录符合率（%）	医师查房记录完整率（%）	患者抢救记录及时完成率（%）
委属委管	95.46	99.88	100.00	99.78	96.38	97.33	99.58	92.21
三级公立综合	96.80	98.27	98.60	91.98	93.44	97.27	90.34	95.42
二级公立综合	97.06	94.06	98.59	95.03	98.99	97.06	96.58	90.47
三级民营综合	97.13	99.56	99.54	99.39	99.87	98.85	96.98	98.74
二级民营综合	98.16	99.07	99.97	93.47	99.72	98.61	98.25	89.19
三级公立专科	97.88	99.59	99.58	98.63	99.13	98.02	98.60	94.10
二级公立专科	97.57	54.75	100.00	97.86	99.80	98.97	96.75	81.31

三、病案首页主要诊断编码正确率

病案首页主要诊断编码正确率能够反映医疗机构临床医师的疾病诊断水平、病案编码能力及对主要诊断填报原则的掌握情况，是正确统计医疗机构及地区疾病谱、提升医院管理水平、实施病种精细化管理等应用的数据基础，是综合反映医院临床诊断能力和病案管理水平、评价首页数据质量的重要指标。

正因为病案首页主要诊断编码在科学化、精细化管理中的重要作用，2021年在国家首次发布的十大医疗质量安全改进目标中，"提高病案首页主要诊断编码正确率"成为改进目标之一。为落实国家要求，国家病案管理质量控制中心制定任务清单，建立健全国家、省、市、医院联动的工作机制，通过组织医疗机构自查、省级哨点医院督导检查及国家哨点医院复核等方式收集全国主要诊断编码正确率持续改进数据，并针对核查结果进行评价。

（一）医疗机构自查结果分析

本部分数据来源于 NCIS 系统医疗机构填报的数据，经过核查，有 4713 家医疗机构纳入分析，覆盖全国 32 个省（自治区、直辖市），病案首页主要诊断编码正确率均值为 90.63%。从省份维度看，广东省正确率最高，为 97.31%，西藏自治区最低，为 36.24%（图 2-2-34-3）。

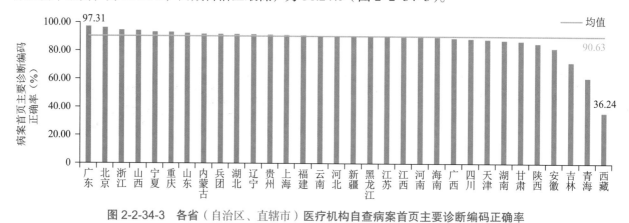

图 2-2-34-3　各省（自治区、直辖市）医疗机构自查病案首页主要诊断编码正确率

（二）省级哨点医院调查结果分析

本部分数据来源于省级病案质控中心，抽取了各省（自治区、直辖市）地市级哨点医院（每个地市包括 2 家医院，三级、二级各 1 家）2020 年 11 月第一个工作日的出院病案首页数据进行核查。

共对 22 个省（自治区、直辖市）527 家省级哨点医院 39 502 份出院病案首页主要诊断编码进行数据核查，结果显示，省级哨点医院病案首页主要诊断编码正确率均值为 80.90%，其中，新疆兵团正确率最高，为 92.31%，辽宁省最低，为 60.27%（图 2-2-34-4）。

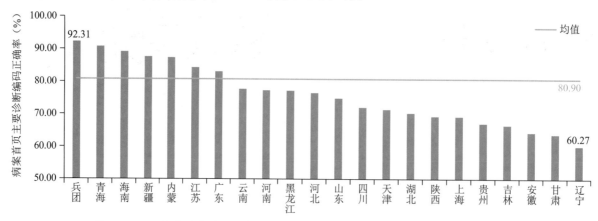

图 2-2-34-4　各省（自治区、直辖市）抽查哨点医院病案首页主要诊断编码正确率

（三）国家哨点医院复核结果分析

本部分数据来源于国家病案质控中心，通过对全国哨点医院病案首页数据进行核查，共纳入32个省（自治区、直辖市）96家（每个省由3家医院组成，包括1家省级、1家委属委管、1家二级）哨点医院，分别对2020年11月和2021年11月共计1920份出院病案首页主要诊断编码正确率进行复核，结果如下。

2020年全国哨点医院病案首页主要诊断编码正确率均值为66.60%，其中上海最高，为93.33%，河北最低，为40.00%（图2-2-34-5）。

2021年全国哨点医院病案首页主要诊断编码正确率均值为77.11%，其中上海最高，为96.67%，云南最低，为43.33%（图2-2-34-6）。

总体来看，2021年全国哨点医院病案首页主要诊断编码正确率较2020年提升了10.51个百分点（图2-2-34-7）。可见，以目标为导向的医疗质量持续改进工作能引起医疗机构对专项工作的重视，并取得一定成效。

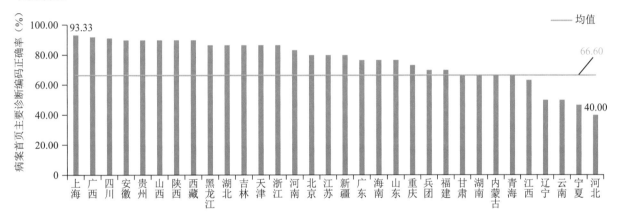

图2-2-34-5　2020年国家抽查各省（自治区、直辖市）哨点医院病案首页主要诊断编码正确率

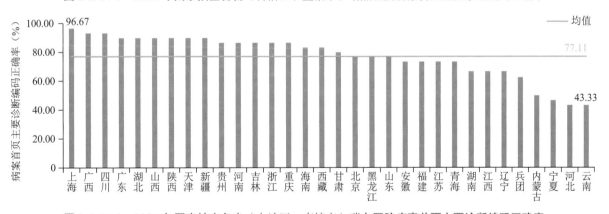

图2-2-34-6　2021年国家抽查各省（自治区、直辖市）哨点医院病案首页主要诊断编码正确率

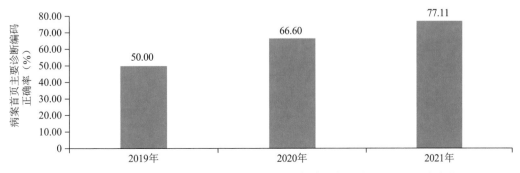

图2-2-34-7　2019—2021年全国哨点医院病案首页主要诊断编码正确率变化

第三十五节　疼痛专业

本报告相关数据来源于 NCIS 全国医疗质量数据抽样调查及医院质量监测系统（Hospital Quality Monitoring System，HQMS）。其中，全国医疗质量数据抽样调查共收集了 9408 家医疗机构 2020 年的医疗质量填报数据。根据纳入标准及数据质量进行筛选，最终共纳入 6008 家医疗机构数据。HQMS 共分析了 842 家医疗机构出院时间为 2020 年 1 月 1 日至 2020 年 12 月 31 日的疼痛科住院患者病案首页数据，包含三级综合医院 488 家、二级综合医院 309 家和专科医院 45 家。

一、疼痛科住院患者疾病谱及手术操作谱

（一）疼痛科住院患者疾病谱

2020 年疼痛科住院病案首页中主要诊断共涉及编码 5864 个，约占所有国家临床 2.0 版疾病编码（ICD-10）的 16%。依照国家临床 2.0 版疾病编码（ICD-10）进行统计，2020 年全国疼痛科收治率前 10 位的诊断分别为腰椎间盘突出、带状疱疹性神经痛、颈椎病、混合型颈椎病、颈椎间盘突出、肩周炎、三叉神经痛、腰椎间盘脱出伴坐骨神经痛、神经根型颈椎病、骨质疏松伴有病理性骨折（表 2-2-35-1）。

表 2-2-35-1　2020 年全国疼痛科收治占比前 10 位的诊断

序号	主要诊断	国家临床 2.0 版疾病编码（ICD-10）	例数（例）	收治占比（%）
1	腰椎间盘突出	M51.202	76 291	19.98
2	带状疱疹性神经痛	B02.202+G53.0*	19 676	5.15
3	颈椎病	M47.900x021	14 274	3.74
4	混合型颈椎病	M47.802	13 891	3.64
5	颈椎间盘突出	M50.201	11 102	2.91
6	肩周炎	M75.001	9420	2.47
7	三叉神经痛	G50.000	8003	2.10
8	腰椎间盘脱出伴坐骨神经痛	M51.101+G55.1*	7747	2.03
9	神经根型颈椎病	M47.201	7075	1.85
10	骨质疏松伴有病理性骨折	M80.900	5497	1.44
	合计		172 976	45.31

（二）疼痛科住院患者手术操作谱

2020 年疼痛科住院病案首页中主要手术编码共 2713 种，约占所有国家临床 3.0 版手术操作编码（ICD-9-CM3）的 21%。依照国家临床 3.0 版手术操作编码（ICD-9-CM3）进行统计，2020 年全国疼痛科主要手术操作编码排名前 10 位的分别为周围神经阻滞术、椎间盘射频消融术、脊神经根射频消融术、关节治疗性物质注射、周围神经麻醉止痛、脊神经根阻滞术、内镜下腰椎髓核切除术、椎间盘镜下后入路腰椎间盘切除术、关节穿刺术、电针治疗（表 2-2-35-2）。

表 2-2-35-2 2020 年全国疼痛科排名前 10 位的主要手术操作编码

序号	主要手术操作	国家临床 3.0 版手术操作编码（ICD-9-CM3）	例数	占比（%）
1	周围神经阻滞术	04.8101	19 766	8.56
2	椎间盘射频消融术	80.5900x001	17 228	7.47
3	脊神经根射频消融术	04.2x05	10 409	4.51
4	关节治疗性物质注射	81.9201	89 59	3.88
5	周围神经麻醉止痛	04.8100x003	8691	3.77
6	脊神经根阻滞术	03.9102	6973	3.02
7	内镜下腰椎髓核切除术	80.5111	5905	2.56
8	椎间盘镜下后入路腰椎间盘切除术	80.5100x033	5814	2.52
9	关节穿刺术	81.9100	5263	2.28
10	电针治疗	99.9200x016	5048	2.19
合计			94 056	40.76

二、带状疱疹后神经痛规范化治疗率

（一）PHN 患者入院 8 小时内疼痛综合评估完成率

2020 年全国医疗质量数据抽样调查显示，带状疱疹后神经痛（postherpetic neuralgia，PHN）住院患者 8 小时内疼痛综合评估完成率为 77.83%，三级综合医院、二级综合医院、三级专科医院和二级专科医院 PHN 住院患者 8 小时内疼痛综合评估完成率分别为 81.17%、72.68%、70.29% 和 87.17%（图 2-2-35-1）。

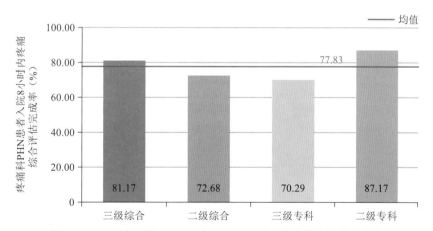

图 2-2-35-1 疼痛科 PHN 患者入院 8 小时内疼痛综合评估完成率

（二）PHN 患者的一线药物治疗率和微创介入手术治疗率

2020 年全国疼痛科 PHN 患者首诊一线药物使用率均值为 78.75%，各类医院首诊一线药物使用率均超过 65%，这在一定程度上反映出疼痛科医师对于 PHN 规范治疗执行得较好（图 2-2-35-2）。PHN 住院患者微创介入手术治疗率全国均值为 35.40%，其中，二级综合医院和二级专科医院微创介入手术治疗率占比相对较低，均在 35% 以下，仅三级综合医院疼痛科 PHN 住院患者微创介入手术治疗率超过 50%（图 2-2-35-3）。

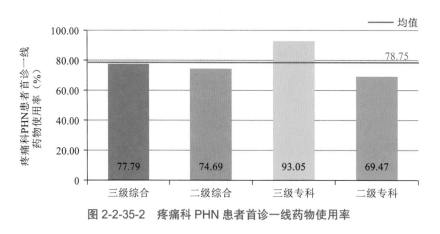

图 2-2-35-2　疼痛科 PHN 患者首诊一线药物使用率

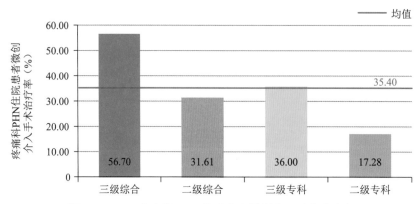

图 2-2-35-3　疼痛科 PHN 住院患者微创介入手术治疗率

（三）疼痛科 PHN 住院患者微创介入手术并发症发生率

2020 年全国医疗质量数据抽样调查中，PHN 住院患者微创介入手术并发症发生率均值为 2.94%，其中，二级专科医院疼痛科 PHN 住院患者微创介入手术治疗的并发症发生率相对偏高，为 5.80%，下一步需加强对该类型医院 PHN 患者微创介入手术医疗质量安全的关注，尤其是围手术期质量安全管理（图 2-2-35-4）。

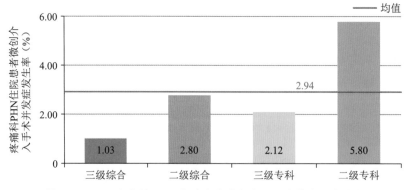

图 2-2-35-4　疼痛科 PHN 住院患者微创介入手术并发症发生率

三、癌性疼痛规范化治疗率

（一）癌痛住院患者 8 小时内疼痛量化评估完成率

2020 年全国疼痛科癌痛住院患者 8 小时内疼痛量化评估完成率均值为 60.44%。其中，二级专科医院癌痛住院患者 8 小时内疼痛量化评估完成率（28.69%）较低（图 2-2-35-5）。

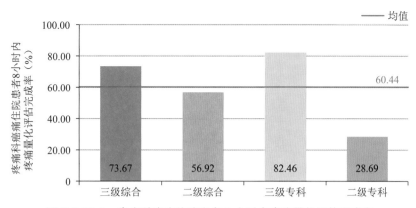

图 2-2-35-5　疼痛科癌痛住院患者 8 小时内疼痛量化评估完成率

（二）重度癌痛患者阿片类药物使用率

2020 年全国医疗质量数据抽样调查显示，重度癌痛患者阿片类药物使用率均值为 67.94%，其中二级专科医院重度癌痛患者阿片类药物使用率远低于全国均值，为 26.05%（图 2-2-35-6）。

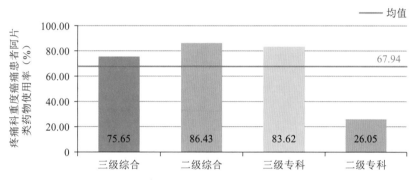

图 2-2-35-6　疼痛科重度癌痛患者阿片类药物使用率

第三十六节　眼科专业

2020年眼科专业数据来源于全国医疗质量抽样调查，按照数据填报完整度、逻辑性等原则进行数据整理，最终纳入6244家医疗机构数据，对青光眼患者行常规前房角镜检查率这一指标进行分析。

前房角镜检查是最经济、有效的青光眼检查手段之一，2020年全国青光眼患者行常规前房角镜检查率为62.33%，其中，三级医疗机构为84.27%，二级医疗机构为51.07%。各省（自治区、直辖市）医疗机构眼科对青光眼患者开展此项检查情况见图2-2-36-1。

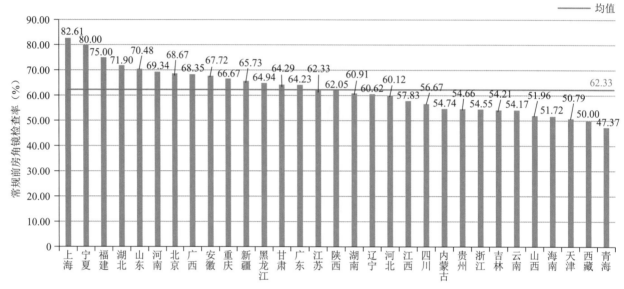

注：新疆数据包含新疆生产建设兵团数据。

图2-2-36-1　各省（自治区、直辖市）青光眼患者行常规前房角镜检查率

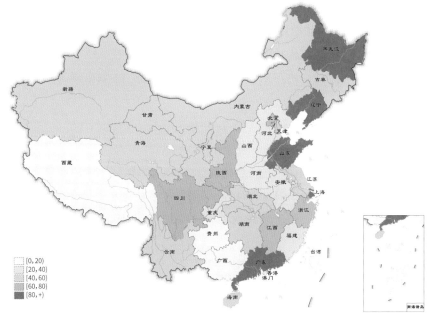

第三章

医院临床用药情况监测与分析

一、全国合理用药监测网分布概况

全国合理用药监测网已覆盖全国 30 个省（自治区、直辖市）（暂未含西藏），共 1646 家医院，占全国公立医院总数（基于《2020 中国卫生健康统计年鉴》）的 19.91%。其中三级监测点医院 1162 家，占全国三级公立医院总数的 48.60%；二级监测点医院 484 家，占全国二级公立医院总数的 8.24%。包含中央、省、市、区（县）、行业、军队的综合与专科医院（图 2-3-1-1）。

注：地图中数据不包含我国港、澳、台地区。

图 2-3-1-1　2020 年全国监测点医院的覆盖与分布

二、全国样本医院临床用药规模与趋势

（一）全国样本医院临床用药情况

为真实、客观地反映临床用药的规模与变化，全国合理用药监测网汇总了 2018—2020 年，全国相同样本 1500 家医院的有效数据。

中西药临床用药金额，3 年分别为 4191.73 亿元、4597.41 亿元、4070.08 亿元，增长率为 9.68%、

365

–11.47%；年均复合增长率为 –1.46%。

西药用药金额，3 年分别为 3616.22 亿元、4022.92 亿元、3587.90 亿元，增长率为 11.25%、–10.81%；年均复合增长率为 –0.39%。药品通用名数呈增长趋势。

中成药用药金额，3 年分别为 575.51 亿元、574.49 亿元、482.18 亿元，增长率为 –0.18%、–16.07%；年均复合增长率为 –8.47%。产品数呈下降趋势，2019 年较 2018 年减少 129 种，2020 年较 2019 年减少 148 种（图 2-3-1-2）。

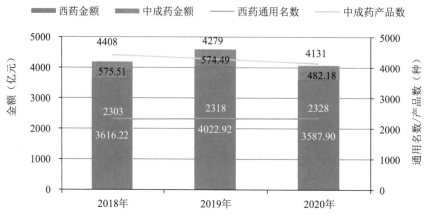

图 2-3-1-2　2018—2020 年全国相同样本医院中西药用药情况

（二）全国不同等级医院临床用药情况

1. 三级医院

2018—2020 年，三级医院西药临床用药金额有所波动，占三级医院临床用药总金额 86.98% ～ 88.66%，年均复合增长率为 –0.33%。药品通用名数呈增长趋势。

中成药临床用药金额有所波动，占三级医院临床用药总金额 11.34% ～ 13.02%，年均复合增长率为 –7.90%。产品数呈下降趋势。

西药用药金额是中成药的 6.68 ～ 7.82 倍（图 2-3-1-3）。

2. 二级医院

2018—2020 年，二级医院西药临床用药金额有所波动，占二级医院临床用药总金额 75.88% ～ 80.16%，年均复合增长率为 –1.49%。药品通用名数呈波动增长趋势。

中成药临床用药金额逐年递减，占二级医院临床用药总金额 19.84% ～ 24.12%，年均复合增长率为 –13.10%。产品数呈下降趋势。

西药用药金额是中成药的 7.95 ～ 9.42 倍（图 2-3-1-4）。

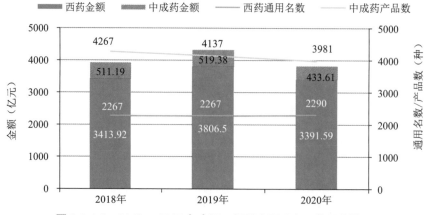

图 2-3-1-3　2018—2020 年全国三级样本医院中西药用药情况

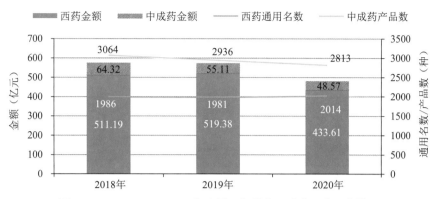

图 2-3-1-4　2018—2020 年全国二级样本医院中西药用药情况

（三）全国不同等级平均每家医院用药情况

1. 三级医院

西药平均每家医院用药金额，3 年分别为 3.30 亿元、3.68 亿元、3.28 亿元；中成药平均每家医院用药金额，分别为 0.49 亿元、0.50 亿元、0.42 亿元（图 2-3-1-5）。

2. 二级医院

西药平均每家医院用药金额，3 年分别为 0.44 亿元、0.47 亿元、0.42 亿元；中成药平均每家医院用药金额，分别为 0.14 亿元、0.12 亿元、0.10 亿元（图 2-3-1-6）。

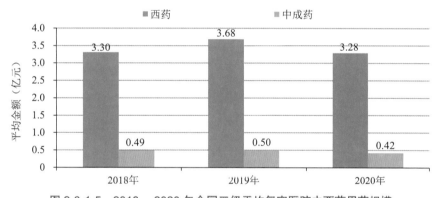

图 2-3-1-5　2018—2020 年全国三级平均每家医院中西药用药规模

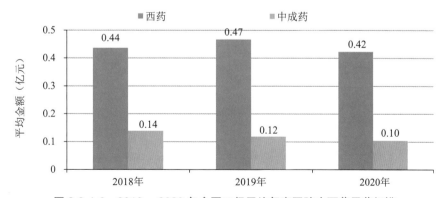

图 2-3-1-6　2018—2020 年全国二级平均每家医院中西药用药规模

三、全国各疾病系统临床用药现状

（一）全国各疾病系统临床用药份额

2018—2020 年，按 WHO-ATC 的 14 个疾病系统药物分类，西药用药金额排序前 6 位仍然为六大疾病系统药物，分别为抗肿瘤药及免疫调节剂、血液和造血器官药物、全身用抗感染药物、消化系统及影响代谢药物、神经系统药物和心血管系统药物。3 年六大疾病系统用药金额占西药总金额的 83.30%、82.94%、83.15%，其他 8 个疾病系统用药总金额，分别占西药总金额的 16.70%、17.06%、16.85%（图 2-3-1-7）。

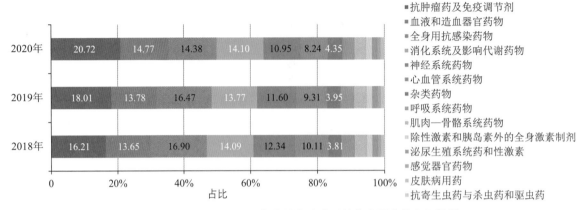

图 2-3-1-7 2018—2020 年全国各疾病系统临床用药分布与份额

1. 各疾病系统用药金额排序与占比

2018—2020 年，在临床用药中，抗肿瘤药及免疫调节剂用药金额，3 年排序分别为第 2、第 1、第 1 位，占西药总金额 16.21%～20.72%；血液和造血器官药物排序分别为第 4、第 3、第 2 位，占 13.65%～14.77%；全身用抗感染药物分别为第 1、第 2、第 3 位，占 14.38%～16.90%；消化系统及影响代谢药物排序分别为第 3、第 4、第 4 位，占 13.77%～14.10%；神经系统药物 3 年排序均为第 5 位，占 10.95%～12.34%；心血管系统药物 3 年排序均为第 6 位，占 8.24%～10.11%。其他 8 个疾病系统用药不再详细列出，已在图表中显示（图 2-3-1-7、图 2-3-1-8）。

2. 各疾病系统用药金额年均复合增长率

2018—2020 年，在 14 个疾病系统药物分类中，年均复合增长率排序前 3 位的是抗寄生虫药与杀虫药和驱虫药 12.67%、抗肿瘤药及免疫调节剂 12.60%、杂类药物 6.50%；排序后 3 位的是神经系统药物 -6.19%、全身用抗感染药物 -8.12%、心血管系统药物 -10.09%；其余的除性激素和胰岛素外的全身激素制剂、皮肤病用药、血液和造血器官药物、感觉器官药物、消化系统及影响代谢药物、肌肉—骨骼系统药物、泌尿生殖系统药和性激素、呼吸系统药物，分别为 4.31%、4.07%、3.60%、2.33%、-0.36%、-2.11%、-4.91%、-6.03%（图 2-3-1-8）。

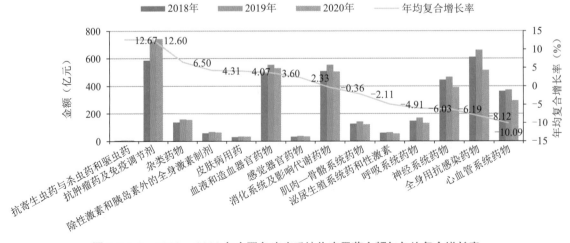

图 2-3-1-8 2018—2020 年全国各疾病系统临床用药金额与年均复合增长率

（二）全国不同等级医院各疾病系统用药情况

1. 三级医院

2018—2020 年，三级医院六大疾病系统用药金额，排序与全国相同，占主导地位，其占三级医院西药总金额的 82.89% ～ 83.23%；其他 8 个疾病系统共占 16.77% ～ 17.11%（图 2-3-1-9）。

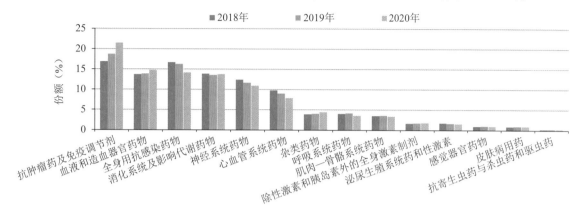

图 2-3-1-9　2018—2020 年全国三级医院各疾病系统临床用药份额排序

2. 二级医院

2018—2020 年，二级医院用药金额排序前 6 位的分别为消化系统及影响代谢药物、全身用抗感染药物、心血管系统药物、血液和造血器官药物、神经系统药物、抗肿瘤药及免疫调节剂。六大疾病系统用药金额，排序虽与全国存在差异，但仍占主导地位，其占二级医院西药总金额的 83.82% ～ 84.58%；其他 8 个疾病系统共占 15.42% ～ 16.18%（图 2-3-1-10）。

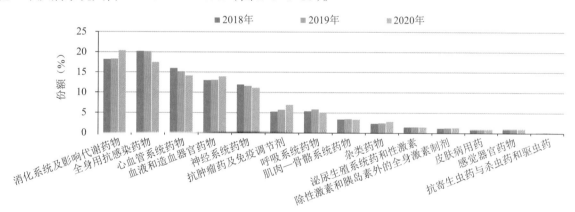

图 2-3-1-10　2018—2020 年全国二级医院各疾病系统临床用药份额排序

四、全国抗菌药物临床用药监测与分析

自 2011 年开展"全国抗菌药物临床应用专项整治活动"以来，抗菌药物不合理使用的情况得到有效遏制。全身用抗菌药与全身用抗真菌药两个亚类，是抗菌药物专项整治的内容。

本部分汇总了 2010—2020 年连续相同样本医院数据，先简要描述全身用抗感染药物临床应用情况，再分析全国抗菌药物临床应用的变化。

（一）全国全身用抗感染药物临床用药规模与趋势

1. 全身用抗感染药物临床用药趋势

2018—2020 年，全身用抗感染药物用药金额有所波动，分别为 611.00 亿元、662.62 亿元、515.86 亿元（图 2-3-1-11）；占西药总金额分别为 16.90%、16.47%、14.38%（图 2-3-1-12）；增长率为 8.45%、-22.15%；年均复合增长率为 -8.12%。

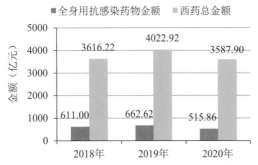
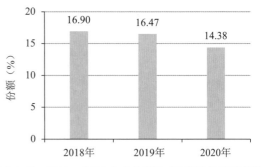

图 2-3-1-11　2018—2020 年全身用抗感染药物临床用药规模　　图 2-3-1-12　2018—2020 年全身用抗感染药物临床用药份额

2. 全身用抗感染药物各亚类临床用药情况

2018—2020 年，按 WHO–ATC 药物分类，全身用抗感染药物共 6 个亚类。其中，全身用抗菌药用药份额 76.05% ～ 76.62%，年均复合增长率为 –8.64%；全身用抗病毒药用药份额 6.15% ～ 10.01%，年均复合增长率为 –27.99%；全身用抗真菌药用药份额 7.30% ～ 8.69%，年均复合增长率为 0.21%；免疫血清及免疫球蛋白、抗分枝杆菌药的年均复合增长率分别为 10.00%、7.13%；疫苗类药物年均复合增长率最高，为 33.91%（图 2-3-1-13）。

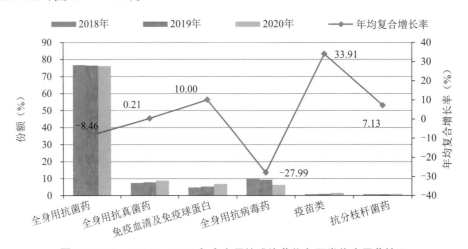

图 2-3-1-13　2018—2020 年全身用抗感染药物各亚类临床用药情况

（二）全国抗菌药物临床用药监测与分析

1. 抗菌药物临床用药整体趋势变化

为全面反映临床应用抗菌药物情况，完善我国抗菌药物长效科学的管理体系与机制，汇总 2010—2020 年相同样本医院数据进行分析。结果显示，11 年来抗菌药物用药金额在 234.88 亿元～ 345.88 亿元，占西药总金额的份额由 2010 年的 24.50%，降至 2020 年的 12.20%，共下降了 12.30 个百分点，年均复合增长率为 0.02%。抗菌药物用药的品种数量控制较稳定（图 2-3-1-14、图 2-3-1-15）。

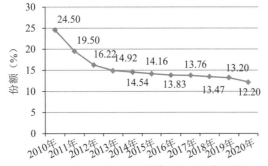
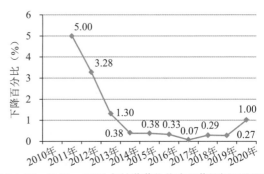

图 2-3-1-14　2010—2020 年抗菌药物临床用药份额与趋势　　图 2-3-1-15　2010—2020 年抗菌药物临床用药份额下降百分点

2.不同等级医院抗菌药物用药分析

（1）三级医院

三级医院抗菌药物用药金额有所波动，3年分别为476.83亿元、519.05亿元、407.54亿元；分别占三级医院西药总金额的13.97%、13.64%、12.02%；增长率为8.85%、–21.48%；年均复合增长率为–7.55%。三级医院就诊人数多，患者病情复杂，用药量大，有着主要的医疗卫生服务责任，承担着疑难危重患者治疗的任务，但抗菌药物用药份额、品种数均控制较好（图2-3-1-16）。

（2）二级医院

二级医院抗菌药物用药金额有所波动，3年分别为35.94亿元、37.62亿元、29.60亿元；分别占二级医院西药总金额的17.76%、17.38%、15.08%；增长率为4.67%、–21.32%；年均复合增长率为–9.25%。二级医院主要以常见病、多发病、慢性病等治疗为主，3年用药份额有所下降，但与三级医院用药份额相比仍偏高（图2-3-1-16）。

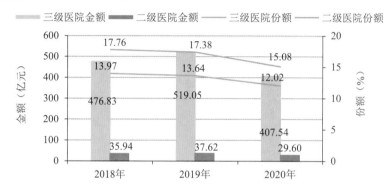

图 2-3-1-16 2018—2020 年不同等级医院抗菌药物临床用药规模

（三）全国抗菌药物临床用药集中度较高的类别

2018—2020年，抗菌药物用药集中度较高的次亚类：头孢菌素及其他 β – 内酰胺类药物（包括头孢菌素、碳青霉烯类和单酰胺类药物），用药金额排序第1位，增长率为5.11%、–21.33%，年均复合增长率为–9.07%；青霉素类药物排序第2位，增长率为6.15%、–29.17%，年均复合增长率为–13.29%；全身用抗真菌药物排序第3位，增长率为13.35%、–11.41%，年均复合增长率为0.21%；其他抗菌药物排序第4位，增长率为22.64%、–0.81%，年均复合增长率为10.29%；喹诺酮类药物排序第5位，增长率为11.46%、–32.52%，年均复合增长率为–13.27%。5个次亚类用药占抗菌药物总金额约93%，其他5个次亚类用药仅占7%左右（图2-3-1-17、图2-3-1-18）。

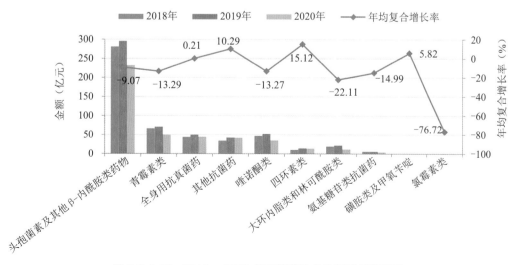

图 2-3-1-17 2018—2020 年抗菌药物各次亚类用药情况

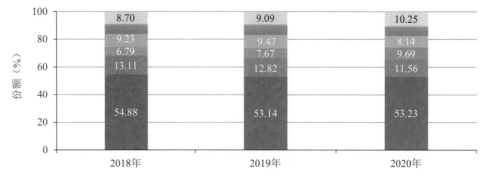

图 2-3-1-18　2018—2020 年抗菌药物各次亚类临床用药份额

（四）全国抗菌药物 20 个重点药品监测与分析

2018—2020 年，抗菌药物临床用药金额排序前 20 位的重点药品，消耗量大，金额高，主要分布在 5 个次亚类中。3 年用药金额占抗菌药物总金额分别为 61.68%、62.79%、65.80%（图 2-3-1-19 至图 2-3-1-21）。

1. 头孢菌素及其他 β - 内酰胺类药物

该次亚类涉及 15 个药品，第一代头孢菌素有头孢唑林；第二代头孢菌素有头孢呋辛、头孢米诺、头孢西丁、头孢美唑和头孢替安；第三代头孢菌素有头孢哌酮 / 舒巴坦、头孢他啶、头孢唑肟、拉氧头孢、头孢曲松、头孢哌酮 / 他唑巴坦和头孢地尼；碳青霉烯类有美罗培南和亚胺培南 / 西司他丁。

2. 青霉素类药物

该次亚类涉及 3 个药品，哌拉西林 / 他唑巴坦、哌拉西林 / 舒巴坦和美洛西林 / 舒巴坦。

3. 全身用抗真菌药

该次亚类涉及伏立康唑、卡泊芬净 2 个药品。其中伏立康唑为作用较强的抗真菌药，用药量较大，临床应用时应警戒。

4. 其他抗菌药物

该次亚类涉及 2 个药品，利奈唑胺和万古霉素。

5. 喹诺酮类药物

该次亚类涉及 2 个药品，莫西沙星用药金额 3 年排序分别为第 3、第 3、第 5 位；左氧氟沙星排序分别为第 6、第 6、第 7 位。多年来，临床使用该类药物频度一直较高。

氟喹诺酮类药物存在严重不良反应 / 事件。药品说明书黑框警告："氟喹诺酮类药物可能致残及并发多种永久性严重不良反应。"该类药物只用于没有其他抗菌药物可选择的急性细菌性鼻窦炎、慢性支气管炎急性发作、单纯性尿路感染和急性非复杂性膀胱炎的患者。

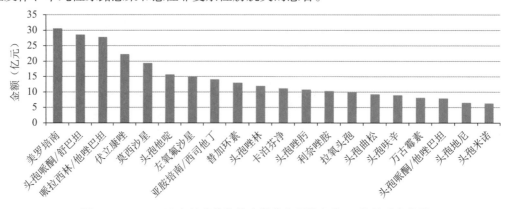

图 2-3-1-19　2020 年抗菌药物临床用药金额排序前 20 位的重点药品

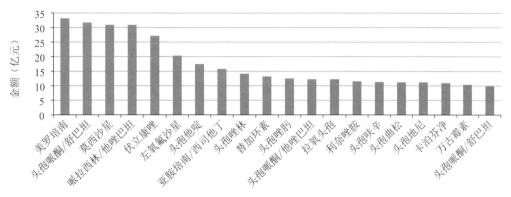

图 2-3-1-20　2019 年抗菌药物用药金额排序前 20 位的重点药品

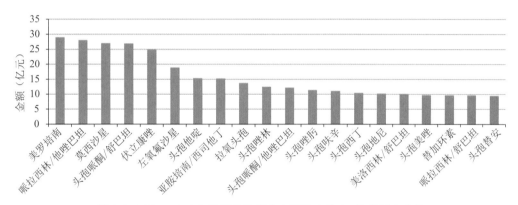

图 2-3-1-21　2018 年抗菌药物用药金额排序前 20 位的重点药品

（五）全国抗菌药物重点药品口服与注射剂药物使用频度分析

2020 年抗菌药物用药金额排序前 20 位的重点药品中，既有口服又有注射剂剂型的药物涉及 5 个药品。按照 DDDs（万人次）排序：左氧氟沙星第 1 位，头孢呋辛第 2 位，莫西沙星第 3 位，伏立康唑第 4 位，利奈唑胺第 5 位。

注射剂有 19 个药品，按照 DDDs（万人次）排序：左氧氟沙星第 1 位，头孢呋辛第 2 位，头孢哌酮 / 舒巴坦第 3 位，头孢曲松第 4 位，头孢他啶第 5 位，哌拉西林 / 他唑巴坦第 6 位，头孢唑林第 7 位，莫西沙星第 8 位。以上 8 个药品 DDDs 共计 10132.56 万人次；其他 11 个药品为 2919.03 万人次。

口服制剂有 6 个药品，按照 DDDs（万人次）排序：左氧氟沙星第 1 位，头孢呋辛第 2 位，头孢地尼第 3 位，莫西沙星第 4 位，伏立康唑第 5 位，利奈唑胺第 6 位。以上 6 个药品 DDDs 共计 12528.61 万人次（图 2-3-1-22）。

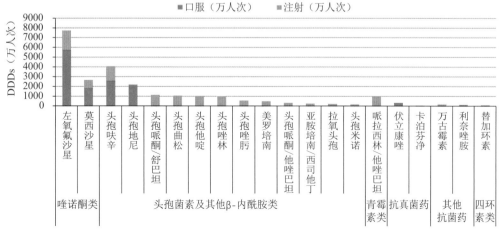

图 2-3-1-22　2020 年抗菌药物重点药品口服与注射剂药物使用频度

五、全国抗肿瘤药物及免疫调节剂临床用药监测与分析

恶性肿瘤发病率在全球呈增长趋势，WHO全球最新癌症负担数据显示，2020年全球新发癌症病例1929万例，死亡病例达996万例。其中我国新发癌症病例457万例，占全球新发癌症总病例数的23.69%；癌症死亡人数300万，占死亡总人数的30.12%。

（一）全国抗肿瘤药物及免疫调节剂临床用药规模与趋势

1. 抗肿瘤药物及免疫调节剂临床用药趋势

2018—2020年，抗肿瘤药物及免疫调节剂用药金额逐年递增，分别为586.32亿元、724.52亿元、743.41亿元；占西药总金额分别为16.21%、18.01%、20.72%；增长率为23.57%、2.61%；年均复合增长率为12.60%（图2-3-1-23）。

2. 不同等级医院抗肿瘤药物及免疫调节剂用药趋势

（1）三级医院

3年来三级医院抗肿瘤药物及免疫调节剂用药金额逐年递增，分别为575.65亿元、712.21亿元、729.76亿元；占三级医院西药总金额分别为16.86%、18.71%、21.52%；增长率为23.72%、2.46%；年均复合增长率为12.59%（图2-3-1-24）。

（2）二级医院

3年来二级医院抗肿瘤药物及免疫调节剂用药金额逐年递增，分别为10.67亿元、12.31亿元、13.65亿元；占二级医院西药总金额分别为5.27%、5.69%、6.95%；增长率为15.33%、10.92%；年均复合增长率为13.10%（图2-3-1-24）。

三级医院抗肿瘤药物及免疫调节剂用药份额是二级医院的3.09～3.29倍。

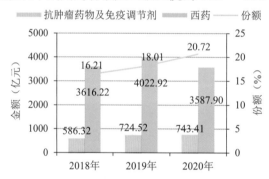

图2-3-1-23 2018—2020年抗肿瘤药物及免疫调节剂临床用药规模

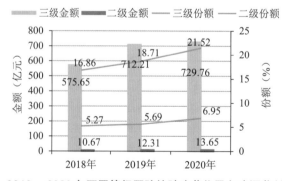

图2-3-1-24 2018—2020年不同等级医院抗肿瘤药物及免疫调节剂临床用药情况

3. 抗肿瘤药物及免疫调节剂各亚类临床用药情况

按WHO-ATC药物分类，抗肿瘤药物及免疫调节剂共4个亚类。2018—2020年，抗肿瘤药物用药金额排序第1位；增长率为30.03%、4.29%；年均复合增长率为16.45%。免疫增强剂排序第2位；增

长率为 7.56%、–12.10%；年均复合增长率为 –2.77%。2 个亚类用药约占本大类总金额的 80%，其他 2 个亚类用药占 20% 左右（图 2-3-1-25、图 2-3-1-26）。

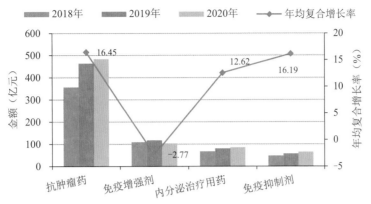

图 2-3-1-25　2018—2020 年抗肿瘤药物及免疫调节剂各亚类临床用药情况

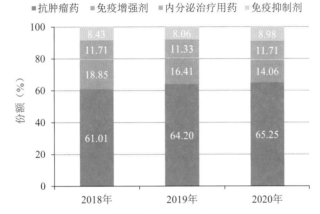

图 2-3-1-26　2018—2020 年抗肿瘤药物及免疫调节剂各亚类临床用药份额

（二）全国抗肿瘤重点药品临床用药监测

1. 细胞毒类抗肿瘤药物用药金额排序与份额

2018—2020 年，细胞毒类抗肿瘤药物治疗恶性肿瘤方案成熟，疗效确切，临床用量较高。其中紫杉醇在本大类 3 年金额均排序第 1 位；培美曲塞排序第 2、4、6 位；多西他赛排序第 4、6、10 位；奥沙利铂排序第 9、11、12 位；卡培他滨排序第 8、10、14 位；多柔比星 2019 年、2020 年分别为第 17、15 位，2018 年未进入前 20 位；替莫唑胺排序第 17、16、17 位；吉西他滨排序第 16、18、18 位；伊立替康 2020 年用药金额排序第 19 位，2018 年、2019 年未进入前 20 位；替吉奥 2018 年、2019 年用药金额排序，分别为第 5、7 位，2020 年未进入前 20 位。上述 10 个药品用药金额共占本大类总金额的份额，3 年分别为 29.97%、27.04%、22.60%（图 2-3-1-27）。

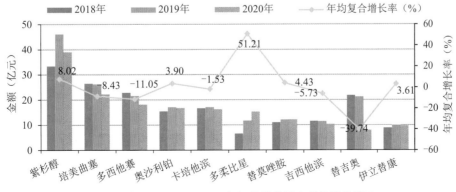

图 2-3-1-27　2018—2020 年细胞毒类重点药品用药情况

2. 靶向抗肿瘤药物用药金额排序与份额

2018—2020年，靶向抗肿瘤药物中，单克隆抗体的曲妥珠单抗、贝伐珠单抗、利妥昔单抗，3个药品共占本大类用药总金额的份额，3年分别为9.03%、10.46%、9.92%；年均复合增长率分别为12.82%、38.84%、5.23%（图2-3-1-28）。蛋白激酶抑制剂的奥希替尼2019年、2020年用药占本大类总金额的份额，分别为2.16%、3.42%，2018年未进入前20位；安罗替尼2019年、2020年用药占本大类总金额的份额，分别为1.42%、2.02%；2018年未进入前20位；伊马替尼2018年、2019年用药占本大类总金额的份额，分别为2.19%、1.55%，2020年未进入前20位；吉非替尼2018年用药占本大类总金额的1.81%，2019年、2020年未进入前20位。靶向抗肿瘤药物用药金额增长迅速，这与政府的惠民政策相关（图2-3-1-28）。

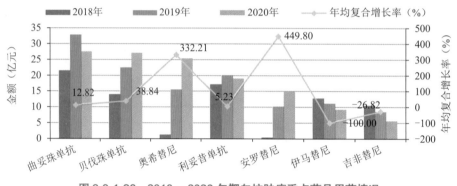

图2-3-1-28　2018—2020年靶向抗肿瘤重点药品用药情况

（三）全国免疫增强剂重点药品监测

免疫增强剂能增强机体免疫功能，提高抗肿瘤治疗效果，降低肿瘤治疗药的毒副作用，为辅助治疗药物。

1. 胸腺五肽是第一批国家重点监控药品，3年用药金额逐年下降，2018年在本大类金额排序第19位，2019、2020年降至第23、62位。

2. 脾多肽、胸腺肽α1、胎盘多肽、香菇多糖、小牛脾提取物、脾氨肽、甘露聚糖肽、薄芝糖肽、胸腺肽，均为全国合理用药监测网与相关省级卫生健康委员会监测的重点药品。2018—2020年，9个药品年均复合增长率均为负值，呈现下降趋势（图2-3-1-29）。

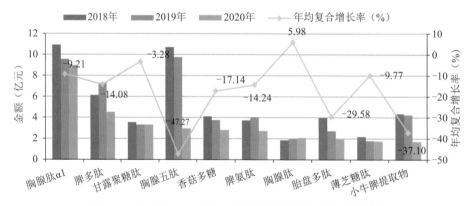

图2-3-1-29　2018—2020年免疫增强剂重点药品用药情况

六、全国血液和造血器官药物临床用药监测与分析

随着工业的发展，环境污染的加重，血液及相关疾病系统的疾病严重危害人类健康和生命安全，合理使用该类药品至关重要。

（一）全国血液和造血器官药物用药规模与趋势

1. 血液和造血器官药物临床用药趋势

2018—2020年，血液和造血器官药物用药金额有所波动，分别为493.60亿元、554.55亿元、529.78亿元；占西药总金额分别为13.65%、13.78%、14.77%；增长率为12.35%、-4.47%；年均复合增长率为3.60%（图2-3-1-30）。

2. 不同等级医院血液和造血器官药物临床用药规模

（1）三级医院

三级医院血液和造血器官药物用药金额有所波动，分别为467.29亿元、526.35亿元、502.37亿元；占三级医院西药总金额3年分别为13.69%、13.83%、14.81%；增长率为12.64%、-4.56%；年均复合增长率为3.69%（图2-3-1-31）。

（2）二级医院

二级医院血液和造血器官药物用药金额有所波动，分别为26.31亿元、28.20亿元、27.41亿元；占二级医院西药总金额3年分别为13.00%、13.03%、13.96%；增长率为7.19%、-2.81%；年均复合增长率为2.06%（图2-3-1-31）。

三级医院血液和造血器官药物用药份额是二级医院的1.05～1.06倍。

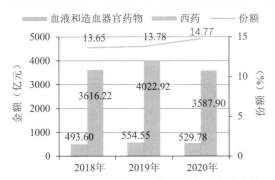

图2-3-1-30　2018—2020年血液和造血器官药物临床用药规模

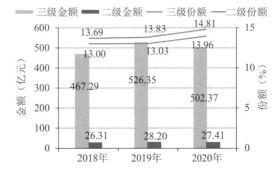

图2-3-1-31　2018—2020年不同等级医院血液和造血器官药物临床用药情况

3. 血液和造血器官药物各亚类临床用药情况

按WHO-ATC药物分类，血液和造血器官药物共5个亚类。2018—2020年，血液代用品和灌注液用药金额排序第1位；增长率为9.93%、-3.41%；年均复合增长率为3.05%。抗血栓形成药排序第2位；增长率为12.10%、-10.80%；年均复合增长率为0.00%。抗出血药排序第3位；增长率为24.83%、1.17%；年均复合增长率为12.38%。3个亚类用药占本大类总金额93%，其他2个亚类用药占7%左右（图2-3-1-32、图2-3-1-33）。

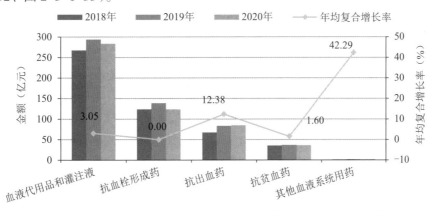

图2-3-1-32　2018—2020年血液和造血器官药物各亚类临床用药情况

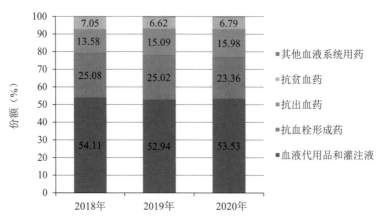

图 2-3-1-33　2018—2020 年血液和造血器官药物各亚类临床用药份额

（二）全国血液和造血器官重点药品监测

2020 年人血白蛋白用药金额在本大类用药中排序第 1 位。该药品由健康人的血浆提取后制成，血源匮乏，价格昂贵，应严格掌握使用指征标准、应用限制条件和相关循证医学证据，促进合理使用。

氯化钠用药金额排序第 2 位，显示了我国静脉输液的使用量大，特别是抗菌药物多以氯化钠作为溶媒。

静脉输液给药，易发生不良反应，治疗风险大、成本高。WHO 制定的基本用药原则"能口服给药不注射给药，能肌内注射用药不静脉注射用药"，是全世界医务人员的用药共识。静脉输液的过度使用，会造成公共健康的隐性损害及卫生资源的巨大浪费，必须加强临床静脉输液的治理。

转化糖电解质注射液是第一批国家重点监控药品，临床适应证与葡萄糖注射液、葡萄糖氯化钠注射液类似，但药品价格远远高于后两者。2020 年虽未进入前 20 位，但有必要对用药量大的医院与科室进行处方点评，对其用药的合理性、必要性、成本效益比，认真进行分析评估（图 2-3-1-34）。

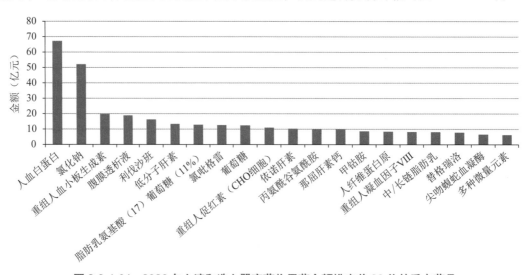

图 2-3-1-34　2020 年血液和造血器官药物用药金额排序前 20 位的重点药品

七、全国消化系统及影响代谢药物临床用药监测与分析

消化系统及影响代谢药物品种日益增多，如不正确选择与使用，所产生的不合理用药问题，会直接危害患者的健康与生命。因此，监测与规范临床合理用药十分重要。

（一）全国消化系统及影响代谢药物的临床用药规模与趋势

1. 消化系统及影响代谢药物的临床用药

2018—2020 年，消化系统及影响代谢药物用药金额逐年递增，分别为 509.57 亿元、553.93 亿元、

505.88 亿元；占西药总金额分别为 14.09%、13.77%、14.10%；增长率为 8.70%、-8.67%；年均复合增长率为 -0.36%（图 2-3-1-35）。

2. 不同等级医院消化系统及影响代谢药物的临床用药规模与趋势

（1）三级医院

三级医院消化系统及影响代谢药物用药金额逐年递增，分别为 472.82 亿元、514.37 亿元、465.81 亿元；3 年来占三级医院西药总金额分别为 13.85%、13.51%、13.73%；增长率为 8.79%、-9.44%；年均复合增长率为 -0.74%（图 2-3-1-36）。

（2）二级医院

二级医院消化系统及影响代谢药物用药金额逐年递增，分别为 36.76 亿元、39.56 亿元、40.07 亿元；3 年来占二级医院西药总金额分别为 18.17%、18.28%、20.41%；增长率为 7.63%、1.29%；年均复合增长率为 4.41%（图 2-3-1-36）。

二级医院消化系统及影响代谢药物用药份额是三级医院的 1.31～1.49 倍。

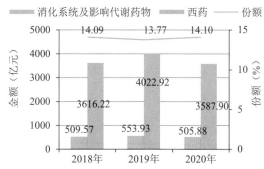

图 2-3-1-35　2018—2020 年消化系统及影响代谢药物临床用药规模

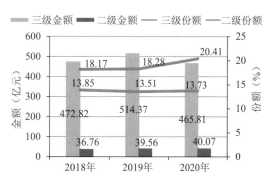

图 2-3-1-36　2018—2020 年不同等级医院消化系统及影响代谢药物临床用药情况

3. 消化系统及影响代谢药物各亚类临床用药情况

按 WHO-ATC 药物分类，消化系统及影响代谢药物共 14 个亚类。2018—2020 年，治疗胃酸相关疾病的药物，用药金额排序第 1 位；增长率为 8.37%、-11.00%；年均复合增长率为 -1.79%。糖尿病用药排序第 2 位；增长率为 13.77%、-4.88%；年均复合增长率为 4.03%。肝胆疾病治疗用药排序第 3 位；增长率为 -1.41%、-18.55%；年均复合增长率为 -10.39%。3 个亚类用药占本大类总金额约 67%，其他 11 个亚类用药占本大类总金额 33% 左右（图 2-3-1-37、图 2-3-1-38）。

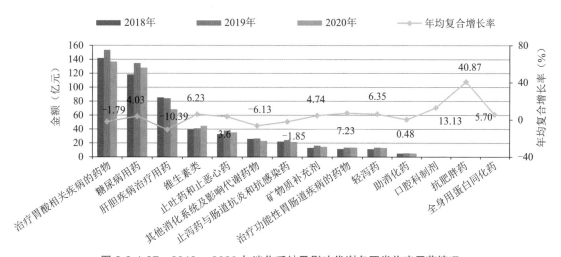

图 2-3-1-37　2018—2020 年消化系统及影响代谢各亚类临床用药情况

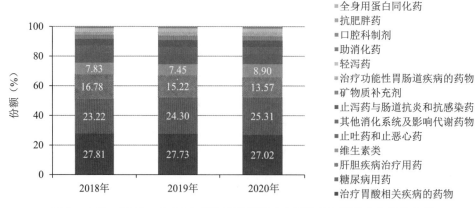

图 2-3-1-38　2018—2020年消化系统及影响代谢药物各亚类临床用药份额

（二）全国质子泵抑制剂使用频度分析

质子泵抑制剂（PPIs）作用于胃酸分泌的最后一个环节，是目前抑制胃酸分泌作用最强的一类药物。目前，此类药物在临床上用于治疗胃酸相关疾病，如消化性溃疡、幽门螺杆菌（Hp）感染、胃食管反流、上消化道出血、应激性溃疡等。近年来，此类药物临床应用日益广泛，用药金额和份额明显增加，存在超适应证、超疗程用药。PPIs注射剂在围手术期预防应激性溃疡中的超适应证、超疗程的问题最为明显，严重增加了患者和社会的经济负担。

临床常用的PPIs为7个药品：泮托拉唑、兰索拉唑、奥美拉唑、艾司奥美拉唑、雷贝拉唑、艾普拉唑、伏诺拉生。2018—2020年，注射制剂用药金额，分别是口服制剂的1.66倍、1.76倍、1.92倍。注射制剂DDDs总体呈现下降趋势，3年分别占总DDDs的23.11%、21.22%、18.95%（图2-3-1-39、图2-3-1-40）。

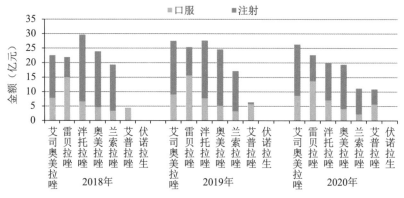

图 2-3-1-39　2018—2020年PPIs口服与注射剂用药规模

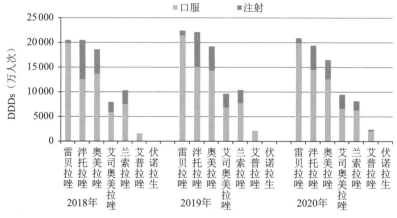

图 2-3-1-40　2018—2020年PPIs口服与注射剂药物使用频度

八、全国神经系统药物临床用药监测与分析

神经系统疾病是常见的高病死率和高致残率的疾病，如脑血管病、阿尔茨海默病和帕金森病等，是我国老龄化社会存在的重要公共卫生问题之一。当前治疗神经系统疾病的药物较多，监测和杜绝不合理用药尤为重要。

（一）全国神经系统药物临床用药规模与趋势

1. 神经系统药物临床用药趋势

2018—2020 年，神经系统药物用药金额有所波动，分别为 446.28 亿元、466.60 亿元、392.76 亿元；占西药总金额分别为 14.09%、13.77%、14.10%；增长率为 4.55%、-15.83%；年均复合增长率为 -0.36%（图 2-3-1-41）。

2. 不同等级医院神经系统药物临床用药

（1）三级医院

三级医院神经系统药物用药金额有所波动，分别为 422.18 亿元、441.59 亿元、370.81 亿元；3 年来占三级医院西药总金额分别为 12.37%、11.60%、10.93%；增长率为 4.60%、-16.03%；年均复合增长率为 -6.28%（图 2-3-1-42）。

（2）二级医院

二级医院神经系统药物用药金额有所波动，分别为 24.10 亿元、25.01 亿元、21.95 亿元；3 年来占二级医院西药总金额分别为 11.91%、11.56%、11.18%；增长率为 3.77%、-12.24%；年均复合增长率为 -4.57%（图 2-3-1-42）。

三级医院神经系统药物用药份额是二级医院的 0.98 ～ 1.04 倍。

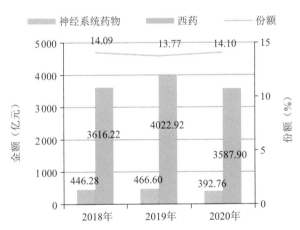

图 2-3-1-41　2018—2020 年神经系统药物临床
用药规模

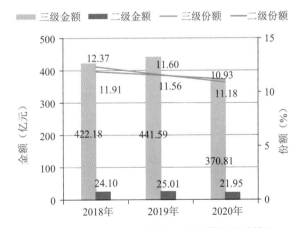

图 2-3-1-42　2018—2020 年不同等级医院神经
系统药物临床用药情况

3. 神经系统药物各亚类临床用药情况

按 WHO-ATC 药物分类，神经系统药物共 7 个亚类。2018—2020 年，精神兴奋药用药金额排序第 1 位；增长率为 -0.23%、-18.14%；年均复合增长率为 -9.63%。其他神经系统药物排序第 2 位；增长率为 -5.49%、-36.34；年均复合增长率为 -22.43%。镇痛药排序第 3 位；增长率为 14.71%、-2.79%；年均复合增长率为 5.60%。3 个亚类用药占本大类总金额 61.36% ～ 68.93%，其他 4 个亚类用药占 31.07% ～ 38.64%（图 2-3-1-43、图 2-3-1-44）。

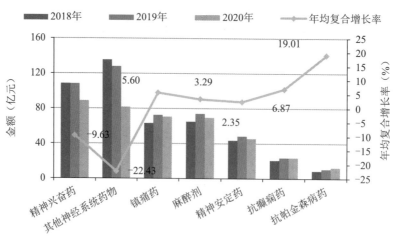

图 2-3-1-43 2018—2020 年神经系统药物各亚类临床用药情况

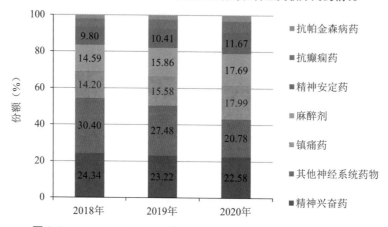

图 2-3-1-44 2018—2020 年神经系统药物各亚类临床用药份额

（二）全国神经系统重点药品临床用药监测

2020 年奥拉西坦用药金额在本大类用药中排序第 16 位；神经节苷脂第 19 位。依达拉奉、脑苷肌肽、曲克芦丁脑蛋白水解物、脑蛋白水解物、鼠神经生长因子、长春西汀、小牛血清去蛋白、小牛血去蛋白提取物，2020 年均未进入前 20 位。以上均为第一批国家重点监控药品，这些药品临床用药金额高，使用广泛，消耗了大量卫生资源，临床应用时应严格评价，慎重使用（图 2-3-1-45）。

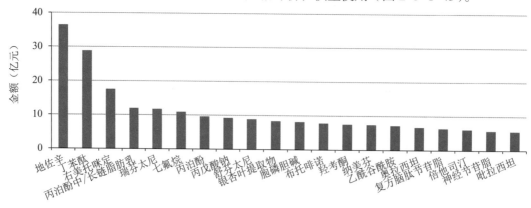

图 2-3-1-45 2020 年神经系统用药金额排序前 20 位的重点药品

九、全国心血管系统药物临床用药监测与分析

《中国心血管健康与疾病报告 2019》显示，我国心血管疾病患病率处于持续上升阶段。推算现患病人数为 3.3 亿，死亡率仍居首位，约达 40%。治疗心血管疾病药物众多，应严格按照适应证选择疗效可

靠的药物并规范治疗。

（一）全国心血管系统药物临床用药规模与趋势

1.心血管系统药物临床用药趋势

2018—2020 年，心血管系统药物用药金额有所波动，分别为 365.59 亿元、374.45 亿元、295.53 亿元；占西药总金额分别为 10.11%、9.31%、8.24%；增长率为 2.43%、–21.08%；年均复合增长率为 –10.09%（图 2-3-1-46）。

2.不同等级医院心血管系统药物临床用药规模

（1）三级医院

三级医院心血管系统药物用药金额有所波动，分别为 333.21 亿元、341.67 亿元、267.77 亿元；占三级医院西药总金额 3 年分别为 9.76%、8.98%、7.90%；增长率为 2.54%、–21.63%；年均复合增长率为 –10.36%（图 2-3-1-47）。

（2）二级医院

二级医院心血管系统药物用药金额有所波动，分别为 32.37 亿元、32.79 亿元、27.75 亿元；占二级医院西药总金额 3 年分别为 16.00%、15.15%、14.14%；增长率为 1.29%、–15.36%；年均复合增长率为 –7.41%（图 2-3-1-47）。

二级医院心血管系统药物用药份额是三级医院的 1.64 ～ 1.79 倍。

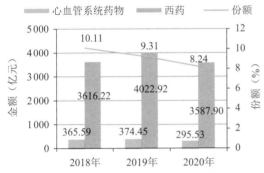

图 2-3-1-46　2018—2020 年心血管系统药物临床用药规模

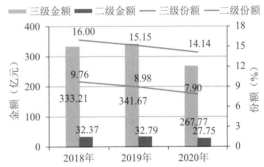

图 2-3-1-47　2018—2020 年不同等级医院心血管系统药物临床用药情况

3.心血管系统药物各亚类临床用药情况

按 WHO-ATC 药物分类，心血管系统药物共 9 个亚类。2018—2020 年，心脏治疗药用药金额排序第 1 位；增长率为 –1.49%、–30.54%；年均复合增长率为 –17.28%。作用于肾素—血管紧张素系统的药物排序第 2 位；增长率为 4.88%、–12.57%；年均复合增长率为 –4.24%。调节血脂药排序第 3 位；增长率为 –4.77%、–42.28%；年均复合增长率为 –25.86%。3 个亚类用药占本大类总金额 59.73% ～ 69.56%，其他 6 个亚类用药占 30.44% ～ 40.27%（图 2-3-1-48、图 2-3-1-49）。

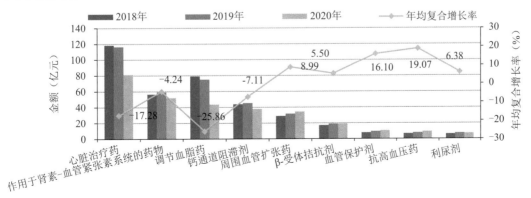

图 2-3-1-48　2018—2020 年心血管系统药物各亚类临床用药情况

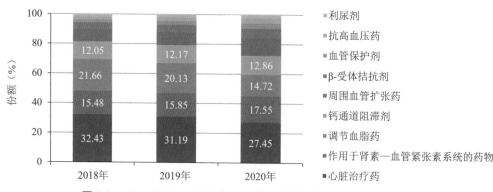

图 2-3-1-49　2018—2020 年心血管系统药物各亚类临床用药份额

（二）全国心血管系统重点药品临床用药监测

1. 抗高血压重点药品监测

2018—2020 年，抗高血压药物用药金额排序前 20 位的重点药品中，钙通道阻滞剂涉及 5 个药品，3 年用药金额分别为 39.14 亿元、40.00 亿元、32.17 亿元，年均复合增长率为 -9.34%；DDDs 分别为 13.77 亿人次、15.31 亿人次、15.19 亿人次，年均复合增长率为 5.02%。作用于肾素—血管紧张素系统的药物涉及 9 个药品，用药金额分别为 35.35 亿元、35.45 亿元、25.47 亿元，年均复合增长率为 -15.11%；DDDs 分别为 11.11 亿人次、11.77 亿人次、11.42 亿人次，年均复合增长率为 1.38%。抗高血压药物复方制剂涉及 5 个药品，用药金额分别为 16.06 亿元、17.88 亿元、19.28 亿元，年均复合增长率为 9.57%。DDDs 分别为 3.39 亿人次、3.70 亿人次、4.09 亿人次，年均复合增长率为 9.86%。β-受体拮抗剂、其他抗高血压药物、利尿剂位居第 4、第 5、第 6 位，共涉及 5 个药品（图 2-3-1-50、图 2-3-1-51）。

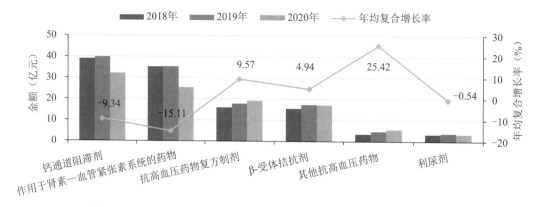

图 2-3-1-50　2018—2020 年抗高血压药重点药品各类别用药金额情况

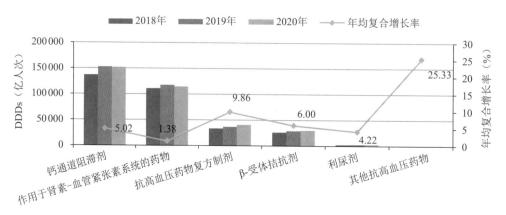

图 2-3-1-51　2018—2020 年抗高血压药重点药品各类别药物使用频度

2.心血管系统其他重点药品监测

2020 年前列地尔用药金额在本大类用药中排序第 17 位，磷酸肌酸钠排序第 18 位，复合辅酶、丹
参川芎嗪、桂哌齐特排序分别为第 55 位、76 位、82 位。以上均为第一批国家重点监控药品，临床应用
时应严格评价，慎重使用，加强常态监测与管理（图 2-3-1-52）。

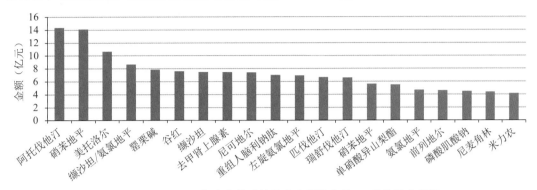

图 2-3-1-52　2020 年心血管系统用药金额排序前 20 位的重点药品

第四章

重点病种／手术过程质量指标管理与控制

本章节主要目的是为医疗机构设置"医院临床质量管理目标"，实施重点病种／手术关键环节质量保障措施的管理与控制，提供临床质量管理目标全国年度基准数据。本章数据引用自 NCIS 中"国家单病种质量管理与控制平台"。

一、概况

本部分纳入分析的数据为 2635 家医疗机构上报的出院日期在 2020 年 1 月 1 日至 2020 年 12 月 31 日的 2 969 177 例相关病种／手术出院患者信息。包括 ST 段抬高型心肌梗死（STEMI，首次住院）、心力衰竭（HF）、冠状动脉旁路移植术（CABG）、急性脑梗死（首次住院）（AIS）、短暂性脑缺血发作（TIA）、社区获得性肺炎（成人—首次住院）（CAP）、社区获得性肺炎（儿童—首次住院）（CAP2）、慢性阻塞性肺疾病急性发作（住院）（AECOPD）、髋关节置换术（THR）、膝关节置换术（TKR）、剖宫产（CS）、围手术期预防感染（PIP）、围手术期预防深静脉血栓栓塞（DVT）、住院精神疾病（HBIPS）、乳腺癌（BC）、肺癌（LC）、甲状腺癌（TC）、脑出血（ICH）、主动脉瓣置换术（AVR）、胃癌（GC）、二尖瓣置换术（MVR）、脑膜瘤（MEN）、惊厥性癫痫持续状态（CSE）、房间隔缺损手术（ASD）、心房颤动（AF）、严重脓毒症和脓毒症休克早期治疗（SEP）、中高危风险患者预防静脉血栓栓塞症（VTE）、子宫肌瘤（UM）、异位妊娠（EP）、成人哮喘急性发作（CAC）、甲状腺结节（TN）、室间隔缺损手术（VSD）、帕金森病（PD）、急性动脉瘤性蛛网膜下腔出血（aSAH）、垂体腺瘤（PA）、胶质瘤（GLI）等 36 个监测病种，涉及 382 项质量指标（图 2-4-1-1）。其中，对 2020 年度新增的监测病种仅进行数据描述，不进行年度比较，后续将持续监测 51 个病种的组合完成情况。

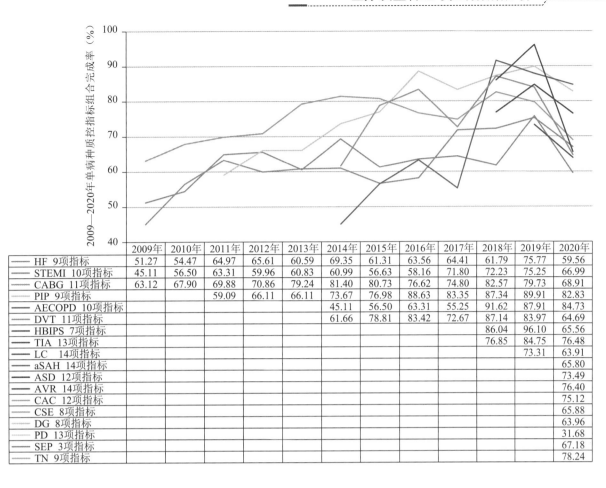

	2009年	2010年	2011年	2012年	2013年	2014年	2015年	2016年	2017年	2018年	2019年	2020年
HF 9项指标	51.27	54.47	64.97	65.61	60.59	69.35	61.31	63.56	64.41	61.79	75.77	59.56
STEMI 10项指标	45.11	56.50	63.31	59.96	60.83	60.99	56.63	58.16	71.80	72.23	75.25	66.99
CABG 11项指标	63.12	67.90	69.88	70.86	79.24	81.40	80.73	76.62	74.80	82.57	79.73	68.91
PIP 9项指标			59.09	66.11	66.11	73.67	76.98	88.63	83.35	87.34	89.91	82.83
AECOPD 10项指标						45.11	56.50	63.31	55.25	91.62	87.91	84.73
DVT 11项指标						61.66	78.81	83.42	72.67	87.14	83.97	64.69
HBIPS 7项指标										86.04	96.10	65.56
TIA 13项指标										76.85	84.75	76.48
LC 14项指标											73.31	63.91
aSAH 14项指标												65.80
ASD 12项指标												73.49
AVR 14项指标												76.40
CAC 12项指标												75.12
CSE 8项指标												65.88
DG 8项指标												63.96
PD 13项指标												31.68
SEP 3项指标												67.18
TN 9项指标												78.24

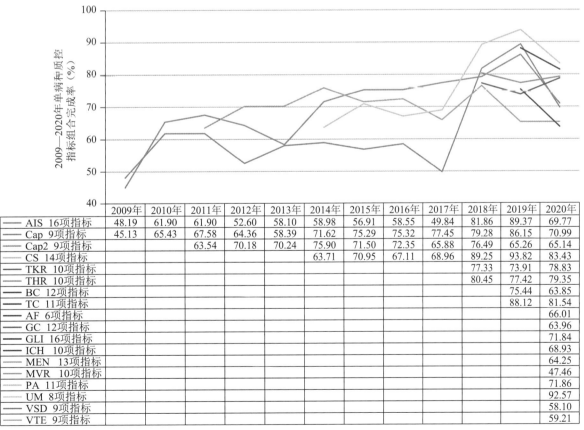

	2009年	2010年	2011年	2012年	2013年	2014年	2015年	2016年	2017年	2018年	2019年	2020年
AIS 16项指标	48.19	61.90	61.90	52.60	58.10	58.98	56.91	58.55	49.84	81.86	89.37	69.77
Cap 9项指标	45.13	65.43	67.58	64.36	58.39	71.62	75.29	75.32	77.45	79.28	86.15	70.99
Cap2 9项指标			63.54	70.18	70.24	75.90	71.50	72.35	65.88	76.49	65.26	65.14
CS 14项指标						63.71	70.95	67.11	68.96	89.25	93.82	83.43
TKR 10项指标										77.33	73.91	78.83
THR 10项指标										80.45	77.42	79.35
BC 12项指标											75.44	63.85
TC 11项指标											88.12	81.54
AF 6项指标												66.01
GC 12项指标												63.96
GLI 16项指标												71.84
ICH 10项指标												68.93
MEN 13项指标												64.25
MVR 10项指标												47.46
PA 11项指标												71.86
UM 8项指标												92.57
VSD 9项指标												58.10
VTE 9项指标												59.21

图 2-4-1-1 2009—2020 年全国 36 个病种 382 项质量指标组合完成情况

二、单病种质量安全情况分析

（一）ST 段抬高型心肌梗死（STEMI）

2020 年 31 个省（自治区、直辖市）2424 家医疗机构上报 STEMI 介入治疗（PCI）组有效数据 59 372 例，溶栓治疗组 3794 例，其他治疗组 22 469 例。

1. 2020 年 STEMI 10 项质控指标完成情况

2020 年 STEMI 10 项质控指标组合总完成率为 66.99%。2020 年 STEMI 介入治疗组 10 项质控指标组合完成率为 66.50%，溶栓治疗组 10 项质控指标组合完成率为 62.00%，其他治疗组 10 项质控指标组合完成率为 58.00%（图 2-4-1-2、图 2-4-1-3）。

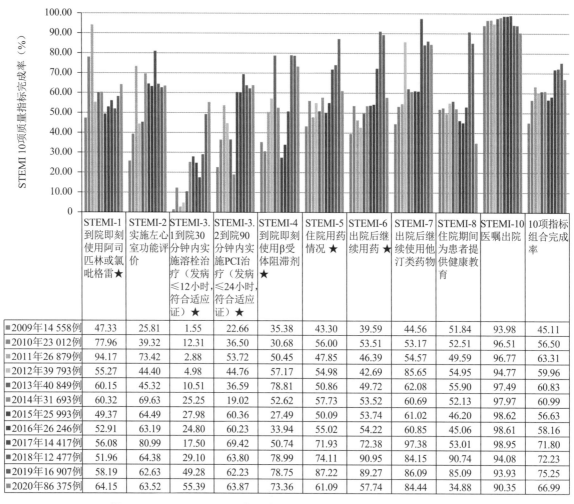

	STEMI-1 到院即刻使用阿司匹林或氯吡格雷★	STEMI-2 实施左心室功能评价	STEMI-3.1 到院 30 分钟内实施溶栓治疗（发病≤12 小时，符合适应证）★	STEMI-3.2 到院 90 分钟内实施 PCI 治疗（发病≤24 小时，符合适应证）★	STEMI-4 到院即刻使用β受体阻滞剂★	STEMI-5 住院用药情况★	STEMI-6 出院后继续用药★	STEMI-7 出院后继续使用他汀类药物★	STEMI-8 住院期间为患者提供健康教育	STEMI-10 医嘱出院	10 项指标组合完成率
■2009 年 14 558 例	47.33	25.81	1.55	22.66	35.38	43.30	39.59	44.56	51.84	93.98	45.11
■2010 年 23 012 例	77.96	39.32	12.31	36.50	30.68	56.00	53.51	53.17	52.51	96.51	56.50
■2011 年 26 879 例	94.17	73.42	2.88	53.72	50.45	47.85	46.39	54.57	49.59	96.77	63.31
■2012 年 39 793 例	55.27	44.40	4.98	44.76	57.17	54.98	42.69	85.65	54.95	94.77	59.96
■2013 年 40 849 例	60.15	45.32	10.51	36.59	78.81	50.86	49.72	62.08	55.90	97.49	60.83
■2014 年 31 693 例	60.32	69.63	25.25	19.02	52.62	57.73	53.52	60.69	52.13	97.97	60.99
■2015 年 25 993 例	49.37	64.49	27.98	60.36	27.49	50.09	53.74	61.02	46.20	98.62	56.63
■2016 年 26 246 例	52.91	63.19	24.80	60.23	33.94	55.02	54.22	60.85	45.06	98.61	58.16
■2017 年 14 417 例	56.08	80.99	17.50	69.42	50.74	71.93	72.38	97.38	53.01	98.95	71.80
■2018 年 12 477 例	51.96	64.38	29.10	63.80	78.99	74.11	90.95	84.15	90.74	94.08	72.23
■2019 年 16 907 例	58.19	62.63	49.28	62.23	78.75	87.22	89.27	86.09	85.09	93.93	75.25
■2020 年 86 375 例	64.15	63.52	55.39	63.87	73.36	61.09	57.74	84.44	34.88	90.35	66.99

图 2-4-1-2 2009—2020 年医疗机构 STEMI 10 项质控指标完成情况

2. 2020 年各省（自治区、直辖市）STEMI 10 项质控指标组合完成率情况

2020 年 STEMI 质控介入治疗组 10 项指标组合完成率超过全国平均值的是山东、上海、青海、山西、浙江（图 2-4-1-4）。

2020 年 STEMI 质控溶栓治疗组 10 项指标组合完成率超过全国平均值的是河南、陕西、上海、内蒙古、福建、甘肃、四川、新疆、贵州、广西、山西、宁夏、湖北（图 2-4-1-5）。

2020 年 STEMI 质控其他治疗组 10 项指标组合完成率超过全国平均值的是宁夏、新疆、湖北、广西、河南、重庆、河北、山西、浙江、海南、云南、辽宁、山东、贵州、广东、黑龙江、陕西、湖南、四川、内蒙古、安徽、福建、甘肃、江苏、江西（图 2-4-1-6）。

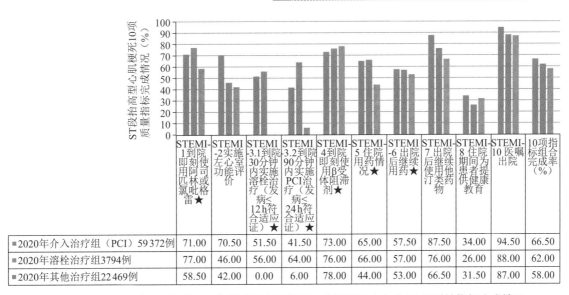

	STEMI-1到院即刻使用阿司匹林或氯吡格雷★	STEMI-2实施左心室功能评价	STEMI-3.1到院30分钟内实施溶栓治疗（发病<12h符合适应证）★	STEMI-3.2到院90分钟内实施PCI治疗（发病<24h符合适应证）★	STEMI-4到院即刻使用β受体阻滞剂★	STEMI-5住院用药情况★	STEMI-6出院后继续用药	STEMI-7出院后继续使用他汀★	STEMI-8住院期间为患者提供健康教育	STEMI-10医嘱出院	10项指标组合完成率（%）
■2020年介入治疗组（PCI）59 372例	71.00	70.50	51.50	41.50	73.00	65.00	57.50	87.50	34.00	94.50	66.50
■2020年溶栓治疗组3794例	77.00	46.00	56.00	64.00	76.00	66.00	57.00	76.00	26.00	88.00	62.00
■2020年其他治疗组22 469例	58.50	42.00	0.00	6.00	78.00	44.00	53.00	66.50	31.50	87.00	58.00

图 2-4-1-3　2020 年医疗机构 ST 段抬高型心肌梗死三种不同治疗方式 10 项质控指标完成情况

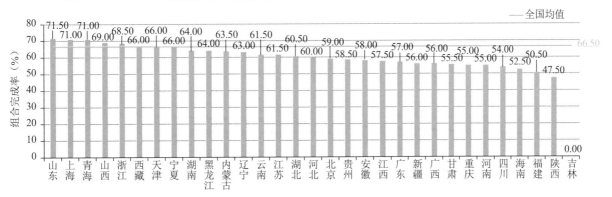

图 2-4-1-4　2020 年各省（自治区、直辖市）STEMI 介入治疗组 10 项质控指标组合完成率

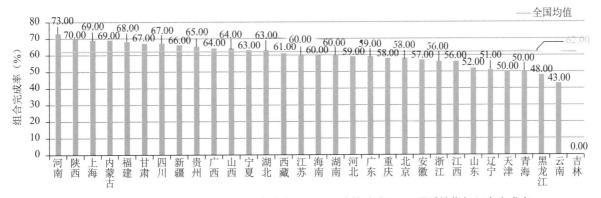

图 2-4-1-5　2020 年各省（自治区、直辖市）STEMI 溶栓治疗组 10 项质控指标组合完成率

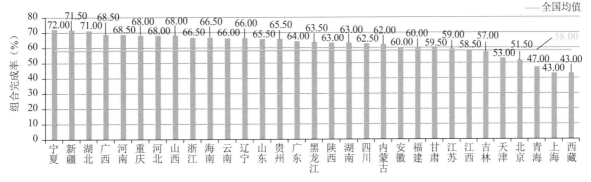

图 2-4-1-6　2020 年各省（自治区、直辖市）STEMI 其他治疗组 10 项质控指标组合完成率

3. 2020 年 STEMI 医疗资源消耗情况

2020 年 STEMI 介入治疗组平均住院日为 9.13 天，平均住院费用为 48 102.46 元，其中药品费用为 12 667.00 元，耗材费用为 21 541.82 元。溶栓治疗组平均住院日为 8.19 天，平均住院费用为 22 443.62 元，其中药品费用为 11 321.47 元，耗材费用为 5264.31 元。其他治疗组平均住院日为 6.38 天，平均住院费用为 17 772.52 元，其中药品费用为 7275.29 元，耗材费用为 5194.62 元（图 2-4-1-7、图 2-4-1-8）。

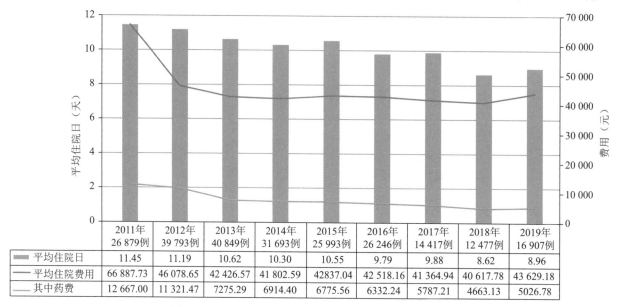

	2011年 26 879例	2012年 39 793例	2013年 40 849例	2014年 31 693例	2015年 25 993例	2016年 26 246例	2017年 14 417例	2018年 12 477例	2019年 16 907例
平均住院日	11.45	11.19	10.62	10.30	10.55	9.79	9.88	8.62	8.96
平均住院费用	66 887.73	46 078.65	42 426.57	41 802.59	42837.04	42 518.16	41 364.94	40 617.78	43 629.18
其中药费	12 667.00	11 321.47	7275.29	6914.40	6775.56	6332.24	5787.21	4663.13	5026.78

图 2-4-1-7　2011—2019 年 STEMI 医疗资源消耗情况

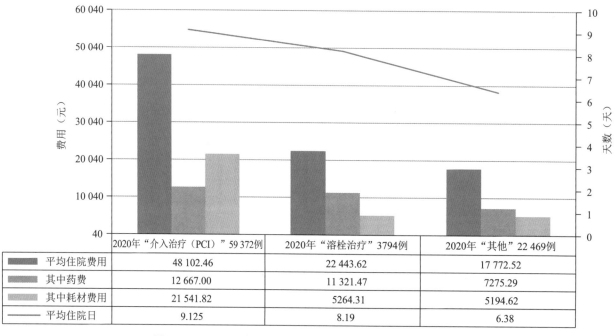

	2020年"介入治疗（PCI）"59 372例	2020年"溶栓治疗"3794例	2020年"其他"22 469例
平均住院费用	48 102.46	22 443.62	17 772.52
其中药费	12 667.00	11 321.47	7275.29
其中耗材费用	21 541.82	5264.31	5194.62
平均住院日	9.125	8.19	6.38

图 2-4-1-8　2020 年 STEMI 三种治疗方式医疗资源消耗情况

4. 2020 年 STEMI 住院天数与住院费用四分位值

2020 年 STEMI 介入治疗组住院天数的中位数为 9.13 天，平均住院费用的中位数为 43 207.86 元（图 2-4-1-9）。2020 年 STEMI 溶栓治疗组住院天数的中位数为 8.19 天，平均住院费用的中位数为 14 305.48 元（图 2-4-1-10）。2020 年 STEMI 其他治疗组住院天数的中位数为 6.38 天，平均住院费用的中位数为 9603.77 元（图 2-4-1-11）。

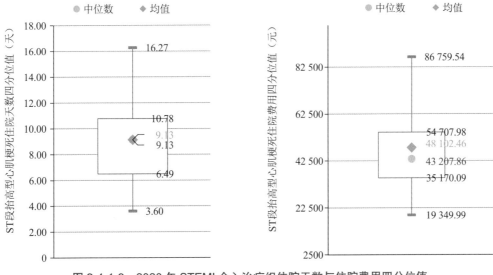

图 2-4-1-9　2020 年 STEMI 介入治疗组住院天数与住院费用四分位值

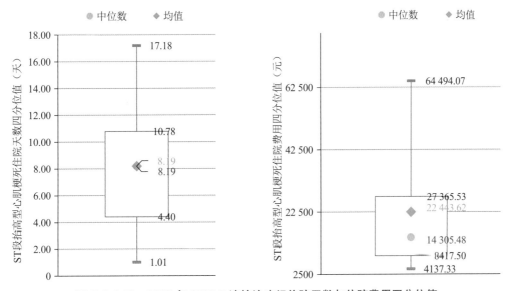

图 2-4-1-10　2020 年 STEMI 溶栓治疗组住院天数与住院费用四分位值

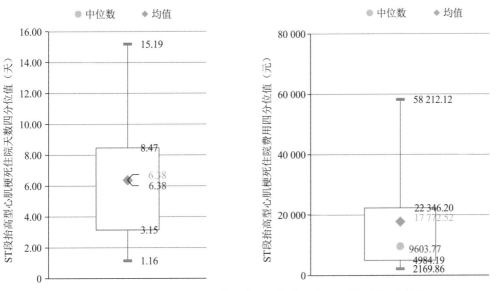

图 2-4-1-11　2020 年 STEMI 其他治疗组住院天数与住院费用四分位值

（二）心力衰竭（HF）

2020 年 32 个省（自治区、直辖市）2650 家医疗机构上报 HF 有效数据 104 465 例。

1. 2020 年 HF9 项质控指标完成情况

2020 年 HF 9 项质控指标组合完成率为 59.56%（图 2-4-1-12）。

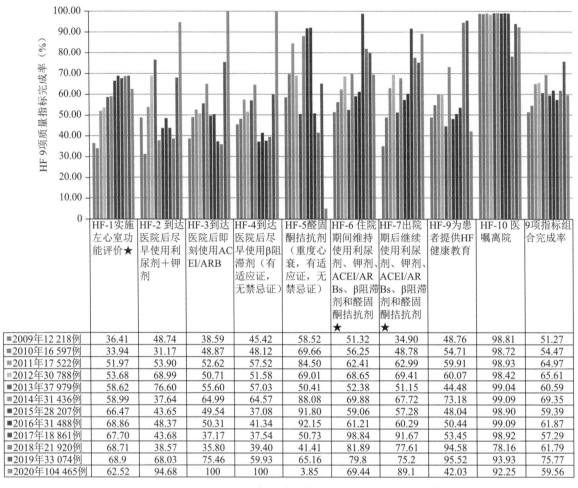

	HF-1实施左心室功能评价★	HF-2 到达医院后尽早使用利尿剂＋钾剂	HF-3到达医院后即刻使用ACEI/ARB	HF-4到达医院后尽早使用β阻滞剂（有适应证，无禁忌证）	HF-5醛固酮拮抗剂（重度心衰，有适应证，无禁忌证）	HF-6 住院期间维持使用利尿剂、钾剂、ACEI/ARBs、β阻滞剂和醛固酮拮抗剂★	HF-7出院期后继续使用利尿剂、钾剂、ACEI/ARBs、β阻滞剂和醛固酮拮抗剂★	HF-9为患者提供HF健康教育	HF-10 医嘱离院	9项指标组合完成率
2009年12 218例	36.41	48.74	38.59	45.42	58.52	51.32	34.90	48.76	98.81	51.27
2010年16 597例	33.94	31.17	48.87	48.12	69.66	56.25	48.78	54.71	98.72	54.47
2011年17 522例	51.97	53.90	52.62	57.52	84.50	62.41	62.99	59.91	98.93	64.97
2012年30 788例	53.68	68.99	50.71	51.58	69.01	68.65	69.41	60.07	98.42	65.61
2013年37 979例	58.62	76.60	55.60	57.03	50.41	52.38	51.15	44.48	99.04	60.59
2014年31 436例	58.99	37.64	64.99	64.57	88.08	69.88	67.72	73.18	99.09	69.35
2015年28 207例	66.47	43.65	49.54	37.08	91.80	59.06	57.28	48.04	98.90	59.39
2016年31 488例	68.86	48.37	50.31	41.34	92.15	61.21	60.29	50.44	99.09	61.87
2017年18 861例	67.70	43.68	37.17	37.54	50.73	98.84	91.67	53.45	98.92	57.29
2018年21 920例	68.71	38.57	35.80	39.40	41.41	81.89	77.61	94.58	78.16	61.79
2019年33 074例	68.9	68.03	75.46	59.93	65.16	79.8	75.2	95.52	93.93	75.77
2020年104 465例	62.52	94.68	100	100	3.85	69.44	89.1	42.03	92.25	59.56

图 2-4-1-12 2009—2020 年医疗机构 HF 9 项质控指标完成情况

2. 2020 年各省（自治区、直辖市）HF 9 项质控指标组合完成率情况

2020 年各省（自治区、直辖市）HF 9 项质控指标组合完成率高于全国平均值的是广东、新疆、四川、广西、甘肃、北京、浙江、湖北、海南、江西、青海、贵州、江苏、云南、河南、内蒙古（图 2-4-1-13）。

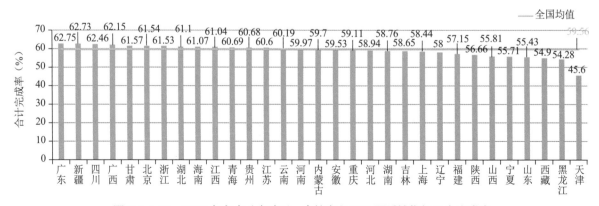

图 2-4-1-13　2020 年各省（自治区、直辖市）HF 9 项质控指标组合完成率

3. 2020 年 HF 医疗资源消耗情况

2020 年 HF 平均住院日为 8.37 天，平均住院费用为 12 771.32 元，其中药品费用为 2851.65 元（图 2-4-1-14）。

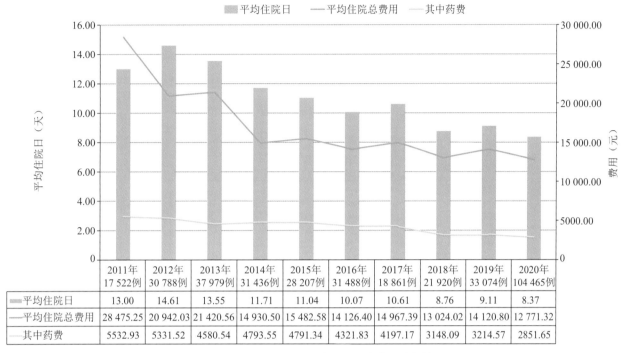

	2011年 17 522例	2012年 30 788例	2013年 37 979例	2014年 31 436例	2015年 28 207例	2016年 31 488例	2017年 18 861例	2018年 21 920例	2019年 33 074例	2020年 104 465例
平均住院日	13.00	14.61	13.55	11.71	11.04	10.07	10.61	8.76	9.11	8.37
平均住院总费用	28 475.25	20 942.03	21 420.56	14 930.50	15 482.58	14 126.40	14 967.39	13 024.02	14 120.80	12 771.32
其中药费	5532.93	5331.52	4580.54	4793.55	4791.34	4321.83	4197.17	3148.09	3214.57	2851.65

图 2-4-1-14　2011—2020 年 HF 医疗资源消耗情况

4. 2020 年 HF 住院天数与住院费用四分位值

2020 年 HF 住院天数的中位数为 7.00 天，平均住院费用的中位数为 8018.70 元（图 2-4-1-15）。

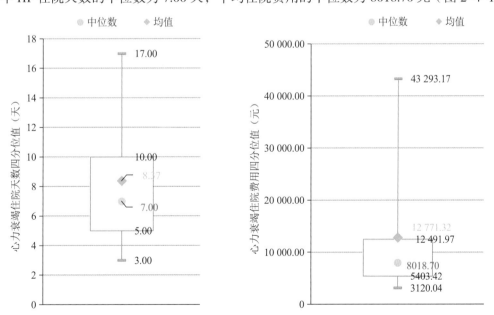

图 2-4-1-15　2020 年 HF 住院天数与住院费用四分位值

（三）社区获得性肺炎（成人—住院）（CAP）

2020 年 30 个省（自治区、直辖市）3016 家医疗机构上报 CAP 有效数据 161 176 例。

1. 2020 年 CAP 9 项质控指标完成情况

2020 年 CAP 9 项质控指标组合完成率为 70.99%（图 2-4-1-16）。

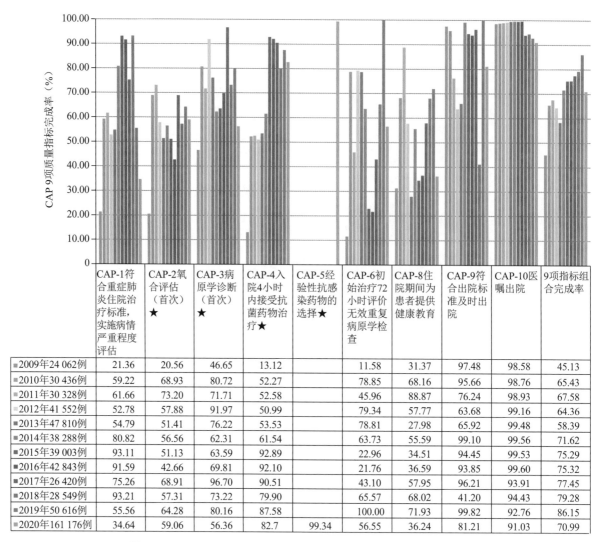

	CAP-1符合重症肺炎住院治疗标准，实施病情严重程度评估	CAP-2氧合评估（首次）★	CAP-3病原学诊断（首次）★	CAP-4入院4小时内接受抗菌药物治疗★	CAP-5经验性抗感染药物的选择★	CAP-6初始治疗72小时评价无效重复病原学检查	CAP-8住院期间为患者提供健康教育	CAP-9符合出院标准及时出院	CAP-10医嘱出院	9项指标组合完成率
■2009年24 062例	21.36	20.56	46.65	13.12		11.58	31.37	97.48	98.58	45.13
■2010年30 436例	59.22	68.93	80.72	52.27		78.85	68.16	95.66	98.76	65.43
■2011年30 328例	61.66	73.20	71.71	52.58		45.96	88.87	76.24	98.93	67.58
■2012年41 552例	52.78	57.88	91.97	50.99		79.34	57.77	63.68	99.16	64.36
■2013年47 810例	54.79	51.41	76.22	53.53		78.81	27.98	65.92	99.48	58.39
■2014年38 288例	80.82	56.56	62.31	61.54		63.73	55.59	99.10	99.56	71.62
■2015年39 003例	93.11	51.13	63.59	92.89		22.96	34.51	94.45	99.53	75.29
■2016年42 843例	91.59	42.66	69.81	92.10		21.76	36.59	93.85	99.60	75.32
■2017年26 420例	75.26	68.91	96.70	90.51		43.10	57.95	96.21	93.91	77.45
■2018年28 549例	93.21	57.31	73.22	79.90		65.57	68.02	41.20	94.43	79.28
■2019年50 616例	55.56	64.28	80.16	87.58		100.00	71.93	99.82	92.76	86.15
■2020年161 176例	34.64	59.06	56.36	82.7	99.34	56.55	36.24	81.21	91.03	70.99

图 2-4-1-16　2009—2020 年医疗机构 CAP 9 项质控指标完成情况

2. 2020 年各省（自治区、直辖市）CAP 9 项质控指标组合完成率情况

2020 年各省（自治区、直辖市）CAP 9 项质控指标组合完成率高于全国平均值的有浙江、重庆、天津、广西、江苏、广东、福建、四川、陕西、甘肃（图 2-4-1-17）。

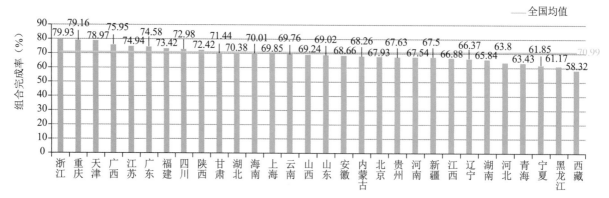

图 2-4-1-17　2020 年各省（自治区、直辖市）CAP 9 项质控指标组合完成率

3. 2020 年 CAP 医疗资源消耗情况

2020 年 CAP 平均住院日为 8.94 天，抗菌药物平均使用天数为 7.37 天，平均住院费用为 10 169.95 元，其中，药品费用为 3190.59 元（图 2-4-1-18）。

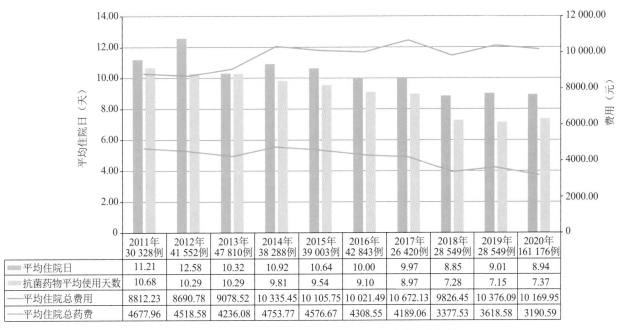

	2011年 30 328例	2012年 41 552例	2013年 47 810例	2014年 38 288例	2015年 39 003例	2016年 42 843例	2017年 26 420例	2018年 28 549例	2019年 28 549例	2020年 161 176例
平均住院日	11.21	12.58	10.32	10.92	10.64	10.00	9.97	8.85	9.01	8.94
抗菌药物平均使用天数	10.68	10.29	10.29	9.81	9.54	9.10	8.97	7.28	7.15	7.37
平均住院总费用	8812.23	8690.78	9078.52	10 335.45	10 105.75	10 021.49	10 672.13	9826.45	10 376.09	10 169.95
平均住院总药费	4677.96	4518.58	4236.08	4753.77	4576.67	4308.55	4189.06	3377.53	3618.58	3190.59

图 2-4-1-18　2011—2020 年医疗机构 CAP 医疗资源消耗情况

4. 2020 年 CAP 住院天数与住院费用四分位值

2020 年 CAP 住院天数的中位数为 8.00 天，平均住院费用的中位数为 7392.50 元（图 2-4-1-19）。

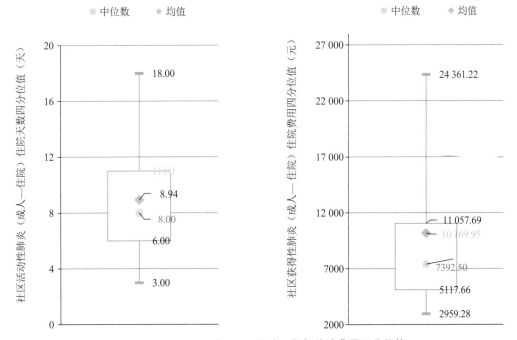

图 2-4-1-19　2020 年 CAP 住院天数与住院费用四分位值

（四）急性脑梗死（AIS）

2020 年 31 个省（自治区、直辖市）3243 家医疗机构上 AIS，其中行血管内治疗的有效数据 7217 例，行药物溶栓的有效数据 12 426 例，其中行血管内其他治疗的有效数据 419 578 例。

1. 2020 年 AIS 16 项质控指标完成情况

2020 年 AIS 16 项质控指标组合总完成率为 69.77%。2020 年 AIS 血管内治疗组的质控指标组合完成率为 69.17%，药物溶栓治疗组的质控指标组合完成率为 68.00%，其他治疗组的质控指标组合完成率为 72.50%（图 2-4-1-20、图 2-4-1-21）。

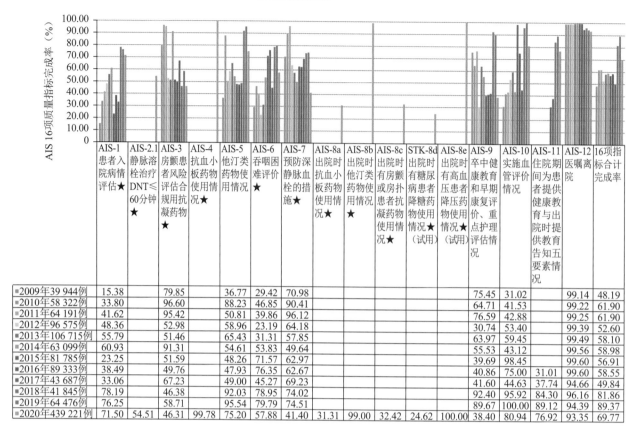

	AIS-1 患者入院病情评估	AIS-2.1 静脉溶栓治疗DNT≤60分钟 ★	AIS-3 房颤患者风险评估合规用抗凝药物 ★	AIS-4 抗血小板药物使用情况 ★	AIS-5 他汀类药物使用情况 ★	AIS-6 吞咽困难评价 ★	AIS-7 预防深静脉血栓的措施 ★	AIS-8a 出院时抗血小板药物使用情况 ★	AIS-8b 出院时他汀类药物使用情况 ★	AIS-8c 出院时有房颤或房扑患者抗凝药物使用情况 ★	STK-8d 出院时有糖尿病患者降糖药物使用情况 ★（试用）	AIS-8e 出院时有高血压患者降压药物使用情况 ★（试用）	AIS-9 卒中健康教育和早期康复评价、重点护理评估情况	AIS-10 实施血管评价情况	AIS-11 住院期间为患者提供健康教育与出院时提供教育告知五要素情况	AIS-12 医嘱离院	16项指标合计完成率
2009年39 944例	15.38		79.85		36.77	29.42	70.98						75.45	31.02		99.14	48.19
2010年58 322例	33.80		96.60		88.23	46.85	90.41						64.71	41.53		99.22	61.90
2011年64 191例	41.62		95.42		50.81	39.86	96.12						76.59	42.88		99.25	61.90
2012年96 575例	48.36		52.98		58.96	23.19	64.18						30.74	53.40		99.39	52.60
2013年106 715例	55.79		51.46		65.43	31.31	57.85						63.97	59.45		99.49	58.10
2014年63 099例	60.93		91.31		54.61	53.83	49.64						55.53	43.12		99.56	58.98
2015年81 785例	23.25		51.59		48.26	71.57	62.97						39.69	98.45		99.60	56.91
2016年89 333例	38.49		49.76		47.93	76.35	62.67						40.86	75.00	31.01	99.60	58.55
2017年43 687例	33.06		67.23		49.00	45.27	69.23						41.60	44.63	37.74	99.49	49.84
2018年41 845例	78.19		46.38		92.03	78.95	74.02						92.40	95.92	84.30	96.16	81.86
2019年64 476例	76.25		58.71		95.54	79.79	74.51						89.67	100.00	89.12	94.39	89.37
2020年439 221例	71.50	54.51	46.31	99.78	75.20	57.88	41.40	31.31	99.00	32.42	24.62	100.00	38.40	80.94	76.92	93.35	69.77

图 2-4-1-20 2009—2020 年 AIS 16 项质控指标完成情况

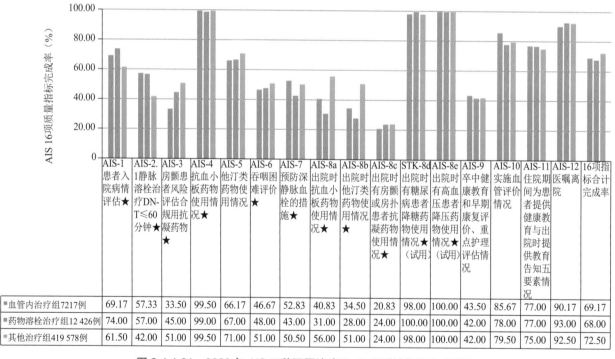

	AIS-1 患者入院病情评估 ★	AIS-2.1 静脉溶栓治疗DNT≤60分钟 ★	AIS-3 房颤患者风险评估合规用抗凝药物 ★	AIS-4 抗血小板药物使用情况 ★	AIS-5 他汀类药物使用情况 ★	AIS-6 吞咽困难评价 ★	AIS-7 预防深静脉血栓的措施 ★	AIS-8a 出院时抗血小板药物使用情况 ★	AIS-8b 出院时他汀类药物使用情况 ★	AIS-8c 出院时有房颤或房扑患者抗凝药物使用情况 ★	STK-8d 出院时有糖尿病患者降糖药物使用情况 ★（试用）	AIS-8e 出院时有高血压患者降压药物使用情况 ★（试用）	AIS-9 卒中健康教育和早期康复评价、重点护理评估情况	AIS-10 实施血管评价情况	AIS-11 住院期间为患者提供健康教育与出院时提供教育告知五要素情况	AIS-12 医嘱离院	16项指标合计完成率
血管内治疗组7217例	69.17	57.33	33.50	99.50	66.17	46.67	52.83	40.83	34.50	20.83	98.00	100.00	43.50	85.67	77.00	90.17	69.17
药物溶栓治疗组12 426例	74.00	57.00	45.00	99.00	67.00	48.00	43.00	31.00	28.00	24.00	100.00	100.00	42.00	78.00	77.00	93.00	68.00
其他治疗组419 578例	61.50	42.00	51.00	99.50	71.00	51.00	50.50	56.00	51.00	24.00	98.00	100.00	42.00	79.50	75.00	92.50	72.50

图 2-4-1-21 2020 年 AIS 三种不同治疗组 16 项质控指标完成情况

2. 2020 年各省（自治区、直辖市）AIS 16 项质控指标组合完成率情况

2020 年各省（自治区、直辖市）AIS 血管内治疗组 16 项质控指标组合完成率高于全国平均值的有北京、福建、陕西、甘肃、山西、贵州、四川、重庆、浙江、河南、辽宁、江苏、湖北、广西、广东、新疆（图 2-4-1-22）。

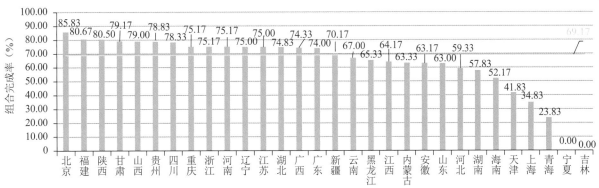

图 2-4-1-22 2020 年各省（自治区、直辖市）AIS 血管内治疗组 16 项质控指标组合完成率

2020 年各省（自治区、直辖市）AIS 药物溶栓治疗组 16 项质控指标组合完成率高于全国平均值的有吉林、上海、浙江、辽宁、天津、山西、北京、湖南、河南、贵州、陕西、湖北、宁夏、广西、内蒙古、云南、四川、广东、海南、青海、甘肃、重庆、江苏、福建、安徽、山东、黑龙江（图 2-4-1-23）。

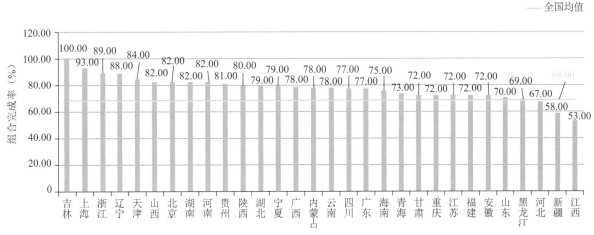

图 2-4-1-23 2020 年各省（自治区、直辖市）AIS 药物溶栓治疗组 16 项质控指标组合完成率

2020 年各省（自治区、直辖市）AIS 其他治疗组 16 项质控指标组合完成率高于全国平均值的有新疆、山西、北京、宁夏、河南、云南、天津、福建、广西、辽宁、海南、贵州、陕西、湖北（图 2-4-1-24）。

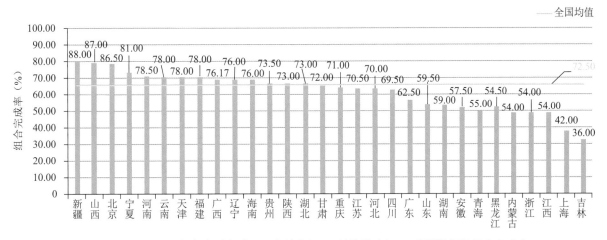

图 2-4-1-24 2020 年各省（自治区、直辖市）AIS 其他治疗组 16 项质控指标组合完成率

3. 2020 年 AIS 医疗资源消耗情况

2020 年 AIS 血管内治疗组平均住院日为 14.16 天，平均住院费用为 71 508.14 元，其中药品费用为 10 162.16 元，耗材费用为 30 845.97。药物溶栓治疗组平均住院日为 10.55 天，平均住院费用为 16 754.07 元，其中药品费用为 6193.96 元，耗材费用为 1495.35。其他治疗组平均住院日为 10.51 天，平均住院费用为 14 485.52 元，其中药品费用为 4846.03 元，耗材费用为 1057.83 元（图 2-4-1-25、图 2-4-1-26）。

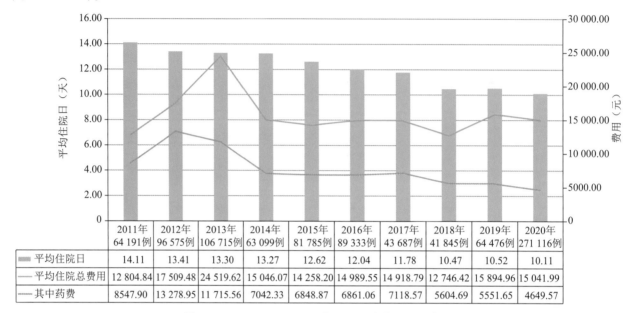

	2011年 64 191例	2012年 96 575例	2013年 106 715例	2014年 63 099例	2015年 81 785例	2016年 89 333例	2017年 43 687例	2018年 41 845例	2019年 64 476例	2020年 271 116例
平均住院日	14.11	13.41	13.30	13.27	12.62	12.04	11.78	10.47	10.52	10.11
平均住院总费用	12 804.84	17 509.48	24 519.62	15 046.07	14 258.20	14 989.55	14 918.79	12 746.42	15 894.96	15 041.99
其中药费	8547.90	13 278.95	11 715.56	7042.33	6848.87	6861.06	7118.57	5604.69	5551.65	4649.57

图 2-4-1-25　2011—2019 年 AIS 医疗资源消耗情况

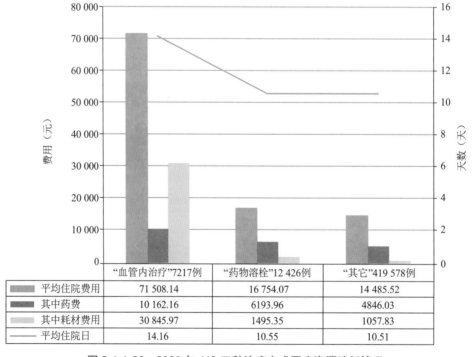

	"血管内治疗"7217例	"药物溶栓"12 426例	"其它"419 578例
平均住院费用	71 508.14	16 754.07	14 485.52
其中药费	10 162.16	6193.96	4846.03
其中耗材费用	30 845.97	1495.35	1057.83
平均住院日	14.16	10.55	10.51

图 2-4-1-26　2020 年 AIS 三种治疗方式医疗资源消耗情况

4. 2020 年 AIS 住院天数与住院费用四分位值

2020 年 AIS 血管内治疗组住院天数的中位数为 11.95 天，住院费用的中位数 63 790.79 元（图 2-4-1-27）。

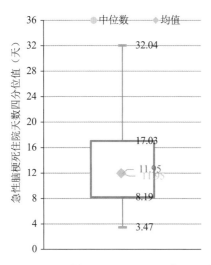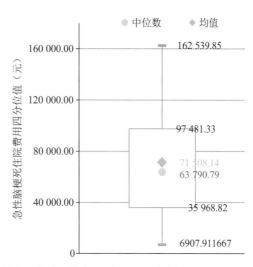

图 2-4-1-27　2020 年 AIS 血管内治疗组住院天数与住院费用四分位值

2020 年 AIS 药物溶栓治疗组住院天数的中位数为 12.56 天，住院费用的中位数 97 200.64 元（图 2-4-1-28）。

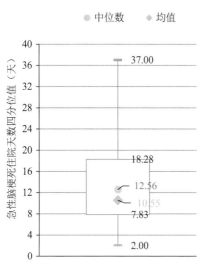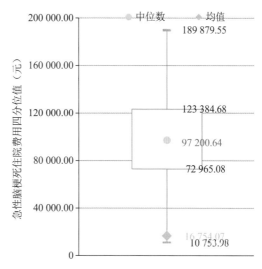

图 2-4-1-28　2020 年 AIS 药物溶栓治疗组住院天数与住院费用四分位值

2020 年 AIS 其他治疗组住院天数的中位数为 9.24 天，住院费用的中位数 10 180.25 元（图 2-4-1-29）。

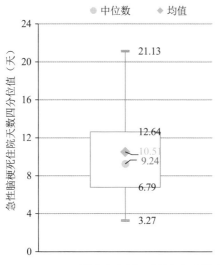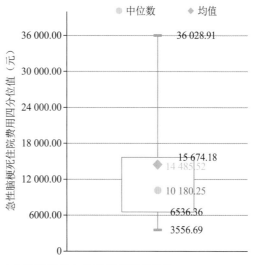

图 2-4-1-29　2020 年 AIS 其他治疗组住院天数与住院费用四分位值

（五）髋关节置换术（THR）

2020年31个省（自治区、直辖市）2772家医疗机构上报THR有效数据48 813例。

1. 2020年THR 10项质控指标完成情况

2020年THR 10项质控指标组合完成率为79.35%，与2019年相比，上升1.93个百分点，为2009年以来上报质量较好的年份，总体呈现上升趋势（图2-4-1-30、图2-4-1-31）。

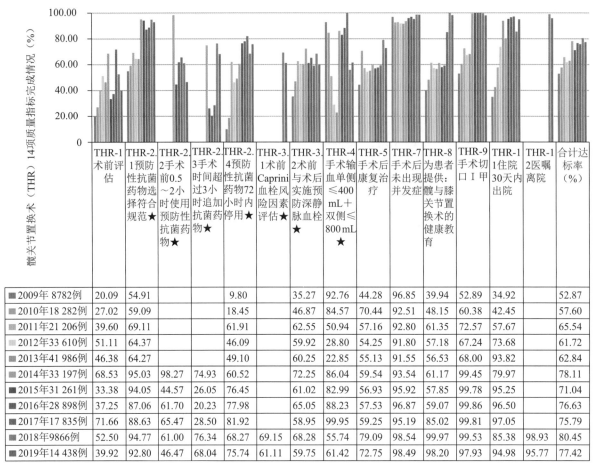

	THR-1 术前评估	THR-2.1 预防性抗菌药物选择符合规范★	THR-2.2 手术前0.5～2小时使用预防性抗菌药物★	THR-2.3 手术时间超过3小时追加抗菌药物★	THR-2.4 预防性抗菌药物72小时内停用★	THR-3.1 术前Caprini血栓风险因素评估★	THR-3.2 术前与术后实施预防深静脉血栓★	THR-4 手术输血单侧≤400mL+双侧≤800mL★	THR-5 手术后康复治疗	THR-7 手术未出现并发症	THR-8 为患者提供髋关节与膝关节换术的健康教育	THR-9 手术切口Ⅰ甲	THR-11 住院30天内出院	THR-12 医嘱离院	合计达标率（%）
2009年 8782例	20.09	54.91			9.80		35.27	92.76	44.28	96.85	39.94	52.89	34.92		52.87
2010年18 282例	27.02	59.09			18.45		46.87	84.57	70.44	92.51	48.15	60.38	42.45		57.60
2011年21 206例	39.60	69.11			61.91		62.55	50.94	57.16	92.80	61.35	72.57	57.67		65.54
2012年33 610例	51.11	64.37			46.09		59.92	28.80	54.25	91.80	57.18	67.24	73.68		61.72
2013年41 986例	46.38	64.27			49.10		60.25	22.85	55.13	91.55	56.53	68.00	93.82		62.84
2014年33 197例	68.53	95.03	98.27	74.93	60.52		72.25	86.04	59.54	93.54	61.17	99.45	79.97		78.11
2015年31 261例	33.38	94.05	44.57	26.05	76.45		61.02	82.99	56.93	95.92	57.85	99.78	95.25		71.04
2016年28 898例	37.25	87.06	61.70	20.23	77.98		65.05	88.23	57.53	96.87	59.07	99.86	96.50		76.63
2017年17 835例	71.66	88.63	65.47	28.50	81.92		58.95	99.95	59.25	95.19	85.02	99.81	97.05		75.79
2018年9866例	52.50	94.77	61.00	76.34	68.27	69.15	68.28	55.74	79.09	98.54	99.97	99.53	85.38	98.93	80.45
2019年14 438例	39.92	92.80	46.47	68.04	75.74	61.11	59.75	61.42	72.75	98.49	98.20	97.93	94.98	95.77	77.42

图 2-4-1-30　2009—2019年TKR14项质控指标完成情况

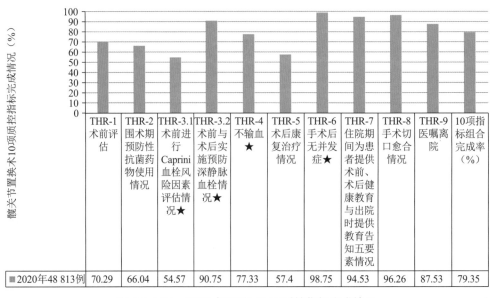

	THR-1 术前评估	THR-2 围术期预防性抗菌药物使用情况	THR-3.1 术前进行Caprini血栓风险因素评估情况★	THR-3.2 术前与术后实施预防深静脉血栓情况★	THR-4 不输血★	THR-5 术后康复治疗情况	THR-6 手术后无并发症★	THR-7 住院期间为患者提供术前、术后健康教育与出院时提供教育告知五要素情况	THR-8 手术切口愈合情况	THR-9 医嘱离院	10项指标组合完成率（%）
2020年48 813例	70.29	66.04	54.57	90.75	77.33	57.4	98.75	94.53	96.26	87.53	79.35

图 2-4-1-31　2020年TKR 10项质控指标完成情况

2. 2020 年各省（自治区、直辖市）THR 10 项质控指标组合完成率情况

2020 年各省（自治区、直辖市）THR 10 项质控指标组合完成率高于全国平均值的有四川、新疆、北京、福建、江西、安徽、湖南、广西、西藏、云南、浙江、重庆（图 2-4-1-32）。

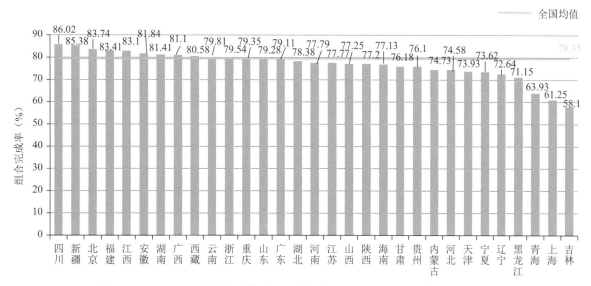

图 2-4-1-32　2020 年各省（自治区、直辖市）THR 10 项质控指标组合完成率

3. 2020 年 THR 医疗资源消耗情况

2020 年 THR 平均住院日为 14.31，平均住院费用为 52 978.72 元，其中，药费为 5234.67 元，耗材费用 27 783.72 元（图 2-4-1-33）。

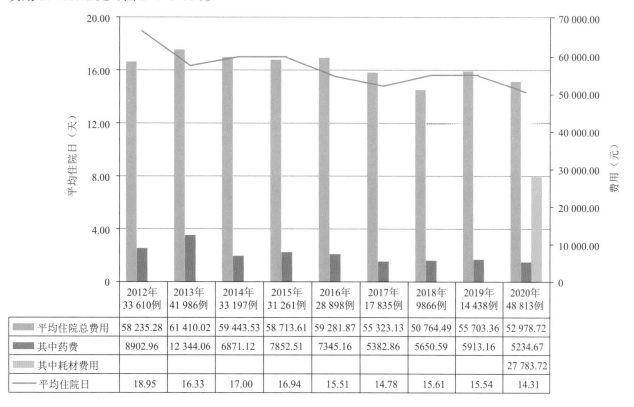

	2012年 33 610例	2013年 41 986例	2014年 33 197例	2015年 31 261例	2016年 28 898例	2017年 17 835例	2018年 9866例	2019年 14 438例	2020年 48 813例
平均住院总费用	58 235.28	61 410.02	59 443.53	58 713.61	59 281.87	55 323.13	50 764.49	55 703.36	52 978.72
其中药费	8902.96	12 344.06	6871.12	7852.51	7345.16	5382.86	5650.59	5913.16	5234.67
其中耗材费用									27 783.72
平均住院日	18.95	16.33	17.00	16.94	15.51	14.78	15.61	15.54	14.31

图 2-4-1-33　2012—2020 年 THR 医疗资源消耗情况

4. 2020 年 THR 住院天数与住院费用四分位值

2020 年 THR 住院天数的中位数为 13.00 天，住院费用的中数为 50 755.08 元（图 2-4-1-34）。

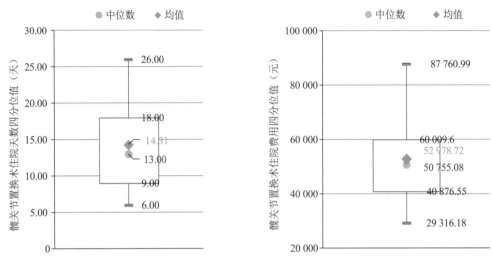

图 2-4-1-34　2020 年 THR 住院天数与住院费用四分位值

（六）膝关节置换术（TKR）

2020 年 31 个省（自治区、直辖市）2168 家医疗机构上报 TKR 有效数据 28 293 例。

1. 2020 年 TKR 10 项质控指标完成情况

2020 年 TKR 10 项质控指标组合完成率为 78.83%，与 2019 年相比，上升 4.92 个百分点，为 2009 年以来上报质量最好的年份，总体呈现上升趋势（图 2-4-1-35、图 2-4-1-36）。

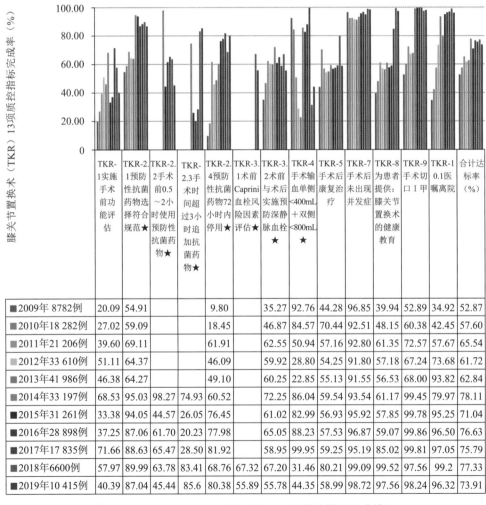

	TKR-1实施手术前功能评估	TKR-2.1预防性抗菌药物选择符合规范★	TKR-2.2手术前0.5~2小时使用预防性抗菌药物★	TKR-2.3手术时间超过3小时追加抗菌药物★	TKR-2.4预防性抗菌药物72小时内停用★	TKR-3.1术前Caprini血栓风险因素评估★	TKR-3.2术前与术后实施预防深静脉血栓	TKR-4手术输血单侧<400mL+双侧<800mL★	TKR-5手术后康复治疗	TKR-7手术后未出现并发症	TKR-8为患者提供膝关节置换术的健康教育	TKR-9手术切口甲级	TKR-10.1医嘱离院	合计达标率（%）
■2009年 8782例	20.09	54.91			9.80		35.27	92.76	44.28	96.85	39.94	52.89	34.92	52.87
■2010年18 282例	27.02	59.09			18.45		46.87	84.57	70.44	92.51	48.15	60.38	42.45	57.60
■2011年21 206例	39.60	69.11			61.91		62.55	50.94	57.16	92.80	61.35	72.57	57.67	65.54
■2012年33 610例	51.11	64.37			46.09		59.92	28.80	54.25	91.80	57.18	67.24	73.68	61.72
■2013年41 986例	46.38	64.27			49.10		60.25	22.85	55.13	91.55	56.53	68.00	93.82	62.84
■2014年33 197例	68.53	95.03	98.27	74.93	60.52		72.25	86.04	59.54	93.54	61.17	99.45	79.97	78.11
■2015年31 261例	33.38	94.05	44.57	26.05	76.45		61.02	82.99	56.93	95.92	57.85	99.78	95.25	71.04
■2016年28 898例	37.25	87.06	61.70	20.23	77.98		65.05	88.23	57.53	96.87	59.07	99.86	96.50	76.63
■2017年17 835例	71.66	88.63	65.47	28.50	81.92		58.95	99.95	59.25	95.19	85.02	99.81	97.05	75.79
■2018年6600例	57.97	89.99	63.78	83.41	68.76	67.32	67.20	31.46	80.21	99.09	99.52	97.56	99.2	77.33
■2019年10 415例	40.39	87.04	45.44	85.6	80.38	55.89	55.78	44.35	58.99	98.72	97.56	98.24	96.32	73.91

图 2-4-1-35　2009—2019 年 TKR 13 项质控指标完成情况

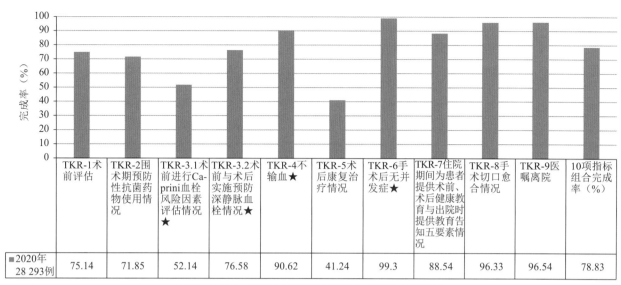

图 2-4-1-36　2020 年 TKR 10 项质控指标完成情况

	TKR-1术前评估	TKR-2围术期预防性抗菌药物使用情况	TKR-3.1术前进行Caprini血栓风险因素评估情况★	TKR-3.2术前与术后实施预防深静脉血栓情况★	TKR-4不输血★	TKR-5术后康复治疗情况	TKR-6手术后无并发症★	TKR-7住院期间为患者提供术前、术后健康教育与出院时提供教育告知五要素情况	TKR-8手术切口愈合情况	TKR-9医嘱离院	10项指标组合完成率（%）
■2020年 28 293例	75.14	71.85	52.14	76.58	90.62	41.24	99.3	88.54	96.33	96.54	78.83

2. 2020 年各省（自治区、直辖市）TKR 10 项质控指标组合完成率情况

各省（自治区、直辖市）TKR 10 项质控指标组合完成率高于全国平均值的有北京、天津、四川、福建、西藏、广西、新疆、浙江、广东、安徽、重庆、湖南、江西、海南（图 2-4-1-37）。

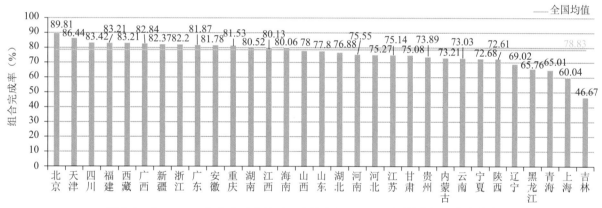

图 2-4-1-37　2020 年各省（自治区、直辖市）TKR 10 项质控指标组合完成率

3. 2020 年 TKR 医疗资源消耗情况

2020 年 TKR 平均住院日为 12.30 天，平均住院费用为 52 434.02 元，其中，药费为 5023.92 元，耗材费用为 30 724.13 元（图 2-4-1-38）。

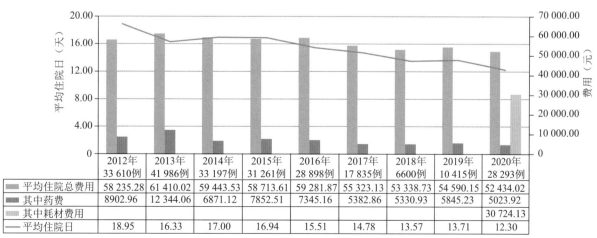

	2012年 33 610例	2013年 41 986例	2014年 33 197例	2015年 31 261例	2016年 28 898例	2017年 17 835例	2018年 6600例	2019年 10 415例	2020年 28 293例
平均住院总费用	58 235.28	61 410.02	59 443.53	58 713.61	59 281.87	55 323.13	53 338.73	54 590.15	52 434.02
其中药费	8902.96	12 344.06	6871.12	7852.51	7345.16	5382.86	5330.93	5845.23	5023.92
其中耗材费用									30 724.13
平均住院日	18.95	16.33	17.00	16.94	15.51	14.78	13.57	13.71	12.30

图 2-4-1-38　2012—2020 年 TKR 医疗资源消耗情况

4. 2020年TKR住院天数与住院费用四分位值

2020年TKR住院天数的中位数为11.00天，住院费用的中数为46 895.41元（图2-4-1-39）。

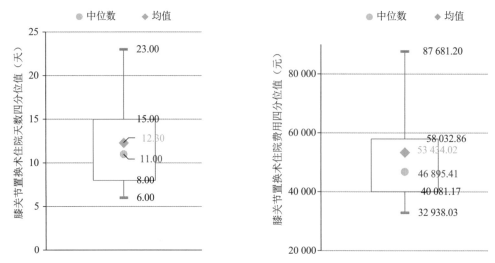

图2-4-1-39　2020年TKR住院天数与住院费用四分位值

（七）冠状动脉旁路移植术（CABG）

2020年29个省（自治区、直辖市）387家医疗机构上报CABG有效数据10 190例。

1. 2020年CABG 11项质控指标完成情况

2020年CABG 11项质控指标完成率为68.91%（图2-4-1-40、图2-4-1-41）。

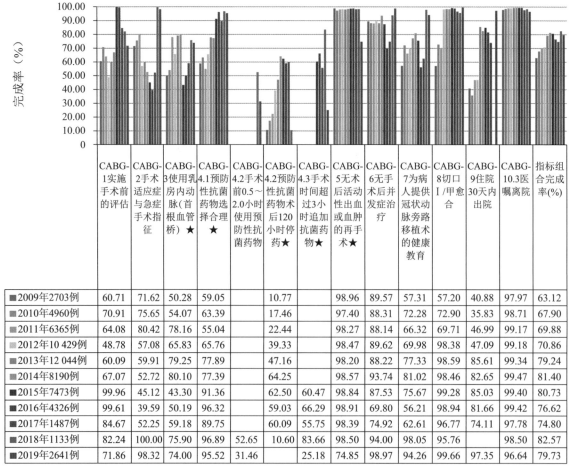

	CABG-1实施手术前的评估	CABG-2手术适应症与急症手术指征	CABG-3使用乳房内动脉(首根血管桥)★	CABG-4.1预防性抗菌药物选择合理★	CABG-4.2手术前0.5~2.0小时使用预防性抗菌药物	CABG-4.2预防性抗菌药物术后120小时停药★	CABG-4.3手术时间超过3小时追加抗菌药物★	CABG-5无术后活动性出血或血肿的再手术★	CABG-6无手术后并发症治疗	CABG-7为病人提供冠状动脉旁路移植术的健康教育	CABG-8切口I/甲愈合	CABG-9住院30天内出院	CABG-10.3医嘱离院	指标组合完成率(%)
■2009年2703例	60.71	71.62	50.28	59.05		10.77		98.96	89.57	57.31	57.20	40.88	97.97	63.12
■2010年4960例	70.91	75.65	54.07	63.39		17.46		97.40	88.31	72.28	72.90	35.83	98.71	67.90
■2011年6365例	64.08	80.42	78.16	55.04		22.44		98.27	88.14	66.32	69.71	46.99	99.17	69.88
■2012年10 429例	48.78	57.08	65.83	65.76		39.33		98.47	89.62	69.98	98.38	47.09	99.18	70.86
■2013年12 044例	60.09	59.91	79.25	77.89		47.16		98.20	88.22	77.33	98.59	85.61	99.34	79.24
■2014年8190例	67.07	52.72	80.10	77.39		64.25		98.57	93.74	81.02	98.46	82.65	99.47	81.40
■2015年7473例	99.96	45.12	43.30	91.36		62.50	60.47	98.84	87.53	75.67	99.28	85.03	99.40	80.73
■2016年4326例	99.61	39.59	50.19	96.32		59.03	66.29	98.91	69.80	56.21	98.94	81.66	99.42	76.62
■2017年1487例	84.67	52.25	59.18	89.75		60.09	55.75	98.39	74.92	62.61	96.77	74.11	97.78	74.80
■2018年1133例	82.24	100.00	75.90	96.89	52.65	10.60		83.66	98.50	94.00	98.05	95.76	98.50	82.57
■2019年2641例	71.86	98.32	74.00	95.52	31.46		25.18	74.85	98.97	94.26	99.66	97.35	96.64	79.73

图2-4-1-40　2009—2019年CABG 13项质控指标完成情况

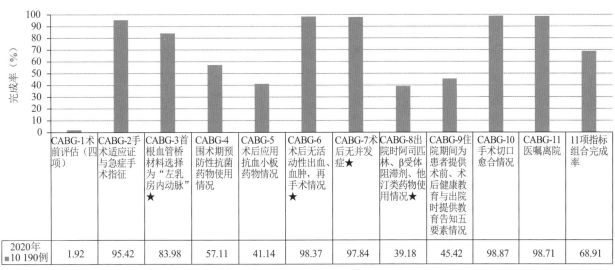

图 2-4-1-41　2020 年 CABG 11 项质控指标完成情况

2. 2020 年各省（自治区、直辖市）CABG 11 项质控指标组合完成率情况

2020 年各省（自治区、直辖市）CABG 11 项质控指标组合完成率高于全国平均值的有湖北、北京、陕西、山西、四川、海南、山东、贵州、辽宁、河南、江西、福建、湖南、天津、河北、江苏、青海、重庆、广东、云南、浙江、新疆（图 2-4-1-42）。

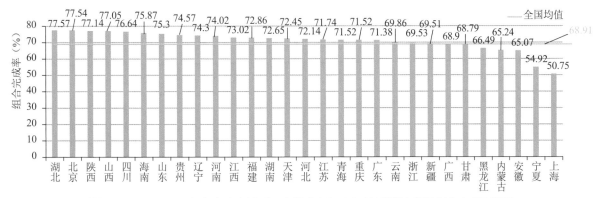

图 2-4-1-42　2020 年各省（自治区、直辖市）CABG 11 项质控指标组合完成率情况

3. 2020 年 CABG 医疗资源消耗情况

2020 年 CABG 平均住院日为 23.87 天；平均住院费用为 118 643.94 元；其中，药费为 25 131.33 元，耗材费用为 17 547.49 元（图 2-4-1-43）。

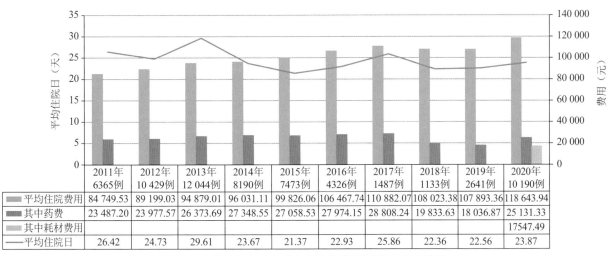

图 2-4-1-43　2011—2020 年 CABG 医疗资源消耗情况

4. 2020 年 CABG 住院天数与住院费用四分位值

2020 年 CABG 住院天数的中位数为 21.00 天，住院费用的中位数为 105 699.67 元（图 2-4-1-44）。

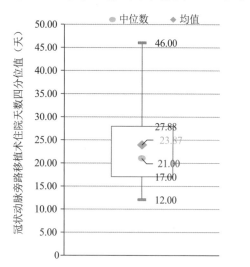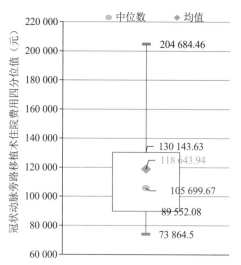

图 2-4-1-44　2020 年 CABG 住院天数与住院费用四分位值

（八）社区获得性肺炎（儿童—住院）（CAP2）

2020 年 31 个省（自治区、直辖市）2897 家医疗机构上报 CAP2 有效数据 221 905 例。

1. 2020 年 CAP2 9 项质控指标总体完成情况

2020 年 CAP2 9 项质控指标组合完成率为 65.14%，与 2019 年的 65.26% 相比，下降 0.12 个百分点，与 2011 年的 63.54% 相比，下降 1.6 个百分点（图 2-4-1-45、图 2-4-1-46）。

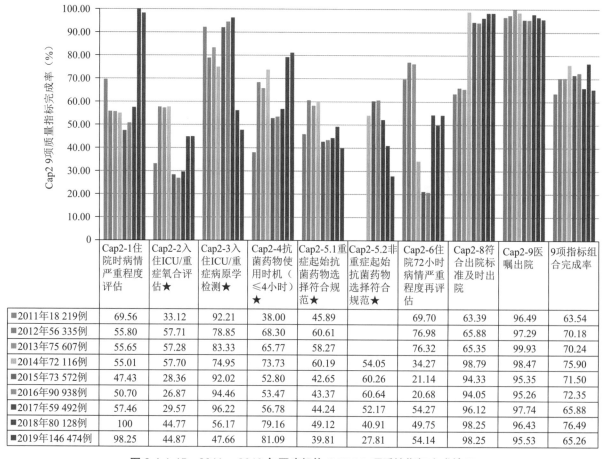

	Cap2-1住院时病情严重程度评估	Cap2-2入住ICU/重症氧合评估★	Cap2-3入住ICU/重症病原学检测★	Cap2-4抗菌药物使用时机（≤4小时）★	Cap2-5.1重症起始抗菌药物选择符合规范★	Cap2-5.2非重症起始抗菌药物选择符合规范★	Cap2-6住院72小时病情严重程度再评估	Cap2-8符合出院标准及时出院	Cap2-9医嘱出院	9项指标组合完成率
2011年18 219例	69.56	33.12	92.21	38.00	45.89		69.70	63.39	96.49	63.54
2012年56 335例	55.80	57.71	78.85	68.30	60.61		76.98	65.88	97.29	70.18
2013年75 607例	55.65	57.28	83.33	65.77	58.27		76.32	65.35	99.93	70.24
2014年72 116例	55.01	57.70	74.95	73.73	60.19	54.05	34.27	98.79	98.47	75.90
2015年73 572例	47.43	28.36	92.02	52.80	42.65	60.26	21.14	94.33	95.35	71.50
2016年90 938例	50.70	26.87	94.46	53.47	43.37	60.64	20.68	94.05	95.26	72.35
2017年59 492例	57.46	29.57	96.22	56.78	44.24	52.17	54.27	96.12	97.74	65.88
2018年80 128例	100	44.77	56.17	79.16	49.12	40.91	49.75	98.25	96.43	76.49
2019年146 474例	98.25	44.87	47.66	81.09	39.81	27.81	54.14	98.25	95.53	65.26

图 2-4-1-45　2011—2019 年医疗机构 CAP2 9 项质控指标完成情况

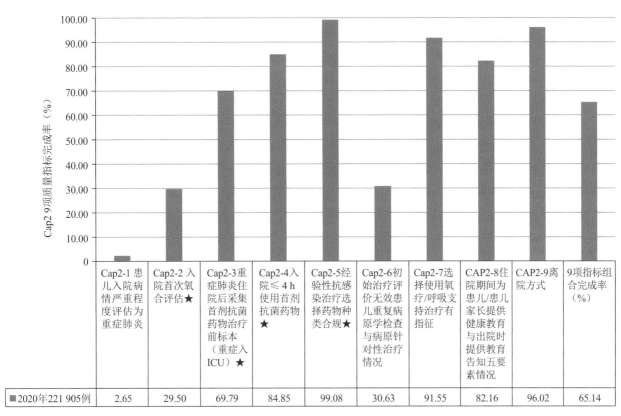

	Cap2-1 患儿入院病情严重程度评估为重症肺炎	Cap2-2 入院首次氧合评估★	Cap2-3 重症肺炎住院后采集首剂抗菌药物治疗前标本（重症入ICU）★	Cap2-4入院≤4 h使用首剂抗菌药物★	Cap2-5经验性抗感染治疗选择药物种类合规★	Cap2-6初始治疗评价无效患儿重复病原学检查与病原针对性治疗情况	Cap2-7选择使用氧疗/呼吸支持治疗有指征	CAP2-8住院期间为患儿/患儿家长提供健康教育与出院时提供教育告知五要素情况	CAP2-9离院方式	9项指标组合完成率（%）
■2020年221 905例	2.65	29.50	69.79	84.85	99.08	30.63	91.55	82.16	96.02	65.14

图 2-4-1-46　2020 年医疗机构 CAP2 9 项质控指标完成情况

2. 2020 年各省（自治区、直辖市）CAP2 9 项质控指标组合完成率情况

2020 年各省（自治区、直辖市）CAP2 9 项质控指标组合完成率高于全国平均值的有福建、浙江、新疆、山西、云南、北京、天津、湖南、四川、宁夏、湖北、广西、陕西、辽宁、内蒙古、江苏、河南、河北、山东（图 2-4-1-47）。

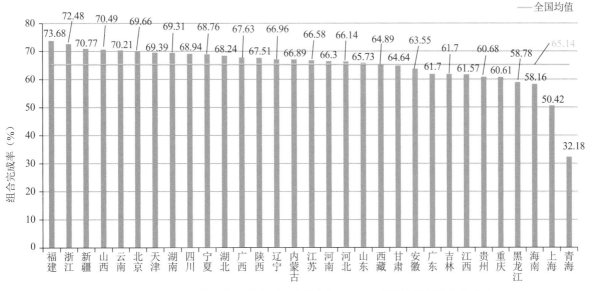

图 2-4-1-47　2020 年各省（自治区、直辖市）CAP2 9 项质控指标组合完成率

3. 2020 年 CAP2 医疗资源消耗情况

2020 年 CAP2 平均住院日为 6.50 天，平均住院费用为 3993.32 元，其中，药品费用为 689.71 元，平均抗菌药疗物平均使用天数为 6.00 天（图 2-4-1-48）。

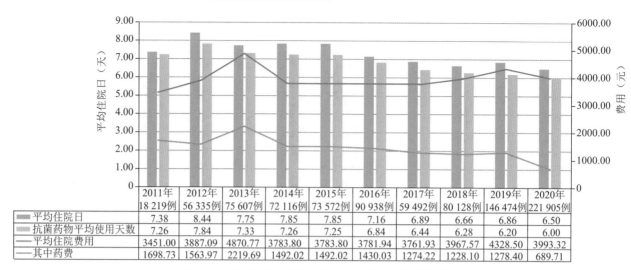

	2011年 18 219例	2012年 56 335例	2013年 75 607例	2014年 72 116例	2015年 73 572例	2016年 90 938例	2017年 59 492例	2018年 80 128例	2019年 146 474例	2020年 221 905例
平均住院日	7.38	8.44	7.75	7.85	7.85	7.16	6.89	6.66	6.86	6.50
抗菌药物平均使用天数	7.26	7.84	7.33	7.26	7.25	6.84	6.44	6.28	6.20	6.00
平均住院费用	3451.00	3887.09	4870.77	3783.80	3783.80	3781.94	3761.93	3967.57	4328.50	3993.32
其中药费	1698.73	1563.97	2219.69	1492.02	1492.02	1430.03	1274.22	1228.10	1278.40	689.71

图 2-4-1-48　2011—2020 年 CAP2 医疗资源消耗情况

4. 2020 年 CAP2 住院天数与住院费用四分位值

2020 年 CAP2 住院天数的中位数为 6.00 天，住院费用的中位数为 3587.68 元（图 2-4-1-49）。

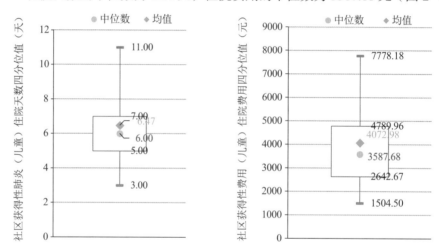

图 2-4-1-49　2020 年 CAP2 住院天数与住院费用四分位值

（九）围手术期预防感染（22 类手术，PIP）

2020 年 29 个省（自治区、直辖市）2052 家医疗机构上报围手术期预防感染（22 类手术，PIP）有效数据 454 420 例。

1. 22 类手术

（1）甲状腺叶切除术：06.2 至 06.5

（2）膝半月板切除术：80.6

（3）晶状体相关手术：13.0 至 13.9

（4）腹股沟疝相关手术：17.11 至 17.13，17.21 至 17.24，53.00 至 53.17

（5）乳房组织相关手术：85.2 至 85.4

（6）动脉内膜切除术：38.1

（7）足和踝关节固定术和关节制动术：81.1

（8）其他颅骨切开术：01.24

（9）椎间盘切除术或破坏术：80.50 至 80.59

（10）骨折切开复位＋内固定术：03.53，21.72，76.72 至 76.79，79.30 至 79.39

（11）关节脱位切开复位内固定术：76.94，79.8

（12）骨内固定不伴骨折复位术及置入装置去除：78.5 至 78.6

（13）卵巢相关手术：65.2 至 65.6

（14）肌腱相关手术：83.11 至 83.14

（15）睾丸相关手术：62.0 至 62.9

（16）阴茎相关手术：64.0 至 64.4

（17）室间隔缺损修补术：35.62

（18）房间隔缺损修补术：35.61

（19）髋关节置换术：00.7，81.51 至 81.53

（20）膝关节置换术：00.80 至 00.83，81.54，81.55

（21）冠状动脉旁路移植术：36.1

（22）剖宫产：74.0，74.1，74.2，74.4，74.99

2. 2020 年围手术期预防感染（22 类手术，PIP）前 4 项质控指标完成情况（图 2-4-1-50、图 2-4-1-51）

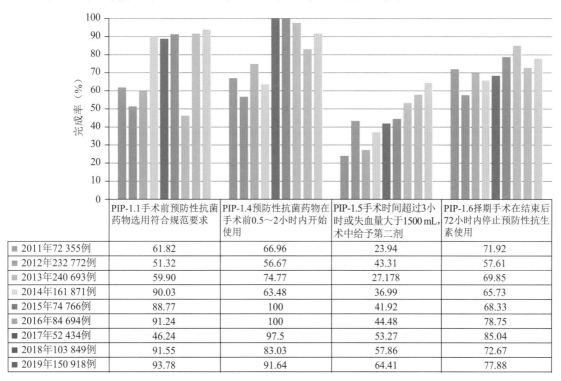

	PIP-1.1手术前预防性抗菌药物选用符合规范要求	PIP-1.4预防性抗菌药物在手术前0.5～2小时内开始使用	PIP-1.5手术时间超过3小时或失血量大于1500 mL，术中给予第二剂	PIP-1.6择期手术在结束后72小时内停止预防性抗生素使用
■ 2011年72 355例	61.82	66.96	23.94	71.92
■ 2012年232 772例	51.32	56.67	43.31	57.61
■ 2013年240 693例	59.90	74.77	27.178	69.85
■ 2014年161 871例	90.03	63.48	36.99	65.73
■ 2015年74 766例	88.77	100	41.92	68.33
■ 2016年84 694例	91.24	100	44.48	78.75
■ 2017年52 434例	46.24	97.5	53.27	85.04
■ 2018年103 849例	91.55	83.03	57.86	72.67
■ 2019年150 918例	93.78	91.64	64.41	77.88

图 2-4-1-50　2011—2019 年医疗机构围手术期预防感染（22 类手术，PIP）前 4 项质控指标完成情况

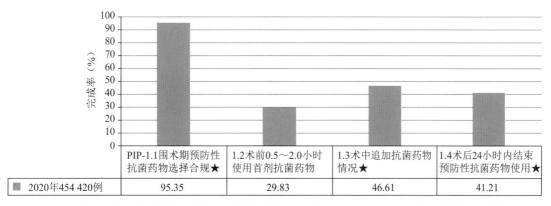

	PIP-1.1围术期预防性抗菌药物选择合规★	1.2术前0.5～2.0小时使用首剂抗菌药物★	1.3术中追加抗菌药物情况★	1.4术后24小时内结束预防性抗菌药物使用★
■ 2020年454 420例	95.35	29.83	46.61	41.21

图 2-4-1-51　2020 年医疗机构围手术期预防感染（22 类手术，PIP）前 4 项质控指标完成情况

3. 2020 年围手术期预防感染（22 类手术，PIP）9 项质量监控指标完成情况

2020 年围手术期预防感染（22 类手术，PIP）9 项质控指标组合完成率为 82.83%（图 2-4-1-52、图 2-4-1-53）。

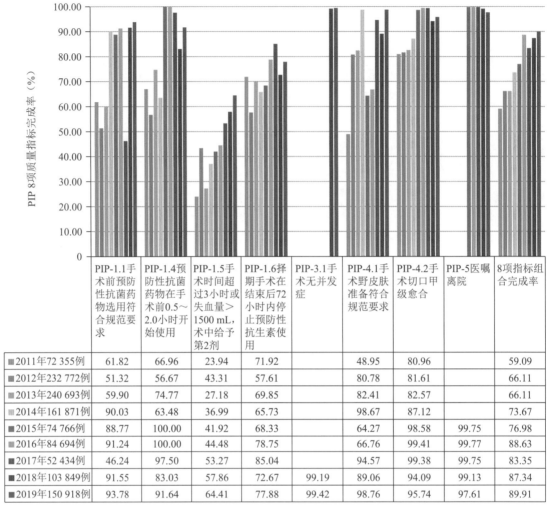

	PIP-1.1手术前预防性抗菌药物选用符合规范要求	PIP-1.4预防性抗菌药物在手术前0.5～2.0小时开始使用	PIP-1.5手术时间超过3小时或失血量>1500 mL，术中给予第2剂	PIP-1.6择期手术在结束后72小时内停止预防性抗生素使用	PIP-3.1手术无并发症	PIP-4.1手术野皮肤准备符合规范要求	PIP-4.2手术切口甲级愈合	PIP-5医嘱离院	8项指标组合完成率
■2011年72 355例	61.82	66.96	23.94	71.92		48.95	80.96		59.09
■2012年232 772例	51.32	56.67	43.31	57.61		80.78	81.61		66.11
■2013年240 693例	59.90	74.77	27.18	69.85		82.41	82.57		66.11
■2014年161 871例	90.03	63.48	36.99	65.73		98.67	87.12		73.67
■2015年74 766例	88.77	100.00	41.92	68.33		64.27	98.58	99.75	76.98
■2016年84 694例	91.24	100.00	44.48	78.75		66.76	99.41	99.77	88.63
■2017年52 434例	46.24	97.50	53.27	85.04		94.57	99.38	99.75	83.35
■2018年103 849例	91.55	83.03	57.86	72.67	99.19	89.06	94.09	99.13	87.34
■2019年150 918例	93.78	91.64	64.41	77.88	99.42	98.76	95.74	97.61	89.91

图 2-4-1-52　2011—2019 年医疗机构围手术期预防感染（22 类手术，PIP）8 项质控指标完成情况

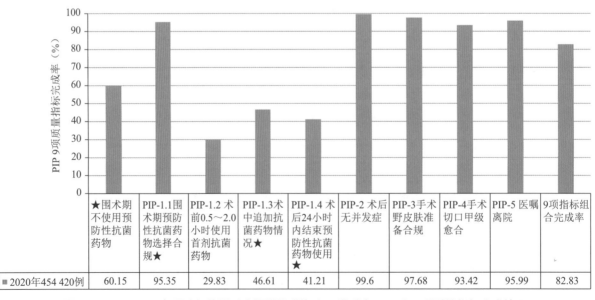

	★围手术期不使用预防性抗菌药物	PIP-1.1围手术期预防性抗菌药物选择合规★	PIP-1.2 术前0.5～2.0小时使用首剂抗菌药物	PIP-1.3术中追加抗菌药物情况★	PIP-1.4 术后24小时内结束预防性抗菌药物使用★	PIP-2 术后无并发症	PIP-3手术野皮肤准备合规	PIP-4手术切口甲级愈合	PIP-5医嘱离院	9项指标组合完成率
■2020年454 420例	60.15	95.35	29.83	46.61	41.21	99.6	97.68	93.42	95.99	82.83

图 2-4-1-53　2020 年医疗机构围手术期预防感染（22 类手术，PIP）9 项质控指标完成情况

4. 2020 年各省（自治区、直辖市）围手术期预防感染（22 类手术，PIP）9 项质控指标组合完成率情况

2020 年各省（自治区、直辖市）围手术期预防感染（22 类手术，PIP）9 项质控指标组合完成率高于全国平均值的有江苏、福建、江西、广东、四川、新疆、广西、浙江、重庆、云南、湖南（图 2-4-1-54）。

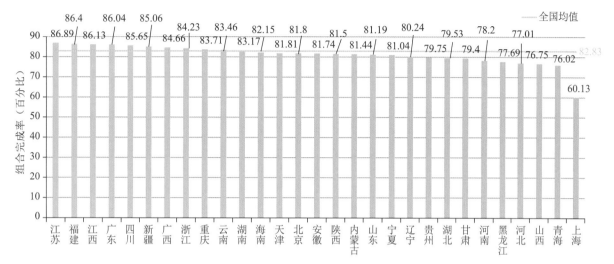

图 2-4-1-54　2020 年各省（自治区、直辖市）围手术期预防感染（22 类手术，PIP）9 项质控指标组合完成率

5. 2020 年围手术期预防感染（22 类手术，PIP）住院天数与住院费用四分位值

2020 年围手术期预防感染（22 类手术，PIP）住院天数的中位数为 6.00 天，住院费用的中位数为 12 418.92 元（图 2-4-1-55）。

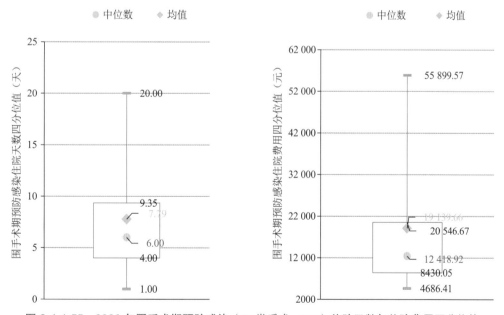

图 2-4-1-55　2020 年围手术期预防感染（22 类手术，PIP）住院天数与住院费用四分位值

（十）剖宫产（CS）

2020 年 31 个省（自治区、直辖市）3563 家医疗机构上报 CS 有效数据 565 369 例。

1. 2020 年 CS 14 项质量监控指标完成情况

2020 年 CS 14 项质控指标组合完成率为 83.43%，与 2019 年 93.82% 相比，下降 10.39 个百分点，与 2014 年 63.71% 相比，上升了 19.72 个百分点（图 2-4-1-56）。

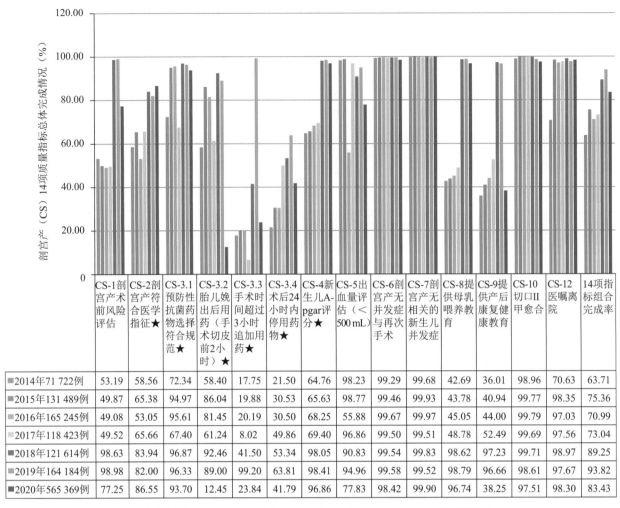

	CS-1剖宫产术前风险评估	CS-2剖宫产符合医学指征★	CS-3.1预防性抗菌药物选择符合规范★	CS-3.2胎儿娩出后用药（手术切皮前2小时）★	CS-3.3手术时间超过3小时追加用药★	CS-3.4术后24小时内停用药物★	CS-4新生儿A-pgar评分★	CS-5出血量评估（<500 mL）	CS-6剖宫产无并发症与再次手术	CS-7剖宫产相关的新生儿并发症	CS-8提供母乳喂养教育	CS-9提供产后康复健康教育	CS-10切口II甲愈合	CS-12医嘱离院	14项指标组合完成率
2014年71 722例	53.19	58.56	72.34	58.40	17.75	21.50	64.76	98.23	99.29	99.68	42.69	36.01	98.96	70.63	63.71
2015年131 489例	49.87	65.38	94.97	86.04	19.88	30.53	65.63	98.77	99.46	99.93	43.78	40.94	99.77	98.35	75.36
2016年165 245例	49.08	53.05	95.61	81.45	20.19	30.50	68.25	55.88	99.67	99.97	45.05	44.00	99.79	97.03	70.99
2017年118 423例	49.52	65.66	67.40	61.24	8.02	49.86	69.40	96.86	99.50	99.51	48.78	52.49	99.69	97.56	73.04
2018年121 614例	98.63	83.94	96.87	92.46	41.50	53.34	98.05	90.83	99.54	99.83	98.62	97.23	99.71	98.97	89.25
2019年164 184例	98.98	82.00	96.33	89.00	99.20	63.81	98.41	94.96	99.58	99.52	98.79	96.66	98.61	97.67	93.82
2020年565 369例	77.25	86.55	93.70	12.45	23.84	41.79	96.86	77.83	98.42	99.90	96.74	38.25	97.51	98.30	83.43

图 2-4-1-56　2014—2020 年医疗机构 CS 14 项质控指标总体完成情况

2. 2020 年各省（自治区、直辖市）CS 14 项质控指标组合完成率情况

2020 年各省（自治区、直辖市）CS 14 项质控指标组合完成率高于全国平均值的有广西、青海、福建、天津、新疆、浙江、四川、广东、湖南、陕西、云南、海南（图 2-4-1-57）。

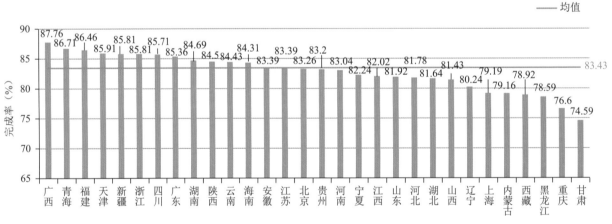

图 2-4-1-57　2020 年各省（自治区、直辖市）CS 14 项质控指标组合完成率

3. 2020 年 CS 医疗资源消耗情况

2020 年 CS 平均住院日为 5.86 天，平均住院费用为 9856.88 元，其中，药品费用为 1512.67 元，手术费用为 2176.82 元（图 2-4-1-58）。

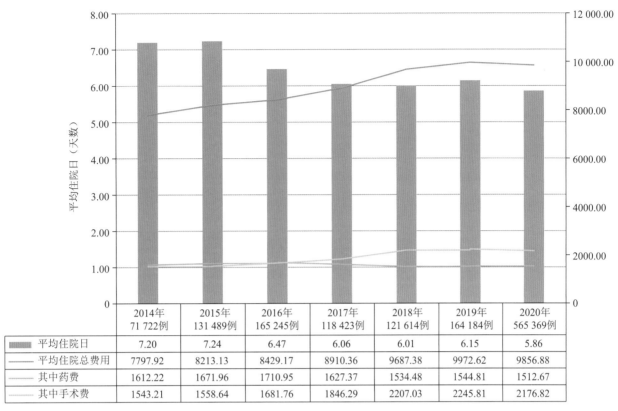

	2014年 71 722例	2015年 131 489例	2016年 165 245例	2017年 118 423例	2018年 121 614例	2019年 164 184例	2020年 565 369例
平均住院日	7.20	7.24	6.47	6.06	6.01	6.15	5.86
平均住院总费用	7797.92	8213.13	8429.17	8910.36	9687.38	9972.62	9856.88
其中药费	1612.22	1671.96	1710.95	1627.37	1534.48	1544.81	1512.67
其中手术费	1543.21	1558.64	1681.76	1846.29	2207.03	2245.81	2176.82

图 2-4-1-58 2014—2020 年 CS 医疗资源消耗情况

4. 2020 年 CS 住院天数与住院费用四分位值

2020 年 CS 住院天数的中位数为 5.00 天，住院费用的中位数为 9168.69 元（图 2-4-1-59）。

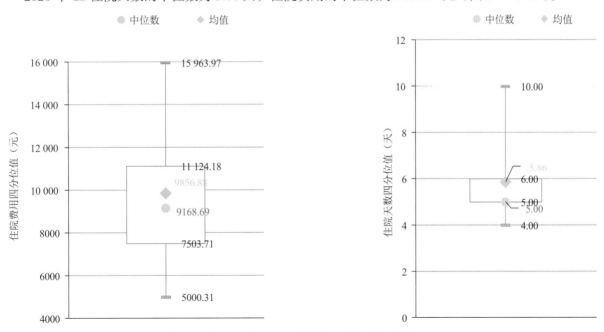

图 2-4-1-59 2020 年 CS 住院天数与住院费用四分位值

（十一）慢性阻塞性肺疾病急性发作（AECOPD）

2020 年 30 个省（自治区、直辖市）3183 家医疗机构上报 AECOPD 有效数据 165 318 例。

1. 2020 年 AECOPD 10 项质控指标完成情况

2020 年 AECOPD 10 项质控指标组合完成率为 84.73%（图 2-4-1-60、图 2-4-1-61）。

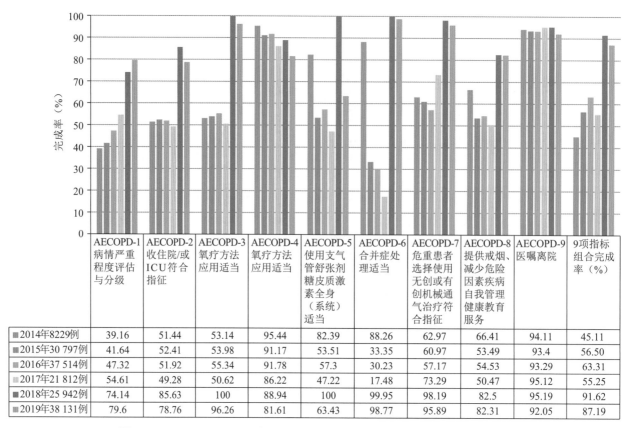

	AECOPD-1 病情严重程度评估与分级	AECOPD-2 收住院/或ICU符合指征	AECOPD-3 氧疗方法应用适当	AECOPD-4 氧疗方法应用适当	AECOPD-5 使用支气管舒张剂糖皮质激素全身（系统）适当	AECOPD-6 合并症处理适当	AECOPD-7 危重患者选择使用无创或有创机械通气治疗符合指征	AECOPD-8 提供戒烟、减少危险因素疾病自我管理健康教育服务	AECOPD-9 医嘱离院	9项指标组合完成率（%）
2014年8229例	39.16	51.44	53.14	95.44	82.39	88.26	62.97	66.41	94.11	45.11
2015年30 797例	41.64	52.41	53.98	91.17	53.51	33.35	60.97	53.49	93.4	56.50
2016年37 514例	47.32	51.92	55.34	91.78	57.3	30.23	57.17	54.53	93.29	63.31
2017年21 812例	54.61	49.28	50.62	86.22	47.22	17.48	73.29	50.47	95.12	55.25
2018年25 942例	74.14	85.63	100	88.94	100	99.95	98.19	82.5	95.19	91.62
2019年38 131例	79.6	78.76	96.26	81.61	63.43	98.77	95.89	82.31	92.05	87.19

图 2-4-1-60　2014—2019 年医疗机构 AECOPD 9 项质控指标总体完成情况

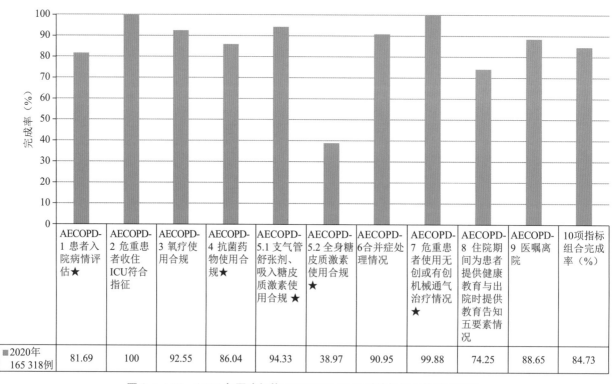

	AECOPD-1 患者入院病情评估★	AECOPD-2 危重患者收住院ICU符合指征	AECOPD-3 氧疗使用合规	AECOPD-4 抗菌药物使用合规★	AECOPD-5.1 支气管舒张剂、吸入糖皮质激素使用合规★	AECOPD-5.2 全身糖皮质激素使用合规★	AECOPD-6 合并症处理情况	AECOPD-7 危重患者使用无创或有创机械通气治疗情况★	AECOPD-8 住院期间为患者提供健康教育与出院时提供教育告知五要素情况	AECOPD-9 医嘱离院	10项指标组合完成率（%）
2020年165 318例	81.69	100	92.55	86.04	94.33	38.97	90.95	99.88	74.25	88.65	84.73

图 2-4-1-61　2020 年医疗机构 AECOPD 10 项质控指标总体完成情况

2. 2020 年各省（自治区、直辖市）AECOPD 10 项质控指标组合完成率情况

2020 年各省（自治区、直辖市）AECOPD 10 项质控指标组合完成率高于全国平均值的有天津、重庆、江苏、四川、海南、福建、甘肃、湖北、安徽、青海、新疆、北京（图 2-4-1-62）。

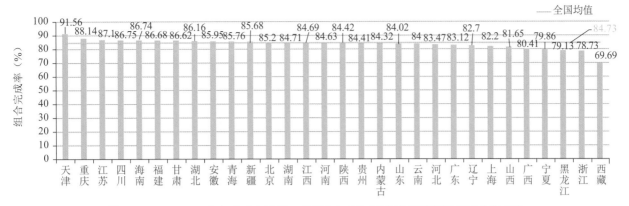

图 2-4-1-62　2020 年各省（自治区、直辖市）AECOPD 10 项质控指标组合完成率

3. 2020 年 AECOPD 医疗资源消耗情况

2020 年 AECOPD 平均住院日为 9.71 天；平均住院费用为 10 093.15 元（图 2-4-1-63）。

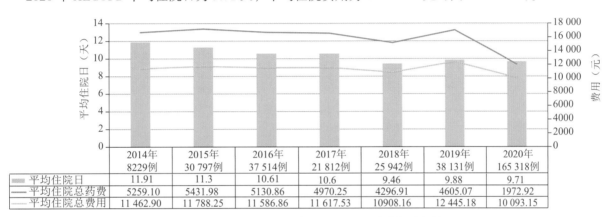

	2014年 8229例	2015年 30 797例	2016年 37 514例	2017年 21 812例	2018年 25 942例	2019年 38 131例	2020年 165 318例
平均住院日	11.91	11.3	10.61	10.6	9.46	9.88	9.71
平均住院总药费	5259.10	5431.98	5130.86	4970.25	4296.91	4605.07	1972.92
平均住院总费用	11 462.90	11 788.25	11 586.86	11 617.53	10908.16	12 445.18	10 093.15

图 2-4-1-63　2014—2020 年 AECOPD 医疗资源消耗情况

4. 2020 年 AECOPD 住院天数与住院费用四分位值

2020 年 AECOPD 住院天数的中位数为 8.00 天，住院费用的中位数为 9220.28 元（图 2-4-1-64）。

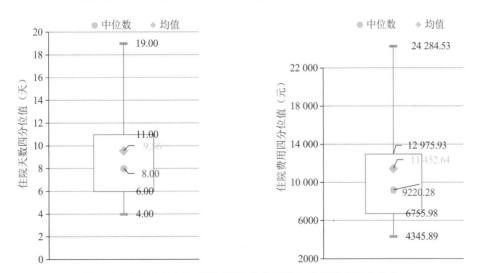

图 2-4-1-64　2020 年 AECOPD 住院天数与住院费用四分位值

（十二）围手术期预防深静脉血栓栓塞（2 类手术，DVT）

2020 年共有 29 个省（自治区、直辖市）1542 家医疗机构上报围手术期预防深静脉血栓栓塞（2 类手术，DVT）有效数据 97 499 例。

1.2 类手术

（1）心脏瓣膜置换术 ICD-9-3M-3：35.20～28

（2）脊柱融合术 ICD-9-3M-3：81.0、81.3、81.5

2. 围手术期预防深静脉血栓栓塞（2类手术，DVT）11项质控指标完成情况

2020年围手术期预防深静脉血栓栓塞（2类手术，DVT）11项质控指标总体完成率为64.69%，与2019年的83.97%相比下降19.28个百分点，与2014年的65.79%相比增加1.1个百分点（图2-4-1-65、图2-4-1-66）。

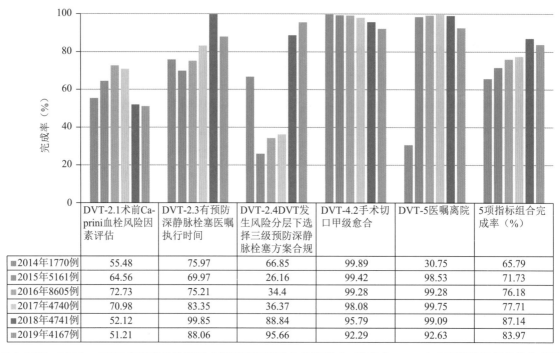

	DVT-2.1术前Ca-prini血栓风险因素评估	DVT-2.3有预防深静脉栓塞医嘱执行时间	DVT-2.4DVT发生风险分层下选择三级预防深静脉栓塞方案合规	DVT-4.2手术切口甲级愈合	DVT-5医嘱离院	5项指标组合完成率（%）
2014年1770例	55.48	75.97	66.85	99.89	30.75	65.79
2015年5161例	64.56	69.97	26.16	99.42	98.53	71.73
2016年8605例	72.73	75.21	34.4	99.28	99.28	76.18
2017年4740例	70.98	83.35	36.37	98.08	99.75	77.71
2018年4741例	52.12	99.85	88.84	95.79	99.09	87.14
2019年4167例	51.21	88.06	95.66	92.29	92.63	83.97

图 2-4-1-65　2014—2019年医疗机构围手术期预防深静脉血栓栓塞（2类手术，DVT）5项质控指标总体完成情况

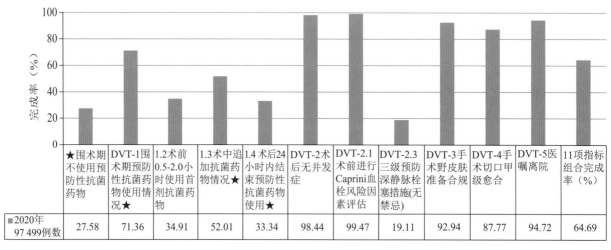

	★围手术期不使用预防性抗菌药物	DVT-1围术期预防性抗菌药物使用情况★	1.2术前0.5-2.0小时使用首剂抗菌药物	1.3术中追加抗菌药物情况★	1.4术后24小时内结束预防性抗菌药物使用★	DVT-2术后无并发症	DVT-2.1术前进行Caprini血栓风险因素评估	DVT-2.3三级预防深静脉栓塞措施(无禁忌)	DVT-3手术野皮肤准备合规	DVT-4手术切口甲级愈合	DVT-5医嘱离院	11项指标组合完成率（%）
2020年97 499例数	27.58	71.36	34.91	52.01	33.34	98.44	99.47	19.11	92.94	87.77	94.72	64.69

图 2-4-1-66　2020年医疗机构围手术期预防深静脉血栓栓塞（2类手术，DVT）11项质控指标总体完成情况

3. 2020年各省（自治区、直辖市）围手术期预防深静脉血栓栓塞（2类手术，DVT）11项质控指标组合完成率情况

2020年各省（自治区、直辖市）上报围手术期预防深静脉血栓栓塞（2类手术，DVT）11项质控指标组合完成率高于全国平均值的有重庆、新疆、天津、福建、广东、贵州、陕西、四川、河北、甘肃（图2-4-1-67）。

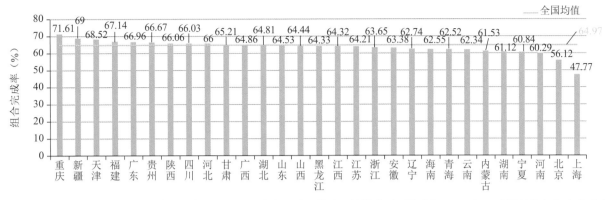

图 2-4-1-67 2020 年各省（自治区、直辖市）围手术期预防深静脉血栓栓塞（2 类手术，DVT）11 项质控指标组合完成率

4. 2020 年围手术期预防深静脉血栓栓塞（2 类手术，DVT）医疗资源消耗情况

2020 年围手术期预防深静脉血栓栓塞（2 类手术，DVT）平均住院日为 11.30 天，与 2019 年相比下降 7.67 天；平均住院费用为 32 249.07 元，与 2019 年相比下降 58 125.81 元，其中，药费为 2613.04 元，与 2019 年相比下降 9666.73 元，手术费用为 5536.23 元，与 2019 年相比下降了 7979.98 元（图 2-4-1-68）。

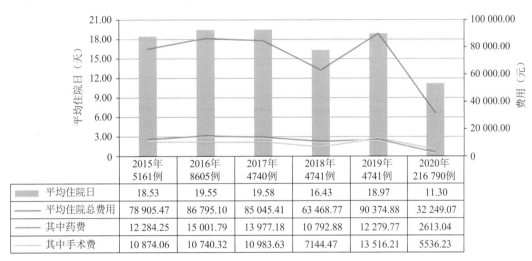

	2015年 5161例	2016年 8605例	2017年 4740例	2018年 4741例	2019年 4741例	2020年 216 790例
平均住院日	18.53	19.55	19.58	16.43	18.97	11.30
平均住院总费用	78 905.47	86 795.10	85 045.41	63 468.77	90 374.88	32 249.07
其中药费	12 284.25	15 001.79	13 977.18	10 792.88	12 279.77	2613.04
其中手术费	10 874.06	10 740.32	10 983.63	7144.47	13 516.21	5536.23

图 2-4-1-68 2015—2020 围手术期预防深静脉血栓栓塞（2 类手术，DVT）医疗资源消耗情况

5. 2020 年围手术期预防深静脉血栓栓塞（2 类手术，DVT）住院天数与住院费用四分位值

2020 年围手术期预防深静脉血栓栓塞（2 类手术，DVT）住院天数的中位数为 14.00 天，住院费用的中位数为 56 369.14 元（图 2-4-1-69）。

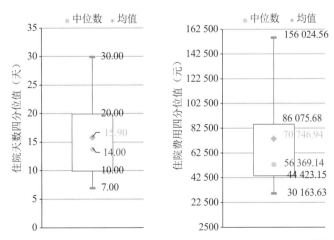

图 2-4-1-69 2020 年围手术期预防深静脉血栓栓塞（2 类手术，DVT）住院天数与住院费用四分位值

（十三）短暂性脑缺血发作（TIA）

2020年共有31个省（自治区、直辖市）2500家医疗机构上报TIA有效数据73 896例。

1. 2020年TIA 13项质控指标完成情况

2020年TIA 13项质控指标组合完成率为76.48%，其中TIA-6重点护理评估和健康教育指标完成率较2019年上升14.63个百分点（图2-4-1-70）。

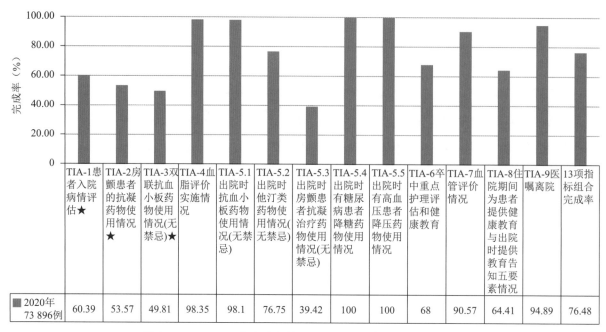

图2-4-1-70　2020年医疗机构TIA 13项质控指标总体完成情况

2. 2020年各省（自治区、直辖市）TIA 13项质控指标组合完成率情况

2020年各省（自治区、直辖市）TIA 13项质控指标组合完成率高于全国平均值的有海南、上海、新疆、福建、湖南、湖北、山西、广东、北京、辽宁、江苏、云南、浙江、宁夏、安徽、天津、陕西、江西、广西（图2-4-1-71）。

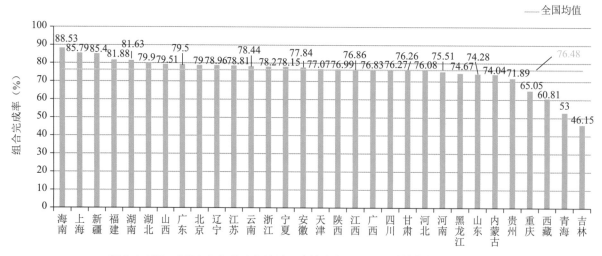

图2-4-1-71　2020年各省（自治区、直辖市）TIA 13项质控指标组合完成率

3. 2020年TIA医疗资源消耗情况

2020年TIA平均住院日为7.79天，平均住院费用7185.90元，其中，药品费用1070.73元（图2-4-1-72）。

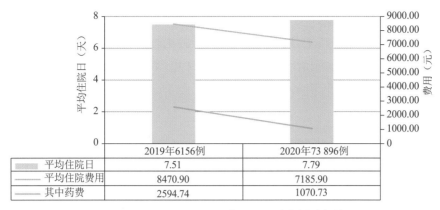

	2019年6156例	2020年73 896例
平均住院日	7.51	7.79
平均住院费用	8470.90	7185.90
其中药费	2594.74	1070.73

图 2-4-1-72　2019—2020 年 TIA 医疗资源消耗情况

4. 2020 年 TIA 住院天数与住院费用四分位值

2020 年 TIA 住院天数的中位数为 7.00 天，住院费用的中位数为 6690.21 元（图 2-4-1-73）。

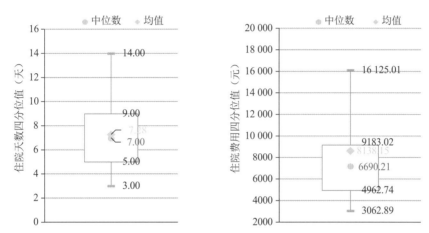

图 2-4-1-73　2020 年 TIA 住院天数与住院费用四分位值

（十四）住院精神疾病（HBIPS）

2020 年 26 个省（自治区、直辖市）1202 家医疗机构上报住院 HBIPS 有效数据 163 717 例。

1. 2020 年住院 HBIPS 7 项质控指标完成情况

2020 年住院 HBIPS 7 项质控指标组合完成率为 65.56%（图 2-4-1-74）。

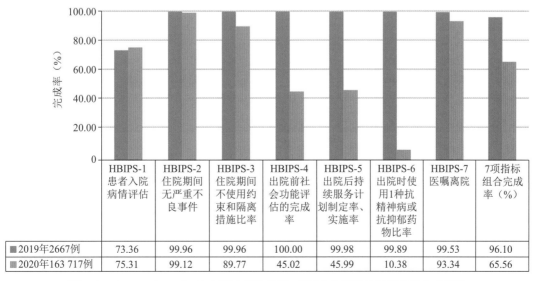

	HBIPS-1 患者入院病情评估	HBIPS-2 住院期间无严重不良事件	HBIPS-3 住院期间不使用约束和隔离措施比率	HBIPS-4 出院前社会功能评估的完成率	HBIPS-5 出院后持续服务计划制定率、实施率	HBIPS-6 出院时使用1种抗精神病或抗抑郁药物比率	HBIPS-7 医嘱离院	7项指标组合完成率（%）
2019年2667例	73.36	99.96	99.96	100.00	99.98	99.89	99.53	96.10
2020年163 717例	75.31	99.12	89.77	45.02	45.99	10.38	93.34	65.56

图 2-4-1-74　2019—2020 年医疗机构住院 HBIPS 7 项质控指标总体完成情况

2. 2020 年各省（自治区、直辖市）住院 HBIPS 7 项质控指标组合完成率情况

2020 年各省（自治区、直辖市）住院 HBIPS 7 项质控指标组合完成率高于全国平均值的有上海、贵州、云南、浙江、宁夏、湖北、安徽、广西、甘肃、四川、江苏、湖南、重庆、陕西、内蒙古、河南（图 2-4-1-75）。

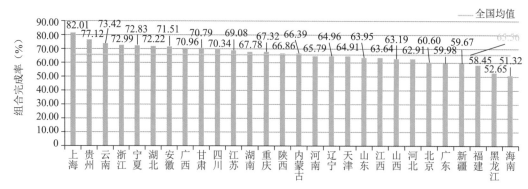

图 2-4-1-75　2020 年各省（自治区、直辖市）住院 HBIPS 7 项质控指标组合完成率

3. 2020 年 HBIPS 医疗资源消耗情况

2020 年 HBIPS 平均住院日为 46.82 天，平均住院费用 17 022.96 元，其中，药品费用 933.37 元（图 2-4-1-76）。

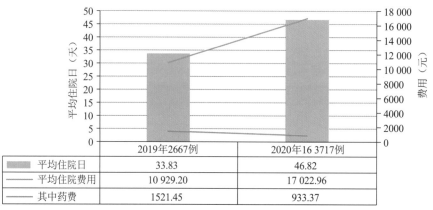

	2019年2667例	2020年16 3717例
平均住院日	33.83	46.82
平均住院费用	10 929.20	17 022.96
其中药费	1521.45	933.37

图 2-4-1-76　2020 年 HBIPS 医疗资源消耗情况

4. 2020 年 HBIPS 住院天数与住院费用四分位值

2020 年 HBIPS 住院天数的中位数为 24.38 天，住院费用的中位数为 8748.84 元（图 2-4-1-77）。

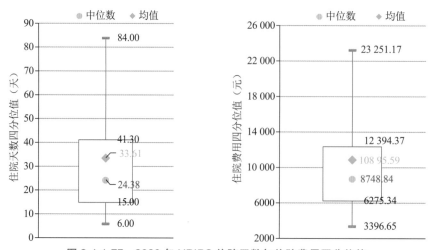

图 2-4-1-77　2020 年 HBIPS 住院天数与住院费用四分位值

（十五）肺癌（手术治疗）（LC）

2020 年 28 个省（自治区、直辖市）1365 家医疗机构上报 LC（手术治疗）有效数据 24 650 例。

1. 2020 年 LC（手术治疗）15 项质控指标完成情况

2020 年 LC（手术治疗）15 项质控指标组合完成率为 63.91%（图 2-4-1-78）。

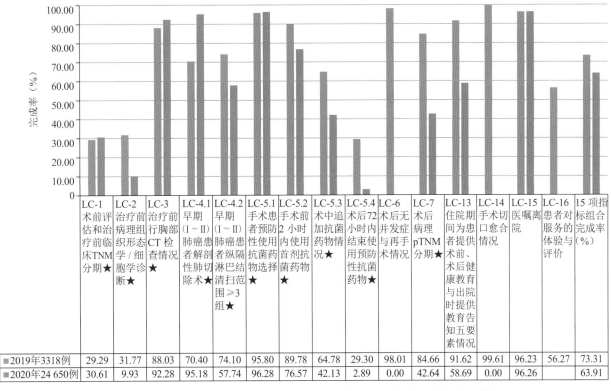

	LC-1 术前评估和治疗前临床TNM分期★	LC-2 治疗前病理组织形态学/细胞学诊断★	LC-3 治疗前行胸部CT检查情况★	LC-4.1 早期(Ⅰ~Ⅱ)肺癌患者解剖性肺切除术★	LC-4.2 早期(Ⅰ~Ⅱ)肺癌患者纵隔淋巴结清扫范围≥3组★	LC-5.1 手术患者预防性使用抗菌药物选择★	LC-5.2 手术前2小时内使用首剂抗菌药物★	LC-5.3 术中追加抗菌药物情况★	LC-5.4 术72小时内结束使用预防性抗菌药物★	LC-6 术后并发症与再手术情况★	LC-7 术后病理pTNM分期★	LC-13 住院期间为患者提供术前、术后健康教育与出院时提供教育告知五要素情况	LC-14 手术切口愈合情况	LC-15 医嘱离院	LC-16 患者对服务的体验与评价	15项指标组合完成率(%)
■2019年3318例	29.29	31.77	88.03	70.40	74.10	95.80	89.78	64.78	29.30	98.01	84.66	91.62	99.61	96.23	56.27	73.31
■2020年24 650例	30.61	9.93	92.28	95.18	57.74	96.28	76.57	42.13	2.89	0.00	42.64	58.69	0.00	96.26		63.91

图 2-4-1-78 2020 年医疗机构 LC（手术治疗）15 项质控指标总体完成情况

2. 2020 年各省（自治区、直辖市）LC（手术治疗）15 项质控指标组合完成率情况

2020 年各省 LC（手术治疗）15 项质控指标组合完成率高于全国平均值的有天津、湖南、湖北、海南、四川、甘肃、新疆、重庆、贵州、河北、北京、安徽、广东、福建、广西、江西（图 2-4-1-79）。

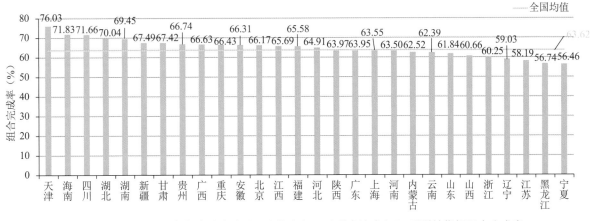

图 2-4-1-79 2020 年各省（自治区、直辖市）LC（手术治疗）15 项质控指标组合完成率

3. 2020 年 LC（手术治疗）患者医疗资源消耗情况

2020 年 LC（手术治疗）患者平均住院日为 13.53 天，平均住院费用 58 698.99 元，其中，药品费用 3788.85 元（图 2-4-1-80）。

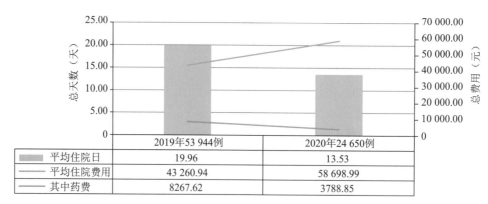

图 2-4-1-80　2019—2020 年 LC（手术治疗）医疗资源消耗情况

4. 2020 年 LC（手术治疗）患者的住院天数与住院费用四分位值

2020 年 LC（手术治疗）患者住院天数的中位数为 14.00 天，住院费用的中位数为 43 250.34 元（图 2-4-1-81）。

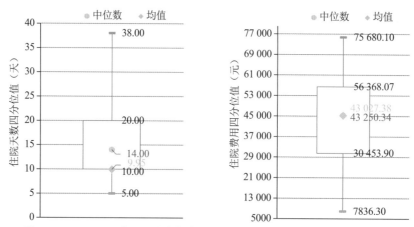

图 2-4-1-81　2020 年 LC（手术治疗）患者住院天数与住院费用四分位值

（十六）乳腺癌（手术治疗）（BC）

2020 年 28 个省（自治区、直辖市）2105 家医疗机构上报 BC（手术治疗）有效数据 32 591 例。

1. 2020 年 BC（手术治疗）12 项质控指标完成情况（图 2-4-1-82）

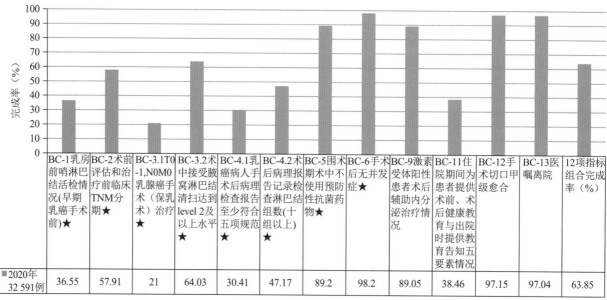

	BC-1乳房前哨淋巴结活检情况(早期乳癌手术前)★	BC-2术前评估和治疗前临床TNM分期★	BC-3.1T0-1,N0M0乳腺癌手术（保乳术）治疗★	BC-3.2术中接受腋窝淋巴结清扫达到level 2及以上水平★	BC-4.1乳癌病人手术后病理检查报告记录检查淋巴结组数(十组以上)★	BC-4.2术后病理报告至少符合五项规范★	BC-5围术期术中不使用预防性抗菌药物★	BC-6手术后无并发症★	BC-9激素受体阳性患者术后辅助内分泌治疗情况	BC-11住院期间为患者提供术前、术后健康教育与出院时提供教育告知五要素情况	BC-12手术切口甲级愈合	BC-13医嘱离院	12项指标组合完成率（%）
■2020年32 591例	36.55	57.91	21	64.03	30.41	47.17	89.2	98.2	89.05	38.46	97.15	97.04	63.85

图 2-4-1-82　2020 年医疗机构 BC（手术治疗）12 项质控指标总体完成情况

2. 2020 年各省（自治区、直辖市）BC（手术治疗）12 项质控指标组合完成率情况

2020 年各省 BC（手术治疗）12 项质控指标组合完成率高于全国平均值的有新疆、重庆、山西、北京、湖北、江西、河北、江苏、广东、海南、广西、四川（图 2-4-1-83）。

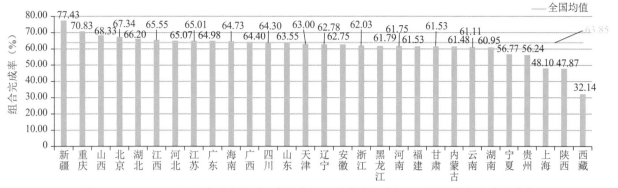

图 2-4-1-83　2020 年各省（自治区、直辖市）BC（手术治疗）12 项质控指标组合完成率

3. 2020 年 BC（手术治疗）患者医疗资源消耗情况

2020 年 BC（手术治疗）患者平均住院日为 12.25 天，平均住院费用 23 904.96 元，其中，药品费用 2830.08 元（图 2-4-1-84）。

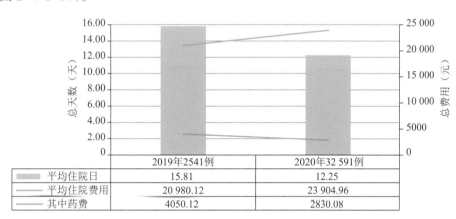

	2019年2541例	2020年32 591例
平均住院日	15.81	12.25
平均住院费用	20 980.12	23 904.96
其中药费	4050.12	2830.08

图 2-4-1-84　2020 年 BC（手术治疗）患者医疗资源消耗情况

4. 2020 年 BC（手术治疗）患者的住院天数与住院费用四分位值

2020 年 BC（手术治疗）患者住院天数的中位数为 12.00 天，住院费用的中位数为 20 244.78 元（图 2-4-1-85）。

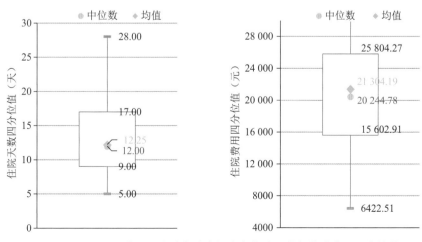

图 2-4-1-85　2020 年 BC（手术治疗）患者住院天数与住院费用四分位值

（十七）甲状腺癌（手术治疗）（TC）

2020年38个省（自治区、直辖市）1936家医疗机构上报TC（手术治疗）有效数据32 190例。

1. 2020年TC（手术治疗）11项质控指标完成情况

2020年TC（手术治疗）11项质控指标组合完成率为81.54%（图2-4-1-86）。

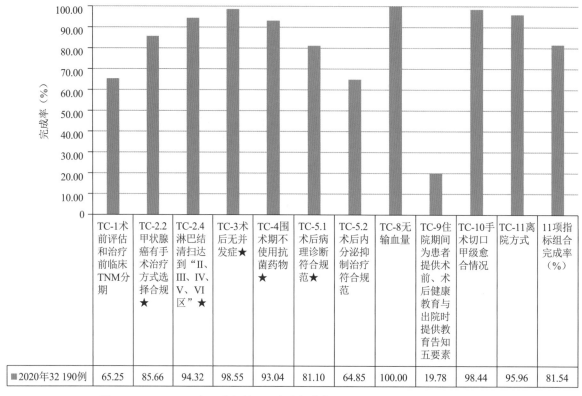

图2-4-1-86　2020年医疗机构TC（手术治疗）11项质控指标总体完成情况

2. 2020年各省（自治区、直辖市）TC（手术治疗）11项质控指标组合完成率情况

2020年各省TC（手术治疗）11项质控指标组合完成率高于全国平均值的有山西、浙江、新疆、北京、河北、湖北、江苏、安徽、广西、重庆、甘肃、辽宁、陕西、四川、福建、江西、湖南（图2-4-1-87）。

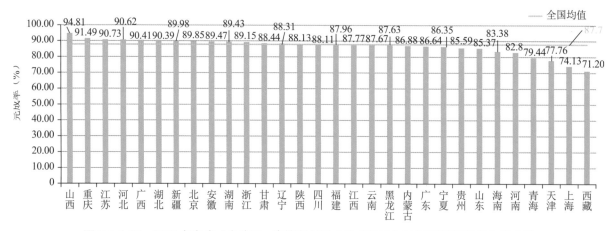

图2-4-1-87　2020年各省（自治区、直辖市）TC（手术治疗）11项质控指标组合完成率

3. 2020年甲状腺癌患者医疗资源消耗情况

2020年TC（手术治疗）患者平均住院日为8.74天，平均住院费用17 924.04元，其中，药品费用2718.61元（图2-4-1-88）。

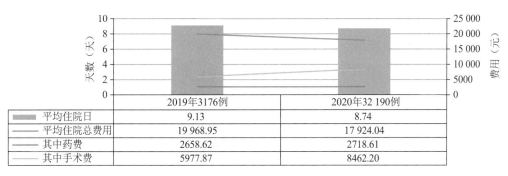

	2019年3176例	2020年32 190例
平均住院日	9.13	8.74
平均住院总费用	19 968.95	17 924.04
其中药费	2658.62	2718.61
其中手术费	5977.87	8462.20

图 2-4-1-88 2020 年 TC（手术治疗）患者医疗资源消耗情况

4. 2020 年 TC（手术治疗）患者的住院天数与住院费用四分位值

2020 年 TC（手术治疗）患者住院天数的中位数为 8.00 天，住院费用的中位数为 16 849.98 元（图 2-4-1-89）。

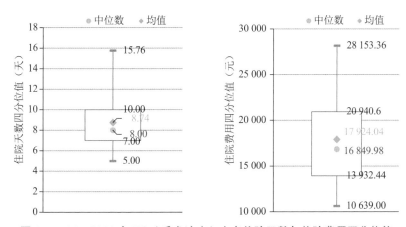

图 2-4-1-89 2020 年 TC（手术治疗）患者住院天数与住院费用四分位值

（十八）脑出血（ICH）

本系统首次开通"ICH"的质控数据上报，2020 年 30 个省（自治区、直辖市）2410 家医疗机构上报 ICH 有效数据 49 018 例。

1. 2020 年 ICH 10 项质控指标完成情况

2020 年 ICH 10 项质控指标组合完成率为 68.93%，其中 ICH-6 重症急性期脑出血患者接受神经外科评估及干预完成率较低，为 4.26%（图 2-4-1-90）。

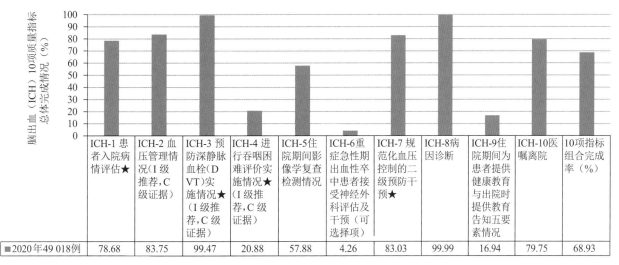

	ICH-1 患者入院病情评估★	ICH-2 血压管理情况(I级推荐,C级证据)	ICH-3 预防深静脉血栓(DVT)实施情况★(I级推荐,C级证据)	ICH-4 进行吞咽困难评价实施情况★(I级推荐,C级证据)	ICH-5住院期间影像学复查检测情况	ICH-6重症急性期出血性卒中患者接受神经外科评估及干预(可选择项)	ICH-7 规范化血压控制的二级预防干预★	ICH-8病因诊断	ICH-9住院期间为患者提供健康教育与出院时提供教育告知五要素情况	ICH-10医嘱离院	10项指标组合完成率（%）
2020年49 018例	78.68	83.75	99.47	20.88	57.88	4.26	83.03	99.99	16.94	79.75	68.93

图 2-4-1-90 2020 年医疗机构 ICH 10 项质控指标总体完成情况

2. 2020 年各省（自治区、直辖市）ICH 10 项质控指标组合完成率情况

2020 年各省（自治区、直辖市）ICH 10 项质控指标组合完成率高于全国平均值的有新疆、广东、云南、陕西、四川、北京、天津、浙江、湖北、福建、河北、广西、重庆、湖南（图 2-4-1-91）。

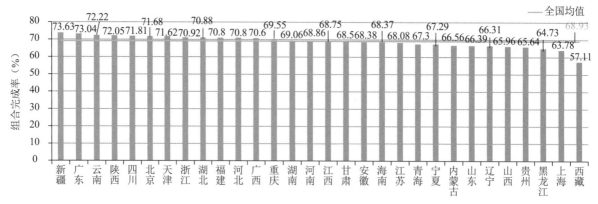

图 2-4-1-91　2020 年各省（自治区、直辖市）ICH 10 项质控指标组合完成率

3. 2020 年 ICH 患者医疗资源消耗情况

2020 年 ICH 平均住院日为 17.16 天，平均住院费用 33 211.22 元，其中，药品费用 6071.56 元（图 2-4-1-92）。

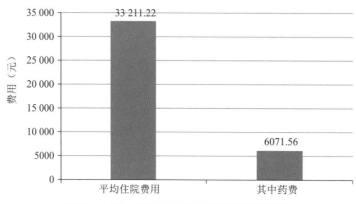

图 2-4-1-92　2020 年 ICH 医疗资源消耗情况

4. 2020 年 ICH 住院天数与住院费用四分位值

2020 年 ICH 患者住院天数的中位数为 14.00 天，住院费用的中位数为 17 406.40 元（图 2-4-1-93）。

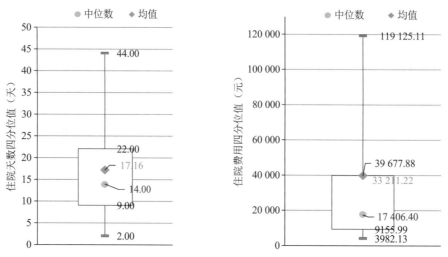

图 2-4-1-93　2020 年 ICH 患者住院天数与住院费用四分位值

（十九）主动脉瓣置换术（AVR）

本系统首次开通"AVR"的质控数据上报，2020年28个省（自治区、直辖市）352家医疗机构上报 AVR 有效数据 32 487 例。

1. 2020 年 AVR 14 项质控指标完成情况

2020 年 AVR 14 项质控指标组合完成率为 76.40%（图 2-4-1-94）。

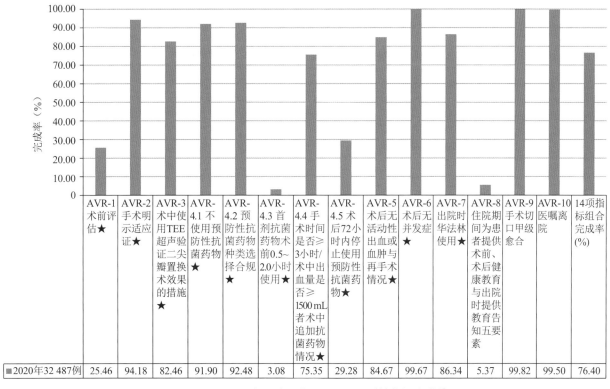

图 2-4-1-94 2020 年医疗机构 AVR 14 项质控指标完成情况

2. 2020 年各省（自治区、直辖市）AVR 14 项质控指标组合完成率情况

2020 年各省（自治区、直辖市）AVR 14 项指标组合完成率高于全国平均值的省（自治区、直辖市）是安徽、内蒙古、天津（图 2-4-1-95）。

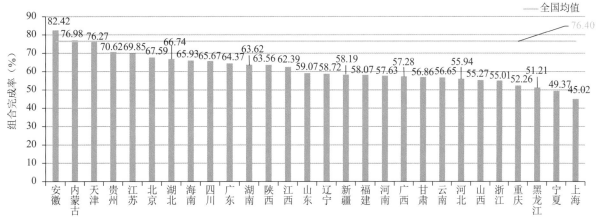

图 2-4-1-95 2020 年各省（自治区、直辖市）AVR 14 项质控指标组合完成率

3. 2020 年 AVR 医疗资源消耗情况

2020 年 AVR 平均住院日为 9.24 天，平均住院费用为 23 944.46 元，其中药品费用为 12 228.22 元（图 2-4-1-96）。

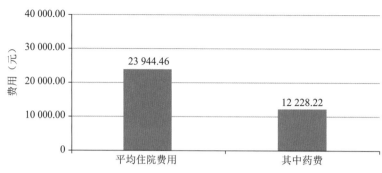

图 2-4-1-96　2020 年 AVR 医疗资源消耗情况

4. 2020 年 AVR 住院天数与住院费用四分位值

2020 年 AVR 住院天数的中位数为 7.00 天，平均住院费用的中位数为 6937.15 元（图 2-4-1-97）。

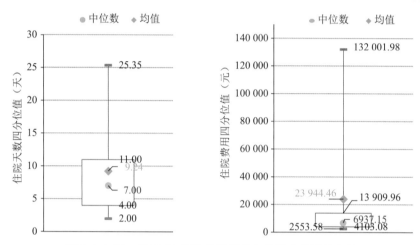

图 2-4-1-97　2020 年 AVR 住院天数与住院费用四分位值

（二十）胃癌（GC）

本系统首次开通 "GC" 的质控数据上报，2020 年 30 个省（自治区、直辖市）1669 家医疗机构上报 GC 有效数据 14 063 例。

1. 2020 年 GC12 项质控指标完成情况

2020 年 GC12 项质控指标组合完成率为 63.96%（图 2-4-1-98）。

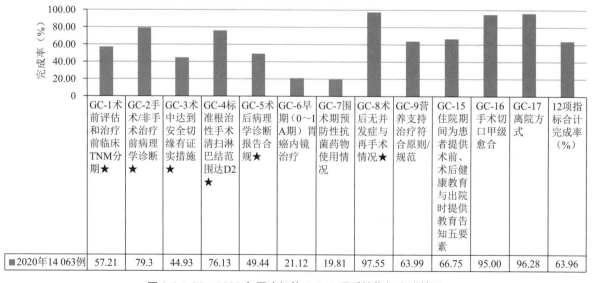

	GC-1术前评估和治疗前临床TNM分期★	GC-2手术/非手术治疗前病理学诊断★	GC-3术中达到安全切缘有证实措施★	GC-4标准根治性手术清扫淋巴结范围达D2★	GC-5术后病理学诊断报告合规★	GC-6早期（0～ⅠA期）胃癌内镜治疗	GC-7围术期预防性抗菌药物使用情况	GC-8术后无并发症与再手术情况★	GC-9营养支持治疗符合原则/规范	GC-15住院期间为患者提供术前、术后健康教育与出院时提供教育告知五要素	GC-16手术切口甲级愈合	GC-17离院方式	12项指标合计完成率（%）
■ 2020年14 063例	57.21	79.3	44.93	76.13	49.44	21.12	19.81	97.55	63.99	66.75	95.00	96.28	63.96

图 2-4-1-98　2020 年医疗机构 GC12 项质控指标完成情况

2. 2020 年各省（自治区、直辖市）GC12 项质控指标组合完成率情况

2020 年各省（自治区、直辖市）GC 12 项指标组合完成率高于全国平均值的省（自治区、直辖市）是贵州、新疆、浙江、甘肃、黑龙江、湖北、云南、四川、山西、山东、重庆、江苏（图 2-4-1-99）。

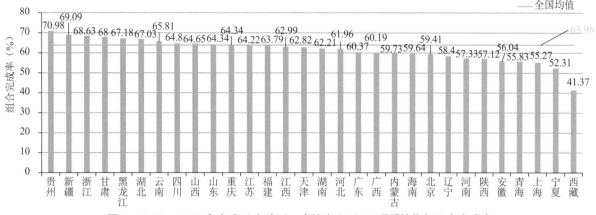

图 2-4-1-99　2020 年各省（自治区、直辖市）GC12 项质控指标组合完成率

3. 2020 年 GC 医疗资源消耗情况

2020 年 GC 平均住院日为 20.59 天，平均住院费用为 67 924.20 元，其中药品费用为 8209.4 元（图 2-4-1-100）。

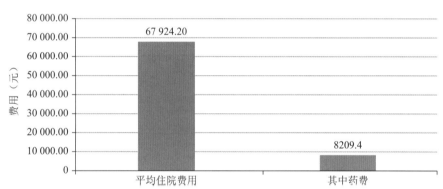

图 2-4-1-100　2020 年 GC 医疗资源消耗情况

4. 2020 年 GC 住院天数与住院费用四分位值

2020 年 GC 住院天数的中位数为 19.00 天，平均住院费用的中位数为 62 942.06 元（图 2-4-1-101）。

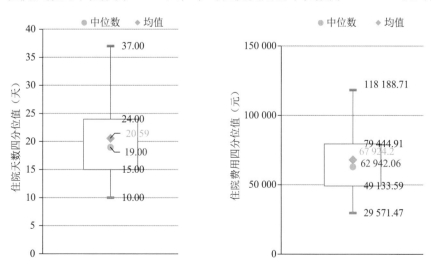

图 2-4-1-101　2020 年 GC 住院天数与住院费用四分位值

（二十一）二尖瓣置换术（MVR）

本系统首次开通"MVR"的质控数据上报，2020年347家医疗机构上报MVR有效数据4011例。

1. 2020年MVR 10项质控指标完成情况

2020年MVR 10项质控指标组合完成率为47.46%（图2-4-1-102）。

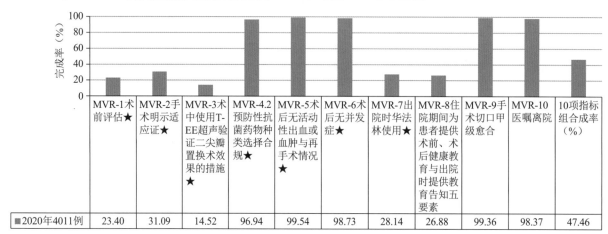

图2-4-1-102　2020年医疗机构MVR 10项质控指标完成情况

2. 2020年各省（自治区、直辖市）MVR 10项质控指标组合完成率情况

2020年各省（自治区、直辖市）MVR 10项指标组合完成率高于全国平均值的省（自治区、直辖市）是北京、浙江、天津、贵州、上海、湖北、甘肃、广东、江苏、新疆、海南、四川、山西、云南、福建、江西、陕西、湖南、山东、青海、辽宁、河南、广西、河北、宁夏（图2-4-1-103）。

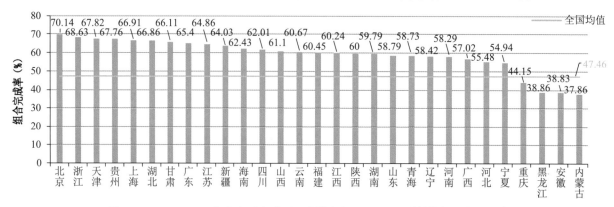

图2-4-1-103　2020年各省（自治区、直辖市）MVR 10项质控指标组合完成率

3. 2020年MVR医疗资源消耗情况

2020年MVR平均住院日为13.17天，平均住院费用为53 539.73元，其中药品费用为12 141.01元（图2-4-1-104）。

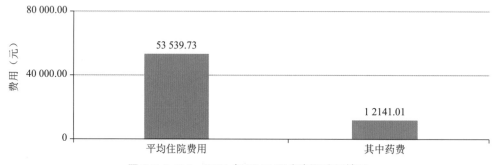

图2-4-1-104　2020年MVR医疗资源消耗情况

4. 2020 年 MVR 住院天数与住院费用四分位值

2020 年 MVR 住院天数的中位数为 9.00 天，平均住院费用的中位数为 11 937.62 元（图 2-4-1-105）。

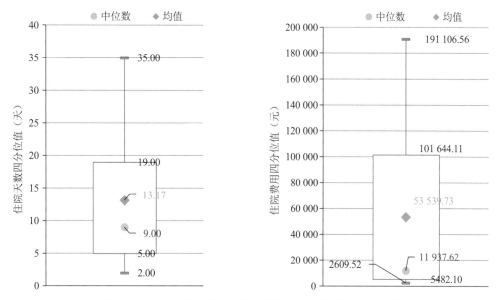

图 2-4-1-105　2020 年 MVR 住院天数与住院费用四分位值

（二十二）脑膜瘤（MEN）

本系统首次开通"MEN"的质控数据上报，2020 年 29 个省（自治区、直辖市）853 家医疗机构上报 MEN 有效数据 3695 例。

1. 2020 年 MEN 13 项质控指标完成情况

2020 年 MEN 13 项质控指标组合完成率为 64.25%（图 2-4-1-106）。

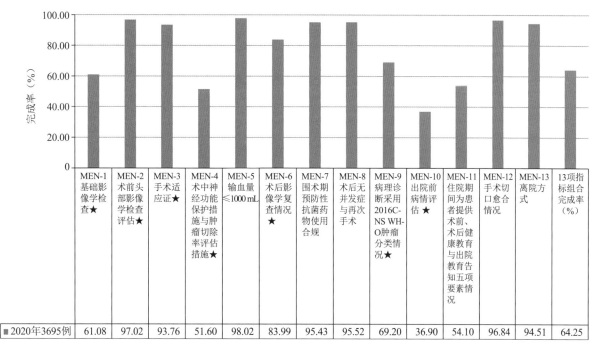

图 2-4-1-106　2020 年医疗机构 MEN 13 项质控指标完成情况

2. 2020 年各省（自治区、直辖市）MEN 13 项质控指标组合完成率情况

2020 年各省（自治区、直辖市）MEN13 项指标组合完成率高于全国平均值的省（自治区、直辖市）是四川、福建、湖北、广东、湖南、贵州、天津、北京、广西、安徽、甘肃、浙江（图 2-4-1-107）。

431

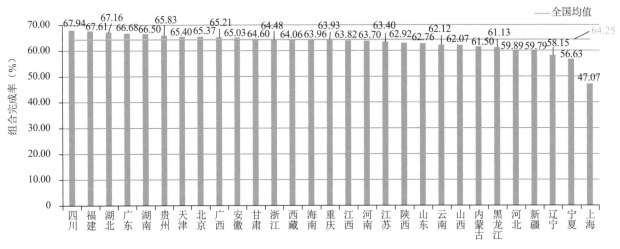

图 2-4-1-107 2020 年各省（自治区、直辖市）MEN 13 项质控指标组合完成率

3. 2020 年 MEN 医疗资源消耗情况

2020 年 MEN 平均住院日为 20.06 天，平均住院费用为 70 000.73 元，其中药品费用为 7574.96 元（图 2-4-1-108）。

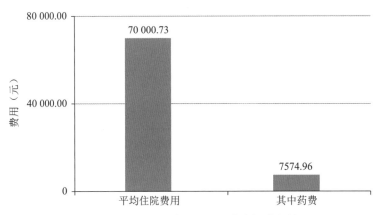

图 2-4-1-108 2020 年 MEN 医疗资源消耗情况

4. 2020 年 MEN 住院天数与住院费用四分位值

2020 年 MEN 住院天数的中位数为 18.00 天，平均住院费用的中位数为 61 980.82 元（图 2-4-1-109）。

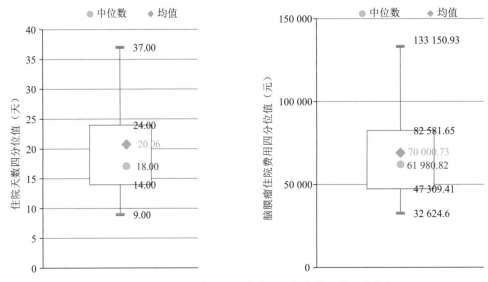

图 2-4-1-109 2020 年 MEN 住院天数与住院费用四分位值

（二十三）惊厥性癫痫持续状态（CSE）

本系统首次开通"CSE"的质控数据上报，2020年1182家医疗机构上报CSE有效数据2073例。

1. 2020 年 CSE 8 项质控指标完成情况

2020 年 CSE 8 项质控指标组合完成率为 65.88%（图 2-4-1-110）。

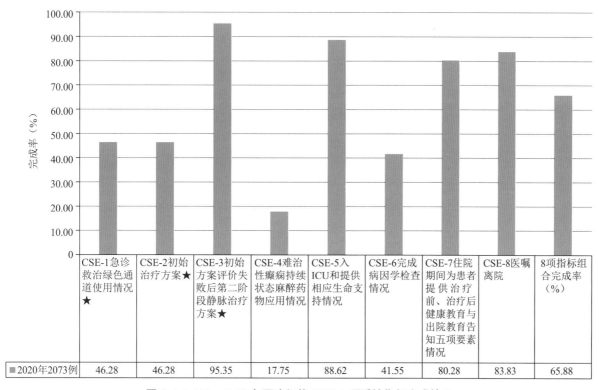

图 2-4-1-110　2020 年医疗机构 CSE 8 项质控指标完成情况

2. 2020 年各省（自治区、直辖市）CSE 8 项质控指标组合完成率情况

2020 年各省（自治区、直辖市）CSE 8 项指标组合完成率高于全国平均值的省（自治区、直辖市）是云南、湖北、浙江、湖南、广东、广西（图 2-4-1-111）。

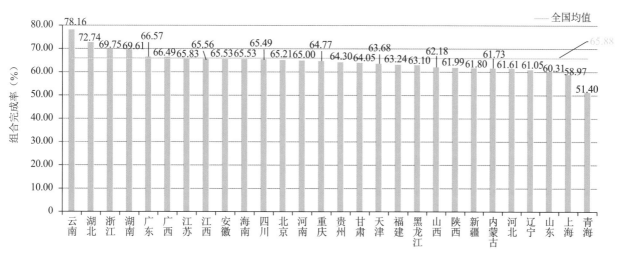

图 2-4-1-111　2020 年各省（自治区、直辖市）CSE 8 项质控指标组合完成率

3. 2020 年 CSE 医疗资源消耗情况

2020 年 CSE 平均住院日为 9.18 天，平均住院费用为 15 164.43 元，其中药品费用为 2819.74 元（图 2-4-1-112）。

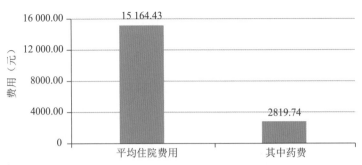

图 2-4-1-112　2020 年 CSE 医疗资源消耗情况

4. 2020 年 CSE 住院天数与住院费用四分位值

2020 年 CSE 住院天数的中位数为 7.00 天，平均住院费用的中位数为 7882.34 元（图 2-4-1-113）。

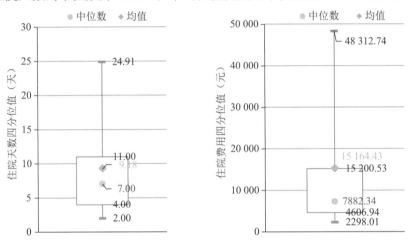

图 2-4-1-113　2020 年 CSE 住院天数与住院费用四分位值

（二十四）房间隔缺损手术（ASD）

本系统首次开通"ASD"的质控数据上报，2020 年 28 省（自治区、直辖市）314 家医疗机构上报 ASD 有效数据 5084 例。

1. 2020 年 ASD 12 项质控指标完成情况

2020 年 ASD 12 项质控指标组合完成率为 73.49%（图 2-4-1-114）。

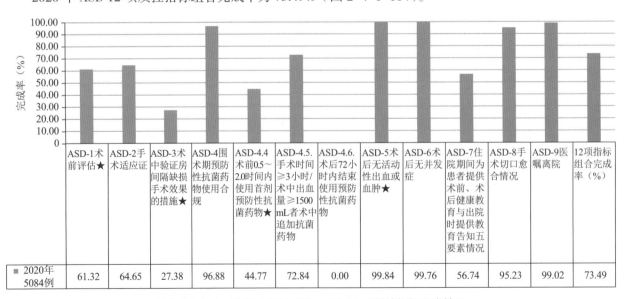

	ASD-1术前评估★	ASD-2手术适应证	ASD-3术中验证房间隔缺损手术效果的措施★	ASD-4围术期预防性抗菌药物使用合规	ASD-4.4术前0.5~2.0时间内使用首剂预防性抗菌药物★	ASD-4.5.手术时间≥3小时/术中出血量≥1500mL者术中追加抗菌药物	ASD-4.6.术后72小时内结束使用预防性抗菌药物	ASD-5术后无活动性出血或血肿★	ASD-6术后无并发症	ASD-7住院期间为患者提供术前、术后健康教育与出院时提供教育告知五要素情况	ASD-8手术切口愈合情况	ASD-9嘱离院	12项指标组合完成率（%）
2020年5084例	61.32	64.65	27.38	96.88	44.77	72.84	0.00	99.84	99.76	56.74	95.23	99.02	73.49

图 2-4-1-114　2020 年医疗机构 ASD 12 项质控指标完成情况

2. 2020 年各省（自治区、直辖市）ASD 12 项质控指标组合完成率情况

2020 年各省（自治区、直辖市）ASD 12 项指标组合完成率高于全国平均值的省（自治区、直辖市）是天津、贵州、四川、湖北、青海、福建、江西、云南、甘肃、江苏、河南、广西、山东、北京、广东、新疆、河北、湖南、浙江、山西、辽宁、海南、陕西（图 2-4-1-115）。

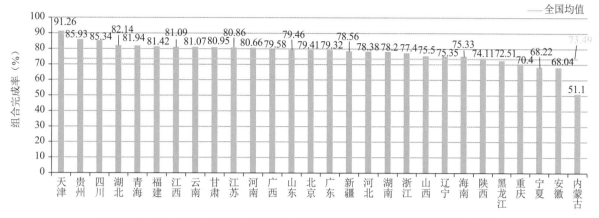

图 2-4-1-115　2020 年各省（自治区、直辖市）ASD 12 项质控指标组合完成率

3. 2020 年 ASD 医疗资源消耗情况

2020 年 ASD 平均住院日为 7.69 天，平均住院费用为 28 570.60 元，其中药品费用为 1877.27 元，耗材费用为 11 750.05 元（图 2-4-1-116）。

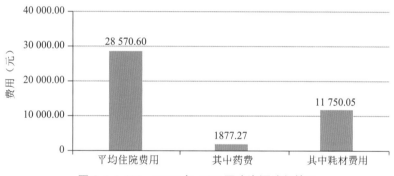

图 2-4-1-116　2020 年 ASD 医疗资源消耗情况

4. 2020 年 ASD 住院天数与住院费用四分位值

2020 年 ASD 住院天数的中位数为 6.00 天，平均住院费用的中位数为 27 507.33 元（图 2-4-1-117）。

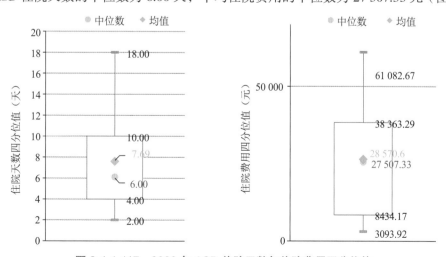

图 2-4-1-117　2020 年 ASD 住院天数与住院费用四分位值

（二十五）心房颤动（AF）

本系统首次开通"AF"的质控数据上报，2020年30个省（自治区、直辖市）2038家医疗机构上报 AF 有效数据 27 259 例。

1. 2020 年 AF6 项质控指标完成情况

2020 年 AF 6 项质控指标组合完成率为 66.01%（图 2-4-1-118）。

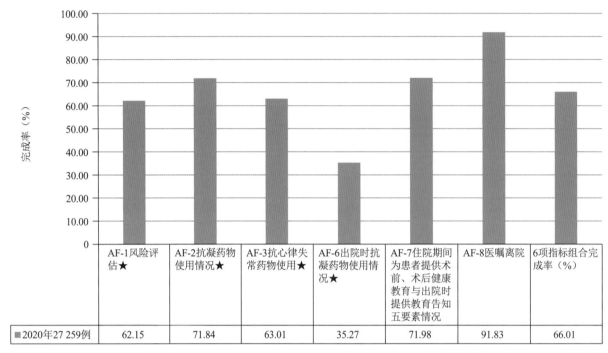

	AF-1风险评估★	AF-2抗凝药物使用情况★	AF-3抗心律失常药物使用★	AF-6出院时抗凝药物使用情况★	AF-7住院期间为患者提供术前、术后健康教育与出院时提供教育告知五要素情况	AF-8医嘱离院	6项指标组合完成率（%）
■2020年27 259例	62.15	71.84	63.01	35.27	71.98	91.83	66.01

图 2-4-1-118　2020 年医疗机构 AF 6 项质控指标完成情况

2. 2020 年各省（自治区、直辖市）AF 6 项质控指标组合完成率情况

2020 年各省（自治区、直辖市）AF 6 项指标组合完成率高于全国平均值的省（自治区、直辖市）是湖北、上海、浙江、北京、四川、湖南、天津、福建、甘肃、广东、海南、江苏、宁夏、安徽、山西（图 2-4-1-119）。

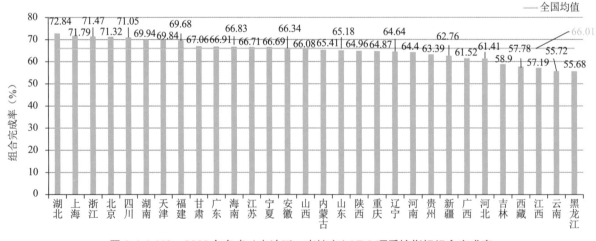

图 2-4-1-119　2020 年各省（自治区、直辖市）AF 6 项质控指标组合完成率

3. 2020 年 AF 医疗资源消耗情况

2020 年 AF 平均住院日为 7.83 天，平均住院费用为 31 877.65 元，其中药品费用为 1817.06 元（图 2-4-1-120）。

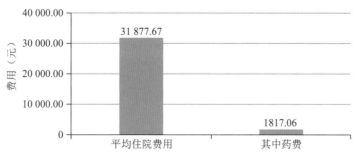

图 2-4-1-120　2020 年 AF 医疗资源消耗情况

4. 2020 年 AF 住院天数与住院费用四分位值

2020 年 AF 住院天数的中位数为 7.00 天，平均住院费用的中位数为 8601.61 元（图 2-4-1-121）。

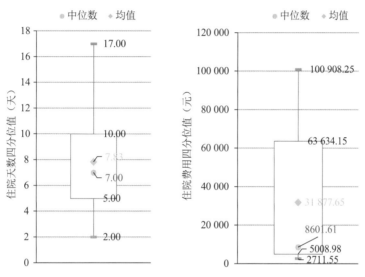

图 2-4-1-121　2020 年 AF 住院天数与住院费用四分位值

（二十六）严重脓毒症和脓毒症休克早期治疗（SEP）

本系统首次开通"SEP"的质控数据上报，2020 年 30 个省（自治区、直辖市）1202 家医疗机构上报 SEP 有效数据 11 810 例，其中感染性休克急诊患者 7125 例，入住 ICU 患者 6785 例。

1. 2020 年 SEP 3 项质控指标完成情况

2020 年 SEP 3 项质控指标组合完成率为 67.18%（图 2-4-1-122）。

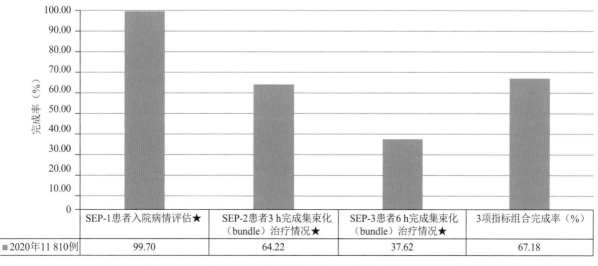

	SEP-1患者入院病情评估★	SEP-2患者3 h完成集束化（bundle）治疗情况★	SEP-3患者6 h完成集束化（bundle）治疗情况★	3项指标组合完成率（%）
■2020年11 810例	99.70	64.22	37.62	67.18

图 2-4-1-122　2020 年医疗机构 SEP 3 项质控指标完成情况

2. 2020年各省（自治区、直辖市）SEP 3项质控指标组合完成率情况

2020年各省（自治区、直辖市）SEP 3项指标组合完成率高于全国平均值的省（自治区、直辖市）是西藏、天津、江苏、山东、贵州、浙江、广西、河北、山西、辽宁、北京、陕西、广东、黑龙江（图2-4-1-123）。

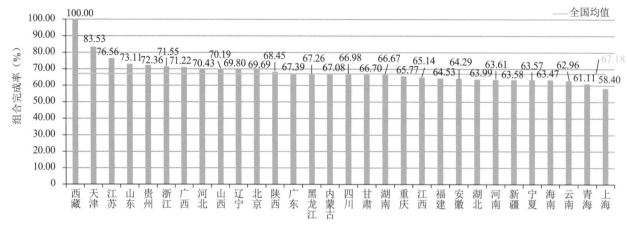

图 2-4-1-123　2020年各省（自治区、直辖市）SEP 3项质控指标组合完成率

3. 2020年SEP医疗资源消耗情况

2020年SEP平均住院日为14.36天，平均住院费用为49 094.47元，其中药品费用为8740.18元（图2-4-1-124）。

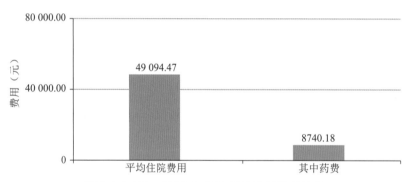

图 2-4-1-124　2020年SEP医疗资源消耗情况

4. 2020年SEP住院天数与住院费用四分位值

2020年SEP住院天数的中位数为11.00天，平均住院费用的中位数为23 318.35元（图2-4-1-125）。

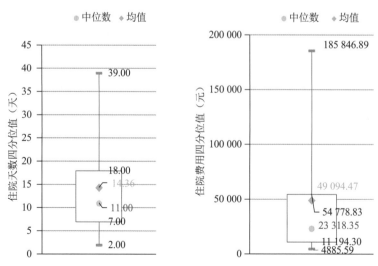

图 2-4-1-125　2020年SEP住院天数与住院费用四分位值

（二十七）中高危风险患者预防静脉血栓栓塞症（VTE）

本系统首次开通"VTE"的质控数据上报，2020年28个省（自治区、直辖市）1132家医疗机构上报VTE有效数据148 699例。

1. 2020年VTE 9项质控指标完成情况

2020年VTE 9项质控指标组合完成率为59.21%（图2-4-1-126）。

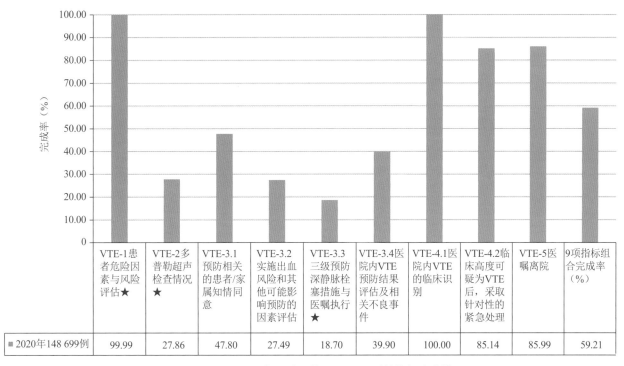

	VTE-1患者危险因素与风险评估★	VTE-2多普勒超声检查情况★	VTE-3.1预防相关的患者/家属知情同意	VTE-3.2实施出血风险和其他可能影响预防的因素评估	VTE-3.3三级预防深静脉血栓塞措施与医嘱执行★	VTE-3.4医院内VTE预防结果评估及相关不良事件	VTE-4.1医院内VTE的临床识别	VTE-4.2临床高度可疑为VTE后，采取针对性的紧急处理	VTE-5医嘱离院	9项指标组合完成率（%）
■2020年148 699例	99.99	27.86	47.80	27.49	18.70	39.90	100.00	85.14	85.99	59.21

图2-4-1-126　2020年医疗机构VTE 9项质控指标完成情况

2. 2020年各省（自治区、直辖市）VTE 9项质控指标组合完成率情况

2020年各省（自治区、直辖市）VTE 9项指标组合完成率高于全国平均值的省（自治区、直辖市）是湖北、四川、江苏、浙江、重庆、内蒙古、山东、江西、陕西、福建（图2-4-1-127）。

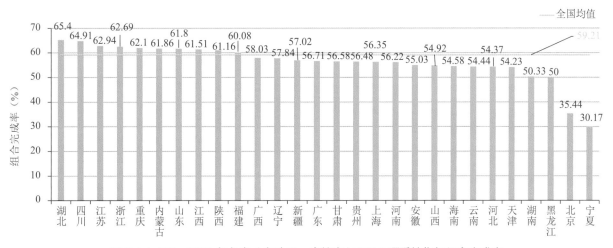

图2-4-1-127　2020年各省（自治区、直辖市）VTE 9项质控指标组合完成率

3. 2020年VTE医疗资源消耗情况

2020年VTE平均住院日为10.31天，平均住院费用为21 632.94元，其中药品费用为3851.80元（图2-4-1-128）。

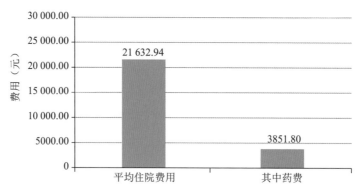

图 2-4-1-128　2020 年 VTE 医疗资源消耗情况

4. 2020 年 VTE 住院天数与住院费用四分位值

2020 年 VTE 住院天数的中位数为 7.61 天，平均住院费用的中位数为 10 698.55 元（图 2-4-1-129）。

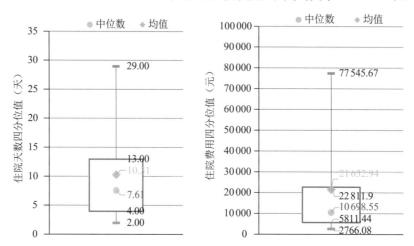

图 2-4-1-129　2020 年 VTE 住院天数与住院费用四分位值

（二十八）子宫肌瘤（UM）

本系统首次开通"UM"的质控数据上报，2020 年 31 个省（自治区、直辖市）2970 家医疗机构上报 UM 有效数据 63 847 例。

1. 2020 年 UM 8 项质控指标完成情况

2020 年 UM 8 项质控指标组合完成率为 92.57%（图 2-4-1-130）。

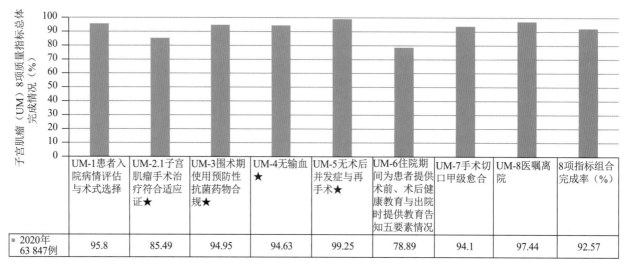

	UM-1患者入院病情评估与式式选择	UM-2.1子宫肌瘤手术治疗符合适应证★	UM-3围术期使用预防性抗菌药物合规★	UM-4无输血★	UM-5无术后并发症与再手术★	UM-6住院期间为患者提供术前、术后健康教育与出院时提供教育告知五要素情况	UM-7手术切口甲级愈合	UM-8医嘱离院	8项指标组合完成率（%）
2020年63 847例	95.8	85.49	94.95	94.63	99.25	78.89	94.1	97.44	92.57

图 2-4-1-130　2020 年医疗机构 UM 8 项质控指标总体完成情况

2. 2020 年各省（自治区、直辖市）UM 8 项质控指标组合完成率情况

2020 年各省（自治区、直辖市）UM 8 项质控指标组合完成率高于全国平均值的分别为吉林、海南、安徽、江苏、广西、甘肃、四川、浙江、重庆、湖北、广东、陕西、福建、湖南、山西、新疆、江西（图 2-4-1-131）。

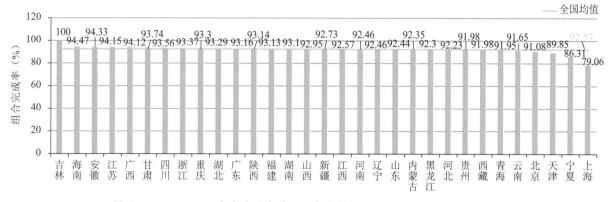

图 2-4-1-131　2020 年各省（自治区、直辖市）UM 8 项质控指标组合完成率

3. 2020 年 UM 患者医疗资源消耗情况

2020 年 UM 患者平均住院日为 8.25 天，平均住院费用 15 716.51 元（图 2-4-1-132）。

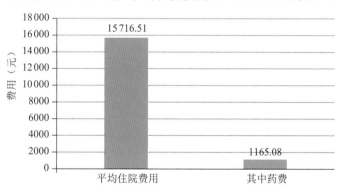

图 2-4-1-132　2020 年 UM 医疗资源消耗情况

4. 2020 年 UM 患者住院天数与住院费用四分位值

2020 年 UM 患者住院天数的中位数为 10.00 天，住院费用的中位数为 14 836.23 元（图 2-4-1-133）。

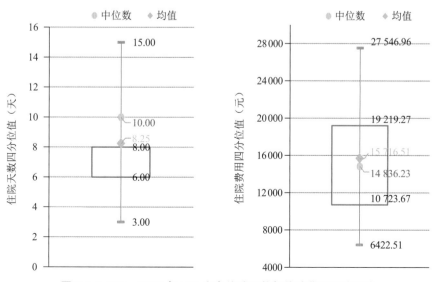

图 2-4-1-133　2020 年 UM 患者住院天数与住院费用四分位值

（二十九）异位妊娠（EP）

本系统首次开通"EP"的质控数据上报，2020 年 31 个省（自治区、直辖市）2943 家医疗机构上报 EP 有效数据 34 106 例。

1. 2020 年 EP 8 项质控指标完成情况

2020 年 EP 8 项质控指标组合完成率为 85.88%（图 2-4-1-134）。

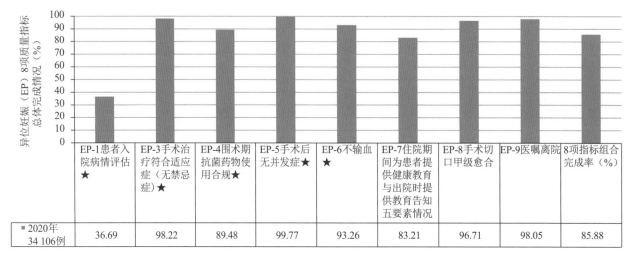

	EP-1患者入院病情评估★	EP-3手术治疗符合适应症（无禁忌症）★	EP-4围术期抗菌药物使用合规★	EP-5手术后无并发症★	EP-6不输血★	EP-7住院期间为患者提供健康教育与出院时提供教育告知五要素情况	EP-8手术切口甲级愈合	EP-9医嘱离院	8项指标组合完成率（%）
2020年34 106例	36.69	98.22	89.48	99.77	93.26	83.21	96.71	98.05	85.88

图 2-4-1-134　2020 年医疗机构 EP 8 项质控指标总体完成情况

2. 2020 年各省（自治区、直辖市）EP 8 项质控指标组合完成率情况

2020 年各省（自治区、直辖市）EP 8 项质控指标组合完成率高于全国平均值的分别为甘肃、新疆、广东、陕西、四川、湖南、安徽、广西、福建、湖北、河南、贵州、西藏、海南（图 2-4-1-135）。

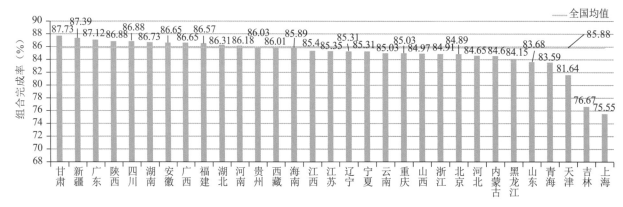

图 2-4-1-135　2020 年各省（自治区、直辖市）EP 8 项质控指标组合完成率

3. 2020 年 EP 患者医疗资源消耗情况

2020 年 EP 患者平均住院日为 5.52 天，平均住院费用 10 579.61 元（图 2-4-1-136）。

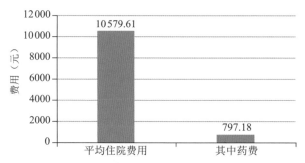

图 2-4-1-136　2020 年 EP 医疗资源消耗情况

4. 2020 年 EP 患者住院天数与住院费用四分位值

2020 年 EP 患者住院天数的中位数为 5.00 天，住院费用的中位数为 9965.20 元（图 2-4-1-137）。

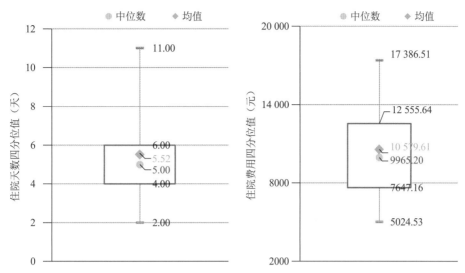

图 2-4-1-137　2020 年 EP 患者住院天数与住院费用四分位值

（三十）成人哮喘急性发作（CAC）

本系统首次开通"CAC"的质控数据上报，2020 年 29 个省（自治区、直辖市）2444 家医疗机构上报 CAC 有效数据 21 397 例。

1. 2020 年 CAC 12 项质控指标完成情况

2020 年 CAC 12 项质控指标组合完成率为 75.12%，其中 CAC-5 全身糖皮质激素治疗使用情况指标完成率较低，为 49.73%（图 2-4-1-138）。

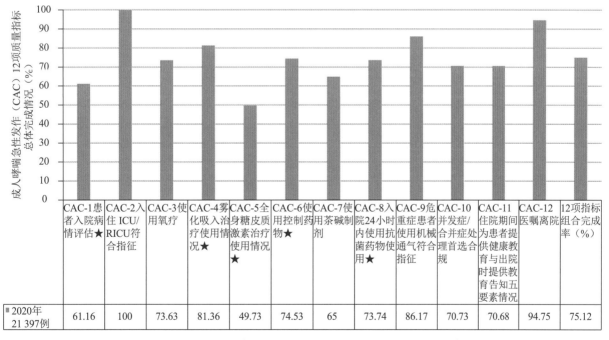

图 2-4-1-138　2020 年医疗机构 CAC 12 项质控指标总体完成情况

2. 2020 年各省（自治区、直辖市）CAC 12 项质控指标组合完成率情况

2020 年各省（自治区、直辖市）CAC 12 项质控指标组合完成率高于全国平均值的有天津、北京、四川、海南、陕西、宁夏、云南、江苏、湖北、重庆、浙江、广西、甘肃、安徽（图 2-4-1-139）。

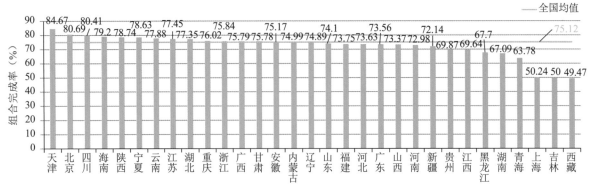

图 2-4-1-139　2020 年各省（自治区、直辖市）CAC 12 项质控指标组合完成率

3. 2020 年 CAC 患者医疗资源消耗情况

2020 年 CAC 患者平均住院日为 7.86 天，平均住院费用 7545.67 元，其中，药品费用 1479.72 元（图 2-4-1-140）。

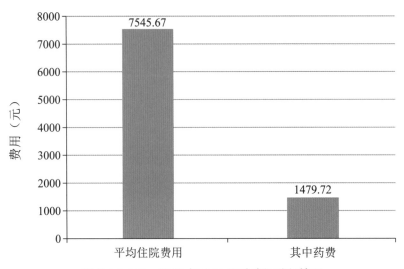

图 2-4-1-140　2020 年 CAC 医疗资源消耗情况

4. 2020 年 CAC 患者住院天数与住院费用四分位值

2020 年 CAC 患者住院天数的中位数为 7.00 天，住院费用的中位数为 6078.31 元（图 2-4-1-141）。

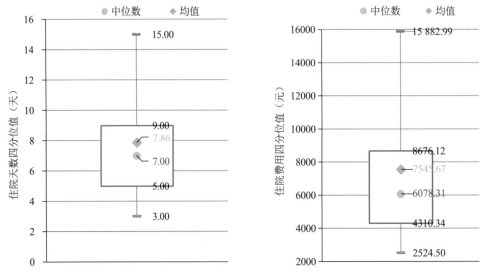

图 2-4-1-141　2020 年 CAC 患者住院天数与住院费用四分位值

（三十一）甲状腺结节（TN）

本系统首次开通"TN"的质控数据上报，2020 年 29 个省（自治区、直辖市）1957 家医疗机构上报 TN 有效数据 16 779 例。

1. 2020 年 TN 9 项质控指标完成情况

2020 年 TN 9 项质控指标组合完成率为 78.24%，其中 TN-2 术中快速活体组织病理学检查指标完成率较低，为 1.46%（图 2-4-1-142）。

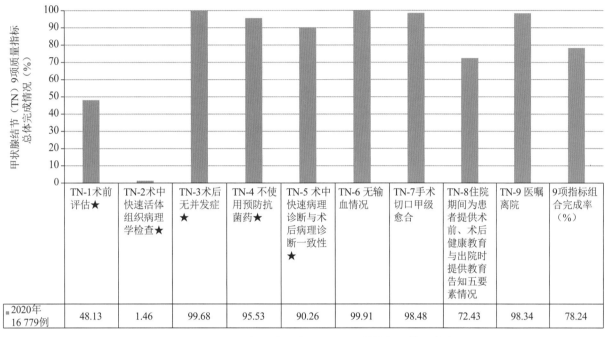

	TN-1术前评估★	TN-2术中快速活体组织病理学检查★	TN-3术后无并发症★	TN-4 不使用预防抗菌药★	TN-5 术中快速病理诊断与术后病理诊断一致性★	TN-6 无输血情况	TN-7手术切口甲级愈合	TN-8住院期间为患者提供术前、术后健康教育与出院时提供教育告知五要素情况	TN-9 医嘱离院	9项指标组合完成率（%）
2020年16 779例	48.13	1.46	99.68	95.53	90.26	99.91	98.48	72.43	98.34	78.24

图 2-4-1-142　2020 年医疗机构 TN 9 项质控指标总体完成情况

2. 2020 年各省（自治区、直辖市）TN 9 项质控指标组合完成率情况

2020 年各省（自治区、直辖市）TN 9 项质控指标组合完成率高于全国平均值有三列的为青海、西藏、四川、山西、重庆、安徽、甘肃、湖南、福建、上海、浙江、贵州、江西、新疆、云南、辽宁、湖北、江苏（图 2-4-1-143）。

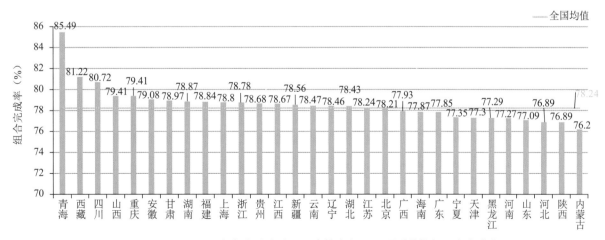

图 2-4-1-143　2020 年各省（自治区、直辖市）TN 9 项质控指标组合完成率

3. 2020 年 TN 患者医疗资源消耗情况

2020 年 TN 患者平均住院日为 7.84 天，平均住院费用 13 597.54 元，其中，药品费用 1522.90 元（图 2-4-1-144）。

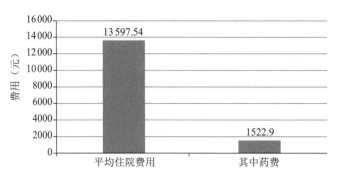

图 2-4-1-144　2020 年 TN 医疗资源消耗情况

4. 2020 年 TN 患者住院天数与住院费用四分位值

2020 年 TN 患者住院天数的中位数为 7.00 天，住院费用的中位数为 13 597.09 元（图 2-4-1-145）。

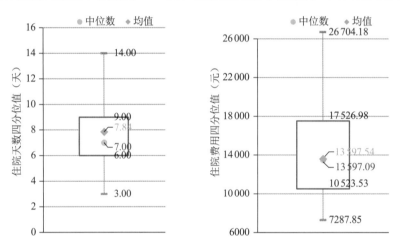

图 2-4-1-145　2020 年 TN 患者住院天数与住院费用四分位值

（三十二）室间隔缺损手术（VSD）

本系统首次开通"VSD"的质控数据上报，2020 年 22 个省（自治区、直辖市）251 家医疗机构上报 VSD 有效数据 12 414 例。

1. 2020 年 VSD 9 项质控指标完成情况

2020 年 VSD 9 项质控指标组合完成率为 58.10%（图 2-4-1-146）。

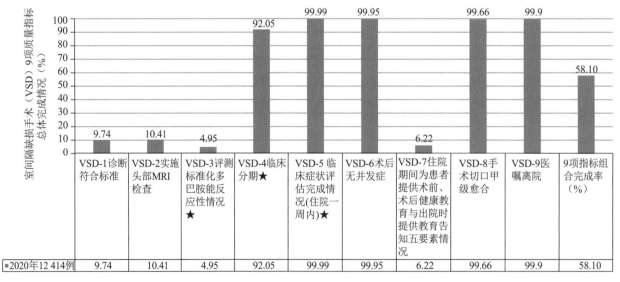

	VSD-1诊断符合标准	VSD-2实施头部MRI检查	VSD-3评测标准化多巴胺能反应性情况★	VSD-4临床分期★	VSD-5临床症状评估完成情况(住院一周内)★	VSD-6术后无并发症	VSD-7住院期间为患者提供术前、术后健康教育与出院时提供教育告知五要素情况	VSD-8手术切口甲级愈合	VSD-9医嘱离院	9项指标组合完成率（%）
■2020年12 414例	9.74	10.41	4.95	92.05	99.99	99.95	6.22	99.66	99.9	58.10

图 2-4-1-146　2020 年 VSD 9 项质控指标总体完成情况

2. 2020 年各省（自治区、直辖市）VSD 9 项质控指标组合完成率情况

2020 年各省（自治区、直辖市）VSD 9 项质控指标组合完成率高于全国平均值的有甘肃、天津、云南、福建、北京、江西、海南、河南、山东、辽宁、广东、新疆、广西、贵州、湖南、江苏、四川、湖北、陕西、河北、浙江、重庆（图 2-4-1-147）。

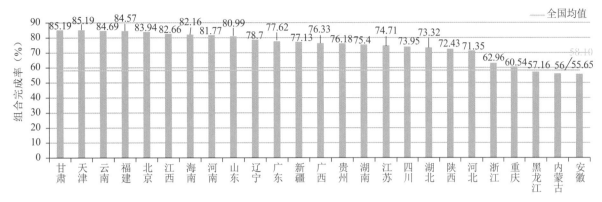

图 2-4-1-147　2020 年各省（自治区、直辖市）VSD 9 项质控指标组合完成率

3. 2020 年 VSD 医疗资源消耗情况

2020 年 VSD 患者平均住院日为 9.06 天，平均住院费用 16 087.58 元，其中，药品费用 3065.47 元，耗材费用 1804.24（图 2-4-1-148）。

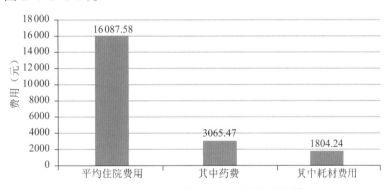

图 2-4-1-148　2020 年 VSD 医疗资源消耗情况

4. 2020 年 VSD 患者住院天数与住院费用四分位值

2020 年室 VSD 患者住院天数的中位数为 6.00 天，住院费用的中位数为 7684.42 元（图 2-4-1-149）。

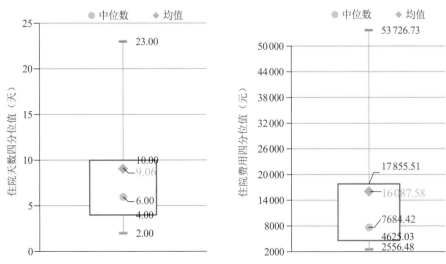

图 2-4-1-149　2020 年 VSD 患者住院天数与住院费用四分位值

（三十三）帕金森病（PD）

本系统首次开通"PD"的质控数据上报，2020年26个省（自治区、直辖市）1421家医疗机构上报PD有效数据5912例。

1. 2020年PD 9项质控指标完成情况

2020年PD 9项质控指标组合完成率为31.68%，其中PD-8康复评价与实施康复训练情况指标完成率较低，为0.3%（图2-4-1-150）。

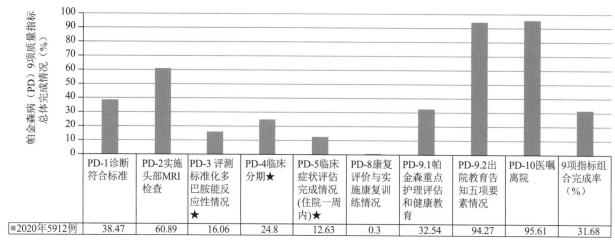

	PD-1诊断符合标准	PD-2实施头部MRI检查	PD-3 评测标准化多巴胺能反应性情况★	PD-4临床分期★	PD-5临床症状评估完成情况（住院一周内）★	PD-8康复评价与实施康复训练情况	PD-9.1帕金森重点护理评估和健康教育	PD-9.2出院教育告知五项要素情况	PD-10医嘱离院	9项指标组合完成率（%）
2020年5912例	38.47	60.89	16.06	24.8	12.63	0.3	32.54	94.27	95.61	31.68

图2-4-1-150　2020年医疗机构PD 9项质控指标总体完成情况

2. 2020年各省（自治区、直辖市）PD 9项质控指标组合完成率情况

2020年各省（自治区、直辖市）PD 9项质控指标组合完成率高于全国平均值的有辽宁、湖南、安徽、浙江、海南、河北、江苏、福建、广东、上海、北京、河南（图2-4-1-151）。

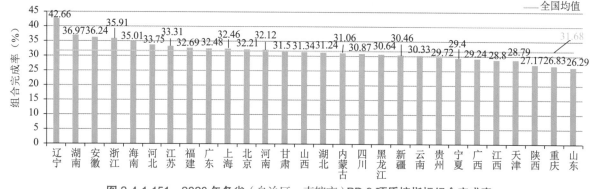

图2-4-1-151　2020年各省（自治区、直辖市）PD 9项质控指标组合完成率

3. 2020年PD医疗资源消耗情况

2020年PD患者平均住院日为9.48天，平均住院费用15 411.40元，其中，药品费用1503.56元（图2-4-1-152）。

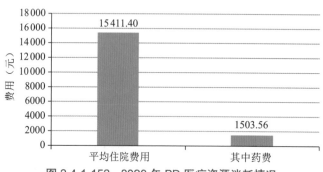

图2-4-1-152　2020年PD医疗资源消耗情况

4. 2020 年 PD 患者住院天数与住院费用四分位值

2020 年 PD 患者住院天数的中位数为 8.00 天，住院费用的中位数为 6578.78 元（图 2-4-1-153）。

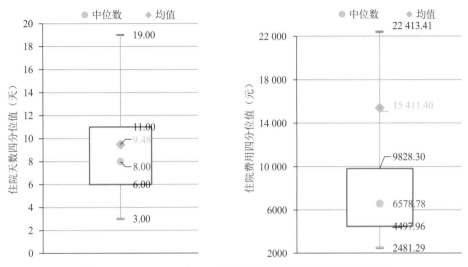

图 2-4-1-153　2020 年 PD 患者住院天数与住院费用四分位值

（三十四）急性动脉瘤性蛛网膜下腔出血（aSAH）

本系统首次开通"aSAH"的质控数据上报，2020 年 27 省（自治区、直辖市）981 家医疗机构上报 aSAH 有效数据 3417 例。

1. 2020 年 aSAH14 项质控指标完成情况

2020 年 aSAH14 项质控指标组合完成率为 65.80%，其中 aSAH-7 术中安全监测措施指标完成率较低，为 36.19%（图 2-4-1-154）。

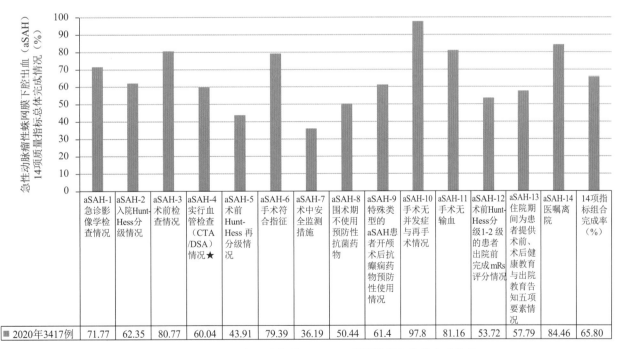

	aSAH-1 急诊影像学检查情况	aSAH-2 入院Hunt-Hess分级情况	aSAH-3 术前检查情况	aSAH-4 实行血管检查（CTA/DSA）情况★	aSAH-5 术前Hunt-Hess再分级情况	aSAH-6 手术符合指征	aSAH-7 术中安全监测措施	aSAH-8 围术期不使用预防性抗菌药物	aSAH-9 特殊类型的aSAH患者开颅术后抗癫痫药物预防性使用情况	aSAH-10 手术无并发症与再手术情况	aSAH-11 手术无输血	aSAH-12 术前Hunt-Hess分级1-2级的患者出院前完成mRs评分情况	aSAH-13 住院期间为患者提供术前、术后健康教育与出院教育告知五项要素情况	aSAH-14 医嘱离院	14项指标组合完成率（%）
■2020年3417例	71.77	62.35	80.77	60.04	43.91	79.39	36.19	50.44	61.4	97.8	81.16	53.72	57.79	84.46	65.80

图 2-4-1-154　2020 年医疗机构 aSAH14 项质控指标总体完成情况

2. 2020 年各省（自治区、直辖市）aSAH 14 项质控指标组合完成率情况

2020 年各省（自治区、直辖市）aSAH 14 项质控指标组合完成率高于全国平均值的有上海、新疆、浙江、江苏、云南、四川、重庆、安徽、湖北、宁夏、河北、广东（图 2-4-1-155）。

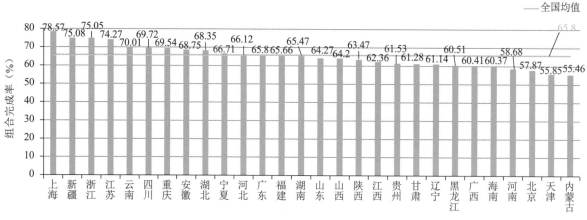

图 2-4-1-155　2020 年各省（自治区、直辖市）aSAH 14 项质控指标组合完成率

3. 2020 年 aSAH 医疗资源消耗情况

2020 年 aSAH 患者平均住院日为 20.54 天，平均住院费用 114 707.09 元，其中，药品费用 12 238.68 元（图 2-4-1-156）。

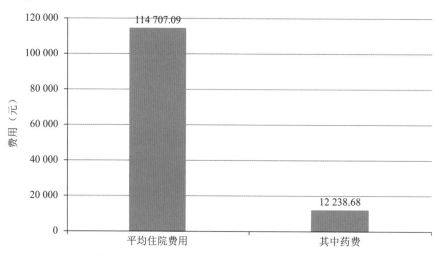

图 2-4-1-156　2020 年 aSAH 医疗资源消耗情况

4. 2020 年 aSAH 患者住院天数与住院费用四分位值

2020 年 aSAH 患者住院天数的中位数为 18.00 天，住院费用的中位数为 102 751.22 元（图 2-4-1-157）。

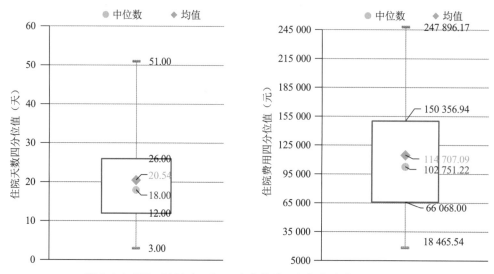

图 2-4-1-157　2020 年 aSAH 患者住院天数与住院费用四分位值

（三十五）垂体腺瘤（PA）

本系统首次开通"PA"的质控数据上报，2020 年 26 个省（自治区、直辖市）626 家医疗机构上报 PA 有效数据 3212 例。

1. 2020 年 PA 11 项质控指标完成情况

2020 年 PA 11 项质控指标组合完成率为 71.86%（图 2-4-1-158）。

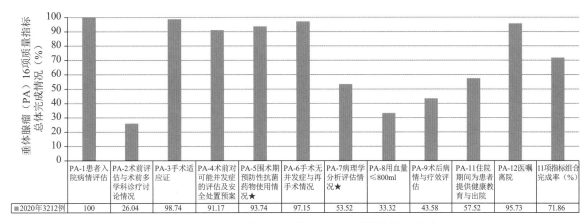

图 2-4-1-158　2020 年医疗机构 PA 11 项质控指标完成情况

2. 2020 年各省（自治区、直辖市）PA 11 项质控指标组合完成率情况

2020 年各省（自治区、直辖市）PA 11 项指标组合完成率高于全国平均值的省（自治区、直辖市）是福建、北京、重庆、广东、湖南、上海、江西、四川、湖北、天津、宁夏、河北（图 2-4-1-159）。

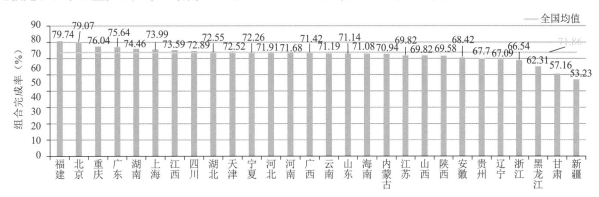

图 2-4-1-159　2020 年各省（自治区、直辖市）PA 11 项质控指标组合完成率

3. 2020 年 PA 医疗资源消耗情况

2020 年 PA 平均住院日为 15.63 天，平均住院费用为 47 249.28 元，其中药品费用为 4819.33 元（图 2-4-1-160）。

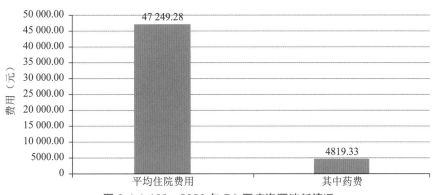

图 2-4-1-160　2020 年 PA 医疗资源消耗情况

4. 2020 年 PA 住院天数与住院费用四分位值

2020 年 PA 住院天数的中位数为 14.00 天，平均住院费用的中位数为 41 959.51 元（图 2-4-1-161）。

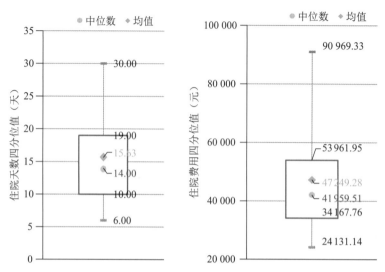

图 2-4-1-161　2020 年 PA 住院天数与住院费用四分位值

（三十六）胶质瘤（GLI）

本系统首次开通 "GLI" 的质控数据上报，2020 年 26 个省（自治区、直辖市）666 家医疗机构上报 GLI 有效数据 2396 例。

1. 2020 年 GLI 16 项质控指标完成情况

2020 年 GLI 16 项质控指标组合完成率为 71.84%（图 2-4-1-162）。

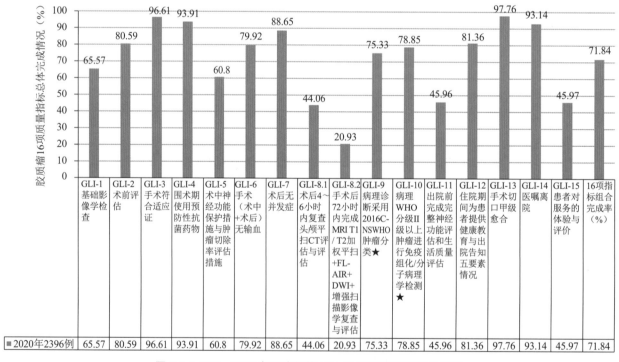

图 2-4-1-162　2020 年医疗机构 GLI 16 项质控指标完成情况

2. 2020 年 GLI 16 项质控指标组合完成率情况

2020 年 GLI 16 项指标组合完成率高于全国平均值的省（自治区、直辖市）是天津、浙江、上海、新疆、福建、广东、重庆、四川、贵州（图 2-4-1-163）。

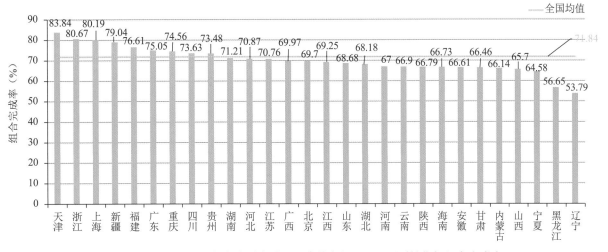

图 2-4-1-163 2020 年各省（自治区、直辖市）GLI 16 项质控指标组合完成率

3. 2020 年 GLI 医疗资源消耗情况

2020 年 GLI 平均住院日为 23.57 天，平均住院费用为 83 730.18 元，其中药品费用为 10 479.66 元（图 2-4-1-164）。

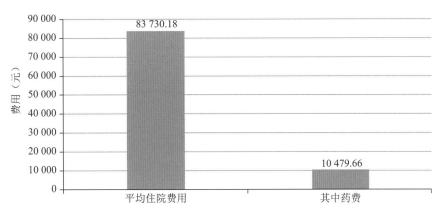

图 2-4-1-164 2020 年 GLI 医疗资源消耗情况

4. 2020 年 GLI 住院天数与住院费用四分位值

2020 年 GLI 住院天数的中位数为 21.00 天，平均住院费用的中位数为 73 213.58 元（图 2-4-1-165）。

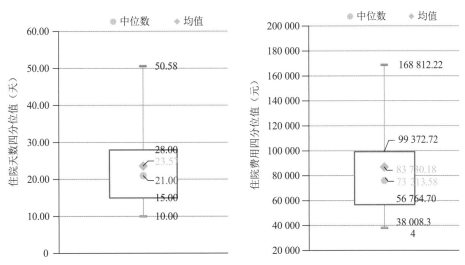

图 2-4-1-165 2020 年 GLI 住院天数与住院费用四分位值

第三部分
医疗安全基本情况分析

本部分主要围绕减少临床诊疗行为导致的相关疾病和减少对患者的伤害 2 个方面，对医疗机构的医疗安全情况进行分析。

第一章

减少临床诊疗行为导致的相关疾病

一、医院获得性指标数据分析

住院患者医院获得性情况（Inpatient Hospital-Acquired Condition Index，IHACI）指患者住院期间新发生的不良情况或疾病，包括医源性指标和非医源性指标。本部分分析的住院患者医院获得性指标仅针对住院患者医院获得性指标中的医源性指标，其与医疗质量控制和患者安全管理直接相关。

本部分分析数据来源于 HQMS 中二级、三级公立医院绩效考核的病案首页，其中 ICU 获得性指标部分数据来源于 NCIS 中 2020 年度全国医疗质量数据抽样调查数据库。为分析年度变化趋势，主要选取2016—2020 年连续上报的三级和 2017—2020 年连续上报的二级公立医疗机构纳入分析（表 3-1-1-1）。

表 3-1-1-1　2016—2020 年纳入分析的医疗机构分布情况

类别	级别	医疗机构数	出院人次					发生获得性指标例数				
			2016 年	2017 年	2018 年	2019 年	2020 年	2016 年	2017 年	2018 年	2019 年	2020 年
综合	三级公立	1336	59 760 268	64 192 381	68 843 528	74 872 239	64 184 815	557 185	643 761	693 738	828 382	765 672
	三级民营	24	574 165	667 361	805 565	835 715	798 100	4654	4838	6109	7906	9657
	民营占比（%）	1.80	0.96	1.04	1.17	1.12	1.24	0.84	0.75	0.88	0.95	1.26
	二级公立	2158	15 550 961	39 894 887	41 986 891	44 929 836	36 828 723	65 400	305 291	318 650	350 973	336 164
	二级民营	61	482 623	650 925	701 587	776 209	692 111	648	1339	2438	2919	2945
	民营占比（%）	2.83	3.10	1.63	1.67	1.73	1.88	0.99	0.44	0.77	0.83	0.88
专科	三级公立	602	10 613 398	11 538 488	12 497 856	13 806 600	11 668 579	211 985	230 729	251 184	314 842	307 809
	三级民营	7	78 223	89 627	97 991	99 751	80 568	480	534	975	941	1067
	民营占比（%）	1.16	0.74	0.78	0.78	0.72	0.69	0.23	0.23	0.39	0.30	0.35
	二级公立	265	668 213	1 412 266	1 440 619	1 531 408	1 262 386	17 748	30 424	36 244	38 669	40 404
	二级民营	23	37 322	45 504	47 314	56 909	62 258	222	194	430	930	795
	民营占比（%）	8.68	5.59	3.22	3.28	3.72	4.93	1.25	0.64	1.19	2.41	1.97

　　各省（自治区、直辖市）纳入本部分分析的医疗机构数量分布情况如图 3-1-1-1、图 3-1-1-2 所示。

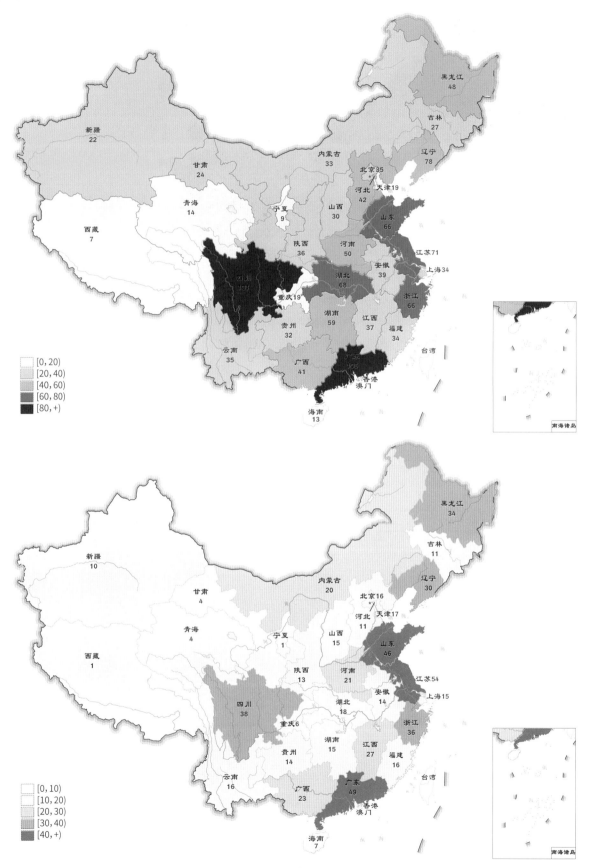

图 3-1-1-1　分析样本中各省（自治区、直辖市）三级公立综合 / 专科医疗机构数

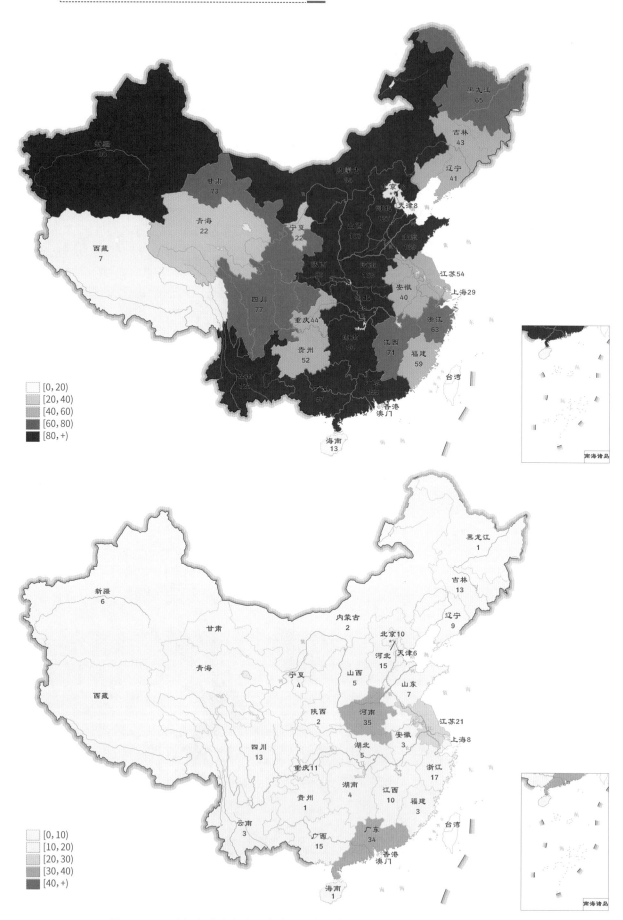

图 3-1-1-2　分析样本中各省（自治区、直辖市）二级公立综合 / 专科医疗机构数

二、医院获得性指标调查范围及其采用的指标

从 2016—2020 年全国 1938 家三级公立医疗机构和 2423 家二级公立医疗机构出院患者的病案首页信息中提取相应样本中符合住院患者医源性指标的病例作为分子,再分别以出院患者总人次、手术患者总人次、阴道分娩总人次、剖宫产总人次、新生儿患者总人次、住院 ICU 患者总人次为分母,从而获得我国现阶段医院获得性指标的基线数据。4 类医院获得性指标具体如下。

注:二级公立医疗机构数据从 2017 年计算。临床用药所致的有害效应(不良事件)暂未纳入分析。

(一)住院患者手术后获得性指标的发生率

包括手术后肺栓塞、手术后深静脉血栓、手术后败血症、手术后出血或血肿、手术伤口裂开、手术后猝死、手术后呼吸衰竭、手术后生理 / 代谢紊乱、与手术 / 操作相关的感染、手术过程中异物遗留、手术患者麻醉并发症、手术患者肺部感染、手术意外穿刺伤或撕裂伤、术后急性肾损伤、各系统术后并发症、植入物的并发症(不包括脓毒症)、移植的并发症、再植和截肢的并发症、介入操作与手术后患者其他并发症发生率。

(二)住院产妇分娩获得性指标的发生率

包括新生儿产伤、阴道分娩产妇产程和分娩期间并发症、剖宫产分娩产妇产程和分娩期间并发症发生率。

(三)住院患者其他获得性指标的发生率

包括住院患者压力性损伤(Ⅱ级以上)、输血反应、输注反应、医源性气胸、住院手术患者医院内跌倒 / 坠床所致髋部骨折、血液透析(不含日间治疗)所致并发症发生率。

(四)住院 ICU 患者获得性指标的发生率

包括住院 ICU 患者呼吸机相关性肺炎、血管导管相关性感染、导尿管相关性尿路感染发生率。

三、获得性指标发生情况

(一)住院患者获得性指标发生率

2020 年二级、三级公立医疗机构出院患者中按出院患者总人次计算,符合医院获得性指标 ICD-10 编码条目数的发生率呈逐年上升趋势。其中三级综合医院、三级专科医院较 2016 年分别上升了 2.61 个千分点和 6.41 个千分点,二级综合医院、二级专科医院较 2017 年分别上升了 1.48 个千分点和 10.47 个千分点(图 3-1-1-3、表 3-1-1-2)。

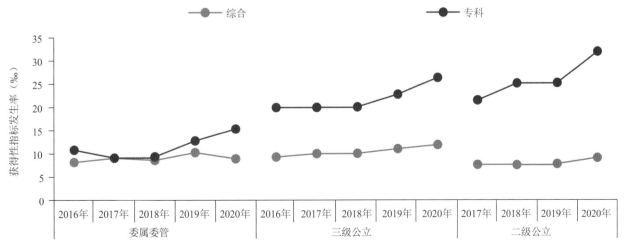

图 3-1-1-3　住院患者获得性指标的发生率

表 3-1-1-2　2016—2020 年全国住院患者获得性指标的发生率

等级	类型	指标	2016 年	2017 年	2018 年	2019 年	2020 年	变化 *
委属委管	综合	出院人次	2 829 097	3 046 683	3 307 664	3 618 012	2 720 513	
		出院患者中符合医院获得性指标 ICD-10 编码的条目数	23 332	27 798	28 621	37 256	24 364	
		住院患者获得性指标的发生率（‰）	8.25	9.12	8.65	10.30	8.96	▲ 0.71
	专科	出院人次	582 016	632 038	745 238	786 035	655 125	
		出院患者中符合医院获得性指标 ICD-10 编码的条目数	6328	5786	7013	10 076	10 076	
		住院患者获得性指标的发生率（‰）	10.87	9.15	9.41	12.82	15.38	▲ 4.51
三级公立	综合	出院人次	59 760 268	64 192 381	68 843 528	74 872 239	64 184 815	
		出院患者中符合医院获得性指标 ICD-10 编码的条目数	557 185	643 761	693 738	828 382	765 672	
		住院患者获得性指标的发生率（‰）	9.32	10.03	10.08	11.06	11.93	▲ 2.61
	专科	出院人次	10 613 398	11 538 488	12 497 856	13 806 600	11 668 579	
		出院患者中符合医院获得性指标 ICD-10 编码的条目数	211 985	230 729	251 184	314 842	307 809	
		住院患者获得性指标的发生率（‰）	19.97	20.00	20.10	22.80	26.38	▲ 6.41
二级公立	综合	出院人次	－	39 894 887	41 986 891	44 929 836	36 828 723	
		出院患者中符合医院获得性指标 ICD-10 编码的条目数	－	305 291	318 650	350 973	336 164	
		住院患者获得性指标的发生率（‰）	－	7.65	7.59	7.81	9.13	▲ 1.48
	专科	出院人次	－	1 412 266	1 440 619	1 531 408	1 262 386	
		出院患者中符合医院获得性指标 ICD-10 编码的条目数	－	30 424	36 244	38 669	40 404	
		住院患者获得性指标的发生率（‰）	－	21.54	25.16	25.25	32.01	▲ 10.47

* 变化：委属委管、三级医院的变化为 2020 年较 2016 年的差值；二级医院的变化为 2020 年较 2017 年的差值。

各省（自治区、直辖市）2016—2020 年获得性指标发生情况详如图 3-1-1-4 至图 3-1-1-7 所示，按 2020 年获得性指标发生率降序排列。

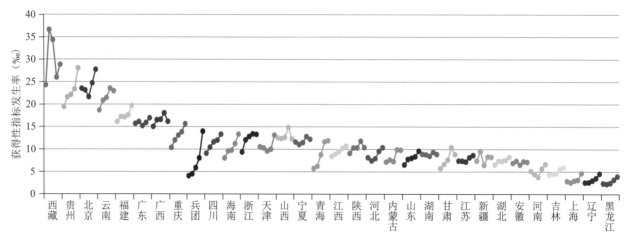

图 3-1-1-4　2016—2020 年各省（自治区、直辖市）三级综合医院获得性指标发生率

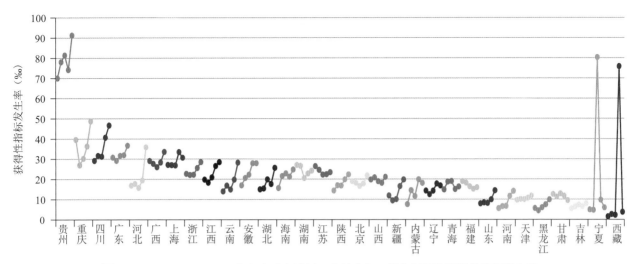

图 3-1-1-5　2016—2020 年各省（自治区、直辖市）三级专科医院获得性指标发生率

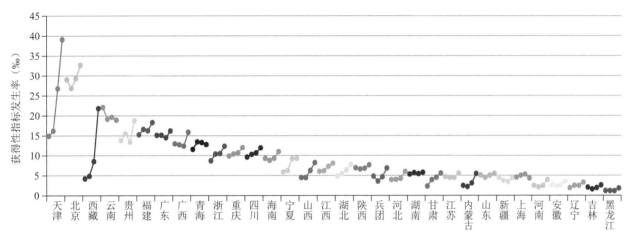

图 3-1-1-6　2017—2020 年各省（自治区、直辖市）二级综合医院获得性指标发生率

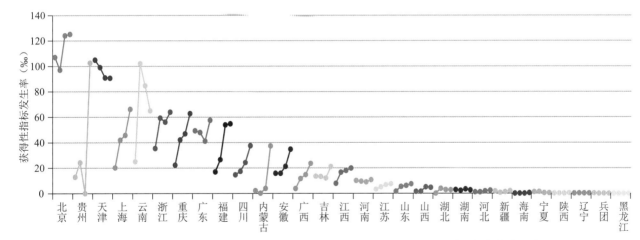

图 3-1-1-7　2017—2020 年各省（自治区、直辖市）二级专科医院获得性指标发生率

（二）住院患者手术后获得性指标发生率（按手术患者总人次计算的发生率，住院分娩患者除外）

2020 年三级公立综合医疗机构出院患者中按手术患者总人次计算（住院分娩患者除外），住院患者手术后获得性指标的发生率较 2019 年有所下降，下降了 1.07 个千分点。三级公立专科、二级公立医疗机构近几年呈上升趋势，其中三级公立专科医院较 2016 年上升了 0.89 个千分点，二级综合医院较 2017年上升了 1.56 个千分点，二级专科医院较 2017 年上升了 0.35 个千分点（图 3-1-1-8、表 3-1-1-3）。

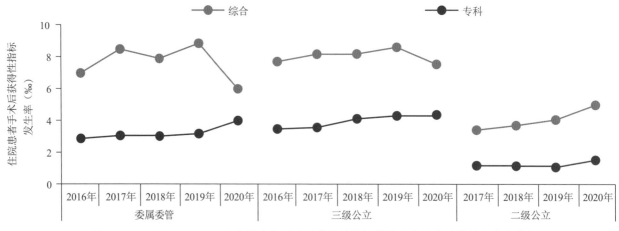

图 3-1-1-8　2016—2020 年住院患者手术后获得性指标的发生率（住院分娩患者除外）

表 3-1-1-3　2016—2020 年全国住院患者手术后获得性指标的发生率（住院分娩患者除外）

等级	类型	指标	2016 年	2017 年	2018 年	2019 年	2020 年	变化 *
委属委管	综合	手术人次	1 301 480	1 438 131	1 626 704	2 005 725	1 748 709	
		手术患者中符合医院获得性指标 ICD-10 编码的条目数	9066	12 174	12 807	17 704	10 443	
		住院患者手术后获得性指标的发生率（住院分娩患者除外）（‰）	6.97	8.47	7.87	8.83	5.97	▼ 0.10
	专科	手术人次	349 269	375 880	445 942	492 747	423 438	
		手术患者中符合医院获得性指标 ICD-10 编码的条目数	997	1143	1339	1557	1684	
		住院患者手术后获得性指标的发生率（住院分娩患者除外）（‰）	2.85	3.04	3.00	3.16	3.98	▲ 1.13
三级公立	综合	手术人次	18 728 910	21 005 079	24 555 308	29 729 005	30 125 376	
		手术患者中符合医院获得性指标 ICD-10 编码的条目数	143 938	171 248	200 564	255 353	226 625	
		住院患者手术后获得性指标的发生率（住院分娩患者除外）（‰）	7.69	8.15	8.17	8.59	7.52	▼ 0.17
	专科	手术人次	3 689 850	4 185 860	4 767 157	5 976 407	5 940 363	
		手术患者中符合医院获得性指标 ICD-10 编码的条目数	12 754	14 874	19 538	25 607	25 838	
		住院患者手术后获得性指标的发生率（住院分娩患者除外）（‰）	3.46	3.55	4.10	4.28	4.35	▲ 0.89
二级公立	综合	手术人次	–	8 184 792	9 479 949	11 051 929	10 721 699	
		手术患者中符合医院获得性指标 ICD-10 编码的条目数	–	27 835	34 942	44 665	53 225	
		住院患者手术后获得性指标的发生率（住院分娩患者除外）（‰）	–	3.40	3.69	4.04	4.96	▲ 1.56
	专科	手术人次	–	268 957	346 653	450 744	429 565	
		手术患者中符合医院获得性指标 ICD-10 编码的条目数	–	312	393	477	647	
		住院患者手术后获得性指标的发生率（住院分娩患者除外）（‰）	–	1.16	1.13	1.06	1.51	▲ 0.35

* 变化：委属委管、三级医院的变化为 2020 年较 2016 年的差值；二级医院的变化为 2020 年较 2017 年的差值。

（三）住院产妇分娩获得性指标发生率

1. 阴道分娩产程和分娩期间并发症的发生率（按阴道分娩总人次计算的发生率）

2020 年二级、三级公立医疗机构出院患者中按阴道分娩总人次计算，阴道分娩产程和分娩期间并发症的发生率呈逐年上升趋势。其中，不包括分娩时Ⅱ度会阴裂伤 O70.1 的发生率，三级综合医院、三级专科医院分别较 2016 年上升了 87.53 个千分点和 76.99 个千分点，二级综合医院、二级专科医院分别较 2017 年上升了 41.69 个千分点和 31.33 个千分点（图 3-1-1-9、表 3-1-1-4）；包括分娩时Ⅱ度会阴裂伤 O70.1 的发生率，三级综合医院、三级专科医院分别较 2016 年上升了 116.55 个千分点和 102.09 个千分点，二级综合医院、二级专科医院分别较 2017 年上升了 55.96 个千分点和 80.68 个千分点（图 3-1-1-9、表 3-1-1-5）。

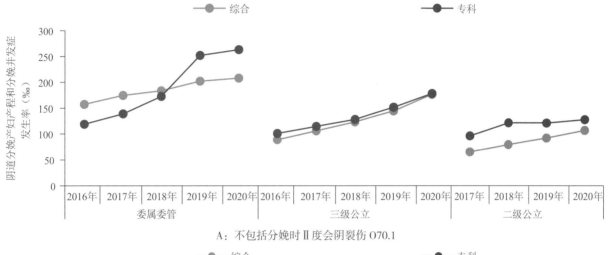

A：不包括分娩时Ⅱ度会阴裂伤 O70.1

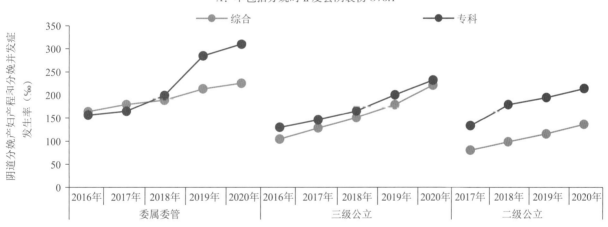

B：包括分娩时Ⅱ度会阴裂伤 O70.1

图 3-1-1-9　2016—2020 年住院产妇阴道分娩产程和分娩期间并发症的发生率

表 3-1-1-4　2016—2020 年全国住院产妇阴道分娩产程和分娩期间并发症的发生率（‰）

（不包括分娩时Ⅱ度会阴裂伤 O70.1）

等级	类型	指标	2016 年	2017 年	2018 年	2019 年	2020 年	变化 *
委属委管	综合	阴道分娩人次	42 243	38 230	37 382	41 562	29 822	
		阴道分娩患者中符合医院获得性指标 ICD-10 编码的条目数	6649	6675	6860	8397	6201	
		住院产妇阴道分娩产程和分娩期间并发症的发生率（‰）	157.40	174.60	183.51	202.04	207.93	▲ 50.53

续表

等级	类型	指标	2016 年	2017 年	2018 年	2019 年	2020 年	变化 *
委属委管	专科	阴道分娩人次	15 541	12 520	11 996	13 973	12 459	
		阴道分娩患者中符合医院获得性指标 ICD-10 编码的条目数	1849	1740	2070	3522	3278	
		住院产妇阴道分娩产程和分娩期间并发症的发生率（‰）	118.98	138.98	172.56	252.06	263.10	▲ 144.13
三级公立	综合	阴道分娩人次	2 043 588	1 945 233	1 763 480	1 791 298	1 417 204	
		阴道分娩患者中符合医院获得性指标 ICD-10 编码的条目数	181 521	206 324	217 506	258 674	249 920	
		住院产妇阴道分娩产程和分娩期间并发症的发生率（‰）	88.82	106.07	123.34	144.41	176.35	▲ 87.53
	专科	阴道分娩人次	895 410	881 059	842 084	908 297	767 506	
		阴道分娩患者中符合医院获得性指标 ICD-10 编码的条目数	90 501	101 040	107 935	137 634	136 662	
		住院产妇阴道分娩产程和分娩期间并发症的发生率（‰）	101.07	114.68	128.18	151.53	178.06	▲ 76.99
二级公立	综合	阴道分娩人次	–	2 240 663	1 894 503	1 769 049	1 395 971	
		阴道分娩患者中符合医院获得性指标 ICD-10 编码的条目数	–	146 041	150 489	163 056	149 189	
		住院产妇阴道分娩产程和分娩期间并发症的发生率（‰）	–	65.18	79.43	92.17	106.87	▲ 41.69
	专科	阴道分娩人次	–	184 059	158 616	144 634	137 691	
		阴道分娩患者中符合医院获得性指标 ICD-10 编码的条目数	–	17 711	19 261	17 494	17 562	
		住院产妇阴道分娩产程和分娩期间并发症的发生率（‰）	–	96.22	121.43	120.95	127.55	▲ 31.33

* 变化：委属委管、三级医院的变化为 2020 年较 2016 年的差值；二级医院的变化为 2020 年较 2017 年的差值。

表 3-1-1-5　2016—2020 年全国住院产妇阴道分娩产程和分娩期间并发症的发生率（‰）（包括分娩时 II 度会阴裂伤 O70.1）

等级	类型	指标	2016 年	2017 年	2018 年	2019 年	2020 年	变化 *
委属委管	综合	阴道分娩人次	42 243	38 230	37 382	41 562	29 822	
		阴道分娩患者中符合医院获得性指标 ICD-10 编码的条目数	6910	6855	7053	8859	6717	
		住院产妇阴道分娩产程和分娩期间并发症的发生率（‰）	163.58	179.31	188.67	213.15	225.24	▲ 61.66
	专科	阴道分娩人次	15 541	12 520	11 996	13 973	12 459	
		阴道分娩患者中符合医院获得性指标 ICD-10 编码的条目数	2424	2059	2386	3973	3855	
		住院产妇阴道分娩产程和分娩期间并发症的发生率（‰）	155.97	164.46	198.90	284.33	309.41	▲ 153.44
三级公立	综合	阴道分娩人次	2 043 588	1 945 233	1 763 480	1 791 298	1 417 204	
		阴道分娩患者中符合医院获得性指标 ICD-10 编码的条目数	213 417	249 756	265 785	320 260	313 178	
		住院产妇阴道分娩产程和分娩期间并发症的发生率（‰）	104.43	128.39	150.72	178.79	220.98	▲ 116.55

续表

等级	类型	指标	2016 年	2017 年	2018 年	2019 年	2020 年	变化 *
三级公立	专科	阴道分娩人次	895 410	881 059	842 084	908 297	767 506	
		阴道分娩患者中符合医院获得性指标 ICD-10 编码的条目数	116 102	128 684	138 907	181 729	177 872	
		住院产妇阴道分娩产程和分娩期间并发症的发生率（‰）	129.66	146.06	164.96	200.08	231.75	▲ 102.09
二级公立	综合	阴道分娩人次	–	2 240 663	1 894 503	1 769 049	1 395 971	
		阴道分娩患者中符合医院获得性指标 ICD-10 编码的条目数	–	179 364	185 868	203 966	189 860	
		住院产妇阴道分娩产程和分娩期间并发症的发生率（‰）	–	80.05	98.11	115.30	136.01	▲ 55.96
	专科	阴道分娩人次	–	184 059	158 616	144 634	137 691	
		阴道分娩患者中符合医院获得性指标 ICD-10 编码的条目数	–	24 434	28 315	28 053	29 387	
		住院产妇阴道分娩产程和分娩期间并发症的发生率（‰）	–	132.75	178.51	193.96	213.43	▲ 80.68

* 变化：委属委管、三级医院的变化为 2020 年较 2016 年的差值；二级医院的变化为 2020 年较 2017 年的差值。

2. 剖宫产产程和分娩期间并发症的发生率（按剖宫产分娩总人次计算的发生率）

2020 年二级、三级公立医疗机构出院患者中按剖宫产分娩总人次计算，剖宫产产程和分娩期间并发症的发生率逐年上升，其中三级综合医院、三级专科医院分别上升了 43.07 个千分点和 35.93 个千分点，二级综合医院、二级专科医院分别上升了 17.53 个千分点和 26.33 个千分点（图 3-1-1-10、表 3-1-1-6）。

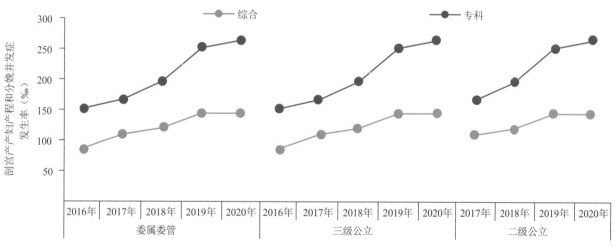

图 3-1-1-10 2016—2020 年剖宫产产程和分娩期间并发症的发生率

表 3-1-1-6 2016—2020 年全国住院产妇剖宫产产程和分娩期间并发症的发生率

等级	类型	指标	2016 年	2017 年	2018 年	2019 年	2020 年	变化 *
委属委管	综合	剖宫产人次	44 852	44 957	42 814	48 497	33 205	
		剖宫产患者中符合医院获得性指标 ICD-10 编码的条目数	3892	4934	5132	6984	4859	
		住院产妇剖宫产产程和分娩期间并发症的发生率（‰）	86.77	109.75	119.87	144.01	146.33	▲ 59.56

续表

等级	类型	指标	2016年	2017年	2018年	2019年	2020年	变化*
委属委管	专科	剖宫产人次	13 408	11 926	11 975	14 134	13 654	
		剖宫产患者中符合医院获得性指标ICD-10编码的条目数	2036	1989	2347	3549	3598	
		住院产妇剖宫产产程和分娩期间并发症的发生率（‰）	151.85	166.78	195.99	251.10	263.51	▲111.66
三级公立	综合	剖宫产人次	1 475 728	1 592 756	1 544 717	1 615 693	1 322 648	
		剖宫产患者中符合医院获得性指标ICD-10编码的条目数	88 502	106 751	117 573	143 716	136 291	
		住院产妇剖宫产产程和分娩期间并发症的发生率（‰）	59.97	67.02	76.11	88.95	103.04	▲43.07
	专科	剖宫产人次	519 105	569 497	571 181	648 207	574 309	
		剖宫产患者中符合医院获得性指标ICD-10编码的条目数	39 596	46 026	51 908	63 626	64 443	
		住院产妇剖宫产产程和分娩期间并发症的发生率（‰）	76.28	80.82	90.88	98.16	112.21	▲35.93
二级公立	综合	剖宫产人次	–	1 286 380	1 185 878	1 150 107	947 218	
		剖宫产患者中符合医院获得性指标ICD-10编码的条目数	–	37 597	41 676	46 586	44 296	
		住院产妇剖宫产产程和分娩期间并发症的发生率（‰）	–	29.23	35.14	40.51	46.76	▲17.53
	专科	剖宫产人次	–	43 737	67 922	87 708	77 416	
		剖宫产患者中符合医院获得性指标ICD-10编码的条目数	–	2208	3561	6300	5946	
		住院产妇剖宫产产程和分娩期间并发症的发生率（‰）	–	50.48	52.43	71.83	76.81	▲26.33

* 变化：委属委管、三级医院的变化为2020年较2016年的差值；二级医院的变化为2020年较2017年的差值。

3. 新生儿产伤的发生率（按分娩结局的新生儿总人次计算的发生率）

2020年二级、三级公立医疗机构出院患者中按分娩结局的新生儿总人次计算，新生儿产伤的发生率呈上升趋势，其中，三级综合医院、三级专科医院较2016年分别上升了9.88个千分点和1.83个千分点，二级综合医院、二级专科医院较2017年分别上升了6.54个千分点和18.12个千分点（图3-1-1-11、表3-1-1-7）。

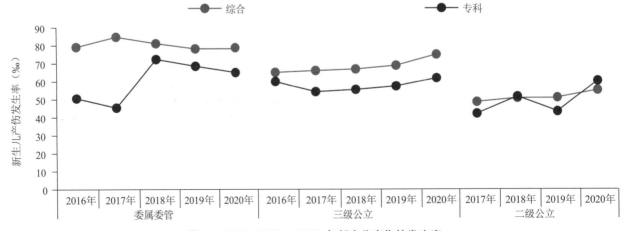

图3-1-1-11 2016—2020年新生儿产伤的发生率

表 3-1-1-7　2016—2020 年全国新生儿产伤的发生率

等级	类型	指标	2016 年	2017 年	2018 年	2019 年	2020 年	变化*
委属委管	综合	新生儿人次	29 581	29 913	30 998	31 169	22 924	
		新生儿患者中符合医院获得性指标 ICD-10 编码的条目数	2343	2537	2516	2439	1807	
		新生儿患者产伤的发生率（‰）	79.21	84.81	81.17	78.25	78.83	▼ 0.38
	专科	新生儿人次	13 129	11 938	12 446	13 716	12 848	
		新生儿患者中符合医院获得性指标 ICD-10 编码的条目数	666	543	901	941	836	
		新生儿患者产伤的发生率（‰）	50.73	45.49	72.39	68.61	65.07	▲ 14.34
三级公立	综合	新生儿人次	1 174 853	1 232 535	1 177 853	1 182 490	973 531	
		新生儿患者中符合医院获得性指标 ICD-10 编码的条目数	76 525	81 465	78 839	81 505	73 033	
		新生儿患者产伤的发生率（‰）	65.14	66.10	66.93	68.93	75.02	▲ 9.88
	专科	新生儿人次	642 664	676 323	668 990	699 101	597 788	
		新生儿患者中符合医院获得性指标 ICD-10 编码的条目数	38 604	36 745	37 155	40 151	37 006	
		新生儿患者产伤的发生率（‰）	60.07	54.33	55.54	57.43	61.90	▲ 1.83
二级公立	综合	新生儿人次	–	896 296	831 017	825 476	678 612	
		新生儿患者中符合医院获得性指标 ICD-10 编码的条目数	–	43 653	42 229	42 160	37 484	
		新生儿患者产伤的发生率（‰）	–	48.70	50.82	51.07	55.24	▲ 6.54
	专科	新生儿人次	–	77 053	72 118	82 767	69 436	
		新生儿患者中符合医院获得性指标 ICD-10 编码的条目数	–	3251	3723	3590	4188	
		新生儿患者产伤的发生率（‰）	–	42.19	51.62	43.37	60.31	▲ 18.12

* 变化：委属委管、三级医院的变化为 2020 年较 2016 年的差值；二级医院的变化为 2020 年较 2017 年的差值。

4. 阴道分娩/剖宫产产程和分娩期间并发症细项分析

本部分将二级、三级综合医院作为分析样本计算。

2020 年三级综合医院 1 417 204 例阴道分娩住院患者中，有 249 920 例发生了产程和分娩期间并发症，占阴道分娩总例数的 17.64%，各并发症细项排名前 5 位的分别是：其他的即刻产后出血（4.80%）、部分胎盘和胎膜滞留不伴有出血（3.91%）、宫颈的产科裂伤（3.01%）、仅产科高位阴道裂伤（2.77%）、胎盘滞留不伴有出血（1.52%）（表 3-1-1-8）。

2020 年二级综合医院 1 395 971 例阴道分娩住院患者中，有 149 189 例发生了产程和分娩期间并发症，占阴道分娩总例数的 10.69%，各并发症细项排名前 5 位的分别是：其他的即刻产后出血（2.82%）、宫颈的产科裂伤（1.97%）、仅产科高位阴道裂伤（1.84%）、部分胎盘和胎膜滞留不伴有出血（1.68%）、分娩时未特指的会阴裂伤（1.11%）（表 3-1-1-9）。

表 3-1-1-8　2016 年及 2020 年三级综合医院阴道分娩产程和分娩期间并发症细项分析

（按 2020 年三级综合医院阴道分娩产程和分娩期间并发症细项发生总例数占比降序排列）

2016 年阴道分娩（2 043 588 例）			三级公立综合医院	2020 年阴道分娩（1 417 204 例）		
181 521 例阴道分娩产程和分娩期间并发症，占阴道分娩总例数的比例：88.82‰			产程和分娩期间并发症细项及对应 ICD 编码（前 20 位）	249 920 例阴道分娩产程和分娩期间并发症，占阴道分娩总例数的比例：176.35‰		
排名	例数	占比（%）		占比（%）	例数	排名
第 1 名	52 524 例	2.57	其他的即刻产后出血（O72.1）	4.80	67 997 例	第 1 名
第 2 名	35 494 例	1.74	部分胎盘和胎膜滞留不伴有出血（O73.1）	3.91	55 457 例	第 2 名
第 3 名	27 002 例	1.32	宫颈的产科裂伤（O71.3）	3.01	42 706 例	第 3 名
第 5 名	17 238 例	0.84	仅产科高位阴道裂伤（O71.4）	2.77	39 263 例	第 4 名
第 4 名	19 550 例	0.96	胎盘滞留不伴有出血（O73.0）	1.52	21 501 例	第 5 名
第 7 名	9855 例	0.48	产程和分娩的其他特指并发症（O75.8）	1.18	16 716 例	第 6 名
第 6 名	15 439 例	0.76	第三产程出血（O72.0）	0.94	13 311 例	第 7 名
第 9 名	6780 例	0.33	分娩时未特指的会阴裂伤（O70.9）	0.84	11 865 例	第 8 名
第 10 名	3640 例	0.18	盆腔的产科血肿（O71.7）	0.61	8600 例	第 9 名
第 8 名	7158 例	0.35	延迟性和继发性产后出血（O72.2）	0.48	6733 例	第 10 名
第 11 名	2056 例	0.10	产褥期的其他并发症，不可归类在他处者（O90.8）	0.20	2874 例	第 11 名
第 16 名	587 例	0.03	产程期间发热，不可归类在他处者（O75.2）	0.13	1818 例	第 12 名
第 12 名	950 例	0.05	分娩后不明原因的发热（O86.4）	0.08	1146 例	第 13 名
第 15 名	635 例	0.03	分娩时Ⅲ度会阴裂伤（O70.2）	0.06	823 例	第 14 名
第 18 名	538 例	0.03	伤及骨盆关节和韧带的产科损害（O71.6）	0.04	632 例	第 15 名
第 25 名	213 例	0.01	产程期间其他的感染（O75.3）	0.04	626 例	第 16 名
第 13 名	756 例	0.04	会阴产科的伤口破裂（O90.1）	0.04	591 例	第 17 名
第 17 名	539 例	0.03	产程和分娩未特指的并发症（O75.9）	0.04	557 例	第 18 名
第 14 名	679 例	0.03	产程中子宫破裂（O71.1）	0.03	439 例	第 19 名
第 31 名	60 例	0.00	产褥期痔（O87.2）	0.03	365 例	第 20 名

表 3-1-1-9　2017 年及 2020 年二级综合医院阴道分娩产程和分娩期间并发症细项分析

（按 2020 年二级综合医院阴道分娩产程和分娩期间并发症细项发生总例数占比降序排列）

2017 年阴道分娩（2 240 663 例）			二级公立综合医院	2020 年阴道分娩（1 395 971 例）		
146 041 例阴道分娩产程和分娩期间并发症，占阴道分娩总例数的比例：65.18‰			产程和分娩期间并发症细项及对应 ICD 编码（前 20 位）	149 189 例阴道分娩产程和分娩期间并发症，占阴道分娩总例数的比例：106.87‰		
排名	例数	占比（%）		占比（%）	例数	排名
第 1 名	40 389 例	1.80	其他的即刻产后出血（O72.1）	2.82	39 336 例	第 1 名
第 2 名	27 949 例	1.25	宫颈的产科裂伤（O71.3）	1.97	27 509 例	第 2 名
第 3 名	22 719 例	1.01	仅产科高位阴道裂伤（O71.4）	1.84	25 680 例	第 3 名
第 4 名	16 418 例	0.73	部分胎盘和胎膜滞留不伴有出血（O73.1）	1.68	23 461 例	第 4 名
第 7 名	10 769 例	0.48	分娩时未特指的会阴裂伤（O70.9）	1.11	15 536 例	第 5 名
第 5 名	11 098 例	0.50	胎盘滞留不伴有出血（O73.0）	0.73	10 154 例	第 6 名
第 6 名	10 917 例	0.49	第三产程出血（O72.0）	0.57	7918 例	第 7 名
第 10 名	4619 例	0.21	产程和分娩的其他特指并发症（O75.8）	0.48	6633 例	第 8 名
第 8 名	7000 例	0.31	延迟性和继发性产后出血（O72.2）	0.30	4228 例	第 9 名
第 9 名	6196 例	0.28	盆腔的产科血肿（O71.7）	0.27	3713 例	第 10 名
第 11 名	1075 例	0.05	会阴产科的伤口破裂（O90.1）	0.06	809 例	第 11 名
第 12 名	926 例	0.04	产褥期的其他并发症，不可归类在他处者（O90.8）	0.05	745 例	第 12 名
第 13 名	705 例	0.03	分娩时Ⅲ度会阴裂伤（O70.2）	0.04	585 例	第 13 名
第 14 名	661 例	0.03	分娩后不明原因的发热（O86.4）	0.04	556 例	第 14 名
第 17 名	398 例	0.02	伤及骨盆关节和韧带的产科损害（O71.6）	0.03	373 例	第 15 名
第 35 名	29 例	0.00	未特指的产科创伤（O71.9）	0.03	365 例	第 16 名
第 21 名	276 例	0.01	产程和分娩未特指的并发症（O75.9）	0.03	353 例	第 17 名
第 16 名	516 例	0.02	人工破膜后分娩延迟（O75.5）	0.02	327 例	第 18 名
第 18 名	337 例	0.02	产程期间其他的感染（O75.3）	0.02	299 例	第 19 名
第 15 名	551 例	0.02	产程中子宫破裂（O71.1）	0.02	279 例	第 20 名

　　2020年三级综合医院 1 322 648 例剖宫产出院患者中，有 136 291 例发生了产程和分娩期间并发症，占剖宫产总例数的 10.30%，各并发症细项排名前 5 位的分别是：胎盘滞留不伴有出血（2.87%）、其他的即刻产后出血（2.85%）、第三产程出血（2.05%）、产程中子宫破裂（1.08%）、产程开始前子宫破裂（0.44%）（表 3-1-1-10）。

　　2020年二级综合医院 947 218 例剖宫产出院患者中，有 44 296 例发生了产程和分娩期间并发症，占剖宫产总例数的 4.68%，各并发症细项排名前 5 位的分别是：其他的即刻产后出血（1.61%）、第三产程出血（0.84%）、胎盘滞留不伴有出血（0.81%）、产程中子宫破裂（0.47%）、产程开始前子宫破裂（0.24%）（表 3-1-1-11）。

表 3-1-1-10　2016 年及 2020 年三级综合医院剖宫产产程和分娩期间并发症细项分析

（按 2020 年三级综合医院剖宫产产程和分娩期间并发症细项发生总例数占比降序排列）

2016 年剖宫产（1 475 728 例）			三级公立综合医院	2020 年剖宫产（1 322 648 例）		
88 502 例剖宫产产程和分娩期间并发症，占剖宫产总例数的比 60.00‰			产程和分娩期间并发症细项及对应 ICD 编码（前 20 位）	136 291 例剖宫产产程和分娩期间并发症，占剖宫产总例数的比例：103.04‰		
排名	例数	占比（%）		占比（%）	例数	排名
第 3 名	16 878 例	1.14	胎盘滞留不伴有出血（O73.0）	2.87	38 012 例	第 1 名
第 1 名	30 390 例	2.06	其他的即刻产后出血（O72.1）	2.85	37 741 例	第 2 名
第 2 名	20 881 例	1.41	第三产程出血（O72.0）	2.05	27 105 例	第 3 名
第 4 名	7225 例	0.49	产程中子宫破裂（O71.1）	1.08	14 309 例	第 4 名
第 10 名	1011 例	0.07	产程开始前子宫破裂（O71.0）	0.44	5787 例	第 5 名
第 5 名	5232 例	0.35	产程和分娩的其他特指并发症（O75.8）	0.41	5394 例	第 6 名
第 6 名	3690 例	0.25	部分胎盘和胎膜滞留不伴有出血（O73.1）	0.37	4940 例	第 7 名
第 8 名	1555 例	0.11	分娩后不明原因的发热（O86.4）	0.22	2948 例	第 8 名
第 12 名	606 例	0.04	剖宫产术的伤口破裂（O90.0）	0.21	2761 例	第 9 名
第 13 名	490 例	0.03	产程期间其他的感染（O75.3）	0.14	1811 例	第 10 名
第 17 名	395 例	0.03	产程期间发热，不可归类在他处者（O75.2）	0.12	1567 例	第 11 名
第 11 名	629 例	0.04	产褥期的其他并发症，不可归类在他处者（O90.8）	0.11	1487 例	第 12 名
第 7 名	2153 例	0.15	延迟性和继发性产后出血（O72.2）	0.11	1418 例	第 13 名
第 14 名	486 例	0.03	其他特指的产褥感染（O86.8）	0.08	1007 例	第 14 名
第 16 名	400 例	0.03	产后凝血缺陷（O72.3）	0.07	959 例	第 15 名
第 15 名	470 例	0.03	产程和分娩期间或以后休克（O75.1）	0.06	793 例	第 16 名
第 19 名	355 例	0.02	产科手术伤口的感染（O86.0）	0.04	586 例	第 17 名
第 23 名	157 例	0.01	分娩后泌尿道感染（O86.2）	0.03	445 例	第 18 名
第 9 名	1508 例	0.10	产程和分娩未特指的并发症（O75.9）	0.03	375 例	第 19 名
第 28 名	80 例	0.01	产科血凝块栓塞（O88.2）	0.03	352 例	第 20 名

表 3-1-1-11　2017 年及 2020 年二级综合医院剖宫产产程和分娩期间并发症细项分析

（按 2020 年二级综合医院剖宫产产程和分娩期间并发症细项发生总例数占比降序排列）

2017 年剖宫产（1 286 380 例）			二级公立综合医院	2020 年剖宫产（947 218 例）		
37 597 例剖宫产产程和分娩期间并发症，占剖宫产总例数的比例：29.23‰			产程和分娩期间并发症细项及对应 ICD 编码（前 20 位）	44 296 例剖宫产产程和分娩期间并发症，占剖宫产总例数的比例：46.76‰		
排名	例数	占比（%）		占比（%）	例数	排名
第 1 名	14 282 例	1.11	其他的即刻产后出血（O72.1）	1.61	15 268 例	第 1 名
第 2 名	7233 例	0.56	第三产程出血（O72.0）	0.84	7989 例	第 2 名
第 3 名	5145 例	0.40	胎盘滞留不伴有出血（O73.0）	0.81	7684 例	第 3 名
第 4 名	3642 例	0.28	产程中子宫破裂（O71.1）	0.47	4493 例	第 4 名
第 8 名	880 例	0.07	产程开始前子宫破裂（O71.0）	0.24	2305 例	第 5 名
第 6 名	1198 例	0.09	部分胎盘和胎膜滞留不伴有出血（O73.1）	0.21	1997 例	第 6 名
第 12 名	479 例	0.04	剖宫产术的伤口破裂（O90.0）	0.14	1281 例	第 7 名
第 7 名	1155 例	0.09	产程和分娩的其他特指并发症（O75.8）	0.13	1245 例	第 8 名
第 5 名	1568 例	0.12	延迟性和继发性产后出血（O72.2）	0.11	1053 例	第 9 名
第 9 名	854 例	0.07	分娩后不明原因的发热（O86.4）	0.08	731 例	第 10 名
第 13 名	464 例	0.04	产程期间其他的感染（O75.3）	0.06	608 例	第 11 名
第 17 名	181 例	0.01	其他特指的产褥感染（O86.8）	0.05	458 例	第 12 名
第 14 名	319 例	0.02	产科手术伤口的感染（O86.0）	0.04	418 例	第 13 名
第 18 名	156 例	0.01	分娩后泌尿道感染（O86.2）	0.03	275 例	第 14 名
第 27 名	30 例	0.00	其他特指的产科创伤（O71.8）	0.03	254 例	第 15 名
第 10 名	617 例	0.05	产褥期的其他并发症，不可归类在他处者（O90.8）	0.03	240 例	第 16 名
第 19 名	145 例	0.01	产程期间发热，不可归类在他处者（O75.2）	0.02	222 例	第 17 名
第 15 名	256 例	0.02	羊水栓塞（O88.1）	0.02	210 例	第 18 名
第 21 名	144 例	0.01	产程和分娩期间或以后休克（O75.1）	0.02	198 例	第 19 名
第 32 名	18 例	0.00	产褥期的静脉并发症（O87.9）	0.01	113 例	第 20 名

（四）住院患者其他获得性指标的发生率（按出院患者总人次计算的发生率）

　　2016—2020 年二级、三级医院住院患者住院期间发生其他获得性指标的发生率总体呈下降趋势，其中，三级综合医院和三级专科医院较 2016 年分别下降了 0.32 个千分点和 0.21 个千分点，二级综合医院较 2017 年下降了 0.10 个千分点，二级专科医院较 2017 年上升了 0.03 个千分点（图 3-1-1-12、表 3-1-1-12）。

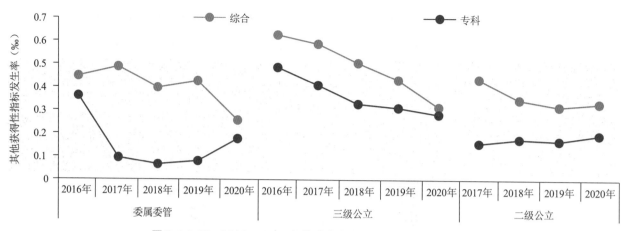

图 3-1-1-12 2016—2020 年住院患者其他获得性指标的发生率

表 3-1-1-12 2016—2020 年全国住院患者其他获得性指标的发生率

等级	类型	指标	2016 年	2017 年	2018 年	2019 年	2020 年	变化 *
委属委管	综合	出院人次	2 829 097	3 046 683	3 307 664	3 618 012	2 720 513	
		出院患者中其他医院获得性指标 ICD-10 编码的条目数	1267	1487	1317	1544	699	
		住院患者其他获得性指标的发生率（‰）	0.45	0.49	0.40	0.43	0.26	▼ 0.19
	专科	出院人次	582 016	632 038	745 238	786 035	655 125	
		出院患者中其他医院获得性指标 ICD-10 编码的条目数	211	60	49	63	116	
		住院患者其他获得性指标的发生率（‰）	0.36	0.09	0.07	0.08	0.18	▼ 0.18
三级公立	综合	出院人次	59 760 268	64 192 381	68 843 528	74 872 239	64 184 815	
		出院患者中其他医院获得性指标 ICD-10 编码的条目数	37 450	37 765	34 848	32 379	20 201	
		住院患者其他获得性指标的发生率（‰）	0.63	0.59	0.51	0.43	0.31	▼ 0.32
	专科	出院人次	10 613 398	11 538 488	12 497 856	13 806 600	11 668 579	
		出院患者中其他医院获得性指标 ICD-10 编码的条目数	5163	4728	4113	4310	3303	
		住院患者其他获得性指标的发生率（‰）	0.49	0.41	0.33	0.31	0.28	▼ 0.21
二级公立	综合	出院人次	–	39 894 887	41 986 891	44 929 836	36 828 723	
		出院患者中其他医院获得性指标 ICD-10 编码的条目数	–	17 352	14 570	14 278	12 223	
		住院患者其他获得性指标的发生率（‰）	–	0.43	0.35	0.32	0.33	▼ 0.10
	专科	出院人次	–	1 412 266	1 440 619	1 531 408	1 262 386	
		出院患者中其他医院获得性指标 ICD-10 编码的条目数	–	223	254	259	246	
		住院患者其他获得性指标的发生率（‰）	–	0.16	0.18	0.17	0.19	▲ 0.03

* 变化：委属委管、三级医院的变化为 2020 年较 2016 年的差值；二级医院的变化为 2020 年较 2017 年的差值。

（五）住院 ICU 患者获得性指标发生率

本年度采取两种方式监测住院 ICU 患者获得性指标的发生情况。

第一种方式是计算住院 ICU 呼吸机相关性肺炎、血管内导管相关血流感染、导尿管相关泌尿系感染发生例数分别占同期 ICU 患者有创机械通气总天数、血管内导管留置总天数、导尿管留置总天数的比例。

1. 住院 ICU 呼吸机相关性肺炎发生率（例 / 千机械通气日）

综合医院住院 ICU 呼吸机相关性肺炎发生率总体呈下降趋势。2020 年，三级综合医院和三级专科医院较 2017 年分别下降了 4.03 和 3.64 例 / 千机械通气日，二级综合医院较 2017 年下降了 5.59 例 / 千机械通气日，二级专科医院较 2017 年上升了 0.78 例 / 千机械通气日（图 3-1-1-13、表 3-1-1-13）。

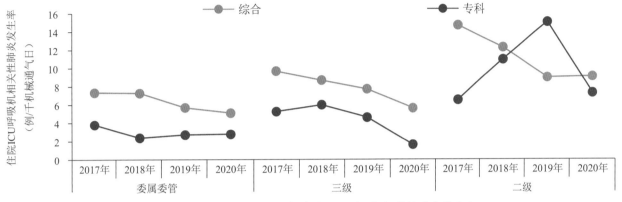

图 3-1-1-13　2017—2020 年住院 ICU 呼吸机相关性肺炎发生率

表 3-1-1-13　2017—2020 年全国住院 ICU 呼吸机相关性肺炎发生率

等级	类型	指标	2017 年	2018 年	2019 年	2020 年	变化*
委属委管	综合	住院 ICU 患者有创机械通气总天数	120 553	120 489	144 275	134 325	
		住院 ICU 呼吸机相关性肺炎发生例数	886	878	822	686	
		住院 ICU 呼吸机相关性肺炎发生率（例 / 千机械通气日）	7.35	7.29	5.70	5.11	▼ 2.24
	专科	住院 ICU 患者有创机械通气总天数	24 640	3792	14 333	14 391	
		住院 ICU 呼吸机相关性肺炎发生例数	94	9	39	40	
		住院 ICU 呼吸机相关性肺炎发生率（例 / 千机械通气日）	3.81	2.37	2.72	2.78	▼ 1.03
三级	综合	住院 ICU 患者有创机械通气总天数	2 412 110	3 240 888	3 338 419	4 990 145	
		住院 ICU 呼吸机相关性肺炎发生例数	23 330	28 154	25 757	28 139	
		住院 ICU 呼吸机相关性肺炎发生率（例 / 千机械通气日）	9.67	8.69	7.72	5.64	▼ 4.03
	专科	住院 ICU 患者有创机械通气总天数	211 244	234 135	254 301	772 309	
		住院 ICU 呼吸机相关性肺炎发生例数	1113	1404	1177	1262	
		住院 ICU 呼吸机相关性肺炎发生率（例 / 千机械通气日）	5.27	6.00	4.63	1.63	▼ 3.64
二级	综合	住院 ICU 患者有创机械通气总天数	468 910	917 691	951 888	1 497 010	
		住院 ICU 呼吸机相关性肺炎发生例数	6893	11 270	8563	13 640	
		住院 ICU 呼吸机相关性肺炎发生率（例 / 千机械通气日）	14.70	12.28	9.00	9.11	▼ 5.59
	专科	住院 ICU 患者有创机械通气总天数	3369	11 299	8893	6566	
		住院 ICU 呼吸机相关性肺炎发生例数	22	124	134	48	
		住院 ICU 呼吸机相关性肺炎发生率（例 / 千机械通气日）	6.53	10.97	15.07	7.31	▲ 0.78

2. 住院 ICU 血管内导管相关血流感染发生率（例 / 千导管日）

综合医院住院 ICU 血管内导管相关血流感染发生率总体呈下降趋势。2020 年，三级综合和三级专科医院较 2017 年分别下降了 0.93 和 0.64 例 / 千导管日，二级综合医院较 2017 年下降了 1.17 例 / 千导管日，二级专科医院较 2017 年上升了 0.47 例 / 千导管日（图 3-1-1-14、表 3-1-1-14）。

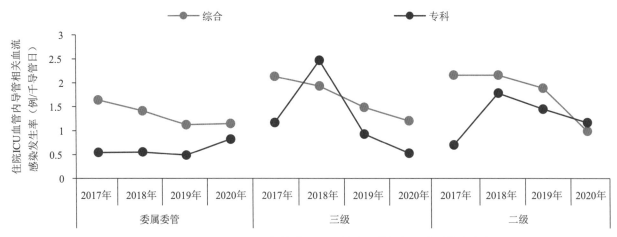

图 3-1-1-14　2017—2020 年住院 ICU 血管内导管相关血流感染发生率

表 3-1-1-14　2017—2020 年全国住院 ICU 血管内导管相关血流感染发生率

等级	类型	指标	2017 年	2018 年	2019 年	2020 年	变化*
委属委管	综合	住院 ICU 患者血管内导管留置总天数	154 908	185 555	192 095	140 358	
		住院 ICU 血管内导管相关血流感染发生例数	254	262	216	161	
		院 ICU 血管内导管相关血流感染发生率（例/千导管日）	1.64	1.41	1.12	1.15	▼ 0.49
	专科	住院 ICU 患者血管内导管留置总天数	54 961	12 636	28 586	42 571	
		住院 ICU 血管内导管相关血流感染发生例数	30	7	14	35	
		院 ICU 血管内导管相关血流感染发生率（例/千导管日）	0.55	0.55	0.49	0.82	▲ 0.27
三级	综合	住院 ICU 患者血管内导管留置总天数	2 715 909	3 474 888	3 872 514	5 635 613	
		住院 ICU 血管内导管相关血流感染发生例数	5787	6704	5757	6790	
		院 ICU 血管内导管相关血流感染发生率（例/千导管日）	2.13	1.93	1.49	1.20	▼ 0.93
	专科	住院 ICU 患者血管内导管留置总天数	336 112	427 830	514 023	991 396	
		住院 ICU 血管内导管相关血流感染发生例数	392	1056	478	521	
		院 ICU 血管内导管相关血流感染发生率（例/千导管日）	1.17	2.47	0.93	0.53	▼ 0.64
二级	综合	住院 ICU 患者血管内导管留置总天数	551 048	1 059 934	1 151 898	2 934 006	
		住院 ICU 血管内导管相关血流感染发生例数	1188	2284	2173	2894	
		院 ICU 血管内导管相关血流感染发生率（例/千导管日）	2.16	2.15	1.89	0.99	▼ 1.17
	专科	住院 ICU 患者血管内导管留置总天数	5 729	17 413	20 023	13 711	
		住院 ICU 血管内导管相关血流感染发生例数	4	31	29	16	
		院 ICU 血管内导管相关血流感染发生率（例/千导管日）	0.70	1.78	1.45	1.17	▲ 0.47

3. 住院 ICU 导尿管相关泌尿系感染发生率（例/千导尿管日）

综合医院住院 ICU 导尿管相关泌尿系感染发生率总体呈下降趋势。2020 年，三级综合和三级专科医院较 2017 年分别下降了 1.72 和 1.29 例/千导尿管日，二级综合医院较 2017 年下降了 1.43 例/千导尿管日，二级专科医院较 2017 年上升了 0.78 例/千导尿管日（图 3-1-1-15、表 3-1-1-15）。

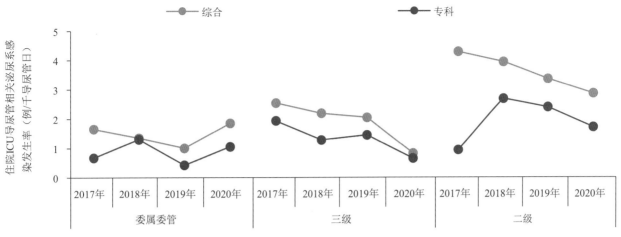

图 3-1-1-15 2017—2020 年住院 ICU 导尿管相关泌尿系感染发生率

表 3-1-1-15 2017—2020 年全国住院 ICU 导尿管相关泌尿系感染发生率

等级	类型	指标	2017 年	2018 年	2019 年	2020 年	变化*
委属委管	综合	住院 ICU 患者导尿管留置总天数	203 473	229 208	246 609	184 980	
		住院 ICU 导尿管相关泌尿系感染发生例数	335	308	246	342	
		住院 ICU 导尿管相关泌尿系感染发生率（例/千导尿管日）	1.65	1.34	1.00	1.85	▲ 0.20
	专科	住院 ICU 患者导尿管留置总天数	25 460	5414	19 027	20 988	
		住院 ICU 导尿管相关泌尿系感染发生例数	17	7	8	22	
		住院 ICU 导尿管相关泌尿系感染发生率（例/千导尿管日）	0.67	1.29	0.42	1.05	▲ 0.38
三级	综合	住院 ICU 患者导尿管留置总天数	4 112 781	5 197 785	5 783 913	16 663 947	
		住院 ICU 导尿管相关泌尿系感染发生例数	10 438	11 346	11 809	13 664	
		住院 ICU 导尿管相关泌尿系感染发生率（例/千导尿管日）	2.54	2.18	2.04	0.82	▼ 1.72
	专科	住院 ICU 患者导尿管留置总天数	220 302	290 833	356 609	891 501	
		住院 ICU 导尿管相关泌尿系感染发生例数	425	370	516	574	
		住院 ICU 导尿管相关泌尿系感染发生率（例/千导尿管日）	1.93	1.27	1.45	0.64	▼ 1.29
二级	综合	住院 ICU 患者导尿管留置总天数	990 910	1 897 849	2 061 497	3 948 149	
		住院 ICU 导尿管相关泌尿系感染发生例数	4247	7472	6918	11 281	
		住院 ICU 导尿管相关泌尿系感染发生率（例/千导尿管日）	4.29	3.94	3.36	2.86	▼ 1.43
	专科	住院 ICU 患者导尿管留置总天数	1072	16 789	20 091	11 692	
		住院 ICU 导尿管相关泌尿系感染发生例数	1	45	48	20	
		住院 ICU 导尿管相关泌尿系感染发生率（例/千导尿管日）	0.93	2.68	2.39	1.71	▲ 0.78

　　第二种方式将延续历年病案首页的监测方式，计算住院 ICU 患者呼吸机相关性肺炎发生例数、血管导管相关性血流感染发生例数、导尿管相关性尿路感染发生例数占同期 ICU 患者的比例。

1. 住院 ICU 患者呼吸机相关性肺炎发生率

2020 年三级公立综合和专科医院住院 ICU 患者呼吸机相关性肺炎发生率较 2019 年有所下降，分别下降了 0.03 个千分点和 0.08 个千分点。二级公立综合医院 2017—2020 年呈上升趋势，2020 年较 2017 年上升了 0.03 个千分点（图 3-1-1-16、表 3-1-1-16）。

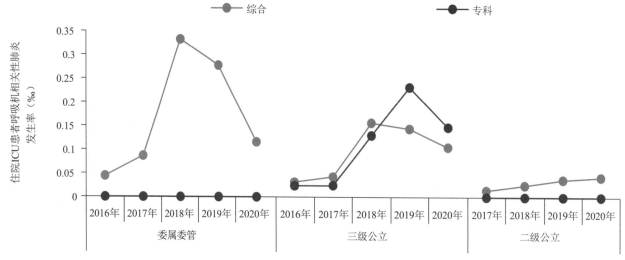

图 3-1-1-16 2016—2020 年住院 ICU 患者呼吸机相关性肺炎的发生率

表 3-1-1-16 2016—2020 年全国住院 ICU 患者呼吸机相关性肺炎的发生率

等级	类型	指标	2016 年	2017 年	2018 年	2019 年	2020 年	变化*
委属委管	综合	住院 ICU 人次	22 605	23 102	24 064	25 231	103 536	
		住院 ICU 患者呼吸机相关性肺炎人次	1	2	8	7	12	
		住院 ICU 患者呼吸机相关性肺炎的发生率（‰）	0.04	0.09	0.33	0.28	0.12	▲ 0.08
	专科	住院 ICU 人次	1010	1167	2353	4006	21 197	
		住院 ICU 患者呼吸机相关性肺炎人次	0	0	0	0	0	
		住院 ICU 患者呼吸机相关性肺炎的发生率（‰）	0	0	0	0	0	—
三级公立	综合	住院 ICU 人次	605 008	655 670	721 793	833 066	2 074 330	
		住院 ICU 患者呼吸机相关性肺炎人次	19	28	113	120	218	
		住院 ICU 患者呼吸机相关性肺炎的发生率（‰）	0.03	0.04	0.16	0.14	0.11	▲ 0.07
	专科	住院 ICU 人次	83 999	81 617	84 598	107 760	366 836	
		住院 ICU 患者呼吸机相关性肺炎人次	2	2	11	25	54	
		住院 ICU 患者呼吸机相关性肺炎的发生率（‰）	0.02	0.02	0.13	0.23	0.15	▲ 0.13
二级公立	综合	住院 ICU 人次	—	1 074 259	1 173 746	1 336 476	1 237 227	
		住院 ICU 患者呼吸机相关性肺炎人次	—	15	29	49	52	
		住院 ICU 患者呼吸机相关性肺炎的发生率（‰）	—	0.01	0.02	0.04	0.04	▲ 0.03

等级	类型	指标	2016 年	2017 年	2018 年	2019 年	2020 年	变化*
二级公立	专科	住院 ICU 人次	–	13 662	13 750	18 101	18 206	
		住院 ICU 患者呼吸机相关性肺炎人次	–	0	0	0	0	
		住院 ICU 患者呼吸机相关性肺炎的发生率（‰）	–	0	0	0	0	–

* 变化：委属委管、三级医院的变化为 2020 年较 2016 年的差值；二级医院的变化为 2020 年较 2017 年的差值。

2. 住院 ICU 患者血管导管相关性血流感染发生率（‰）

2020 年，三级公立综合和专科医院住院 ICU 患者血管导管相关性血流感染发生率较 2019 年有所下降，均下降了 0.006 个千分点（图 3-1-1-17、表 3-1-1-17）。

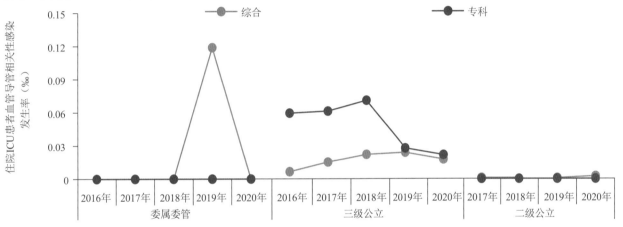

图 3-1-1-17 2016—2020 年住院 ICU 患者血管导管相关性感染的发生率

表 3-1-1-17 2016—2020 年全国住院 ICU 患者血管导管相关性感染的发生率

等级	类型	指标	2016 年	2017 年	2018 年	2019 年	2020 年	变化*
委属委管	综合	住院 ICU 人次	22 605	23 102	24 064	25 231	103 536	
		住院 ICU 患者血管导管相关性感染人次	0	0	0	3	0	
		住院 ICU 患者血管导管相关性感染的发生率（‰）	0	0	0	0.12	0	–
	专科	住院 ICU 人次	1010	1167	2353	4006	21 197	
		住院 ICU 患者血管导管相关性感染人次	0	0	0	0	0	
		住院 ICU 患者血管导管相关性感染的发生率（‰）	0	0	0	0	0	–
三级公立	综合	住院 ICU 人次	605 008	655 670	721 793	833 066	2 074 330	
		住院 ICU 患者血管导管相关性感染人次	4	10	16	20	37	
		住院 ICU 患者血管导管相关性感染的发生率（‰）	0.01	0.02	0.02	0.02	0.02	▲ 0.01
	专科	住院 ICU 人次	83 999	81 617	84 598	107 760	366 836	
		住院 ICU 患者血管导管相关性感染人次	5	5	6	3	8	
		住院 ICU 患者血管导管相关性感染的发生率（‰）	0.06	0.06	0.07	0.03	0.02	▼ 0.04

续表

等级	类型	指标	2016年	2017年	2018年	2019年	2020年	变化*
二级公立	综合	住院ICU人次	–	1 074 259	1 173 746	1 336 476	1 237 227	
		住院ICU患者血管导管相关性感染人次	–	1	0	1	3	
		住院ICU患者血管导管相关性感染的发生率（‰）	–	0.001	0	0.001	0.002	▲ 0.001
	专科	住院ICU人次	–	13 662	13 750	18 101	18 206	
		住院ICU患者血管导管相关性感染人次	–	0	0	0	0	
		住院ICU患者血管导管相关性感染的发生率（‰）	–	0	0	0	0	–

*变化：委属委管、三级医院的变化为2020年较2016年的差值；二级医院的变化为2020年较2017年的差值。

3. 住院ICU患者导尿管相关性尿路感染发生率

2016—2020年，三级公立综合医院ICU患者导尿管相关性尿路感染发生率总体呈上升趋势，2020年较2016年上升了0.03个千分点。二级公立综合医院ICU患者导尿管相关性尿路感染发生率呈逐年上升趋势，2020年较2017年上升了0.03个千分点（图3-1-1-18、表3-1-1-18）。

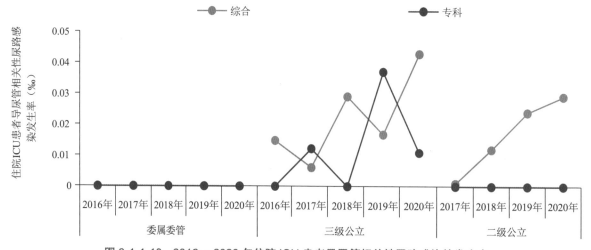

图3-1-1-18　2016—2020年住院ICU患者导尿管相关性尿路感染的发生率

表3-1-1-18　2016—2020年全国住院ICU患者导尿管相关性尿路感染的发生率

等级	类型	指标	2016年	2017年	2018年	2019年	2020年	变化*
委属委管	综合	住院ICU人次	22 605	23 102	24 064	25 231	103 536	
		住院ICU患者导尿管相关性尿路感染人次	0	0	0	0	0	
		住院ICU患者导尿管相关性尿路感染的发生率（‰）	0	0	0	0	0	–
	专科	住院ICU人次	1010	1167	2353	4006	21 197	
		住院ICU患者导尿管相关性尿路感染人次	0	0	0	0	0	
		住院ICU患者导尿管相关性尿路感染的发生率（‰）	0	0	0	0	0	–
三级公立	综合	住院ICU人次	605 008	655 670	721 793	833 066	2 074 330	
		住院ICU患者导尿管相关性尿路感染人次	9	4	21	14	89	
		住院ICU患者导尿管相关性尿路感染的发生率（‰）	0.01	0.01	0.03	0.02	0.04	▲ 0.03

续表

等级	类型	指标	2016 年	2017 年	2018 年	2019 年	2020 年	变化 *
三级公立	专科	住院 ICU 人次	83 999	81 617	84 598	107 760	366 836	
		住院 ICU 患者导尿管相关性尿路感染人次	0	1	0	4	4	
		住院 ICU 患者导尿管相关性尿路感染的发生率（‰）	0	0.01	0	0.04	0.01	▲ 0.01
二级公立	综合	住院 ICU 人次	–	1 074 259	1 173 746	1 336 476	1 237 227	
		住院 ICU 患者导尿管相关性尿路感染人次	–	1	14	32	36	
		住院 ICU 患者导尿管相关性尿路感染的发生率（‰）	–	0	0.01	0.02	0.03	▲ 0.03
	专科	住院 ICU 人次	–	13 662	13 750	18 101	18 206	
		住院 ICU 患者导尿管相关性尿路感染人次	–	0	0	0	0	
		住院 ICU 患者导尿管相关性尿路感染的发生率（‰）	–	0	0	0	0	–

* 变化：委属委管、三级医院的变化为 2020 年较 2016 年的差值；二级医院的变化为 2020 年较 2017 年的差值。

四、是否发生医院获得性指标与死亡率、平均住院日、每住院人次费用的关联性

（一）三级医院

1. 医院获得性指标与死亡率

三级综合医院 2020 年发生医院获得性指标的患者总住院死亡率为 4.49%，未发生医院获得性指标的患者总住院死亡率为 0.60%，发生医院获得性指标的总住院死亡率是未发生患者的 7.43 倍。两组死亡率比值的年度比较结果发现，三级综合医院有无发生医院获得性指标的患者总住院死亡率差异逐年增大（图 3-1-1-19）。

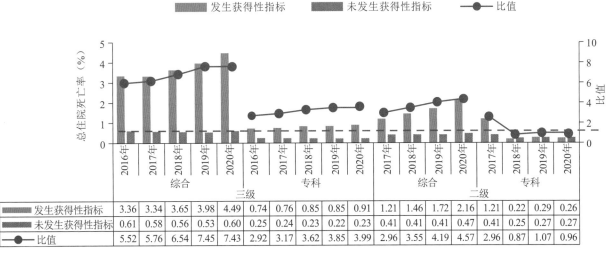

	综合（三级）					专科（三级）					综合（二级）				专科（二级）			
	2016年	2017年	2018年	2019年	2020年	2016年	2017年	2018年	2019年	2020年	2017年	2018年	2019年	2020年	2017年	2018年	2019年	2020年
发生获得性指标	3.36	3.34	3.65	3.98	4.49	0.74	0.76	0.85	0.85	0.91	1.21	1.46	1.72	2.16	1.21	0.22	0.29	0.26
未发生获得性指标	0.61	0.58	0.56	0.53	0.60	0.25	0.24	0.23	0.22	0.23	0.41	0.41	0.41	0.47	0.41	0.25	0.27	0.27
比值	5.52	5.76	6.54	7.45	7.43	2.92	3.17	3.62	3.85	3.99	2.96	3.55	4.19	4.57	2.96	0.87	1.07	0.96

* 比值为发生医院获得性疾病患者的总住院死亡率与未发生医院获得性疾病患者的总住院死亡率的比值。比值大于 1 说明发生医院获得性疾病患者的总住院死亡率高于未发生医院获得性疾病患者，比值小于 1 则反之。两组死亡率比值与基线 1 的距离越远，说明两组死亡率的差异越大。（下同）

图 3-1-1-19　发生医院获得性疾病患者与未发生医院获得性疾病患者的总住院死亡率比较

2. 医院获得性指标与平均住院日

三级综合医院 2020 年发生医院获得性指标的患者平均住院日为 11.93 天，未发生医院获得性指标的患者平均住院日为 8.53 天，发生医院获得性指标的患者平均住院日是未发生患者的 1.40 倍。三级综合医院发生医院获得性指标的患者平均住院日明显高于未发生医院获得性指标的患者（图 3-1-1-20）。

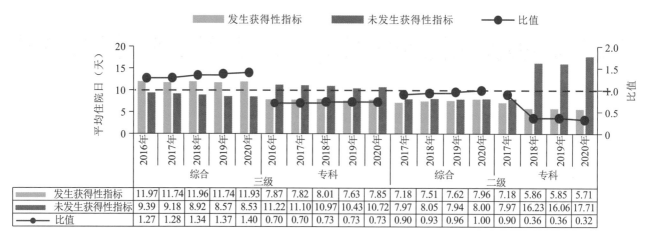

图 3-1-1-20　发生医院获得性疾病患者与未发生医院获得性疾病患者的平均住院日比较

3. 医院获得性指标与每住院人次费用

三级综合医院 2020 年发生医院获得性指标的患者每住院人次费用为 3.27 万元，未发生医院获得性指标的患者每住院人次费用为 1.48 万元，发生医院获得性指标的患者每住院人次费用是未发生患者的 2.21 倍，差异的年度变化相对平稳（图 3-1-1-21）。

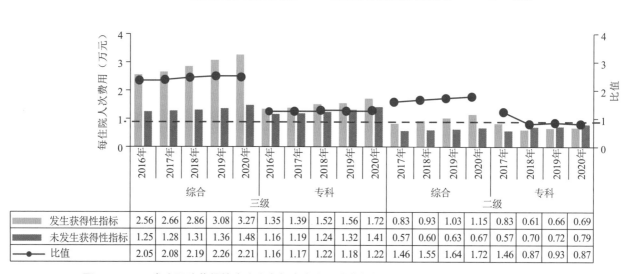

图 3-1-1-21　发生医院获得性疾病患者与未发生医院获得性疾病患者的每住院人次费用比较

（二）二级医院

1. 医院获得性指标与死亡率

二级综合医院 2020 年发生医院获得性指标的患者总住院死亡率为 2.16%，未发生医院获得性指标的总住院死亡率为 0.47%，发生医院获得性指标患者的总住院死亡率是未发生患者的 4.57 倍，两组死亡率比值的年度比较结果发现，二级综合医院有无发生医院获得性指标的总住院死亡率差异逐年增大（图 3-1-1-19）。

2. 医院获得性指标与平均住院日

二级综合医院 2020 年发生医院获得性指标的患者平均住院日为 7.96 天，未发生医院获得性指标的患者平均住院日为 8.00 天，发生医院获得性指标的患者平均住院日是未发生患者的 1.00 倍（图 3-1-1-20）。

3. 医院获得性指标与每住院人次费用

二级综合医院 2020 年发生医院获得性指标的患者每住院人次费用为 1.15 万元，未发生医院获得性指标的患者每住院人次费用为 0.67 万元，发生医院获得性指标的患者每住院人次费用是未发生患者的 1.72 倍。差异的年度变化相对平稳（图 3-1-1-21）。

五、各类医院获得性指标发生率情况

从各类医院获得性指标占出院人次的比例看，2020 年二级综合医院、三级综合医院获得性指标发生率前 5 位完全一致，首位是阴道分娩产妇产程和分娩并发症，其后依次为剖宫产分娩产妇产程和分娩并发症、新生儿产伤、各系统术后并发症（包括呼吸系统）与手术患者肺部感染与肺功能不全（表 3-1-1-19，表 3-1-1-20）。

表 3-1-1-19　2016—2020 年三级公立医院各类医院获得性指标发生率

序号	医院获得性指标发生率（‰）	三级公立											
		综合						专科					
		2016年	2017年	2018年	2019年	2020年	趋势	2016年	2017年	2018年	2019年	2020年	趋势
1	阴道分娩产妇产程和分娩并发症	88.82	106.07	123.34	144.41	176.35		101.07	114.68	128.18	151.53	178.06	
2	剖宫产分娩产妇产程和分娩并发症	59.97	67.02	76.11	88.95	103.04		76.28	80.82	90.88	98.16	112.21	
3	新生儿产伤	65.14	66.10	66.93	68.93	75.02		60.07	54.33	55.54	57.43	61.90	
4	各系统术后并发症（包括呼吸系统）	5.53	5.81	5.65	5.95	4.73		2.18	2.22	2.58	2.54	2.36	
5	手术患者肺部感染与肺功能不全	2.52	2.57	2.50	2.54	1.84		1.04	1.04	1.16	1.18	1.09	
6	手术患者手术后呼吸衰竭	1.25	1.40	1.53	1.75	1.72		0.60	0.62	0.77	0.77	0.76	
7	手术患者手术后败血症	0.52	0.61	0.69	0.76	0.85		0.45	0.47	0.58	0.58	0.73	
8	与手术/操作相关感染	0.565	0.565	0.556	0.546	0.582		0.281	0.250	0.259	0.311	0.359	
9	手术后急性肾损伤功能不全	0.348	0.376	0.405	0.468	0.511		0.146	0.157	0.159	0.185	0.229	
10	手术患者手术后深静脉血栓	0.279	0.334	0.391	0.450	0.418		0.165	0.178	0.183	0.194	0.211	
11	介入诊疗患者操作后患者其他并发症	0.220	0.246	0.301	0.305	0.350		0.110	0.123	0.148	0.176	0.208	
12	其他获得性指标	0.627	0.588	0.506	0.432	0.315		0.486	0.410	0.329	0.312	0.283	
13	植入物的并发症	0.286	0.298	0.294	0.278	0.252		0.132	0.149	0.193	0.162	0.125	
14	医源性气胸	0.203	0.214	0.219	0.235	0.232		0.121	0.142	0.157	0.210	0.205	
15	手术患者手术后出血或血肿	0.127	0.152	0.178	0.206	0.228		0.075	0.088	0.100	0.103	0.122	
16	手术患者手术后肺栓塞	0.135	0.155	0.160	0.175	0.164		0.037	0.049	0.057	0.067	0.077	
17	ICU患者获得性指标	0.051	0.064	0.206	0.185	0.163		0.083	0.098	0.201	0.297	0.180	
18	住院ICU患者呼吸机相关性肺炎	0.031	0.043	0.157	0.144	0.105		0.024	0.025	0.130	0.232	0.147	
19	住院患者医院内跌倒/坠床所致髋部骨折	0.394	0.358	0.290	0.210	0.098		0.263	0.176	0.110	0.058	0.037	
20	手术患者手术后猝死	0.061	0.060	0.062	0.074	0.086		0.012	0.015	0.018	0.024	0.024	
21	手术患者手术后生理/代谢紊乱	0.036	0.038	0.044	0.054	0.060		0.009	0.009	0.031	0.170	0.181	
22	住院患者压力损伤（II度及II度以上）	0.1196	0.1111	0.0906	0.0886	0.0525		0.0467	0.0481	0.0410	0.0393	0.0250	
23	移植的并发症	0.0481	0.0445	0.0462	0.0524	0.0522		0.0420	0.0440	0.0527	0.0664	0.0949	
24	住院ICU患者导尿管相关性尿路感染	0.0149	0.0061	0.0291	0.0168	0.0429		0.0000	0.0123	0.0000	0.0371	0.0109	
25	输血反应	0.0222	0.0281	0.0293	0.0286	0.0338		0.1285	0.1303	0.1126	0.1156	0.1065	
26	手术患者手术伤口裂开	0.0493	0.0440	0.0360	0.0339	0.0311		0.0360	0.0327	0.0310	0.0263	0.0217	
27	手术意外穿刺伤或撕裂伤	0.0259	0.0330	0.0377	0.0288	0.0303		0.0111	0.0124	0.0115	0.0139	0.0173	
28	输注反应	0.0381	0.0321	0.0249	0.0181	0.0215		0.0080	0.0080	0.0090	0.0120	0.0106	
29	住院ICU患者血管导管相关性感染	0.0066	0.0153	0.0222	0.0240	0.0218		0.0595	0.0613	0.0709	0.0278	0.0218	
30	血液透析所致并发症	0.0006	0.0017	0.0034	0.0035	0.0071		0.0001	0.0000	0.0003	0.0007	0.0015	
31	再植及截肢的并发症	0.0066	0.0063	0.0075	0.0063	0.0065		0.0027	0.0014	0.0040	0.0129	0.0173	
32	手术过程中异物遗留	0.0038	0.0023	0.0033	0.0030	0.0030		0.0011	0.0031	0.0023	0.0025	0.0019	
33	手术患者麻醉并发症	0.0009	0.0020	0.0011	0.0005	0.0010		0.0014	0.0007	0.0006	0.0012	0.0010	

*注：按 2020 年三级综合医院住院患者医院获得性指标发生率降序排列。

*：ICU 患者获得性指标：住院 ICU 患者呼吸机相关性肺炎、住院 ICU 患者导尿管相关性尿路感染、住院 ICU 患者血管导管相关性感染的医院获得性指标发生率的分母是 ICU 人次；其他获得性指标、住院患者医院内跌倒/坠床所致髋部骨折、住院患者压力性损伤（Ⅱ度及Ⅱ度以上）、输注反应、输血反应、血液透析所致并发症的医院获得性指标发生率的分母是出院人次；剖宫产分娩产妇产程和分娩并发症的医院获得性指标发生率的分母是剖宫产人次；手术后获得性指标、各系统术后并发症（包括呼吸系统）、手术患者肺部感染与肺功能不全、与手术/操作相关感染、手术患者手术后呼吸衰竭、介入诊疗患者操作后其他并发症、手术患者手术后深静脉血栓、植入物的并发症、手术患者手术后出血或血肿、手术患者手术后败血症、手术后急性肾损伤功能不全、手术患者手术后肺栓塞、手术患者手术后猝死、手术患者手术伤口裂开、手术意外穿刺伤或撕裂伤、医源性气胸、手术患者手术后生理/代谢紊乱、移植的并发症、再植和截肢的并发症、手术过程中异物遗留、手术患者麻醉并发症的医院获得性指标发生率的分母是手术人次；新生儿产伤的医院获得性指标发生率的分母是新生儿例数；阴道分娩产妇产程和分娩并发症的医院获得性指标发生率的分母是阴道分娩人次。（下同）

表 3-1-1-20　2017—2020 年二级公立医院各类医院获得性指标发生率

序号	医院获得性指标发生率（‰）	二级公立									
		综合					专科				
		2017年	2018年	2019年	2020年	趋势	2017年	2018年	2019年	2020年	趋势
1	阴道分娩产妇产程和分娩并发症	65.18	79.43	92.17	106.87		96.22	121.43	120.95	127.55	
2	剖宫产分娩产妇产程和分娩并发症	29.23	35.14	40.51	46.76		50.48	52.43	71.83	76.81	
3	新生儿产伤	48.70	50.82	51.07	55.24		42.19	51.62	43.37	60.31	
4	各系统术后并发症（包括呼吸系统）	2.32	2.46	2.73	3.34		0.71	0.66	0.62	0.98	
5	手术患者肺部感染与肺功能不全	0.98	1.02	1.03	1.11		0.22	0.25	0.24	0.48	
6	手术患者手术后呼吸衰竭	0.54	0.67	0.83	1.16		0.14	0.22	0.23	0.24	
7	手术患者手术后败血症	0.12	0.16	0.21	0.26		0.02	0.01	0.05	0.06	
8	与手术/操作相关感染	0.457	0.479	0.465	0.512		0.112	0.072	0.102	0.156	
9	手术后急性肾损伤功能不全	0.099	0.107	0.135	0.206		0.011	0.014	0.031	0.021	
10	手术患者手术后深静脉血栓	0.083	0.106	0.126	0.195		0.011	0.035	0.035	0.042	
11	介入诊疗患者操作后患者其他并发症	0.136	0.174	0.179	0.243		0.123	0.066	0.080	0.056	
12	其他获得性指标	0.435	0.347	0.318	0.332		0.158	0.176	0.169	0.195	
13	植入物的并发症	0.107	0.132	0.147	0.170		0.067	0.133	0.095	0.126	
14	医源性气胸	0.095	0.096	0.099	0.134		0.041	0.029	0.053	0.070	
15	手术患者手术后出血或血肿	0.063	0.076	0.097	0.109		0.011	0.014	0.011	0.023	
16	手术患者手术后肺栓塞	0.050	0.061	0.072	0.091		0.015	0.029	0.016	0.012	
17	ICU患者获得性指标	0.016	0.037	0.061	0.071		0.000	0.000	0.000	0.000	
18	住院ICU患者呼吸机相关性肺炎	0.014	0.025	0.037	0.042		0.000	0.000	0.000	0.000	
19	住院患者医院内跌倒/坠床所致髋部骨折	0.314	0.234	0.201	0.201		0.063	0.071	0.054	0.097	
20	手术患者手术后猝死	0.056	0.066	0.082	0.105		0.048	0.020	0.029	0.040	
21	手术患者手术后生理/代谢紊乱	0.004	0.006	0.008	0.009		0.037	0.046	0.024	0.021	
22	住院患者压力性损伤（II度及II度以上）	0.0565	0.0534	0.0517	0.0548		0.0814	0.0812	0.0777	0.0578	
23	移植的并发症	0.0037	0.0063	0.0049	0.0058		0.0000	0.0029	0.0000	0.0000	
24	住院ICU患者导尿管相关性尿路感染	0.0009	0.0119	0.0239	0.0291		0.0000	0.0000	0.0000	0.0000	
25	输血反应	0.0139	0.0130	0.0151	0.0172		0.0021	0.0104	0.0163	0.0127	
26	手术患者手术伤口裂开	0.0343	0.0234	0.0197	0.0201		0.0037	0.0144	0.0067	0.0047	
27	手术意外穿刺伤或撕裂伤	0.0139	0.0138	0.0130	0.0159		0.0000	0.0087	0.0044	0.0163	
28	输注反应	0.0338	0.0265	0.0268	0.0209		0.0042	0.0097	0.0072	0.0040	
29	住院ICU患者血管导管相关性感染	0.0009	0.0000	0.0007	0.0024		0.0000	0.0000	0.0000	0.0000	
30	血液透析所致并发症	0.0004	0.0005	0.0007	0.0017		0.0000	0.0000	0.0013	0.0000	
31	再植和截肢的并发症	0.0024	0.0028	0.0023	0.0031		0.0000	0.0000	0.0000	0.0000	
32	手术过程中异物遗留	0.0012	0.0020	0.0017	0.0021		0.0000	0.0288	0.0111	0.0047	
33	手术患者麻醉并发症	0.0013	0.0009	0.0018	0.0013		0.0000	0.0000	0.0000	0.0000	

* 注：按 2020 年二级综合医院住院患者医院获得性指标发生率降序排列。

　　数据表明，患者在住院期间新发生医院获得性疾病的诊断治疗，会造成额外的医疗资源和医疗保险费用的消耗，加重患者的经济负担。同时，患者在住院期间新发生医院获得性疾病一定程度上会影响患者安全，给患者造成身体和心理上的伤害，从而导致患者病情复杂化，甚至威胁患者生命。

　　1999 年美国医疗卫生保健质量委员会与美国医学研究所发表的《错误人人皆有，构建一个更安全的保健系统》书中提到，在医院有 10% 的患者会发生医源性疾病，而其中 40% 的医源性疾病是可以预防的。

　　各级卫生健康行政部门和各级各类医疗机构要高度重视并切实落实"年度国家医疗质量安全改进目标"，将"医院获得性指标管理的持续改进"放到重要位置，尤其是手术与分娩的安全管理和并发症的预防，从管理政策上、管理制度体系中提出有效管理机制和措施，促进医疗机构在手术与分娩的安全管理和并发症方面的持续改进，从而提高医疗质量，保障患者安全，减少医疗资源的浪费。

第二章

减少对患者的伤害——医疗质量安全不良事件上报数据分析

收集医疗机构医疗质量安全不良事件上报信息，提高医疗质量安全不良事件的识别和报告率，强化数据分析和挖掘，进而发现制度、流程、实践过程中存在的问题并提出持续改进建议，是保障患者安全、提升医疗质量安全水平的重要途径，被国际上很多国家广泛采用。

自 2017 年开始，国家卫生健康委医政医管局在全国医疗质量抽样调查中增加医院"医疗质量安全不良事件/错误报告"的信息，旨在为国家医疗质量与安全管理提供基线数据。本部分报告中使用的数据引自国家卫生健康委医政医管局主管的"国家医疗质量管理与控制信息网"（www.ncis.cn）"年度全国医疗质量抽样调查系统"中，综合、专科医院调查表的第六部分"医疗质量安全不良事件/错误报告"，事件数据由医疗机构填报。

第一节 全国医疗质量安全不良事件概述

一、医疗质量安全不良事件定义与指标项

医疗质量安全不良事件指在医疗机构内被工作人员主动发现的，或患者在接受诊疗服务过程中出现的，除了患者自身疾病自然过程之外的各种因素所致的安全隐患、状态或造成后果的负性事件。医疗质量安全不良事件主要包括：①在医院内被其工作人员主动发现的，患者在接受诊疗服务过程中出现的[除患者自身疾病自然过程之外的各种因素所致的不安全（不良）现象或事件]事件/错误，可能是需及时处置的，或是无须处置的，或是尚未形成事实的隐患，但都可通过医院进行持续改进活动而减少发生；②医院患者诊疗过程中发生意外的、不希望发生的或有潜在危险的事件/错误；③除属于国家法律法规已明文规定医院应当署名通报事件之外的事件/错误。

本部分报告中所指的医疗质量安全不良事件具体包括：医院应主动署名报告的事件（简称"应主动署名报告"）和医院内部不良事件报告系统中收集的事件（简称"内部系统收集"）。①应主动署名报告的事件分为住院患者失踪，住院患者自杀，产房新生儿被抱错，手术、介入诊疗患者、术式及部位选择错误，住院患者坠床与跌倒等 5 项。②内部系统收集的事件包括诊疗常规、指南、操作规程应用与管理错误等 27 项，其中，今年的调查新增了"输液反应事件""住院压力性损伤事件""体内假体装置植入物和移植物使用与管理类""药物不良反应""院内非预期心搏骤停""医院感染事件"等 6 项指标，原"体格检查应用与管理错误"归入"诊疗与处置使用与管理错误"类。为提高数据可比性，本年度分析报告中标记为可比口径的结果，是将本年度收集数据参照往年指标项进行调整后得到的结果。相应地，

未做特别标注的数据是基于本年度收集数据的全口径分析结果。

二、医疗质量安全不良事件分类

根据不良事件给患者造成损害的轻重程度，可将医疗质量安全不良事件划分为 A ～ I 等 9 级。

A 级：客观环境或条件可能引发不良事件（不良事件隐患）

B 级：不良事件发生但未累及患者

C 级：不良事件累及到患者但没有造成伤害

D 级：不良事件累及到患者需要进行监测以确保患者不被伤害，或需通过干预阻止伤害发生

E 级：不良事件造成患者暂时性伤害并需要进行治疗或干预

F 级：不良事件造成患者暂时性伤害并需要住院或延长住院时间

G 级：不良事件造成患者永久性伤害

H 级：不良事件发生并导致患者需要治疗挽救生命

I 级：不良事件发生导致患者死亡

第二节　全国医疗质量安全不良事件基本情况

一、基本情况

（一）纳入分析的机构情况

经数据清洗，2021 年共有医疗质量安全不良事件 4688 家医院（包括三级公立医院 1611 家、二级公立医院 2459 家、三级民营医院 111 家、二级民营医院 507 家）纳入分析。机构类别分布见表 3-2-2-1。

表 3-2-2-1　纳入医疗质量安全不良事件分析的医疗机构情况

类别	专科类别	三级公立	二级公立	三级民营	二级民营	合计
综合		1182	1939	87	356	3564
专科	传染病专科	65	39	0	1	105
	儿童专科	25	4	1	6	36
	妇产 / 妇儿专科	166	294	8	49	517
	精神专科	114	174	4	80	372
	心血管 / 心脑血管专科	14	0	5	6	25
	肿瘤专科	45	9	6	9	69
合计		1611	2459	111	507	4688

（二）每百名出院人次医疗质量安全不良事件上报情况

2020 年度纳入抽样的医疗机构中，每百名出院人次医疗质量安全不良事件上报例数均值为 1.75，其中三级公立医院为 1.40，二级公立医院为 1.69，三级民营为 1.33，二级民营为 3.24。从可比口径来看，每百名出院人次医疗质量安全不良事件上报例数呈逐年上升趋势（2020 年度为 0.95），其中，三级公立医院、二级公立医院和三级民营医院近 3 年的每百名出院人次医疗质量安全不良事件上报例数比较稳定，二级民营医院的事件上报例数增加较明显（图 3-2-2-1、图 3-2-2-2）。

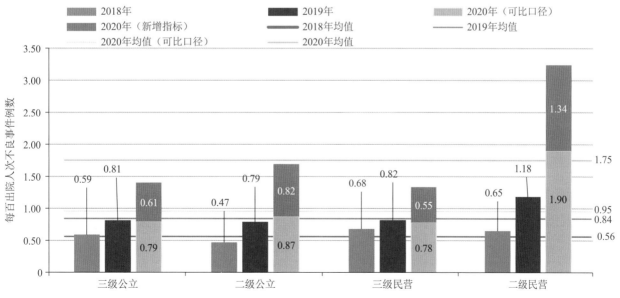

图 3-2-2-1　每百名出院人次医疗质量安全不良事件上报例数

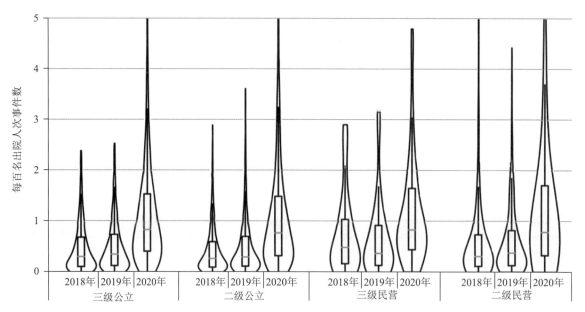

图 3-2-2-2　2018—2020 年度每百名出院人次医疗质量安全不良事件分布情况

　　每百名出院人次医疗质量安全不良事件上报例数，因新增 6 个上报维度，中位数均高于往年中位值，其中，三级公立医院 2020 年度中位数为 0.87，二级公立医院为 0.81，三级民营医院为 0.86，二级民营医院为 0.83。分布形态上，2020 年度各级别类别医院的事件数分布范围更广；三级公立医院、二级公立医院和二级民营医院 2020 年度图形中峰的下降较 2018 年度及 2019 年度更为平缓，集中趋势更弱，同时，靠近 0 的左侧峰拖尾较前两年更加明显。这些形态变化提示，更多的机构开始识别和记录不良事件，但各机构中医疗质量安全不良事件的发生率和识别能力尚存在较大差异。

（三）床均医疗质量安全不良事件情况

　　2020 年度纳入抽样的医疗机构中，床均医疗质量安全不良事件例数均值为 0.35，其中三级公立医院为 0.37，二级公立医院为 0.34，三级民营为 0.34，二级民营为 0.33。从可比口径来看，2020 年度三级公立医院、二级公立医院和三级民营医院较 2019 年度的床均医疗质量安全不良事件例数下降明显，二级民营医院的事件例数持平（图 3-2-2-3、图 3-2-2-4）。

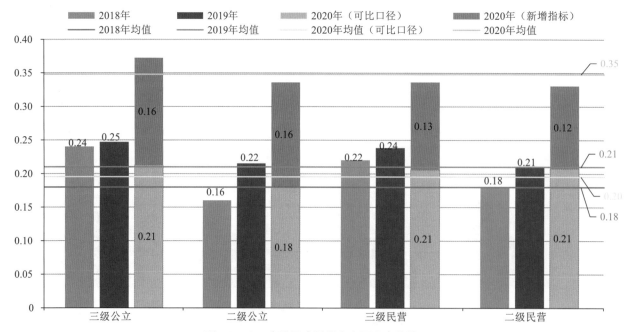

图 3-2-2-3　床均医疗质量安全不良事件情况

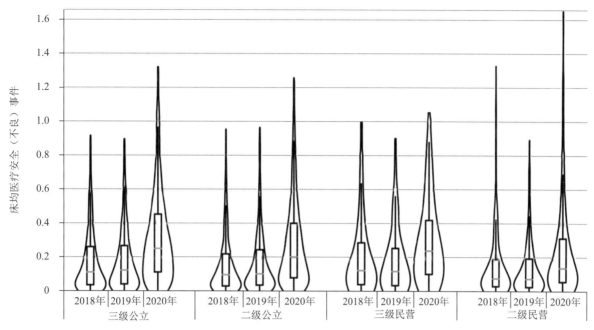

图 3-2-2-4　2018—2020 年度床均医疗质量安全不良事件分布情况

床均医疗质量安全不良事件例数，因 2020 年度新增 6 个项目，中位数均高于往年中位值，其中，三级公立医院 2020 年度中位数为 0.26，二级公立医院为 0.21，三级民营医院为 0.25，二级民营医院为 0.15。分布形态上，2020 年度各级别类别医院的事件数分布范围更广；三级公立医院和二级公立医院 2020 年度图形中峰的下降较 2018 和 2019 年度更为平缓，集中趋势更弱，同时，靠近 0 的左侧峰拖尾较前两年更加明显。

（四）院均医疗质量安全不良事件上报例数

2020 年度院均医疗质量安全不良事件上报例数均值为 249.06，其中三级公立医院为 467.78，二级公立医院为 140.44，三级民营医院为 273.06，二级民营医院为 75.65（图 3-2-2-5）。

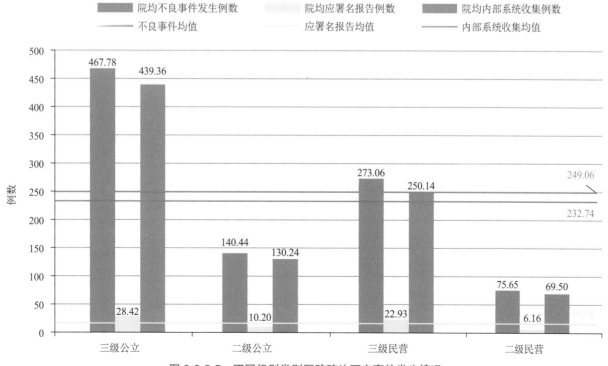

图 3-2-2-5　不同级别类别医院院均不良事件发生情况

二、医院应主动署名报告的五类事件上报情况分析

（一）医院应主动署名报告的五类事件的例数及构成

2020 年度医院应主动署名报告的五类事件 76 536 例。①根据不良事件项目分类，其中发生"住院患者坠床与跌倒"隐患或行为 70 034 例；发生"住院患者自杀"隐患或行为 3274 例；发生"住院患者失踪"隐患或行为 2169 例；发生"手术、介入诊疗患者、术式及部位选择错误"隐患或行为 1033 例；发生"产房新生儿被抱错"隐患或行为 26 例。②根据不良事件给患者造成损害的轻重程度进行分类，其中 I 级事件（发生错误，造成患者死亡，包括损害程度 I 级）797 例（1.04%）；II 级事件（发生错误，且造成患者伤害，包括损害程度 E、F、G、H 级）18 637 例（24.35%）；III 级事件（发生错误，但未造成患者伤害，包括损害程度 B、C、D 级）49 086 例（64.13%）；IV 级事件（错误未发生，但有错误隐患，包括损害程度 A 级）8016 例（10.47%）（表 3-2-2-2、图 3-2-2-6、图 3-2-2-7）。

表 3-2-2-2 医院应主动署名报告的五类事件分布表

事件分级	I 级		II 级				III 级			IV 级
损害程度（级）	I	H	G	F	E	D	C	B	A
住院患者自杀	553	51	14	175	646	575	448	197	615
住院患者坠床与跌倒	178	91	195	4567	12 663	14 131	25 791	6039	6379
住院患者失踪	54	9	2	18	54	157	893	382	600
手术、介入诊疗患者、术式及部位选择错误	12	3	8	53	87	107	116	241	406
产房新生儿被抱错	0	0	0	0	1	2	6	1	16

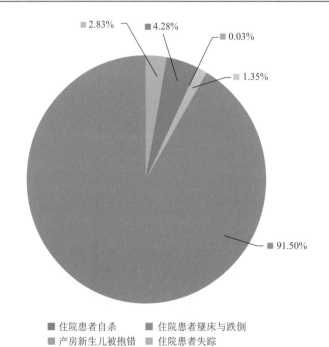

图 3-2-2-6 医院应主动署名报告的五类事件类别构成比例

图例：住院患者自杀、住院患者坠床与跌倒、产房新生儿被抱错、住院患者失踪、手术、介入诊疗患者、术式及部位选择错误

（图中：2.83%、4.28%、0.03%、1.35%、91.50%）

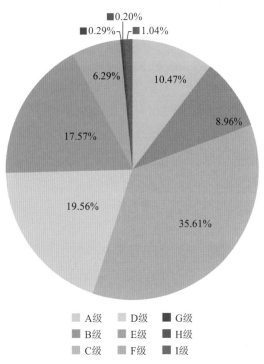

图 3-2-2-7　医院应主动署名报告的五类事件级别构成比例

（二）不同级别类别医院应主动署名报告的五类事件分布情况

医院应主动署名报告的五类事件中，三级公立医院 45 791 例，二级公立医院 25 079 例，三级民营医院 2545 例，二级民营医院 3121 例，公立医院是主动报告事件的主力。不同级别类别医院中，应当主动报告的事件占比最高的均为"住院患者坠床与跌倒"，占比最低的均为"产房新生儿被抱错"。

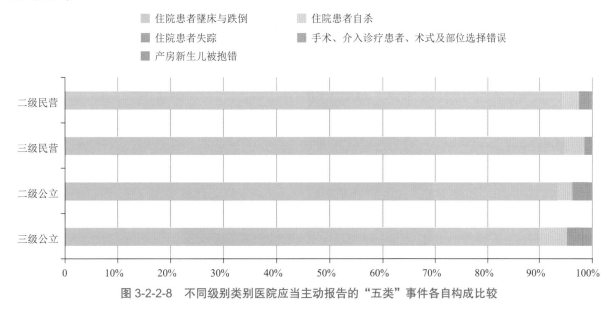

图 3-2-2-8　不同级别类别医院应当主动报告的"五类"事件各自构成比较

三、医院内部系统收集的医疗质量安全不良事件分析

（一）医院内部系统收集的医疗质量安全不良事件例数及构成

抽样医院共上报各自医院内部不良事件（匿名）报告系统中收集的不良事件/错误 1 091 075 例，其中包括：Ⅰ级事件（发生错误，造成患者死亡，包括损害程度Ⅰ级）3422 例（0.31%），Ⅱ级事件（发

生错误，且造成患者伤害，包括损害程度 E、F、G、H 级）170 539 例（15.63%），Ⅲ级事件（发生错误，但未造成患者伤害，包括损害程度 B、C、D 级）651 551 例（59.72%），Ⅳ级事件（错误未发生，但有错误隐患，包括损害程度 A 级）265 563 例（24.34%）。从不良事件项目分类看，排名前 5 位的分别是：药物不良反应 345 663 例（31.68%），药品使用与管理错误 143 914 例（13.19%），临床护理与管理类 104 231 例（9.55%），医院感染事件 80 044 例（7.34%），医疗设施、设备使用与管理错误 67 046 例（6.14%）（图 3-2-2-9、图 3-2-2-10、表 3-2-2-3）。

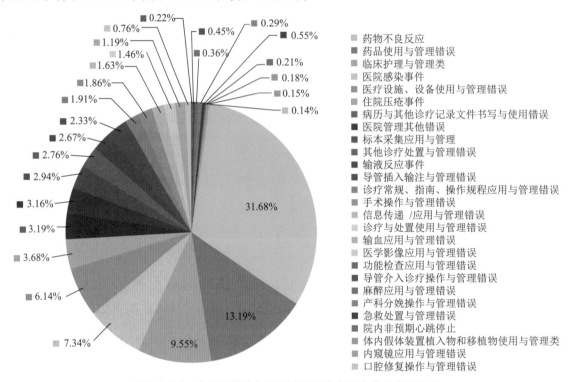

图 3-2-2-9　内部系统收集的医疗质量安全不良事件类别构成

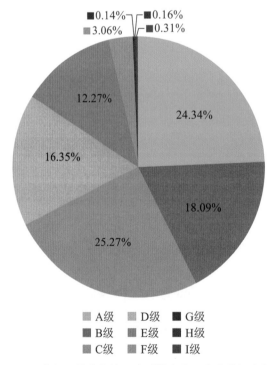

图 3-2-2-10　内部系统收集的医疗质量安全不良事件损害级别构成

表 3-2-2-3 内部系统收集的医疗质量安全不良事件分布表

事件分级	I级	II级				III级			IV级
损害程度（级）	I	H	G	F	E	D	C	B	A
院内非预期心搏骤停	831	157	53	133	222	218	143	167	329
药物不良反应	658	760	230	9985	63 408	81 547	109 060	35 551	44 464
医院感染事件	506	18	138	10 956	22 500	18 021	12 038	7173	8694
手术操作与管理错误	175	184	255	4391	5023	2840	2815	2249	2394
病历与其他诊疗记录文件书写与使用错误	145	30	18	57	135	361	3369	9674	20 975
医院管理其他错误	141	52	92	372	1476	2101	6535	8465	15 215
临床护理与管理类	139	56	92	1524	8519	16 730	33 713	22 511	20 947
诊疗常规、指南、操作规程应用与管理错误	135	59	62	673	1295	2133	5797	5021	5679
住院压力性损伤事件	104	21	41	818	9484	12 809	6324	3136	7382
诊疗与处置使用与管理错误	99	46	81	1160	2523	2267	3680	2981	3141
药品使用与管理错误	91	52	46	819	3688	10 968	20 678	36 597	70 975
输液反应事件	78	43	16	259	4862	6978	9005	3301	4568
其他诊疗处置与管理错误	77	47	57	557	2155	3754	6930	7832	8712
急救处置与管理错误	51	17	6	44	106	218	490	601	828
产科分娩操作与管理错误	46	22	30	293	588	489	579	473	683
导管介入诊疗操作与管理错误	34	12	178	194	497	951	1934	452	626
医疗设施、设备使用与管理错误	26	67	29	149	1422	3029	14 083	23 985	24 256
麻醉应用与管理错误	18	34	30	128	452	737	1126	681	724
信息传递/应用与管理错误	12	10	14	91	228	604	3599	6266	6986
医学影像应用与管理错误	12	9	8	90	234	504	2287	2489	2697
导管插入输注与管理错误	11	15	21	243	2119	5846	11 807	3255	2147
标本采集应用与管理	8	14	20	54	298	1193	13 775	9427	7283
内窥镜应用与管理错误	8	5	19	147	205	119	323	389	454
输血应用与管理错误	5	10	9	63	1540	3172	3460	2525	2235
功能检查应用与管理错误	5	6	8	38	183	380	1651	1746	1999
体内假体装置植入物和移植物使用与管理类	5	10	15	105	541	310	169	144	668
口腔修复操作与管理错误	2	2	8	27	132	150	373	288	502

（二）不同级别类别医疗机构收集的医疗质量安全不良事件的分布情况

2020 年度医疗机构内部报告系统中收集到的医疗质量安全不良事件中，三级公立医院 707 804 例（64.87%），二级公立医院 320 272 例（29.35%），三级民营医院例 27 765（2.54%），二级民营医院 35 234 例（3.23%），从构成比看，公立医院占比明显高于民营医院（图 3-2-2-11）。

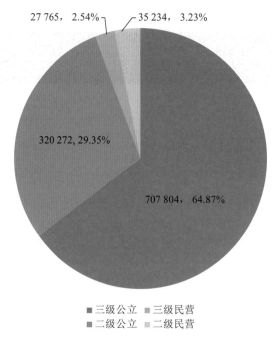

27 765，2.54%　　35 234，3.23%

320 272, 29.35%

707 804，64.87%

■ 三级公立　■ 三级民营
■ 二级公立　■ 二级民营

图 3-2-2-11　不同级别类别医院内部系统收集的医疗质量安全不良事件例数及占比

2020 年不同级别类别医院中，"药物不良反应"占比均最高，其次为"药品使用与管理错误"和"临床护理与管理类"。

■ 药物不良反应　　　　　　　　　　　　■ 药品使用与管理错误
■ 临床护理与管理类　　　　　　　　　　■ 医院感染事件
■ 医疗设施、设备使用与管理错误　　　　■ 病历与其他诊疗记录文件书写与使用错误
■ 手术操作与管理错误　　　　　　　　　■ 诊疗常规、指南、操作规程应用与管理错误
■ 诊疗与处置使用与管理错误　　　　　　■ 信息传递/应用与管理错误
■ 输血应用与管理错误　　　　　　　　　■ 医学影像应用与管理错误
■ 功能检查应用与管理错误　　　　　　　■ 导管介入诊疗操作与管理错误
■ 麻醉应用与管理错误　　　　　　　　　■ 产科分娩操作与管理错误
■ 院内非预期心跳停止　　　　　　　　　■ 体内假体装置植入物和移植物使用与管理类
■ 急救处置与管理错误　　　　　　　　　■ 内窥镜应用与管理错误
■ 口腔修复操作与管理错误

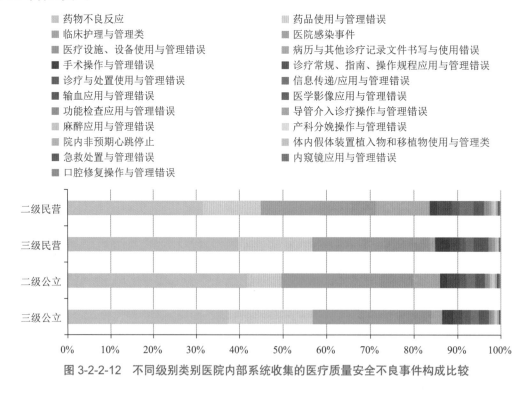

图 3-2-2-12　不同级别类别医院内部系统收集的医疗质量安全不良事件构成比较

四、各省（自治区、直辖市）医疗质量安全不良事件情况

从省份维度看，平均每家医疗机构上报医疗质量安全不良事件例数排名前 5 位的省（自治区、直辖市）分别为浙江、安徽、山东、广东和海南，医疗机构对"不良事件"上报工作的重视程度较高，主动识别、上报以及持续改进医疗安全不良事件的积极性和主动性较高。天津、黑龙江、吉林、辽宁、宁夏的院均上报不良事件例数较少（表 3-2-2-4）。

表 3-2-2-4 各省（自治区、直辖市）医疗质量安全不良事件上报情况

（按医疗质量安全不良事件上报总例数降序排列）

省（自治区、直辖市）	抽样医疗机构数	医疗质量安全不良事件上报例数	院均医疗质量安全不良事件数	每百名出院人次应当主动署名报告的事件例数	床均医院应当主动署名报告的事件例数	每百名出院人次医院内部不良事件报告系统中收集的事件例数	床均医院内部不良事件报告系统中收集的事件例数
浙江	226	169 614	750.50	0.18	0.05	2.23	0.78
安徽	114	45 613	400.11	0.14	0.03	1.05	0.31
山东	300	111 807	372.69	0.12	0.02	1.72	0.36
广东	394	126 429	320.89	0.23	0.02	1.69	0.41
海南	24	6820	284.17	0.1	0.03	1.12	0.35
湖北	123	32 327	262.82	0.28	0.02	1.35	0.27
青海	31	8099	261.26	0.05	0.01	1.54	0.43
江西	164	42 602	259.77	0.19	0.04	1.46	0.37
新疆	115	29 423	255.85	0.09	0.01	1.33	0.29
河南	319	80 837	253.41	0.11	0.02	1.27	0.30
江苏	202	51 031	252.63	0.18	0.03	1.29	0.29
福建	113	28 368	251.04	0.09	0.02	1.19	0.38
河北	281	68 128	242.45	0.15	0.02	2.4	0.37
兵团	18	3690	205.00	0.18	0.03	1.46	0.29
陕西	154	31 115	202.05	0.1	0.02	1.18	0.29
甘肃	58	10 712	184.69	0.04	0.01	1.13	0.29
广西	183	33 576	183.48	0.08	0.02	0.86	0.25
内蒙古	120	21 465	178.88	0.18	0.02	2.65	0.33
云南	236	41 912	177.59	0.1	0.02	1.99	0.38
贵州	165	28 898	175.14	0.16	0.01	1.73	0.27
四川	333	57 206	171.79	0.21	0.03	1.24	0.3
重庆	119	19 845	166.76	0.13	0.02	1.16	0.29
山西	167	27 460	164.43	0.08	0.01	1.53	0.32
北京	75	12 245	163.27	0.44	0.02	2.83	0.2
上海	71	11 369	160.13	0.72	0.02	4.11	0.21
湖南	212	28 878	136.22	0.19	0.02	1.34	0.19
宁夏	27	3325	123.15	0.14	0.02	0.96	0.18
辽宁	153	18 382	120.14	0.09	0.01	1.18	0.14
吉林	88	8802	100.02	0.14	0.01	1.49	0.16
黑龙江	42	3137	74.69	0.08	0.01	0.58	0.09
天津	61	4496	73.70	0.23	0.01	1.19	0.17
全国	4688	1 167 611	249.06	0.16	0.02	1.59	0.33

目前，全国大部分二级及以上医疗机构建立了医院医疗质量安全不良事件上报系统，采取一定措施鼓励员工主动识别和上报医疗安全不良事件，但因为对医疗安全不良事件管理工作重视不够、全员患者安全理念系统培训不到位、患者安全文化建设内涵不深等，导致部分员工仅把医疗质量安全不良事件上报当作一项行政任务，缺乏主动识别、上报以及持续改进的积极性和主动性，更无法做到引导患者主动参与医疗安全不良事件管理，甚至个别工作人员仍采取隐瞒的处理方式，"多一事不如少一事""报喜不报忧"。

2021 年，国家卫生健康委办公厅印发《2021 年国家医疗质量安全改进目标》（国卫办医函〔2021〕76 号）指出，为进一步加强医疗质量安全管理，持续提升医疗质量安全管理科学化、精细化水平，构建优质高效的医疗质量管理与控制体系，将"提高医疗质量安全不良事件报告率"纳入国家目标管理，强化责任感，调动积极性，凝聚人心、形成合力，推动工作快速有序发展。

加强医疗质量安全不良事件报告工作，提高医疗质量安全不良事件的识别和报告率，对于构建医疗机构医疗质量安全文化和学习平台、提升医疗质量安全水平具有重要意义。核心策略包括：一是医疗机构成立由医务、护理、院感、各临床科室等部门组成的专项工作小组，完善医疗质量安全不良事件管理的相关制度、工作机制，重点明确医疗质量安全不良事件的分级、分类管理；二是医疗机构加强培训工作，持续提高医务人员识别与防范医疗质量安全不良事件的意识和能力，引导和鼓励医务人员主动发现和上报医疗质量安全不良事件，构建非惩罚性文化氛围；三是建立及完善本机构医疗质量安全不良事件的报告、监测及评价机制，按季度进行本机构数据分析、反馈，建立激励约束机制；四是重点提升医疗质量安全隐患问题，或未造成严重不良后果的负性事件识别与报告能力；五是运用质量管理工具，查找、分析影响本机构实现该目标的因素，提出改进措施并落实。

第三节　医疗质量安全不良事件过程质量情况分析

本部分数据来源于国家医疗质量管理与控制信息网（www.ncis.cn）"医疗质量安全报告与学习平台"中2020年度的全国各级各类医疗机构自愿上报的"医疗质量安全不良事件"（简称"不良事件"）数据，数据清理后共纳入6665条进行分析。

一、医疗质量安全不良事件类别及等级情况

（一）不良事件类别分布

医疗质量安全报告与学习平台将不良事件分为15类，分别为药品使用与管理类、治疗和处置使用与管理类、医技检查使用与管理类、临床护理与管理类、导管使用与管理类、设备器械使用与管理类、输血使用与管理类、麻醉使用与管理类、手术使用与管理类、跌倒坠床事件类、输液反应事件类、住院压力性损伤事件类、体内假体装置植入物和移植物事件、药物不良反应事件及其他安全管理及意外伤害事件类。

2020年度纳入分析的6665条不良事件数据中，占比前5位的不良事件分别为临床护理与管理类（17.19%）、药物不良反应事件（16.32%）、其他安全管理及意外伤害事件类（13.50%）、药品使用与管理类（11.51%）及治疗设备器械使用与管理类（9.69%），5项合计占比达到68.21%（图3-2-3-1）。

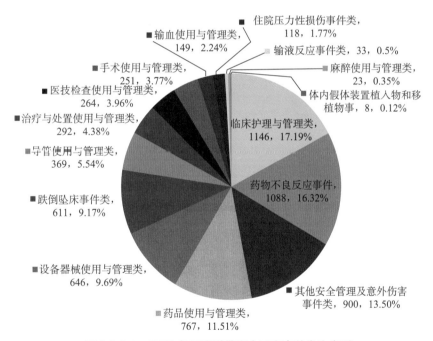

图 3-2-3-1　2020 年医疗质量安全不良事件发生类别

（二）不良事件等级情况

不良事件根据事件损害程度共分为四级（图3-2-3-2）。2020年，在6995条不良事件数据中，Ⅲ级事件（发生错误，但未造成患者伤害）发生的占比最高，为61.67%；Ⅰ级事件（发生错误，造成患者死亡）和Ⅱ级事件（发生错误，且造成患者伤害）发生的占比分别0.41%和18.57%；Ⅳ级事件[错误未发生（错误隐患）（包括损害程度A级）]发生的占比为19.04%，无法确定的占比为0.32%。与2019年不良事件数据相比，2020年Ⅱ级和Ⅳ级事件占比略有上升，Ⅲ级事件占比有所下降。

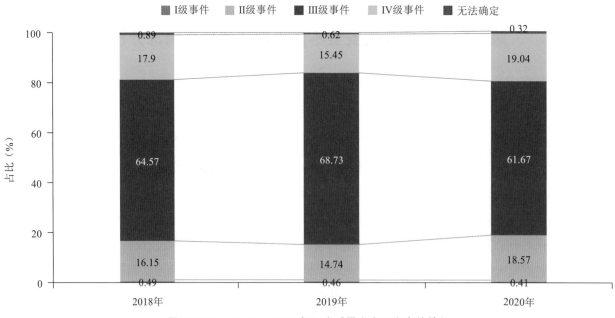

图 3-2-3-2　2018—2020 年医疗质量安全不良事件等级

（三）不良事件轻重程度分级

从不良事件给患者造成损害的程度分级情况来看（表 3-2-3-1，图 3-2-3-3），2020 年度排名前三位的分别为不良事件累及到患者但没有造成伤害（C 级）（2194 例，32.92%）、客观环境或条件可能引发不良事件（不良事件隐患）（A 级）（1269 例，19.04%）及不良事件造成患者暂时性伤害并需要进行治疗或干预（E 级）（1015 例，15.23%）。

其中，2020 年度不良事件造成患者伤害并需要治疗或者干预甚至造成死亡（E～I 级）的例数为 1265 例（18.99%），较 2019 年有所上升；不良事件未发生或未给患者造成伤害（A～D 级）的例数为 5379 例（80.71%），较 2019 年占比下降。

表 3-2-3-1　2018—2020 年医疗质量安全不良事件造成损害程度分级

事件等级	轻重程度	2018 年		2019 年		2020 年	
		例数	占比（%）	例数	占比（%）	例数	占比（%）
Ⅳ级事件：错误未发生（错误隐患）	A 级	1252	17.90	1102	15.44	1269	19.04
Ⅲ级事件：发生错误，但未造成患者伤害	B 级	965	13.80	1157	16.22	1013	15.20
	C 级	2596	37.11	2600	36.44	2194	32.92
	D 级	956	13.67	1147	16.08	903	13.55
	E 级	969	13.85	887	12.43	1015	15.23
Ⅱ级事件：发生错误，且造成患者伤害	F 级	134	1.92	121	1.70	201	3.02
	G 级	6	0.09	4	0.06	2	0.03
	H 级	21	0.30	40	0.56	20	0.30
Ⅰ级事件：发生错误，造成患者死亡	I 级	34	0.49	33	0.46	27	0.41
无法确定		62	0.89	44	0.62	21	0.32
合计		6995	100	7135	100	6665	100

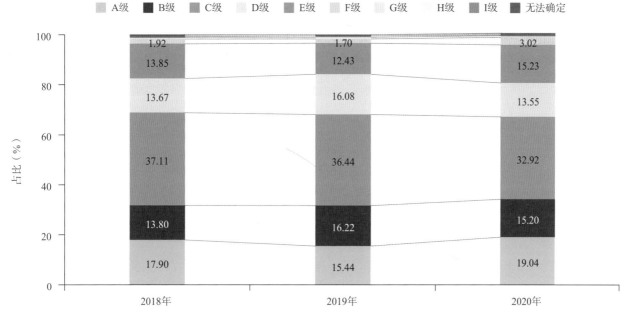

图 3-2-3-3　2018—2020 年医疗质量安全不良事件给患者造成损害程度分级

（四）不良事件发生后处置方式

从各级医疗机构不良事件发生后的处置方式情况来看（图 3-2-3-4），2020 年度，占比最高的是对症处置，为 40.78%，其次为无须处置，占 30.37%，需要进行紧急救治的占 2.66%，但仍有 26.2% 无法确定发生后的处置方式。自 2021 年开始，国家卫生健康委发布年度医疗质量安全改进目标，将"提高医疗质量安全不良事件上报率"作为目标之一，在全国进行持续改进工作。在国家政策引导下，医疗机构应加强对选择"无法确定发生后的处置方式"的不良事件的关注和重视，进一步明确具体原因，完善医疗质量安全不良事件闭环管理，确保医疗质量和患者安全。

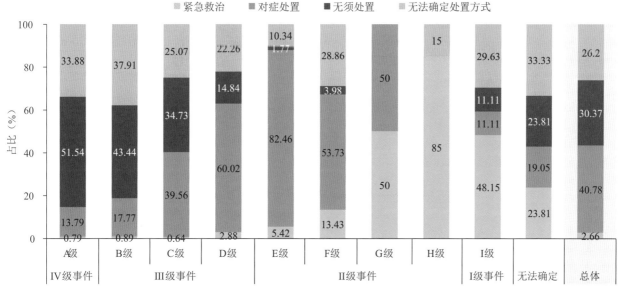

图 3-2-3-4　2020 年医疗质量安全不良事件发生后的处置方式

（五）不良事件涉及人数

对不良事件发生涉及人数情况进行分析发现，2020 年涉及 1 人的占 62.90%，涉及 2 人的占 6.45%，涉及 3 人的占 2.63%；除"不明"原因外，不良事件涉及人数超过 3 人以上的占 2.33%（表 3-2-3-2）。

表 3-2-3-2　2018—2020 年医疗质量安全不良事件发生涉及人数

涉及人数	2018 年		2019 年		2020 年	
	例数	占比（%）	例数	占比（%）	例数	占比（%）
1 人	5117	71.72	4985	71.27	4192	62.90
2 人	473	6.63	499	7.13	430	6.45
3 人	258	3.62	289	4.13	175	2.63
4 人	69	0.97	90	1.29	63	0.95
5 人	62	0.87	62	0.89	20	0.30
6 人	45	0.63	59	0.84	47	0.71
7 人	12	0.17	7	0.10	2	0.03
8 人	21	0.29	5	0.07	3	0.05
9 人	2	0.03	3	0.04	1	0.02
10 人	2	0.03	2	0.03	0	0
> 10 人	21	0.29	33	0.47	18	0.27
不明	1053	14.76	961	13.74	1714	25.72
合计	7135	100	6995	100	6665	100

（六）不良事件造成的损害

不良事件的发生给患者造成的损害如图 3-2-3-5 所示，其中无法确定是否对患者造成损害占比最高（38.23%），其次为不良事件对患者未造成任何损害（37.16%），对患者造成皮肤黏膜功能损害的占比排第 3 位（14.10%），其他功能损害占比较小，共占 10.51%。

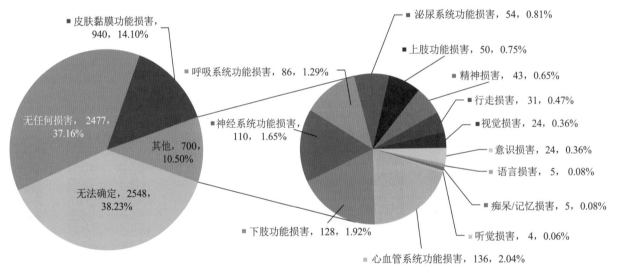

图 3-2-3-5　2020 年医疗质量安全不良事件给患者造成的损害

二、医疗质量安全不良事件发生情况

（一）不良事件发生时患者所处服务时段

2020 年度，各类不良事件发生时所处服务时段如表 3-2-3-3 所示。

1. 临床护理与管理类不良事件

1146 例上报的临床护理与管理类不良事件发生时患者所处的服务时段数据显示，排在首位的是"住院"服务时段，占报告总例数的 51.66%（592 例）；其次是"服务项目不明"，占 32.29%（370 例）；"手术"服务时段排第 3 位，占 2.88%（33 例）。

2. 药物不良反应类不良事件

1088 例药物不良反应类不良事件发生时患者所处的服务时段数据显示，排名前 3 位的分别为"住院"服务时段（60.39%，657 例）、"服务项目不明"服务时段（29.04%，316 例）及"门诊"服务时段（6.25%，68 例）。

3. 安全管理及意外伤害事件类不良事件

900 例安全管理及意外伤害事件类不良事件发生时患者所处的服务时段数据显示，排名前 3 位的依次是"住院"服务时段，为 45.00%（405 例），其次为"服务项目不明"服务时段（24.00%，216 例）、"其他"服务时段（6.89%，62 例）。

4. 药品使用与管理类不良事件

767 例药品使用与管理类不良事件发生时患者所处的服务时段数据显示，排名前 3 位的依次是"住院"服务时段（50.98%，391 例）、"药品治疗"服务时段（28.94%，222 例）及"服务项目不明"服务时段（7.95%，61 例）。

5. 设备器械使用与管理类不良事件

646 例设备器械使用与管理类不良事件发生时患者所处的服务时段数据显示，排名前 3 位的依次是"住院"服务时段，为 40.87%（264 例），其次为"服务项目不明"服务时段（39.47%，255 例）、"门诊"服务时段（5.88%，38 例）。

表 3-2-3-3　各类不良事件发生时患者所处服务时段

服务类型	临床护理与管理类		药物不良反应事件		其他安全管理及意外伤害事件类		药品使用与管理类		设备器械使用与管理类	
	例数	占比（%）	例数	占比（%）	例数	占比（%）	例数	占比（%）	例数	占比（%）
住院	592	51.66	657	60.39	405	45.00	391	50.98	264	40.87
服务项目不明	370	32.29	316	29.04	216	24.00	61	7.95	255	39.47
手术	33	2.88	9	0.83	43	4.78	8	1.04	23	3.56
输液注射	30	2.62	2	0.18	17	1.89	5	0.65	0	0
门诊	29	2.53	68	6.25	61	6.78	55	7.17	38	5.88
其他	15	1.31	0	0	62	6.89	1	0.13	19	2.94
急诊	14	1.22	1	0.09	8	0.89	9	1.17	1	0.15
采集标本	13	1.13	0	0	5	0.56	0	0	3	0.46
药品治疗	12	1.05	29	2.67	4	0.44	222	28.94	2	0.31
医技检查	7	0.61	1	0.09	14	1.56	3	0.39	12	1.86
分娩	6	0.52	3	0.28	10	1.11	4	0.52	5	0.77
无法确定	4	0.35	0	0	7	0.78	1	0.13	2	0.31
有创操作	4	0.35	0	0	7	0.78	0	0	2	0.31
口腔治疗	3	0.26	0	0	4	0.44	2	0.26	4	0.62
口腔护理	3	0.26	0	0	0	0	0	0	0	0
输血	3	0.26	0	0	1	0.11	0	0	0	0
卫生间	3	0.26	0	0	1	0.11	0	0	0	0
镇痛	1	0.09	0	0	0	0	2	0.26	0	0
麻醉	1	0.09	2	0.18	1	0.11	2	0.26	2	0.31
留观	1	0.09	0	0	1	0.11	1	0.13	0	0
康复针灸按摩	1	0.09	0	0	6	0.67	0	0	7	1.08
公共服务设施	1	0.09	0	0	17	1.89	0	0	5	0.77
介入诊疗（导管）	0	0	0	0	4	0.44	0	0	2	0.31
转运	0	0	0	0	2	0.22	0	0	0	0
清扫	0	0	0	0	3	0.33	0	0	0	0
洗浴	0	0	0	0	1	0.11	0	0	0	0
总计	1146	100	1088	100	900	100	767	100	646	100

（二）不良事件发生时间

剔除1454例发生时间缺失的数据，使用5211例有效数据进行统计分析。在一天之中，以每2个小时为单位进行统计，最终得到不良事件发生时间分布见图3-2-3-6。不良事件发生有4个高峰期时间段，分别为8—10时、10—12时、12—16时、16—18时。2020年共计366天，其中工作日251天，节假日115天。4307例不良事件发生在工作日（日均发生17.16例），904例发生在节假日（日均发生7.86例）。

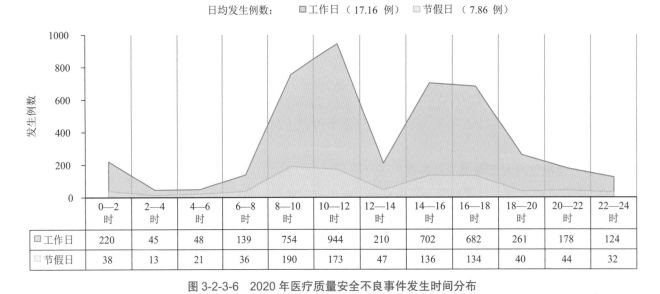

图 3-2-3-6　2020 年医疗质量安全不良事件发生时间分布

	0—2时	2—4时	4—6时	6—8时	8—10时	10—12时	12—14时	14—16时	16—18时	18—20时	20—22时	22—24时
工作日	220	45	48	139	754	944	210	702	682	261	178	124
节假日	38	13	21	36	190	173	47	136	134	40	44	32

（三）不良事件发生地点

关于不良事件发生地点情况如表3-2-3-4所示，主要地点包括门诊、急诊、普通病房（含病房、走廊、浴室、护理站等病房所涵盖之区域）、高危服务区域（手术室、介入、分娩室与血液透析室等）、重症诊疗单元（ICU、CCU、RCU、血液透析中心）、日间诊疗单元（手术、肿瘤化疗等）、医技科室、公共活动区、其他服务区域及不明。与2019年数据相比，2020年排在首位的发生地点仍是普通病房，占报告总例数的54.79%，其后依次为"不明"（25.22%）、门诊（5.28%）、重症诊疗单元（3.86%）、高危服务区域（3.41%）、医技科室（3.36%）。

表 3-2-3-4　2018—2020 年医疗质量安全不良事件发生地点

发生地点	2018 年		2019 年		2020 年	
	例数	占比（%）	例数	占比（%）	例数	占比（%）
普通病房	4275	61.12	4468	62.62	3652	54.79
不明	1051	15.03	998	13.99	1681	25.22
门诊	352	5.03	546	7.65	352	5.28
重症诊疗单元	283	4.05	307	4.30	257	3.86
高危服务区域	231	3.30	248	3.48	227	3.41
医技科室	420	6.00	271	3.80	224	3.36
其他服务区域	129	1.84	92	1.29	76	1.14
公共活动区	58	0.83	77	1.08	75	1.13
急诊	122	1.74	95	1.33	74	1.11
日间诊疗单元	74	1.06	33	0.46	47	0.71
合计	6995	100	7135	100	6665	100

（四）不良事件发生时患者所处的诊疗疾病状态

对不良事件发生时患者所处的诊疗疾病状态进行统计分析，其中，除"不明"疾病状态（2190例）外，排序前5位的分别为呼吸系统疾病（13.07%）、神经系统疾病（13.03%）、消化系统疾病（10.53%）、肌肉骨骼系统和结缔组织疾病（9.94%）及肿瘤（9.79%），约占所有患者的56.36%（图3-2-3-7）。

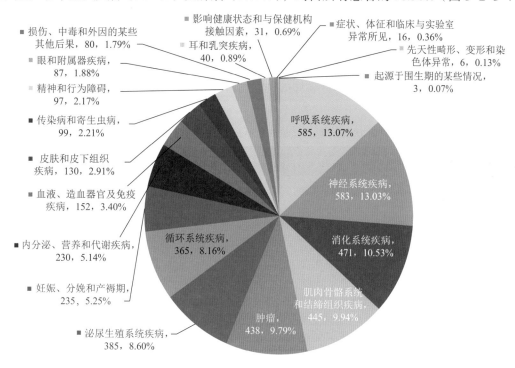

图 3-2-3-7　2020 年医疗质量安全不良事件发生时患者所处的诊疗疾病状态

三、医疗质量安全不良事件发生当事人的情况

（一）当事人岗位情况

6665 条上报的不良事件中，不良事件发生当事人占比最多的为护士，占 50.62%；其次为医师，占 34.36%；其余占比相对较小，合计为 15.02%（图 3-2-3-8）。

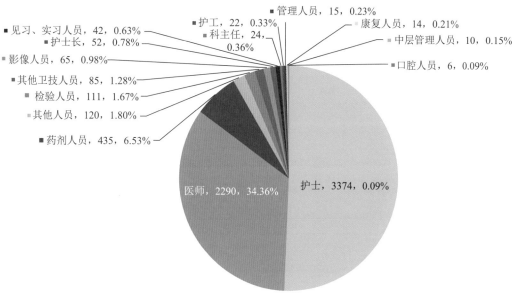

图 3-2-3-8　2020 年医疗质量安全不良事件当事人岗位

（二）当事人职称和工作年限分布情况

所有上报的不良事件中当事人职称和工作年限情况详见表3-2-3-5，2020年度上报的6665例不良事件中，当事人工作年限为0～5年的初级职称工作人员最多，占报告总例数的29.56%，其次是工作年限为6～10年的初级职称工作人员，占比为17.39%。

初级职称的工作人员发生不良事件的比例超过一半，占50.66%；其次是中级职称（30.25%）；副高职称排第3位，占8.91%，无职称占比为8.22%。

工作10年及以下的人员发生不良事件的例数最多，占70.34%；工作年限11～15年的，为15.16%；工作16年以上的人员发生不良事件的例数约占14.55%。

表 3-2-3-5　2020 年医疗质量安全不良当事人职称和工作年限分布（%）

职称工作年限	无职称	初级职称	中级职称	副高职称	正高职称	合计
0～5年	6.14	29.56	2.42	0.02	0.03	38.17
6～10年	1.26	17.39	12.03	1.38	0.11	32.17
11～15年	0.44	3	9.39	2.21	0.12	15.16
16～20年	0.09	0.42	3.99	2.21	0.33	7.04
21 25年	0.11	0.23	1.83	1.68	0.44	4.29
≥26年	0.18	0.06	0.59	1.41	0.98	3.22
合计	8.22	50.66	30.25	8.91	2.01	100

四、医疗质量安全不良事件预防方法及措施

平台设置了不良事件上报人员关于预防该类事件再次发生的方法与措施选项，包含5类内容、23条选项供填报人选择。分析显示，选择"其他可能因素"的最多，占比40.19%；其次为"加强教育培训"，占比36.85%；选择"加强相互间的沟通"占20.9%；而改善医院行政管理系统运行模式和更新规章制度流程的占比较少，分别为1.15%和0.91%（图3-2-3-9）。

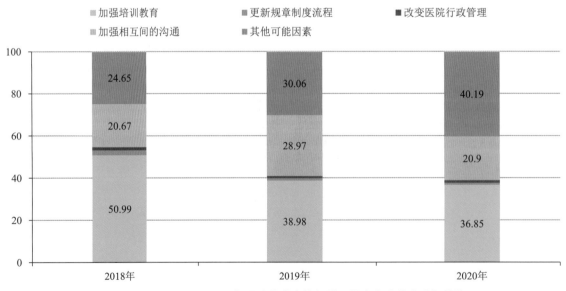

图 3-2-3-9　2018—2020 年预防此类事件与错误再次发生的方法与措施

对预防不良事件再次发生的具体措施进行分析，在"加强培训教育"中，选择最多的为"加强卫

生技术人员技能培训教育"；在"更新规章制度流程"中，选择最多的为"制定与更新患者安全目标"；在"改变医院行政管理系统运行模式"中，选择最多的为"改进公共服务设施的配置"；在"加强相互间的沟通"中，选择"改变与患者和亲属的沟通模式"的居多（表3-2-3-6）。

表 3-2-3-6　2020 年预防此类事件与错误再次发生的方法与措施

	方法与措施	例数	占比（%）	小计
加强培训教育	加强卫生技术人员技能培训教育	1315	19.73	2430
	加强患者与亲属健康培训教育	521	7.82	
	加强卫生技术人员维护患者合法权益的培训教育	13	0.20	
	加强现行制度流程、指南规范的再培训教育	520	7.80	
	其他	61	0.92	
更新规章制度流程	制定与更新患者安全目标	10	0.15	60
	制定与更新临床诊疗指南	1	0.02	
	制定与更新规章制度	13	0.20	
	制定与更新患者服务流程	10	0.15	
	制定与更新临床医嘱的警示系统	3	0.05	
	加强更新后的制度流程、指南规范的培训教育	17	0.26	
	其他	6	0.09	
改变医院行政管理系统运行模式	医院行政管理流程	7	0.11	76
	医院行政管理制度	1	0.02	
	建立管理制度与规范执行力监管与通报	7	0.11	
	改善人力资源配置与应急调配	3	0.05	
	改进公共服务设施的配置	58	0.87	
	其他	0	0	
加强相互间的沟通	加强卫生技术人员相互间的沟通	253	3.80	1378
	改变行政管理系统的沟通模式	15	0.23	
	改变与患者和亲属的沟通模式	822	12.33	
	其他	288	4.32	
其他可能因素		2721	40.83	2721
合计		6665	100	

第四部分
基于 DRG 的医疗服务绩效评价

本报告数据来源于国家医疗质量监测系统（HQMS）和国家医疗质量管理与控制信息网（NCIS），将4849家连续上传2018—2020年病案首页的医疗机构纳入分析，其中二级综合医院2478家，三级综合医院1358家，专科医院1013家。本报告采用"基于DRG的医疗服务绩效评价"工具，对2018—2020年全国及各省（自治区、直辖市）住院医疗服务整体情况和14个临床专科进行绩效评价。本报告基于DRG的住院绩效评价体系，采用"CN-DRG 2018"分组方案对数据进行分组并计算相关指标，围绕住院服务"能力""效率""医疗安全"三个维度进行评价，具体评价指标如表4-1-1-1所示。

表4-1-1-1 基于DRG进行医疗服务绩效评价指标一览表

维度	指标	评价内容	指标性质
能力	DRG组数	治疗病例所覆盖疾病类型的范围	高优指标，指标值越高，治疗疾病类型越广，能力越强
	病例组合指数（CMI）	治疗病例的平均技术难度水平	高优指标，指标值越高，治疗病例的平均技术水平越高
效率	费用消耗指数	治疗同类疾病所花费的费用	低优指标，指数值越低，说明治疗同类疾病的费用效率越高
	时间消耗指数	治疗同类疾病所花费的时间	低优指标，指数值越低，说明治疗同类疾病的时间效率越高
安全	低风险组死亡率	疾病本身导致死亡概率极低的病例死亡率	低优指标，指标值越低，医疗安全水平越好
	中低风险组死亡率	疾病本身导致死亡概率较低的病例死亡率	低优指标，指标值越低，医疗安全水平越好
	高风险组死亡率	疾病本身导致死亡概率较高的病例死亡率	低优指标，指标值越低，急危重症治疗能力越好

一、全国二级、三级医院医疗服务DRG绩效评价结果

1. 医疗服务能力

2018—2020年，全国二级、三级医院医疗服务广度保持稳定，DRG组数中位数在400～442波动。其中，三级医院DRG组数的中位数在565～583波动，二级医院DRG组数的中位数在330～378波动（图4-1-1-1）。

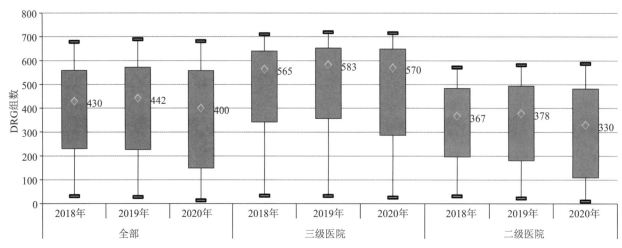

图4-1-1-1 2018—2020年二级、三级医院DRG组数变化

2018—2020年，全国二级、三级医院CMI略有下降，CMI的中位数由0.86下降至0.84。其中，三级医院CMI的中位数在1.01～1.02波动，二级医院CMI的中位数由0.80下降至0.78（图4-1-1-2）。

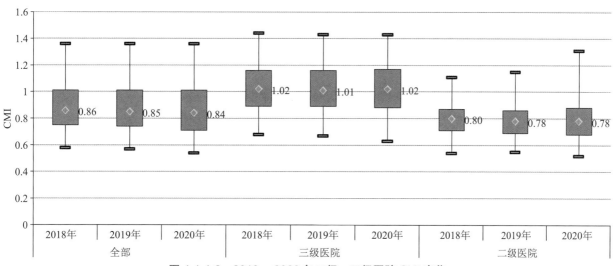

图 4-1-1-2　2018—2020 年二级、三级医院 CMI 变化

2. 医疗服务效率

2018—2020 年，全国二级、三级医院住院费用效率保持稳定，2018—2020 年费用消耗指数的中位数均为 0.84。其中，三级医院费用消耗指数的中位数由 1.03 上升至 1.05，二级医院费用消耗指数的中位数由 0.73 上升至 0.74（图 4-1-1-3）。

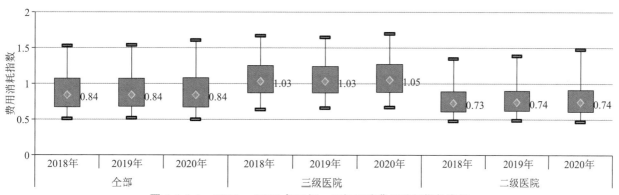

图 4-1-1-3　2018—2020 年二级、三级医院费用消耗指数变化

2018—2020 年，全国二级、三级医院住院时间效率略有下降，时间消耗指数的中位数由 1.01 上升至 1.02。其中，三级医院时间消耗指数的中位数 2018—2020 年均为 1.04，二级医院时间消耗指数的中位数由 0.99 上升至 1.00（图 4-1-1-4）。

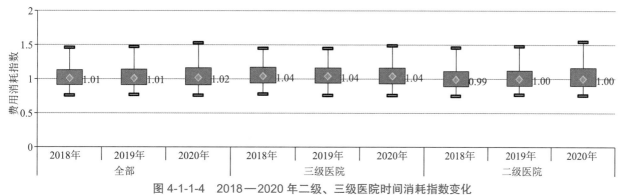

图 4-1-1-4　2018—2020 年二级、三级医院时间消耗指数变化

3. 医疗安全

2018—2020 年，全国二级、三级医院医疗安全水平提升，2020 年低风险组死亡率（0.005%）相比 2018 年（0.009%）下降了 0.004 个百分点。其中，三级医院低风险组死亡率由 2018 年的 0.005%

降低至 2020 年的 0.003%；二级医院低风险组死亡率由 2018 年的 0.014% 降低至 2020 年的 0.008%（图 4-1-1-5）。

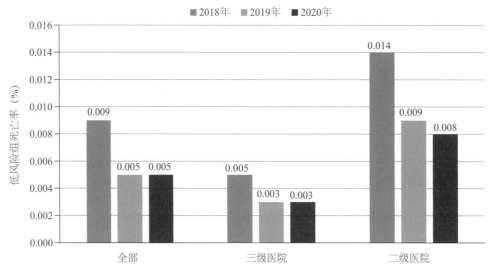

图 4-1-1-5　2018—2020 年二级、三级医院低风险组死亡率变化

二、各临床专科 DRG 绩效差异评价

（一）心血管内科 DRG 绩效评价

本报告共纳入 2018—2020 年数据质量合格的 3325 万专科病例为样本，对心血管内科专科进行分析。

1. 医疗服务能力

2018—2020 年，心血管内科医疗服务广度略有波动，DRG 组数的中位数由 39 上升到 41 又降低至 39；其中，三级医院 DRG 组数的中位数由 55 上升至 57，二级医院 DRG 组数的中位数由 35 上升到 36 又降低至 34；2020 年医疗服务广度较大的医院 DRG 组数（上四分位）为 55（图 4-1-1-6）。

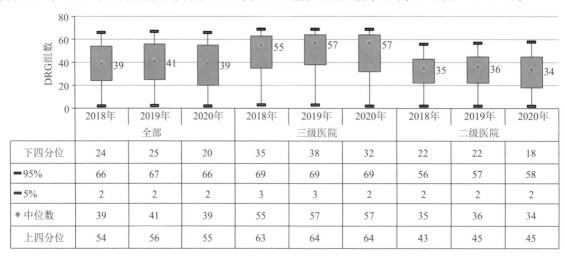

	2018年	2019年	2020年	2018年	2019年	2020年	2018年	2019年	2020年
		全部			三级医院			二级医院	
下四分位	24	25	20	35	38	32	22	22	18
95%	66	67	66	69	69	69	56	57	58
5%	2	2	2	3	3	2	2	2	2
中位数	39	41	39	55	57	57	35	36	34
上四分位	54	56	55	63	64	64	43	45	45

图 4-1-1-6　心血管内科医疗服务广度

2018—2020 年，心血管内科医疗服务难度略有下降，CMI 的中位数由 0.87 下降至 0.79；其中，三级医院 CMI 的中位数略有波动，由 1.07 上升到 1.09 又降低至 1.07，二级医院 CMI 的中位数逐年下降，由 0.81 下降至 0.73；2020 年医疗服务难度较大的医院 CMI（上四分位）为 1.03（图 4-1-1-7）。

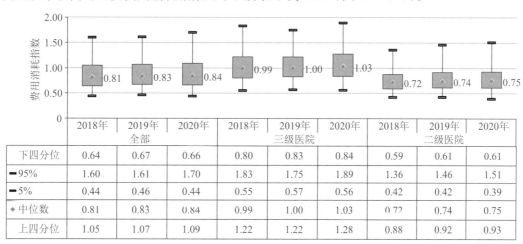

图 4-1-1-7　心血管内科医疗服务难度

	2018年	2019年	2020年	2018年	2019年	2020年	2018年	2019年	2020年
		全部			三级医院			二级医院	
下四分位	0.78	0.75	0.69	0.89	0.88	0.83	0.76	0.72	0.67
95%	1.53	1.53	1.48	1.71	1.74	1.71	1.12	1.14	1.11
5%	0.61	0.53	0.47	0.72	0.69	0.63	0.57	0.50	0.45
中位数	0.87	0.85	0.79	1.07	1.09	1.07	0.81	0.78	0.73
上四分位	1.06	1.08	1.03	1.33	1.33	1.30	0.89	0.87	0.84

2. 医疗服务效率

2018—2020 年，心血管内科费用效率降低，费用消耗指数的中位数由 0.81 上升至 0.84；其中，三级医院费用消耗指数的中位数由 0.99 上升至 1.03，二级医院费用消耗指数的中位数由 0.72 上升至 0.75；2020 年费用效率较高的医院费用消耗指数（下四分位）为 0.66（图 4-1-1-8）。

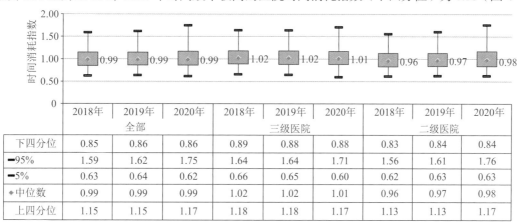

图 4-1-1-8　心血管内科费用效率

	2018年	2019年	2020年	2018年	2019年	2020年	2018年	2019年	2020年
		全部			三级医院			二级医院	
下四分位	0.64	0.67	0.66	0.80	0.83	0.84	0.59	0.61	0.61
95%	1.60	1.61	1.70	1.83	1.75	1.89	1.36	1.46	1.51
5%	0.44	0.46	0.44	0.55	0.57	0.56	0.42	0.42	0.39
中位数	0.81	0.83	0.84	0.99	1.00	1.03	0.72	0.74	0.75
上四分位	1.05	1.07	1.09	1.22	1.22	1.28	0.88	0.92	0.93

2018—2020 年，心血管内科时间效率保持稳定，时间消耗指数的中位数 3 年均为 0.99；其中，三级医院时间效率升高，其时间消耗指数的中位数由 1.02 下降至 1.01，二级医院时间效率降低，其时间消耗指数的中位数由 0.96 上升至 0.98；2020 年时间效率较高的医院时间消耗指数（下四分位）为 0.86（图 4-1-1-9）。

	2018年	2019年	2020年	2018年	2019年	2020年	2018年	2019年	2020年
		全部			三级医院			二级医院	
下四分位	0.85	0.86	0.86	0.89	0.88	0.88	0.83	0.84	0.84
95%	1.59	1.62	1.75	1.64	1.64	1.71	1.56	1.61	1.76
5%	0.63	0.64	0.62	0.66	0.65	0.60	0.62	0.63	0.63
中位数	0.99	0.99	0.99	1.02	1.02	1.01	0.96	0.97	0.98
上四分位	1.15	1.15	1.17	1.18	1.18	1.17	1.13	1.13	1.17

图 4-1-1-9　心血管内科时间效率

3. 医疗安全

2018—2020年，心血管内科医疗安全水平有所波动，中低风险组死亡率由0.111%降低至0.048%又上升至0.051%；其中，三级医院中低风险组死亡率由0.106%降低至0.042%又上升到0.045%，二级医院中低风险组死亡率由0.120%降低至0.062%（图4-1-1-10）。

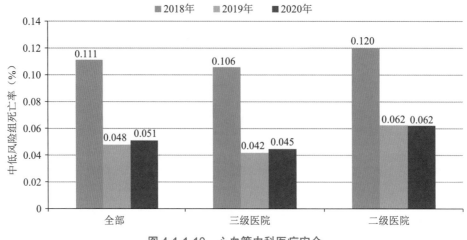

图 4-1-1-10　心血管内科医疗安全

2018—2020年，心血管内科急危重病例救治能力持续提升，高风险组死亡率由16.51%降低至15.00%；其中，三级医院高风险组死亡率由17.49%降低至15.86%，二级医院高风险组死亡率由14.84%降低至13.76%（图4-1-1-11）。

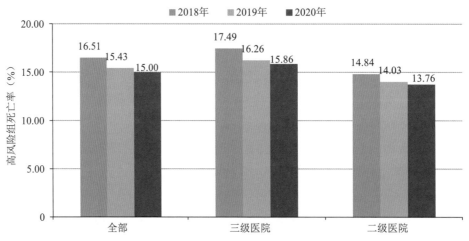

图 4-1-1-11　心血管内科急危重病例救治能力

（二）呼吸内科 DRG 绩效评价

本报告共纳入2018—2020年数据质量合格的3314万专科病例为样本，对呼吸内科专科进行分析。

1. 医疗服务能力

2018—2020年，呼吸内科医疗服务广度略有波动，DRG组数的中位数由31上升到32又降低至30；其中，三级医院DRG组数的中位数由35上升到37又降低至35，二级医院DRG组数的中位数由28上升到29又降低至27；2020年医疗服务广度较大的医院DRG组数（上四分位）为35（图4-1-1-12）。

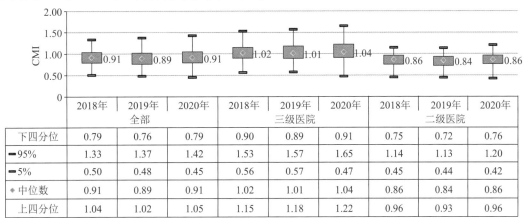

	2018年	2019年	2020年	2018年	2019年	2020年	2018年	2019年	2020年
		全部			三级医院			二级医院	
下四分位	21	22	18	29	31	27	18	18	15
━95%	42	43	40	43	44	40	38	40	38
━5%	4	4	3	5	6	5	4	4	3
◆中位数	31	32	30	35	37	35	28	29	27
上四分位	36	37	35	39	41	38	32	33	32

图 4-1-1-12　呼吸内科医疗服务广度

2018—2020 年，呼吸内科医疗服务难度略有波动，CMI 的中位数由 0.91 下降至 0.89 又上升到 0.91；其中，三级医院 CMI 的中位数由 1.02 下降至 1.01 又上升到 1.04，二级医院 CMI 的中位数由 0.86 下降到 0.84 又上升到 0.86；2020 年医疗服务难度较大的医院 CMI（上四分位）为 1.05（图 4-1-1-13）。

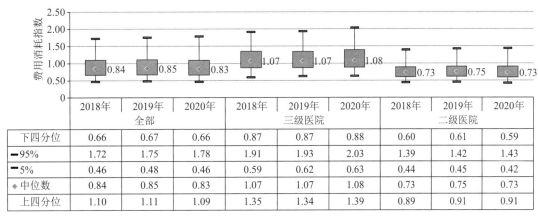

	2018年	2019年	2020年	2018年	2019年	2020年	2018年	2019年	2020年
		全部			三级医院			二级医院	
下四分位	0.79	0.76	0.79	0.90	0.89	0.91	0.75	0.72	0.76
━95%	1.33	1.37	1.42	1.53	1.57	1.65	1.14	1.13	1.20
━5%	0.50	0.48	0.45	0.56	0.57	0.47	0.45	0.44	0.42
◆中位数	0.91	0.89	0.91	1.02	1.01	1.04	0.86	0.84	0.86
上四分位	1.04	1.02	1.05	1.15	1.18	1.22	0.96	0.93	0.96

图 4-1-1-13　呼吸内科医疗服务难度

2. 医疗服务效率

2018—2020 年，呼吸内科费用效率略有波动，费用消耗指数的中位数由 0.84 上升到 0.85 又降低至 0.83；其中，三级医院费用效率降低，其费用消耗指数的中位数由 1.07 上升至 1.08，二级医院费用消耗指数的中位数由 0.73 上升到 0.75 又降低至 0.73；2020 年费用效率较高的医院费用消耗指数（下四分位）为 0.66（图 4-1-1-14）。

	2018年	2019年	2020年	2018年	2019年	2020年	2018年	2019年	2020年
		全部			三级医院			二级医院	
下四分位	0.66	0.67	0.66	0.87	0.87	0.88	0.60	0.61	0.59
━95%	1.72	1.75	1.78	1.91	1.93	2.03	1.39	1.42	1.43
━5%	0.46	0.48	0.46	0.59	0.62	0.63	0.44	0.45	0.42
◆中位数	0.84	0.85	0.83	1.07	1.07	1.08	0.73	0.75	0.73
上四分位	1.10	1.11	1.09	1.35	1.34	1.39	0.89	0.91	0.91

图 4-1-1-14　呼吸内科费用效率

2018—2020年，呼吸内科时间效率略有波动，时间消耗指数的中位数由0.97上升到0.98又降低至0.97；其中，三级医院时间消耗指数的中位数3年均为1.01，二级医院时间消耗指数的中位数由0.95上升到0.96又降低至0.95；2020年时间效率较高的医院时间消耗指数（下四分位）为0.86（图4-1-1-15）。

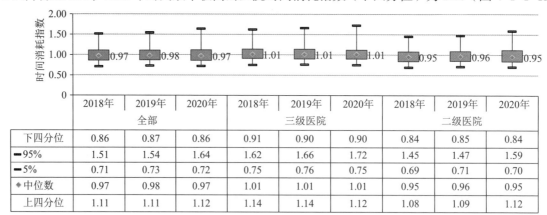

	2018年	2019年	2020年	2018年	2019年	2020年	2018年	2019年	2020年
		全部			三级医院			二级医院	
下四分位	0.86	0.87	0.86	0.91	0.90	0.90	0.84	0.85	0.84
—95%	1.51	1.54	1.64	1.62	1.66	1.72	1.45	1.47	1.59
—5%	0.71	0.73	0.72	0.75	0.76	0.75	0.69	0.71	0.70
◆中位数	0.97	0.98	0.97	1.01	1.01	1.01	0.95	0.96	0.95
上四分位	1.11	1.11	1.12	1.14	1.14	1.12	1.08	1.09	1.12

图4-1-1-15　呼吸内科时间效率

3. 医疗安全

2018—2020年，呼吸内科医疗安全水平有所波动，中低风险组死亡率由0.105%降低至0.059%又上升到0.076%；其中，三级医院中低风险组死亡率由0.094%降低至0.049%又上升到0.073%，二级医院中低风险组死亡率由0.115%降低至0.071%又上升到0.079%（图4-1-1-16）。

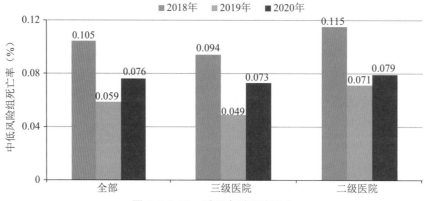

图4-1-1-16　呼吸内科医疗安全

2018—2020年，呼吸内科急危重病例救治能力有所波动，高风险组死亡率由6.85%降低至6.74%又上升到7.58%；其中，三级医院高风险组死亡率由7.24%降低至7.13%又上升到8.30%，二级医院高风险组死亡率由5.89%降低至5.77%又上升到6.20%（图4-1-1-17）。

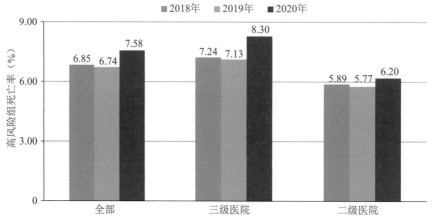

图4-1-1-17　呼吸内科急危重病例救治能力

（三）普通外科 DRG 绩效评价

本报告共纳入 2018—2020 年数据质量合格的 2709 万专科病例为样本，对普通外科专科进行分析。

1. 医疗服务能力

2018—2020 年，普通外科医疗服务广度略有波动，DRG 组数的中位数由 43 上升到 44 又降低至 39；其中，三级医院 DRG 组数的中位数由 57 上升到 58 又降低至 53，二级医院 DRG 组数的中位数由 35 上升到 36 又降低至 31；2020 年医疗服务广度较大的医院 DRG 组数（上四分位）为 51（图 4-1-1-18）。

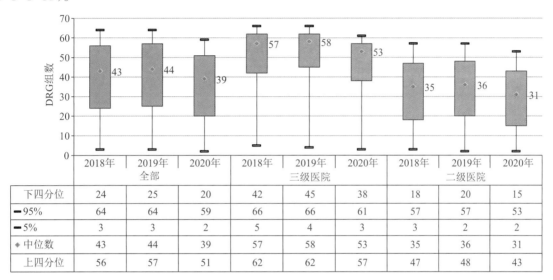

	2018年	2019年	2020年	2018年	2019年	2020年	2018年	2019年	2020年
		全部			三级医院			二级医院	
下四分位	24	25	20	42	45	38	18	20	15
━95%	64	64	59	66	66	61	57	57	53
━5%	3	3	2	5	4	3	3	2	2
◆中位数	43	44	39	57	58	53	35	36	31
上四分位	56	57	51	62	62	57	47	48	43

图 4-1-1-18　普通外科医疗服务广度

2018—2020 年，普通外科医疗服务难度略有下降，CMI 的中位数由 1.15 下降至 1.10；其中，三级医院 CMI 的中位数略有波动，由 1.34 降低至 1.32 又上升到 1.34，二级医院 CMI 的中位数逐年下降，由 1.07 下降至 1.01；2020 年医疗服务难度较大的医院 CMI（上四分位）为 1.30（图 4-1-1-19）。

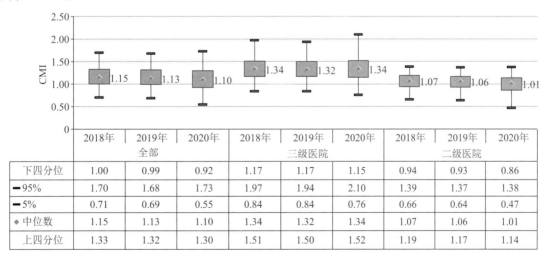

	2018年	2019年	2020年	2018年	2019年	2020年	2018年	2019年	2020年
		全部			三级医院			二级医院	
下四分位	1.00	0.99	0.92	1.17	1.17	1.15	0.94	0.93	0.86
━95%	1.70	1.68	1.73	1.97	1.94	2.10	1.39	1.37	1.38
━5%	0.71	0.69	0.55	0.84	0.84	0.76	0.66	0.64	0.47
◆中位数	1.15	1.13	1.10	1.34	1.32	1.34	1.07	1.06	1.01
上四分位	1.33	1.32	1.30	1.51	1.50	1.52	1.19	1.17	1.14

图 4-1-1-19　普通外科医疗服务难度

2. 医疗服务效率

2018—2020 年，普通外科费用效率降低，费用消耗指数的中位数由 0.77 上升至 0.79；其中，三级医院费用消耗指数的中位数由 0.96 上升至 0.99，二级医院费用消耗指数的中位数由 0.67 上升至 0.71；2020 年费用效率较高的医院费用消耗指数（下四分位）为 0.63（图 4-1-1-20）。

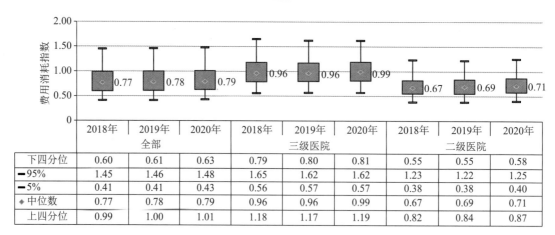

图 4-1-1-20　普通外科费用效率

	2018年	2019年	2020年	2018年	2019年	2020年	2018年	2019年	2020年
		全部			三级医院			二级医院	
下四分位	0.60	0.61	0.63	0.79	0.80	0.81	0.55	0.55	0.58
─95%	1.45	1.46	1.48	1.65	1.62	1.62	1.23	1.22	1.25
─5%	0.41	0.41	0.43	0.56	0.57	0.57	0.38	0.38	0.40
◆中位数	0.77	0.78	0.79	0.96	0.96	0.99	0.67	0.69	0.71
上四分位	0.99	1.00	1.01	1.18	1.17	1.19	0.82	0.84	0.87

2018—2020 年，普通外科时间效率降低，时间消耗指数的中位数由 1.02 上升至 1.05；其中，三级医院时间消耗指数的中位数由 1.05 上升至 1.06，二级医院时间消耗指数的中位数由 1.01 上升至 1.04；2020 年时间效率较高的医院时间消耗指数（下四分位）为 0.91（图 4-1-1-21）。

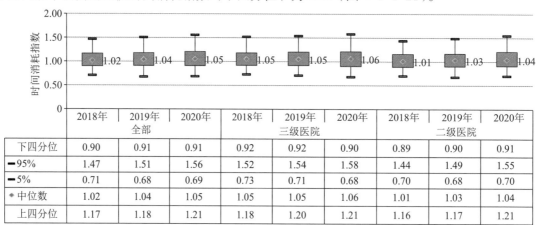

图 4-1-1-21　普通外科时间效率

	2018年	2019年	2020年	2018年	2019年	2020年	2018年	2019年	2020年
		全部			三级医院			二级医院	
下四分位	0.90	0.91	0.91	0.92	0.92	0.90	0.89	0.90	0.91
─95%	1.47	1.51	1.56	1.52	1.54	1.58	1.44	1.49	1.55
─5%	0.71	0.68	0.69	0.73	0.71	0.68	0.70	0.68	0.70
◆中位数	1.02	1.04	1.05	1.05	1.05	1.06	1.01	1.03	1.04
上四分位	1.17	1.18	1.21	1.18	1.20	1.21	1.16	1.17	1.21

3. 医疗安全

2018—2020 年，普通外科医疗安全水平有显著提升，中低风险组死亡率由 0.097% 降低至 0.082%；其中，三级医院中低风险组死亡率由 0.101% 降低至 0.091%，二级医院中低风险组死亡率略有波动，由 0.087% 上升到 0.092% 又降低至 0.059%（图 4-1-1-22）。

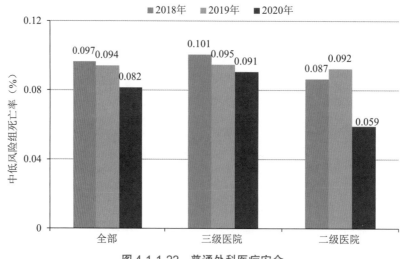

图 4-1-1-22　普通外科医疗安全

2018—2020 年，普通外科急危重病例救治能力呈波动上升趋势，高风险组死亡率由 6.43% 上升到 6.89% 又降低至 4.74%；其中，三级医院高风险组死亡率由 6.35% 上升到 6.80% 又降低至 4.64%，二级医院高风险组死亡率由 6.67% 上升到 7.15% 又降低至 5.42%（图 4-1-1-23）。

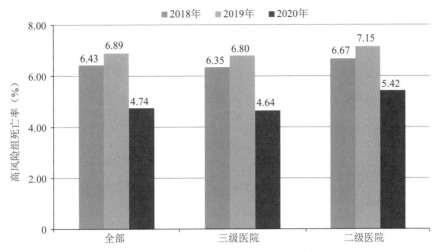

图 4-1-1-23　普通外科急危重病例救治能力

（四）胸外科 DRG 绩效评价

本报告共纳入 2018—2020 年数据质量合格的 490 万专科病例为样本，对胸外科专科进行分析。

1. 医疗服务能力

2018—2020 年，胸外科医疗服务广度上升，DRG 组数的中位数由 10 上升至 11；其中，三级医院 DRG 组数的中位数由 16 上升至 17，二级医院 DRG 组数的中位数由 7 上升至 8；2020 年医疗服务广度较大的医院 DRG 组数（上四分位）为 16（图 4-1-1-24）。

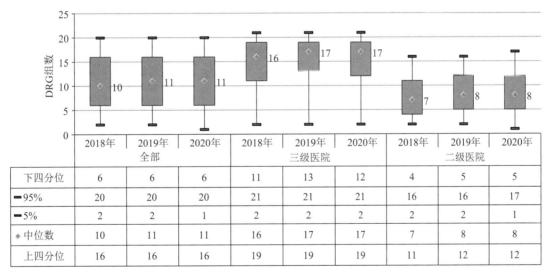

	2018年	2019年	2020年	2018年	2019年	2020年	2018年	2019年	2020年
		全部			三级医院			二级医院	
下四分位	6	6	6	11	13	12	4	5	5
━95%	20	20	20	21	21	21	16	16	17
━5%	2	2	1	2	2	2	2	2	1
◆中位数	10	11	11	16	17	17	7	8	8
上四分位	16	16	16	19	19	19	11	12	12

图 4-1-1-24　胸外科医疗服务广度

2018—2020 年，胸外科医疗服务难度略有波动，CMI 的中位数由 1.34 上升到 1.36 又降低至 1.27；其中，三级医院 CMI 的中位数逐年下降，由 1.96 下降至 1.88，二级医院 CMI 的中位数略有波动，由 1.03 上升至 1.05 又降低至 1.00；2020 年医疗服务难度较大的医院 CMI（上四分位）为 1.79（图 4-1-1-25）。

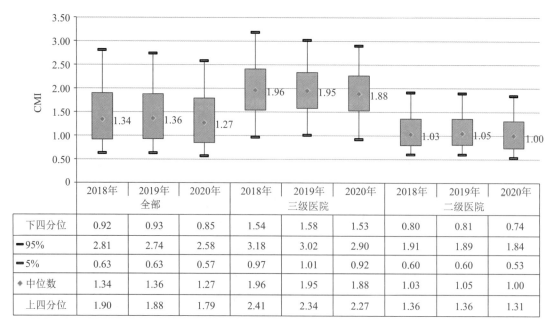

	2018年	2019年	2020年	2018年	2019年	2020年	2018年	2019年	2020年
		全部			三级医院			二级医院	
下四分位	0.92	0.93	0.85	1.54	1.58	1.53	0.80	0.81	0.74
▬95%	2.81	2.74	2.58	3.18	3.02	2.90	1.91	1.89	1.84
▬5%	0.63	0.63	0.57	0.97	1.01	0.92	0.60	0.60	0.53
◆中位数	1.34	1.36	1.27	1.96	1.95	1.88	1.03	1.05	1.00
上四分位	1.90	1.88	1.79	2.41	2.34	2.27	1.36	1.36	1.31

图 4-1-1-25 胸外科医疗服务难度

2. 医疗服务效率

2018—2020 年，胸外科费用效率略有波动，费用消耗指数的中位数由 0.83 降低至 0.82 又上升到 0.83；其中，三级医院费用效率降低，其费用消耗指数的中位数由 0.97 上升至 0.98，二级医院费用效率降低，其费用消耗指数的中位数由 0.73 上升至 0.74；2020 年费用效率较高的医院费用消耗指数（下四分位）为 0.64（图 4-1-1-26）。

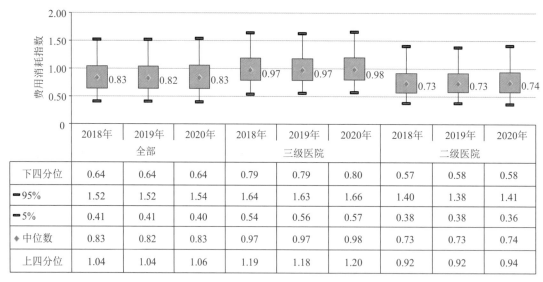

	2018年	2019年	2020年	2018年	2019年	2020年	2018年	2019年	2020年
		全部			三级医院			二级医院	
下四分位	0.64	0.64	0.64	0.79	0.79	0.80	0.57	0.58	0.58
▬95%	1.52	1.52	1.54	1.64	1.63	1.66	1.40	1.38	1.41
▬5%	0.41	0.41	0.40	0.54	0.56	0.57	0.38	0.38	0.36
◆中位数	0.83	0.82	0.83	0.97	0.97	0.98	0.73	0.73	0.74
上四分位	1.04	1.04	1.06	1.19	1.18	1.20	0.92	0.92	0.94

图 4-1-1-26 胸外科费用效率

2018—2020 年，胸外科时间效率降低，时间消耗指数的中位数由 1.00 上升至 1.01；其中，三级医院时间消耗指数的中位数 3 年均为 1.05，二级医院时间消耗指数的中位数由 0.97 上升至 0.99；2020 年时间效率较高的医院时间消耗指数（下四分位）为 0.87（图 4-1-1-27）。

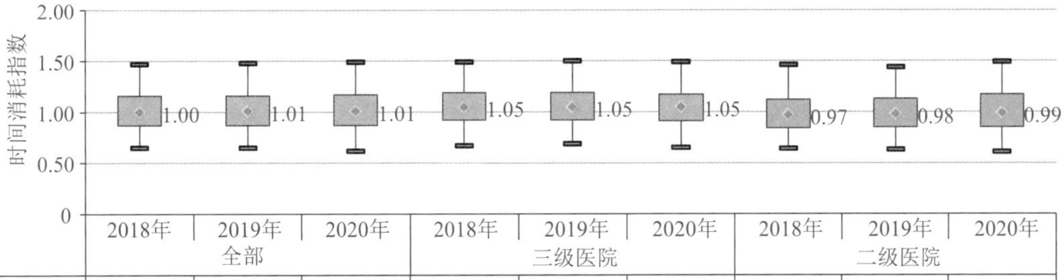

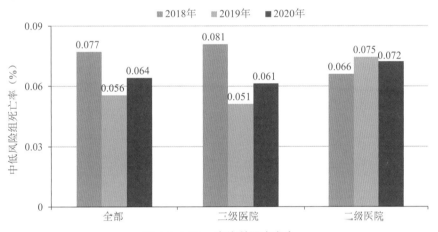

	2018年	2019年 全部	2020年	2018年	2019年 三级医院	2020年	2018年	2019年 二级医院	2020年
下四分位	0.87	0.87	0.87	0.92	0.92	0.91	0.84	0.85	0.85
━95%	1.47	1.48	1.49	1.49	1.50	1.49	1.46	1.44	1.49
━5%	0.65	0.65	0.62	0.67	0.69	0.65	0.64	0.63	0.61
◆中位数	1.00	1.01	1.01	1.05	1.05	1.05	0.97	0.98	0.99
上四分位	1.16	1.16	1.17	1.19	1.19	1.17	1.12	1.13	1.17

图 4-1-1-27　胸外科时间效率

3. 医疗安全

2018—2020 年，胸外科医疗安全水平有所波动，中低风险组死亡率由 0.077% 降低至 0.056% 又上升到 0.064%；其中，三级医院中低风险组死亡率由 0.081% 降低至 0.051% 又上升到 0.061%，二级医院中低风险组死亡率由 0.066% 上升到 0.075% 又降低至 0.072%（图 4-1-1-28）。

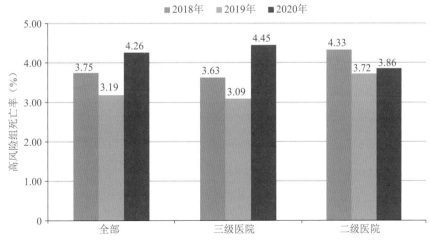

图 4-1-1-28　胸外科医疗安全

2018—2020 年，胸外科急危重病例救治能力有所波动，高风险组死亡率由 3.75% 降低至 3.19% 又上升到 4.26%；其中，三级医院高风险组死亡率由 3.63% 降低至 3.09% 又上升到 4.45%，二级医院高风险组死亡率由 4.33% 降低至 3.72% 又上升到 3.86%（图 4-1-1-29）。

图 4-1-1-29　胸外科急危重病例救治能力

（五）心脏大血管外科 DRG 绩效评价

本报告共纳入 2018—2020 年数据质量合格的 243 万专科病例为样本，对心脏大血管外科专科进行分析。

1. 医疗服务能力

2018—2020 年，心脏大血管外科医疗服务广度上升，DRG 组数的中位数由 5 上升至 7；其中，三级医院 DRG 组数的中位数由 13 上升至 17，二级医院 DRG 组数的中位数由 3 上升至 5；2020 年医疗服务广度较大的医院 DRG 组数（上四分位）为 15（图 4-1-1-30）。

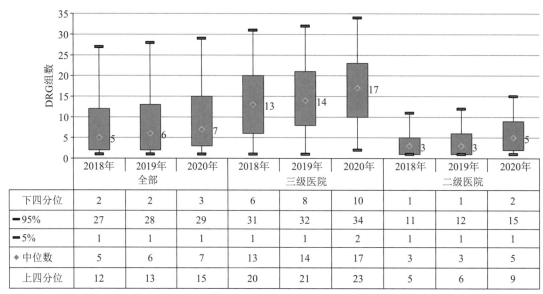

	2018年	2019年	2020年	2018年	2019年	2020年	2018年	2019年	2020年
		全部			三级医院			二级医院	
下四分位	2	2	3	6	8	10	1	1	2
—95%	27	28	29	31	32	34	11	12	15
—5%	1	1	1	1	1	2	1	1	1
◆中位数	5	6	7	13	14	17	3	3	5
上四分位	12	13	15	20	21	23	5	6	9

图 4-1-1-30　心脏大血管外科医疗服务广度

2018—2020 年，心脏大血管外科医疗服务难度上升，CMI 的中位数由 1.88 上升至 2.17；其中，三级医院 CMI 的中位数略有波动，由 2.93 上升到 3.11 又降低至 3.00，二级医院 CMI 的中位数逐年上升，由 1.33 上升至 1.84；2020 年医疗服务难度较大的医院 CMI（上四分位）为 2.93（图 4-1-1-31）。

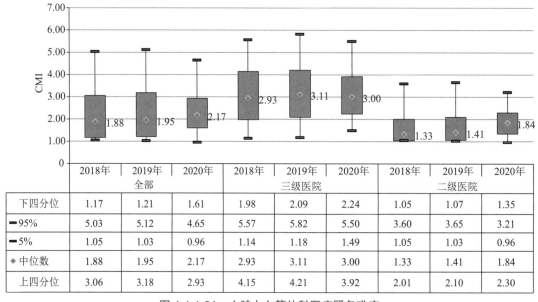

	2018年	2019年	2020年	2018年	2019年	2020年	2018年	2019年	2020年
		全部			三级医院			二级医院	
下四分位	1.17	1.21	1.61	1.98	2.09	2.24	1.05	1.07	1.35
—95%	5.03	5.12	4.65	5.57	5.82	5.50	3.60	3.65	3.21
—5%	1.05	1.03	0.96	1.14	1.18	1.49	1.05	1.03	0.96
◆中位数	1.88	1.95	2.17	2.93	3.11	3.00	1.33	1.41	1.84
上四分位	3.06	3.18	2.93	4.15	4.21	3.92	2.01	2.10	2.30

图 4-1-1-31　心脏大血管外科医疗服务难度

2. 医疗服务效率

2018—2020 年，心脏大血管外科费用效率略有波动，费用消耗指数的中位数由 0.71 降低至 0.70 又上升到 0.72；其中，三级医院费用消耗指数的中位数由 0.87 降低至 0.86 又上升到 0.91，二级医院费用消耗指数的中位数由 0.61 降低至 0.60 又上升到 0.62；2020 年费用效率较高的医院费用消耗指数（下四分位）为 0.54（图 4-1-1-32）。

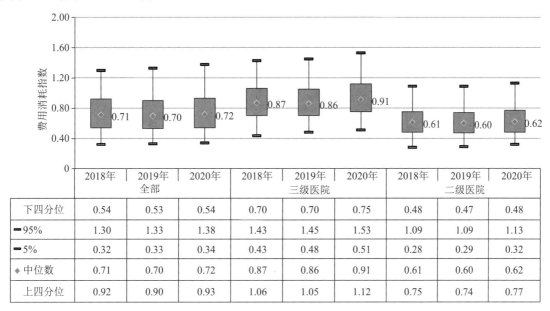

| | 2018年 | 2019年 | 2020年 | 2018年 | 2019年 | 2020年 | 2018年 | 2019年 | 2020年 |
		全部			三级医院			二级医院	
下四分位	0.54	0.53	0.54	0.70	0.70	0.75	0.48	0.47	0.48
▬95%	1.30	1.33	1.38	1.43	1.45	1.53	1.09	1.09	1.13
▬5%	0.32	0.33	0.34	0.43	0.48	0.51	0.28	0.29	0.32
◆中位数	0.71	0.70	0.72	0.87	0.86	0.91	0.61	0.60	0.62
上四分位	0.92	0.90	0.93	1.06	1.05	1.12	0.75	0.74	0.77

图 4-1-1-32　心脏大血管外科费用效率

2018—2020 年，心脏大血管外科时间效率略有波动，时间消耗指数的中位数由 1.08 上升到 1.09 又降低至 1.05；其中，三级医院时间效率升高，其时间消耗指数的中位数由 1.07 下降至 1.04，二级医院时间效率略有波动，其时间消耗指数的中位数由 1.09 上升至 1.11 又降低至 1.05；2020 年时间效率较高的医院时间消耗指数（下四分位）为 0.89（图 4-1-1-33）。

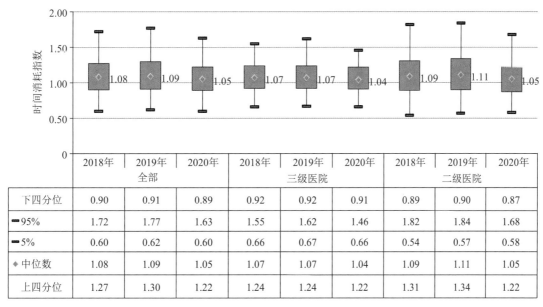

| | 2018年 | 2019年 | 2020年 | 2018年 | 2019年 | 2020年 | 2018年 | 2019年 | 2020年 |
		全部			三级医院			二级医院	
下四分位	0.90	0.91	0.89	0.92	0.92	0.91	0.89	0.90	0.87
▬95%	1.72	1.77	1.63	1.55	1.62	1.46	1.82	1.84	1.68
▬5%	0.60	0.62	0.60	0.66	0.67	0.66	0.54	0.57	0.58
◆中位数	1.08	1.09	1.05	1.07	1.07	1.04	1.09	1.11	1.05
上四分位	1.27	1.30	1.22	1.24	1.24	1.22	1.31	1.34	1.22

图 4-1-1-33　心脏大血管外科时间效率

3. 医疗安全

2018—2020 年，心脏大血管外科医疗安全水平有所下降，中低风险组死亡率由 0.062% 上升至 0.106%；其中，三级医院中低风险组死亡率略有波动，由 0.070% 降低至 0.062% 又上升到 0.114%，二级医院中低风险组死亡率逐年上升，由 0.038% 上升至 0.089%（图 4-1-1-34）。

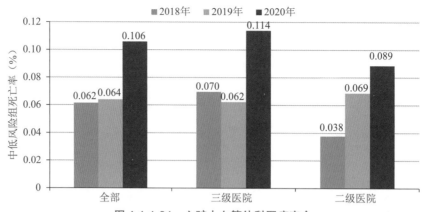

图 4-1-1-34 心脏大血管外科医疗安全

2018—2020 年，心脏大血管外科急危重病例救治能力持续提升，高风险组死亡率由 7.80% 降低至 6.09%；其中，三级医院高风险组死亡率由 7.76% 降低至 6.41%，二级医院高风险组死亡率由 8.47% 降低至 4.71%（图 4-1-1-35）。

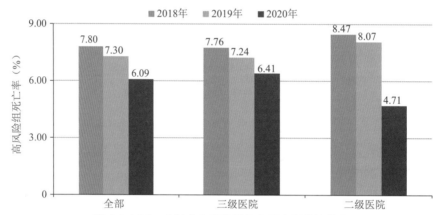

图 4-1-1-35　心脏大血管外科急危重病例救治能力

（六）神经外科 DRG 绩效评价

本报告共纳入 2018—2020 年数据质量合格的 737 万专科病例为样本，对神经外科专科进行分析。

1. 医疗服务能力

2018—2020 年，神经外科医疗服务广度略有波动，DRG 组数的中位数由 15 上升到 16 又降低至 15；其中，三级医院 DRG 组数的中位数由 23 上升至 24，二级医院 DRG 组数的中位数由 11 上升到 12 又降低至 11；2020 年医疗服务广度较大的医院 DRG 组数（上四分位）为 23（图 4-1-1-36）。

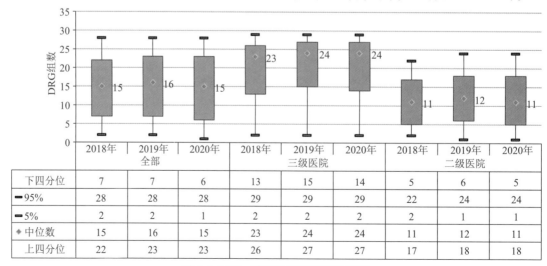

	2018年	2019年 全部	2020年	2018年	2019年 三级医院	2020年	2018年	2019年 二级医院	2020年
下四分位	7	7	6	13	15	14	5	6	5
95%	28	28	28	29	29	29	22	24	24
5%	2	2	1	2	2	2	2	1	1
中位数	15	16	15	23	24	24	11	12	11
上四分位	22	23	23	26	27	27	17	18	18

图 4-1-1-36　神经外科医疗服务广度

2018—2020 年，神经外科医疗服务难度提升，CMI 的中位数由 1.67 上升至 1.83；其中，三级医院 CMI 的中位数由 2.46 上升至 2.64，二级医院 CMI 的中位数由 1.33 上升至 1.42；2020 年医疗服务难度较大的医院 CMI（上四分位）为 2.59（图 4-1-1-37）。

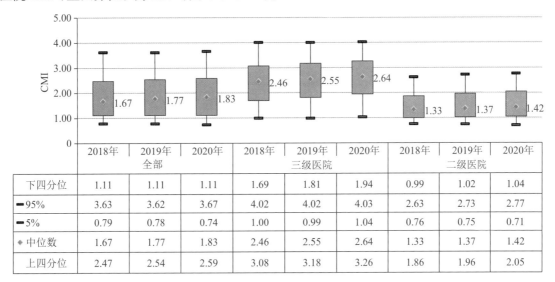

	2018年	2019年 全部	2020年	2018年	2019年 三级医院	2020年	2018年	2019年 二级医院	2020年
下四分位	1.11	1.11	1.11	1.69	1.81	1.94	0.99	1.02	1.04
95%	3.63	3.62	3.67	4.02	4.02	4.03	2.63	2.73	2.77
5%	0.79	0.78	0.74	1.00	0.99	1.04	0.76	0.75	0.71
中位数	1.67	1.77	1.83	2.46	2.55	2.64	1.33	1.37	1.42
上四分位	2.47	2.54	2.59	3.08	3.18	3.26	1.86	1.96	2.05

图 4-1-1-37　神经外科医疗服务难度

2. 医疗服务效率

2018—2020 年，神经外科费用效率略有波动，费用消耗指数的中位数由 0.76 上升到 0.77 又降低至 0.76；其中，三级医院费用效率降低，其费用消耗指数的中位数由 0.97 上升至 0.98，二级医院费用效率降低，其费用消耗指数的中位数由 0.64 上升至 0.65；2020 年费用效率较高的医院费用消耗指数（下四分位）为 0.55（图 4-1-1-38）。

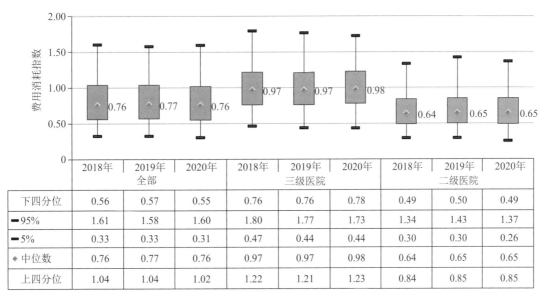

	2018年	2019年 全部	2020年	2018年	2019年 三级医院	2020年	2018年	2019年 二级医院	2020年
下四分位	0.56	0.57	0.55	0.76	0.76	0.78	0.49	0.50	0.49
95%	1.61	1.58	1.60	1.80	1.77	1.73	1.34	1.43	1.37
5%	0.33	0.33	0.31	0.47	0.44	0.44	0.30	0.30	0.26
中位数	0.76	0.77	0.76	0.97	0.97	0.98	0.64	0.65	0.65
上四分位	1.04	1.04	1.02	1.22	1.21	1.23	0.84	0.85	0.85

图 4-1-1-38　神经外科费用效率

2018—2020 年，神经外科时间效率略有波动，时间消耗指数的中位数由 0.97 上升到 0.98 又降低至 0.97；其中，三级医院时间效率升高，其时间消耗指数的中位数由 1.05 下降至 1.03，二级医院时间效率降低，其时间消耗指数的中位数由 0.91 上升至 0.93；2020 年时间效率较高的医院时间消耗指数（下四分位）为 0.82（图 4-1-1-39）。

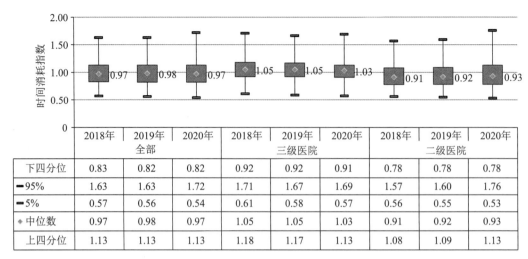

	2018年	2019年	2020年	2018年	2019年	2020年	2018年	2019年	2020年
		全部			三级医院			二级医院	
下四分位	0.83	0.82	0.82	0.92	0.92	0.91	0.78	0.78	0.78
▬95%	1.63	1.63	1.72	1.71	1.67	1.69	1.57	1.60	1.76
▬5%	0.57	0.56	0.54	0.61	0.58	0.57	0.56	0.55	0.53
◆中位数	0.97	0.98	0.97	1.05	1.05	1.03	0.91	0.92	0.93
上四分位	1.13	1.13	1.13	1.18	1.17	1.13	1.08	1.09	1.13

图 4-1-1-39 神经外科时间效率

3. 医疗安全

2018—2020 年，神经外科医疗安全水平有所波动，中低风险组死亡率由 0.132% 降低至 0.080% 又上升到 0.101%；其中，三级医院中低风险组死亡率由 0.123% 降低至 0.065% 又上升到 0.092%，二级医院中低风险组死亡率由 0.147% 降低至 0.108% 又上升到 0.116%（图 4-1-1-40）。

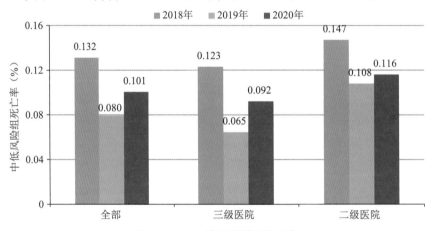

图 4-1-1-40 神经外科医疗安全

2018—2020 年，神经外科急危重病例救治能力有所下降，高风险组死亡率由 8.75% 上升至 9.95%；其中，三级医院高风险组死亡率由 9.11% 上升至 10.70%，二级医院高风险组死亡率略有波动，由 7.85% 降低至 7.71% 又上升到 8.33%（图 4-1-1-41）。

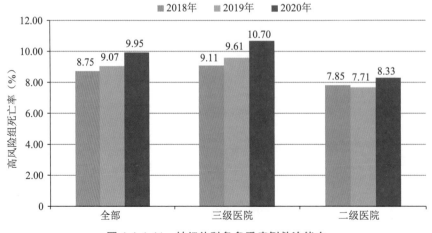

图 4-1-1-41 神经外科急危重病例救治能力

（七）泌尿外科 DRG 绩效评价

本报告共纳入 2018—2020 年数据质量合格的 1160 万专科病例为样本，对泌尿外科专科进行分析。

1. 医疗服务能力

2018—2020 年，泌尿外科医疗服务广度略有波动，DRG 组数的中位数由 25 上升到 26 又降低至 25；其中，三级医院 DRG 组数的中位数由 31 上升至 32，二级医院 DRG 组数的中位数由 20 上升到 22 又降低至 21；2020 年医疗服务广度较大的医院 DRG 组数（上四分位）为 32（图 4-1-1-42）。

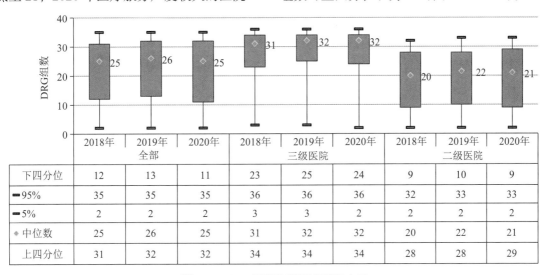

	2018年	2019年	2020年	2018年	2019年	2020年	2018年	2019年	2020年
		全部			三级医院			二级医院	
下四分位	12	13	11	23	25	24	9	10	9
━95%	35	35	35	36	36	36	32	33	33
━5%	2	2	2	3	3	2	2	2	2
◆中位数	25	26	25	31	32	32	20	22	21
上四分位	31	32	32	34	34	34	28	28	29

图 4-1-1-42　泌尿外科医疗服务广度

2018—2020 年，泌尿外科医疗服务难度略有下降，CMI 的中位数由 0.91 下降至 0.88；其中，三级医院 CMI 的中位数由 1.11 下降至 1.06，二级医院 CMI 的中位数由 0.81 下降至 0.79；2020 年医疗服务难度较大的医院 CMI（上四分位）为 1.08（图 4-1-1-43）。

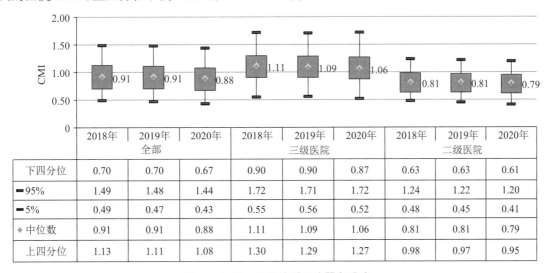

	2018年	2019年	2020年	2018年	2019年	2020年	2018年	2019年	2020年
		全部			三级医院			二级医院	
下四分位	0.70	0.70	0.67	0.90	0.90	0.87	0.63	0.63	0.61
━95%	1.49	1.48	1.44	1.72	1.71	1.72	1.24	1.22	1.20
━5%	0.49	0.47	0.43	0.55	0.56	0.52	0.48	0.45	0.41
◆中位数	0.91	0.91	0.88	1.11	1.09	1.06	0.81	0.81	0.79
上四分位	1.13	1.11	1.08	1.30	1.29	1.27	0.98	0.97	0.95

图 4-1-1-43　泌尿外科医疗服务难度

2. 医疗服务效率

2018—2020 年，泌尿外科费用效率略有波动，费用消耗指数的中位数由 0.80 上升到 0.83 又降低至 0.82；其中，三级医院费用效率降低，其费用消耗指数的中位数由 0.99 上升至 1.04，二级医院费用效率略有波动，其费用消耗指数的中位数由 0.69 上升到 0.73 又降低至 0.72；2020 年费用效率较高的医院费用消耗指数（下四分位）为 0.64（图 4-1-1-44）。

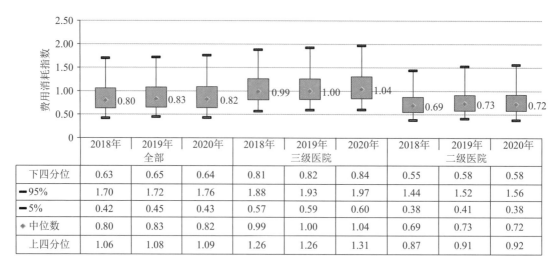

	2018年	2019年全部	2020年	2018年	2019年三级医院	2020年	2018年	2019年二级医院	2020年
下四分位	0.63	0.65	0.64	0.81	0.82	0.84	0.55	0.58	0.58
─95%	1.70	1.72	1.76	1.88	1.93	1.97	1.44	1.52	1.56
─5%	0.42	0.45	0.43	0.57	0.59	0.60	0.38	0.41	0.38
◆中位数	0.80	0.83	0.82	0.99	1.00	1.04	0.69	0.73	0.72
上四分位	1.06	1.08	1.09	1.26	1.26	1.31	0.87	0.91	0.92

图 4-1-1-44　泌尿外科费用效率

2018—2020年，泌尿外科时间效率降低，时间消耗指数的中位数由1.03上升至1.04；其中，三级医院时间消耗指数的中位数由1.07上升至1.08，二级医院时间消耗指数的中位数由1.00上升至1.02；2020年时间效率较高的医院时间消耗指数（下四分位）为0.87（图4-1-1-45）。

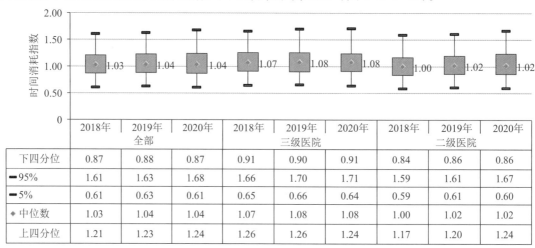

	2018年	2019年全部	2020年	2018年	2019年三级医院	2020年	2018年	2019年二级医院	2020年
下四分位	0.87	0.88	0.87	0.91	0.90	0.91	0.84	0.86	0.86
─95%	1.61	1.63	1.68	1.66	1.70	1.71	1.59	1.61	1.67
─5%	0.61	0.63	0.61	0.65	0.66	0.64	0.59	0.61	0.60
◆中位数	1.03	1.04	1.04	1.07	1.08	1.08	1.00	1.02	1.02
上四分位	1.21	1.23	1.24	1.26	1.26	1.24	1.17	1.20	1.24

图 4-1-1-45　泌尿外科时间效率

3. 医疗安全

2018—2020年，泌尿外科医疗安全水平有所波动，中低风险组死亡率由0.049%降低至0.040%又上升到0.041%；其中，三级医院中低风险组死亡率由0.054%降低至0.039%又上升到0.048%，二级医院中低风险组死亡率由0.041%上升到0.043%又降低至0.032%（图4-1-1-46）。

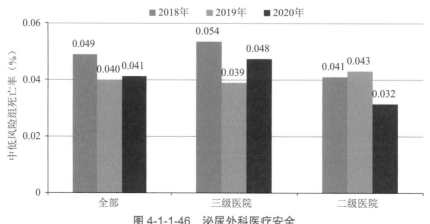

图 4-1-1-46　泌尿外科医疗安全

2018—2020 年，泌尿外科急危重病例救治能力有所波动，高风险组死亡率由 8.01% 降低至 4.02% 又上升到 4.43%；其中，三级医院高风险组死亡率由 8.76% 降低至 4.34% 又上升到 4.82%，二级医院高风险组死亡率由 6.19% 降低至 3.32% 又上升到 3.72%（图 4-1-1-47）。

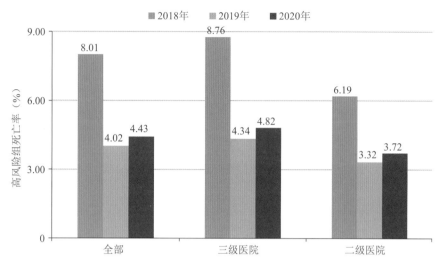

图 4-1-1-47　泌尿外科急危重病例救治能力

（八）骨科 DRG 绩效评价

本报告共纳入 2018—2020 年数据质量合格的 2792 万专科病例为样本，对骨科专科进行分析。

1. 医疗服务能力

2018—2020 年，骨科医疗服务广度略有波动，DRG 组数的中位数由 50 上升到 52 又降低至 50；其中，三级医院 DRG 组数的中位数由 58 上升到 59 又降低至 58，二级医院 DRG 组数的中位数由 46 上升到 47 又降低至 46；2020 年医疗服务广度较大的医院 DRG 组数（上四分位）为 59（图 4-1-1-48）。

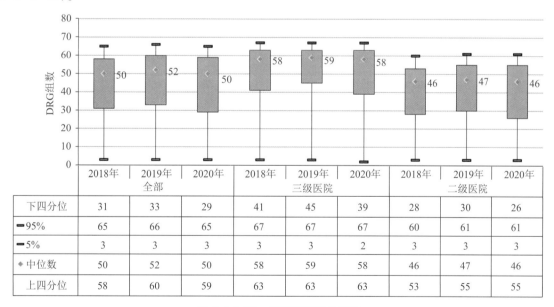

	2018年	2019年	2020年	2018年	2019年	2020年	2018年	2019年	2020年
		全部			三级医院			二级医院	
下四分位	31	33	29	41	45	39	28	30	26
▬95%	65	66	65	67	67	67	60	61	61
▬5%	3	3	3	3	3	2	3	3	3
◆中位数	50	52	50	58	59	58	46	47	46
上四分位	58	60	59	63	63	63	53	55	55

图 4-1-1-48　骨科医疗服务广度

2018—2020 年，骨科医疗服务难度略有下降，CMI 的中位数由 1.15 下降至 1.11；其中，三级医院 CMI 的中位数由 1.36 下降至 1.34，二级医院 CMI 的中位数由 1.04 下降至 1.00；2020 年医疗服务难度较大的医院 CMI（上四分位）为 1.40（图 4-1-1-49）。

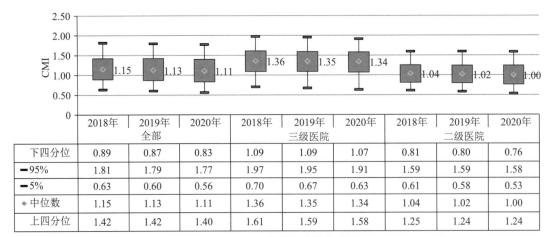

	2018年	2019年	2020年	2018年	2019年	2020年	2018年	2019年	2020年
		全部			三级医院			二级医院	
下四分位	0.89	0.87	0.83	1.09	1.09	1.07	0.81	0.80	0.76
━ 95%	1.81	1.79	1.77	1.97	1.95	1.91	1.59	1.59	1.58
━ 5%	0.63	0.60	0.56	0.70	0.67	0.63	0.61	0.58	0.53
◆ 中位数	1.15	1.13	1.11	1.36	1.35	1.34	1.04	1.02	1.00
上四分位	1.42	1.42	1.40	1.61	1.59	1.58	1.25	1.24	1.24

图 4-1-1-49　骨科医疗服务难度

2. 医疗服务效率

2018—2020年，骨科费用效率降低，费用消耗指数的中位数由0.82上升至0.84；其中，三级医院费用消耗指数的中位数由0.99上升至1.01，二级医院费用消耗指数的中位数由0.73上升至0.75；2020年费用效率较高的医院费用消耗指数（下四分位）为0.66（图4-1-1-50）。

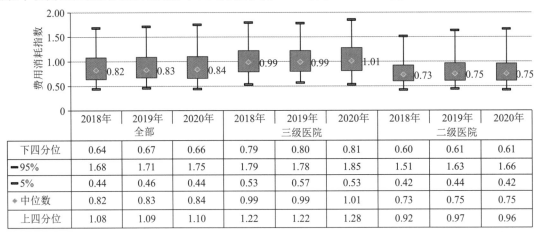

	2018年	2019年	2020年	2018年	2019年	2020年	2018年	2019年	2020年
		全部			三级医院			二级医院	
下四分位	0.64	0.67	0.66	0.79	0.80	0.81	0.60	0.61	0.61
━ 95%	1.68	1.71	1.75	1.79	1.78	1.85	1.51	1.63	1.66
━ 5%	0.44	0.46	0.44	0.53	0.57	0.53	0.42	0.44	0.42
◆ 中位数	0.82	0.83	0.84	0.99	0.99	1.01	0.73	0.75	0.75
上四分位	1.08	1.09	1.10	1.22	1.22	1.28	0.92	0.97	0.96

图 4-1-1-50　骨科费用效率

2018—2020年，骨科时间效率降低，时间消耗指数的中位数由1.02上升至1.04；其中，三级医院时间效率略有波动，其时间消耗指数的中位数由1.03上升到1.04又降低至1.03，二级医院时间效率降低，其时间消耗指数的中位数由1.01上升至1.04；2020年时间效率较高的医院时间消耗指数（下四分位）为0.89（图4-1-1-51）。

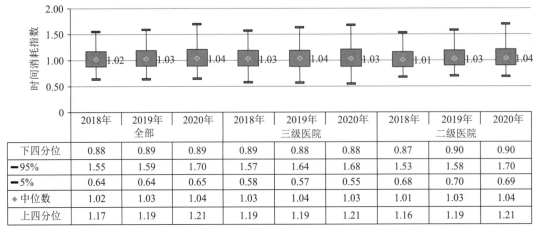

	2018年	2019年	2020年	2018年	2019年	2020年	2018年	2019年	2020年
		全部			三级医院			二级医院	
下四分位	0.88	0.89	0.89	0.89	0.88	0.88	0.87	0.90	0.90
━ 95%	1.55	1.59	1.70	1.57	1.64	1.68	1.53	1.58	1.70
━ 5%	0.64	0.64	0.65	0.58	0.57	0.55	0.68	0.70	0.69
◆ 中位数	1.02	1.03	1.04	1.03	1.04	1.03	1.01	1.03	1.04
上四分位	1.17	1.19	1.21	1.19	1.19	1.21	1.16	1.19	1.21

图 4-1-1-51　骨科时间效率

3. 医疗安全

2018—2020 年，骨科医疗安全水平有显著提升，中低风险组死亡率由 0.052% 降低至 0.038%；其中，三级医院中低风险组死亡率由 0.058% 降低至 0.032%，二级医院中低风险组死亡率略有波动，由 0.043% 降低至 0.041% 又上升到 0.046%（图 4-1-1-52）。

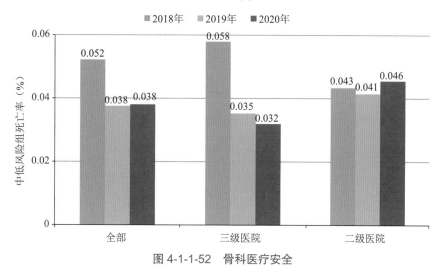

图 4-1-1-52　骨科医疗安全

2018—2020 年，骨科急危重病例救治能力有所波动，高风险组死亡率由 6.09% 降低至 6.04% 又上升到 9.44%；其中，三级医院高风险组死亡率逐年上升，由 6.75% 上升到 10.67%，二级医院高风险组死亡率略有波动，由 4.46% 降低至 4.20% 又上升到 6.92%（图 4-1-1-53）。

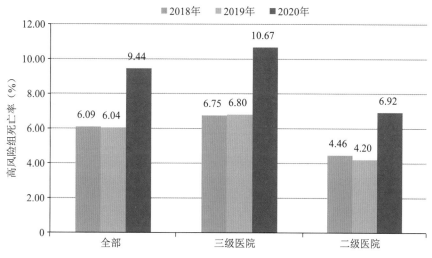

图 4-1-1-53　骨科急危重病例救治能力

（九）眼科 DRG 绩效评价

本报告共纳入 2018—2020 年数据质量合格的 1219 万专科病例为样本，对眼科专科进行分析。

1. 医疗服务能力

2018—2020 年，眼科医疗服务广度略有下降，DRG 组数的中位数由 13 下降至 12；其中，三级医院 DRG 组数的中位数 3 年均为 17，二级医院 DRG 组数的中位数由 10 上升到 11 又降低到 10；2020 年医疗服务广度较大的医院 DRG 组数（上四分位）为 17（图 4-1-1-54）。

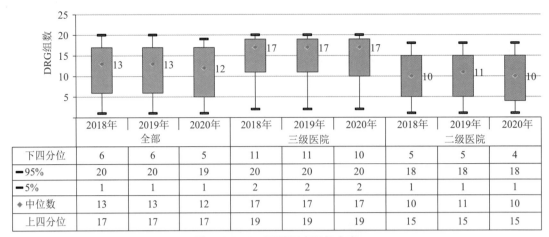

	2018年	2019年	2020年	2018年	2019年	2020年	2018年	2019年	2020年
		全部			三级医院			二级医院	
下四分位	6	6	5	11	11	10	5	5	4
—95%	20	20	19	20	20	20	18	18	18
—5%	1	1	1	2	2	2	1	1	1
◆中位数	13	13	12	17	17	17	10	11	10
上四分位	17	17	17	19	19	19	15	15	15

图 4-1-1-54 眼科医疗服务广度

2018—2020年，眼科医疗服务难度略有下降，CMI的中位数由0.61下降至0.57；其中，三级医院CMI的中位数由0.65下降至0.60，二级医院CMI的中位数由0.59下降至0.54；2020年医疗服务难度较大的医院CMI（上四分位）为0.61（图4-1-1-55）。

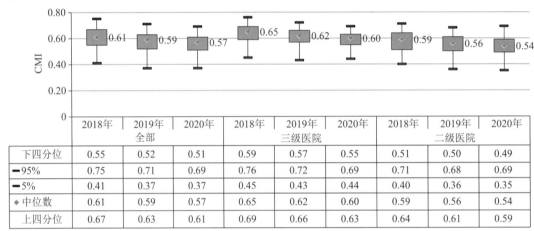

	2018年	2019年	2020年	2018年	2019年	2020年	2018年	2019年	2020年
		全部			三级医院			二级医院	
下四分位	0.55	0.52	0.51	0.59	0.57	0.55	0.51	0.50	0.49
—95%	0.75	0.71	0.69	0.76	0.72	0.69	0.71	0.68	0.69
—5%	0.41	0.37	0.37	0.45	0.43	0.44	0.40	0.36	0.35
◆中位数	0.61	0.59	0.57	0.65	0.62	0.60	0.59	0.56	0.54
上四分位	0.67	0.63	0.61	0.69	0.66	0.63	0.64	0.61	0.59

图 4-1-1-55 眼科医疗服务难度

2. 医疗服务效率

2018—2020年，眼科费用效率升高，费用消耗指数的中位数由0.84下降至0.83；其中，三级医院费用效率略有波动，其费用消耗指数的中位数由1.00上升到1.01又降低至1.00，二级医院费用效率降低，其费用消耗指数的中位数由0.72上升至0.73；2020年费用效率较高的医院费用消耗指数（下四分位）为0.64（图4-1-1-56）。

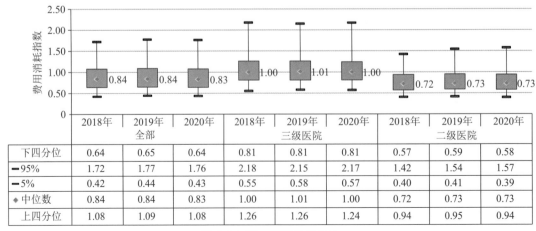

	2018年	2019年	2020年	2018年	2019年	2020年	2018年	2019年	2020年
		全部			三级医院			二级医院	
下四分位	0.64	0.65	0.64	0.81	0.81	0.81	0.57	0.59	0.58
—95%	1.72	1.77	1.76	2.18	2.15	2.17	1.42	1.54	1.57
—5%	0.42	0.44	0.43	0.55	0.58	0.57	0.40	0.41	0.39
◆中位数	0.84	0.84	0.83	1.00	1.01	1.00	0.72	0.73	0.73
上四分位	1.08	1.09	1.08	1.26	1.26	1.24	0.94	0.95	0.94

图 4-1-1-56 眼科费用效率

2018—2020 年，眼科时间效率降低，时间消耗指数的中位数由 1.05 上升至 1.08；其中，三级医院时间消耗指数的中位数由 1.10 上升至 1.11，二级医院时间消耗指数的中位数由 1.02 上升至 1.07；2020 年时间效率较高的医院时间消耗指数（下四分位）为 0.83（图 4–1–1–57）。

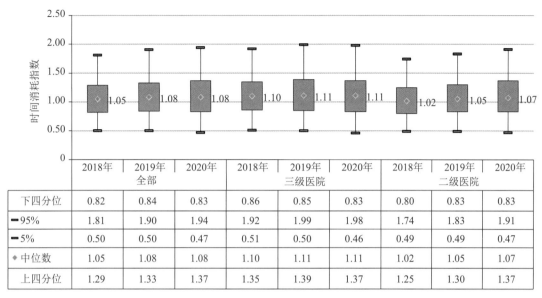

	2018年	2019年 全部	2020年	2018年	2019年 三级医院	2020年	2018年	2019年 二级医院	2020年
下四分位	0.82	0.84	0.83	0.86	0.85	0.83	0.80	0.83	0.83
──95%	1.81	1.90	1.94	1.92	1.99	1.98	1.74	1.83	1.91
──5%	0.50	0.50	0.47	0.51	0.50	0.46	0.49	0.49	0.47
◆中位数	1.05	1.08	1.08	1.10	1.11	1.11	1.02	1.05	1.07
上四分位	1.29	1.33	1.37	1.35	1.39	1.37	1.25	1.30	1.37

图 4-1-1-57　眼科时间效率

3. 医疗安全

2018—2020 年，眼科医疗安全水平提升，中低风险组死亡率由 0.032% 降低至 0.029%；其中，三级医院中低风险组死亡率略有波动，由 0.028% 降低至 0.025% 又上升到 0.027%，二级医院中低风险组死亡率略有波动，由 0.035% 上升到 0.036% 又降低至 0.030%（图 4–1–1–58）。

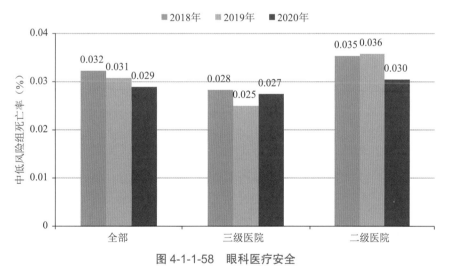

图 4-1-1-58　眼科医疗安全

（十）耳鼻咽喉科 DRG 绩效评价

本报告共纳入 2018—2020 年数据质量合格的 1361 万专科病例为样本，对耳鼻咽喉科专科进行分析。

1. 医疗服务能力

2018—2020 年，耳鼻咽喉科医疗服务广度略有下降，DRG 组数的中位数由 20 下降至 19；其中，三级医院 DRG 组数的中位数 3 年均为 24，二级医院 DRG 组数的中位数由 16 上升到 17 又降低至 16；2020 年医疗服务广度较大的医院 DRG 组数（上四分位）为 24（图 4–1–1–59）。

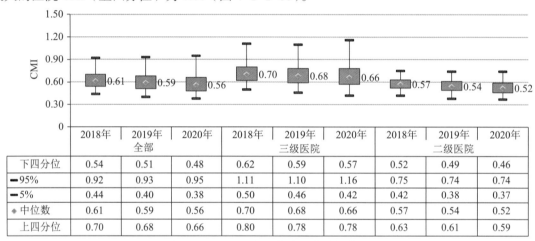

图 4-1-1-59　耳鼻咽喉科医疗服务广度

	2018年	2019年	2020年	2018年	2019年	2020年	2018年	2019年	2020年
		全部			三级医院			二级医院	
下四分位	12	12	10	18	19	17	10	10	9
▬95%	26	26	26	27	27	27	25	25	25
▬5%	3	3	2	4	4	3	3	3	2
◆中位数	20	20	19	24	24	24	16	17	16
上四分位	24	24	24	26	26	26	22	22	22

2018—2020 年，耳鼻咽喉科医疗服务难度略有下降，CMI 的中位数由 0.61 下降至 0.56；其中，三级医院 CMI 的中位数由 0.70 下降至 0.66，二级医院 CMI 的中位数由 0.57 下降至 0.52；2020 年医疗服务难度较大的医院 CMI（上四分位）为 0.66（图 4-1-1-60）。

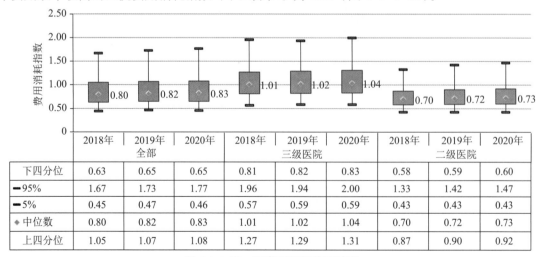

图 4-1-1-60　耳鼻咽喉科医疗服务难度

	2018年	2019年	2020年	2018年	2019年	2020年	2018年	2019年	2020年
		全部			三级医院			二级医院	
下四分位	0.54	0.51	0.48	0.62	0.59	0.57	0.52	0.49	0.46
▬95%	0.92	0.93	0.95	1.11	1.10	1.16	0.75	0.74	0.74
▬5%	0.44	0.40	0.38	0.50	0.46	0.42	0.42	0.38	0.37
◆中位数	0.61	0.59	0.56	0.70	0.68	0.66	0.57	0.54	0.52
上四分位	0.70	0.68	0.66	0.80	0.78	0.78	0.63	0.61	0.59

2.医疗服务效率

2018—2020 年，耳鼻咽喉科费用效率降低，费用消耗指数的中位数由 0.80 上升至 0.83；其中，三级医院费用消耗指数的中位数由 1.01 上升至 1.04，二级医院费用消耗指数的中位数由 0.70 上升至 0.73；2020 年费用效率较高的医院费用消耗指数（下四分位）为 0.65（图 4-1-1-61）。

	2018年	2019年	2020年	2018年	2019年	2020年	2018年	2019年	2020年
		全部			三级医院			二级医院	
下四分位	0.63	0.65	0.65	0.81	0.82	0.83	0.58	0.59	0.60
▬95%	1.67	1.73	1.77	1.96	1.94	2.00	1.33	1.42	1.47
▬5%	0.45	0.47	0.46	0.57	0.59	0.59	0.43	0.43	0.43
◆中位数	0.80	0.82	0.83	1.01	1.02	1.04	0.70	0.72	0.73
上四分位	1.05	1.07	1.08	1.27	1.29	1.31	0.87	0.90	0.92

图 4-1-1-61　耳鼻咽喉科费用效率

2018—2020年，耳鼻咽喉科时间效率降低，时间消耗指数的中位数由0.98上升至1.00；其中，三级医院时间效率保持稳定，其时间消耗指数的中位数3年均为1.03，二级医院时间效率降低，其时间消耗指数的中位数由0.96上升至0.98；2020年时间效率较高的医院时间消耗指数（下四分位）为0.87（图4-1-1-62）。

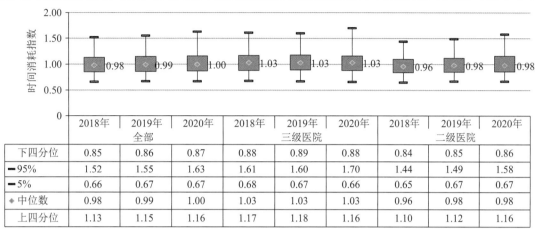

	2018年	2019年	2020年	2018年	2019年	2020年	2018年	2019年	2020年
		全部			三级医院			二级医院	
下四分位	0.85	0.86	0.87	0.88	0.89	0.88	0.84	0.85	0.86
—95%	1.52	1.55	1.63	1.61	1.60	1.70	1.44	1.49	1.58
—5%	0.66	0.67	0.67	0.68	0.67	0.66	0.65	0.67	0.67
◆中位数	0.98	0.99	1.00	1.03	1.03	1.03	0.96	0.98	0.98
上四分位	1.13	1.15	1.16	1.17	1.18	1.16	1.10	1.12	1.16

图 4-1-1-62 耳鼻咽喉科时间效率

3. 医疗安全

2018—2020年，耳鼻咽喉科医疗安全水平有显著提升，中低风险组死亡率由0.077%降低至0.056%；其中，三级医院中低风险组死亡率略有波动，由0.080%降低至0.050%又上升到0.051%，二级医院中低风险组死亡率略有波动，由0.073%上升到0.077%又降低至0.062%（图4-1-1-63）。

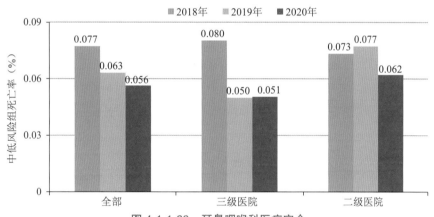

图 4-1-1-63 耳鼻咽喉科医疗安全

2018—2020年，耳鼻咽喉科急危重病例救治能力有所下降，高风险组死亡率由5.03%上升至5.70%；其中，三级医院高风险组死亡率由4.65%上升至5.19%，二级医院高风险组死亡率由6.57%上升至7.33%（图4-1-1-64）。

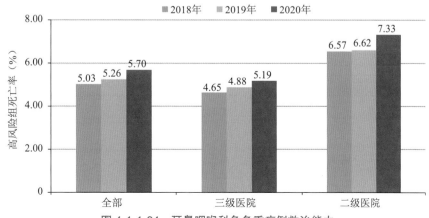

图 4-1-1-64 耳鼻咽喉科急危重病例救治能力

（十一）妇科 DRG 绩效评价

本报告共纳入 2018—2020 年数据质量合格的 1993 万专科病例为样本，对妇科专科进行分析。

1. 医疗服务能力

2018—2020 年，妇科医疗服务广度保持稳定，DRG 组数的中位数 3 年均为 22；其中，三级医院 DRG 组数的中位数由 24 上升至 25，二级医院 DRG 组数的中位数 3 年均为 20；2020 年医疗服务广度较大的医院 DRG 组数（上四分位）为 25（图 4-1-1-65）。

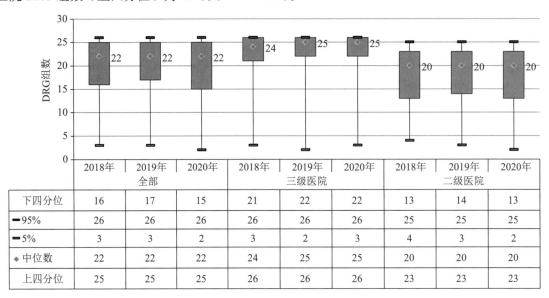

	2018年	2019年	2020年	2018年	2019年	2020年	2018年	2019年	2020年
		全部			三级医院			二级医院	
下四分位	16	17	15	21	22	22	13	14	13
▬95%	26	26	26	26	26	26	25	25	25
▬5%	3	3	2	3	2	3	4	3	2
◆中位数	22	22	22	24	25	25	20	20	20
上四分位	25	25	25	26	26	26	23	23	23

图 4-1-1-65　妇科医疗服务广度

2018—2020 年，妇科医疗服务难度略有下降，CMI 的中位数由 0.66 下降至 0.62；其中，三级医院 CMI 的中位数由 0.79 下降至 0.75，二级医院 CMI 的中位数由 0.60 下降至 0.56；2020 年医疗服务难度较大的医院 CMI（上四分位）为 0.79（图 4-1-1-66）。

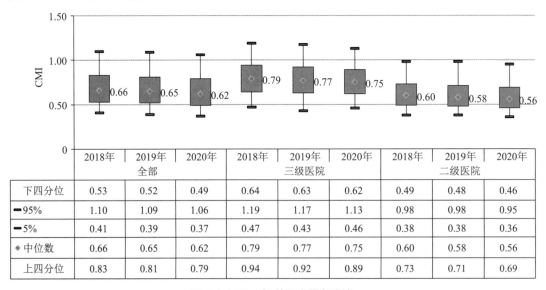

	2018年	2019年	2020年	2018年	2019年	2020年	2018年	2019年	2020年
		全部			三级医院			二级医院	
下四分位	0.53	0.52	0.49	0.64	0.63	0.62	0.49	0.48	0.46
▬95%	1.10	1.09	1.06	1.19	1.17	1.13	0.98	0.98	0.95
▬5%	0.41	0.39	0.37	0.47	0.43	0.46	0.38	0.38	0.36
◆中位数	0.66	0.65	0.62	0.79	0.77	0.75	0.60	0.58	0.56
上四分位	0.83	0.81	0.79	0.94	0.92	0.89	0.73	0.71	0.69

图 4-1-1-66　妇科医疗服务难度

2. 医疗服务效率

2018—2020 年，妇科费用效率降低，费用消耗指数的中位数由 0.85 上升至 0.86；其中，三级医院费用消耗指数的中位数由 1.02 上升至 1.04，二级医院费用消耗指数的中位数由 0.75 上升至 0.77；2020 年费用效率较高的医院费用消耗指数（下四分位）为 0.68（图 4-1-1-67）。

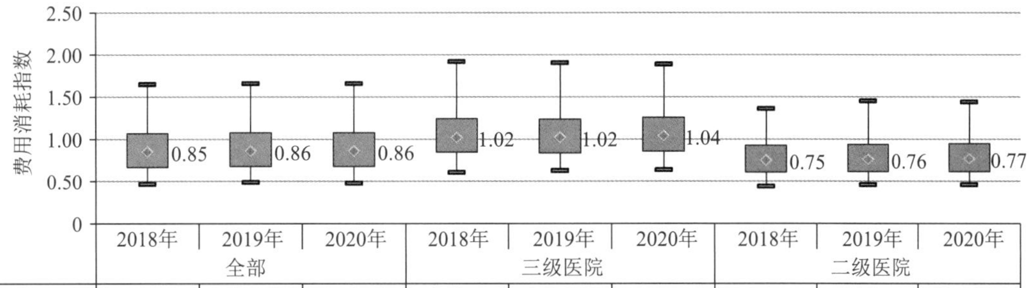

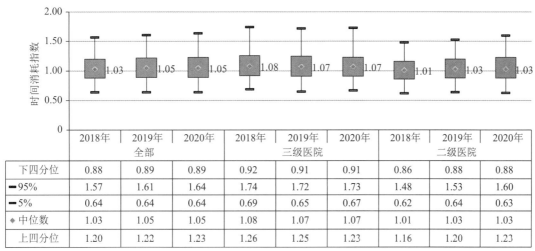

	2018年	2019年	2020年	2018年	2019年	2020年	2018年	2019年	2020年
		全部			三级医院			二级医院	
下四分位	0.67	0.68	0.68	0.85	0.84	0.86	0.61	0.62	0.62
—95%	1.65	1.66	1.66	1.92	1.90	1.89	1.36	1.45	1.44
—5%	0.47	0.49	0.48	0.61	0.63	0.64	0.44	0.46	0.46
◆ 中位数	0.85	0.86	0.86	1.02	1.02	1.04	0.75	0.76	0.77
上四分位	1.07	1.08	1.08	1.25	1.24	1.26	0.93	0.94	0.95

图 4-1-1-67 妇科费用效率

2018—2020 年，妇科时间效率降低，时间消耗指数的中位数由 1.03 上升至 1.05；其中，三级医院时间效率升高，其消耗指数的中位数由 1.08 下降至 1.07，二级医院时间效率降低，其时间消耗指数的中位数由 1.01 上升至 1.03；2020 年时间效率较高的医院时间消耗指数（下四分位）为 0.89（图 4-1-1-68）。

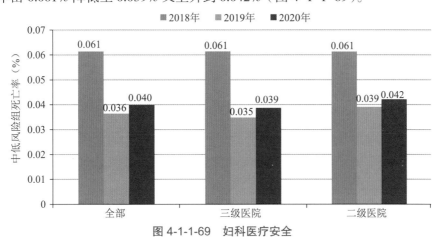

	2018年	2019年	2020年	2018年	2019年	2020年	2018年	2019年	2020年
		全部			三级医院			二级医院	
下四分位	0.88	0.89	0.89	0.92	0.91	0.91	0.86	0.88	0.88
—95%	1.57	1.61	1.64	1.74	1.72	1.73	1.48	1.53	1.60
—5%	0.64	0.64	0.64	0.69	0.65	0.67	0.62	0.64	0.63
◆ 中位数	1.03	1.05	1.05	1.08	1.07	1.07	1.01	1.03	1.03
上四分位	1.20	1.22	1.23	1.26	1.25	1.23	1.16	1.20	1.23

图 4-1-1-68 妇科时间效率

3. 医疗安全

2018—2020 年，妇科医疗安全水平有所波动，中低风险组死亡率由 0.061% 降低至 0.036% 又上升到 0.040%；其中，三级医院中低风险组死亡率由 0.061% 降低至 0.035% 又上升到 0.039%，二级医院中低风险组死亡率由 0.061% 降低至 0.039% 又上升到 0.042%（图 4-1-1-69）。

图 4-1-1-69 妇科医疗安全

2018—2020年，妇科急危重病例救治能力有所降低，高风险组死亡率由20.73%上升到22.68%；其中，三级医院高风险组死亡率由21.85%上升到24.60%，二级医院高风险组死亡率略有波动，由17.21%降低至17.06%又上升到17.82%（图4-1-1-70）。

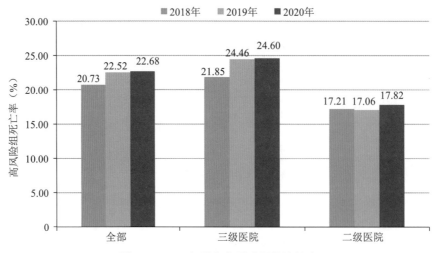

图4-1-1-70 妇科急危重病例救治能力

（十二）神经内科DRG绩效评价

本报告共纳入2018—2020年数据质量合格的3859万专科病例为样本，对神经内科专科进行分析。

1.医疗服务能力

2018—2020年，神经内科医疗服务广度略有波动，DRG组数的中位数由24上升到25又降低至23；其中，三级医院DRG组数的中位数由30上升到31又降低至30，二级医院DRG组数的中位数由21上升到22又降低至20；2020年医疗服务广度较大的医院DRG组数（上四分位）为30（图4-1-1-71）。

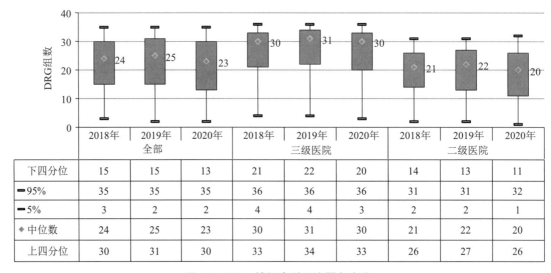

| | 2018年 | 2019年 | 2020年 | 2018年 | 2019年 | 2020年 | 2018年 | 2019年 | 2020年 |
		全部			三级医院			二级医院	
下四分位	15	15	13	21	22	20	14	13	11
▬95%	35	35	35	36	36	36	31	31	32
▬5%	3	2	2	4	4	3	2	2	1
◆中位数	24	25	23	30	31	30	21	22	20
上四分位	30	31	30	33	34	33	26	27	26

图4-1-1-71 神经内科医疗服务广度

2018—2020年，神经内科医疗服务难度略有下降，CMI的中位数由0.98下降至0.92；其中，三级医院CMI的中位数由1.04下降至1.02，二级医院CMI的中位数由0.95下降至0.88；2020年医疗服务难度较大的医院CMI（上四分位）为1.03（图4-1-1-72）。

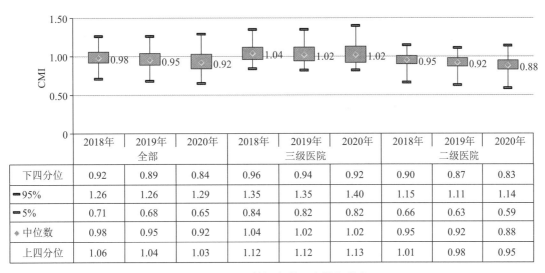

	2018年	2019年 全部	2020年	2018年	2019年 三级医院	2020年	2018年	2019年 二级医院	2020年
下四分位	0.92	0.89	0.84	0.96	0.94	0.92	0.90	0.87	0.83
▬95%	1.26	1.26	1.29	1.35	1.35	1.40	1.15	1.11	1.14
▬5%	0.71	0.68	0.65	0.84	0.82	0.82	0.66	0.63	0.59
◆ 中位数	0.98	0.95	0.92	1.04	1.02	1.02	0.95	0.92	0.88
上四分位	1.06	1.04	1.03	1.12	1.12	1.13	1.01	0.98	0.95

图 4-1-1-72　神经内科医疗服务难度

2. 医疗服务效率

2018—2020 年，神经内科费用效率保持稳定，费用消耗指数的中位数 3 年均为 0.79；其中，三级医院费用效率降低，其费用消耗指数的中位数由 1.05 上升至 1.07，二级医院费用效率降低，其费用消耗指数的中位数由 0.67 上升至 0.68；2020 年费用效率较高的医院费用消耗指数（下四分位）为 0.58（图 4-1-1-73）。

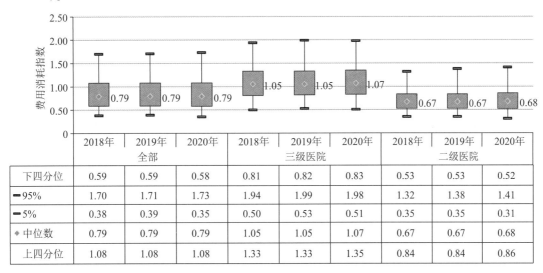

	2018年	2019年 全部	2020年	2018年	2019年 三级医院	2020年	2018年	2019年 二级医院	2020年
下四分位	0.59	0.59	0.58	0.81	0.82	0.83	0.53	0.53	0.52
▬95%	1.70	1.71	1.73	1.94	1.99	1.98	1.32	1.38	1.41
▬5%	0.38	0.39	0.35	0.50	0.53	0.51	0.35	0.35	0.31
◆ 中位数	0.79	0.79	0.79	1.05	1.05	1.07	0.67	0.67	0.68
上四分位	1.08	1.08	1.08	1.33	1.33	1.35	0.84	0.84	0.86

图 4-1-1-73　神经内科费用效率

2018—2020 年，神经内科时间效率保持稳定，时间消耗指数的中位数 3 年均为 0.98；其中，三级医院时间效率升高，其时间消耗指数的中位数由 1.04 下降至 1.03；二级医院时间效率降低，其时间消耗指数的中位数由 0.93 上升至 0.94；2020 年时间效率较高的医院时间消耗指数（下四分位）为 0.84（图 4-1-1-74）。

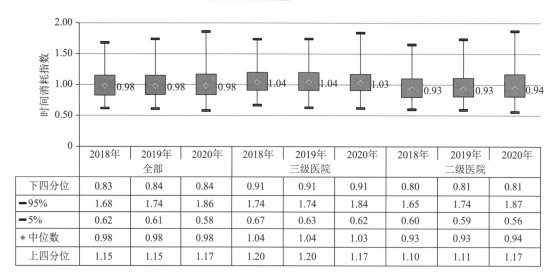

	2018年 全部	2019年	2020年	2018年 三级医院	2019年	2020年	2018年 二级医院	2019年	2020年
下四分位	0.83	0.84	0.84	0.91	0.91	0.91	0.80	0.81	0.81
┬95%	1.68	1.74	1.86	1.74	1.74	1.84	1.65	1.74	1.87
┴5%	0.62	0.61	0.58	0.67	0.63	0.62	0.60	0.59	0.56
◆中位数	0.98	0.98	0.98	1.04	1.04	1.03	0.93	0.93	0.94
上四分位	1.15	1.15	1.17	1.20	1.20	1.17	1.10	1.11	1.17

图 4-1-1-74 神经内科时间效率

3. 医疗安全

2018—2020 年，神经内科医疗安全水平有所波动，中低风险组死亡率由 0.188% 降低至 0.111% 又上升到 0.122%；其中，三级医院中低风险组死亡率由 0.204% 降低至 0.093% 又上升到 0.106%，二级医院中低风险组死亡率由 0.168% 降低至 0.136% 又上升到 0.142%（图 4-1-1-75）。

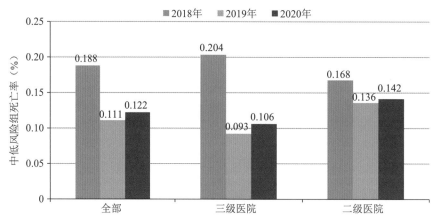

图 4-1-1-75 神经内科医疗安全

2018—2020 年，神经内科急危重病例救治能力有所波动，高风险组死亡率由 5.87% 降低至 5.74% 又上升到 5.93%；其中，三级医院高风险组死亡率由 6.68% 降低至 6.64% 又上升到 7.07%，二级医院高风险组死亡率由 4.36% 降低至 4.06% 又上升到 4.23%（图 4-1-1-76）。

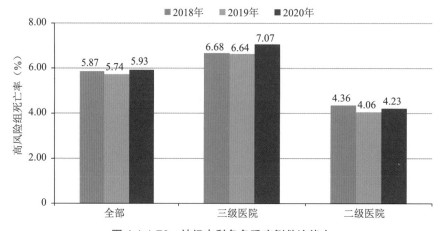

图 4-1-1-76 神经内科急危重病例救治能力

（十三）新生儿科 DRG 绩效评价

本报告共纳入 2018—2020 年数据质量合格的 482 万专科病例为样本，对新生儿科专科进行分析。

1. 医疗服务能力

2018—2020 年，新生儿科医疗服务广度保持稳定，DRG 组数的中位数 3 年均为 8；其中，三级医院 DRG 组数的中位数由 10 上升到 11 又降低至 10，二级医院 DRG 组数的中位数 3 年均为 7；2020 年医疗服务广度较大的医院 DRG 组数（上四分位）为 11（图 4-1-1-77）。

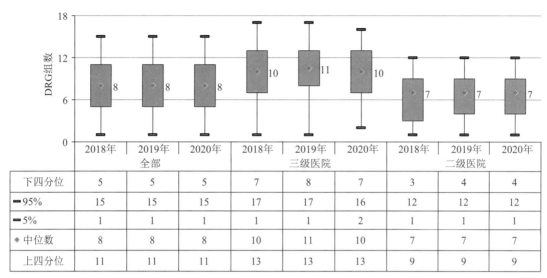

	2018年	2019年	2020年	2018年	2019年	2020年	2018年	2019年	2020年
		全部			三级医院			二级医院	
下四分位	5	5	5	7	8	7	3	4	4
—95%	15	15	15	17	17	16	12	12	12
—5%	1	1	1	1	1	2	1	1	1
◆中位数	8	8	8	10	11	10	7	7	7
上四分位	11	11	11	13	13	13	9	9	9

图 4-1-1-77　新生儿科医疗服务广度

2018—2020 年，新生儿科医疗服务难度略有下降，CMI 的中位数由 1.05 下降至 0.97；其中，三级医院 CMI 的中位数由 1.16 下降至 1.07，二级医院 CMI 的中位数由 1.01 下降至 0.94；2020 年医疗服务难度较大的医院 CMI（上四分位）为 1.15（图 4-1-1-78）。

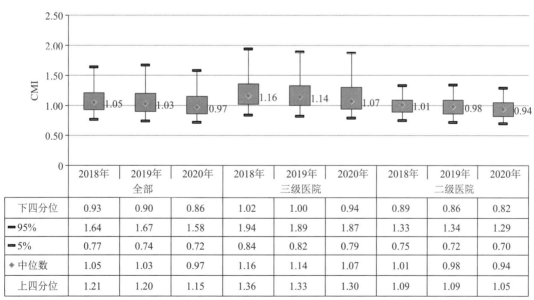

	2018年	2019年	2020年	2018年	2019年	2020年	2018年	2019年	2020年
		全部			三级医院			二级医院	
下四分位	0.93	0.90	0.86	1.02	1.00	0.94	0.89	0.86	0.82
—95%	1.64	1.67	1.58	1.94	1.89	1.87	1.33	1.34	1.29
—5%	0.77	0.74	0.72	0.84	0.82	0.79	0.75	0.72	0.70
◆中位数	1.05	1.03	0.97	1.16	1.14	1.07	1.01	0.98	0.94
上四分位	1.21	1.20	1.15	1.36	1.33	1.30	1.09	1.09	1.05

图 4-1-1-78　新生儿科医疗服务难度

2. 医疗服务效率

2018—2020 年，新生儿科费用效率降低，费用消耗指数的中位数由 0.75 上升至 0.79；其中，三级医院费用消耗指数的中位数由 0.95 上升至 0.99，二级医院费用消耗指数的中位数由 0.60 上升至 0.67；2020 年费用效率较高的医院费用消耗指数（下四分位）为 0.55（图 4-1-1-79）。

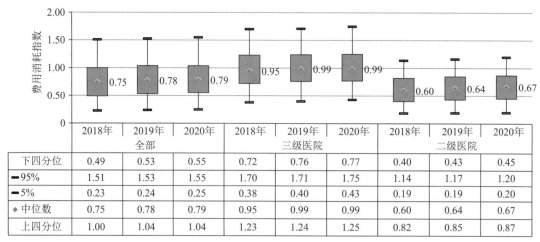

	2018年	2019年	2020年	2018年	2019年	2020年	2018年	2019年	2020年
		全部			三级医院			二级医院	
下四分位	0.49	0.53	0.55	0.72	0.76	0.77	0.40	0.43	0.45
▬95%	1.51	1.53	1.55	1.70	1.71	1.75	1.14	1.17	1.20
▬5%	0.23	0.24	0.25	0.38	0.40	0.43	0.19	0.19	0.20
◆中位数	0.75	0.78	0.79	0.95	0.99	0.99	0.60	0.64	0.67
上四分位	1.00	1.04	1.04	1.23	1.24	1.25	0.82	0.85	0.87

图 4-1-1-79　新生儿科费用效率

2018—2020年，新生儿科时间效率降低，时间消耗指数的中位数由0.90上升至0.93；其中，三级医院时间消耗指数的中位数由0.96上升至0.97，二级医院时间消耗指数的中位数由0.84上升至0.89；2020年时间效率较高的医院时间消耗指数（下四分位）为0.80（图4-1-1-80）。

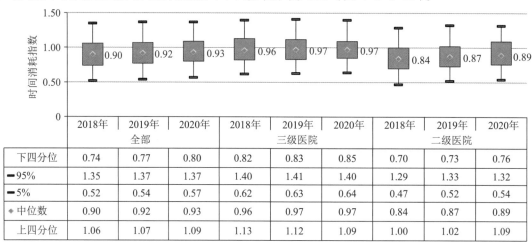

	2018年	2019年	2020年	2018年	2019年	2020年	2018年	2019年	2020年
		全部			三级医院			二级医院	
下四分位	0.74	0.77	0.80	0.82	0.83	0.85	0.70	0.73	0.76
▬95%	1.35	1.37	1.37	1.40	1.41	1.40	1.29	1.33	1.32
▬5%	0.52	0.54	0.57	0.62	0.63	0.64	0.47	0.52	0.54
◆中位数	0.90	0.92	0.93	0.96	0.97	0.97	0.84	0.87	0.89
上四分位	1.06	1.07	1.09	1.13	1.12	1.09	1.00	1.02	1.09

图 4-1-1-80　新生儿科时间效率

3. 医疗安全

2018—2020年，新生儿科医疗安全水平略有波动，中低风险组死亡率由0.072%降低至0.069%又上升到0.082%；其中，三级医院中低风险组死亡率由0.083%降低至0.071%又上升到0.080%，二级医院中低风险组死亡率逐年上升，由0.047%上升至0.085%（图4-1-1-81）。

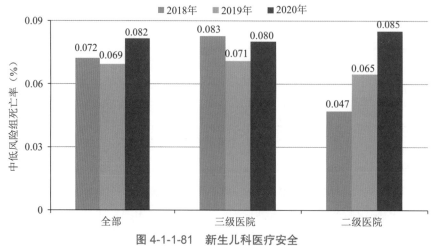

图 4-1-1-81　新生儿科医疗安全

2018—2020 年，新生儿科急危重病例救治能力提升，高风险组死亡率由 9.15% 降低至 7.43%；其中，三级医院高风险组死亡率由 13.78% 降低至 11.38%，二级医院高风险组死亡率略有波动，由 4.09% 上升到 4.41% 又降低至 3.49%（图 4-1-1-82）。

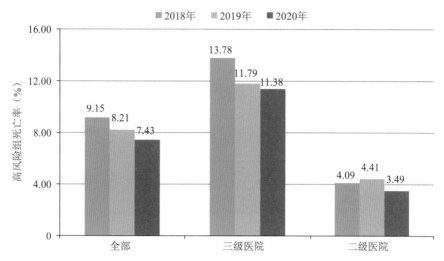

图 4-1-1-82　新生儿科急危重病例救治能力

（十四）消化内科 DRG 绩效评价

本报告共纳入 2018—2020 年数据质量合格的 3010 万专科病例为样本，对消化内科专科进行分析。

1. 医疗服务能力

2018—2020 年，消化内科医疗服务广度保持稳定，DRG 组数的中位数 3 年均为 34；其中，三级医院 DRG 组数的中位数由 38 上升至 39，二级医院 DRG 组数的中位数由 31 上升到 32 又降低至 31；2020 年医疗服务广度较大的医院 DRG 组数（上四分位）为 38（图 4-1-1-83）。

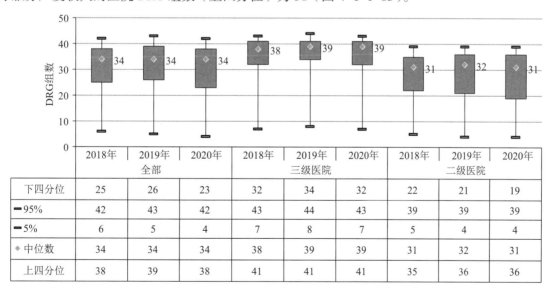

	2018年	2019年 全部	2020年	2018年	2019年 三级医院	2020年	2018年	2019年 二级医院	2020年
下四分位	25	26	23	32	34	32	22	21	19
—95%	42	43	42	43	44	43	39	39	39
—5%	6	5	4	7	8	7	5	4	4
◆中位数	34	34	34	38	39	39	31	32	31
上四分位	38	39	38	41	41	41	35	36	36

图 4-1-1-83　消化内科医疗服务广度

2018—2020 年，消化内科医疗服务难度略有下降，CMI 的中位数由 0.69 下降至 0.66；其中，三级医院 CMI 的中位数由 0.74 下降至 0.71，二级医院 CMI 的中位数由 0.67 下降至 0.63；2020 年医疗服务难度较大的医院 CMI（上四分位）为 0.72（图 4-1-1-84）。

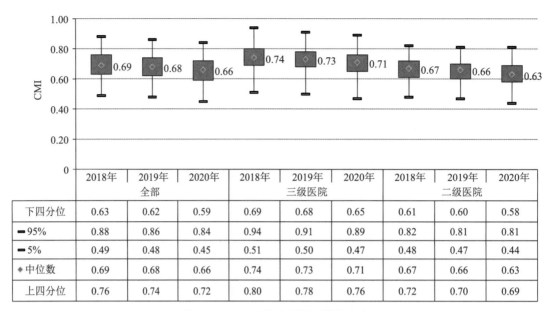

	2018年	2019年	2020年	2018年	2019年	2020年	2018年	2019年	2020年
		全部			三级医院			二级医院	
下四分位	0.63	0.62	0.59	0.69	0.68	0.65	0.61	0.60	0.58
━95%	0.88	0.86	0.84	0.94	0.91	0.89	0.82	0.81	0.81
━5%	0.49	0.48	0.45	0.51	0.50	0.47	0.48	0.47	0.44
◆中位数	0.69	0.68	0.66	0.74	0.73	0.71	0.67	0.66	0.63
上四分位	0.76	0.74	0.72	0.80	0.78	0.76	0.72	0.70	0.69

图 4-1-1-84　消化内科医疗服务难度

2. 医疗服务效率

2018—2020 年，消化内科费用效率保持稳定，费用消耗指数的中位数 3 年均为 0.80；其中，三级医院费用效率降低，其费用消耗指数的中位数由 1.03 上升至 1.04，二级医院费用效率降低，其费用消耗指数的中位数由 0.69 上升至 0.70；2020 年费用效率较高的医院费用消耗指数（下四分位）为 0.61（图 4-1-1-85）。

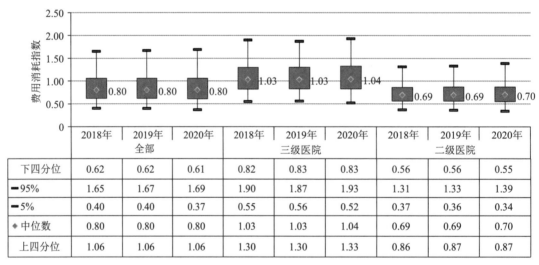

	2018年	2019年	2020年	2018年	2019年	2020年	2018年	2019年	2020年
		全部			三级医院			二级医院	
下四分位	0.62	0.62	0.61	0.82	0.83	0.83	0.56	0.56	0.55
━95%	1.65	1.67	1.69	1.90	1.87	1.93	1.31	1.33	1.39
━5%	0.40	0.40	0.37	0.55	0.56	0.52	0.37	0.36	0.34
◆中位数	0.80	0.80	0.80	1.03	1.03	1.04	0.69	0.69	0.70
上四分位	1.06	1.06	1.06	1.30	1.30	1.33	0.86	0.87	0.87

图 4-1-1-85　消化内科费用效率

2018—2020 年，消化内科时间效率降低，时间消耗指数的中位数由 0.98 上升至 0.99；其中，三级医院时间消耗指数的中位数由 1.01 上升至 1.02，二级医院时间消耗指数的中位数由 0.95 上升至 0.97；2020 年时间效率较高的医院时间消耗指数（下四分位）为 0.86（图 4-1-1-86）。

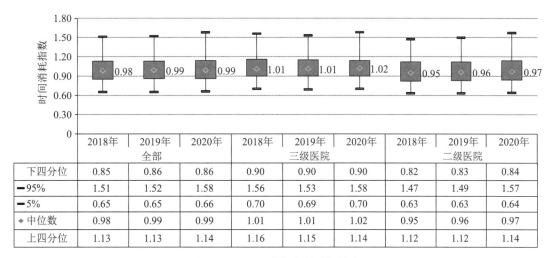

	2018年	2019年	2020年	2018年	2019年	2020年	2018年	2019年	2020年
		全部			三级医院			二级医院	
下四分位	0.85	0.86	0.86	0.90	0.90	0.90	0.82	0.83	0.84
—95%	1.51	1.52	1.58	1.56	1.53	1.58	1.47	1.49	1.57
—5%	0.65	0.65	0.66	0.70	0.69	0.70	0.63	0.63	0.64
◆中位数	0.98	0.99	0.99	1.01	1.01	1.02	0.95	0.96	0.97
上四分位	1.13	1.13	1.14	1.16	1.15	1.14	1.12	1.12	1.14

图 4-1-1-86　消化内科时间效率

3. 医疗安全

2018—2020 年，消化内科医疗安全水平有显著提升，中低风险组死亡率由 0.069% 降低至 0.052%；其中，三级医院中低风险组死亡率由 0.077% 降低至 0.056%，二级医院中低风险组死亡率由 0.059% 降低至 0.049%（图 4-1-1-87）。

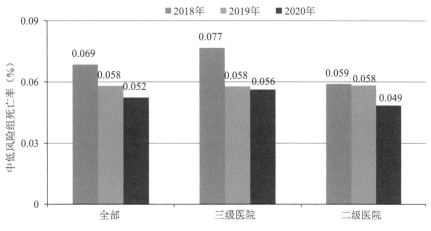

图 4-1-1-87　消化内科医疗安全

2018—2020 年，消化内科急危重病例救治能力降低，高风险组死亡率由 4.30% 上升到 5.16%；其中，三级医院高风险组死亡率由 4.51% 上升到 5.61%，二级医院高风险组死亡率由 3.83% 上升到 4.37%（图 4-1-1-88）。

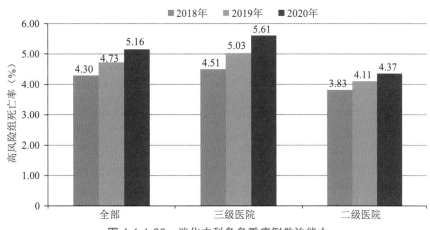

图 4-1-1-88　消化内科急危重病例救治能力

第五部分
医疗质量专题

第一章

结直肠癌手术治疗患者相关情况及变化趋势分析

结直肠癌是世界范围内最常见的消化道肿瘤之一，其发病人数和死亡人数分别位列恶性肿瘤的第三位及第二位，且在发展中国家呈逐年上升趋势。预计到 2030 年，结直肠癌的全球疾病负担将增加 60%。根据解剖部位，可将结直肠分为右半结肠、左半结肠和直肠，东西方国家各解剖部位结直肠癌构成比有所不同，我国直肠癌占比约为 50%，显著高于西方国家所报道的 30% 左右。不同部位肿瘤在临床特征、分期、预后及基因表达等方面均存在差异，在手术方式、手术难度及术后并发症等方面也存在差别。

本部分通过对 2016—2020 年全国二级、三级公立综合医院病案首页数据进行分析，基于解剖部位、手术方式和医院等级，分析结直肠癌住院手术患者在人口学特征、临床特征、医疗安全、医疗质量和卫生经济学层面的基本情况及变化趋势，并对不同经济水平地区的情况进行比较分析。

一、数据来源

本部分数据来源于两个部分：第一部分为国家医疗质量管理与信息网（简称 NCIS）采集的全国病案首页信息与全国公立医院绩效考核病案首页采集系统收集的二级医院病案首页信息合并后，提取 2016—2020 年 5 年期间上报的病案首页信息中含有结直肠癌相关诊断及术式编码条件的 31 个省（自治区、直辖市）共 1947 家二级公立综合医院的病案首页数据；第二部分为全国三级公立医院绩效考核病案首页采集系统收集的，同时满足 2016—2020 年连续 5 年上报的病案首页信息中含有结直肠癌相关诊断及术式编码条件的全国 31 个省（自治区、直辖市）共 1290 家三级公立综合医院的病案首页数据。

二、采集数据方法

从上述二级、三级公立综合医院病案首页中，分别根据《国家临床版 2.0 疾病诊断编码（ICD–10）》和《国家临床版 3.0 手术操作编码（ICD–9–CM3）》，按照出院主要诊断编码、主要手术和操作编码提取相应的病案首页数据，并剔除实际住院天数异常（超过 60 天）的病例信息。同时排除结直肠内跨解剖部位多发肿瘤、其余器官存在原发肿瘤、其他器官肿瘤转移至结直肠的患者。将所有结直肠癌手术患者分为右半结肠癌组、左半结肠癌组和直肠癌组。定义新发病例（incident case）标准为有癌症相关病理结果记录的住院手术患者病例，将所有符合条件的新发病例作为入组患者纳入分析。合并症信息从入院诊断中进行提取，包括高血压（I10.x）、糖尿病（E10.0–E14.9）、肠梗阻（K56.5–K56.7）、胆囊术后（Z90.408）和胆囊结石（K80.0–K80.2）；术后并发症信息从出院诊断中提取，且该诊断入院病情为

"无"，包括手术后腹腔出血（T81.010）、手术后肠吻合口出血（T81.016）、手术后切口感染（T81.406）、手术后肠吻合口瘘（K63.210）、腹腔感染（K65.903/K91.837）、肠梗阻（K91.300/K56.5–7）、回肠肛管吻合口狭窄（K91.301）、手术后伤口裂开（T81.3）；根据患者户籍所在省、自治区、直辖市的人均GDP情况（按国家统计局公布的2020年各省人均GDP），分为经济高、中、低水平地区，其中经济高水平地区包括北京市、上海市、天津市、江苏省、浙江省、福建省、广东省、山东省、重庆市、内蒙古自治区，经济中水平地区包括湖北省、陕西省、吉林省、辽宁省、湖南省、海南省、河北省、河南省、宁夏回族自治区、江西省、新疆维吾尔自治区（含新疆生产建设兵团），经济低水平地区包括四川省、安徽省、黑龙江省、广西壮族自治区、山西省、西藏自治区、贵州省、云南省、甘肃省、青海省。

右半结肠癌组：选取出院主要诊断为C18.000–001、C18.200、C18.300、C18.400、C18.802、C18.900的患者，从中进一步筛选手术编码为45.7200–7202、45.7300–7304、45.7400–7401、45.7902、45.9301–9305、45.9406、45.9407的患者。

左半结肠癌组：选取出院主要诊断为C18.500、C18.600、C18.700、C18.801–803、C18.900的患者，从中进一步筛选手术编码为45.7500–7501、45.7600–7603、45.9400–9402、45.9408的患者。

直肠癌组：选取出院主要诊断为C19.x 00、C20.x00–01的患者，从中进一步筛选手术编码为48.6910–6913、48.6900x002、48.6300、48.6302–6303、48.6201、48.6100、48.5100、48.4903、48.4106、48.4200的患者为直肠癌腹腔镜手术患者，48.4000、48.4100–4105、48.4300、48.4900–4902、48.4904–4905、48.5000、48.5200–5201、48.5900、48.6100、48.6200、48.6300–6301、48.6400、48.6500、48.6900–6908的患者为直肠癌开腹手术患者，两者总和为所有直肠癌手术患者。

三、分析结果

（一）数据提取结果

本次分析共提取到2016—2020年诊断为结直肠癌并行肿瘤切除手术患者新发病例共2 683 759例，其中右半结肠癌928 795例（34.61%），左半结肠癌1 234 883例（46.01%），直肠癌520 081例（19.38%）（图5-1-1-1）。直肠癌患者区分腹腔镜及开腹手术，共提取到腹腔镜手术患者310 189例（59.64%），开腹手术患者209 892例（40.36%）（图5-1-1-2）。将所有患者通过医院级别区分为二级医院住院患者和三级医院住院患者，共提取到二级医院住院患者260 503例（9.71%），三级医院住院患者2 423 256例（90.29%）（图5-1-1-3）。

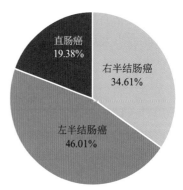

图 5-1-1-1 结直肠癌手术患者不同部位占比

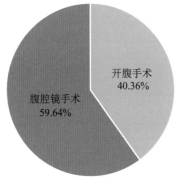

图 5-1-1-2 直肠癌手术患者开腹和腔镜占比

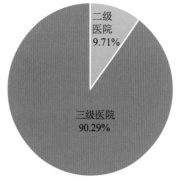

图 5-1-1-3 结直肠癌手术患者二级及三级医院占比

（二）结直肠癌手术患者人口学特征、临床特征及变化趋势

1. 基于解剖部位的患者人口学特征、临床特征及变化趋势

（1）性别

2016—2020年，结直肠癌手术患者中男性占比58.54%，女性占比40.83%，男女比为1.43∶1，从年度趋势看，男女比呈整体上升趋势，由2016年的1.41∶1上升至2020年的1.45∶1。其中，右半结肠癌患者男女比为1.18∶1，女性占比相对高于左半结肠癌及直肠癌患者，且呈上升趋势。左半结肠癌及直肠癌患者则呈现男性占比上升趋势（图5-1-1-4）。

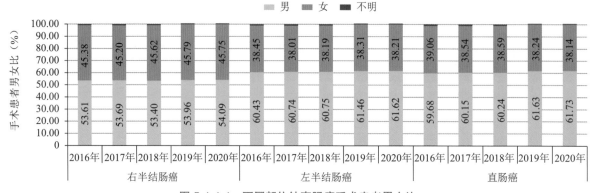

图 5-1-1-4　不同部位结直肠癌手术患者男女比

（2）年龄

纳入患者的平均年龄为61.62岁，其中直肠癌患者平均年龄最高（62.98岁），左半结肠癌患者平均年龄最低（61.14岁）。根据年龄，将患者分为早发结直肠癌组（＜50岁）、晚发结直肠癌组（≥50岁），并将晚发结直肠癌组中的高龄结直肠癌患者（≥75岁）单独纳入分析，数据分析结果显示，早发病例在直肠癌手术患者中的占比较右半结肠癌和左半结肠癌低，而高龄病例在右半结肠癌患者中的占比较左半结肠癌和直肠癌高。将早发结直肠癌和晚发结直肠癌患者分组细化并进行年度比较，发现早发右半、左半结肠癌和直肠癌的手术患者在所有纳入患者中的占比均呈逐年降低趋势；高龄右半、左半结肠癌手术患者占比呈逐年下降，而高龄直肠癌手术患者占比逐年上升（图5-1-1-5）；晚发非高龄结直肠癌患者占比增加的年龄段主要集中在65～74岁，其中右半、左半结肠癌患者在55～59岁年龄段占比增加。

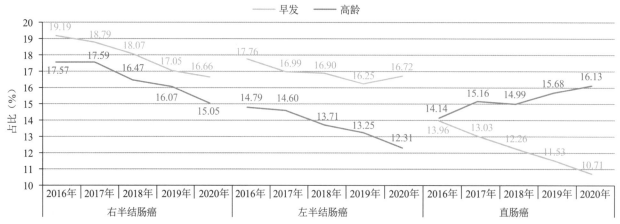

图 5-1-1-5　不同部位结直肠癌手术患者早发及高龄患者占比

根据我国各省（自治区、直辖市）人均GDP水平，将患者的就诊地分为经济水平高、中、低地区，比较各解剖部位、各地区的年龄段占比变化。2016—2020年，各解剖部位、各经济水平地区住院手术患者中，晚发非高龄（50~74 岁）患者的占比均呈上升趋势（图 5-1-1-6、图 5-1-1-7）。

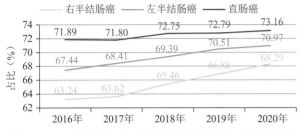

图 5-1-1-6　不同部位结直肠癌手术患者晚发非高龄患者
占比

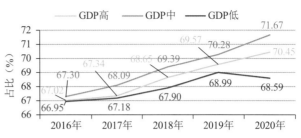

图 5-1-1-7　不同经济发展程度地区结直肠癌手术患者
晚发非高龄患者占比

（3）入院途径

2016—2020 年所有纳入分析的患者中，急诊入院比例均值为 8.89%，在 3 个解剖部位中，右半结肠癌手术患者的急诊入院占比最高，均值为 10.21%。2016—2020 年，各解剖部位的急诊入院患者比例均呈整体下降趋势（图 5-1-1-8）。

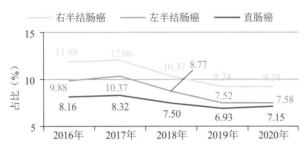

图 5-1-1-8　不同部位结直肠癌手术患者中急诊入院患者占比

（4）并发症

将患有基础疾病（如高血压、糖尿病）、常见并发症（如肠梗阻）及文献报道与结直肠癌发病相关的胆囊疾病（如胆囊切除术、胆囊结石）的患者占比纳入分析，并分析其 2016—2020 年变化趋势，发现高血压在所有纳入患者中占比为 22.11%，且在三个解剖部位中合并高血压的患者占比均呈逐年上升趋势，至 2020 年，合并高血压的手术患者在右半结肠癌、左半结肠癌和直肠癌中占比分别为 22.45%、24.69% 和 24.31%（图 5-1-1-9）；糖尿病在所有纳入患者中占比为 8.55%，且在三个解剖部位中合并糖尿病的患者占比均呈逐年上升趋势（图 5-1-1-10）；肠梗阻在所有纳入患者中占比为 8.53%，其中右半结肠癌手术患者占比最高（10.10%），且在右半和左半结肠癌手术患者中呈整体下降趋势，而在直肠癌患者中呈整体上升趋势，2020 年整体及各解剖部位肠梗阻患者占比较之前变化趋势均呈上升特征（图 5-1-1-11）；胆囊相关疾病，包括胆囊切除术后和胆囊结石，在右半结肠癌手术患者中均较其余解剖部位占比更高（分别为 0.98% 和 5.36%），且各解剖部位胆囊相关疾病占比均呈现上升趋势（图 5-1-1-12、图 5-1-1-13）。

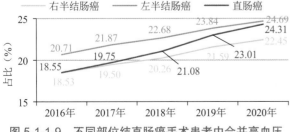

图 5-1-1-9　不同部位结直肠癌手术患者中合并高血压
患者占比

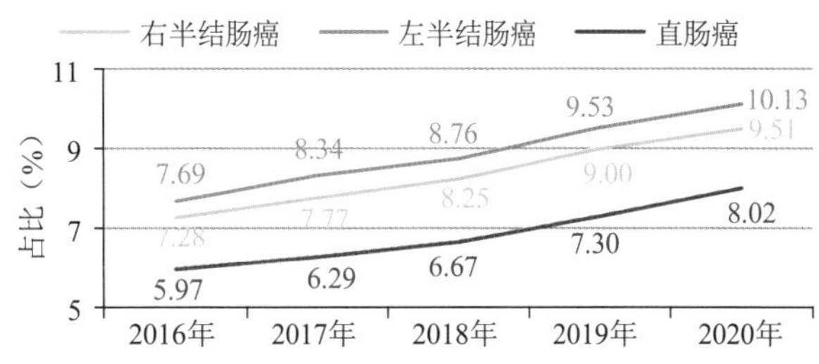

图 5-1-1-10　不同部位结直肠癌手术患者中合并糖尿病
患者占比

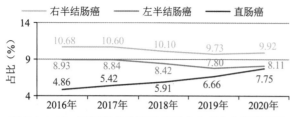

图 5-1-1-11　不同部位结直肠癌手术患者中合并肠梗阻
患者占比

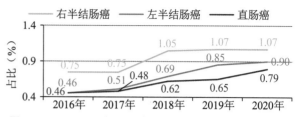

图 5-1-1-12　不同部位结直肠癌手术患者中合并胆囊术
后患者占比

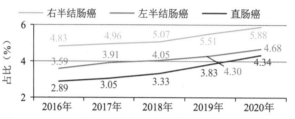

图 5-1-1-13　不同部位结直肠癌手术患者中合并胆囊结石
患者占比

（5）所在地经济水平

2016—2020 年，经济高、中、低水平地区中右半、左半结肠癌手术患者占比均呈现上升趋势，直肠癌手术患者占比均出现下降趋势。其中，直肠癌手术患者占比在经济高水平地区下降幅度最大（7.69%），经济中水平地区次之（6.98%），经济低水平地区下降幅度最小（5.27%）（图 5-1-1-14）。

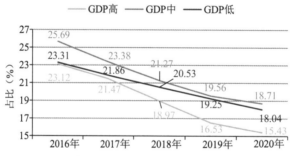

图 5-1-1-14　不同经济发展程度地区直肠癌手术患者中直肠癌患者占比

2. 腹腔镜和开腹手术患者的人口学特征、临床特征及变化趋势

（1）性别

纳入分析的腹腔镜与开腹手术患者男性占比分别为 61.17% 和 60.31%，且在 2016—2020 年，两种手术方式的男性患者占比均呈升高趋势（图 5-1-1-15）。

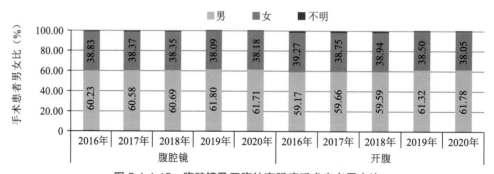

图 5-1-1-15　腹腔镜及开腹结直肠癌手术患者男女比

（2）年龄

相较于开腹手术患者，腹腔镜直肠癌手术患者的整体平均年龄更低，开腹结直肠癌手术患者中高龄患者（≥75岁）占比更高，达16.94%。2016—2020年，两种手术方式的早发病例（<50岁）均呈下降趋势，高龄病例均呈上升趋势（图5-1-1-16）。

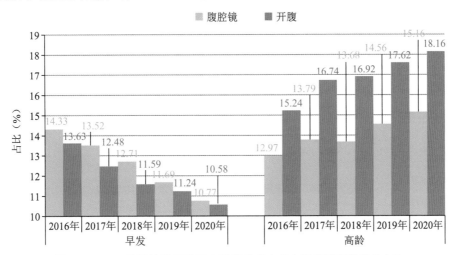

图 5-1-1-16 腹腔镜及开腹结直肠癌手术患者中早发及高龄患者占比

（3）入院途径

腹腔镜和开腹手术患者的急诊入院占比分别为7.54%和7.52%。2017—2019年，两种手术方式的急诊入院占比均呈下降趋势，但2020年均较2019年有所上升（图5-1-1-17）。

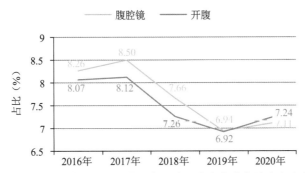

图 5-1-1-17 腹腔镜及开腹结直肠癌手术患者中急诊患者占比

（4）基础疾病

腹腔镜手术患者有更高的高血压和糖尿病占比，且在腹腔镜和开腹手术患者中，并发症的占比在2016—2020年均呈逐年上升趋势（图5-1-1-18、图5-1-1-19）。

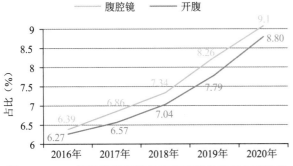

图 5-1-1-18 腹腔镜及开腹结直肠癌手术患者中糖尿病患者占比

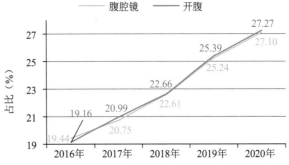

图 5-1-1-19 腹腔镜及开腹结直肠癌手术患者中高血压患者占比

3. 二级和三级医院患者的人口学特征、临床特征及变化趋势

（1）性别

二级和三级医院结直肠癌手术患者在性别方面无显著差异，男女比分别为1.38∶1和1.42∶1。2016—2020年，二级和三级医院男女比均呈逐年上升趋势（图5-1-1-20）。

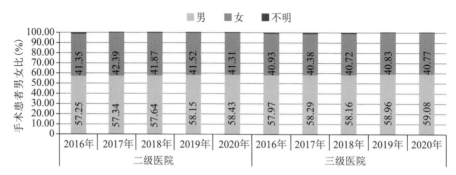

图 5-1-1-20　腹腔镜及开腹结直肠癌手术患者中男女比

（2）年龄

将年龄进行分段比较，三级医院早发（＜50岁）住院患者占比更多，二级医院高龄（≥75岁）住院患者占比更多。2016—2020年，二级和三级医院早发和高龄结直肠癌手术患者均呈下降趋势（图5-1-1-21）。

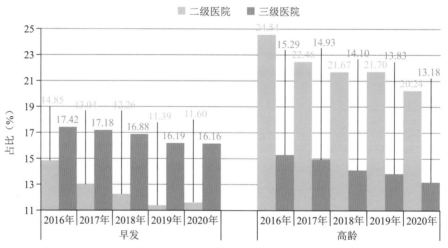

图 5-1-1-21　二级及三级医院结直肠癌手术患者中早发及高龄患者占比

（3）入院途径

相较于三级医院，二级医院结直肠癌手术患者的急诊入院占比明显更高，达14.04%。2016—2020年，二级和三级医院患者的急诊入院占比均呈下降趋势（图5-1-1-22）。

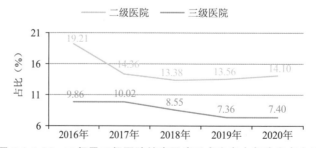

图 5-1-1-22　二级及三级医院结直肠癌手术患者中急诊患者占比

（4）并发症

二级医院手术患者在高血压（22.90% *vs.* 22.03%）、糖尿病（8.76% *vs.* 8.52%）及肠梗阻（11.15% *vs.* 8.25%）三种并发症方面占比均高于三级医院患者。2016—2020年，二级和三级医院手术患者术前合并肠梗阻的占比无明显变化；合并高血压、糖尿病的患者占比呈现逐年上升趋势（图5-1-1-23至图5-1-1-25）。

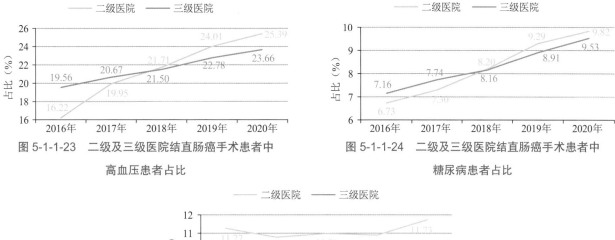

图 5-1-1-23　二级及三级医院结直肠癌手术患者中高血压患者占比

图 5-1-1-24　二级及三级医院结直肠癌手术患者中糖尿病患者占比

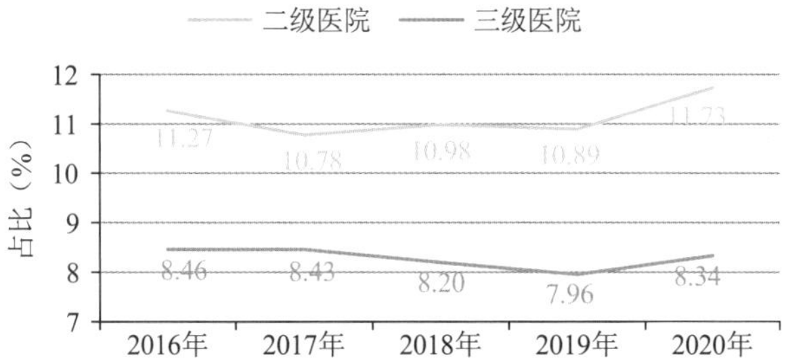

图 5-1-1-25　二级及三级医院结直肠癌手术患者中肠梗阻患者占比

（5）手术方式

对于二级和三级医院的直肠癌患者分别进行腹腔镜和开腹手术的占比统计，三级医院腹腔镜手术患者占比为60.58%，显著高于二级医院（49.46%）。2016—2020年，二级医院患者腹腔镜手术占比从32.58%上升至60.12%，三级医院患者腹腔镜手术占比从48.40%上升至68.64%，且二、三级医院之间的腹腔镜手术占比差异呈逐渐缩小趋势（图5-1-1-26）。

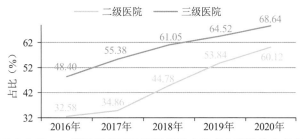

图 5-1-1-26　二级及三级医院直肠癌手术患者中腹腔镜患者占比

（三）结直肠癌手术患者住院医疗安全及医疗质量特征和变化趋势

1. 住院日与手术持续时间

（1）各解剖部位住院日与手术持续时间特征及变化趋势

住院日和手术持续时间是评估医院医疗资源利用情况、医疗服务能力和手术医生技术水平的重要指标。所有纳入患者的平均住院日为12.35天，平均手术持续时间为3.23小时。相较于右半和左半结肠癌，直肠癌手术患者的平均住院日和手术时间更长（分别为 20.57 天和 3.25 小时）。2016—2020 年，三个解剖部位手术患者的平均住院日均呈明显缩短趋势；右半结肠癌和直肠癌患者的平均手术时间呈现上升趋势，左半结肠癌患者呈整体下降趋势（图 5-1-1-27、图 5-1-1-28）。

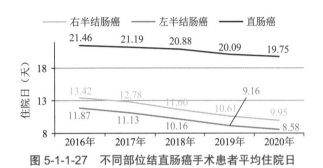

图 5-1-1-27　不同部位结直肠癌手术患者平均住院日

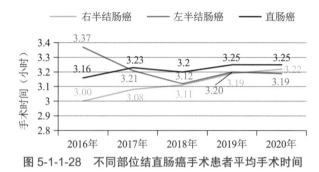

图 5-1-1-28　不同部位结直肠癌手术患者平均手术时间

（2）腹腔镜和开腹手术患者住院日与手术持续时间特征及变化趋势

纳入的患者中，开腹手术患者的平均住院日为 21.23 天，长于腹腔镜手术患者（20.06 天）；2016—2020 年，腹腔镜和开腹手术患者平均住院日均呈下降趋势（图 5-1-1-29）。

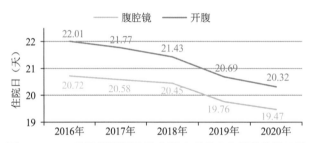

图 5-1-1-29　腹腔镜及开腹结直肠癌手术患者平均住院天数

纳入的腹腔镜手术患者平均手术持续时间为 3.26 小时，长于开腹手术患者（3.21 小时）。腹腔镜手术患者的平均手术持续时间呈整体下降趋势，而开腹手术呈上升趋势（图 5-1-1-30）。

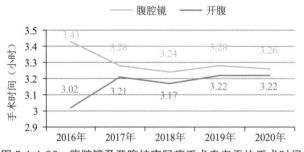

图 5-1-1-30　腹腔镜及开腹结直肠癌手术患者平均手术时间

2. 切口愈合情况

（1）各解剖部位切口愈合情况特征及变化趋势

切口愈合情况是评估手术质量的重要指标。纳入分析的结直肠癌手术患者整体切口愈合情况良好，达到甲级愈合的患者占 90.95%。其中，直肠癌患者的甲级愈合率（91.56%）高于右半及左半结肠癌患者，丙级愈合占比（1.69%）低于右半及左半结肠癌。2016—2020 年，各解剖部位的甲级愈合手术患者占比均呈显著上升趋势，至 2020 年均已增长至 92% 以上（图 5-1-1-31）。

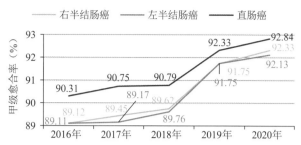

图 5-1-1-31 不同部位结直肠癌手术患者伤口甲级愈合率

（2）腹腔镜和开腹手术患者切口愈合情况特征及变化趋势

相较于开腹手术患者，腹腔镜手术患者切口愈合情况更好，表现为甲级愈合率更高（腹腔镜手术：93.12%，开腹手术：90.10%）和丙级愈合率更低（腹腔镜手术：1.39%，开腹手术：2.00%）。2016—2020 年，腹腔镜和开腹手术患者的切口恢复情况均呈改善趋势，腹腔镜和开腹手术患者 2020 年甲级愈合率分别达到 94.27% 和 91.20%（图 5-1-1-32）。

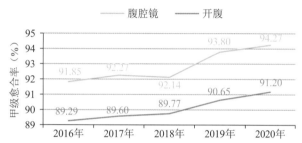

图 5-1-1-32 腹腔镜及开腹结直肠癌手术患者伤口甲级愈合率

3. 重症监护和院内死亡

（1）各解剖部位重症监护和院内死亡特征及变化趋势

重症监护和院内死亡是评估患者围手术期安全和预后的关键指标。结直肠癌手术患者的整体重症监护率为 1.86%；相较于右半结肠癌和左半结肠癌，直肠癌手术患者的重症监护率更高，达2.84%；2016—2020 年，各解剖部位手术患者的重症监护率均呈现上升趋势，其中直肠癌上升趋势最明显，至 2020 年达到 5.87%；2020 年，各解剖部位重症监护率均较前一年出现了明显上升（图5-1-1-33）。

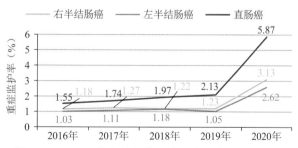

图 5-1-1-33 不同部位结直肠癌手术患者重症监护率

结直肠癌手术患者整体院内死亡率为 0.93%，其中右半结肠癌手术患者最高，为 1.14%，直肠癌最低，为 0.26%；2016—2020 年间，右半及左半结肠癌手术患者院内死亡率均呈显著下降趋势，直肠癌手术患者院内死亡率无明显变化（图 5-1-1-34）。

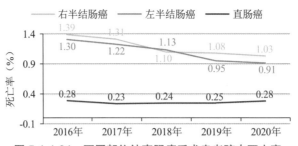

图 5-1-1-34　不同部位结直肠癌手术患者院内死亡率

（2）腹腔镜和开腹手术患者重症监护和院内死亡特征及变化趋势

相较于腹腔镜手术，开腹手术患者的重症监护率更高，达 3.30%；2016—2020 年，腹腔镜和开腹手术患者的重症监护率均呈上升趋势，其中 2020 年均出现了显著上升。开腹手术患者院内死亡率相对更高，达 0.36%。2016—2020 年，腹腔镜和开腹手术患者的院内死亡率均无显著变化趋势（图 5-1-1-35、图 5-1-1-36）。

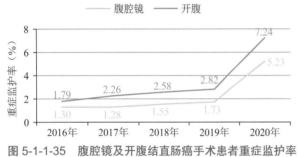

图 5-1-1-35　腹腔镜及开腹结直肠癌手术患者重症监护率

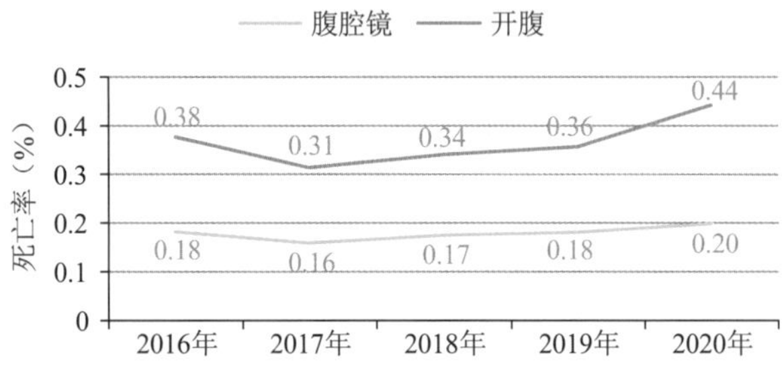

图 5-1-1-36　腹腔镜及开腹结直肠癌手术患者院内死亡率

（3）二级和三级医院手术患者重症监护和院内死亡特征及变化趋势

相比三级医院，二级医院手术患者的重症监护率更高（3.56%）；2016—2020 年，二级医院重症监护手术患者占比均呈现上升趋势，三级医院在 2016—2019 年呈现下降趋势，但在 2020 年出现了显著上升（图 5-1-1-37）。

二级医院手术患者的院内死亡率（1.74%）显著高于三级医院；2016—2020 年，二级和三级医院手术患者的院内死亡率均出现了显著下降，且二级医院下降更明显，但整体仍明显高于三级医院（图 5-1-1-38）。

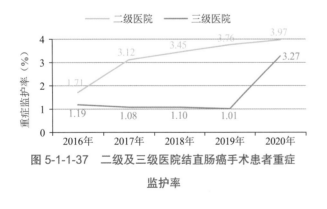

图 5-1-1-37　二级及三级医院结直肠癌手术患者重症
监护率

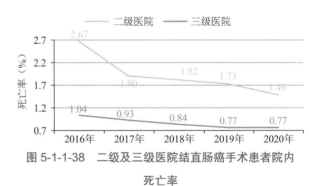

图 5-1-1-38　二级及三级医院结直肠癌手术患者院内
死亡率

4. 术后并发症

（1）各解剖部位术后并发症特征及变化趋势

术后并发症是评估手术质量和医疗水平的重要指标。对结直肠癌手术术后常见的并发症，包括吻合口出血、吻合口狭窄、吻合口瘘、切口感染、术后肠梗阻、术后腹腔出血、术后腹腔感染、术后伤口裂开等进行分析发现，各类术后并发症的整体发生率为10.22%，其中右半结肠癌手术患者最高，为11.55%，主要表现为术后肠梗阻发生率高，占所有手术患者的10.10%。相较于右半和左半结肠癌，直肠癌患者术后吻合口出血、吻合口瘘、腹腔出血、腹腔感染和切口感染的发生率显著更高，特别是吻合口瘘的发生率为1.16%，为右半及左半结肠癌手术患者的6～7倍（图5-1-1-39）。

	右半结肠癌	左半结肠癌	直肠癌	
腹腔出血	0.03%	0.01%	0.05%	
伤口裂开	0.07%	0.04%	0.07%	
吻合口狭窄	0.01%	0.03%	0.03%	
吻合口出血	0.02%	0.02%	0.11%	
吻合口瘘	0.17%	0.16%	1.16%	
切口感染	0.44%	0.37%	0.77%	
腹腔感染	0.71%	0.56%	1.09%	
肠梗阻	10.10%	8.29%	6.28%	

图 5-1-1-39　不同部位结直肠癌手术患者术后并发症发生率

2016—2019 年，右半和左半结肠癌的术后并发症发生率整体呈逐渐下降趋势，但在 2020 年均呈上升趋势；直肠癌手术患者术后并发症发生率呈现上升趋势，且 2020 年较前一年上升幅度增加（图 5-1-1-40）。

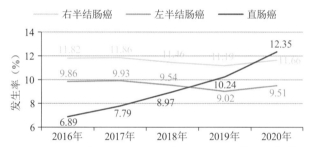

图 5-1-1-40　不同部位结直肠癌手术患者术后并发症总体发生率

（2）腹腔镜和开腹手术患者术后并发症特征及变化趋势

相较于腹腔镜手术，直肠癌开腹手术患者的整体并发症发生率更高，达 12.43%。其中，腹腔镜手术出现手术后腹腔出血（0.06%）、肠吻合口出血（0.12%）、肠吻合口瘘（1.35%）的患者占比更高，开腹手术术后出现切口感染（0.93%）、腹腔感染（1.23%）、肠梗阻（8.93%）、吻合口狭窄（0.05%）、伤口裂开（0.12%）的患者占比更高（图 5-1-1-41）。

	腹腔镜	开腹	
腹腔出血	0.06%	0.04%	
伤口裂开	0.04%	0.12%	
吻合口狭窄	0.02%	0.05%	
吻合口出血	0.12%	0.10%	
吻合口瘘	1.35%	1.03%	
切口感染	0.72%	0.93%	
腹腔感染	1.14%	1.23%	
肠梗阻	5.24%	8.93%	

图 5-1-1-41　腹腔镜及开腹结直肠癌手术患者术后并发症发生率

2016—2020年，腹腔镜和开腹手术直肠癌患者术后腹腔出血、肠吻合口出血、切口感染、肠吻合口瘘、腹腔感染和肠梗阻的发生率均呈上升趋势；腹腔镜手术患者吻合口狭窄发生率无明显变化，而开腹患者呈升高趋势；两种手术方式患者术后伤口裂开发生率均无显著变化（图5-1-1-42）。

		2016年	2017年	2018年	2019年	2020年	
腹腔出血	腹腔镜	0.02%	0.02%	0.07%	0.06%	0.08%	
	开腹	0.03%	0.02%	0.05%	0.05%	0.06%	
伤口裂开	腹腔镜	0.05%	0.04%	0.04%	0.04%	0.05%	
	开腹	0.12%	0.14%	0.11%	0.11%	0.12%	
吻合口狭窄	腹腔镜	0.02%	0.01%	0.01%	0.03%	0.02%	
	开腹	0.04%	0.02%	0.05%	0.07%	0.06%	
吻合口出血	腹腔镜	0.08%	0.08%	0.11%	0.13%	0.17%	
	开腹	0.04%	0.07%	0.10%	0.13%	0.15%	
吻合口瘘	腹腔镜	0.72%	0.87%	1.20%	1.53%	1.85%	
	开腹	0.52%	0.65%	1.01%	1.30%	1.70%	
切口感染	腹腔镜	0.60%	0.57%	0.73%	0.70%	0.86%	
	开腹	0.71%	0.87%	0.89%	0.96%	1.22%	
腹腔感染	腹腔镜	0.59%	0.74%	0.90%	1.22%	1.73%	
	开腹	0.58%	0.78%	1.18%	1.55%	2.07%	
肠梗阻	腹腔镜	3.74%	4.18%	4.63%	5.45%	6.77%	
	开腹	6.36%	7.48%	8.67%	10.28%	11.96%	

图 5-1-1-42　腹腔镜及开腹结直肠癌手术患者术后并发症发生率

（3）二级和三级医院手术患者术后并发症特征及变化趋势

二级医院各类并发症的整体发生率为13.06%，高于三级医院（9.91%）。主要表现为术后肠梗阻（11.15%）、切口感染（0.79%）、吻合口瘘（0.38%）和伤口裂开（0.09%）。2016—2020年，二级和三级医院均出现术后并发症发生率上升的趋势，以2020年上升最为明显（图5-1-1-43）。

		2016年	2017年	2018年	2019年	2020年	
整体	二级医院	12.63%	12.31%	12.76%	12.79%	14.04%	
	三级医院	9.72%	9.85%	9.77%	9.66%	10.36%	
腹腔出血	二级医院	0.02%	0.01%	0.01%	0.03%	0.03%	
	三级医院	0.01%	0.02%	0.03%	0.03%	0.03%	
伤口裂开	二级医院	0.14%	0.12%	0.08%	0.07%	0.07%	
	三级医院	0.08%	0.07%	0.05%	0.04%	0.04%	
吻合口狭窄	二级医院	0.00%	0.01%	0.01%	0.03%	0.02%	
	三级医院	0.01%	0.01%	0.03%	0.03%	0.03%	
吻合口出血	二级医院	0.00%	0.02%	0.03%	0.03%	0.04%	
	三级医院	0.03%	0.03%	0.04%	0.04%	0.04%	
吻合口瘘	二级医院	0.24%	0.21%	0.35%	0.39%	0.49%	
	三级医院	0.22%	0.28%	0.34%	0.39%	0.45%	
切口感染	二级医院	0.66%	0.77%	0.78%	0.76%	0.85%	
	三级医院	0.45%	0.45%	0.44%	0.40%	0.45%	
腹腔感染	二级医院	0.30%	0.39%	0.51%	0.57%	0.80%	
	三级医院	0.45%	0.56%	0.65%	0.78%	0.98%	
肠梗阻	二级医院	11.27%	10.78%	10.98%	10.89%	11.73%	
	三级医院	8.46%	8.43%	8.20%	7.96%	8.34%	

图 5-1-1-43　二级及三级医院结直肠癌手术患者术后并发症发生率

（四）结直肠癌手术患者住院相关卫生经济学特点及变化趋势

1. 各解剖部位手术患者住院相关卫生经济学特点及变化趋势

纳入分析的结直肠癌手术患者平均住院费用为 30 749.5 元，其中直肠癌患者住院费用显著高于右半及左半结肠癌患者，为 59 958.6 元。将住院总费用及其主要组成部分（包括护理费、病理诊断费、实验室诊断费、影像学诊断费、手术治疗费、康复费、白蛋白类制品费以及西药费如抗菌药物费用等）进行比较，发现 2016—2020 年右半和左半结肠癌手术患者的住院总费用呈下降趋势，直肠癌患者的住院总费用呈整体上升趋势，5 年间年增长率为 7.69%，年均增长率为 1.92%，远低于同期国内 GDP 2.3%～6.85% 的增长趋势（图 5-1-1-44）。

	右半结肠癌						左半结肠癌						直肠癌					
	2016年	2017年	2018年	2019年	2020年		2016年	2017年	2018年	2019年	2020年		2016年	2017年	2018年	2019年	2020年	
一般医疗服务费（元）	934.2	983.29	948.62	834.92	823.24		805.9	864.53	825.95	738.94	714.27		1581.82	1790.38	1866.99	1733.78	1728.9	
一般治疗操作费（元）	1104.34	1110.12	1082.83	1047.04	1015.2		954	941.7	928.35	872.38	830.34		2243.96	2329.09	2507.18	2583.62	2552.17	
护理费（元）	357.07	442.61	461.18	433.74	429.9		310.44	382.3	405.84	373.54	369.1		659.26	842.53	964.92	957.82	991.84	
综合医疗服务类其他费用（元）	218.76	193.1	182.3	148.29	110.06		184.18	164.24	151.76	122.39	93.39		545.54	509.38	505.61	459.58	298.34	
病理诊断费（元）	733.06	784.59	791.53	827.04	867.61		573.71	608.16	623.38	671.28	671.88		1554.83	1767.63	2011.33	2285.94	2491.5	
实验室诊断费（元）	2022.36	1996.18	2031.78	2053.18	2105.14		1743.69	1720.67	1778.59	1773.99	1824.47		2892	2963.6	3195.1	3438.83	3767.98	
影像学诊断费（元）	1265.23	1242.9	1251.65	1293.35	1290.15		1178.61	1144.27	1157.56	1173.05	1161.89		1983.93	2029.92	2181.09	2399.85	2549.61	
临床诊断项目费（元）	588.17	558.12	534.83	502.92	477.64		494.26	470.04	460.54	412.55	387.18		1106.6	1094.01	1185.9	1185.79	1120.66	
非手术治疗项目费（元）	590.08	571.66	571.18	573.05	519.82		565.08	547.99	547.02	537.84	485.51		955.39	1002.99	1072.36	1099.55	1004.04	
临床物理治疗费（元）	139	143.81	166.95	159.47	145.66		149.8	156.52	170	161.36	141.69		215.81	216.52	255.08	256.22	222.74	
手术治疗费（元）	2159.15	2341.05	2302.93	2245.4	2285.91		1841.1	1967.61	1934.36	1859.81	1872.01		6081.67	6984.95	7798.46	8433.03	9072.15	
康复费（元）	26.29	30.08	32.22	35.48	31.49		18.91	22.41	26.36	28.49	24.53		42.88	51.21	70.03	73.8	72.68	
西药费（元）	10 538.52	8874	7877.2	8015.92	7817.98		9679.44	8159.7	7324.7	7492.28	7417.31		16 679.52	14 508.28	13 159.46	13 606.45	13 662.72	
抗菌药物费用（元）	937.72	825.09	688.62	601.25	562.32		768.08	658.59	591.47	474.18	443.79		1662.49	1529.55	1448.59	1386.26	1384.07	
白蛋白类制品费（元）	192.34	169.66	145.55	137.91	136.44		137.23	118.8	104.77	99.83	96.9		283.68	261.1	249.98	260.08	269.11	
合计（元）	21 806.29	24 266.26	19 069.37	18 908.96	18 618.56		19 404.43	17 927.53	17 003.34	16 774.01	16 534.26		38 489.32	37 881.14	38 472.08	40 160.6	41 188.51	

图 5-1-1-44　不同部位结直肠癌手术患者住院费用

2. 腹腔镜和开腹手术患者住院相关卫生经济学特点及变化趋势

直肠癌腹腔镜手术患者住院费用明显高于开腹手术患者，其中腹腔镜手术患者住院费用为 62 483.53 ± 26 338.98 元，开腹手术患者住院费用为 57 021.52 ± 29 862.42 元。比较细分条目发现腹腔镜手术患者在病理诊断费、影像学诊断费、手术治疗费、康复费方面显著高于开腹手术患者，特别是手术治疗费，达 8521.45 ± 5199.96 元（开腹手术为 6955.37 ± 3754.49 元）。而开腹手术患者在护理费、实验室诊断费、西药费（如抗菌药物费用）和白蛋白类制品费方面更高。2016—2020 年腹腔镜和开腹手术住院总费用均呈逐年上升趋势，至 2020 年，腹腔镜手术患者住院总费用达 63 731.1 ± 27 885.09 元，开腹手术患者住院总费用达 59 745.57 ± 31 405.12 元。腹腔镜手术住院总费用 5 年间增长 4.86%，开腹手术住院总费用 5 年间增长 5.95%（图 5-1-1-45）。

	腹腔镜						开腹					
	2016年	2017年	2018年	2019年	2020年		2016年	2017年	2018年	2019年	2020年	
一般医疗服务费（元）	1540.04	1790.01	1870.39	1734.21	1720.86		1590.86	1759.74	1889.8	1716.64	1760.4	
一般治疗操作费（元）	2098.87	2322.44	2446.53	2520.12	2458.34		2390.68	2377.08	2624.71	2712.05	2721.22	
护理费（元）	654.95	837.09	948.41	934.42	966.94		661.07	849.26	985.2	990.41	1033.06	
综合医疗服务类其他费用（元）	639.86	602.19	555.9	491.76	282.19		535	381.62	372.7	379.94	322.49	
病理诊断费（元）	1577.81	1804.58	2040.19	2336.01	2562.54		1547.08	1754.4	1984.75	2218.15	2407.68	
实验室诊断费（元）	2799.79	2929.88	3159.13	3389.21	3690.06		3004.15	3036.55	3288.46	3548.22	3957.09	
影像学诊断费（元）	2040.6	2129.21	2272.13	2484.92	2627.52		1949.27	1937.55	2059.11	2279.61	2389.96	
临床诊断项目费（元）	1067.87	1091.84	1199.04	1181.04	1104.17		1136.58	1081.19	1164.43	1197.72	1125.03	
非手术治疗项目费（元）	998.4	1018.12	1066.98	1117.3	1014.25		900.61	972.65	1079.53	1101.19	980.32	
临床物理治疗费（元）	227.43	226.17	252.97	249.52	223.94		203.57	214.22	273.21	222.61		
手术治疗费（元）	6738.4	7664.15	8360.85	8919.32	9453.67		5523.57	6274.78	7017.41	7558.7	8217.63	
康复费（元）	40.94	52.38	73.95	75.19	74.08		44.52	52.12	69.5	74.17	63.8	
西药费（元）	15 953.29	14 309.88	12 973.42	13 416.91	13 469.92		17 360.01	14 762.67	13 510.61	13 977.85	13 852.78	
抗菌药物费用（元）	1558.52	1460.51	1377.59	1344.52	1327.5		1767.88	1604.07	1522.27	1488.22	1469.85	
白蛋白类制品费（元）	285.12	250.32	244.92	247.09	248.7		289.83	281.95	267.76	288.08	310.7	
合计（元）	38 221.89	38 483.42	38 842.4	40 441.54	41 224.68		38 904.68	37 339.85	38 091.11	39 804.16	40 834.62	

图 5-1-1-45　腹腔镜及开腹结直肠癌手术患者住院费用

四、结论

越来越多的证据表明结直肠癌的临床特点、风险因素和分子特征因解剖位置而异，且不同解剖部位的结直肠癌手术方式、术后发展等围手术期相关因素也存在明显不同。因此，本次分析将患者按右半、左半结肠癌和直肠癌进行区分，比较不同解剖部位手术患者的相关特点并分析其变化趋势。

首先，本次分析发现，右半结肠癌手术患者相较于其他解剖部位女性患者占比更高，且呈逐年上升趋势，与左半结肠癌和直肠癌患者相反。其原因可能为女性结直肠癌病灶表现为高微卫星不稳定性、高BRAF突变率和更多的CpG岛甲基化表型，在右半结肠癌中更为常见。其次，本次分析发现右半结肠癌手术患者的术前肠梗阻发生率和急诊入院率更高，与固有认知中左半结肠癌肠梗阻发生率更高不同，可能是因为右半结肠癌初期症状相对隐匿，而我国目前尚缺乏高覆盖率的全国性人群结肠癌筛查项目，导致一定比例的右半结肠癌患者以肠梗阻等急症为首发症状，从而接受了急诊手术治疗，这也导致了更多的术后并发症，特别是术后肠梗阻的发生；同时也应考虑到肠道支架等保守治疗方法在左半结肠癌肠梗阻患者中的逐渐普及，导致左半结肠癌手术患者合并术前肠梗阻和急诊入院手术占比的下降；2016—2020年间，右半结肠癌手术患者合并肠梗阻和急诊入院占比的逐年下降趋势，可能与筛查政策的逐渐普及有关。此外，本次分析也印证了右半结肠癌与胆囊相关疾病之间可能的关联，其原因可能是胆囊相关疾病影响了胆汁酸代谢，导致更多次级胆汁酸的分泌，对结直肠癌产生促进作用，右半结肠中胆汁酸含量相对其余解剖部位更高，受到的影响更大。

近年来，通过术前新辅助放化疗来提高根治性切除、减少肿瘤扩散和保留肛门功能成为直肠癌治疗新的重要方向，直肠癌术后肛门功能的保留也逐渐受到重视。本次分析发现，不同于以往的报道，结直肠癌患者中直肠癌患者占比超过半数，早发直肠癌患者占比呈增加趋势，2016—2020年行手术的直肠癌患者仅占所有结直肠癌手术患者的19.38%，且早发直肠癌手术患者占比呈逐年下降趋势。此外，本次分析发现经济越发达地区直肠癌手术数量下降趋势越明显，这与新辅助放化疗的普及、直肠癌患者诊断后立即手术的选择率逐渐降低有关，且这一趋势在早发直肠癌和经济发达地区患者中更为普遍。此外，随着医疗技术的提高，2016—2020年高龄直肠癌手术患者的占比呈增加趋势，对于提高直肠癌患者整体的生存质量和预后具有重要意义。术后吻合口瘘仍是直肠癌手术的重要并发症，发生率远高于结肠癌，是因为直肠手术吻合口有张力更高、血运相对更差的特点；而其发生率的逐年上升可能与近年来人们保留肛门功能需求的进一步增加，特别是低位保肛直肠癌手术的开展日益广泛有关。

自20世纪90年代开展腹腔镜结直肠手术以来，多项大样本前瞻性对照研究证实了其安全性，腹腔镜技术在结直肠癌中的应用也得到了飞速发展。由于手术技术相对复杂，腹腔镜手术的持续时间长于开腹手术。但同时本次分析也发现腹腔镜手术患者的平均住院日更短、切口愈合情况更佳、重症监护和院内死亡率更低，一方面，可能是因为开腹手术切口更大恢复相对更慢、切口感染及裂开概率更高；另一方面，也可能是患者病情较复杂存在腹腔镜手术禁忌，或更倾向于采用开腹手术，从而导致术后恢复更慢、并发症发生率更高，这一特征也体现在开腹手术患者术后腹腔感染、肠梗阻等并发症发生率更高。整体而言，随着腹腔镜结直肠癌手术技术的日益提高，其手术时间呈缩短趋势，安全性不亚于开腹手术，但尚需进一步的多因素分析以验证本结果的可靠性。

作为医疗保险最主要的支出方向，住院费用的卫生经济学分析对于疾病相关负担的评价具有重要意义。2016—2020年，右半及左半结肠癌手术患者的住院总费用呈下降趋势，而直肠癌呈上升趋势，但年均增长率为1.92%，显著低于同期GDP增长幅度，说明结直肠癌手术相关住院费用负担呈整体向好趋势。其中，手术治疗费、护理费、康复费等医疗行为及服务相关费用，以及诊断相关费用呈上涨趋势，体现了对于手术方式改进、劳动技术收入和精准医疗等方面的逐步重视；而西药费（包括其中的抗菌药物费用）和白蛋白相关费用呈现下降趋势，体现了国家近几年在减少医疗资源消耗、规范抗菌药物应用、控制药品费用和围手术期患者管理方面取得的成效。在手术方式方面，腹腔镜手术的住院费用更高，主要表现在更高的手术治疗费和影像学诊断费，与手术技术相对复杂、耗材使用更多和肿瘤精准定位等术前评估更充分的需求有关。开腹手术在护理费、实验室诊断费、西药费（包括其中的抗菌药物费用）和白蛋白类制品费方面高于腹腔镜手术，与切口更大以及患者情况更复杂有关。2016—2020年间，腹腔镜手术患者影像学诊断费增长幅度明显高于开腹手术患者，可能与近年来腹腔镜结直肠癌，特别是直肠癌病灶术前精准定位的需求日益增加有关，这有助于手术方式的选择，进而在保留肛门功能、提高患者术后生活质量等方面取得进步。

自2016年《健康中国2030规划纲要》发布以来，分级诊疗政策在全国范围内逐步推进，其成效也日益显著。其中，95%以上大病不出县的"强基层"策略使得二级医院肿瘤学科的发展受到重视。本次研究通过对医院级别进行区分统计发现，二级医院的医疗质量相关指标和腹腔镜手术普及度等医疗技术相关指标呈现出向好态势，二、三级医院在以上方面的差异呈现逐渐缩小趋势，体现了我国在医疗资源整合和各级医疗机构整体发展方面取得的成效。然而，目前二级医院患者的围手术期重症监护比例、院内死亡率和术后并发症（特别是术后肠梗阻）发生率更高，表明医疗质量与医疗安全较三级医院仍有一定差距。但这也可能与二级医院结直肠癌手术患者急诊入院占比更高、高龄患者占比更高，并发症更为复杂有关。而这也反映出结直肠癌平诊患者，特别是非高龄患者依然更偏向就诊于高级别医院。因此，全国范围内分级诊疗的推广，医疗资源的逐步"下沉"，以及对于二级医院肿瘤学科发展加强，仍是包括结直肠癌在内的肿瘤疾病诊疗的重点之一。

目前国外多项研究表明，2020年新型冠状病毒肺炎的爆发对于当地癌症患者造成了不可避免的影响，主要表现为治疗的延迟和围手术期风险的增加，导致院内死亡等比例的显著增加。通过对2016—2020年患者就诊、住院相关指标进行比较，发现2020年结直肠癌手术患者住院人数仍较之前上升，但在医疗安全方面受到了挑战，包括合并肠梗阻患者占比相反于前几年下降趋势呈显著升高，重症监护患者比例增加，腹腔感染、腹腔出血等术后并发症发生率显著上升，可能与患者主观或被动延误就诊时间，导致基础情况更为复杂有关；然而，各解剖部位患者的切口愈合等级和院内死亡率较前几年并无显著上升，甚至有下降趋势；相较于二级医院，三级医院所承担的结直肠癌手术患者负担更重，表现为重症监护率在2020年显著上升至往年的3倍。与此同时，院内死亡率仍较前几年保持下降趋势，2020年院内死亡率为0.77%。通过比较分析可以发现，在新冠疫情的复杂背景下，全国范围内的医疗机构仍在结直肠癌治疗方面保障了医疗安全性。

整体而言，本项研究显示，我国结直肠癌治疗特别是手术治疗在《健康中国2030规划纲要》发布后的5年间，筛查更加广泛、诊治方案更加明确综合、手术技术日益成熟、医疗安全稳步提升、各级医院诊疗差距逐渐缩小、经济负担增加适度。但与此同时，我国在结直肠癌的诊治特别是以手术为核心的综合治疗、早诊早治，以及不同经济水平地区、不同级别机构之间医疗水平发展和资源分配方面仍有待提高，对于包括结直肠癌在内的肿瘤疾病的治疗亟待进一步完善。

第二章

住院患者静脉血栓栓塞症防治

静脉血栓栓塞症（venous thrombosis embolism，VTE）是一种常见病，指血液在静脉内不正常地凝结，使血管完全或不完全阻塞，属静脉回流障碍性疾病，包括肺血栓栓塞（pulmonary thrombosis embolism，PTE）和深静脉血栓形成（deep venous thrombosis，DVT），两者是同一疾病在不同发病阶段和不同组织器官的表现形式。因其发病隐匿且症状无特异性，具有高发病率、高病死率、高漏诊率、高误诊率的特点，是住院患者非预期死亡和围手术期死亡的重要原因。VTE 的提前预防、及时治疗是降低 VTE 发病率及病死率的重要途径。

第一节　住院患者静脉血栓栓塞症发生情况分析

为了解全国近年来 VTE 的发病情况及危害，提升我国医疗机构住院患者 VTE 防治水平，从而降低 VTE 发生率及病死率，保障患者安全，本年度基于医院质量监测系统（HQMS）在 2016—2020 年连续上报的 4363 家公立医院和 117 家民营医院的住院患者病案首页数据，对住院患者 VTE 发生情况进行分析，各年度医疗机构及收治 VTE 患者情况详见表 5-2-1-1。

2016—2020 年共 426.97 万例 VTE 出院患者（公立医院合计 422.55 万例，占全部 VTE 病例的 98.95%，民营医院 4.42 万例，占全部 VTE 病例的 1.05%），人群 VTE 发病率从 2016 年的 3.26/ 万人上升至 2020 年的 8.53/ 万人；2016—2020 全国医院获得性 VTE 共发生 29.61 万例（公立医院收治 29.17 万例，占全部 VTE 病例的 98.51%，民营医院收治 0.44 万例，占全部 VTE 的 1.49%），医院获得性 VTE 发生率从 2016 年的 4.77/ 万人上升至 2020 年的 5.63/ 万人（表 5-2-1-2）。

表 5-2-1-1　2016—2020 年各类型医疗机构数量和收治 VTE 患者人数

医疗机构类型		2016 年		2017 年		2018 年		2019 年		2020 年	
		医院数	病例数	医院数	病例数	医院数	病例数	医院数	病例数	医院数	病例数
公立	三级综合	1294	387 644	1304	474 525	1312	618 358	1310	817 775	1336	893 601
	三级专科	576	25 947	597	32 047	600	43 217	603	61 637	602	69 351
	二级综合	896	36 758	2193	117 820	2184	155 333	2184	206 471	2158	232 224
	二级专科	127	271	269	1336	265	1824	264	2584	265	2655
民营	三级综合	21	2146	22	3148	24	4815	24	6629	24	8324
	三级专科	6	396	6	542	7	739	7	839	7	986
	二级综合	49	951	61	1821	61	2768	61	3664	61	5210
	二级专科	19	82	24	95	23	9	23	187	23	853

表 5-2-1-2 2016—2020 年全国医院收治 VTE 患者与医院获得性 VTE 发生情况

年份（年）	VTE 发病率（每万人）			VTE 收治率（每万人）			医院获得性 VTE 发生率（每万人）		
	全部医院	公立医院	民营医院	全部医院	公立医院	民营医院	全部医院	公立医院	民营医院
2016	3.26	3.24	0.03	51.75	52.04	30.49	4.77	4.79	3.31
2017	4.51	4.47	0.04	53.28	53.46	38.57	4.35	4.34	5.37
2018	5.88	5.83	0.06	65.42	65.62	50.42	4.73	4.70	6.73
2019	7.80	7.72	0.08	80.33	80.54	64.00	5.68	5.68	5.62
2020	8.53	8.42	0.11	104.97	105.12	94.14	5.63	5.61	6.74
合计	–	–	–	72.21	72.41	57.56	5.06	5.05	5.70

注：医院获得性 VTE 指"入院病情"选择为"无"。

鉴于民营医院数量较少，本年度仅对 4363 家公立医院的 VTE 的基本情况进行趋势分析，具体包括 VTE 收治率（‰）、医院获得性 VTE 发生率（‰）、VTE 病死率（%）、平均住院日（天）、每住院人次费用（元）、住院患者出院当天再住院率（%）以及 0～31 天非预期再住院率（%）等指标。

一、2016—2020 年全国医院住院患者 VTE 指标分析

（一）2016—2020 年全国医疗机构住院患者 VTE 相关指标分析

全国各类型医疗机构收治的 VTE 患者相关指标情况见表 5-2-1-3。

表 5-2-1-3 纳入分析各类型医疗机构收治的 VTE 患者相关指标情况

分类	医疗机构类型	相关指标	2016 年	2017 年	2018 年	2019 年	2020 年	5 年均值	趋势
总体情况	公立医院	VTE 收治率（‰）	5.20	5.35	6.56	8.05	10.51	7.24	
		VTE 病死率（%）	3.06	2.96	2.77	2.69	2.72	2.79	
		平均住院日（天）	15.50	15.10	14.75	14.53	14.85	14.86	
		每住院人次费用（元）	26 575.59	25 872.73	26 509.45	28 520.58	31 179.35	28 317.15	
		出院当天再住院率（%）	1.69	1.64	1.79	1.73	1.40	1.62	
		0～31 天非预期再住院率（%）	4.60	4.74	4.84	4.76	3.85	4.48	
按医院机构级别分类	三级医院	VTE 收治率（‰）	5.88	6.69	8.13	9.92	12.69	8.74	
		VTE 病死率（%）	3.03	2.88	2.69	2.62	2.66	2.73	
		平均住院日（天）	15.71	15.49	15.03	14.75	15.02	15.11	
		每住院人次费用（元）	27 828.26	28 900.73	29 507.17	31 684.12	34 538.29	31 234.24	
		出院当天再住院率（%）	1.70	1.71	1.91	1.81	1.50	1.71	
		0～31 天非预期再住院率（%）	4.57	4.63	4.75	4.60	3.75	4.38	

分类	医疗机构类型	相关指标	2016年	2017年	2018年	2019年	2020年	5年均值	趋势
按医院机构级别分类	二级医院	VTE收治率（‰）	2.28	2.88	3.62	4.50	6.17	4.08	
		VTE病死率（%）	3.40	3.29	3.08	2.99	2.95	3.06	
		平均住院日（天）	13.14	13.46	13.57	13.64	14.12	13.72	
		每住院人次费用（元）	12 167.83	12 893.72	13 841.83	15 139.77	17 037.75	14 979.82	
		出院当天再住院率（%）	1.53	1.33	1.32	1.37	0.98	1.23	
		0～31天非预期再住院率（%）	5.00	5.21	5.19	5.44	4.25	4.95	
按医疗机构收治范围分类	综合医院	VTE收治率（‰）	5.64	5.69	6.98	8.55	11.15	7.71	
		VTE病死率（%）	3.09	3.00	2.79	2.72	2.75	2.82	
		平均住院日（天）	15.37	14.98	14.63	14.45	14.80	14.76	
		每住院人次费用（元）	26 542.21	25 822.13	26 428.82	28 458.14	31 241.45	28 286.37	
		出院当天再住院率（%）	1.72	1.66	1.81	1.74	1.41	1.64	
		0～31天非预期再住院率（%）	4.64	4.75	4.84	4.79	3.83	4.49	
	专科医院	VTE收治率（‰）	2.32	2.58	3.23	4.19	5.57	3.63	
		VTE病死率（%）	2.46	2.33	2.30	2.31	2.23	2.30	
		平均住院日（天）	17.71	17.31	16.90	15.89	15.63	16.39	
		每住院人次费用（元）	27 139.68	26 800.70	27 939.90	29 523.60	30 200.30	28 830.22	
		出院当天再住院率（%）	1.27	1.28	1.46	1.47	1.28	1.36	
		0～31天非预期再住院率（%）	3.93	4.50	4.81	4.37	4.07	4.33	

1. 全国 VTE 患者收治情况

2016—2020 年全国纳入分析的公立医院共收治 VTE 患者 418.13 万例，VTE 收治率为 7.24‰。各类型 VTE 收治率中，单纯 DVT（5.77‰）＞单纯 PE（1.00‰）＞PE 合并 DVT（0.47‰）。2016—2020 年 VTE 收治率由 5.20‰逐步上升到 10.51‰（图 5-2-1-1）。

按医疗机构级别分类，全国纳入分析医疗机构中，三级医院收治 VTE 患者 342.41 万例，VTE 收治率为 8.74‰。各类型 VTE 收治率中，单纯 DVT（6.98‰）＞单纯 PE（1.14‰）＞PE 合并 DVT（0.61‰）（图 5-2-1-2）；二级医院收治 VTE 患者 75.72 万例，VTE 收治率为 4.08‰。各类型 VTE 收治率中，单纯 DVT（3.22‰）＞单纯 PE（0.70‰）＞PE 合并 DVT（0.16‰）（图 5-2-1-3）。

按医疗机构收治范围分类，全国纳入分析医疗机构中，综合医院收治 VTE 患者 394.05 万例，VTE 收治率为 7.71‰。各类型 VTE 收治率中，单纯 DVT（6.13‰）＞单纯 PE（1.08‰）＞PE 合并 DVT（0.50‰）（图 5-2-1-4）。专科医院收治 VTE 患者 24.09 万例，VTE 收治率为 3.63‰。各类型 VTE 收治率中，单纯 DVT（3.03‰）＞单纯 PE（0.43‰）＞PE 合并 DVT（0.17‰）（图 5-2-1-5）。

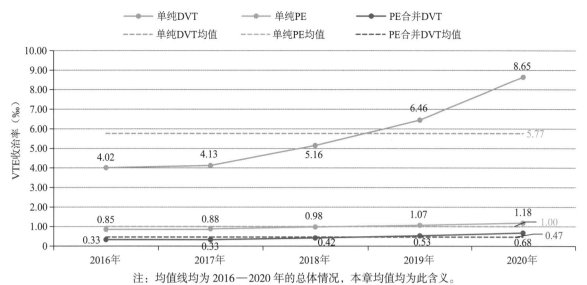

注：均值线均为 2016—2020 年的总体情况，本章均值均为此含义。

图 5-2-1-1　2016—2020 年全国住院患者 VTE 收治率

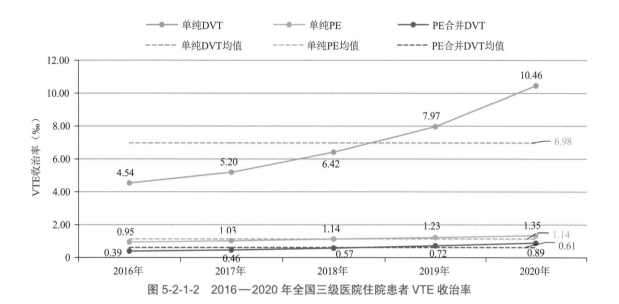

图 5-2-1-2　2016—2020 年全国三级医院住院患者 VTE 收治率

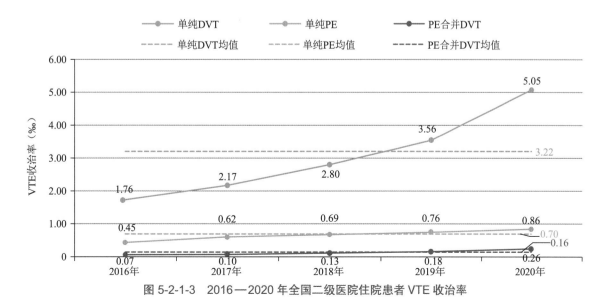

图 5-2-1-3　2016—2020 年全国二级医院住院患者 VTE 收治率

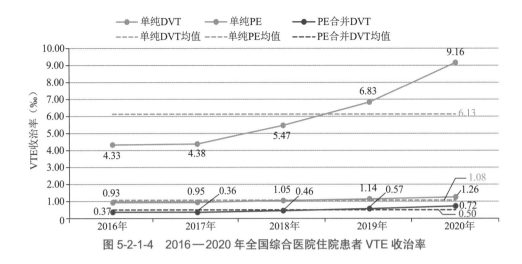

图 5-2-1-4　2016—2020 年全国综合医院住院患者 VTE 收治率

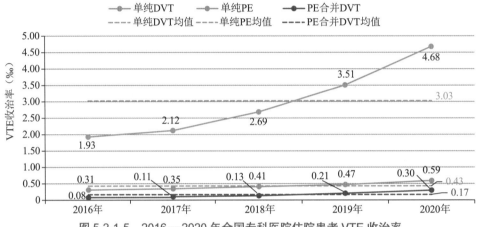

图 5-2-1-5　2016—2020 年全国专科医院住院患者 VTE 收治率

2. 全国 VTE 患者病死率

2016—2020 年全国纳入分析的公立医院 VTE 住院患者死亡人次 11.68 万例，VTE 相关病死率为 2.79%，VTE 病死率由 2016 年的 3.06% 逐渐下降至 2020 年的 2.72%，呈缓慢下降趋势。各类型 VTE 病死率中，单纯 PE（1.79%）＜PE 合并 DVT（3.69%）＜单纯 DVT（8.15%）（图 5-2-1-6）。全国纳入分析的医疗机构 VTE 病死率中，二级医院（3.06%）＞三级医院（2.73%），综合医院（2.82%）＞专科医院（2.30%），2016—2020 年各类型 VTE 病死率见图 5-2-1-7 至图 5-2-1-10。

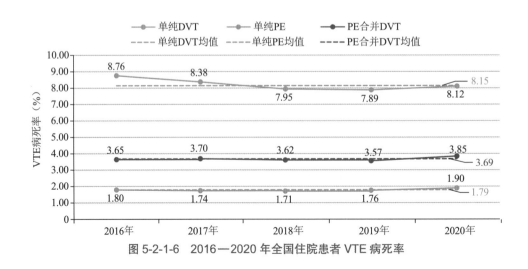

图 5-2-1-6　2016—2020 年全国住院患者 VTE 病死率

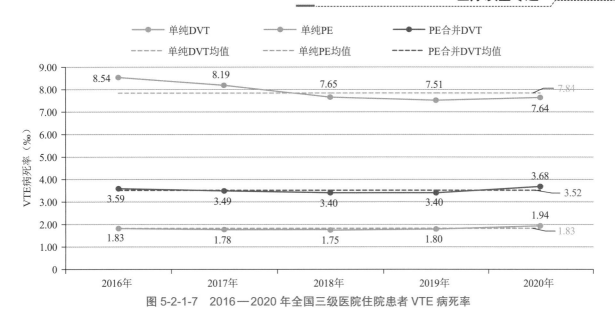

图 5-2-1-7　2016—2020 年全国三级医院住院患者 VTE 病死率

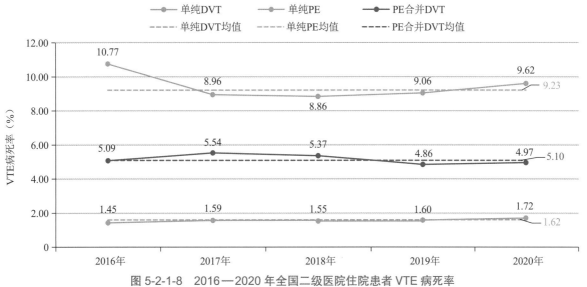

图 5-2-1-8　2016—2020 年全国二级医院住院患者 VTE 病死率

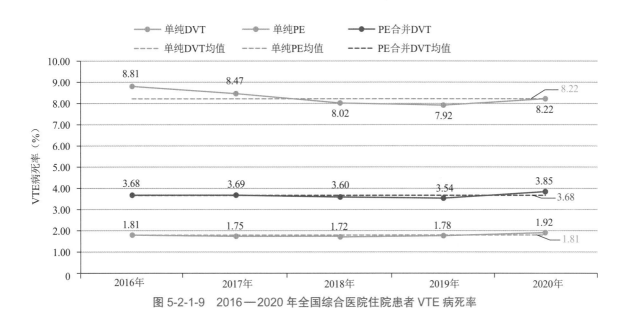

图 5-2-1-9　2016—2020 年全国综合医院住院患者 VTE 病死率

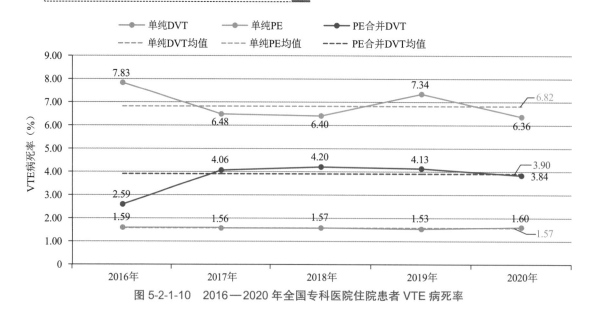

图 5-2-1-10 2016—2020 年全国专科医院住院患者 VTE 病死率

3. 全国 VTE 患者平均住院日

2016—2020 年全国纳入分析的公立医院 VTE 患者平均住院日为 14.86 天，2016—2019 年呈逐年缓慢下降的趋势，2020 年出现小幅度上涨。各类型 VTE 患者平均住院日中，单纯 DVT（15.42 天）＞ PE 合并 DVT（14.04 天）＞单纯 PE（12.01 天）（图 5-2-1-11）。全国纳入分析的医疗机构 VTE 患者平均住院日中，三级医院（15.11 天）＞二级医院（13.72 天），专科医院（16.39 天）＞综合医院（14.76 天），2016—2020 年各类型 VTE 患者平均住院日见图 5-2-1-12 至图 5-2-1-15。

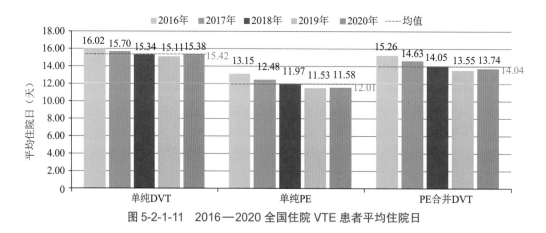

图 5-2-1-11 2016—2020 全国住院 VTE 患者平均住院日

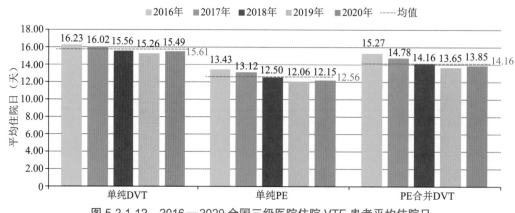

图 5-2-1-12 2016—2020 全国三级医院住院 VTE 患者平均住院日

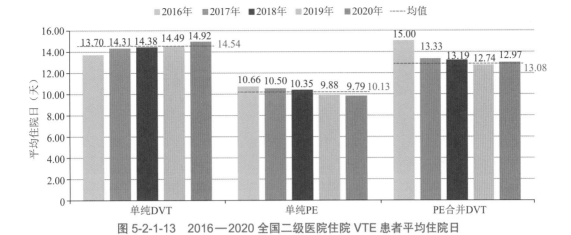

图 5-2-1-13　2016—2020 全国二级医院住院 VTE 患者平均住院日

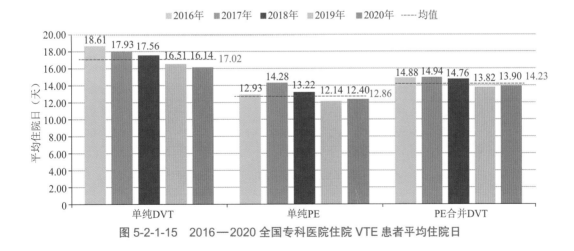

图 5-2-1-14　2016—2020 全国综合医院住院 VTE 患者平均住院日

图 5-2-1-15　2016—2020 全国专科医院住院 VTE 患者平均住院日

4. 全国 VTE 患者每住院人次费用

2016—2020 年全国纳入分析的公立医院 VTE 患者每住院人次费用为 28 317.15 元，2016—2020 年呈波动上升趋势。各类型 VTE 的每住院人次费用中，PE 合并 DVT（30 465.40 元）＞单纯 DVT（29 321.72 元）＞单纯 PE（21 424.07 元）（图 5-2-1-16）。全国纳入的分析医疗机构 VTE 每住院人次费用中，三级医院（31 234.24 元）＞二级医院（14 979.82 元），专科医院（28 830.22 元）＞综合医院（28 286.37 元），2016—2020 年各类型 VTE 每住院人次费用见图 5-2-1-17 至图 5-2-1-20。

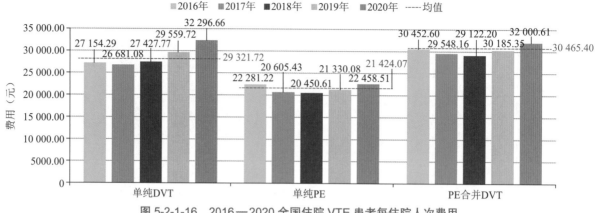

图 5-2-1-16　2016—2020 全国住院 VTE 患者每住院人次费用

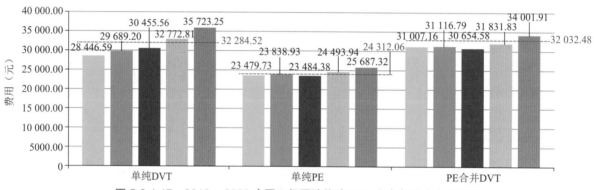

图 5-2-1-17　2016—2020 全国三级医院住院 VTE 患者每住院人次费用

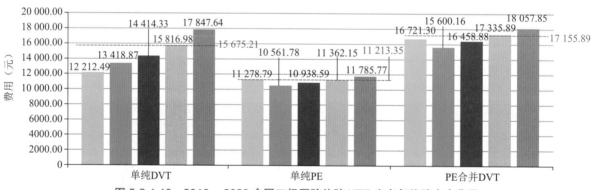

图 5-2-1-18　2016—2020 全国二级医院住院 VTE 患者每住院人次费用

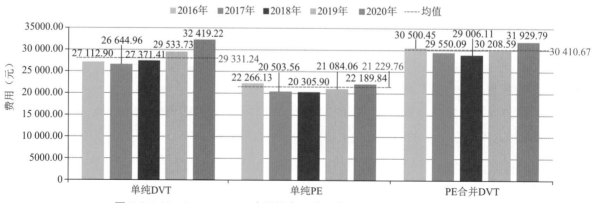

图 5-2-1-19　2016—2020 全国综合医院住院 VTE 患者每住院人次费用

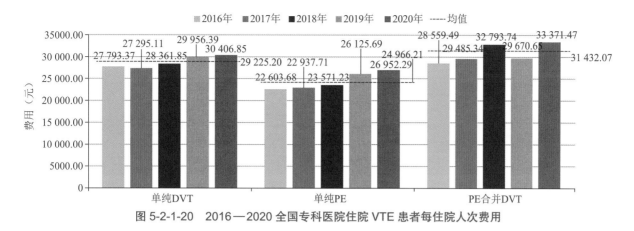

图 5-2-1-20 2016—2020 全国专科医院住院 VTE 患者每住院人次费用

5. 全国 VTE 患者出院当天再住院率

2016—2020 年全国纳入分析的医疗机构 VTE 患者出院当天再住院率为 1.62%，呈现出先上升后下降的趋势，最高为 2018 年（1.79%）。各类型 VTE 的出院当天再住院率中，单纯 DVT（1.81%）＞ PE 合并 DVT（1.01%）＞单纯 PE（0.86%）（图 5-2-1-21）；全国纳入分析的医疗机构 VTE 出院当天再住院率中，三级医院（1.71%）＞二级医院（1.23%），综合医院（1.64%）＞专科医院（1.36%），2016—2020 年各类型 VTE 的出院当天再住院率见图 5-2-1-22 至图 5-2-1-25。

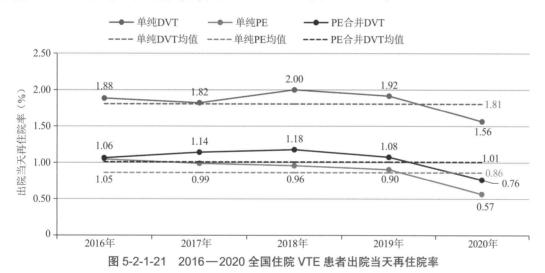

图 5-2-1-21 2016—2020 全国住院 VTE 患者出院当天再住院率

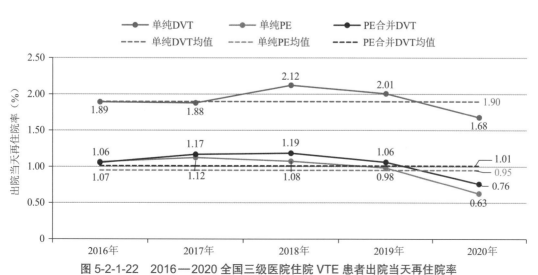

图 5-2-1-22 2016—2020 全国三级医院住院 VTE 患者出院当天再住院率

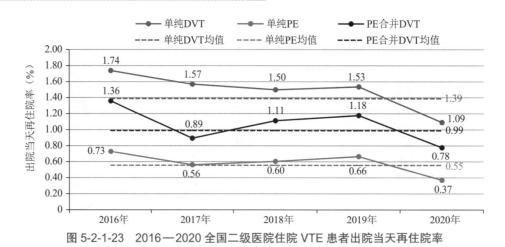

图 5-2-1-23　2016—2020 全国二级医院住院 VTE 患者出院当天再住院率

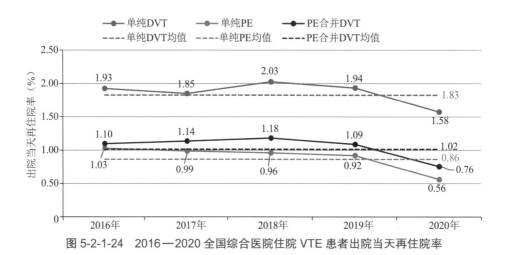

图 5-2-1-24　2016—2020 全国综合医院住院 VTE 患者出院当天再住院率

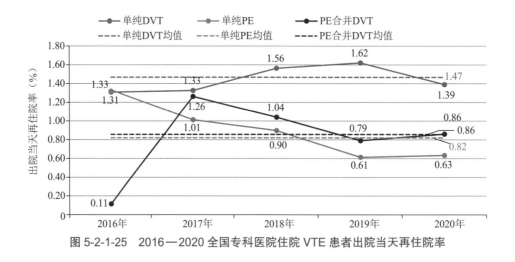

图 5-2-1-25　2016—2020 全国专科医院住院 VTE 患者出院当天再住院率

6. 全国 VTE 患者 0～31 天非预期再住院率

2016—2020 年全国纳入分析的医疗机构 VTE 患者 0～31 天非预期再住院率为 4.48%，呈现出先上升后下降的趋势，最高为 2018 年（4.84%）。各类型 VTE 0～31 天非预期再住院率，单纯 DVT（4.70%）＞单纯 PE（3.65%）＞ PE 合并 DVT（3.57%）（图 5-2-1-26）。全国纳入分析的医疗机构 0～31 天非预期再住院率，二级医院（4.95%）＞三级医院（4.38%），综合医院（4.49%）＞专科医院（4.33%），2016—2020 年各类型 VTE 的 0～31 天非预期再住院率见图 5-2-1-27 至图 5-2-1-30。

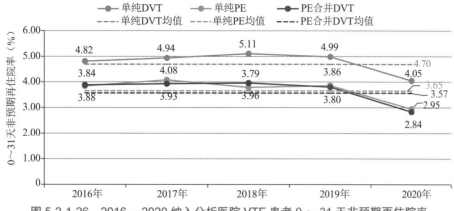

图 5-2-1-26　2016—2020 纳入分析医院 VTE 患者 0 ～ 31 天非预期再住院率

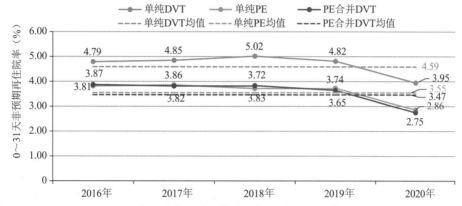

图 5-2-1-27　2016—2020　纳入分析医疗机构中三级医院 VTE 患者 0 ～ 31 天非预期再住院率

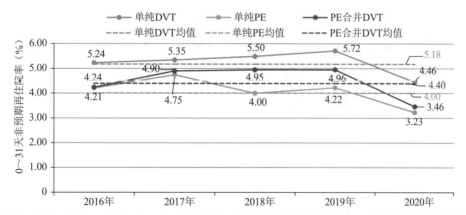

图 5-2-1-28　2016—2020 纳入分析医疗机构中二级医院 VTE 患者 0 ～ 31 天非预期再住院率

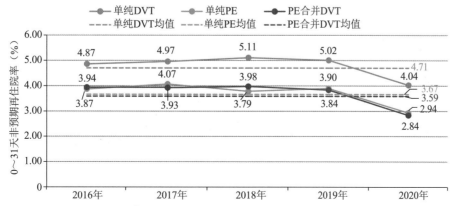

图 5-2-1-29　2016—2020 纳入分析医疗机构中综合医院 VTE 患者 0 ～ 31 天非预期再住院率

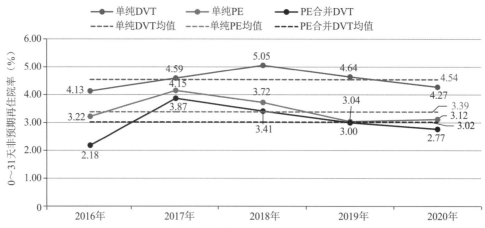

图 5-2-1-30　2016—2020 纳入分析医疗机构中专科医院 VTE 患者 0 ～ 31 天非预期再住院率

7. 全国 VTE 患者在不同性别、年龄段患者中的分布情况

2016—2020 年纳入分析的各级医疗机构中，男性 VTE 患者比例略高于女性（图 5-2-1-31）。各年龄段分布中，二级、三级医院 61～74 岁年龄段患者占比最多，且有逐年缓慢上升的趋势，41～60 岁年龄段患者占比呈下降趋势，而≥ 75 岁年龄段患者的占比呈增加趋势（图 5-2-1-32）。

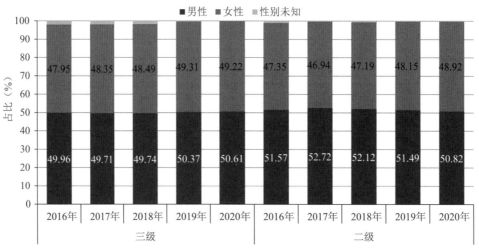

图 5-2-1-31　2016—2020 年全国医院住院 VTE 患者在不同性别人群中的分布

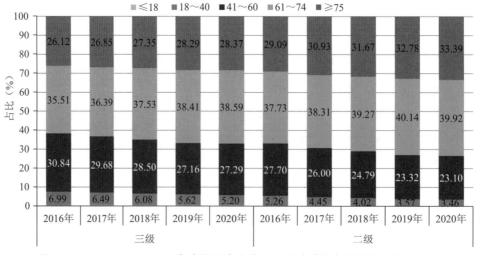

图 5-2-1-32　2016—2020 年全国医院住院 VTE 患者在各年龄段人群中的分布

表 5-2-1-4 2016—2020 年全国三级、二级医院住院患者 VTE 的相关指标

医院类型	VTE 类型	VTE 收治率（‰）						VTE 病死率（%）					
		2016 年	2017 年	2018 年	2019 年	2020 年	均值	2016 年	2017 年	2018 年	2019 年	2020 年	均值
委属委管	单纯 DVT	6.97	8.21	10.17	12.42	14.81	10.56	1.95	1.85	1.69	1.71	1.97	1.82
	单纯 PE	1.22	1.30	1.46	1.50	1.60	1.42	6.25	5.36	4.97	4.86	4.61	5.14
	PE 合并 DVT	0.81	0.90	1.02	1.15	1.32	1.04	3.36	2.63	2.16	2.53	2.89	2.67
	合计	9.01	10.41	12.65	15.07	17.74	13.03	2.66	2.35	2.11	2.09	2.27	2.25
三级医院	单纯 DVT	4.54	5.20	6.42	7.97	10.46	6.98	1.83	1.78	1.75	1.80	1.94	1.83
	单纯 PE	0.95	1.03	1.14	1.23	1.35	1.14	8.54	8.19	7.65	7.51	7.64	7.84
	PE 合并 DVT	0.39	0.46	0.57	0.72	0.89	0.61	3.59	3.49	3.40	3.40	3.68	3.52
	合计	5.88	6.69	8.13	9.92	12.69	8.74	3.03	2.88	2.69	2.62	2.66	2.73
二级医院	单纯 DVT	1.76	2.17	2.80	3.56	5.05	3.22	1.45	1.59	1.55	1.60	1.72	1.62
	单纯 PE	0.45	0.62	0.69	0.76	0.86	0.70	10.77	8.96	8.86	9.06	9.62	9.23
	PE 合并 DVT	0.07	0.10	0.13	0.18	0.26	0.16	5.09	5.54	5.37	4.86	4.97	5.10
	合计	2.28	2.88	3.62	4.50	6.17	4.08	3.40	3.29	3.08	2.99	2.95	3.06

医院类型	VTE 类型	平均住院日（天）						每住院人次费用（元）					
		2016 年	2017 年	2018 年	2019 年	2020 年	均值	2016 年	2017 年	2018 年	2019 年	2020 年	均值
委属委管	单纯 DVT	15.89	15.20	14.30	13.82	14.39	14.52	41 311.30	42 196.45	42 784.46	46 659.73	50 508.75	45 612.44
	单纯 PE	13.07	11.57	11.40	11.10	11.65	11.67	34 259.68	32 811.97	34 758.86	36 565.97	38 235.83	35 561.12
	PE 合并 DVT	13.67	13.09	12.87	12.48	12.75	12.89	35 954.87	37 898.08	38 356.27	41 035.45	43 173.58	39 843.84
	合计	15.30	14.57	13.85	13.45	14.02	14.08	39 864.39	40 743.42	41 569.72	45 226.52	48 872.67	44 097.27
三级医院	单纯 DVT	16.23	16.02	15.56	15.26	15.49	15.61	28 446.59	29 689.20	30 455.56	32 772.81	35 723.25	32 284.52
	单纯 PE	13.43	13.12	12.50	12.36	12.15	12.56	23 479.73	23 838.93	23 484.38	24 493.94	25 687.32	24 312.06
	PE 合并 DVT	15.27	14.78	14.16	13.55	13.85	14.16	31 007.16	31 116.79	30 654.58	31 831.83	34 001.91	32 032.48
	合计	15.71	15.49	15.03	14.75	15.02	15.11	27 828.26	28 900.73	29 507.17	31 684.12	34 538.29	31 234.24

续表

医院类型	VTE类型	平均住院日（天）						每住院人次费用（元）					
		2016年	2017年	2018年	2019年	2020年	均值	2016年	2017年	2018年	2019年	2020年	均值
二级医院	单纯DVT	13.70	14.31	14.38	14.49	14.92	14.54	12 212.49	13 418.87	14 414.33	15 816.98	17 847.64	15 675.21
	单纯PE	10.66	10.50	10.35	9.88	9.79	10.13	11 278.79	10 561.78	10 938.59	11 362.15	11 785.77	11 213.35
	PE合并DVT	15.00	13.33	13.19	12.74	12.97	13.08	16 721.30	15 600.16	16 458.88	17 335.89	18 057.85	17 155.89
	合计	13.14	13.46	13.57	13.64	14.12	13.72	12 167.83	12 893.72	13 841.83	15 139.77	17 037.75	14 979.82

医院类型	VTE类型	出院当天再住院率（%）						0～31天非预期再住院率（%）					
		2016年	2017年	2018年	2019年	2020年	均值	2016年	2017年	2018年	2019年	2020年	均值
委属委管	单纯DVT	2.26	1.74	2.45	2.46	1.84	2.17	4.21	3.62	4.45	5.03	3.68	4.26
	单纯PE	1.39	1.50	1.32	1.49	1.02	1.34	3.71	4.31	4.34	5.33	2.82	4.17
	PE合并DVT	1.32	1.24	1.42	1.74	1.05	1.37	3.40	3.57	3.44	4.64	3.01	3.66
	合计	2.06	1.66	2.23	2.31	1.71	2.01	4.07	3.70	4.36	5.03	3.55	4.20
三级医院	单纯DVT	1.89	1.88	2.12	2.01	1.68	1.90	4.79	4.85	5.02	4.82	3.95	4.59
	单纯PE	1.07	1.12	1.08	0.98	0.63	0.95	3.81	3.86	3.72	3.74	2.86	3.55
	PE合并DVT	1.06	1.17	1.19	1.06	0.76	1.01	3.87	3.82	3.83	3.65	2.75	3.47
	合计	1.70	1.71	1.91	1.81	1.50	1.71	4.57	4.63	4.75	4.60	3.75	4.38
二级医院	单纯DVT	1.74	1.57	1.50	1.53	1.09	1.39	5.24	5.35	5.50	5.72	4.46	5.18
	单纯PE	0.73	0.56	0.60	0.66	0.37	0.55	4.21	4.75	4.00	4.22	3.23	4.00
	PE合并DVT	1.36	0.89	1.11	1.18	0.78	0.99	4.24	4.90	4.95	4.96	3.46	4.40
	合计	1.53	1.33	1.32	1.37	0.98	1.23	5.00	5.21	5.19	5.44	4.25	4.95

表 5-2-1-5 2016—2020 年全国综合、专科医院住院患者 VTE 的相关指标

级别	医院类型	VTE 类型	VTE 收治率 (‰)						VTE 病死率 (%)					
			2016 年	2017 年	2018 年	2019 年	2020 年	均值	2016 年	2017 年	2018 年	2019 年	2020 年	均值
三级	综合医院	单纯 DVT	4.98	5.72	7.07	8.75	11.46	7.66	1.84	1.80	1.77	1.82	1.97	1.85
		单纯 PE	1.06	1.15	1.26	1.36	1.48	1.27	8.58	8.30	7.75	7.54	7.76	7.92
		PE 合并 DVT	0.45	0.52	0.65	0.81	0.99	0.69	3.62	3.48	3.37	3.37	3.67	3.50
		合计	6.49	7.39	8.98	10.92	13.92	9.62	3.06	2.92	2.72	2.65	2.70	2.77
	专科医院	单纯 DVT	2.03	2.29	2.87	3.73	4.98	3.22	1.60	1.51	1.56	1.49	1.58	1.55
		单纯 PE	0.33	0.37	0.44	0.51	0.63	0.46	7.83	6.32	6.09	7.17	6.04	6.60
		PE 合并 DVT	0.09	0.12	0.14	0.23	0.33	0.18	2.60	3.84	4.25	4.04	3.85	3.87
		合计	2.44	2.78	3.46	4.46	5.94	3.86	2.47	2.26	2.25	2.27	2.18	2.26
二级	综合医院	单纯 DVT	1.82	2.22	2.86	3.63	5.16	3.29	1.46	1.57	1.54	1.59	1.71	1.61
		单纯 PE	0.47	0.63	0.71	0.78	0.88	0.72	10.78	8.96	8.81	9.04	9.57	9.20
		PE 合并 DVT	0.07	0.10	0.13	0.18	0.27	0.16	5.11	5.48	5.40	4.83	4.99	5.10
		合计	2.36	2.95	3.70	4.60	6.31	4.18	3.42	3.28	3.07	2.98	2.95	3.06
	专科医院	单纯 DVT	0.34	0.80	1.10	1.50	1.86	1.20	0.43	2.76	1.89	2.26	2.04	2.13
		单纯 PE	0.06	0.13	0.14	0.15	0.20	0.14	8.11	10.16	15.38	12.50	15.63	13.34
		PE 合并 DVT	0.01	0.02	0.03	0.03	0.04	0.03	0	15.38	2.22	9.43	2.22	6.36
		合计	0.41	0.95	1.27	1.69	2.10	1.37	1.48	4.04	3.34	3.33	3.35	3.39

续表

级别	医院类型	VTE类型	平均住院日（天）						每住院人次费用（元）					
			2016年	2017年	2018年	2019年	2020年	均值	2016年	2017年	2018年	2019年	2020年	均值
三级	综合医院	单纯DVT	16.06	15.90	15.43	15.19	15.47	15.52	28 477.19	29 815.92	30 567.04	32 953.64	36 106.43	32 479.20
		单纯PE	13.46	13.13	12.48	12.06	12.14	12.56	23 516.16	23 876.73	23 459.48	24 359.28	25 556.74	24 248.92
		PE合并DVT	15.28	14.77	14.14	13.65	13.85	14.16	31 067.19	31 157.95	30 571.05	31 936.64	34 025.82	32 050.10
		合计	15.58	15.39	14.92	14.68	15.00	15.03	27 858.95	29 002.99	29 578.94	31 810.58	34 839.16	31 374.48
	专科医院	单纯DVT	18.60	17.58	17.37	16.20	15.79	16.75	28 008.84	27 872.60	28 907.48	30 460.74	30 818.99	29 684.10
		单纯PE	12.93	12.96	12.72	12.11	12.32	12.52	22 772.67	23 161.43	23 899.28	26 523.37	27 396.84	25 307.79
		PE合并DVT	14.90	14.95	14.58	13.67	13.86	14.15	28 712.55	29 885.79	33 069.65	29 747.23	33 595.19	31 635.82
		合计	17.71	16.85	16.66	15.61	15.31	16.12	27 347.94	27 327.90	28 445.41	29 990.38	30 608.81	29 263.58
二级	综合医院	单纯DVT	13.65	14.16	14.28	14.36	14.79	14.42	12 241.84	13 403.72	14 393.25	15 772.00	17 820.84	15 648.63
		单纯PE	10.65	10.25	10.24	9.86	9.75	10.04	11 293.39	10 502.77	10 923.54	11 344.30	11 763.64	11 188.80
		PE合并DVT	15.02	13.33	13.12	12.67	12.95	13.04	16 772.76	15 617.42	16 408.95	17 281.39	18 074.57	17 141.57
		合计	13.10	13.29	13.46	13.53	14.01	13.61	12 195.05	12 868.35	13 817.48	15 094.70	17 011.03	14 950.86
	专科医院	单纯DVT	19.71	25.93	21.94	23.52	24.91	23.86	8821.17	14 565.39	16 042.22	18 939.14	20 029.10	17 723.08
		单纯PE	12.43	44.87	27.48	13.15	14.60	23.15	8605.48	18 167.45	13 522.20	14 097.37	14 422.99	14 714.23
		PE合并DVT	10.50	14.12	21.82	22.55	17.18	19.42	3341.96	13 174.86	22 894.41	25 406.03	14 412.31	19 490.53
		合计	18.58	28.35	22.53	22.57	23.78	23.70	8706.57	15 032.69	15 971.44	18 663.35	19 375.28	17 453.57

续表

级别	医院类型	VTE类型	出院当天再生院率（%）						0～31天非预期再住院率（%）					
			2016年	2017年	2018年	2019年	2020年	均值	2016年	2017年	2018年	2019年	2020年	均值
三级	综合医院	单纯DVT	1.94	1.92	2.17	2.05	1.71	1.94	4.84	4.88	5.04	4.86	3.95	4.62
		单纯PE	1.05	1.13	1.09	1.01	0.63	0.96	3.85	3.86	3.72	3.79	2.85	3.57
		PE合并DVT	1.09	1.16	1.19	1.08	0.75	1.02	3.94	3.82	3.87	3.70	2.75	3.50
		合计	1.73	1.74	1.95	1.85	1.53	1.74	4.62	4.65	4.76	4.64	3.75	4.40
	专科医院	单纯DVT	1.31	1.32	1.49	1.51	1.27	1.38	4.14	4.42	4.80	4.32	4.00	4.30
		单纯PE	1.34	1.03	0.93	0.62	0.63	0.83	3.24	3.86	3.72	3.02	3.03	3.32
		PE合并DVT	0.12	1.29	1.07	0.81	0.87	0.87	2.19	3.86	3.08	2.78	2.75	2.90
		合计	1.27	1.28	1.40	1.37	1.18	1.29	3.94	4.32	4.58	4.10	3.83	4.11
二级	综合医院	单纯DVT	1.74	1.57	1.48	1.50	1.05	1.36	5.25	5.31	5.43	5.63	4.38	5.11
		单纯PE	0.73	0.56	0.61	0.67	0.37	0.56	4.23	4.70	4.00	4.23	3.21	3.99
		PE合并DVT	1.36	0.90	1.12	1.19	0.78	1.00	4.26	4.91	4.85	4.88	3.46	4.36
		合计	1.53	1.33	1.30	1.34	0.94	1.21	5.02	5.17	5.13	5.36	4.18	4.89
	专科医院	单纯DVT	0.93	1.57	3.10	4.19	4.36	3.61	2.80	8.70	10.55	11.62	10.97	10.65
		单纯PE	0	0.65	0	0.45	0.80	0.48	0	11.76	3.76	3.62	5.58	5.66
		PE合并DVT	0	0	0	0	0	0	0	4.55	16.28	15.38	4.55	11.04
		合计	0.78	1.42	2.69	3.77	3.94	3.22	2.33	9.03	9.97	10.99	10.34	10.15

（二）2016—2020 年全国医疗机构的医院获得性 VTE 患者相关指标分析

1. 全国各类型医疗机构的医院获得性 VTE 发生情况

2016—2020 年全国纳入分析的公立医院 VTE 患者中，有 29.17 万例为医院获得性 VTE，医院获得性 VTE 发生率为 0.51‰。医院获得性 VTE 发生率中，综合医院高于专科医院，2016—2020 年各类型医疗机构的医院获得性 VTE 发生率见图 5-2-1-33，各类型医疗机构的医院获得性 VTE 患者相关指标情况见表 5-2-1-6。

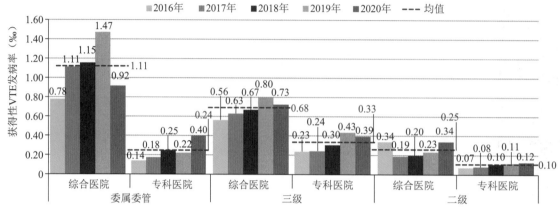

图 5-2-1-33　2016—2020 年全国各类型医疗机构的医院获得性 VTE 发生率

表 5-2-1-6　纳入分析各类型医疗机构的医院获得性 VTE 患者相关指标情况

分类	医疗机构类型	相关指标	2016 年	2017 年	2018 年	2019 年	2020 年	5 年均值	趋势
全国情况	公立医院	VTE 发生率（‰）	0.48	0.43	0.47	0.57	0.56	0.51	
		VTE 病死率（%）	5.64	5.66	5.54	5.43	6.18	5.69	
		平均住院日（天）	21.13	21.55	21.59	21.45	24.81	22.19	
		每住院人次费用（元）	41 054.6	42 803	46 498.2	52 581.1	66 213	51 295.6	
		出院当天再住院率（%）	0.99	0.96	0.89	1.13	0.62	0.92	
		0～31 天非预期再住院率（%）	3.41	3.3	3.1	3.01	1.68	2.82	
按医院机构级别分类	三级医院	VTE 发生率（‰）	0.52	0.57	0.61	0.74	0.68	0.63	
		VTE 病死率（%）	5.68	5.35	5.19	5.17	6.03	5.46	
		平均住院日（天）	22.04	21.96	21.93	21.6	25.48	22.60	
		每住院人次费用（元）	44 102.9	46 001.6	49 966.7	56 128.1	73 313.7	55 230.4	
		出院当天再住院率（%）	1.01	0.97	0.92	1.17	0.63	0.95	
		0～31 天非预期再住院率（%）	3.41	3.32	3.06	2.98	1.57	2.8	
	二级医院	VTE 发生率（‰）	0.32	0.19	0.2	0.23	0.33	0.24	
		VTE 病死率（%）	5.34	7.4	7.54	7.05	6.81	6.94	
		平均住院日（天）	14.87	19.22	19.64	20.52	22.1	19.91	

续表

分类	医疗机构类型	相关指标	2016 年	2017 年	2018 年	2019 年	2020 年	5 年均值	趋势
按医院机构级别分类	二级医院	每住院人次费用（元）	16 124.9	23 673.8	25 677.7	29 985.5	36 088.4	28 555.5	
		出院当天再住院率（%）	0.76	0.93	0.67	0.85	0.58	0.74	
		0～31 天非预期再住院率（%）	3.36	3.13	3.34	3.2	2.16	2.9	
按医疗机构收治范围分类	综合医院	VTE 发生率（‰）	0.52	0.46	0.49	0.59	0.59	0.53	
		VTE 病死率（%）	5.69	5.74	5.64	5.59	6.31	5.8	
		平均住院日（天）	20.92	21.2	21.37	21.55	24.81	22.07	
		每住院人次费用（元）	41 204.5	42 863	46 524.9	53 401.3	66 509.7	51 551.5	
		出院当天再住院率（%）	0.99	0.93	0.87	1.17	0.61	0.92	
		0～31 天非预期再住院率（%）	3.48	3.28	3.05	3.02	1.65	2.81	
	专科医院	VTE 发生率（‰）	0.22	0.22	0.28	0.4	0.37	0.31	
		VTE 病死率（%）	4.81	4.26	4.21	3.61	4.63	4.21	
		平均住院日（天）	24.32	27.36	24.59	20.29	24.83	23.71	
		每住院人次费用（元）	38 764.9	41 780.2	46 116.5	43 479.1	62 542.6	47 889.2	
		出院当天再住院率（%）	1.07	1.54	1.15	0.63	0.72	0.92	
		0～31 天非预期再住院率（%）	2.41	3.62	3.76	2.91	2.12	2.91	

2. 医院获得性 VTE 发生趋势

2016—2020 年全国纳入分析公立医院的医院获得性 VTE 发生病率总体呈波动上升趋势，由 2016 年的 0.48‰上升至 2020 年的 0.56‰。各类型医院获得性 VTE 发生率中，单纯 DVT（0.41‰）>单纯 PE（0.08‰）> PE 合并 DVT（0.02‰）（图 5-2-1-34）。2016—2020 年各类型医院获得性 VTE 发生率见图 5-2-1-35 至图 5-2-1-38。

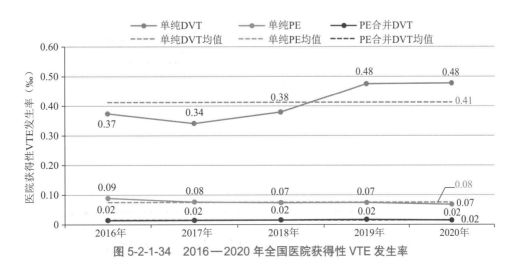

图 5-2-1-34　2016—2020 年全国医院获得性 VTE 发生率

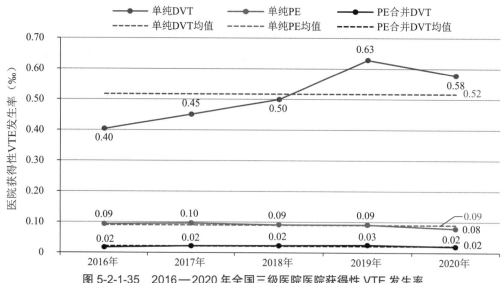

图 5-2-1-35　2016—2020 年全国三级医院医院获得性 VTE 发生率

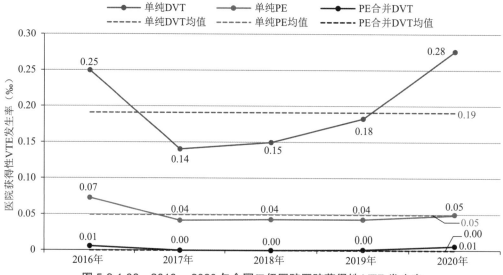

图 5-2-1-36　2016—2020 年全国二级医院医院获得性 VTE 发生率

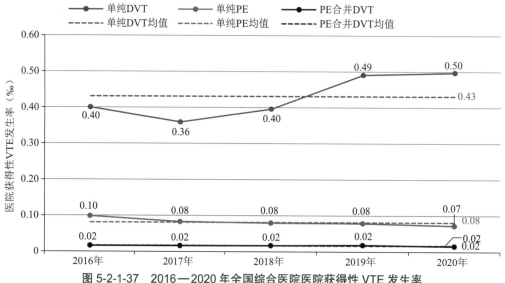

图 5-2-1-37　2016—2020 年全国综合医院医院获得性 VTE 发生率

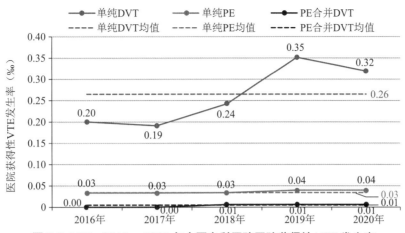

图 5-2-1-38　2016—2020 年全国专科医院医院获得性 VTE 发生率

3. 医院获得性 VTE 患者病死率

2016—2020 年全国纳入分析的公立医院中，医院获得性 VTE 死亡患者 1.66 万例，病死率为 5.69%，医院获得性 VTE 病死率呈波动上升趋势，由 2016 年的 5.64% 上升至 2020 年的 6.18%。各类型医院获得性 VTE 病死率中，单纯 PE（23.18%）＞ PE 合并 DVT（7.36%）＞单纯 DVT（2.39%）（图 5-2-1-39）。全国纳入分析医疗机构的医院获得性 VTE 病死率中，二级医院（6.94%）＞三级医院（5.46%），综合医院（5.80%）＞专科医院（4.21%），2016—2020 年各类型医疗机构获得性 VTE 病死率见图 5-2-1-40 至图 5-2-1-43。

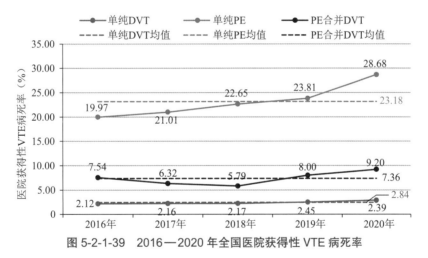

图 5-2-1-39　2016—2020 年全国医院获得性 VTE 病死率

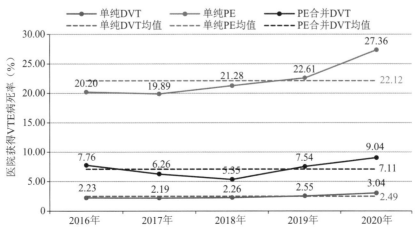

图 5-2-1-40　2016—2020 年全国三级医院住院患者医院获得性 VTE 病死率

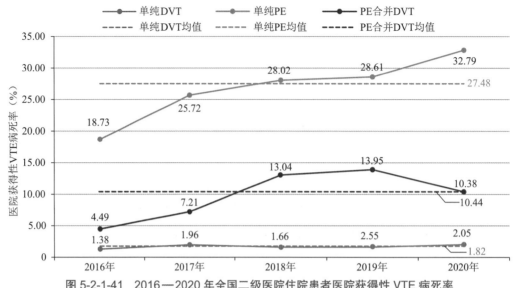

图 5-2-1-41　2016—2020 年全国二级医院住院患者医院获得性 VTE 病死率

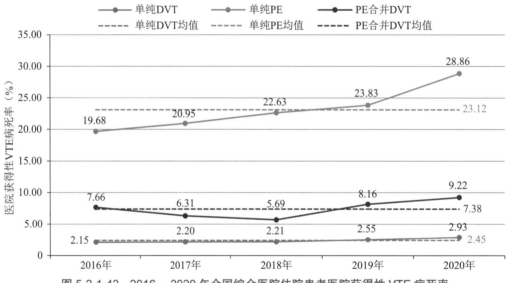

图 5-2-1-42　2016—2020 年全国综合医院住院患者医院获得性 VTE 病死率

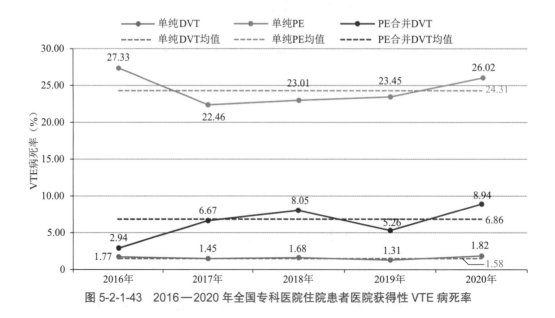

图 5-2-1-43　2016—2020 年全国专科医院住院患者医院获得性 VTE 病死率

4. 医院获得性 VTE 患者平均住院日

2016—2020 年全国纳入分析公立医院的医院获得性 VTE 患者平均住院日为 22.19 天，2016—2019 年整体较稳定，2020 年出现小幅度上升。各类型医院获得性 VTE 患者平均住院日，PE 合并 DVT（23.71 天）>单纯 DVT（23.06 天）>单纯 PE（17.14 天）（图 5-2-1-44）。全国纳入分析医疗机构的医院获得性 VTE 平均住院日，三级医院（22.6 天）>二级医院（19.91 天），专科医院（23.71 天）>综合医院（22.07 天），2016—2020 年各类型获得性 VTE 患者平均住院日见图 5-2-1-45 至图 5-2-1-48。

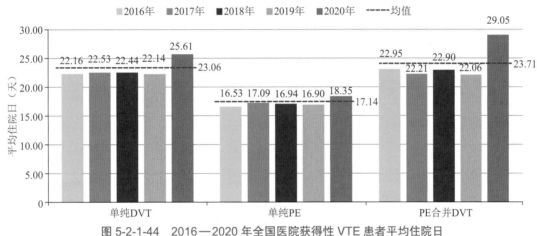

图 5-2-1-44　2016—2020 年全国医院获得性 VTE 患者平均住院日

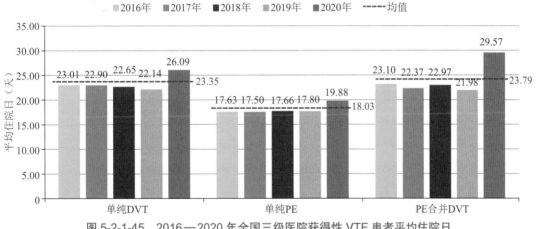

图 5-2-1-45　2016—2020 年全国三级医院获得性 VTE 患者平均住院日

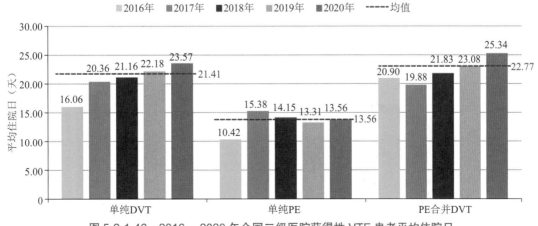

图 5-2-1-46　2016—2020 年全国二级医院获得性 VTE 患者平均住院日

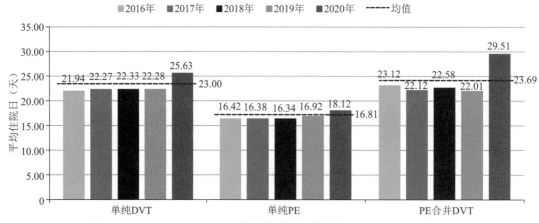

图 5-2-1-47　2016—2020 年全国综合医院获得性 VTE 患者平均住院日

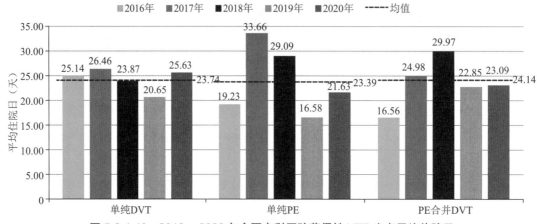

图 5-2-1-48　2016—2020 年全国专科医院获得性 VTE 患者平均住院日

5. 医院获得性 VTE 患者每住院人次费用

2016—2020 年全国纳入分析公立医院的医院获得性 VTE 患者每住院人次费用为 51 295.55 元，呈逐年上升趋势。各类型医院获得性 VTE 的每住院人次费用中，PE 合并 DVT（64 720.61 元）＞单纯 DVT（52 575.98 元）＞单纯 PE（41 429.53 元）（图 5-2-1-49）。全国纳入分析医疗机构的医院获得性 VTE 每住院人次费用中，三级医院（55 230.44 元）＞二级医院（28 555.49 元），综合医院（51 551.49 元）＞专科医院（47 889.17 元），2016—2020 年各类型医院获得性 VTE 的每住院人次费用见图 5-2-1-50 至图 5-2-1-53。

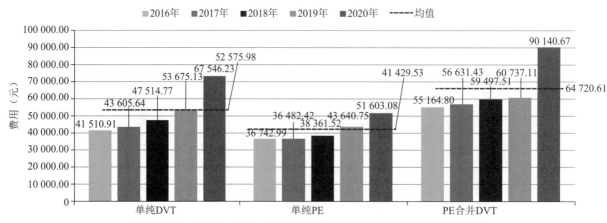

图 5-2-1-49　2016—2020 年全国医院获得性 VTE 患者每住院人次费用

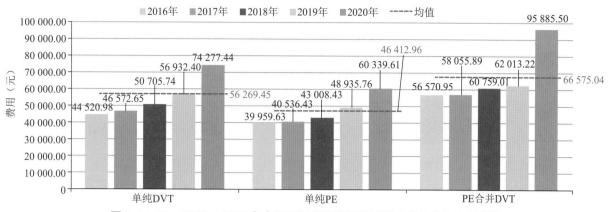

图 5-2-1-50　2016—2020 年全国三级医院获得性 VTE 患者每住院人次费用

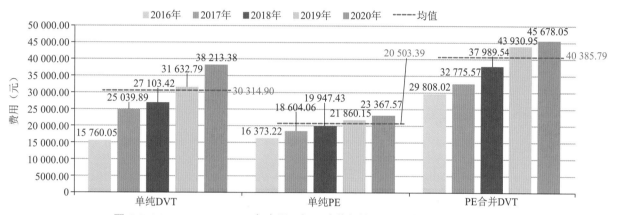

图 5-2-1-51　2016—2020 年全国二级医院获得性 VTE 患者每住院人次费用

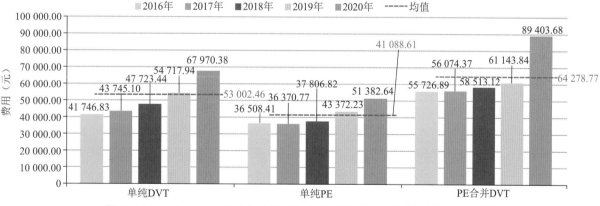

图 5-2-1-52　2016—2020 年全国综合医院获得性 VTE 患者每住院人次费用

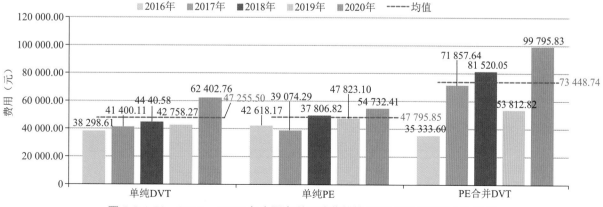

图 5-2-1-53　2016—2020 年全国专科医院获得性 VTE 患者每住院人次费用

6. 医院获得性 VTE 患者出院当天再住院率

2016—2020 年全国纳入分析公立医院的医院获得性 VTE 患者出院当天再住院率为 0.92%，呈现波动下降的趋势，最高为 2019 年（1.13%），各类型医院获得性 VTE 患者出院当天再住院率中，单纯 DVT（1.00%）＞ PE 合并 DVT（0.57%）＞单纯 PE（0.52%）（图 5-2-1-54）。全国纳入分析医疗机构的医院获得性 VTE 患者出院当天再住院率，三级医院（0.95%）＞二级医院（0.74%），综合医院（0.923%）＞专科医院（0.916%），2016—2020 年各类型医院获得性 VTE 患者出院当天再住院率见图 5-2-1-55 至图 5-2-1-58。

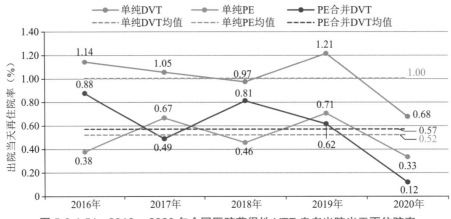

图 5-2-1-54　2016—2020 年全国医院获得性 VTE 患者出院当天再住院率

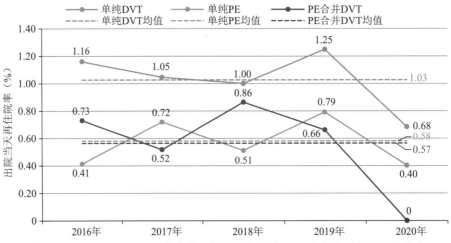

图 5-2-1-55　2016—2020 年全国三级医院获得性 VTE 患者出院当天再住院率

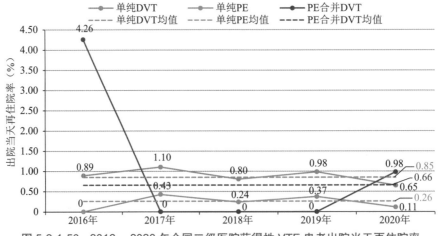

图 5-2-1-56　2016—2020 年全国二级医院获得性 VTE 患者出院当天再住院率

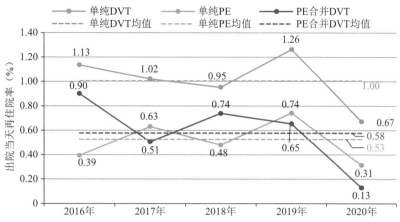

图 5-2-1-57 2016—2020 年全国综合医院获得性 VTE 患者出院当天再住院率

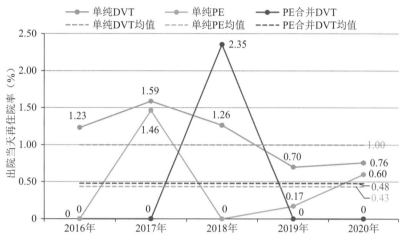

图 5-2-1-58 2016—2020 年全国专科医院获得性 VTE 患者出院当天再住院率

7. 医院获得性 VTE 患者 0～31 天非预期再住院率

2016—2020 年全国纳入分析公立医院的医院获得性 VTE 患者 0～31 天非预期再住院率为 2.82%，呈现逐年下降的趋势，各类型医院获得性 VTE 患者 0～31 天非预期再住院率，单纯 DVT（2.96%）＞ PE 合并 DVT（2.17%）＝单纯 PE（2.17%）（图 5-2-1-59）。全国纳入分析医疗机构的医院获得性 VTE 患者 0～31 天非预期再住院率，二级医院（2.90%）＞三级医院（2.80%），专科医院（2.91%）＞综合医院（2.81%），2016—2020 年各类型医院获得性 VTE 患者 0～31 天非预期再住院率见图 5-2-1-60 至图 5-2-1-63。

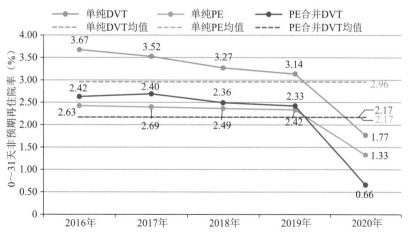

图 5-2-1-59 2016—2020 年全国医院获得性 VTE 患者 0～31 天非预期再住院率

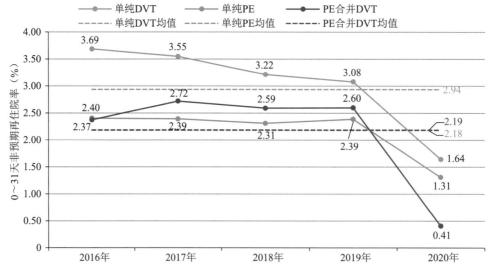

图 5-2-1-60　2016—2020 年全国三级医院获得性 VTE 患者 0 ～ 31 天非预期再住院率

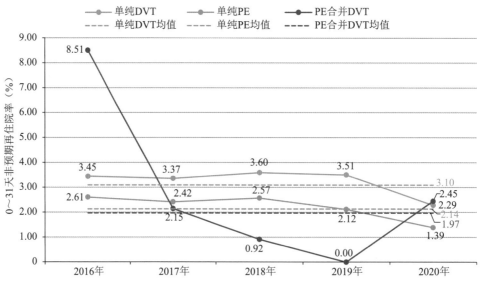

图 5-2-1-61　2016—2020 年全国二级医院获得性 VTE 患者 0 ～ 31 天非预期再住院率

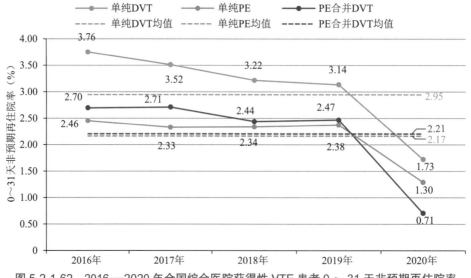

图 5-2-1-62　2016—2020 年全国综合医院获得性 VTE 患者 0 ～ 31 天非预期再住院率

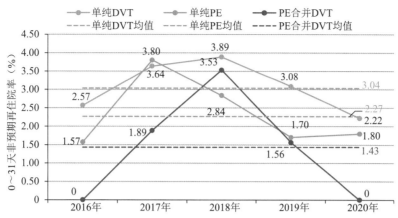

图 5-2-1-63　2016—2020 年全国专科医院获得性 VTE 患者 0 ～ 31 天非预期再住院率

（三）2016—2020 年全国各省（自治区、直辖市）医院住院患者 VTE/ 医院获得性 VTE 相关指标

1. VTE 患者收治率 / 医院获得性 VTE 发病率

2016—2020 年全国各省（自治区、直辖市）住院患者 VTE 收治率均值分别为 5.20‰、5.35‰、6.56‰、8.05‰、10.51‰，呈逐年上升趋势。全国各省（自治区、直辖市）VTE 收治率中，最高为北京 21.19‰，最低为海南 3.04‰，2016—2020 年各省（自治区、直辖市）VTE 收治率情况见图 5-2-1-64，各省（自治区、直辖市）全国三级、二级医院各 VTE 类型 VTE 收治率见表 5-2-1-7、表 5-2-1-8。

2016—2020 年全国各省（自治区、直辖市）医院获得性 VTE 发生率分别为 0.48‰、0.43‰、0.47‰、0.57‰、0.56‰，呈波动上升趋势，最高为西藏 2.90‰，最低为海南 0.17‰；2016—2020 年各省（自治区、直辖市）医院获得性 VTE 发病率见图 5-2-1-65。

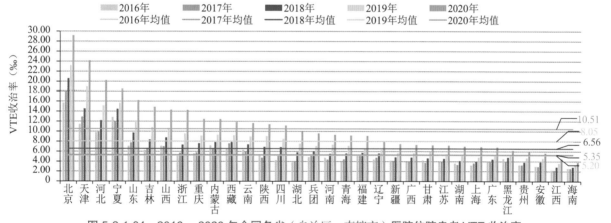

图 5-2-1-64　2016—2020 年全国各省（自治区、直辖市）医院住院患者 VTE 收治率

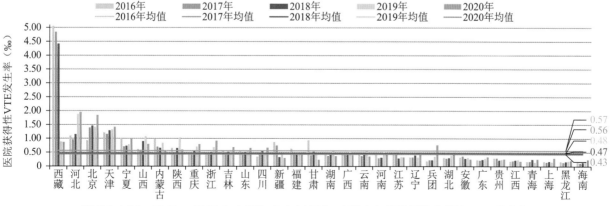

图 5-2-1-65　2016—2020 年全国各省（自治区、直辖市）医院医院获得性 VTE 发病率

2. VTE 患者病死率 / 医院获得性 VTE 病死率情况

2016—2020 年全国各省（自治区、直辖市）住院患者总体 VTE 病死率均值为 3.06%、2.96%、2.77%、2.69%、2.72%，全国各省（自治区、直辖市）VTE 病死率中，最高为新疆建设兵团 7.12%，最低为福建 0.89%；2016—2020 年各省（自治区、直辖市）VTE 病死率情况见图 5-2-1-66，各省（自治区、直辖市）全国三级、二级医院各 VTE 类型 VTE 病死率见表 5-2-1-7 及表 5-2-1-8。

2016—2020 年全国各省（自治区、直辖市）医院获得性 VTE 病死率分别为 5.64%、5.66%、5.54%、5.43%、6.18%，最高为新疆建设兵团 15.62%，最低为福建 2.33%；2016—2020 年各省（自治区、直辖市）医院获得性 VTE 病死率见图 5-2-1-67。

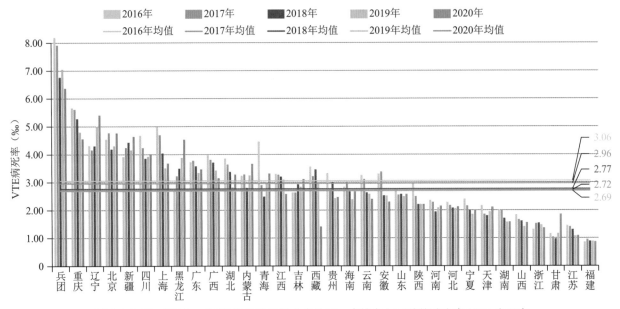

图 5-2-1-66　2016—2020 年全国各省（自治区、直辖市）医院住院患者 VTE 病死率

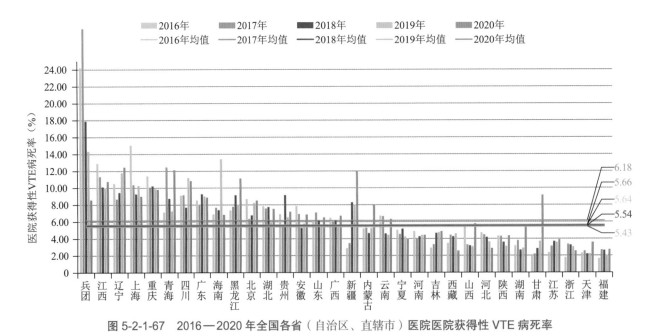

图 5-2-1-67　2016—2020 年全国各省（自治区、直辖市）医院医院获得性 VTE 病死率

3. VTE 患者平均住院日 / 医院获得性 VTE 平均住院日

2016—2020 年全国各省（自治区、直辖市）VTE 患者平均住院日均值分别为 15.50 天、15.10 天、

14.75 天、14.53 天、14.85 天，全国各省（自治区、直辖市）VTE 患者平均住院日中，最长为四川 17.69 天，最短为甘肃 12.04 天；2016—2020 年各省（自治区、直辖市）各年份 VTE 平均住院日情况见图 5-2-1-68，各省（自治区、直辖市）各年份三级、二级医院各 VTE 类型平均住院日与每住院人次费用见表 5-2-1-7 及表 5-2-1-8。

2016—2020 年全国各省（自治区、直辖市）医院获得性 VTE 患者平均住院日分别为 21.13 天、21.55 天、21.59 天、21.45 天、24.81 天，最高为广东 31.80 天，最低为甘肃 14.74 天；2016—2020 年各省（自治区、直辖市）各年份医院获得性 VTE 患者每住院人次费用见图 5-2-1-69。

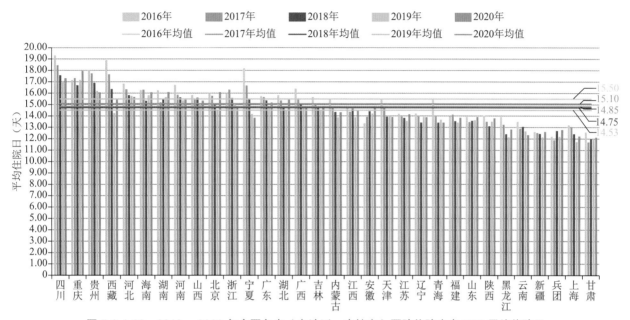

图 5-2-1-68　2016—2020 年全国各省（自治区、直辖市）医院住院患者 VTE 平均住院日

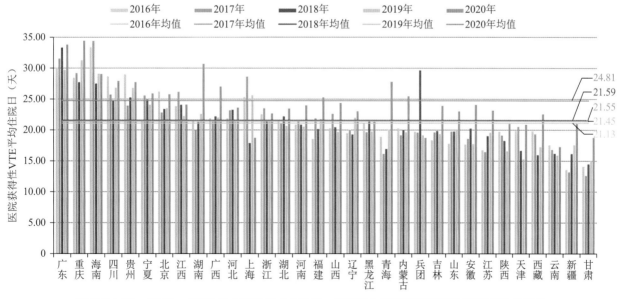

图 5-2-1-69　2016—2020 年全国各省（自治区、直辖市）医院医院获得性 VTE 平均住院日

4. VTE 患者每住院人次费用 / 医院获得性 VTE 每住院人次费用

2016—2020 年全国各省（自治区、直辖市）VTE 患者每住院人次费用均值为 26 575.59 元、25 872.73 元、26 509.45 元、28 520.58 元、31 179.35 元。全国各省（自治区、直辖市）VTE 患者每住院

人次费用中，最高为北京 39 708.17 元，最低为云南省 17 872.99 元；2016—2020 年各省（自治区、直辖市）各年份 VTE 每住院人次费用情况见图 5-2-1-70，各省（自治区、直辖市）各年份三级、二级医院各 VTE 类型平均住院日与每住院人次费用见表 5-2-1-7、表 5-2-1-8。

2016—2020 年全国各省（自治区、直辖市）医院获得性 VTE 患者每住院人次费用分别为 41 054.62 元、42 802.99 元、46 498.21 元、52 581.11 元、66 213.03 元，呈逐年增加趋势，最高为北京 84 624.75 元，最低为云南 27 549.43 元；2016—2020 年各省（自治区、直辖市）各年份医院获得性 VTE 患者每住院人次费用见图 5-2-1-71。

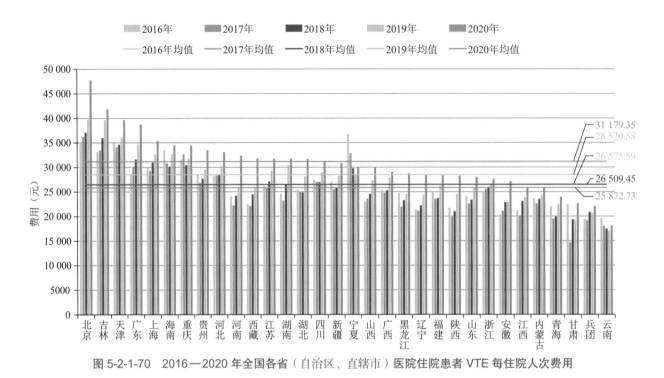

图 5-2-1-70　2016—2020 年全国各省（自治区、直辖市）医院住院患者 VTE 每住院人次费用

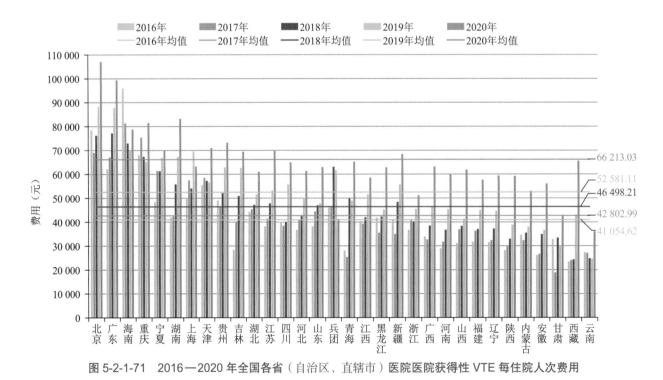

图 5-2-1-71　2016—2020 年全国各省（自治区、直辖市）医院医院获得性 VTE 每住院人次费用

5. VTE 患者出院当天再住院率

2016—2020 年全国各省（自治区、直辖市）VTE 患者出院当天再住院率分别为 1.69%、1.64%、1.79%、1.73%、1.40%，全国各省（自治区、直辖市）VTE 患者出院当天再住院率中，最高为北京5.28%，最低为青海0.09%；2016—2020 年各省（自治区、直辖市）各年份出院当天再住院率见图5-2-1-72，各省（自治区、直辖市）各年份三级、二级医院各 VTE 类型的再住院率见表 5-2-1-7 及表5-2-1-8。

2016—2020 年全国各省（自治区、直辖市）医院获得性 VTE 患者出院当天再住院率分别为 0.99%、0.96%、0.89%、1.13%、0.62%，最高为江苏2.51%，最低为兵团与青海，均为0；2016—2020 年各省（自治区、直辖市）各年份出院当天再住院率见图 5-2-1-73。

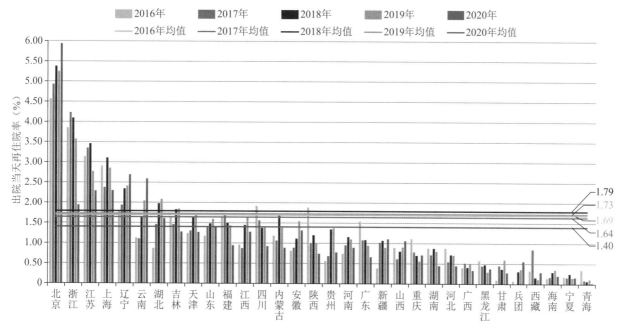

图 5-2-1-72　2016—2020 年全国各省（自治区、直辖市）医院住院患者 VTE 出院当天再住院率

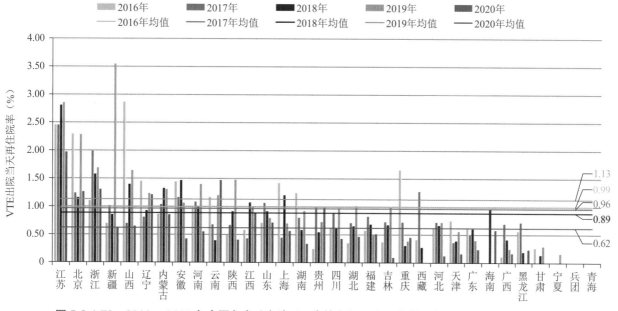

图 5-2-1-73　2016—2020 年全国各省（自治区、直辖市）医院医院获得性 VTE 出院当天再住院率

6. VTE 患者 0～31 天非预期再住院率

2016—2020 年全国各省（自治区、直辖市）VTE 患者 0～31 天非预期再住院率分别为 4.60%、4.74%、4.84%、4.76%、3.85%，呈现先上升后下降的趋势，全国各省（自治区、直辖市）VTE 患者 0～31 天非预期再住院率中，最高为北京 9.15%，最低为西藏 1.29%（图 5-2-1-74）。各省（自治区、直辖市）各年份三级、二级医院各 VTE 类型的再住院率见表 5-2-1-7 及表 5-2-1-8。

2016—2020 年全国各省（自治区、直辖市）医院获得性 VTE 患者 0～31 天非预期再住院率分别为 3.41%、3.30%、3.10%、3.01%、1.68%，呈逐年下降趋势，最高为江苏 5.49%，最低为宁夏 0.7%；2016—2020 年各省（自治区、直辖市）各年份医院获得性 VTE 患者 0～31 天非预期再住院率见图 5-2-1-75。

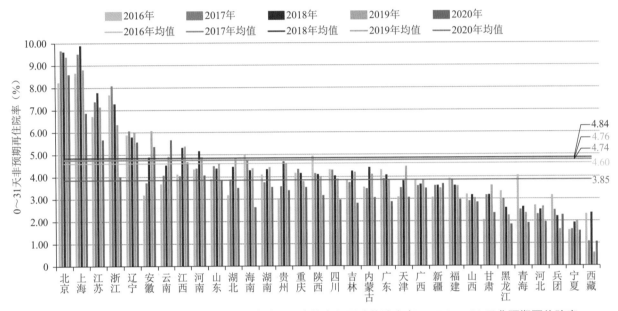

图 5-2-1-74　2016—2020 年全国各省（自治区、直辖市）医院住院患者 VTE 0～31 天非预期再住院率

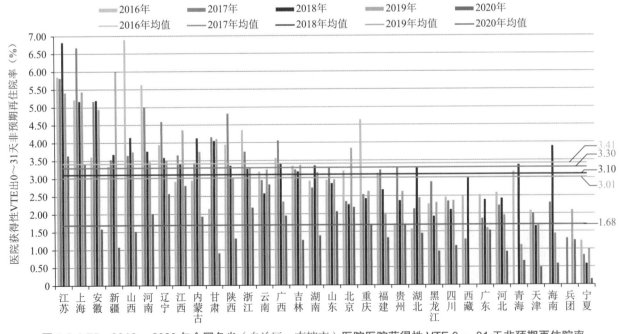

图 5-2-1-75　2016—2020 年全国各省（自治区、直辖市）医院医院获得性 VTE 0～31 天非预期再住院率

表 5-2-1-7 2016—2020 年全国各省（自治区、直辖市）三级医院住院患者 VTE 的相关指标概况

统计指标	年份（年）	重庆 单纯 DVT	重庆 单纯 PE	重庆 PE 合并 DVT	浙江 单纯 DVT	浙江 单纯 PE	浙江 PE 合并 DVT	云南 单纯 DVT	云南 单纯 PE	云南 PE 合并 DVT	新疆 单纯 DVT	新疆 单纯 PE	新疆 PE 合并 DVT
VTE 收治率（‰）	2016	5.43	0.99	0.60	4.15	0.88	0.29	6.67	1.85	1.01	3.91	1.55	0.38
	2017	6.47	1.11	0.68	4.91	1.00	0.39	7.56	2.34	1.05	4.71	1.81	0.45
	2018	8.61	1.29	0.82	6.25	1.15	0.47	9.48	2.55	1.43	5.77	1.98	0.55
	2019	10.22	1.36	0.94	8.26	1.33	0.65	11.31	2.78	1.78	7.13	1.96	0.66
	2020	13.86	1.49	1.17	12.90	1.52	0.87	12.89	2.84	1.84	9.90	2.26	1.02
VTE 病死率（%）	2016	3.18	16.53	9.10	0.99	2.85	1.28	1.64	9.30	3.41	1.56	8.12	4.75
	2017	3.00	16.17	7.39	1.05	3.14	2.19	1.51	7.85	3.16	1.48	8.43	2.88
	2018	2.84	17.02	7.98	1.11	3.42	2.35	1.41	7.52	2.78	1.86	9.23	2.40
	2019	2.72	15.14	6.69	1.10	3.03	1.64	1.57	6.71	2.22	1.86	8.50	4.53
	2020	2.86	14.36	7.51	1.08	2.63	1.64	1.58	6.45	2.63	2.10	10.18	5.33
平均住院日（天）	2016	18.44	14.14	15.46	16.25	15.05	15.77	14.08	12.91	14.28	13.42	11.80	14.13
	2017	18.73	14.16	16.81	16.40	15.00	15.60	13.90	13.17	13.66	14.08	11.13	13.63
	2018	18.03	13.37	15.36	15.56	13.57	14.54	14.01	12.77	13.49	14.09	10.97	12.89
	2019	18.52	13.16	16.73	15.24	12.83	13.72	13.56	11.91	12.95	13.50	10.85	11.63
	2020	18.87	15.32	16.24	14.75	12.61	13.78	13.11	11.41	12.70	14.02	11.23	12.83
每住院人次费用（元）	2016	35 022.38	30 586.38	37 369.96	26 231.44	22 130.15	28 203.12	20 472.69	22 314.13	27 232.92	30 888.67	26 400.48	35 491.78
	2017	39 213.54	30 494.31	45 124.92	27 595.30	24 539.17	27 075.53	21 118.11	21 799.27	26 058.40	33 083.48	24 663.48	33 536.98
	2018	36 310.98	27 331.86	36 868.15	28 309.26	22 990.13	28 567.11	20 458.99	20 807.73	23 333.00	33 632.85	23 437.13	32 222.75
	2019	37 592.05	29 017.92	40 284.47	29 317.82	23 151.09	28 996.71	19 696.51	18 661.56	22 607.41	36 140.52	26 325.48	32 478.67
	2020	40 507.07	29 517.11	41 174.27	29 811.34	23 013.47	29 612.52	20 351.16	19 332.81	24 811.87	38 433.85	28 264.81	36 763.70
出院当天再住院率（%）	2016	1.06	0.39	0.47	4.18	2.47	4.40	1.45	0.72	0.71	0.52	0.15	0
	2017	0.69	0.80	0.52	4.45	2.90	5.25	1.35	1.36	1.11	0.70	0.06	0.47
	2018	0.64	0.67	0.25	4.44	2.69	2.97	2.68	1.09	1.60	0.95	0.46	0.95
	2019	0.66	0.25	0.19	3.61	2.96	1.81	3.50	0.80	1.65	0.73	0.87	0.12
	2020	0.92	0.25	0.09	2.02	1.23	1.28	4.32	0.87	1.10	0.79	0.59	0.20
0～31 天非预期再住院率（%）	2016	4.25	2.44	3.63	7.77	7.18	8.81	3.81	3.10	3.71	3.10	1.94	3.69
	2017	3.90	3.82	2.88	7.81	7.97	9.93	4.03	3.27	3.71	2.79	2.39	2.59
	2018	3.98	3.10	2.60	7.35	6.29	7.56	5.45	3.48	4.16	3.35	2.14	2.46
	2019	3.76	2.72	1.94	6.02	6.46	4.42	6.25	3.09	4.58	2.96	3.21	1.84
	2020	3.50	2.66	1.63	3.97	3.26	2.86	7.47	3.32	4.30	3.07	2.96	1.89

续表

项目	年份（年）	天津			四川			上海			陕西		
统计指标		单纯DVT	单纯PE	PE合并DVT	单纯DVT	单纯PE	PE合并DVT	单纯DVT	单纯PE	PE合并DVT	单纯DVT	单纯PE	PE合并DVT
VTE收治率（‰）	2016	9.25	1.97	0.76	3.98	0.46	0.20	2.16	0.92	0.18	4.75	0.93	0.45
	2017	10.65	2.04	0.95	5.04	0.51	0.26	2.40	1.12	0.24	5.42	0.91	0.49
	2018	11.74	2.22	1.08	6.25	0.72	0.39	2.85	1.05	0.23	8.49	0.99	0.66
	2019	15.69	2.08	1.51	7.75	0.86	0.54	3.86	1.00	0.27	11.10	1.18	0.85
	2020	20.44	2.32	1.88	10.20	1.07	0.72	5.11	1.62	0.48	13.62	1.09	0.91
VTE病死率（%）	2016	1.15	6.64	3.77	3.28	16.43	5.61	2.77	7.05	2.85	1.81	9.06	4.25
	2017	0.99	6.40	2.40	2.91	15.85	7.01	1.99	6.15	3.14	1.58	8.97	2.31
	2018	0.90	6.13	2.25	2.54	12.79	6.41	2.41	5.06	3.97	1.33	8.00	3.67
	2019	1.11	6.67	3.25	2.79	12.62	6.53	2.13	5.45	3.04	1.60	8.42	2.78
	2020	1.57	6.02	2.69	2.91	12.62	6.27	2.51	5.96	3.37	1.70	8.55	4.70
平均住院日（天）	2016	16.56	11.75	13.96	20.27	13.89	16.63	12.10	13.77	13.14	14.79	12.11	11.93
	2017	15.68	11.17	12.48	19.63	13.86	16.94	12.67	12.41	12.27	14.65	11.29	12.19
	2018	14.68	11.10	12.44	18.73	13.21	15.53	12.02	11.72	12.53	13.70	11.67	12.17
	2019	14.69	10.63	12.43	18.12	12.72	15.26	11.38	12.00	11.21	14.23	11.04	11.57
	2020	14.49	10.92	11.93	18.30	12.95	15.50	12.06	11.76	12.40	14.68	11.04	11.65
每住院人次费用（元）	2016	39 113.62	20 719.45	30 418.85	28 647.74	21 707.43	29 270.85	33 275.31	26 369.32	31 777.57	22 367.66	21 388.27	26 918.48
	2017	38 341.94	20 143.13	25 407.65	29 120.94	22 334.69	31 800.86	33 112.23	25 705.06	30 703.32	24 668.91	19 604.81	23 204.81
	2018	38 703.66	21 601.73	28 212.54	29 025.49	21 768.09	31 136.25	35 147.97	25 837.75	32 230.41	24 814.49	21 604.16	25 343.45
	2019	39 804.05	24 262.40	28 437.68	31 306.23	22 503.86	31 966.97	36 274.60	29 078.76	34 492.77	28 700.47	22 536.05	27 681.22
	2020	43 223.63	25 143.49	29 399.50	33 592.72	23 375.00	32 647.77	39 669.34	28 419.76	35 507.25	34 397.28	23 176.54	30 581.23
出院当天再住院率（%）	2016	1.02	2.32	1.81	2.06	1.47	0.63	2.77	0.63	4.52	2.10	1.56	1.45
	2017	1.14	1.85	1.54	1.74	0.77	1.24	2.28	0.97	0.56	1.41	0.34	0.34
	2018	1.76	1.35	1.39	1.61	0.47	0.63	2.91	1.75	0.88	1.59	1.13	0.67
	2019	1.98	0.73	1.27	1.60	0.51	0.70	2.31	1.29	0.42	1.29	0.52	0.60
	2020	1.41	0.70	1.16	1.03	0.21	0.32	2.17	1.01	0.17	0.99	0.41	0.30
0~31天非预期再住院率（%）	2016	2.83	3.74	5.42	4.46	4.35	2.00	9.06	5.03	9.84	5.40	3.93	4.21
	2017	3.31	3.64	4.28	4.28	3.02	3.29	9.19	7.69	6.68	4.82	2.79	3.56
	2018	4.02	2.89	3.99	4.04	3.04	3.05	9.57	7.41	5.45	4.47	3.78	4.58
	2019	4.83	2.58	3.93	3.93	2.78	2.52	7.96	5.77	4.45	4.07	3.77	3.24
	2020	3.28	2.06	2.45	2.88	2.22	2.17	6.45	5.33	4.97	3.37	1.88	3.89

续表

项目 统计指标	年份（年）	山西 单纯DVT	山西 单纯PE	山西 PE合并DVT	山东 单纯DVT	山东 单纯PE	山东 PE合并DVT	宁夏 单纯DVT	宁夏 单纯PE	宁夏 PE合并DVT	内蒙古 单纯DVT	内蒙古 单纯PE	内蒙古 PE合并DVT
VTE收治率（‰）	2016	6.36	1.57	0.72	6.19	1.13	0.57	8.48	3.56	2.69	5.93	1.27	0.55
	2017	7.76	1.60	0.86	7.73	1.19	0.74	11.09	3.33	2.93	6.48	1.55	0.63
	2018	9.94	1.59	1.12	9.59	1.32	0.89	14.06	3.50	3.17	7.54	1.62	0.79
	2019	12.22	1.56	1.27	12.31	1.33	1.03	14.23	3.84	3.51	8.82	1.83	1.01
	2020	15.97	1.56	1.55	16.50	1.39	1.26	16.52	4.01	4.04	12.15	1.97	1.37
VTE病死率（%）	2016	0.69	6.25	0.99	1.59	9.53	3.15	1.86	4.36	2.02	1.57	10.31	4.10
	2017	0.73	5.38	1.05	1.54	9.26	3.07	1.61	5.50	1.82	1.90	9.12	4.47
	2018	0.72	5.78	1.75	1.82	8.34	3.00	1.39	5.05	2.14	1.72	7.37	3.63
	2019	0.69	5.22	1.62	1.75	8.11	3.52	1.40	4.25	2.08	2.03	9.06	4.14
	2020	0.96	5.83	2.01	1.90	8.46	3.72	1.49	4.82	1.96	2.54	10.38	4.89
平均住院日（天）	2016	17.08	13.11	15.20	14.63	12.25	13.85	19.10	15.07	20.90	16.14	12.94	17.09
	2017	16.94	13.32	14.34	14.23	11.43	13.06	18.58	14.72	19.94	16.04	12.23	15.36
	2018	16.62	13.17	14.16	14.08	10.92	12.82	17.27	13.43	17.15	15.55	12.65	13.98
	2019	15.97	12.58	13.25	13.93	11.19	12.33	15.50	12.36	15.47	15.11	11.42	13.58
	2020	16.11	12.76	13.79	14.10	10.32	12.04	14.93	12.47	14.64	15.45	11.80	13.39
每住院人次费用（元）	2016	25 800.64	19 048.14	25 272.98	27 267.55	20 562.88	28 188.91	40 508.51	26 461.02	45 685.98	24 332.11	20 957.44	28 086.73
	2017	27 895.83	19 729.50	26 118.89	27 573.03	20 872.56	27 524.94	40 647.59	25 048.09	41 188.46	26 359.97	19 144.99	27 373.56
	2018	28 448.75	21 060.71	25 740.21	28 434.40	19 256.73	26 396.21	37 020.22	22 048.87	33 486.15	27 131.53	20 006.00	25 202.29
	2019	31 601.27	21 729.64	28 364.04	30 632.62	21 861.91	28 029.95	34 662.54	22 246.45	34 148.51	28 214.01	18 106.13	26 300.24
	2020	34 771.25	23 199.76	29 581.87	32 980.84	21 176.87	29 061.38	36 450.65	23 596.21	33 311.04	29 128.86	19 160.26	25 412.57
出院当天再住院率（%）	2016	1.04	0.70	0.80	1.40	0.98	0.33	0.19	0.23	0.10	1.20	1.09	1.51
	2017	0.71	0.34	0.36	1.85	0.76	0.67	0.24	0.16	0.09	1.20	1.07	1.67
	2018	0.98	0.63	0.63	1.99	0.86	0.83	0.25	0.07	0.08	2.10	0.97	1.80
	2019	1.14	0.42	0.36	2.08	0.63	1.09	0.17	0.17	0.12	1.68	1.44	1.37
	2020	1.39	0.38	0.37	1.88	0.44	0.64	0.17	0	0.17	1.13	0.64	0.30
0~31天非预期再住院率（%）	2016	3.46	3.07	3.09	4.25	3.33	2.72	1.47	2.33	1.09	3.58	3.44	3.51
	2017	2.89	3.06	2.77	4.83	3.17	3.63	1.85	1.85	0.63	3.86	2.81	3.09
	2018	3.36	2.95	1.97	4.82	3.33	3.31	1.93	1.97	1.24	4.90	3.47	4.05
	2019	3.26	3.11	1.49	5.05	3.04	3.30	1.87	2.00	1.24	4.48	3.63	3.49
	2020	3.05	2.39	1.36	4.29	2.56	2.41	1.46	1.58	1.05	3.38	1.93	2.07

续表

统计指标	年份（年）	辽宁 单纯DVT	辽宁 单纯PE	辽宁 PE合并DVT	江西 单纯DVT	江西 单纯PE	江西 PE合并DVT	江苏 单纯DVT	江苏 单纯PE	江苏 PE合并DVT	吉林 单纯DVT	吉林 单纯PE	吉林 PE合并DVT
VTE收治率（‰）	2016	3.16	1.08	0.29	2.45	0.41	0.11	3.16	0.73	0.23	5.85	0.57	0.39
	2017	3.59	1.19	0.37	2.52	0.43	0.13	3.31	0.82	0.25	7.42	0.57	0.47
	2018	4.13	1.37	0.47	3.16	0.51	0.16	3.73	0.88	0.29	9.52	0.63	0.54
	2019	4.61	1.43	0.58	4.09	0.58	0.25	4.48	0.98	0.41	12.57	0.71	0.71
	2020	6.14	1.60	0.77	5.35	0.55	0.26	6.03	1.12	0.55	16.97	0.84	0.94
VTE病死率（%）	2016	2.63	9.23	5.16	1.00	15.80	6.12	0.82	4.13	1.58	2.06	8.32	3.31
	2017	2.28	9.68	4.36	1.12	15.50	2.47	0.69	4.36	1.09	2.02	9.84	3.21
	2018	2.38	9.61	3.85	1.09	15.87	5.48	0.65	3.90	1.74	2.44	9.48	2.51
	2019	3.19	10.99	4.89	1.21	14.87	4.56	0.59	2.92	1.72	2.31	9.97	3.72
	2020	3.52	12.33	5.75	1.44	11.44	4.38	0.73	3.02	1.32	2.73	8.43	4.20
平均住院日（天）	2016	14.87	12.66	14.04	15.24	13.94	16.13	14.38	13.90	14.58	16.43	11.01	12.27
	2017	14.74	12.06	13.44	14.87	17.00	13.61	14.13	13.46	14.34	15.72	11.13	13.11
	2018	14.16	11.45	12.89	15.94	12.61	13.66	14.07	12.84	13.46	15.29	11.18	11.95
	2019	15.22	11.33	11.93	14.87	12.57	13.59	13.81	12.53	13.24	14.94	10.65	12.43
	2020	14.55	11.78	13.78	15.54	11.22	13.33	14.44	12.79	13.44	15.07	11.37	12.87
每住院人次费用（元）	2016	21 164.47	20 593.93	28 576.88	22 456.51	27 254.46	32 363.61	26 668.74	25 133.34	33 530.41	35 074.35	21 214.81	27 534.03
	2017	22 094.58	19 895.53	29 925.35	22 552.15	25 755.73	28 642.00	27 233.83	23 600.10	34 280.84	36 800.87	24 290.10	31 435.41
	2018	23 681.11	19 252.49	28 429.99	26 736.03	25 012.54	31 814.44	28 296.59	24 243.58	33 890.12	40 051.67	24 624.89	29 969.86
	2019	26 499.16	20 833.63	28 730.21	26 724.14	27 515.87	36 242.52	30 972.46	26 195.69	34 480.84	44 020.49	28 705.94	34 082.03
	2020	30 706.92	22 897.51	31 958.76	28 608.31	26 587.43	36 800.15	33 570.66	26 857.86	35 657.92	45 804.57	26 034.06	37 688.74
出院当天再住院率（%）	2016	1.88	1.32	2.56	1.15	0.54	0.69	3.48	2.33	0.97	1.62	2.20	1.62
	2017	2.31	1.47	1.63	1.06	0.15	0.53	3.57	3.17	0.80	1.47	2.14	1.51
	2018	3.09	1.36	1.19	1.69	0.67	0.72	3.65	2.79	1.91	1.94	1.29	2.21
	2019	3.41	0.95	0.68	2.08	0.57	0.36	2.76	2.68	1.47	2.00	1.27	1.17
	2020	3.64	0.85	1.32	1.62	0.35	0.18	2.42	1.62	1.60	1.35	1.21	1.17
0~31天非预期再住院率（%）	2016	6.12	4.72	7.67	3.91	2.34	6.21	7.07	5.34	4.22	3.90	4.68	2.64
	2017	6.95	4.50	5.24	3.70	1.70	3.21	7.55	6.48	3.98	3.71	3.66	3.32
	2018	6.82	3.90	4.84	4.73	3.01	3.60	7.63	6.53	6.08	4.16	3.23	4.29
	2019	7.09	4.31	3.86	5.05	3.15	3.40	6.47	6.77	5.03	4.13	3.53	2.97
	2020	6.70	3.32	2.81	4.67	3.32	1.28	5.29	4.46	4.39	2.81	3.13	2.24

项目		湖南			湖北			黑龙江			河南		
统计指标	年份（年）	单纯DVT	单纯PE	PE合并DVT	单纯DVT	单纯PE	PE合并DVT	单纯DVT	单纯PE	PE合并DVT	单纯DVT	单纯PE	PE合并DVT
VTE 收治率（‰）	2016	3.21	0.67	0.25	3.39	0.67	0.32	3.48	0.99	0.18	4.39	1.03	0.31
	2017	3.44	0.68	0.29	4.05	0.73	0.37	3.39	1.00	0.21	4.97	1.16	0.36
	2018	4.33	0.76	0.36	5.80	0.88	0.55	4.33	0.97	0.30	6.52	1.18	0.49
	2019	5.58	0.90	0.49	7.55	1.04	0.79	4.60	1.02	0.39	8.86	1.25	0.69
	2020	7.40	0.95	0.57	10.40	1.14	0.90	5.93	0.99	0.46	11.33	1.27	0.80
VTE 病死率（%）	2016	0.75	8.09	1.53	2.04	12.65	3.33	1.26	7.58	3.60	1.25	6.92	3.71
	2017	1.02	7.11	2.47	1.71	12.44	2.80	1.31	9.39	4.67	1.45	5.98	3.38
	2018	0.93	5.75	0.92	1.74	11.77	3.65	1.80	10.38	5.74	1.34	5.43	3.21
	2019	0.89	5.63	1.53	1.55	10.56	3.33	2.12	10.85	5.89	1.56	6.03	3.32
	2020	0.94	5.41	2.43	2.03	11.49	4.45	2.74	15.00	5.70	1.67	6.61	3.50
平均住院日（天）	2016	17.21	13.66	17.18	16.74	12.76	15.06	14.64	11.61	13.65	17.46	14.48	17.76
	2017	16.82	13.45	15.55	16.38	12.35	14.46	14.09	10.89	13.78	17.15	14.84	17.59
	2018	17.05	13.34	15.71	15.53	11.96	15.14	12.79	10.46	11.74	16.74	13.67	16.73
	2019	17.33	12.92	16.41	15.08	11.69	14.06	12.63	10.36	11.33	16.36	12.72	15.46
	2020	17.49	12.86	16.35	16.13	12.39	14.72	13.50	10.43	12.10	16.50	12.27	15.43
每住院人次费用（元）	2016	25 164.69	24 576.18	34 068.89	26 495.05	23 529.08	34 920.21	25 574.50	20 767.13	29 034.98	26 705.85	20 821.61	31 878.23
	2017	26 278.09	27 386.78	34 443.14	27 666.75	24 341.47	33 418.08	24 214.84	20 605.61	29 379.59	28 940.90	23 647.51	32 120.30
	2018	30 748.50	28 369.58	33 789.51	26 891.21	24 777.31	33 161.85	26 195.54	18 088.23	26 551.69	32 056.79	22 941.32	36 383.54
	2019	36 557.62	28 712.38	38 422.15	30 595.09	25 851.74	35 497.78	27 236.50	19 577.52	30 232.19	34 752.58	23 964.41	35 180.54
	2020	36 964.59	27 016.61	40 809.74	34 505.98	28 270.10	38 794.31	32 093.25	21 068.07	34 168.44	41 458.80	27 212.89	42 142.45
出院当天再住院率（%）	2016	1.08	0.35	0.36	0.86	1.00	0.53	0.70	0.30	0	0.81	0.44	0.51
	2017	0.95	0.32	0.36	1.62	1.12	1.50	0.54	0.41	0.21	1.26	0.75	0.76
	2018	1.04	0.55	0.60	2.32	1.28	2.00	0.49	0.31	1.36	1.34	0.64	1.10
	2019	0.94	0.46	0.55	2.33	1.38	1.95	0.33	0.27	0.30	1.20	0.28	1.16
	2020	0.52	0.12	0.19	1.84	0.88	0.76	0.45	0	0.14	0.99	0.46	0.54
0~31天非预期再住院率（%）	2016	4.21	3.31	4.29	2.97	4.26	2.12	3.57	2.78	2.67	4.40	3.01	4.11
	2017	3.91	3.27	2.53	3.85	2.94	3.39	3.10	2.66	2.47	4.80	3.70	4.29
	2018	4.16	3.29	5.08	4.83	3.20	3.51	2.64	2.21	3.12	5.18	3.31	4.86
	2019	4.10	3.62	4.34	5.08	3.44	4.74	2.11	2.28	2.62	4.26	2.57	5.13
	2020	3.57	2.18	2.62	3.71	2.42	2.39	1.93	1.21	0.72	3.32	3.39	3.25

续表

项目		河北			海南			贵州			广西		
统计指标	年份（年）	单纯DVT	单纯PE	PE合并DVT	单纯DVT	单纯PE	PE合并DVT	单纯DVT	单纯PE	PE合并DVT	单纯DVT	单纯PE	PE合并DVT
VTE收治率（‰）	2016	9.66	1.80	0.84	2.33	0.30	0.08	3.14	0.50	0.26	3.57	0.88	0.40
	2017	11.07	1.82	0.93	2.48	0.28	0.10	3.50	0.59	0.34	4.13	1.08	0.53
	2018	13.78	1.93	1.11	2.74	0.34	0.09	4.24	0.67	0.37	4.98	1.23	0.72
	2019	17.50	1.85	1.33	3.00	0.39	0.15	5.14	0.90	0.53	6.02	1.31	0.77
	2020	23.90	1.80	1.62	3.75	0.38	0.15	6.29	1.09	0.72	8.10	1.40	0.92
VTE病死率（%）	2016	1.36	7.22	2.99	0.92	17.53	4.76	1.52	15.02	2.45	2.23	10.58	3.91
	2017	1.25	6.09	3.47	1.02	16.13	3.64	0.88	13.17	4.57	2.23	9.47	3.85
	2018	1.39	5.86	2.94	1.06	11.62	7.69	1.38	12.59	3.43	2.30	8.89	3.80
	2019	1.54	5.84	2.97	0.62	14.57	8.16	1.11	9.68	2.85	1.97	9.64	3.15
	2020	1.82	5.69	2.90	1.39	12.89	5.56	1.19	10.31	2.73	2.07	8.32	3.35
平均住院日（天）	2016	18.08	14.24	16.24	17.12	13.71	18.48	19.16	16.01	16.06	17.54	15.14	16.60
	2017	17.93	13.55	15.23	17.45	13.82	16.98	19.84	15.62	17.22	17.10	14.65	16.43
	2018	17.33	12.35	14.89	16.40	12.28	14.40	18.59	13.39	15.86	16.49	13.89	14.65
	2019	16.83	12.40	13.91	16.93	12.76	13.94	17.75	12.96	15.60	16.11	13.00	14.90
	2020	16.66	12.21	14.34	16.97	13.01	15.64	17.87	12.92	14.11	15.93	13.11	14.00
每住院人次费用（元）	2016	31 992.90	21 527.83	27 115.28	35 492.96	32 761.27	43 436.28	29 717.26	29 055.59	38 060.72	26 207.23	27 906.56	34 525.65
	2017	34 547.04	21 496.35	27 276.79	32 689.65	31 556.17	42 829.82	30 354.37	28 864.32	38 947.77	27 558.21	28 217.77	34 316.72
	2018	34 734.68	20 652.95	28 034.22	32 086.73	27 481.10	40 362.38	31 341.54	28 036.91	35 813.35	28 559.21	26 902.21	32 377.98
	2019	35 951.80	20 817.01	26 125.32	34 420.77	35 629.81	35 188.34	34 240.93	25 830.17	35 798.44	31 735.76	29 366.48	35 887.58
	2020	41 266.34	22 612.91	30 192.99	35 537.76	37 178.78	44 956.12	39 552.34	26 439.32	36 989.90	32 642.28	29 785.83	34 880.29
出院当天再住院率（%）	2016	0.99	0.57	0.92	0.17	0	0	0.50	0.73	1.04	0.46	0.22	0.15
	2017	0.70	0.27	0.34	0.23	0	0	0.63	1.40	0.44	0.54	0.46	0.40
	2018	0.91	0.33	0.61	0.32	0	0	1.41	0.66	1.17	0.39	0.66	0.24
	2019	0.85	0.27	0.25	0.42	0	0	1.41	1.02	0.85	0.65	0.25	0.40
	2020	0.45	0.16	0.18	0.27	0	0	0.87	0.50	0.51	0.38	0.06	0.17
0～31天非预期再住院率（%）	2016	2.74	2.40	3.11	5.20	2.78	4.88	3.23	1.28	4.51	3.84	3.21	4.83
	2017	2.26	1.97	2.42	4.50	3.36	5.45	3.48	3.43	2.65	3.74	3.12	4.10
	2018	2.44	2.31	2.06	4.49	2.09	1.96	4.83	3.22	3.01	3.63	3.54	4.16
	2019	2.56	2.34	2.13	3.88	1.70	2.25	4.65	3.91	3.50	4.01	3.14	3.70
	2020	1.58	1.55	1.11	2.39	1.00	4.88	3.36	2.82	3.32	3.65	3.34	2.37

续表

统计指标	年份(年)	广东 单纯DVT	广东 单纯PE	广东 PE合并DVT	甘肃 单纯DVT	甘肃 单纯PE	甘肃 PE合并DVT	福建 单纯DVT	福建 单纯PE	福建 PE合并DVT	兵团 单纯DVT	兵团 单纯PE	兵团 PE合并DVT
VTE收治率(‰)	2016	3.57	0.65	0.27	3.44	0.83	0.37	4.91	0.69	0.29	3.12	1.73	0.41
	2017	3.80	0.73	0.30	3.89	1.08	0.48	5.40	0.87	0.40	3.64	1.78	0.35
	2018	4.26	0.80	0.37	5.13	1.20	0.56	5.78	0.99	0.43	4.40	1.94	0.52
	2019	5.11	0.92	0.47	6.38	1.52	0.69	6.79	0.89	0.45	5.25	2.10	0.61
	2020	6.55	1.14	0.61	7.85	1.44	0.82	9.36	0.98	0.56	7.89	2.12	0.91
VTE病死率(%)	2016	2.45	10.00	4.73	0.28	4.11	2.01	0.43	3.71	1.39	3.16	15.91	8.87
	2017	2.48	9.53	5.22	0.37	3.52	0.93	0.46	3.29	1.67	2.63	19.13	11.21
	2018	2.31	8.82	4.20	0.49	2.36	1.27	0.43	2.97	1.37	3.06	15.41	4.73
	2019	2.21	7.79	4.40	0.53	4.16	1.13	0.41	3.04	1.40	3.45	14.84	9.68
	2020	2.36	7.18	4.56	1.00	7.89	2.87	0.55	2.91	1.25	3.57	16.96	5.28
平均住院日(天)	2016	16.21	14.45	15.94	13.27	11.35	12.43	14.09	13.98	13.51	12.73	11.17	12.09
	2017	15.81	13.84	16.26	12.66	10.94	13.22	14.28	15.13	12.51	12.10	11.23	13.53
	2018	15.78	13.16	15.59	13.67	11.11	11.67	13.96	13.12	12.45	13.43	10.70	13.09
	2019	14.87	12.82	14.90	13.47	10.58	12.47	13.68	12.33	12.69	12.90	10.49	10.95
	2020	15.29	13.04	15.27	13.92	10.06	10.96	14.06	12.22	13.65	13.26	11.18	13.46
每住院人次费用(元)	2016	29 300.83	30 060.90	32 290.30	23 054.44	22 231.56	28 542.77	25 027.01	25 670.67	34 054.92	19 579.06	18 474.71	27 697.05
	2017	32 347.92	31 181.08	36 827.93	19 796.68	20 758.84	27 240.22	24 870.52	24 894.96	33 230.46	18 799.79	19 856.54	29 124.48
	2018	34 067.52	31 620.56	39 320.42	25 113.52	20 454.16	30 579.25	25 354.82	26 370.23	28 100.52	22 760.78	16 047.02	27 756.43
	2019	37 109.76	33 050.94	42 269.21	25 659.68	15 627.95	29 534.95	28 871.17	24 514.92	31 472.86	22 641.12	17 114.27	24 592.62
	2020	41 328.37	36 593.55	45 827.76	29 274.15	19 352.93	30 176.30	31 305.32	25 651.50	33 667.45	23 633.10	19 269.52	30 097.31
出院当天再住院率(%)	2016	1.85	0.62	0.34	0.10	0	0.39	1.70	1.75	0.96	0	0	1.04
	2017	1.21	0.90	0.49	0.23	0.26	0.55	1.56	1.92	1.29	0	0	0
	2018	1.28	0.33	0.55	0.30	0.35	0	1.56	1.41	1.47	0.41	0.21	0
	2019	0.99	0.49	0.73	0.70	0.52	0.15	1.28	1.22	1.58	0.46	0.15	0
	2020	0.67	0.26	0.08	0.27	0	0	0.58	0.39	0.60	0.82	0	0
0~31天非预期再住院率(%)	2016	4.53	3.62	2.88	2.05	1.60	3.15	4.00	4.33	2.12	2.79	3.13	6.25
	2017	3.74	3.33	3.38	2.77	2.76	1.64	3.67	4.02	2.33	2.16	3.07	4.49
	2018	4.11	2.68	3.18	2.50	3.74	1.31	3.46	3.47	3.29	2.57	1.86	1.41
	2019	3.71	2.64	3.28	3.16	3.56	2.88	3.15	3.62	4.14	1.96	0.74	1.56
	2020	2.64	1.80	1.67	2.24	1.50	2.69	2.44	2.84	2.76	2.76	0.72	3.36

续表

项目	年份（年）	北京			安徽			青海			西藏		
统计指标		单纯DVT	单纯PE	PE合并DVT	单纯DVT	单纯PE	PE合并DVT	单纯DVT	单纯PE	PE合并DVT	单纯DVT	单纯PE	PE合并DVT
VTE收治率（‰）	2016	12.40	2.17	1.36	2.79	0.54	0.16	2.96	0.77	0.22	4.74	1.31	0.55
	2017	14.24	2.15	1.45	3.26	0.49	0.17	3.65	1.02	0.22	5.64	1.70	0.96
	2018	16.55	2.17	1.60	4.12	0.65	0.28	4.45	1.49	0.37	5.87	1.69	0.94
	2019	18.81	2.38	1.71	4.82	0.69	0.33	5.96	1.50	0.58	6.58	2.18	1.08
	2020	23.88	2.32	2.13	6.02	0.69	0.33	7.55	1.74	1.23	8.82	2.19	1.56
VTE病死率（%）	2016	3.80	7.63	5.17	1.38	13.88	2.57	2.13	11.60	10.84	1.24	13.43	0
	2017	3.99	7.29	4.65	1.75	13.51	5.80	1.50	9.02	4.55	1.14	10.38	3.33
	2018	3.58	5.89	4.67	1.30	10.14	3.22	1.52	5.83	4.58	0.44	13.08	5.56
	2019	3.81	5.42	4.30	1.44	8.97	2.96	1.58	8.87	2.81	1.72	7.25	3.16
	2020	4.22	5.98	5.56	1.46	7.87	3.03	1.50	11.00	4.32	0.42	5.03	1.57
平均住院日（天）	2016	16.40	13.36	15.00	13.62	13.13	13.66	15.63	14.28	18.06	19.25	17.90	18.43
	2017	15.76	12.43	14.05	14.61	13.18	13.80	14.62	14.28	16.82	17.41	17.57	19.57
	2018	14.85	12.39	13.36	15.00	13.81	14.17	13.66	13.92	18.97	16.10	16.41	16.75
	2019	14.50	11.17	12.65	15.00	13.03	13.61	14.44	12.96	14.93	14.04	13.81	16.91
	2020	15.95	12.27	14.31	15.50	12.48	13.56	14.09	12.49	13.77	15.32	14.98	17.83
每住院人次费用（元）	2016	37 849.80	27 483.98	32 219.01	21 299.27	17 739.52	24 563.67	21 045.49	23 637.04	29 864.99	23 185.40	19 957.24	22 313.26
	2017	38 863.65	28 896.84	33 346.37	23 164.50	17 358.40	25 901.82	20 352.91	24 343.87	32 729.77	20 625.77	23 767.60	30 802.93
	2018	39 249.00	30 366.64	36 863.15	25 026.58	19 654.06	24 450.51	20 449.71	23 711.77	31 942.78	24 529.43	23 458.40	28 639.40
	2019	42 762.00	30 351.30	35 697.99	25 303.54	21 202.70	27 219.34	23 627.61	24 724.23	28 384.86	26 866.10	22 842.24	28 688.34
	2020	51 365.68	35 569.71	43 270.48	30 161.40	21 624.27	26 518.93	24 982.04	24 760.02	28 197.10	32 772.16	28 045.05	36 140.90
出院当天再住院率（%）	2016	5.17	1.85	1.73	0.87	0.51	0	0.37	0.37	0	0.46	0	0
	2017	5.41	1.69	2.62	0.99	0.29	1.32	0	0.26	0	0.65	1.08	1.79
	2018	5.89	1.85	2.66	1.32	0.70	0.15	0.06	0	0	0.23	0.53	0
	2019	5.70	1.74	2.94	1.93	0.89	0.76	0.18	0.12	0	0	1.12	0
	2020	6.85	1.72	3.88	1.65	0.39	0.97	0	0	0	1.39	6.45	0.80
0～31天非预期再住院率（%）	2016	9.02	5.21	4.50	3.27	1.85	3.17	3.98	4.03	5.06	1.39	6.45	0
	2017	10.14	4.67	4.95	3.82	2.21	4.23	1.80	3.08	3.49	0.97	1.08	1.79
	2018	9.87	4.82	4.92	4.89	3.45	3.37	2.80	1.84	4.86	2.78	2.40	0
	2019	9.58	5.97	5.99	6.21	4.22	5.19	2.86	1.39	1.82	0.71	0.53	0
	2020	9.44	3.92	6.01	5.58	4.23	4.38	2.26	2.21	0.17	0.56	2.25	1.60

表 5-2-1-8　2016—2020 年全国各省（自治区、直辖市）二级医院住院患者 VTE 的相关指标概况

项目	年份（年）	重庆 单纯 DVT	重庆 单纯 PE	重庆 PE 合并 DVT	浙江 单纯 DVT	浙江 单纯 PE	浙江 PE 合并 DVT	云南 单纯 DVT	云南 单纯 PE	云南 PE 合并 DVT	新疆 单纯 DVT	新疆 单纯 PE	新疆 PE 合并 DVT
VTE 收治率（‰）	2017	2.57	0.62	0.11	2.97	0.72	0.11	2.00	0.69	0.11	1.22	0.57	0.05
	2018	3.51	0.79	0.21	4.65	0.70	0.15	2.61	0.74	0.16	1.41	0.58	0.07
	2019	4.47	0.96	0.34	6.14	0.85	0.25	3.43	0.77	0.24	1.64	0.65	0.08
	2020	6.74	1.10	0.47	9.29	0.91	0.39	4.52	0.94	0.37	2.19	0.77	0.11
VTE 病死率（%）	2017	3.22	21.33	9.45	1.46	4.56	2.04	0.93	9.72	7.48	1.63	18.17	12.12
	2018	2.93	19.90	6.92	1.9	4.18	4.61	0.91	7.42	4.26	1.79	19.09	10.19
	2019	2.89	17.50	10.86	1.49	5.53	2.33	1.05	9.68	3.95	1.48	19.83	10.79
	2020	3.01	17.64	8.62	1.65	4.97	2.75	0.77	8.49	3.85	1.98	23.20	14.29
平均住院日（天）	2017	16.69	12.41	14.45	18.46	13.54	17.58	11.15	9.82	12.96	10.77	8.95	9.68
	2018	16.59	9.98	16.03	18.03	14.57	16.92	11.89	10.14	10.75	10.71	7.55	10.44
	2019	16.50	12.03	17.64	16.50	12.88	18.08	11.95	9.54	11.30	10.67	7.86	9.76
	2020	18.13	11.17	16.88	16.56	11.75	15.95	11.35	9.97	10.92	10.71	7.92	8.82
每住院人次费用（元）	2017	17 829.04	16 124.94	22 871.46	18 313.42	14 558.81	19 935.37	8672.53	8856.09	13 484.23	8389.17	10 081.93	8573.64
	2018	19 107.37	14 479.27	24 329.30	18 935.47	17 679.14	20 452.49	9450.92	9558.38	10 621.73	8533.82	7942.86	11 186.32
	2019	20 447.27	16 479.03	26 989.24	18 795.71	15 750.36	23 819.94	10 908.15	10 001.57	13 451.95	8660.80	8939.46	16 299.35
	2020	24 907.99	15 678.74	27 179.07	20 394.00	14 187.98	21 673.33	10 892.94	10 158.56	13 308.68	11 030.61	10 495.21	12 916.61
出院当天再住院率（%）	2017	1.11	0.91	0	4.84	1.69	2.88	0.74	0.36	0	2.94	1.25	3.13
	2018	1.03	0.33	0.39	4.35	2.52	4.72	0.52	0.34	0.47	1.97	1.40	0
	2019	0.57	0.41	0	4.68	2.04	3.17	0.51	0.40	0.96	1.44	0.67	8.89
	2020	0.52	0.45	0.85	2.29	0.60	2.41	0.13	0.09	0.11	3.26	0.42	0.75
0～31 天非预期再住院率（%）	2017	5.68	5.76	6.50	8.79	8.12	8.63	4.45	5.44	2.04	6.12	6.12	7.81
	2018	5.51	3.10	3.54	7.85	5.56	9.43	3.79	3.59	4.90	5.26	5.73	2.88
	2019	4.54	3.98	2.83	8.25	6.05	8.71	3.71	3.61	4.96	5.05	5.18	11.11
	2020	4.09	2.61	5.29	4.91	4.53	4.23	3.30	2.98	2.70	7.10	3.36	4.48

续表

项目	年份（年）	天津 单纯DVT	天津 单纯PE	天津 PE合并DVT	四川 单纯DVT	四川 单纯PE	四川 PE合并DVT	上海 单纯DVT	上海 单纯PE	上海 PE合并DVT	陕西 单纯DVT	陕西 单纯PE	陕西 PE合并DVT
VTE收治率（‰）	2017	4.65	0.78	0.33	1.76	1.67	0.05	2.36	0.83	0.11	1.91	0.50	0.07
	2018	6.87	1.59	0.35	2.36	1.77	0.07	2.85	0.48	0.08	2.62	0.63	0.10
	2019	10.80	4.47	0.81	3.47	1.70	0.09	3.56	0.41	0.07	3.52	0.66	0.14
	2020	13.16	3.96	1.00	4.42	2.03	0.13	3.76	1.22	0.22	5.08	1.15	0.22
VTE病死率（%）	2017	0.43	5.13	0	2.59	6.15	13.21	6.82	15.41	10.99	0.75	7.13	4.00
	2018	2.00	4.67	6.06	3.32	6.09	21.33	6.45	11.06	7.35	0.94	8.30	6.08
	2019	1.86	5.86	2.47	3.08	5.51	10.81	5.36	12.20	13.43	0.69	8.20	4.55
	2020	1.86	5.04	9.23	3.39	6.55	11.20	5.72	8.85	9.57	0.78	6.15	4.48
平均住院日（天）	2017	14.00	10.90	8.52	16.46	11.02	13.26	14.77	14.13	15.82	12.91	8.60	11.90
	2018	13.80	11.12	8.15	16.11	10.38	13.71	14.12	14.03	12.62	13.04	8.83	10.42
	2019	13.42	11.85	9.98	15.72	10.28	12.44	12.94	11.60	12.72	13.61	8.52	10.07
	2020	13.85	12.19	12.75	15.65	10.17	11.82	14.93	12.31	13.36	13.61	8.70	9.97
每住院人次费用（元）	2017	20 058.12	14 243.75	17 215.84	11 869.70	8599.23	13 439.89	26 175.70	20 930.72	28 082.75	9223.93	7423.10	11 371.90
	2018	20 208.84	13 992.45	19 019.08	12 868.95	6817.37	15 478.96	25 852.05	21 769.23	33 796.61	11 183.02	8034.48	13 587.21
	2019	22 378.09	13 859.42	19 118.10	14 301.39	8397.24	14 554.46	25 418.98	21 064.90	25 783.95	12 748.87	9123.46	11 965.43
	2020	28 294.24	14 002.45	27 053.03	15 829.44	8118.88	11 591.49	23 881.26	18 507.04	21 760.21	13 475.96	10 157.51	15 043.18
出院当天再住院率（%）	2017	2.71	0	0	1.06	0.57	0	5.08	2.01	7.41	0.48	0	0.97
	2018	1.40	0.68	0	1.15	0.05	2.78	5.60	3.57	6.78	0.24	0.20	0
	2019	1.13	0.23	0	1.39	0.20	3.64	6.02	7.16	0	0.37	0.09	0.42
	2020	0.12	0.78	0	1.56	0.10	0	7.69	3.73	2.50	0.25	0.12	0.31
0~31天非预期再住院率（%）	2017	6.40	2.78	0	3.93	8.49	0	14.07	8.66	11.11	3.04	2.97	6.80
	2018	3.58	1.35	0	4.72	6.28	5.56	14.75	9.62	10.17	3.02	3.27	3.21
	2019	4.33	1.59	6.25	5.36	5.45	4.55	14.52	13.47	8.62	4.33	2.96	2.95
	2020	2.12	3.89	0	4.29	6.11	4.96	14.87	9.23	2.50	2.89	2.10	2.83

续表

统计指标	年份（年）	山西 单纯DVT	山西 单纯PE	山西 PE合并DVT	山东 单纯DVT	山东 单纯PE	山东 PE合并DVT	宁夏 单纯DVT	宁夏 单纯PE	宁夏 PE合并DVT	内蒙古 单纯DVT	内蒙古 单纯PE	内蒙古 PE合并DVT
VTE收治率（‰）	2017	2.01	0.75	0.09	4.25	1.01	0.23	3.53	1.38	0.28	1.79	0.91	0.12
	2018	2.75	0.86	0.12	5.61	1.13	0.31	4.16	1.88	0.30	2.15	1.37	0.13
	2019	3.61	0.91	0.17	7.18	1.16	0.41	4.66	2.27	0.38	2.64	1.71	0.21
	2020	5.72	1.01	0.33	10.11	1.17	0.53	6.28	2.33	0.59	3.56	1.60	0.35
VTE病死率（%）	2017	0.54	7.99	2.13	1.30	7.03	3.31	0.37	3.29	1.15	1.35	5.14	4.94
	2018	0.43	8.43	3.03	1.24	8.04	3.89	0.38	3.84	2.11	1.59	4.88	2.13
	2019	0.61	7.76	6.74	1.49	9.22	3.45	0.52	2.82	0	1.25	5.55	2.56
	2020	0.72	9.01	4.55	1.87	10.09	4.38	0.76	4.23	0.62	1.55	6.12	5.82
平均住院日（天）	2017	13.79	9.39	14.57	13.73	10.21	12.82	11.78	8.75	8.52	12.09	9.61	14.04
	2018	15.10	10.95	12.92	14.23	10.39	12.34	12.38	8.54	9.73	11.86	10.38	10.26
	2019	15.32	9.70	11.98	14.60	9.92	12.19	12.05	9.33	10.42	12.15	9.79	12.01
	2020	14.98	9.77	14.87	15.19	9.69	12.39	12.30	8.61	11.00	12.56	9.29	11.53
每住院人次费用（元）	2017	9519.95	8590.67	15032.22	13709.08	10116.66	15594.21	9217.24	6148.79	8172.61	10941.79	9411.04	12090.10
	2018	12741.46	9954.76	15625.64	14929.45	11429.79	15913.38	9847.85	6776.32	8888.66	11792.78	10085.82	13142.89
	2019	15251.11	11103.94	15684.37	17015.63	11600.49	17458.20	11249.54	8426.11	10049.09	14340.35	10441.95	14552.10
	2020	15900.95	11042.95	15047.25	19910.46	12037.40	18518.67	12052.88	8407.57	10589.41	15495.92	10004.91	17074.24
出院当天再住院率（%）	2017	0.56	0.56	1.10	1.04	0.45	0.35	0	0	0	0.19	0	0
	2018	0.48	0	0	0.94	0.38	0.64	0.70	0.17	0	0.48	0.12	1.25
	2019	0.52	0.59	0	1.08	0.45	0.23	0.20	0	0	0.16	0.09	0
	2020	0.44	0.22	0	0.82	0.24	0.54	0.24	0	1.26	0.22	0.25	0
0~31天非预期再住院率（%）	2017	2.81	2.93	3.30	4.42	3.92	5.23	1.24	1.67	4.65	2.44	2.55	1.61
	2018	3.59	1.65	2.33	4.21	2.94	4.07	2.17	2.53	2.11	3.39	2.86	6.25
	2019	2.80	2.84	2.60	4.54	3.30	3.79	2.70	3.51	1.60	2.94	3.67	4.08
	2020	2.80	2.40	2.95	3.53	2.44	3.45	2.04	1.92	3.77	3.25	2.21	2.23

续表

项目 统计指标	年份(年)	辽宁 单纯DVT	辽宁 单纯PE	辽宁 PE合并DVT	江西 单纯DVT	江西 单纯PE	江西 PE合并DVT	江苏 单纯DVT	江苏 单纯PE	江苏 PE合并DVT	吉林 单纯DVT	吉林 单纯PE	吉林 PE合并DVT
VTE收治率(‰)	2017	1.80	0.86	0.12	0.92	0.20	0.02	1.83	0.45	0.07	1.84	0.20	0.03
	2018	2.15	1.13	0.22	1.28	0.24	0.03	2.23	0.44	0.11	2.44	0.25	0.05
	2019	2.99	1.27	0.31	1.49	0.30	0.06	2.96	0.52	0.12	3.19	0.30	0.06
	2020	3.23	1.23	0.29	1.83	0.27	0.04	3.79	0.64	0.16	4.30	0.39	0.10
VTE病死率(%)	2017	2.01	9.94	2.70	0.87	15.82	4.35	0.52	5.22	5.26	1.75	12.28	7.14
	2018	2.44	12.13	7.75	1.24	11.66	8.33	0.59	5.60	0.87	1.94	18.87	3.13
	2019	2.72	10.82	1.49	1.22	14.42	3.16	0.54	5.19	3.47	1.69	20.28	16.28
	2020	3.66	11.68	4.35	1.15	15.04	12.12	0.33	5.40	0.63	2.40	17.88	4.26
平均住院日(天)	2017	15.01	10.81	11.24	12.65	8.94	7.74	14.41	9.40	14.33	13.41	13.42	14.14
	2018	15.68	9.79	10.34	12.49	10.80	9.77	14.72	11.13	14.62	13.72	8.79	20.03
	2019	14.56	8.58	11.58	12.37	8.55	10.42	14.66	9.80	13.33	13.97	8.23	17.28
	2020	15.35	9.16	11.12	12.55	8.53	10.64	15.58	10.49	14.83	14.27	10.16	17.28
每住院人次费用(元)	2017	11 656.74	9470.51	11 902.18	8830.23	11 103.72	7738.09	16 240.71	11 937.94	18 361.48	9704.50	12 536.10	12 774.49
	2018	16 047.32	9310.28	14 009.87	10 534.71	14 022.48	8150.13	19 693.10	13 112.44	24 390.57	10 860.83	8946.74	12 151.19
	2019	17 887.38	10 602.25	14 738.90	11 246.23	12 970.94	13 018.73	20 838.72	12 021.34	24 593.86	11 590.12	7916.53	11 656.73
	2020	20 290.13	10 358.18	16 453.60	13 455.84	12 439.32	13 572.11	23 063.42	13 193.31	28 396.46	14 263.07	10 778.47	14 598.41
出院当天再住院率(%)	2017	0.58	0.23	0	0.76	0.92	0	4.45	0.25	0	0.54	4.17	0
	2018	0.17	0.33	0.80	1.19	1.81	0	4.59	2.28	3.00	0.70	0.69	14.81
	2019	0.64	0.38	0.52	1.01	0.41	3.23	3.93	1.58	9.16	1.09	1.01	7.32
	2020	0.20	0.53	0	0.49	0.27	5.17	2.66	3.43	2.08	0.39	3.11	2.17
0~31天非预期再住院率(%)	2017	4.32	3.02	0	6.57	4.61	10.53	10.64	5.79	8.33	4.07	8.33	0
	2018	4.37	2.33	3.20	7.44	10.88	2.86	12.18	9.62	23.00	5.18	8.97	14.81
	2019	4.79	2.95	4.12	7.75	6.42	9.68	14.08	8.76	20.61	5.97	2.02	12.20
	2020	4.02	3.39	2.21	6.10	1.91	15.52	11.47	10.98	4.17	2.64	4.97	4.35

统计指标	年份(年)	湖南 单纯DVT	湖南 单纯PE	湖南 PE合并DVT	湖北 单纯DVT	湖北 单纯PE	湖北 PE合并DVT	黑龙江 单纯DVT	黑龙江 单纯PE	黑龙江 PE合并DVT	河南 单纯DVT	河南 单纯PE	河南 PE合并DVT
VTE收治率(‰)	2017	1.34	0.33	0.04	1.50	0.32	0.05	1.50	0.50	0.02	1.98	0.50	0.06
	2018	1.63	0.41	0.06	2.19	0.41	0.08	1.66	0.50	0.03	2.60	0.49	0.08
	2019	2.16	0.55	0.09	2.71	0.47	0.14	1.68	0.53	0.02	3.49	0.62	0.12
	2020	3.01	0.52	0.13	3.66	0.56	0.14	2.05	0.57	0.05	4.69	0.67	0.19
VTE病死率(%)	2017	0.40	7.35	2.44	2.17	21.00	7.92	1.49	8.01	13.33	0.62	7.88	4.20
	2018	0.53	8.34	5.15	2.15	18.97	12.50	2.05	7.63	12.50	0.58	7.38	4.48
	2019	0.42	6.78	2.09	1.60	14.83	6.08	2.55	9.18	23.53	0.76	7.79	3.89
	2020	0.63	9.53	2.61	2.48	18.53	5.91	2.04	12.24	11.54	0.80	9.35	4.45
平均住院日(天)	2017	11.85	9.37	11.38	14.35	10.47	15.10	13.37	9.08	9.87	14.66	10.64	14.64
	2018	12.34	9.73	12.98	14.31	9.64	13.84	14.01	10.80	15.50	14.76	10.30	17.26
	2019	12.49	9.29	10.51	14.77	9.07	11.51	13.37	9.05	8.82	15.05	10.09	13.71
	2020	13.26	9.34	10.82	15.45	9.06	12.14	12.13	9.35	14.08	15.18	9.84	13.54
每住院人次费用(元)	2017	8091.78	9131.34	9617.14	10565.90	9377.15	14043.19	7250.13	7160.11	11995.06	10255.73	9184.00	14570.35
	2018	9365.27	10339.99	13282.32	11681.75	10999.59	11687.94	8457.94	8825.03	10444.42	11587.55	9618.84	17459.77
	2019	10100.12	10825.94	12395.25	13123.98	11036.35	11621.47	9485.02	8304.55	13872.22	13180.07	10081.22	17576.93
	2020	12648.34	11527.65	12305.07	15833.28	12980.17	15448.32	10360.38	9603.14	14179.18	15084.69	10702.64	17572.47
出院当天再住院率(%)	2017	0.21	0.45	0	1.07	1.19	1.10	0	0	0	0.65	0.51	0.50
	2018	0.52	0.59	2.17	1.25	0.42	0.70	0.18	0.31	0	1.11	0.62	1.20
	2019	0.70	0.18	0.98	1.43	1.10	1.87	0.08	0	0	1.14	1.14	0.71
	2020	0.42	0.41	0	1.33	0	0.50	0.31	0.77	0	0.97	0.15	0.39
0~31天非预期再住院率(%)	2017	3.41	6.33	1.79	4.60	5.54	4.40	2.02	6.07	0	3.96	4.30	3.50
	2018	5.34	5.60	8.70	4.24	3.11	5.63	1.91	4.60	0	6.07	2.99	5.39
	2019	6.37	4.86	5.85	4.62	3.08	5.99	2.57	4.22	0	6.47	5.53	5.30
	2020	4.35	4.56	3.75	3.85	1.64	2.51	2.17	4.21	0	6.28	3.35	3.94

续表

项目	年份（年）	河北			海南			贵州			广西		
统计指标		单纯DVT	单纯PE	PE合并DVT	单纯DVT	单纯PE	PE合并DVT	单纯DVT	单纯PE	PE合并DVT	单纯DVT	单纯PE	PE合并DVT
VTE收治率（‰）	2017	3.50	1.22	0.21	1.09	0.47	0.08	0.98	0.48	0.02	1.44	0.32	0.06
	2018	4.52	1.62	0.30	1.31	0.37	0.06	1.25	0.34	0.04	1.81	0.34	0.07
	2019	6.03	1.47	0.36	1.43	0.40	0.07	1.59	0.40	0.05	2.18	0.41	0.10
	2020	10.64	1.49	0.63	1.60	0.35	0.06	2.21	0.39	0.07	2.70	0.49	0.13
VTE病死率（%）	2017	1.25	6.24	5.42	2.27	13.33	7.69	0.78	6.18	4.55	1.43	15.07	9.24
	2018	1.04	5.77	3.39	1.44	13.56	22.22	1.05	11.27	6.38	1.88	15.10	6.08
	2019	1.27	6.20	2.97	1.20	2.90	8.33	0.96	8.49	3.33	1.84	13.96	7.02
	2020	1.37	7.10	3.35	1.99	12.96	0	1.03	7.74	4.82	1.99	12.68	5.58
平均住院日（天）	2017	15.04	9.20	13.08	12.34	11.03	8.69	12.43	10.01	13.41	12.47	8.78	10.28
	2018	14.70	9.59	13.63	11.82	10.15	15.11	13.22	12.16	12.57	12.64	9.01	10.58
	2019	15.46	9.28	13.07	12.90	10.46	14.00	13.56	10.25	13.57	12.36	8.90	12.35
	2020	15.28	9.31	13.19	13.43	7.70	10.30	13.23	9.77	11.78	13.01	8.71	11.15
每住院人次费用（元）	2017	15 072.17	9148.12	13 925.70	16 930.90	23 052.10	13 527.70	9499.51	7725.07	14 800.11	10 524.96	10 901.98	13 534.37
	2018	15 264.19	9282.97	14 304.09	17 161.62	24 087.72	34 445.80	10 772.02	11 443.06	14 109.02	11 845.70	11 356.61	14 343.51
	2019	17 484.76	9388.95	14 461.55	17 969.21	20 384.14	41 256.73	13 009.78	11 217.66	11 380.92	12 424.11	12 127.78	16 475.65
	2020	18 438.55	9607.30	15 132.51	22 460.01	17 782.08	38 236.33	14 198.55	12 800.14	15 173.86	14 472.87	13 093.80	14 019.64
出院当天再住院率（%）	2017	0.33	0.09	0.50	0	0	0	0.70	0	0	0.52	0.69	0
	2018	0.39	0.14	1.41	0	1.96	0	1.84	0.86	0	0.29	0.54	0.80
	2019	0.48	0.25	2.13	0.43	0	0	2.07	0.21	0	0.27	0.49	0.93
	2020	0.54	0.09	1.21	0	0	0	0.91	0	0	0.41	0.22	0.38
0~31天非预期再住院率（%）	2017	2.57	2.58	1.74	8.86	4.17	0	4.63	4.17	0	3.62	2.08	2.35
	2018	2.77	2.84	4.08	4.76	7.84	0	6.29	2.87	6.67	3.57	3.94	3.20
	2019	3.22	2.41	4.51	11.11	6.35	0	5.52	3.62	5.77	4.07	3.16	4.19
	2020	2.96	2.19	3.06	5.71	0	0	4.36	1.76	0	3.35	3.63	3.07

续表

项目 统计指标	年份（年）	广东 单纯DVT	广东 单纯PE	广东 PE合并DVT	甘肃 单纯DVT	甘肃 单纯PE	甘肃 PE合并DVT	福建 单纯DVT	福建 单纯PE	福建 PE合并DVT	兵团 单纯DVT	兵团 单纯PE	兵团 PE合并DVT
VTE收治率（‰）	2017	1.47	0.21	0.04	1.73	0.52	0.06	1.92	0.42	0.05	1.93	0.54	0.05
	2018	1.70	0.27	0.07	2.07	0.57	0.10	2.28	0.43	0.06	2.16	0.59	0.10
	2019	1.86	0.33	0.09	2.40	0.91	0.11	2.89	0.48	0.08	3.10	0.66	0.07
	2020	2.49	0.42	0.13	2.51	1.30	0.16	4.50	0.53	0.11	4.06	0.73	0.24
VTE病死率（%）	2017	2.75	13.76	7.50	0.23	3.38	3.39	0.34	5.18	3.77	0.64	20.45	0
	2018	2.73	16.93	7.25	0.21	4.75	0	0.37	4.76	5.71	3.33	24.49	0
	2019	2.84	14.56	7.20	0.23	3.01	3.01	0.76	6.41	2.22	3.23	28.81	33.33
	2020	3.60	16.52	9.06	0.38	2.92	3.14	0.80	4.66	2.91	2.94	16.36	44.44
平均住院日（天）	2017	16.42	18.56	14.61	10.57	9.79	9.63	14.22	9.56	14.08	12.12	10.20	14.50
	2018	15.39	16.05	14.27	10.22	8.14	9.05	13.10	9.02	17.61	14.33	9.22	21.00
	2019	16.28	12.16	13.04	10.29	8.43	9.72	13.83	10.46	12.41	14.17	8.07	7.50
	2020	17.62	12.92	16.94	10.55	8.21	9.91	14.26	10.63	11.42	13.28	8.51	7.67
每住院人次费用（元）	2017	14 432.92	16 502.47	18 013.33	5970.90	5311.35	9283.12	12 473.54	11 301.53	10 331.31	14 163.03	11 867.76	12 021.83
	2018	15 097.78	17 218.33	19 055.30	8914.41	6213.37	12 195.02	12 523.62	12 987.10	22 258.89	17 597.00	13 841.18	33 021.34
	2019	18 308.30	19 867.96	21 621.13	9313.36	6952.54	13 294.10	14 305.66	12 897.97	14 708.21	16 935.57	11 853.12	9637.30
	2020	21 560.04	22 194.25	26 936.40	10 762.32	7240.81	15 276.57	15 410.35	12 691.01	14 664.28	14 659.90	14 059.75	8498.08
出院当天再住院率（%）	2017	0.97	0	0	1.32	0	0	2.87	0.27	2.17	0	0	0
	2018	1.16	0.82	0.53	0.66	0.26	0	1.55	0.26	0	0	0	0
	2019	1.47	0.21	0	0.66	0.24	0	2.44	1.02	0	0.69	0	0
	2020	1.45	0.59	1.31	0.68	0.10	0	3.15	0.43	1.02	1.67	0	0
0～31天非预期再住院率（%）	2017	5.94	2.75	7.48	4.28	4.92	14.29	6.03	1.91	4.35	0	0	0
	2018	6.03	3.01	4.81	4.32	5.77	1.75	4.98	1.79	1.47	0	0	14.29
	2019	6.61	3.28	3.89	4.47	5.50	5.56	5.67	3.05	4.65	2.08	0	0
	2020	6.51	2.27	4.59	3.36	2.13	2.20	5.69	1.92	2.04	0	0	0

二、2016—2020 年全国医疗机构收治 VTE 住院患者的主要科室与主要手术分布

（一）2016—2020 年全国医疗机构收治 VTE 住院患者的主要科室分布

1. 全国医疗机构收治 VTE 住院患者的主要科室分布与变化

2020 年全国医疗机构 VTE 患者收治例数位于前 20 的科室中，按照收治率进行排序，最高的前 10 位科室分别是：心脏大血管外科、介入放射学专业、重症医学科、康复医学科、老年病专业、呼吸内科专业、神经外科专业、骨科专业、肿瘤科专业以及血液内科专业。2016—2020 年收治率较高的科室是心脏大血管外科专业、介入放射学科专业、重症医学科、康复医学科以及老年病专业，具体各科室的 VTE 收治率见表 5-2-1-9。以 2016 年 VTE 收治率排名前 10 的科室为基准，观察 2016—2020 年各科室 VTE 收治率变化情况，较为明显下降的科室为普通外科专业、心血管内科专业（图 5-2-1-76）。

表 5-2-1-9　2016—2020 年全国医院收治 VTE 住院患者的科室分布

排名	2016 年		2017 年		2018 年		2019 年		2020 年	
	科室名称	VTE 收治率（%）	科室名称	VTE 收治率（%）	科室名称	VTE 收治率（%）	科室名称	VTE 收治率（%）	科室名称	VTE 收治率（%）
1	心脏大血管外科	5.36	心脏大血管外科	5.36	心脏大血管外科	5.80	心脏大血管外科	6.16	心脏大血管外科	6.89
2	介入放射学专业	4.41	介入放射学专业	4.79	介入放射学专业	5.06	介入放射学专业	5.58	介入放射学专业	5.97
3	重症医学科	1.74	重症医学科	1.92	重症医学科	2.44	重症医学科	3.38	重症医学科	4.21
4	呼吸内科专业	1.47	康复医学科	1.51	康复医学科	2.05	康复医学科	2.87	康复医学科	3.92
5	老年病专业	1.42	老年病专业	1.45	老年病专业	1.83	老年病专业	2.29	老年病专业	3.08
6	康复医学科	1.41	呼吸内科专业	1.31	呼吸内科专业	1.58	呼吸内科专业	1.89	呼吸内科专业	2.50
7	普通外科专业	1.18	普通外科专业	1.05	血液内科专业	1.19	肿瘤科专业	1.41	神经外科	1.72
8	血液内科专业	0.91	血液内科专业	1.01	普通外科专业	1.16	血液内科专业	1.41	骨科专业	1.70
9	肿瘤科专业	0.85	肿瘤科专业	0.95	肿瘤科专业	1.13	骨科专业	1.29	肿瘤科专业	1.70
10	心血管内科专业	0.81	胸外科专业	0.86	骨科专业	1.03	普通外科专业	1.23	血液内科专业	1.68

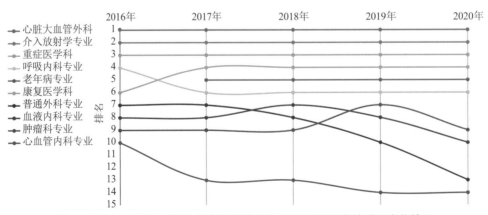

图 5-2-1-76　2016—2020 年全国医院收治 VTE 住院患者的科室变化情况

2. 全国三级 / 二级、综合 / 专科医院收治 VTE 住院患者主要科室分布与变化

（1）全国三级 / 二级医院收治 VTE 住院患者主要科室分布与变化

2020 年全国三级医院 VTE 收治率前五位科室为心脏大血管外科专业、介入放射学科专业、康复医学科、重症医学科及老年病科专业。2016—2020 年老年病科专业及骨科专业 VTE 收治率增长幅度较大，在三级医院 VTE 收治率排名上升；呼吸内科专业、普通外科专业及肿瘤科 VTE 收治率增长幅度较小，在三级医院 VTE 收治率排名有所下降。具体主要科室分布见表 5-2-1-10，科室分布变化见图 5-2-1-77。

2020 年全国二级医院 VTE 收治率前五位科室为重症医学科、康复医学科、肿瘤科、老年病专业、胸外科专业。2016—2020 年康复医学科、老年病科专业 VTE 收治率增长幅度较大，在二级医院 VTE 收治率排名上升；胸外科专业、心血管内科专业、普通外科专业 VTE 收治率增长幅度较小，在二级医院 VTE 收治率排名有所下降。具体主要科室分布见表 5-2-1-10，科室分布变化见图 5-2-1-78。

（2）全国综合 / 专科医院收治 VTE 住院患者主要科室分布与变化

2020 年全国综合医院 VTE 收治率前五位科室为心脏大血管外科专业、介入放射学科专业、重症医学科、康复医学科以及老年病科专业。2016—2020 年康复医学科、老年病科专业 VTE 收治率增长幅度较大，在综合医院 VTE 收治率排名上升；外科（其他）及呼吸内科专业 VTE 收治率增长幅度较小，在综合医院 VTE 收治率排名有所下降。具体主要科室分布见表 5-2-1-11，科室分布变化见图 5-2-1-79。

2020 年全国专科医院 VTE 收治率前五位科室为心脏大血管外科专业、康复医学科、重症医学科、神经外科专业及呼吸内科专业。2016—2020 年康复医学科、重症医学科、神经外科专业及呼吸内科专业 VTE 收治率增长幅度较大，在专科医院 VTE 收治率排名上升；介入放射学科专业、肿瘤科专业、心血管内科专业 VTE 收治率增长幅度较小，在专科医院 VTE 收治率排名有所下降。具体主要科室分布见表 5-2-1-11，科室分布变化见图 5-2-1-80。

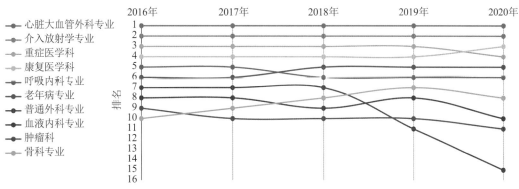

图 5-2-1-77　2016—2020 年全国三级医院收治 VTE 住院患者的科室变化情况

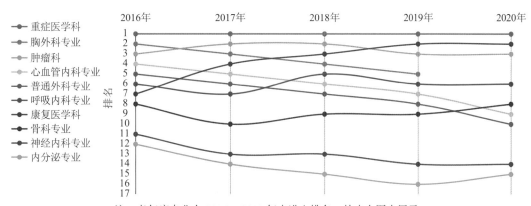

注：老年病专业在 2016—2018 年未进入排名，故未在图中展示。

注图 5-2-1-78　2016—2020 年全国二级医院收治 VTE 住院患者的科室变化情况

表 5-2-1-10　2016—2020 年全国三级、二级医院 VTE 收治率前 10 位科室分布

三级医院

排名	2016年 科室名称	2016年 VTE发病率(%)	2017年 科室名称	2017年 VTE发病率(%)	2018年 科室名称	2018年 VTE发病率(%)	2019年 科室名称	2019年 VTE发病率(%)	2020年 科室名称	2020年 VTE发病率(%)
1	心脏大血管外科专业	5.46	心脏大血管外科专业	5.43	心脏大血管外科专业	5.87	心脏大血管外科专业	6.23	心脏大血管外科专业	6.94
2	介入放射学专业	4.45	介入放射学专业	4.84	介入放射学专业	5.01	介入放射学专业	5.49	介入放射学专业	5.86
3	重症医学科	1.93	重症医学科	2.32	重症医学科	2.97	重症医学科	4.21	康复医学科	5.38
4	康复医学科	1.62	康复医学科	2.01	康复医学科	2.81	康复医学科	3.93	重症医学科	5.24
5	呼吸内科专业	1.56	老年病科	1.73	老年病科	2.11	老年病科	2.68	老年病专业	3.62
6	老年病科	1.44	呼吸内科专业	1.63	呼吸内科专业	2.09	呼吸内科专业	2.47	呼吸内科专业	3.20
7	普通外科专业	1.21	普通外科专业	1.23	普通外科专业	1.35	骨科专业	1.62	急诊医学科	2.24
8	血液内科专业	0.91	血液内科专业	1.05	骨科专业	1.32	血液内科专业	1.45	骨科专业	2.08
9	肿瘤科	0.86	骨科专业	1.02	血液内科专业	1.24	神经外科专业	1.45	神经外科专业	2.02
10	骨科专业	0.84	肿瘤科	0.97	肿瘤科	1.16	肿瘤科	1.44	血液内科专业	1.75

二级医院

排名	2016年 科室名称	2016年 VTE发病率(%)	2017年 科室名称	2017年 VTE发病率(%)	2018年 科室名称	2018年 VTE发病率(%)	2019年 科室名称	2019年 VTE发病率(%)	2020年 科室名称	2020年 VTE发病率(%)
1	重症医学科	0.72	重症医学科	1.22	重症医学科	1.54	重症医学科	1.92	重症医学科	2.43
2	胸外科专业	0.71	肿瘤科	0.75	肿瘤科	0.92	康复医学科	1.25	康复医学科	1.79
3	肿瘤科	0.59	胸外科专业	0.68	康复医学科	0.83	肿瘤科	1.20	肿瘤科	1.50
4	心血管内科专业	0.55	康复医学专业	0.61	胸外科专业	0.79	老年病科	0.93	老年病科	1.28
5	普通外科专业	0.51	心血管内科专业	0.58	呼吸内科专业	0.68	胸外科专业	0.91	胸外科专业	1.19
6	呼吸内科专业	0.49	普通外科专业	0.58	心血管内科专业	0.68	呼吸内科专业	0.83	呼吸内科专业	1.17
7	康复医学专业	0.46	呼吸内科专业	0.56	普通外科专业	0.66	普通外科专业	0.79	神经外科专业	1.03
8	骨科专业	0.32	肾病学专业	0.52	肾病学专业	0.58	心血管内科专业	0.77	骨科专业	0.99
9	神经内科专业	0.25	骨科专业	0.40	骨科专业	0.54	骨科专业	0.71	心血管内科专业	0.97
10	内分泌专业	0.25	全科医疗科	0.39	神经外科专业	0.47	神经外科专业	0.67	普通外科专业	0.88

表5-2-1-11 2016—2020年全国综合、专科医院VTE收治率前10位科室分布

综合医院

排名	2016年 科室名称	VTE发病率(%)	2017年 科室名称	VTE发病率(%)	2018年 科室名称	VTE发病率(%)	2019年 科室名称	VTE发病率(%)	2020年 科室名称	VTE发病率(%)
1	心脏大血管外科专业	6.07	心脏大血管外科专业	5.92	心脏大血管外科专业	6.40	心脏大血管外科专业	6.78	心脏大血管外科专业	7.38
2	介入放射学专业	5.11	介入放射学专业	5.49	介入放射学专业	5.69	介入放射学专业	6.06	介入放射学专业	6.50
3	重症医学科	1.89	重症医学科	2.02	重症医学科	2.53	重症医学科	3.51	重症医学科	4.37
4	外科_其他	1.65	康复医学科	1.52	康复医学科	2.07	康复医学科	2.88	康复医学科	3.95
5	呼吸内科专业	1.51	老年病专业	1.50	老年病专业	1.90	老年病专业	2.36	老年病专业	3.19
6	老年病专业	1.47	呼吸内科专业	1.34	呼吸内科专业	1.61	呼吸内科专业	1.92	呼吸内科专业	2.52
7	康复医学科	1.45	普通外科专业	1.07	肿瘤科	1.28	肿瘤科	1.58	肿瘤科	1.84
8	普通外科专业	1.21	肿瘤科	1.06	血液内科专业	1.20	血液内科专业	1.43	骨科专业	1.72
9	肿瘤科	0.94	血液内科专业	1.03	普通外科专业	1.18	骨科专业	1.30	神经内科专业	1.71
10	血液内科专业	0.92	胸外科专业	0.89	胸外科专业	1.05	普通外科专业	1.26	血液内科专业	1.70

专科医院

排名	2016年 科室名称	VTE发病率(%)	2017年 科室名称	VTE发病率(%)	2018年 科室名称	VTE发病率(%)	2019年 科室名称	VTE发病率(%)	2020年 科室名称	VTE发病率(%)
1	心脏大血管外科专业	1.96	心脏大血管外科专业	2.57	心脏大血管外科专业	2.83	心脏大血管外科专业	3.11	心脏大血管外科专业	4.11
2	介入放射学专业	1.38	康复医学科	1.39	介入放射学专业	1.81	康复医学科	2.91	康复医学科	3.96
3	肿瘤科专业	0.95	介入放射学专业	1.36	康复医学科	1.81	介入放射学专业	2.07	重症医学科	2.11
4	心血管内科专业	0.89	肿瘤科专业	1.21	肿瘤科专业	1.25	肿瘤科专业	1.49	神经外科专业	2.03
5	康复医学科	0.88	心血管内科专业	0.97	重症医学科	1.23	重症医学科	1.49	呼吸内科专业	1.95
6	骨科专业	0.78	骨科专业	0.85	心血管内科专业	1.07	老年病专业	1.43	老年病专业	1.86
7	呼吸内科专业	0.70	呼吸内科专业	0.67	老年病专业	0.95	呼吸内科专业	1.34	心血管内科专业	1.57
8	肿瘤科	0.62	肿瘤科	0.64	骨科专业	0.95	心血管内科专业	1.23	肿瘤内科专业	1.41
9	放射治疗专业	0.59	放射治疗专业	0.64	呼吸内科专业	0.92	骨科专业	1.22	神经内科专业	1.36
10	普通外科专业	0.48	重症医学科	0.63	放射治疗专业	0.73	放射治疗专业	0.99	骨科专业	1.33

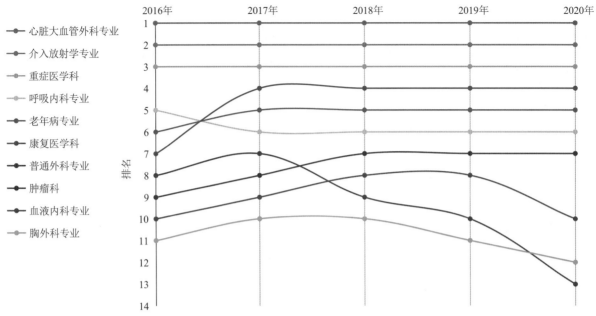

图 5-2-1-79　2016—2020 年全国综合医院收治 VTE 住院患者的科室变化情况

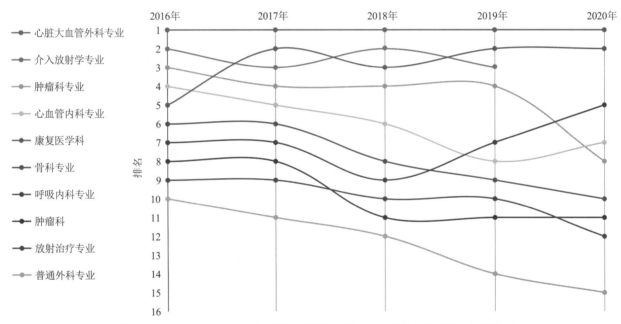

图 5-2-1-80　2016—2020 年全国专科医院收治 VTE 住院患者的科室变化情况

（二）2016—2020 年全国医疗机构住院患者收治 VTE 的主要手术分布

1. 全国医疗机构住院患者收治 VTE 主要手术分布与变化

2020 年全国医疗机构 VTE 患者手术例数位于前 20 的科室中，根据其 VTE 收治率排序，最高的前 10 位主要手术分别是：腔静脉截断、血管操作的其他修复术、下肢静脉曲张的结扎术和剥脱术、股骨骨折开放性复位术伴内固定、股骨骨折闭合性复位术伴内固定、髋关节部分置换、脑的其他切开术、全部膝关节置换及胫骨和腓骨骨折开放性复位术伴内固定，其中腔静脉截断、血管操作的其他修复术一直是近年来 VTE 收治率较高的手术操作，2016—2020 具体的手术操作 VTE 收治率见表 5-2-1-12；以 2016 年 VTE 收治率最高的前 10 位手术操作为基准，观察其在 2016—2020 年的排名变化情况，全髋关节置换、股骨骨折闭合性复位术伴内固定排名下降幅度较大（图 5-2-1-81）。

表 5-2-1-12 2016—2020 年全国公立医院 VTE 发病的主要手术名称（前 10）

排名	2016 年		2017 年		2018 年		2019 年		2020 年	
	主要手术名称	VTE 收治率（%）	主要手术名称	VTE 收治率（%）	主要手术名称	VTE 收治率（%）	主要手术名称	VTE 收治率（%）	主要手术名称	VTE 收治率（%）
1	腔静脉截断	92.49	腔静脉截断	92.74	腔静脉截断	94.96	腔静脉截断	96.07	腔静脉截断	96.77
2	血管操作的其他修复术	52.58	血管操作的其他修复术	51.69	血管操作的其他修复术	57.49	血管操作的其他修复术	63.92	血管操作的其他修复术	65.17
3	下肢静脉曲张的结扎术和剥脱术	7.35	下肢静脉曲张的结扎术和剥脱术	7.41	下肢静脉曲张的结扎术和剥脱术	7.95	下肢静脉曲张的结扎术和剥脱术	8.06	下肢静脉曲张的结扎术和剥脱术	8.69
4	股骨骨折闭合性复位术伴内固定	3.88	股骨骨折闭合性复位术伴内固定	4.23	股骨骨折开放性复位术伴内固定	5.07	股骨骨折开放性复位术伴内固定	6.64	股骨骨折开放性复位术伴内固定	8.54
5	股骨骨折开放性复位术伴内固定	3.78	股骨骨折开放性复位术伴内固定	3.58	股骨骨折闭合性复位术伴内固定	4.90	股骨骨折闭合性复位术伴内固定	5.93	股骨骨折闭合性复位术伴内固定	7.30
6	髋关节部分置换	3.25	髋关节部分置换	3.39	髋关节部分置换	4.32	髋关节部分置换	5.48	髋关节部分置换	6.98
7	全部膝关节置换	2.00	全部膝关节置换	2.57	全部膝关节置换	3.27	脑的其他切开术	4.42	脑的其他切开术	6.20
8	全髋关节置换	1.69	全髋关节置换	1.90	脑的其他切开术	2.91	全部膝关节置换	3.65	全部膝关节置换	4.82
9	脑的其他切开术	1.56	脑的其他切开术	1.90	全髋关节置换	2.30	胫骨和腓骨骨折开放性复位术伴内固定	2.79	胫骨和腓骨骨折开放性复位术伴内固定	3.57
10	胫骨和腓骨骨折开放性复位术伴内固定	1.42	胫骨和腓骨骨折开放性复位术伴内固定	1.49	胫骨和腓骨骨折开放性复位术伴内固定	2.02	—	—	—	—

注：血管操作的其他修复术指去除血凝块、血管吻合术以及血管操作。

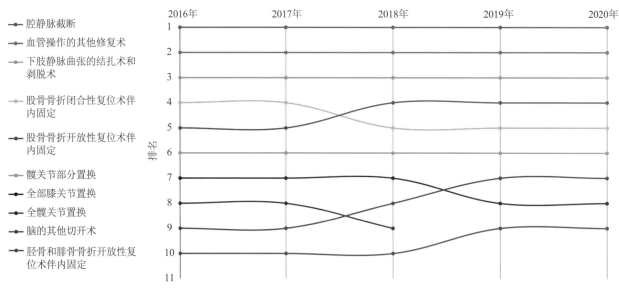

左侧图例：
- 腔静脉截断
- 血管操作的其他修复术
- 下肢静脉曲张的结扎术和剥脱术
- 股骨骨折闭合性复位术伴内固定
- 股骨骨折开放性复位术伴内固定
- 髋关节部分置换
- 全部膝关节置换
- 全髋关节置换
- 脑的其他切开术
- 胫骨和腓骨骨折开放性复位术伴内固定

图 5-2-1-81　2016—2020 年全国公立医院住院患者 VTE 发病的主要手术变化情况

2. 全国三级/二级、综合/专科医院住院患者发生 VTE 主要手术分布与变化

（1）全国三级/二级医院收治 VTE 住院患者主要手术分布与变化

2020 年，全国三级医院根据其 VTE 收治率排序最高的前五位主要手术名称分别是：腔静脉截断、血管操作的其他修复术、股骨骨折开放性复位术伴内固定、髋关节部分置换及股骨骨折闭合性复位术伴内固定。2016—2020 年髋关节部分置换术及股骨骨折开放性复位术伴内固定 VTE 收治率增长幅度较大，在三级医院 VTE 收治率排名上升；股骨骨折闭合性复位术伴内固定及下肢静脉曲张的结扎术和剥脱术 VTE 收治率增长幅度较小，在三级医院 VTE 收治率排名有所下降。具体主要手术分布见表 5-2-1-13，手术操作变化见图 5-2-1-82。

2020 年，全国二级医院根据其 VTE 收治率排序最高的前五位主要手术名称分别是：腔静脉截断、血管操作的其他修复术、下肢静脉曲张的结扎术和剥脱术、股骨骨折开放性复位术伴内固定及股骨骨折闭合性复位术伴内固定。2016—2020 年股骨骨折开放性复位术伴内固定 VTE 收治率增长幅度较大，在二级医院 VTE 收治率排名上升；髋关节部分置换术、股骨骨折闭合性复位术伴内固定 VTE 收治率增长幅度较小，在二级医院 VTE 收治率排名有所下降。具体主要手术分布见表 5-2-1-13，手术操作变化见图 5-2-1-83。

（2）全国综合/专科医院收治 VTE 住院患者主要手术分布与变化

2020 年，全国综合医院根据其 VTE 收治率排序最高的前五位主要手术名称分别是：腔静脉截断、血管操作的其他修复术、下肢静脉曲张的结扎术和剥脱术、股骨骨折开放性复位术伴内固定及股骨骨折闭合性复位术伴内固定。具体主要手术分布见表 5-2-1-14，手术操作见图 5-2-1-84。

2020 年，全国专科医院根据其 VTE 收治率排序最高的前五位主要手术名称分别是：腔静脉截断、血管操作的其他修复术、股骨骨折开放性复位术伴内固定、股骨骨折闭合性复位术伴内固定及胫骨和腓骨骨折开放性复位术伴内固定。2016—2020 年血管操作的其他修复术、骨骨折开放性复位术伴内固定、股骨骨折闭合性复位术伴内固定及胫骨和腓骨骨折开放性复位术伴内固定 VTE 收治率增长幅度较大，在专科医院 VTE 收治率排名上升；胃部分切除术伴胃空肠吻合术下肢静脉曲张的结扎术和剥脱术及其他胃全部切除术 VTE 收治率增长幅度较小，在专科医院 VTE 收治率排名有所下降。具体主要手术分布见表 5-2-1-14，手术操作见图 5-2-1-85。

表 5-2-1-13 2016—2020 年全国三级、二级医院 VTE 收治的主要手术名称（前 10）

三级医院

排名	2016 年 主要手术名称	2016 年 VTE 收治率（%）	2017 年 主要手术名称	2017 年 VTE 收治率（%）	2018 年 主要手术名称	2018 年 VTE 收治率（%）	2019 年 主要手术名称	2019 年 VTE 收治率（%）	2020 年 主要手术名称	2020 年 VTE 收治率（%）
1	腔静脉截断	92.49	腔静脉截断	92.88	腔静脉截断	95.23	腔静脉截断	96.52	腔静脉截断	97.08
2	血管操作的其他修复术	52.58	血管操作的其他修复术	53.32	血管操作的其他修复术	58.11	血管操作的其他修复术	64.31	血管操作的其他修复术	65.42
3	下肢静脉曲张的结扎术和剥脱术	7.35	下肢静脉曲张的结扎术和剥脱术	7.51	下肢静脉曲张的结扎术和剥脱术	8.16	股骨骨折开放性复位术伴内固定	8.59	股骨骨折开放性复位术伴内固定	10.77
4	股骨骨折闭合性复位术伴内固定	3.88	股骨骨折闭合性复位术伴内固定	5.04	股骨骨折开放性复位术伴内固定	6.64	下肢静脉曲张的结扎术和剥脱术	8.01	下肢静脉曲张的结扎术和剥脱术	8.68
5	股骨骨折开放性复位术伴内固定	3.78	股骨骨折开放性复位术伴内固定	4.74	股骨骨折闭合性复位术伴内固定	5.84	股骨骨折闭合性复位术伴内固定	7.13	股骨骨折闭合性复位术伴内固定	8.58
6	髋关节部分置换	3.25	髋关节部分置换	4.23	髋关节部分置换	5.58	髋关节部分置换	6.95	髋关节部分置换	8.46
7	全部膝关节置换	2.00	全部膝关节置换	2.69	全部膝关节置换	3.46	脑的其他切开术	5.05	脑的其他切开术	6.86
8	全髋关节置换	1.69	全髋关节置换	2.13	脑的其他切开术	3.24	全部膝关节切开术	3.81	全部膝关节切开术	5.07
9	脑的其他切开术	1.56	脑的其他切开术	2.13	胫骨和腓骨骨折开放性复位术伴内固定	2.60	胫骨和腓骨骨折开放性复位术伴内固定	3.57	胫骨和腓骨骨折开放性复位术伴内固定	4.42
10	胫骨和腓骨骨折开放性复位术伴内固定	1.42	胫骨和腓骨骨折开放性复位术伴内固定	1.90	全髋关节置换	2.58	—	—	—	—

二级医院

排名	2016 年 主要手术名称	2016 年 VTE 收治率（%）	2017 年 主要手术名称	2017 年 VTE 收治率（%）	2018 年 主要手术名称	2018 年 VTE 收治率（%）	2019 年 主要手术名称	2019 年 VTE 收治率（%）	2020 年 主要手术名称	2020 年 VTE 收治率（%）
1	—	—	腔静脉截断	90.38	腔静脉截断	91.65	腔静脉截断	91.88	腔静脉截断	94.50
2	—	—	血管操作的其他修复术	50.09	血管操作的其他修复术	48.49	血管操作的其他修复术	59.14	血管操作的其他修复术	62.76
3	—	—	下肢静脉曲张的结扎术和剥脱术	7.16	下肢静脉曲张的结扎术和剥脱术	7.42	下肢静脉曲张的结扎术	8.17	下肢静脉曲张的结扎术	9.29
4	—	—	股骨骨折闭合性复位术伴内固定	1.73	股骨骨折闭合性复位术伴内固定	2.54	股骨骨折开放性复位术伴内固定	3.25	股骨骨折开放性复位术伴内固定	4.70
5	—	—	股骨骨折开放性复位术伴内固定	1.62	股骨骨折开放性复位术伴内固定	2.39	股骨骨折闭合性复位术伴内固定	3.15	股骨骨折闭合性复位术伴内固定	4.61
6	—	—	髋关节部分置换	1.48	髋关节部分置换	1.89	髋关节部分置换	2.78	脑的其他切开术	4.22
7	—	—	脑的其他切开术	1.17	脑的其他切开术	1.87	脑的其他切开术	2.53	髋关节部分置换	3.96
8	—	—	全髋关节置换	1.01	全髋关节置换	1.28	其他颅骨切开术	1.68	其他颅骨切开术	2.89
9	—	—	胫骨和腓骨骨折开放性复位术伴内固定	0.59	其他和未特指的腹式全子宫切除术	1.00	胫骨和腓骨骨折开放性复位术伴内固定	1.27	胫骨和腓骨骨折开放性复位术伴内固定	1.92
10	—	—	其他和未特指的全子宫切除术	0.36	胫骨和腓骨骨折开放性复位术伴内固定	0.84	低位子宫下段剖宫产	0.05	—	—

表 5-2-1-14　2016—2020 年全国综合、专科医院 VTE 收治的主要手术名称（前 10）

综合医院

排名	2016年 第一手术名称	VTE发病率(%)	2017年 第一手术名称	VTE发病率(%)	2018年 第一手术名称	VTE发病率(%)	2019年 第一手术名称	VTE发病率(%)	2020年 第一手术名称	VTE发病率(%)
1	腔静脉截断	93.04	腔静脉截断	93.35	腔静脉截断	95.12	腔静脉截断	96.16	腔静脉截断	96.80
2	血管操作的其他修复术	53.01	血管操作的其他修复术	51.84	血管操作的其他修复术	58.23	血管操作的其他修复术	64.34	血管操作的其他修复术	65.52
3	下肢静脉曲张的结扎术和剥脱术	7.33	下肢静脉曲张的结扎术和剥脱术	7.36	下肢静脉曲张的结扎术和剥脱术	7.94	下肢静脉曲张的结扎术和剥脱术	8.07	下肢静脉曲张的结扎术	8.70
4	股骨骨折闭合性复位术伴骨内固定	3.93	股骨骨折闭合性复位术伴骨内固定	4.23	股骨骨折开放性复位术伴骨内固定	4.99	股骨骨折开放性复位术伴骨内固定	6.61	股骨骨折开放性复位术伴骨内固定	8.55
5	股骨骨折开放性复位术伴骨内固定	3.70	股骨骨折开放性复位术伴骨内固定	3.49	股骨骨折闭合性复位术伴骨内固定	4.93	股骨骨折闭合性复位术伴骨内固定	5.94	股骨骨折闭合性复位术伴骨内固定	7.35
6	髋关节部分置换术	3.29	髋关节部分置换术	3.40	髋关节部分置换术	4.37	髋关节部分置换术	5.49	髋关节部分置换术	7.02
7	全部膝关节置换术	1.95	全部膝关节置换术	2.53	全部膝关节置换术	3.27	全部膝关节置换术	4.43	脑的其他切开术	6.21
8	全髋关节置换术	1.66	脑的其他切开术	1.90	脑的其他切开术	2.91	脑的其他切开术	3.65	全部膝关节置换术	4.83
9	脑的其他切开术	1.56	全髋关节置换术	1.89	全髋关节置换术	2.31	胫骨和腓骨骨折开放性复位术伴骨内固定	2.78	胫骨和腓骨骨折开放性复位术伴复位术	3.57
10	胫骨和腓骨骨折开放性复位术伴骨内固定	1.37	胫骨和腓骨骨折开放性复位术伴骨内固定	1.44	胫骨和腓骨骨折开放性复位术伴骨内固定	2.00	—	—	—	—

专科医院

排名	2016年 第一手术名称	VTE发病率(%)	2017年 第一手术名称	VTE发病率(%)	2018年 第一手术名称	VTE发病率(%)	2019年 第一手术名称	VTE发病率(%)	2020年 第一手术名称	VTE发病率(%)
1	腔静脉截断	73.23	腔静脉截断	76.58	腔静脉截断	89.32	腔静脉截断	92.67	腔静脉截断	95.56
2	胃部分切除术伴胃空肠吻合术	10.53	下肢静脉曲张的结扎术和剥脱术	11.05	下肢静脉曲张的结扎术和剥脱术	8.53	血管操作的其他修复术	45.74	血管操作的其他修复术	50.60
3	下肢静脉曲张的结扎术和剥脱术	8.77	股骨骨折开放性复位术伴骨内固定	6.38	股骨骨折开放性复位术伴骨内固定	7.69	股骨骨折开放性复位术伴骨内固定	7.73	股骨骨折开放性复位术伴骨内固定	8.28
4	股骨骨折开放性复位术伴骨内固定	5.45	胃部分切除术伴胃空肠吻合术	5.72	胃部分切除术伴胃空肠吻合术	3.58	下肢静脉曲张的结扎术和剥脱术	7.14	股骨骨折闭合性复位术伴骨内固定	5.66
5	其他胃全部切除术	2.51	股骨骨折闭合性复位术伴骨内固定	4.47	股骨骨折闭合性复位术伴骨内固定	2.59	股骨骨折闭合性复位术伴骨内固定	5.53	胫骨和腓骨骨折开放性复位术伴骨内固定	3.58
6	大脑病损或组织的其他切除术或破坏术	2.40	大脑病损或组织的其他切除术或破坏术	2.68	根治性子宫切除术	2.25	其他和未特指的子宫切除的腹式	3.11	其他和未特指的子宫切除的腹式	3.23
7	胫骨和腓骨骨折开放性复位术伴骨内固定	2.11	胫骨和腓骨骨折开放性复位术伴骨内固定	2.68	其他和未特指的子宫切除的腹式	1.19	根治性子宫切除术	2.71	其他和未特指的子宫切除的腹式	2.26
8	其他和未特指的子宫切除的腹式	1.54	其他和未特指的子宫切除的腹式	1.36	单侧扩大的单纯乳房切除术	0.93	全子宫切除术	1.74	全子宫切除术	1.08
9	根治性子宫切除术	0.97	单侧扩大的单纯乳房切除术	1.03	腹腔镜经腹全子宫切除术	0.68	腹腔镜经腹全子宫切除术	0.82	单侧扩大的单纯乳房切除术	0.76
10	单侧扩大的单纯乳房切除术	0.95	其他和未特指的全子宫切除术	0.99	低位子宫下段剖宫产	0.05	单侧扩大的单纯乳房切除术	0.77	低位子宫下段剖宫产	0.09

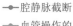
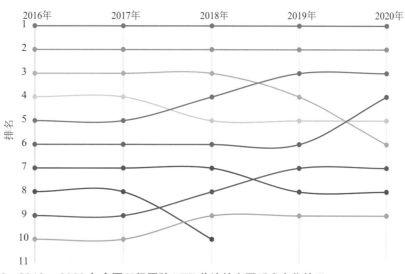

图 5-2-1-82　2016—2020 年全国三级医院 VTE 收治的主要手术变化情况

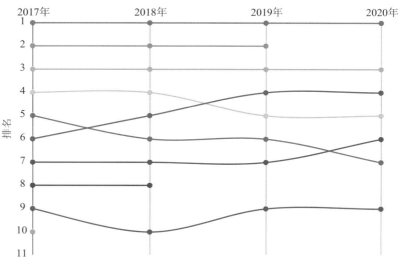

图 5-2-1-83　2016—2020 年全国二级医院 VTE 收治的主要手术变化情况

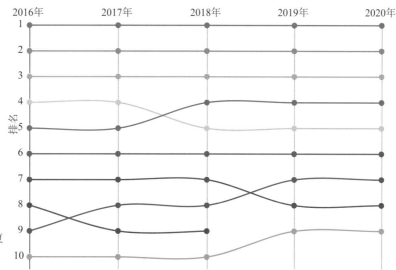

图 5-2-1-84　2016—2020 年全国综合医院 VTE 收治的主要手术变化情况

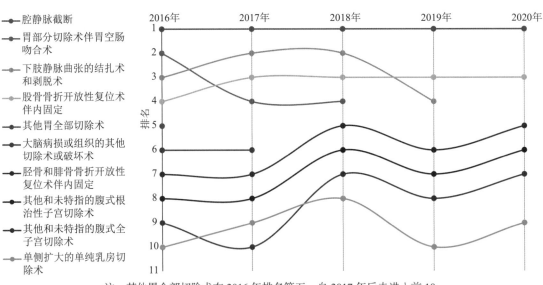

注：其他胃全部切除术在 2016 年排名第五，自 2017 年后未进入前 10。

图 5-2-1-85 2016—2020 年全国专科医院 VTE 收治的主要手术变化情况

三、总结

自 2018 年 10 月起，国家卫生健康委员会积极推动开展"全国肺栓塞和深静脉血栓形成防治能力建设项目"，通过规范医疗机构内 VTE 的临床管理，构建医疗机构 VTE 防治管理体系，对医院获得性 VTE 发生率、VTE 相关病死率等指标进行定期检测。本部分报告收集了 2016—2020 年全国公立医院收治 VTE 患者的相关数据，分析了 VTE 防治管理体系监测的相关指标情况。报告发现，2016—2020 年全国公立医院 VTE 收治率为 7.24‰，且有逐年上升的趋势；VTE 病死率为 2.79%，其中单纯 PE 的发生率高达 8.15%。报告在探索易发、高发 VTE 风险的科室与手术时，发现心脏大血管外科专业、介入放射学专业、重症医学科等科室的患者，在进行腔静脉截断、血管操作的其他修复术等手术时都会伴随着较高的 VTE 发生率。VTE 不仅会给患者带来死亡风险的提高，还会导致患者平均住院天数的延长、住院医疗费用的增加以及再住院率的升高等，但是 VTE 可防、可控、可预测，VTE 的预防远比治疗更重要，针对重点科室以及重点手术，提高认识、规范临床、深化研究、做好预防对降低 VTE 发生率具有重要意义。

第二节 静脉血栓栓塞症预防指标分析

本部分数据来源于国家医疗质量管理与控制信息网（www.ncis.cn）的"全国医疗质量抽样调查平台"中2020年度国家各级各类医疗机构填报的静脉血栓栓塞症（venous thrombosis embolism，VTE）预防相关数据。

一、2020年医院内部VTE预防管理情况分析

填报VTE预防工作开展情况采集项的医疗机构共5610家，其中实际开展预防工作的医疗机构3623家（64.58%），未开展的医疗机构1987家（35.42%）（表5-2-2-1、图5-2-2-1）。

表5-2-2-1 各类别医疗机构纳入静脉血栓栓塞症规范预防调研分析的机构分布（家）

机构类别	专科类别	开展预防工作					未开展预防工作					合计
		三级公立	二级公立	三级民营	二级民营	合计	三级公立	二级公立	三级民营	二级民营	合计	
综合医院	/	1149	1587	79	264	3079	129	911	22	428	1490	4569
专科医院	肿瘤专科	37	7	4	9	57	11	6	5	10	32	89
	妇产、妇儿专科	19	7	7	42	75	2	5	4	82	93	168
	妇幼保健院	118	211	–	–	329	48	229	–	–	277	606
	儿童专科	13	1	–	–	14	14	5	–	–	19	33
	心血管专科	11	–	–	–	11	4	–	–	–	4	15
	传染病专科	50	8	–	–	58	21	51	–	–	72	130
总计		1397	1821	90	315	3623	229	1207	31	520	1987	5610

注：此部分委属委管仅分析综合委属委管医院。

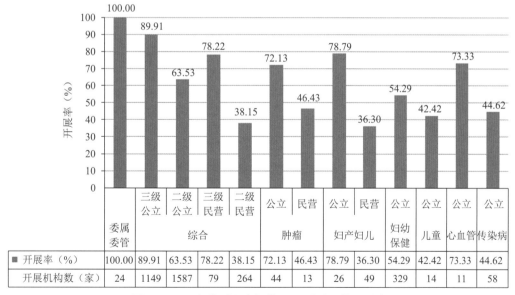

图5-2-2-1 各类别医疗机构VTE预防工作开展率

1. 开展VTE预防工作的临床科室

开展VTE预防工作的3623家医疗机构中，1410家（38.93%）VTE预防工作在全院所有临床科室开

展，2101 家（57.99%）在部分重点科室开展，其余机构 112 家（3.09%）医院层面未设置重点开展 VTE 预防工作科室（图 5-2-2-2）。

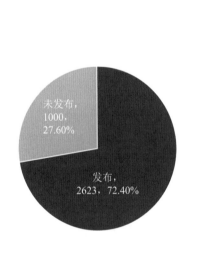
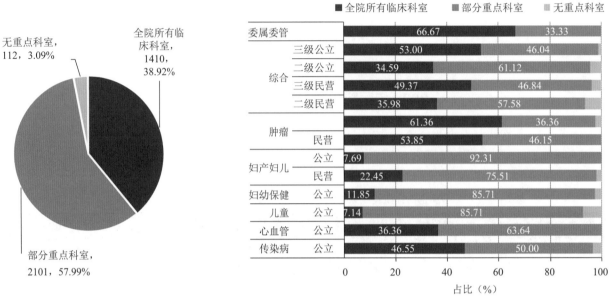

图 5-2-2-2　开展 VTE 预防工作的临床科室分布情况

2. 院内 VTE 预防工作方案／诊疗规范／指南发布情况

开展 VTE 预防工作的 3623 家医疗机构中，有 2623 家（72.40%）发布院内 VTE 预防工作方案／诊疗规范／指南，1000 家（27.60%）未发布相关文件（图 5-2-2-3）。

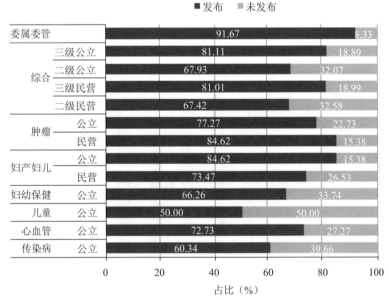

图 5-2-2-3　各类别医疗机构院内 VTE 预防工作方案／诊疗规范／指南发布情况

3. 开展 VTE 预防工作的职能主管部门

开展 VTE 预防工作的 3623 家医疗机构中，职能主管部门主要为医务处（1868 家，51.56%），其次为护理部（725 家，20.01%）、质量管理部门（379 家，10.46%）、其他部门（41 家，1.13%），无职能主管部门的医疗机构有 610 家（16.84%）（图 5-2-2-4）。

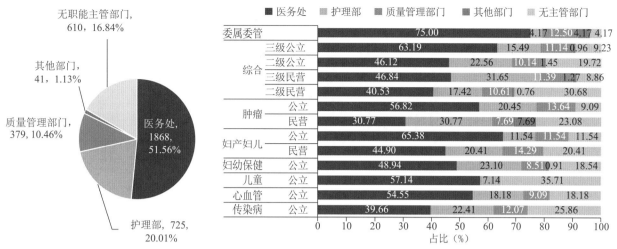

图 5-2-2-4 各类别医疗机构开展 VTE 预防工作的职能主管部门分布情况

二、2020 年医院内部 VTE 预防实施情况分析

1. VTE 风险评估情况

在院内开展了 VTE 预防工作的 3623 家医疗机构中，1947 家医疗机构填报的"住院期间接受 VTE 风险评估例数""住院患者 24 小时内接受 VTE 风险评估例数"为有效数据，纳入 VTE 风险评估情况分析（表 5-2-2-2）。

表 5-2-2-2 各类别医疗机构纳入 VTE 风险评估情况分析的机构分布（家）

机构类别	专科类别	三级公立	二级公立	三级民营	二级民营	合计
综合医院	/	698	761	40	124	1623
专科医院	肿瘤专科	29		8		37
	妇产、妇儿专科	19		30		49
	妇幼保健院	195		–		195
	儿童专科	7		–		7
	心血管专科	4		–		4
	传染病专科	32		–		32
合计		1745		202		1947

纳入此部分分析的医疗机构中，VTE 风险评估率均值为 50.39%，24 小时内 VTE 风险评估率均值为 46.47%。综合医院中，三级医院 VTE 风险评估率、24 小时内 VTE 风险评估率高于二级医院；同级别医疗机构中，公立医院 VTE 风险评估率、24 小时内 VTE 风险评估率高于民营医院。专科医疗机构中，妇产、妇儿专科 VTE 风险评估率相对较高（儿科专科、心血管专科、传染病专科数据较少未在统计图中展示）。分布形态上，委属委管医院 VTE 评估率呈左偏分布，提示评估率集中在均值以上；三级、二级公立医院 VTE 评估率呈双峰分布，上、下四分位数附近峰度较高，提示各机构间评估率呈两级分化；肿瘤专科 VTE 评估率呈右偏分布，提示绝大多数机构评估率较低，在均值以下（图 5-2-2-5 至图 5-2-2-8）。

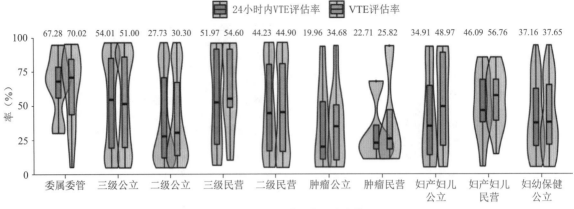

图 5-2-2-5　各类别医疗机构 VTE 风险评估率、24 小时内 VTE 风险评估率四分位分布

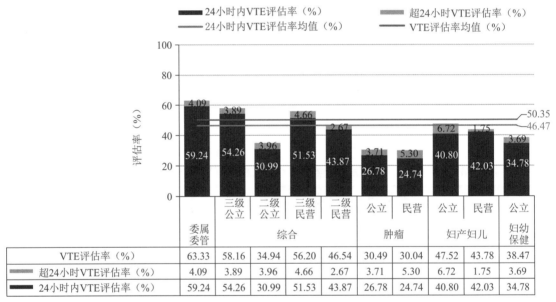

	委属委管	综合				肿瘤		妇产妇儿		妇幼保健
		三级公立	二级公立	三级民营	二级民营	公立	民营	公立	民营	公立
VTE评估率（%）	63.33	58.16	34.94	56.20	46.54	30.49	30.04	47.52	43.78	38.47
超24小时VTE评估率（%）	4.09	3.89	3.96	4.66	2.67	3.71	5.30	6.72	1.75	3.69
24小时内VTE评估率（%）	59.24	54.26	30.99	51.53	43.87	26.78	24.74	40.80	42.03	34.78

图 5-2-2-6　各类别医疗机构超 24 小时 VTE 风险评估率、24 小时内 VTE 风险评估率

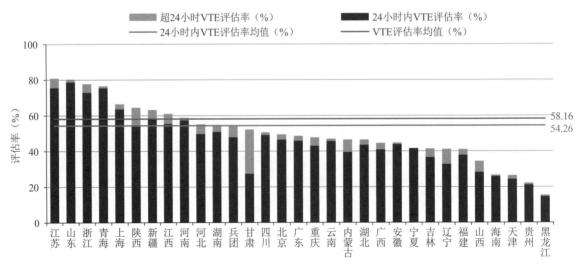

图 5-2-2-7　2020 年全国各省（自治区、直辖市）三级公立医院超 24 小时 VTE 风险评估率、24 小时内 VTE 风险评估率

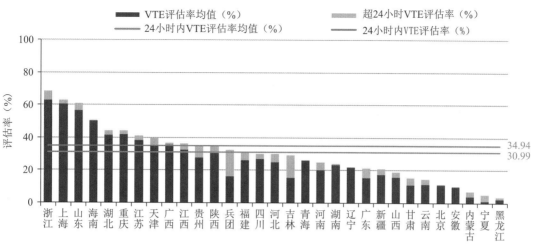

图 5-2-2-8　2020 年全国各省（自治区、直辖市）二级公立医院超 24 小时 VTE 风险评估率、24 小时内 VTE 风险评估率

2. 中高危 VTE 患者比例、出血风险评估与 VTE 预防实施情况

在院内开展了 VTE 预防工作的 3623 家医疗机构中，1509 家医疗机构填报的"住院期间 VTE 风险评估为中高危的患者例数""住院期间接受出血风险评估的住院患者例数""接受 VTE 预防措施的出院患者例数"为有效数据，纳入本部分分析（表 5-2-2-3）。

表 5-2-2-3　各类别医疗机构纳入中高危 VTE 患者比例、出血风险评估与 VTE 预防实施情况分析的机构分布（家）

机构类别	专科类别	三级公立	二级公立	三级民营	二级民营	合计
综合医院	/	516	622	26	96	1260
专科医院	肿瘤专科	19		7		26
	妇产、妇儿专科	13		27		40
	妇幼保健院	156		–		156
	儿童专科	2		–		2
	心血管专科	3		–		3
	传染病专科	22		–		22
合计		1353		156		1509

纳入分析的医疗机构中，VTE 风险评估为中高危住院患者的比例（以下简称中高危风险比例）均值为 17.64%，住院期间接受出血风险评估的住院患者比例（以下简称出血评估率）均值为 18.00%，住院期间接受 VTE 预防的出院患者比例（以下简称 VTE 预防率）均值为 26.83%。除三级公立医院，肿瘤专科公立医院外，其他各类别医疗机构出血评估率、VTE 预防率均高于评估为中高危风险患者的比例（儿科专科、心血管专科、传染病专科数据较少未在统计图中展示）。分布形态上，除外委属委管医院，其他各类机构以上三类评估率主要呈右偏分布，提示绝大多数机构评估率较低，在均值以下，少数机构评估率较高（图 5-2-2-9 至图 5-2-2-12）。

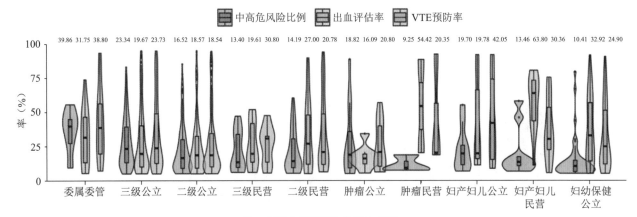

注：图形上方数值为各组中位数

图 5-2-2-9　各类别医疗机构 VTE 评估中高危风险比例、出血评估率、VTE 预防率四分位分布

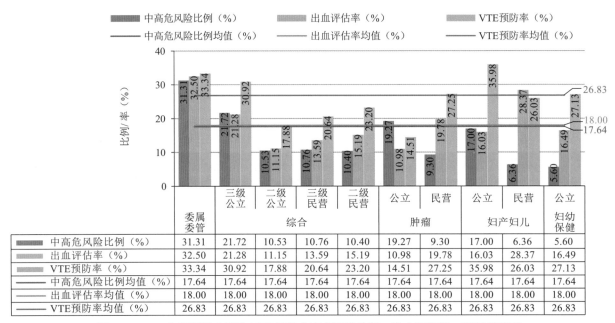

	委属委管	综合				肿瘤		妇产妇儿		妇幼保健
		三级公立	二级公立	三级民营	二级民营	公立	民营	公立	民营	公立
中高危风险比例（%）	31.31	21.72	10.53	10.76	10.40	19.27	9.30	17.00	6.36	5.60
出血评估率（%）	32.50	21.28	11.15	13.59	15.19	10.98	19.78	16.03	28.37	16.49
VTE预防率（%）	33.34	30.92	17.88	20.64	23.20	14.51	27.25	35.98	26.03	27.13
中高危风险比例均值（%）	17.64	17.64	17.64	17.64	17.64	17.64	17.64	17.64	17.64	17.64
出血评估率均值（%）	18.00	18.00	18.00	18.00	18.00	18.00	18.00	18.00	18.00	18.00
VTE预防率均值（%）	26.83	26.83	26.83	26.83	26.83	26.83	26.83	26.83	26.83	26.83

图 5-2-2-10　各类别医疗机构 VTE 评估中高危风险比例、出血评估率、VTE 预防率

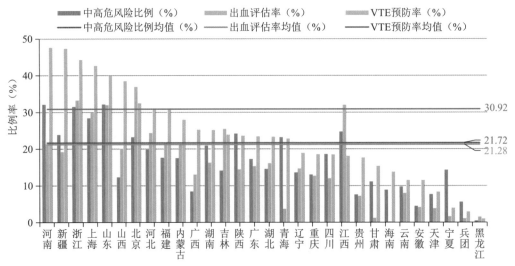

图 5-2-2-11　2020 年全国各省（自治区、直辖市）三级公立医院 VTE 评估中高危风险比例、出血评估率、VTE 预防率

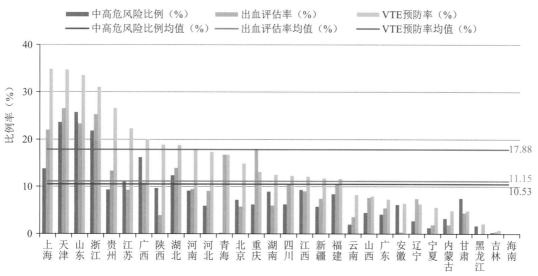

图 5-2-2-12　2020 年全国各省（自治区、直辖市）二级公立医院 VTE 评估中高危风险比例、出血评估率、VTE 预防率

三、不同管理模式下 VTE 风险评估情况、中高危患者 VTE 预防实施情况

开展 VTE 预防相关工作的临床科室为全院所有临床科室时，VTE 风险评估率、24 小时内 VTE 风险评估率最高，分别为 65.11%、60.42%，是仅在部分重点科室开展时 VTE 风险评估率的 2.01、2.05 倍，且远高于无重点科室时 VTE 风险评估率（图 5-2-2-13）；出血评估率、VTE 预防率分别为 25.10%、35.48%，高于仅部分重点科室开展及无重点科室开展（图 5-2-2-14）。

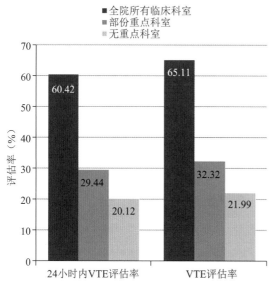

图 5-2-2-13　开展 VTE 预防相工作的临床科室与 VTE 风险评估情况

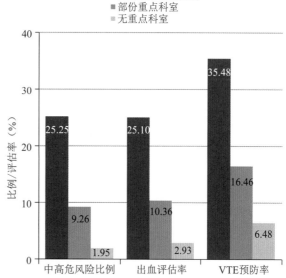

图 5-2-2-14　开展 VTE 预防相工作适用的临床科室与中高危患者 VTE 预防实施情况

院内有 VTE 预防工作方案 / 诊疗规范 / 指南发布的医疗机构，VTE 风险评估率为 53.53%、24 小时内 VTE 风险评估率为 49.55%，是未发布相关制度医疗机构 VTE 风险评估率的 1.78、1.84 倍（图 5-2-2-15）；出血评估率、VTE 预防率分别为 19.97%、28.87%，高于未发布 VTE 预防工作方案 / 诊疗规范 / 指南的医疗机构（图 5-2-2-16）。

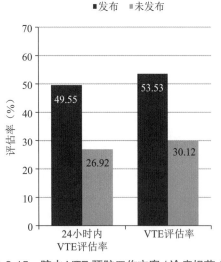

图 5-2-2-15　院内 VTE 预防工作方案 / 诊疗规范 / 指南
发布与 VTE 风险评估情况

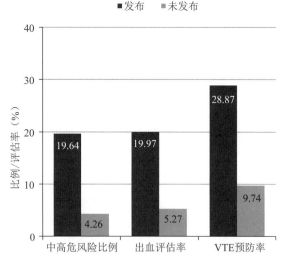

图 5-2-2-16　院内 VTE 预防工作方案 / 诊疗规范 / 指南
发布与中高危患者 VTE 预防实施情况

开展 VTE 预防工作的职能主管部门为质量管理部门时 VTE 风险评估率、24 小时内风险评估率最高，分别为 55.71%、51.78%，其次为主管部门为医务处，无职能主管部门情况下 VTE 风险评估率最低（图 5-2-2-17）；开展 VTE 预防工作的职能主管部门为质量管理部门、医务处以及其他部门时，出血评估率与 VTE 预防率均高于主管部门为护理部和无职能主管部门（图 5-2-2-18）。

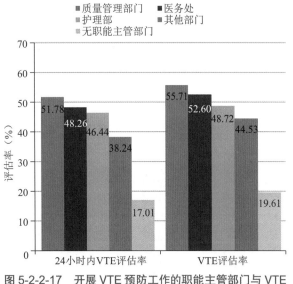

图 5-2-2-17　开展 VTE 预防工作的职能主管部门与 VTE
风险评估情况

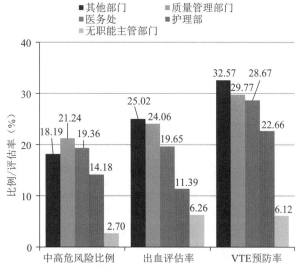

图 5-2-2-18　开展 VTE 预防工作的职能主管部门与
中高危患者 VTE 预防实施情况

四、2020 年高风险患者 VTE 预防实施情况分析

（一）入住 ICU 患者 VTE 预防实施情况

"重症 ICU 患者预防静脉血栓栓塞症（VTE）"部分纳入分析的医疗机构共 1098 家：其中三级公立、二级公立、三级民营、二级民营综合医院分别为 522、437、26、32 家，各类别专科医疗机构数量均少于 25 家（未展示）。

［分子］同期入住 ICU 患者"急性生理和慢性健康评分－Ⅱ（APACHE-Ⅱ）＞12 分"且有 VTE 风

险评估记录的例数

［分母］同期入住 ICU 患者"急性生理和慢性健康评分 – Ⅱ（APACHE- Ⅱ）＞12 分"的出 ICU 例数
相关数据如图 5-2-2-19 及图 5-2-2-20 所示。

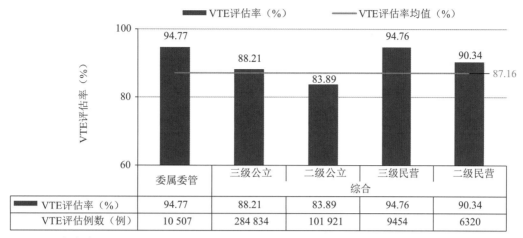

	委属委管	三级公立	二级公立	三级民营	二级民营
VTE评估率（%）	94.77	88.21	83.89	94.76	90.34
VTE评估例数（例）	10 507	284 834	101 921	9454	6320

图 5-2-2-19　2020 年各类别医疗机构入住 ICU "急性生理和慢性健康评分 - Ⅱ（APACHE- Ⅱ）＞12 分患者 VTE 风险评估率

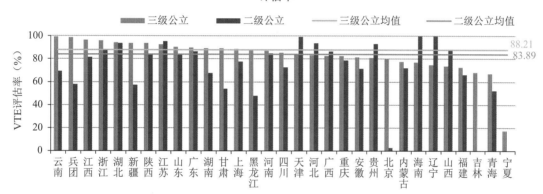

图 5-2-2-20　2020 年全国各省（自治区、直辖市）三级、二级公立医院入住 ICU "急性生理和慢性健康评分 - Ⅱ
（APACHE- Ⅱ）＞12 分患者 VTE 风险评估率

（二）恶性肿瘤（住院手术）患者 VTE 预防实施情况

"恶性肿瘤（住院手术）患者预防静脉血栓栓塞症（VTE）"部分纳入分析的医疗机构类别分布与数
量情况如下表（表 5-2-2-4），肺癌、结直肠癌、胃癌、乳腺癌、肝癌、食管癌分别纳入 1303、1768、
1624、1893、1187、1074 家医疗机构。

表 5-2-2-4　各医疗机构类别医疗机构恶性肿瘤（住院手术）患者静脉血栓栓塞症（VTE）预防抽样机构数（家）

机构类别	级别、所有制	肺癌	结直肠癌	胃癌	乳腺癌	肝癌	食管癌
委属委管	/	20	21	20	20	19	19
综合	三级公立	770	834	814	825	727	618
	二级公立	405	761	656	770	358	353
	三级民营	50	57	55	55	46	36
	二级民营	49	82	64	80	27	42
肿瘤	公立	24	26	27	28	25	21
	民营	5	8	8	6	4	4

机构类别	级别、所有制	肺癌	结直肠癌	胃癌	乳腺癌	肝癌	食管癌
妇产妇儿	公立	–	–	–	14	–	–
	民营	–	–	–	1	–	–
妇幼保健	公立	–	–	–	114	–	–
	全国	1303	1768	1624	1893	1187	1074

1. 肺癌（图 5-2-2-21、图 5-2-2-22）

[分子] 同期肺癌（根治手术）治疗前有 VTE 风险评估记录的例数

[分母] 肺癌（根治手术）住院治疗出院例数

注释：肺癌（根治手术）住院治疗出院例数

（1）主要诊断或其他诊断编码 ICD-10 以 C34 开头；

（2）手术操作编码 ICD-9-CM-3 以 32.4、32.5、32.6 开头的出院患者总和。

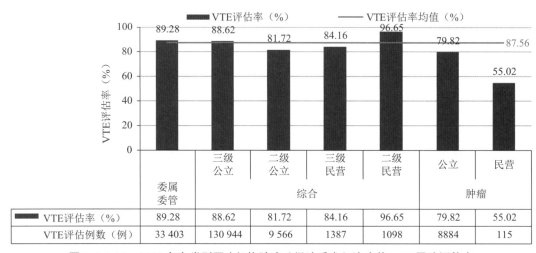

图 5-2-2-21　2020 年各类别医疗机构肺癌（根治手术）治疗前 VTE 风险评估率

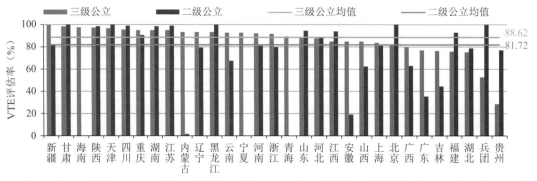

图 5-2-2-22　2020 年全国各省（自治区、直辖市）三级、二级公立医院肺癌（根治手术）治疗前 VTE 风险评估率

2. 结直肠癌（图 5-2-2-23、图 5-2-2-24）

[分子] 同期结直肠癌（根治手术）治疗前有 VTE 风险评估记录的例数

[分母] 结直肠癌（根治手术）住院治疗出院例数

注释：结直肠癌（根治手术）住院治疗出院例数

（1）主要诊断或其他诊断编码 ICD-10 以 C18、C19、C20 开头；

（2）手术操作编码 ICD-9-CM-3 以 45.7、48.4、48.5、48.6 开头的出院患者总和。

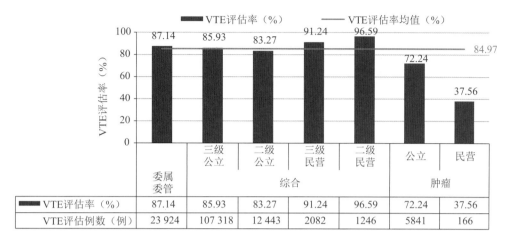

图 5-2-2-23　2020 年各类别医疗机构结直肠癌（根治手术）治疗前 VTE 风险评估率

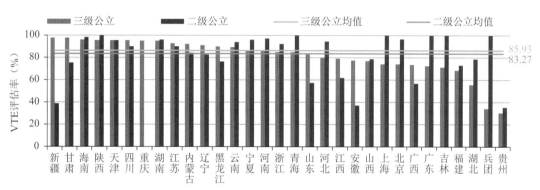

图 5-2-2-24　2020 年全国各省（自治区、直辖市）三级、二级公立医院结直肠癌（根治手术）治疗前 VTE 风险评估率

3. 胃癌（图 5-2-2-25、图 5-2-2-26）

［分子］同期胃癌（根治手术）治疗前有 VTE 风险评估记录的例数

［分母］胃癌（根治手术）住院治疗出院例数

注释：胃癌（根治手术）住院治疗出院例数

（1）主要诊断或其他诊断编码 ICD-10 以 C16 开头；

（2）手术操作编码 ICD-9-CM-3 以 43.5、43.6、43.7、43.9 开头的出院患者总和。

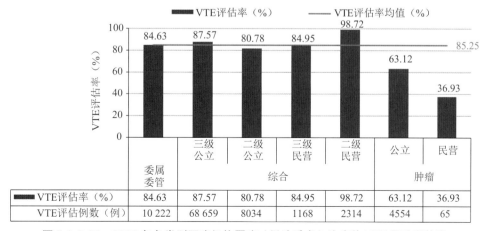

图 5-2-2-25　2020 年各类别医疗机构胃癌（根治手术）治疗前 VTE 风险评估率

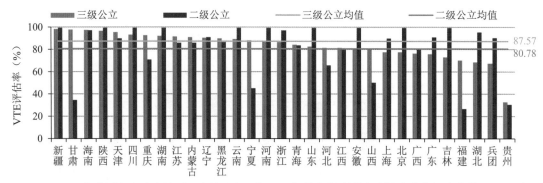

图 5-2-2-26　2020 年全国各省（自治区、直辖市）三级、二级公立医院胃癌（根治手术）治疗前 VTE 风险评估率

4. 乳腺癌（图 5-2-2-27、图 5-2-2-28）

［分子］同期乳腺癌（根治手术）治疗前有 VTE 风险评估记录的例数

［分母］乳腺癌（根治手术）住院治疗出院例数

注释：乳腺癌（根治手术）住院治疗出院例数

（1）主要诊断或其他诊断编码 ICD-10 以 C50 开头；

（2）手术操作编码 ICD-9-CM-3 以 85.4、85.21 开头的出院患者总和。

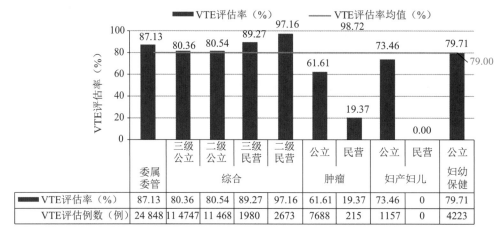

	委属委管	综合				肿瘤		妇产妇儿		公立妇幼保健
		三级公立	二级公立	三级民营	二级民营	公立	民营	公立	民营	
VTE评估率（%）	87.13	80.36	80.54	89.27	97.16	61.61	19.37	73.46	0	79.71
VTE评估例数（例）	24 848	11 4747	11 468	1980	2673	7688	215	1157	0	4223

图 5-2-2-27　2020 年各类别医疗机构乳腺癌（根治手术）治疗前 VTE 风险评估率

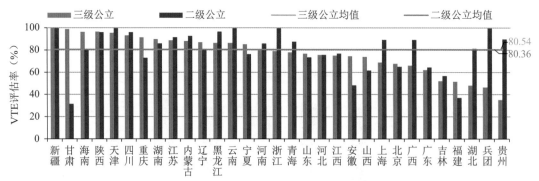

图 5-2-2-28　2020 年全国各省（自治区、直辖市）三级、二级公立医院乳腺癌（根治手术）治疗前 VTE 风险评估率

5. 肝癌（图 5-2-2-29、图 5-2-2-30）

［分子］同期肝癌（根治手术）治疗前有 VTE 风险评估记录的例数

［分母］肝癌（根治手术）住院治疗出院例数

注释：肝癌（根治手术）住院治疗出院例数

（1）主要诊断或其他诊断编码 ICD-10 以 C22 开头；

（2）手术操作编码 ICD-9-CM-3 以 50.2、50.3、50.4、50.5 开头的出院患者总和。

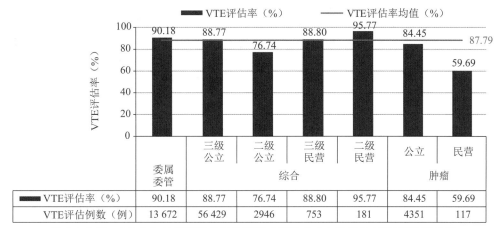

	委属委管	综合				肿瘤	
		三级公立	二级公立	三级民营	二级民营	公立	民营
■ VTE评估率（%）	90.18	88.77	76.74	88.80	95.77	84.45	59.69
VTE评估例数（例）	13 672	56 429	2946	753	181	4351	117

图 5-2-2-29　2020 年各类别医疗机构肝癌（根治手术）治疗前 VTE 风险评估率

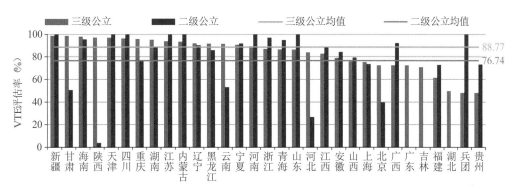

图 5-2-2-30　2020 年全国各省（自治区、直辖市）三级、二级公立医院肝癌（根治手术）治疗前 VTE 风险评估率

6. 食管癌（图 5-2-2-31、图 5-2-2-32）

［分子］同期食管癌（根治手术）治疗前有 VTE 风险评估记录的例数

［分母］食管癌（根治手术）住院治疗出院例数

注释：食管癌（根治手术）住院治疗出院例数

（1）主要诊断或其他诊断编码 ICD-10 以 C15 开头

（2）手术操作编码 ICD-9-CM-3 以 42.5、42.6 开头的出院患者总和。

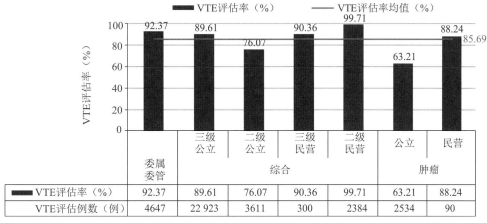

	委属委管	综合				肿瘤	
		三级公立	二级公立	三级民营	二级民营	公立	民营
■ VTE评估率（%）	92.37	89.61	76.07	90.36	99.71	63.21	88.24
VTE评估例数（例）	4647	22 923	3611	300	2384	2534	90

图 5-2-2-31　2020 年各类别医疗机构食管癌（根治手术）治疗前 VTE 风险评估率

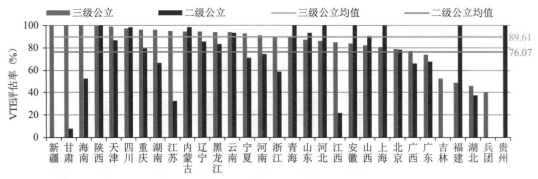

图 5-2-2-32　2020 年全国各省（自治区、直辖市）三级、二级公立医院食管癌（根治手术）治疗前 VTE 风险评估率

第三章

日间医疗质量安全分析

自 2015 年以来，国家卫生健康委发布了一系列关于推动日间医疗开展的政策文件，积极推进日间医疗服务模式，探索规范日间医疗管理体系和临床诊疗流程。本部分综合运用临床医学、卫生经济学、管理学等相关理论与方法分析国家医疗质量管理与信息控制网（NCIS）调查采集 2020 年度日间手术 / 化疗质量与安全评价指标，数据采集时间为 2020 年 1 月 1 日至 2020 年 12 月 31 日，共纳入 1377 家开展日间手术和 364 家开展日间化疗的医疗机构。

一、日间手术开展情况

2020 年共 1377 家医疗机构（三级医疗机构 1042 家，二级医疗机构 335 家）纳入统计分析，样本量较 2019 年增加 585 家。其中，324 家医疗机构设有独立日间手术中心（三级医疗机构 236 家，二级医疗机构 88 家）。纳入统计的 324 家独立日间手术中心实际开放床位数为 6181 张，中位数为 13 张，均值为 19.08 张，开放床位总数较 2019 年增加了 1104 张。

统计时间段内，纳入统计分析的 1377 家医疗机构开展日间手术总量为 172.22 万台，较去年增加 53.94 万台，增幅 45.60%，其中三级医疗机构日间手术量为 155.88 万台，二级医疗机构日间手术量为 16.33 万台。日间手术患者数量最多的主要诊断分别是老年性白内障（H25）、乳房良性肿瘤（D24）和包皮过长、包茎和嵌顿包茎（N47）、其他白内障（H26）和腹股沟疝（K40）。相关手术例数和每住院人次费用见表 5–3–1–1。

表 5–3–1–1　全国日间手术患者主要诊断疾病谱及每住院人次费用

主要诊断疾病谱	2019 年		2020 年	
	例数（例）	每住院人次费用（元）	例数（例）	每住院人次费用（元）
老年性白内障	221 398	6057.81	214 497	5877.66
乳房良性肿瘤	94 512	5116.94	97 032	5580.91
包皮过长、包茎和嵌顿包茎	60 450	2212.11	62 017	2097.22
其他白内障	32 372	6413.21	48 480	4890.07
腹股沟疝	43 372	6312.65	45 880	4200.38

二、日间化疗开展情况

全国共有 364 家医疗机构纳入日间化疗开展情况统计分析，其中 130 家医疗机构设置独立的日间化疗中心，开展日间化疗总量为 134.93 万人次。由独立日间化疗中心收治人次数为 24.73 万人次，由非日间化疗中心收治的人次数为 76.90 万人次，门诊方式收治人次数为 33.30 万人次。日间化疗患者每千化疗人次不良事件发生例数为 0.87 例。常见日间化疗不良事件，如化疗导管不良事件、给药环节用药错误、导管相关性感染事件的发生例数分别为 0.81 例 / 千人、0.06 例 / 千人和 0.23 例 / 千人。日间化疗患者出院后 7 日内随访完成率中位数为 74.27%。

全国医疗机构收治日间化疗患者最多的前五位主要诊断分别是乳房恶性肿瘤（C50）、支气管和肺恶性肿瘤（C34）、胃恶性肿瘤（C16）、结肠恶性肿瘤（C18）和直肠恶性肿瘤（C20），相关病种诊疗例次和均次费用见表 5-3-1-2。

表 5-3-1-2　全国日间化疗患者主要诊断疾病谱及每住院人次费用

主要诊断疾病谱	2019 年		2020 年	
	例数（例）	每住院人次费用（元）	例数（例）	每住院人次费用（元）
乳房恶性肿瘤	146 797	6443.15	235 144	4685.73
支气管和肺恶性肿瘤	61 227	7493.8	114 108	6141.28
胃恶性肿瘤	36 513	6051.02	68 870	5510.58
结肠恶性肿瘤	32 686	7914.67	61 542	7198.62
直肠恶性肿瘤	27 124	7801.37	47 884	6943.07

三、问题与下一步工作建议

日间医疗服务模式在提高医疗机构运行效率、降低每住院人次费用、提升患者满意度方面具有明显优势，但相关管理机制尚未健全、医保支付方式也未能完全接轨，在一定程度上阻碍了日间医疗的发展。建议围绕日间医疗服务的质量与安全、效率与效益、患者体验、医保支付等方面加强研究，及时制定相关管理制度与规范，推动日间医疗服务高质量发展。

· 附录

全国各省（自治区、直辖市）及填报医院填报情况

自 2015 年起，国家卫生健康委员会每年组织开展全国医疗服务和质量安全数据网络抽样调查，并在此基础上形成了年度《国家医疗服务与质量安全报告》（简称《报告》），为全面评估我国医疗服务与质量管理现况、促进医疗质量提升等方面提供了较为客观、科学的数据参考，一直受到行业内外的广泛关注。在数据抽样调查中，参与数据网络上报的医院均表现出极大的热情和工作积极性，通过所填报的数据充分展现了本医疗机构的医疗服务状况及医疗质量水平，共同为科学评价行业医疗质量水平提供了充足的数据基础。但在整理各级医疗机构上报的数据中，我们发现，医疗机构填报工作执行的完整度、有效性、工作效率、数据正确性等均有所差异，部分数据指标的填报情况直接反映出医疗机构医疗质量管理能力和水平，基本折射出医疗机构对医疗质量管理的重视程度。因此，自 2018 年度开始，《报告》以全国医疗服务与质量安全数据抽样调查数据结果为依据，遴选客观指标对医疗机构在本项工作中所展现的医疗质量管理水平进行星级医院评价，以加强医疗质量精细化管理的政策导向作用，鼓励先进，促进各级各类医疗机构更加重视医疗质量数据化管理及信息上报工作；同时督促各级卫生健康行政部门及医疗机构进一步加强医疗质量标化管理，提高质量管理信息化水平。

2020 年全国医疗质量抽样调查基本延续 2019 年逻辑校验、区间设置、异常值提醒、数据提交限制等设置，以填报完整度、病案首页上传情况、工作配合度、重点病种数据、重点手术数据、恶性肿瘤数据、过程质量标准数据、不良事件等重点填报数据质量为主要评分依据。

星级医院评分依据上报数据质量情况，按照附表 1 所列的各管评价指标进行加分或减分。全部医疗机构统一标准，统一设定各医疗机构填报工作质量均应当具备 8（★）级水平，然后根据各医疗机构填报数据实际情况进行加分或减分（★代表 1 分，☆代表 0.5 分），9★ 为最高分，0 为最低分，用 0 表示。

附表 1　星级医院评分指标及分值情况

考核类型	星级类别	考核项目	得星数（★ = 1 星；☆ = 0.5 星）	核算标准	分值
医院整体填报情况	1	数据上报情况	扣★	未在 NCIS 系统填报出院人次或未上传病案首页数据。（若当年无出院人次的医院不考察）（当年无出院人次的定义：编制床位数等于 0，或 NCIS 系统中备注该医院当年未收治住院患者）	−1

续表

考核类型	星级类别	考核项目	得星数（★=1星；☆=0.5星）	核算标准	分值
医院整体填报情况	2	病案首页上传情况	扣★	未上传病案首页数据；若该机构的 NCIS 数据中勾选"已上传首页数据"，但实际未上传病案首页数据；（若当年无出院人次的医院不考察）	−1
	3	填报完整度（t）	扣★	若无出院人次，t＜80%；若有出院人次，t＜95%；（若已上传病案首页数据的医院不考察）	−1
	4	工作配合度	扣★	数据核查/清洗阶段不配合编写组人员电话沟通（黑白名单–尚未提供）；医院登记信息中无数据填报人或联系电话，或联系电话错误	−1
重点填报项数据质量	5	运行类指标（x，指本考核填报项内数据不符合逻辑规则、空值的项目数占本考核项总数的比例）	扣☆	25%＜x≤50%	−0.5
	5	运行类指标（x，指本考核填报项内数据不符合逻辑规则、空值的项目数占本考核项总数的比例）	扣★	x＞50%	−1
	6	重点病种&手术数据&恶性肿瘤数据质量（x，指本考核填报项内数据"/"、"//"、空值的项目数占本考核项总数的比例）	扣☆	25%＜x≤50%（若已上传病案首页数据的医院或当年无出院人次的医院不考察）	−0.5
	6	重点病种&手术数据&恶性肿瘤数据质量（x，指本考核填报项内数据"/"、"//"、空值的项目数占本考核项总数的比例）	扣★	x＞50%（若已上传病案首页数据的医院或当年无出院人次的医院不考察）	−1
	6	重点病种&手术数据&肿瘤全"0"率	扣★	本考核项内所有指标均为0（若已上传病案首页数据的医院或当年无出院人次的医院不考察）	−1
	7	不良事件数据质量（x，指本考核填报项内数据"/"、"//"、空值的项目数占本考核项总数的比例）	扣☆	25%＜x≤50%	−0.5
	7	不良事件数据质量（x，指本考核填报项内数据"/"、"//"、空值的项目数占本考核项总数的比例）	扣★	x＞50%	−1
	7	不良事件数据质量全"0"率	扣★	本考核项内所有指标均为0	−1
	8	过程质量指标（x，指本考核填报项内数据"/"、"//"、空值的项目数占本考核项总数的比例）	扣☆	25%＜x≤50%（若当年无出院人次的医院不考察）	−0.5
	8	过程质量指标（x，指本考核填报项内数据"/"、"//"、空值的项目数占本考核项总数的比例）	扣★	x＞50%（若当年无出院人次的医院不考察）	−1
	8	过程质量指标全"0"率	扣★	本考核项内所有指标均为0（若当年无出院人次的医院不考察）	−1

续表

考核类型	星级类别	考核项目	得星数（★ =1 星；☆ =0.5 星）	核算标准	分值
重点填报项数据质量	9	专业指标不符合逻辑率（x，指本考核填报项内数据不符合逻辑规则的项目数占需扶额逻辑规则考核项总数的比例）	扣☆	25% ＜ x ≤ 50%	−0.5
	9	专业指标不符合逻辑率（x，指本考核填报项内数据不符合逻辑规则的项目数占需扶额逻辑规则考核项总数的比例）	扣★	x ＞ 50%	−1

对 2020 年各省（自治区、直辖市）星级评分（满分 9 分）均值进行从小到大排序（附表 2）。

附表 2　各省（自治区、直辖市）（包含新疆兵团）数据质量评分平均得分情况

省（自治区、直辖市）	医疗机构数	完整度（％）	整体"/"率（％）	星级总评分	省（自治区、直辖市）	医疗机构数	完整度（％）	整体"/"率（％）	星级总评分
新疆兵团	20	97.56	17.46	7.63	内蒙古	229	94.52	22.38	6.64
浙江	314	96.97	15.59	7.26	辽宁	321	96.06	22.69	6.63
上海	135	95.32	17.14	7.06	甘肃	110	95.02	22.04	6.55
广东	640	95.42	19.32	7.03	江西	291	94.68	18.91	6.53
河南	533	99.10	22.08	7.02	湖北	220	89.95	15.51	6.49
四川	510	95.61	20.35	6.97	重庆	222	93.27	21.42	6.41
广西	282	95.34	21.84	6.93	天津	175	98.61	23.92	6.36
福建	174	94.18	18.48	6.91	贵州	392	97.71	29.01	6.33
山西	311	97.97	21.70	6.86	海南	60	94.43	20.84	6.33
江苏	361	93.90	19.90	6.77	吉林	203	94.26	26.54	6.26
宁夏	47	93.35	23.02	6.74	青海	64	88.45	22.17	6.20
新疆	191	97.89	23.51	6.73	黑龙江	141	91.52	21.54	6.15
陕西	267	96.68	21.42	6.68	云南	502	93.97	25.05	5.96
山东	565	96.16	19.31	6.68	安徽	271	91.72	20.57	5.88
河北	592	97.81	24.18	6.67	湖南	534	95.59	31.33	5.68
北京	153	94.56	17.62	6.66	西藏	12	83.73	22.52	4.92
总计	8842	95.58	22.04	6.60					

本年度共有 38 家国家卫生健康委委属委管医院进行数据上报，星级评分情况见附表 3。

附表 3 委属委管医院（38 家）星级评分情况

医院名称	完整度（%）	整体"/"率（%）	星级总评分	医院名称	完整度（%）	整体"/"率（%）	星级总评分
北京大学人民医院	100	7.908	★★★★★★★★	中南大学湘雅医院	100	15.222	★★★★★★★★
北京大学第三医院	100	10.245	★★★★★★★★	北京大学第一医院	100	12.681	★★★★★★★☆
吉林大学口腔医院	100	3.447	★★★★★★★★	复旦大学附属华山医院	100	11.499	★★★★★★★☆
山东大学第二医院	100	6.252	★★★★★★★★	复旦大学附属妇产科医院	100	4.902	★★★★★★★☆
四川大学华西第二医院	100	8.768	★★★★★★★★	华中科技大学同济医学院附属同济医院	100	7.972	★★★★★★★☆
西安交通大学口腔医院	100	8.995	★★★★★★★★	中南大学湘雅三医院	100	12.018	★★★★★★★☆
四川大学华西口腔医院	100	6.785	★★★★★★★★	山东大学齐鲁医院	100	11.616	★★★★★★★☆
中国医学科学院阜外医院	100	12.776	★★★★★★★★	西安交通大学第二附属医院	100	8.211	★★★★★★★☆
中山大学附属第三医院	100	11.351	★★★★★★★★	中国医学科学院北京协和医院	91.91	6.782	★★★★★★★☆
中山大学附属第一医院	100	8.146	★★★★★★★★	复旦大学附属儿科医院	100	16.044	★★★★★★★
中山大学附属口腔医院	100	3.499	★★★★★★★★	中日友好医院	90.29	6.972	★★★★★★★
华中科技大学同济医学院附属梨园医院	100	18.118	★★★★★★★★	北京大学第六医院	100	19.45	★★★★★★★
北京大学口腔医院	100	25.3	★★★★★★★★	中国医学科学院肿瘤医院	100	14.651	★★★★★★★
北京医院	100	11.186	★★★★★★★★	中山大学孙逸仙纪念医院	100	22.243	★★★★★★★
吉林大学第二医院	100	19.148	★★★★★★★★	中山大学肿瘤防治中心	100	17.083	★★★★★★★
四川大学华西医院	100	12.091	★★★★★★★★	复旦大学附属肿瘤医院	100	19.514	★★★★★★☆
华中科技大学同济医学院附属协和医院	100	13.685	★★★★★★★★	中国医学科学院血液病医院	100	18.648	★★★★★★☆
吉林大学中日联谊医院	100	3.293	★★★★★★★★	吉林大学第一医院	100	16.523	★★★★★★☆
西安交通大学第一附属医院	100	11.871	★★★★★★★★	中南大学湘雅二医院	100	12.939	★★★★★★☆

　　各省（自治区、直辖市）（包括新疆兵团）医疗机构星级评分情况如下，由于篇幅限制，仅保留各省（自治区、直辖市）填报数据工作评分前 10 的医疗机构，作为数据填报红榜（附表 4～附表 35），数据填报质量较差的医疗机构（本年度抽取医院评分低于 4.5 的三级医疗机构），作为数据填报白榜（附表 36）供参考。其他医疗机构数据填报质量星级评分情况见全国医疗质量数据抽样调查平台（www.ncis.cn）。

附表 4　新疆兵团星级评分情况

医院名称	完整度（%）	整体"/"率（%）	星级总评分	医院名称	完整度（%）	整体"/"率（%）	星级总评分
新疆生产建设兵团第二师库尔勒医院	100	4.76	★★★★★★★★★	新疆生产建设兵团第十师北屯医院	100	9.06	★★★★★★★★★
新疆生产建设兵团第四师医院	100	11.72	★★★★★★★★★	石河子绿洲医院	100	12.14	★★★★★★★★★
新疆生产建设兵团第三师医院	100	9.91	★★★★★★★★★	新疆生产建设兵团第七师医院	100	19.05	★★★★★★★★☆
新疆生产建设兵团第六师奇台医院	100	7.38	★★★★★★★★★	新疆生产建设兵团第十三师红星医院	100	11.02	★★★★★★★★☆
新疆生产建设兵团第六师医院	100	18.03	★★★★★★★★★	新疆生产建设兵团医院	100	10.79	★★★★★★★★☆

附表 5　浙江省星级评分情况

医院名称	完整度（%）	整体"/"率（%）	星级总评分	医院名称	完整度（%）	整体"/"率（%）	星级总评分
绍兴市上虞人民医院	100	6.07	★★★★★★★★★	浙江省人民医院	100	8.32	★★★★★★★★★
常山县人民医院	100	0.00	★★★★★★★★★	绍兴第二医院	100	7.64	★★★★★★★★★
青田县人民医院	100	11.75	★★★★★★★★★	浙江省岱山县第一人民医院	100	12.55	★★★★★★★★★
杭州市第一人民医院	100	8.24	★★★★★★★★★	杭州市萧山区第一人民医院	100	10.26	★★★★★★★★★
浙江大学医学院附属邵逸夫医院	100	12.13	★★★★★★★★★	舟山医院	100	5.53	★★★★★★★★★

附表 6　上海市星级评分情况

医院名称	完整度（%）	整体"/"率（%）	星级总评分	医院名称	完整度（%）	整体"/"率（%）	星级总评分
上海交通大学医学院附属瑞金医院	100	9.29	★★★★★★★★★	第二军医大学第二附属医院	100	1.77	★★★★★★★★★
上海市松江区中心医院	100	6.50	★★★★★★★★★	上海市第五人民医院	100	6.68	★★★★★★★★★
上海市同济医院	100	13.50	★★★★★★★★★	上海市奉贤区奉城医院	99.52	9.19	★★★★★★★★★
上海市东方医院	100	8.87	★★★★★★★★★	上海交通大学医学院附属仁济医院	100	12.23	★★★★★★★★★
上海市普陀区中心医院	100	9.14	★★★★★★★★★	上海嘉会国际医院	100	16.34	★★★★★★★★★

附表 7 广东省星级评分情况

医院名称	完整度（%）	整体"/"率（%）	星级总评分	医院名称	完整度（%）	整体"/"率（%）	星级总评分
南方医科大学珠江医院	100	10.06	★★★★★★★★	中山大学附属第三医院	100	11.35	★★★★★★★★
南方医科大学顺德医院附属杏坛医院	100	4.98	★★★★★★★★	汕头大学医学院第二附属医院	100	11.35	★★★★★★★★
中山大学附属第五医院	100	5.03	★★★★★★★	汕头市潮阳区大峰医院	100	7.11	★★★★★★★
云浮市人民医院	100	6.39	★★★★★★★	广东省英德市人民医院	100	17.12	★★★★★★★
汕头大学医学院第一附属医院	100	11.84	★★★★★★★	茂名市人民医院	100	4.26	★★★★★★★

附表 8 河南省星级评分情况

医院名称	完整度（%）	整体"/"率（%）	星级总评分	医院名称	完整度（%）	整体"/"率（%）	星级总评分
南阳市第一人民医院	100	10.21	★★★★★★★★	兰考县中心医院	100	10.72	★★★★★★★
尉氏县中心医院	100	9.21	★★★★★★★★	信阳职业技术学院附属医院（信阳市第二人民医院）	100	16.69	★★★★★★★
新乡市中心医院	100	8.00	★★★★★★★	河南大学第一附属医院	100	8.47	★★★★★★★
河南省直第三人民医院	100	5.34	★★★★★★★	郑州人民医院	100	5.06	★★★★★★★
登封市人民医院	100	11.75	★★★★★★★	中牟县人民医院	100	8.36	★★★★★★★

附表 9 四川省星级评分情况

医院名称	完整度（%）	整体"/"率（%）	星级总评分	医院名称	完整度（%）	整体"/"率（%）	星级总评分
南部县人民医院	100	13.30	★★★★★★★★	自贡市第一人民医院	100	9.94	★★★★★★★
新津县人民医院	100	10.89	★★★★★★★	成都市温江区人民医院	100	18.36	★★★★★★★
眉山市人民医院	100	22.74	★★★★★★★	中江县人民医院	100	14.15	★★★★★★★
美姑县人民医院	100	18.48	★★★★★★★	隆昌市人民医院	100	14.47	★★★★★★★
成都市武侯区人民医院	100	11.78	★★★★★★★	泸县第二人民医院	100	10.04	★★★★★★★

附表 10　广西壮族自治区星级评分情况

医院名称	完整度（%）	整体 "/" 率（%）	星级总评分	医院名称	完整度（%）	整体 "/" 率（%）	星级总评分
广西壮族自治区民族医院	100	5.72	★★★★★★★★★	广西医科大学第一附属医院	100	10.00	★★★★★★★★★
右江民族医学院附属医院	100	12.43	★★★★★★★★★	柳州市工人医院	100	13.04	★★★★★★★★
玉林市第一人民医院	100	8.95	★★★★★★★★★	南宁市第九人民医院	100	7.58	★★★★★★★★★
桂林市人民医院	100	8.02	★★★★★★★★★	北海市人民医院	100	13.32	★★★★★★★★
柳州市潭中人民医院	100	10.33	★★★★★★★★★	上林县人民医院	100	16.25	★★★★★★★

附表 11　福建省星级评分情况

医院名称	完整度（%）	整体 "/" 率（%）	星级总评分	医院名称	完整度（%）	整体 "/" 率（%）	星级总评分
寿宁县医院	100	7.88	★★★★★★★★★	漳州市医院	100	9.82	★★★★★★★★★
南靖县医院	100	2.94	★★★★★★★★★	福建医科大学附属第一医院	100	8.93	★★★★★★★★★
沙县总医院	100	13.18	★★★★★★★★	厦门大学附属第一医院	100	7.42	★★★★★★★★★
三明市第二医院	100	12.62	★★★★★★★★	福建省立医院	100	2.60	★★★★★★★★★
泉州市第一医院	100	8.49	★★★★★★★★★	厦门市第五医院	100	6.90	★★★★★★★★★

附表 12　山西省星级评分情况

医院名称	完整度（%）	整体 "/" 率（%）	星级总评分	医院名称	完整度（%）	整体 "/" 率（%）	星级总评分
大同市第三人民医院	100	13.38	★★★★★★★★	和顺县人民医院	100	15.96	★★★★★★★
怀仁市医疗集团人民医院	100	18.50	★★★★★★★	榆次区人民医院	100	10.48	★★★★★★★★★
山西省运城市中心医院	100	10.18	★★★★★★★★★	大同煤矿集团有限责任公司总医院	100	13.68	★★★★★★★★
孝义市人民医院	100	11.07	★★★★★★★★★	晋城市人民医院	100	10.25	★★★★★★★★★
文水县人民医院	100	11.27	★★★★★★★★★	汾阳市人民医院	100	12.53	★★★★★★★★

附表 13　江苏省星级评分情况

医院名称	完整度（%）	整体 "/" 率（%）	星级总评分	医院名称	完整度（%）	整体 "/" 率（%）	星级总评分
常州市武进人民医院	100	9.80	★★★★★★★★★	海门市第五人民医院	100	11.06	★★★★★★★★★
沭阳县人民医院	100	16.30	★★★★★★★★★	南通瑞慈医院	100	11.28	★★★★★★★★★
启东市人民医院	100	11.16	★★★★★★★★	镇江市第一人民医院	100	13.46	★★★★★★★★
盐城市第一人民医院	100	11.72	★★★★★★★★	无锡市人民医院	100	16.10	★★★★★★★★
东南大学附属中大医院	100	8.33	★★★★★★★★★	无锡市惠山区人民医院	100	11.20	★★★★★★★★★

附表 14 宁夏回族自治区星级评分情况

医院名称	完整度（%）	整体"/"率（%）	星级总评分	医院名称	完整度（%）	整体"/"率（%）	星级总评分
银川市第二人民医院	100	20.10	★★★★★★★★	银川市口腔医院	100	3.15	★★★★★★★★
银川市第一人民医院	100	14.83	★★★★★★★★	平罗县人民医院	100	13.17	★★★★★★★☆
中宁县人民医院	100	14.03	★★★★★★★★	宁夏回族自治区人民医院	100	12.21	★★★★★★★☆
石嘴山市第二人民医院	100	9.02	★★★★★★★★	银川市第三人民医院	100	14.46	★★★★★★★☆
盐池县人民医院	100	16.34	★★★★★★★★	青铜峡市人民医院	100	15.52	★★★★★★★☆

附表 15 新疆维吾尔族自治区星级评分情况

医院名称	完整度（%）	整体"/"率（%）	星级总评分	医院名称	完整度（%）	整体"/"率（%）	星级总评分
新疆医科大学第一附属医院	100	0.12	★★★★★★★★	塔城市人民医院	100	15.01	★★★★★★★★
新疆医科大学第五附属医院	100	8.07	★★★★★★★★	伊宁县人民医院	100	16.64	★★★★★★★★
喀什地区第一人民医院	100	14.33	★★★★★★★★	阿克苏地区第一人民医院	100	14.47	★★★★★★★★
新疆维吾尔自治区人民医院	100	7.46	★★★★★★★★	温宿县人民医院	100	15.69	★★★★★★★★
喀什地区第二人民医院	100	15.23	★★★★★★★★	克拉玛依市人民医院	100	11.37	★★★★★★★★

附表 16 陕西省星级评分情况

医院名称	完整度（%）	整体"/"率（%）	星级总评分	医院名称	完整度（%）	整体"/"率（%）	星级总评分
西安高新医院	100	12.52	★★★★★★★★	富平县医院	100	16.11	★★★★★★★★
咸阳彩虹医院	100	14.39	★★★★★★★★	西安市人民医院（西安市第四医院）	100	9.00	★★★★★★★★
延安大学咸阳医院	100	14.83	★★★★★★★★	西安大兴医院	100	18.93	★★★★★★★★
三二〇一医院	100	12.02	★★★★★★★★	陕西省第二人民医院	100	4.16	★★★★★★★★
汉阴县人民医院	100	8.96	★★★★★★★★	铜川市人民医院	100	11.49	★★★★★★★★

附表 17 山东省星级评分情况

医院名称	完整度（%）	整体"/"率（%）	星级总评分	医院名称	完整度（%）	整体"/"率（%）	星级总评分
新泰市第二人民医院	100	5.98	★★★★★★★★	昌乐县人民医院	100	11.13	★★★★★★★★
泰安市中心医院	100	10.60	★★★★★★★★	菏泽市牡丹人民医院	100	10.52	★★★★★★★
东阿县人民医院	100	4.61	★★★★★★★★	德州市陵城区人民医院	100	15.89	★★★★★★★
济南市市中区人民医院	100	15.66	★★★★★★★★	北大医疗鲁中医院	100	7.58	★★★★★★★
新泰市第三人民医院	100	19.04	★★★★★★★★	青岛市第八人民医院	100	9.31	★★★★★★★

附表 18 河北省省星级评分情况

医院名称	完整度（%）	整体"/"率（%）	星级总评分	医院名称	完整度（%）	整体"/"率（%）	星级总评分
河北医科大学第四医院	100	10.26	★★★★★★★★	石家庄市第二医院	100	15.84	★★★★★★★
滦南县医院	100	7.79	★★★★★★★★	唐山市丰南区医院	100	14.02	★★★★★★★
南皮县人民医院	100	4.17	★★★★★★★★	河北医科大学第三医院	100	11.23	★★★★★★★
河北北方学院附属第一医院	100	11.02	★★★★★★★★	清河县人民医院	100	2.48	★★★★★★★
邢台市第三医院	100	9.95	★★★★★★★★	隆尧县医院	100	15.62	★★★★★★★

附表 19 北京市星级评分情况

医院名称	完整度（%）	整体"/"率（%）	星级总评分	医院名称	完整度（%）	整体"/"率（%）	星级总评分
北京市昌平区医院	100	15.71	★★★★★★★★	北京大学人民医院	100	7.91	★★★★★★★
首都医科大学附属北京潞河医院	100	9.06	★★★★★★★★	北京清华长庚医院	100	16.11	★★★★★★★
北京市西城区展览路医院	100	7.41	★★★★★★★★	北京小汤山医院	100	11.92	★★★★★★★
北京医院	100	11.19	★★★★★★★★	北京大学第三医院	100	10.25	★★★★★★★
航空总医院	100	12.42	★★★★★★★★	首都医科大学附属北京佑安医院	100	8.48	★★★★★★★

附表 20　内蒙古自治区星级评分情况

医院名称	完整度（%）	整体 "/" 率（%）	星级总评分	医院名称	完整度（%）	整体 "/" 率（%）	星级总评分
通辽市第二人民医院	100	9.17	★★★★★★★★★	阿拉善左旗吉兰泰医院	100	6.45	★★★★★★★★
内蒙古包钢医院	100	9.09	★★★★★★★★	呼和浩特市新城区医院	100	11.04	★★★★★★★
巴林右旗医院	100	10.59	★★★★★★★★	乌兰察布市中心医院	100	13.25	★★★★★★★
内蒙古科技大学包头医学院第一附属医院	100	11.26	★★★★★★★★	鄂尔多斯市中心医院	100	14.30	★★★★★★★
包头医学院第二附属医院	100	15.03	★★★★★★★	国药北方医院	100	12.73	★★★★★★★

附表 21　辽宁省星级评分情况

医院名称	完整度（%）	整体 "/" 率（%）	星级总评分	医院名称	完整度（%）	整体 "/" 率（%）	星级总评分
铁岭市中心医院	100	13.36	★★★★★★★★	鞍山市第三医院	100	10.67	★★★★★★★★
中国医科大学附属盛京医院	100	12.39	★★★★★★★★	朝阳市第二医院	100	16.01	★★★★★★★
辽阳市中心医院	100	15.00	★★★★★★★	抚顺市中心医院	100	13.44	★★★★★★★
本溪市中心医院	100	15.67	★★★★★★★	沈阳市浑南区中心医院	100	0.00	★★★★★★★
辽宁省人民医院	100	12.52	★★★★★★★	大连市第四人民医院	100	14.36	★★★★★★★

附表 22　甘肃省星级评分情况

医院名称	完整度（%）	整体 "/" 率（%）	星级总评分	医院名称	完整度（%）	整体 "/" 率（%）	星级总评分
兰州大学第一医院	100	7.26	★★★★★★★★	白银市第一人民医院	100	21.41	★★★★★★★
民乐县人民医院	100	16.53	★★★★★★★★	平凉市第二人民医院	100	5.87	★★★★★★★
瓜州县人民医院	100	16.91	★★★★★★★	酒钢医院	100	22.23	★★★★★★★
定西市第二人民医院	100	15.90	★★★★★★★	甘肃省漳县人民医院	100	13.04	★★★★★★★
甘肃省人民医院	100	7.74	★★★★★★★★	民乐县妇幼保健院	100	14.60	★★★★★★★

附表 23　江西省星级评分情况

医院名称	完整度（%）	整体"/"率（%）	星级总评分	医院名称	完整度（%）	整体"/"率（%）	星级总评分
南昌大学第四附属医院	100	16.79	★★★★★★★★	南昌大学第二附属医院	100	8.49	★★★★★★★★
井冈山大学附属医院	100	5.68	★★★★★★★★	南昌市第一医院	100	24.63	★★★★★★★★
永新县人民医院	100	13.30	★★★★★★★★	萍乡市人民医院	100	15.79	★★★★★★★★
新余钢铁集团有限公司中心医院	100	5.42	★★★★★★★★	樟树市人民医院	100	10.03	★★★★★★★★
南丰县人民医院	100	17.87	★★★★★★★★	南昌大学第一附属医院	100	9.91	★★★★★★★★

附表 24　湖北省星级评分情况

医院名称	完整度（%）	整体"/"率（%）	星级总评分	医院名称	完整度（%）	整体"/"率（%）	星级总评分
孝感市第一人民医院	100	11.58	★★★★★★★★	黄石市中心医院	100	8.70	★★★★★★★★
武汉大学中南医院	100	4.26	★★★★★★★★	十堰市人民医院	100	8.23	★★★★★★★★
华中科技大学同济医学院附属梨园医院	100	18.12	★★★★★★★★	云梦县人民医院	100	26.65	★★★★★★★★
华中科技大学同济医学院附属协和医院	100	13.69	★★★★★★★★	武汉大学人民医院（湖北省人民医院）	100	1.91	★★★★★★★★
竹溪县人民医院	100	16.52	★★★★★★★★	天门市第一人民医院	100	9.14	★★★★★★★★

附表 25　重庆市星级评分情况

医院名称	完整度（%）	整体"/"率（%）	星级总评分	医院名称	完整度（%）	整体"/"率（%）	星级总评分
重庆建设医院	100	12.29	★★★★★★★★	重庆市南岸区人民医院	100	16.17	★★★★★★★★
重庆市南川区人民医院	100	8.82	★★★★★★★★	重庆医科大学附属第一医院	100	6.40	★★★★★★★★
重庆市奉节县人民医院	100	5.21	★★★★★★★★	重庆三峡医药高等专科学校附属医院	100	17.14	★★★★★★★★
重庆市忠县人民医院	100	5.66	★★★★★★★★	重庆市开州区人民医院	100	6.13	★★★★★★★★
重庆市垫江县人民医院	100	12.00	★★★★★★★★	重庆市渝北区人民医院	100	13.38	★★★★★★★★

附表 26　天津市星级评分情况

医院名称	完整度（%）	整体 "/" 率（%）	星级总评分	医院名称	完整度（%）	整体 "/" 率（%）	星级总评分
天津市第二医院	100	10.16	★★★★★★★★	天津市第三中心医院分院	100	0.00	★★★★★★★★
蓟州区人民医院	100	14.62	★★★★★★★★	天津市第三中心医院	100	5.36	★★★★★★★★
天津市泰达医院	100	10.00	★★★★★★★★	天津市武清区人民医院	100	16.01	★★★★★★★★
天津市北辰医院	100	9.15	★★★★★★★★	天津市滨海新区塘沽妇产医院	100	5.03	★★★★★★★★
天津市静海区医院	100	6.27	★★★★★★★★	天津市口腔医院	100	8.25	★★★★★★★★

附表 27　贵州省星级评分情况

医院名称	完整度（%）	整体 "/" 率（%）	星级总评分	医院名称	完整度（%）	整体 "/" 率（%）	星级总评分
贵州省大方县人民医院	100	19.20	★★★★★★★★	贵航贵阳医院	100	18.29	★★★★★★★★
贵州医科大学附属医院	100	7.76	★★★★★★★★	毕节市七星关区人民医院	100	11.78	★★★★★★★★
贵阳市云岩区人民医院	100	3.85	★★★★★★★★	丹寨县人民医院	100	14.47	★★★★★★★★
首钢水城钢铁（集团）有限责任公司总医院	100	7.74	★★★★★★★★	安顺市平坝区人民医院	100	8.29	★★★★★★★★
贵州省人民医院	100	8.91	★★★★★★★★	贞丰县人民医院	100	24.29	★★★★★★★★

附表 28　海南省星级评分情况

医院名称	完整度（%）	整体 "/" 率（%）	星级总评分	医院名称	完整度（%）	整体 "/" 率（%）	星级总评分
海南医学院第一附属医院	100	15.89	★★★★★★★★	海南省第二人民医院	100	11.91	★★★★★★★☆
琼海市人民医院	100	14.41	★★★★★★★★	东方市人民医院	100	15.70	★★★★★★★☆
海南省三亚市人民医院	100	14.40	★★★★★★★★	儋州市人民医院	100	16.88	★★★★★★★☆
海南省肿瘤医院	100	11.32	★★★★★★★★	三亚中心医院（海南省第三人民医院）	100	15.80	★★★★★★★☆
海口市第四人民医院	100	13.62	★★★★★★★☆	海南省妇幼保健院	100	14.94	★★★★★★★☆

附表 29　吉林省星级评分情况

医院名称	完整度（%）	整体"/"率（%）	星级总评分	医院名称	完整度（%）	整体"/"率（%）	星级总评分
集安市医院	100	16.74	★★★★★★★★★	四平市中心人民医院	100	13.91	★★★★★★★★★
珲春市人民医院	100	7.99	★★★★★★★★★	吉林大学中日联谊医院	100	3.29	★★★★★★★★★
梅河口市中心医院	100	17.10	★★★★★★★★★	敦化市医院	100	14.45	★★★★★★★★★
白城市医院	100	19.67	★★★★★★★★★	吉林大学第二医院	100	19.15	★★★★★★★★★
吉林省人民医院	100	11.35	★★★★★★★★★	长春市人民医院	100	7.10	★★★★★★★★★

附表 30　青海省星级评分情况

医院名称	完整度（%）	整体"/"率（%）	星级总评分	医院名称	完整度（%）	整体"/"率（%）	星级总评分
西宁市第一人民医院	100	15.56	★★★★★★★★★	青海大学附属医院	100	13.41	★★★★★★★☆
青海省人民医院	100	9.92	★★★★★★★★★	青海红十字医院	100	0.00	★★★★★★★☆
泽库县人民医院	100	3.32	★★★★★★★★★	海南藏族自治州人民医院	100	22.98	★★★★★★★☆
青海省第四人民医院	100	7.54	★★★★★★★★★	西宁市第三人民医院	100	9.48	★★★★★★★☆
青海省妇女儿童医院	100	17.67	★★★★★★★★★	格尔木市人民医院	100	13.99	★★★★★★★☆

附表 31　黑龙江省星级评分情况

医院名称	完整度（%）	整体"/"率（%）	星级总评分	医院名称	完整度（%）	整体"/"率（%）	星级总评分
黑龙江省森工总医院（黑龙江省红十字医院）	100	12.30	★★★★★★★★★	牡丹江市第一人民医院	100	9.02	★★★★★★★☆
黑龙江省农垦牡丹江管理局中心医院	100	16.77	★★★★★★★★★	东宁市人民医院	100	20.03	★★★★★★★☆
佳木斯大学附属口腔医院	100	13.53	★★★★★★★★★	牡丹江医学院附属红旗医院	100	23.96	★★★★★★★☆
抚远市人民医院	100	0.05	★★★★★★★☆	哈尔滨市第五医院	100	15.50	★★★★★★★☆
齐齐哈尔医学院附属第一医院	100	17.65	★★★★★★★☆	黑龙江省医院	100	16.80	★★★★★★★☆

附表 32　云南省星级评分情况

医院名称	完整度（%）	整体"/"率（%）	星级总评分	医院名称	完整度（%）	整体"/"率（%）	星级总评分
建水县人民医院	100	7.36	★★★★★★★★	西双版纳傣族自治州人民医院	100	3.56	★★★★★★★
大理大学第一附属医院	100	13.77	★★★★★★★★	祥云县人民医院	100	7.33	★★★★★★★
永仁县人民医院	100	8.96	★★★★★★★★	丽江市人民医院	100	8.38	★★★★★★★
楚雄彝族自治州人民医院	100	5.78	★★★★★★★★	云南省昆明市嵩明县人民医院	100	5.70	★★★★★★★
永平县人民医院	100	11.41	★★★★★★★★	师宗县人民医院	100	10.32	★★★★★★★

附表 33　安徽省星级评分情况

医院名称	完整度（%）	整体"/"率（%）	星级总评分	医院名称	完整度（%）	整体"/"率（%）	星级总评分
安徽医科大学附属巢湖医院	100	13.36	★★★★★★★★	铜陵市立医院	100	1.85	★★★★★★★
涡阳县人民医院	100	20.67	★★★★★★★★	阜阳市人民医院	100	3.23	★★★★★★★
蚌埠市第一人民医院	100	21.01	★★★★★★★★	马鞍山十七冶医院	100	11.97	★★★★★★★
淮南新华医疗集团新华医院	100	14.61	★★★★★★★★	淮北矿工总医院	100	16.73	★★★★★★★
蚌埠医学院第一附属医院	100	4.00	★★★★★★★★	蚌埠市第二人民医院	100	6.00	★★★★★★★

附表 34　湖南省星级评分情况

医院名称	完整度（%）	整体"/"率（%）	星级总评分	医院名称	完整度（%）	整体"/"率（%）	星级总评分
长沙市第三医院	100	17.10	★★★★★★★★	衡阳市第一人民医院	100	7.56	★★★★★★★
中南大学湘雅医院	100	15.22	★★★★★★★★	浏阳市人民医院	100	8.33	★★★★★★★
辰溪县人民医院	100	14.42	★★★★★★★★	南华大学附属第二医院	100	2.95	★★★★★★★
长沙市中心医院	100	9.48	★★★★★★★★	江永县人民医院	100	15.85	★★★★★★★
湘潭市第一人民医院	100	0.64	★★★★★★★★	湘乡市第二人民医院	100	3.33	★★★★★★★

附表 35　西藏自治区星级评分情况

医院名称	完整度（%）	整体"/"率（%）	星级总评分	医院名称	完整度（%）	整体"/"率（%）	星级总评分
波密县人民医院	100	10.80	★★★★★★	林芝市人民医院	100	83.31	★★★★★
西藏芒康县人民医院	100	40.65	★★★★★★	日喀则市人民医院	88.41	30.82	★★★★★
义飞口腔门诊部	100	0.00	★★★★☆	那曲市人民医院	72.36	14.16	★★★★★
西藏自治区人民医院	22.83	6.58	★★★★	雅博仕口腔医院	100	44.44	★★★★★
山南市人民医院	73.17	23.01	★★★★	阿里地区人民医院	100	11.15	★★★★☆

附表 36　医疗机构星级评分白榜（星级评分 ≤ 4.5 分）

统计用医院名称（2020 年度）	省（自治区、直辖市）	医院级别	医院类型	完整度（%）	整体"/"率（%）	星级总评分
长沙珂信肿瘤医院	湖南	三级	肿瘤专科	100	65.84	★★★★☆
江西嘉佑曙光骨科医院	江西	三级	其他专科	100	60.94	★★★★☆
内蒙古包头市肿瘤医院	内蒙古	三级	肿瘤专科	100	39.47	★★★★☆
漳州市中医院	福建	三级	综合	100	31.05	★★★★☆
遵义市中医院	贵州	三级	综合	100	30.55	★★★★☆
安溪县中医院	福建	三级	综合	100	29.29	★★★★☆
辽宁中医药大学附属第四医院	辽宁	三级	综合	100	28.72	★★★★☆
开封市中医院	河南	三级	综合	100	28.23	★★★★☆
湖南中医药大学第二附属医院	湖南	三级	综合	100	28.22	★★★★☆
晋城合聚心脑血管病医院	山西	三级	心血管/心脑血管专科	100	28.18	★★★★☆
梅州市中医医院	广东	三级	综合	100	28.04	★★★★☆
深圳华侨医院	广东	三级	综合	100	26.77	★★★★☆
广州市白云区中医医院	广东	三级	综合	100	26.60	★★★★☆
黔西南布依族苗族自治州人民医院	贵州	三级	综合	100	25.89	★★★★☆
大连市金州区中医医院	辽宁	三级	综合	100	25.25	★★★★☆
皖北煤电集团总医院	安徽	三级	综合	100	25.14	★★★★☆
怀化市第二人民医院靖州医院	湖南	三级	综合	100	25.09	★★★★☆
淄博市中西医结合医院	山东	三级	综合	100	24.94	★★★★☆
科右中旗蒙医医院	内蒙古	三级	综合	100	24.68	★★★★☆
重庆北部宽仁医院	重庆	三级	综合	100	24.26	★★★★☆
昭通市精神卫生中心	云南	三级	精神专科	100	24.08	★★★★☆
辽宁省阜新市第二人民医院	辽宁	三级	综合	100	23.50	★★★★☆
达州市人民医院（达州市中心医院）	四川	三级	综合	100	22.72	★★★★☆

统计用医院名称（2020年度）	省（自治区、直辖市）	医院级别	医院类型	完整度（%）	整体"/"率（%）	星级总评分
北京市顺义区中医医院（北京中医医院顺义医院）	北京	三级	综合	100	21.95	★★★★☆
隆昌市中医医院	四川	三级	综合	100	21.16	★★★★☆
汝城县中医医院	湖南	三级	综合	100	19.91	★★★★☆
陕西省宝鸡市中医医院	陕西	三级	综合	100	19.46	★★★★☆
浏阳市中医医院	湖南	三级	综合	100	19.09	★★★★☆
临沧市妇幼保健院	云南	三级	妇幼保健院	100	18.87	★★★★☆
文山壮族苗族自治州中医医院	云南	三级	综合	100	18.54	★★★★☆
北票市中医院	辽宁	三级	综合	100	17.71	★★★★☆
义乌市中医医院	浙江	三级	综合	100	17.38	★★★★☆
黔西南布依族苗族自治州中医院	贵州	三级	综合	100	16.25	★★★★☆
黑龙江省牡丹江林业中心医院	黑龙江	三级	综合	66.33	15.91	★★★★☆
常德市第一中医医院	湖南	三级	综合	100	14.74	★★★★☆
绍兴市中医院	浙江	三级	综合	100	14.49	★★★★☆
广西科技大学第一附属医院	广西	三级	综合	74.83	13.77	★★★★☆
湖北省肿瘤医院	湖北	三级	肿瘤专科	77.38	13.70	★★★★☆
重庆市永川区中医院	重庆	三级	综合	100	13.06	★★★★☆
唐山市中医医院	河北	三级	综合	100	12.91	★★★★☆
前郭尔罗斯蒙古族自治县医院	吉林	三级	综合	61.85	12.85	★★★★☆
四川天府新区人民医院	四川	三级	综合	100	11.72	★★★★☆
大庆龙南医院	黑龙江	三级	综合	79.13	11.36	★★★★☆
阿里地区人民医院	西藏	三级	综合	100	11.15	★★★★☆
蚌埠医学院第二附属医院	安徽	三级	综合	70.18	10.58	★★★★☆
济南市中西医结合医院	山东	三级	综合	100	10.56	★★★★☆
晋中市中医院	山西	三级	综合	100	10.27	★★★★☆
北京市回民医院	北京	三级	综合	100	10.22	★★★★☆
佳木斯市妇幼保健院	黑龙江	三级	妇幼保健院	79.27	9.86	★★★★☆
满洲里市人民医院	内蒙古	三级	综合	70.18	7.69	★★★★☆
舟山市普陀区人民医院	浙江	三级	综合	79.01	7.24	★★★★☆
江西中寰医院	江西	三级	综合	100	6.86	★★★★☆
武汉市妇女儿童医疗保健中心	湖北	三级	儿童专科	77.38	6.85	★★★★☆
七台河市人民医院	黑龙江	三级	综合	51.72	5.86	★★★★☆
广州市第十二人民医院	广东	三级	综合	66.11	4.65	★★★★☆
洛阳市妇女儿童医疗保健中心	河南	三级	妇幼保健院	100	4.53	★★★★☆
西藏自治区第二人民医院	西藏	三级	综合	73.17	4.43	★★★★☆

续表

统计用医院名称（2020年度）	省（自治区、直辖市）	医院级别	医院类型	完整度（%）	整体"/"率（%）	星级总评分
呼和浩特市第一医院	内蒙古	三级	综合	71.05	3.85	★★★★☆
三亚市妇幼保健院	海南	三级	妇幼保健院	84.91	3.16	★★★★☆
上海交通大学医学院附属新华医院	上海	三级	综合	15.73	1.61	★★★★☆
锦州医科大学附属第三医院	辽宁	三级	综合	24.4	0.00	★★★★☆
牡丹江市第二人民医院	黑龙江	三级	综合	66.33	0.00	★★★★☆
苏州市立医院	江苏	三级	综合	1.85	0.00	★★★★☆
黑龙江省农垦总局总医院	黑龙江	三级	综合	65.31	0.00	★★★★☆
武汉市第五医院	湖北	三级	综合	66.33	0.00	★★★★☆
黑龙江省农垦红兴隆管理局中心医院	黑龙江	三级	综合	65.66	0.00	★★★★☆
肇庆市第二人民医院	广东	三级	综合	72.95	0.00	★★★★☆
长江航运总医院	湖北	三级	综合	66.67	0.00	★★★★☆
华东医院	上海	三级	综合	60.46	0.00	★★★★☆
西宁市第二人民医院	青海	三级	综合	9.27	0.00	★★★★☆
潜江市中心医院	湖北	三级	综合	12.59	0.00	★★★★☆
贵州省骨科医院	贵州	三级	其他专科	39.77	0.00	★★★★☆
黔东南苗族侗族自治州人民医院	贵州	三级	综合	65.31	0.00	★★★★☆
湖北省第三人民医院	湖北	三级	综合	65.31	0.00	★★★★☆
佳木斯市肿瘤医院	黑龙江	三级	肿瘤专科	36.67	0.00	★★★★☆
酒泉市中医医院	甘肃	三级	综合	100	41.77	★★★★
重庆市九龙坡区中医院	重庆	三级	综合	100	38.92	★★★★
灵山县中医医院	广西	三级	综合	100	35.99	★★★★
开原市中医医院	辽宁	三级	综合	100	33.86	★★★★
咸宁市中医医院	湖北	三级	综合	100	32.99	★★★★
伊犁哈萨克自治州中医医院	新疆	三级	综合	100	32.36	★★★★
桂林市中西医结合医院	广西	三级	综合	100	32.29	★★★★
贵州医科大学附属乌当医院	贵州	三级	综合	100	32.06	★★★★
湛江市第二中医医院	广东	三级	综合	100	31.87	★★★★
来宾市中医医院	广西	三级	综合	100	29.09	★★★★
钦州市中医医院	广西	三级	综合	100	28.76	★★★★
济宁市中医院	山东	三级	综合	100	28.25	★★★★
江西中医药大学附属医院	江西	三级	综合	100	27.18	★★★★
项城市中医院	河南	三级	综合	100	24.71	★★★★
衡水市中医医院	河北	三级	综合	100	24.01	★★★★
娄底市中医医院	湖南	三级	综合	100	20.29	★★★★
汕头市中医医院	广东	三级	综合	99.68	20.02	★★★★
阜阳市中医医院	安徽	三级	综合	100	16.74	★★★★

续表

统计用医院名称（2020年度）	省（自治区、直辖市）	医院级别	医院类型	完整度（%）	整体"/"率（%）	星级总评分
深圳市宝安区中医院	广东	三级	综合	84.5	15.77	★★★★
罗定市中医院	广东	三级	综合	100	15.20	★★★★
南方医科大学第三附属医院	广东	三级	综合	6.86	0.00	★★★★
乌鲁木齐国际医院	新疆	三级	综合	100	74.04	★★★☆
白云精康医院	广东	三级	精神专科	100	63.66	★★★☆
鲁西南医院	山东	三级	综合	100	55.31	★★★☆
福泉市中医医院	贵州	三级	综合	100	48.33	★★★☆
山东省中医药研究院附属医院	山东	三级	综合	100	45.86	★★★☆
梧州市中医医院	广西	三级	综合	100	45.49	★★★☆
长治市中医研究所附属医院	山西	三级	综合	100	44.69	★★★☆
定西市中医院	甘肃	三级	综合	100	43.76	★★★☆
松原市中西医结合医院	吉林	三级	综合	100	42.96	★★★☆
济南市中医医院	山东	三级	综合	100	42.93	★★★☆
沭阳县中医院	江苏	三级	综合	100	42.21	★★★☆
乐山老年病专科医院	四川	三级	心血管/心脑血管专科	100	40.14	★★★☆
蚌埠市中医医院	安徽	三级	综合	100	38.95	★★★☆
鄂州市妇幼保健院	湖北	三级	妇幼保健院	100	38.34	★★★☆
佳木斯市中医院	黑龙江	三级	综合	100	38.27	★★★☆
玉田县中医医院	河北	三级	综合	100	36.19	★★★☆
北京中医药大学附属护国寺中医医院	北京	三级	综合	100	36.16	★★★☆
北京市昌平区中医医院	北京	三级	综合	100	33.84	★★★☆
邵东市中医医院	湖南	三级	综合	98	33.59	★★★☆
玉林市中医医院	广西	三级	综合	100	30.77	★★★☆
泉州市中医院	福建	三级	综合	100	29.68	★★★☆
中国葛洲坝集团中心医院	湖北	三级	综合	100	22.80	★★★☆
辽宁中医药大学附属医院	辽宁	三级	综合	94.93	22.66	★★★☆
丹东市中医院	辽宁	三级	综合	100	19.42	★★★☆
运城市中医医院	山西	三级	综合	100	15.87	★★★☆
鞍山市双山医院	辽宁	三级	综合	92.28	4.81	★★★☆
天津市妇女儿童保健中心	天津	三级	妇幼保健院	100	79.70	★★★
榆林市中医医院	陕西	三级	综合	100	70.74	★★★
临澧县中医医院	湖南	三级	综合	100	42.89	★★★
浙江省立同德医院	浙江	三级	综合	71.03	11.66	★★★
安岳县中医医院	四川	三级	综合	100	50.61	★★☆

续表

统计用医院名称（2020 年度）	省（自治区、直辖市）	医院级别	医院类型	完整度（%）	整体"/"率（%）	星级总评分
滕州市中医医院	山东	三级	综合	92.64	20.33	★★☆
益阳市第四人民医院	湖南	三级	传染病专科	64.11	2.92	★★☆
垫江县精神卫生中心（垫江县第二人民医院）	重庆	三级	精神专科	17.66	0.00	★★☆
辽宁省辽阳市第三人民医院	辽宁	三级	综合	100	84.00	★★
湖南省职业病防治院	湖南	三级	其他专科	100	63.24	★★
郏县中医院	河南	三级	综合	88.03	18.78	★★
佳木斯大学宏大医院	黑龙江	三级	综合	93.47	15.33	★★
张家口市中医院	河北	三级	综合	57.57	6.63	★★
乐山市中医医院	四川	三级	综合	100	73.20	★☆
邵阳康和精神病医院	湖南	三级	精神专科	56.56	21.41	★☆
大连市中医医院	辽宁	三级	综合	64.37	14.91	★☆
北京市中西医结合医院	北京	三级	综合	46.84	7.11	★☆
保定市第一中医院	河北	三级	综合	43.3	3.78	★☆
中国中医科学院西苑医院	北京	三级	综合	42.4	3.37	★☆
淮安市第三人民医院	江苏	三级	精神专科	45.15	0.99	★☆
广州中医药大学深圳医院（福田）	广东	三级	综合	38.69	0.12	★☆
苏州市中医医院	江苏	三级	综合	20.16	0.04	★☆
南宁市中医医院	广西	三级	综合	33.24	28.13	★
邵阳市中医医院	湖南	三级	综合	61.71	12.66	★
邳州市中医院	江苏	三级	综合	54.83	9.63	★
海南省中医院	海南	三级	综合	73.24	7.66	★
武威市中医医院	甘肃	三级	综合	86.39	7.53	★
彭州市中医医院	四川	三级	综合	60.17	7.49	★
榆林市第一医院绥德医院	陕西	三级	综合	60.24	6.27	★
商丘市中医院	河南	三级	综合	54.9	5.58	★
资阳市第一人民医院 四川大学华西医院资阳医院	四川	三级	综合	30.84	2.83	★
泰州市中西医结合医院	江苏	三级	综合	55.31	2.50	★
广东省怀集县人民医院	广东	三级	综合	84.11	1.96	★
即墨市中医医院	山东	三级	综合	79.46	1.74	★
眉山市中医医院	四川	三级	综合	73.31	1.27	★
福建中医药大学附属第三人民医院	福建	三级	综合	16.23	0.34	★
襄阳市妇幼保健院	湖北	三级	妇幼保健院	22.09	0.15	★
丽水市中医院	浙江	三级	综合	72.36	0.00	★
十堰市太和医院（湖北医药学院附属医院）	湖北	三级	综合	89.07	0.00	★

统计用医院名称（2020年度）	省（自治区、直辖市）	医院级别	医院类型	完整度（%）	整体"/"率（%）	星级总评分
贵州中医药大学第二附属医院	贵州	三级	综合	81.87	36.07	☆
嘉兴市中医医院	浙江	三级	综合	47.02	33.90	☆
太和县中医院	安徽	三级	综合	71.05	26.92	☆
哈尔滨市中医医院	黑龙江	三级	综合	65.31	17.05	☆
中国医科大学附属盛京医院（大连）妇女儿童医院	辽宁	三级	妇产专科	83.02	14.74	☆
博鳌超级医院	海南	三级	综合	66.42	12.02	☆
邢台市中医院	河北	三级	综合	61.38	11.61	☆
黑龙江中医药大学附属第二医院	黑龙江	三级	综合	65.31	11.36	☆
武汉市中医医院	湖北	三级	综合	66.33	9.09	☆
世博高新医院	山东	三级	综合	74.05	8.58	☆
随州市中医医院	湖北	三级	综合	66.33	7.96	☆
仙桃市中医医院	湖北	三级	综合	65.31	7.96	☆
利川市民族中医院	湖北	三级	综合	65.31	7.96	☆
南京鼓楼医院集团宿迁市人民医院	江苏	三级	综合	57.14	5.97	☆
方大群众（营口）医院有限公司	辽宁	三级	综合	35.08	3.87	☆
绵阳市骨科医院	四川	三级	其他专科	45.64	3.81	☆
海军安庆医院	安徽	三级	综合	83.94	2.75	☆
浙江省永康市妇幼保健院	浙江	三级	妇幼保健院	89.24	2.72	☆
江西省赣州市立医院	江西	三级	综合	72.95	2.68	☆
文山壮族苗族自治州妇幼保健院	云南	三级	妇幼保健院	84.91	2.11	☆
曲靖市中医医院	云南	三级	综合	72.95	1.79	☆
宜宾市叙州区人民医院	四川	三级	综合	81.87	1.64	☆
淄博万杰肿瘤医院	山东	三级	肿瘤专科	74.07	1.12	☆
楚雄彝族自治州中医医院	云南	三级	综合	16.92	1.09	☆
黄冈市妇幼保健院	湖北	三级	妇幼保健院	10.29	1.09	☆
长春肿瘤医院	吉林	三级	肿瘤专科	33.61	0.96	☆
西藏自治区藏医院	西藏	三级	综合	74.8	0.89	☆
宁德市中医院	福建	三级	综合	6.71	0.85	☆
东莞市第五人民医院（东莞市太平人民医院）	广东	三级	综合	34.43	0.76	☆
安徽中医药大学第一附属医院	安徽	三级	综合	16.07	0.63	☆
淮北市中医医院	安徽	三级	综合	19.21	0.53	☆
湖南省中医药研究院附属医院	湖南	三级	综合	3.87	0.45	☆
洪雅县中医医院	四川	三级	综合	40.79	0.32	☆

续表

统计用医院名称（2020年度）	省（自治区、直辖市）	医院级别	医院类型	完整度（%）	整体"/"率（%）	星级总评分
仁寿县中医医院	四川	三级	综合	16.18	0.27	☆
深圳市中医院	广东	三级	综合	27.88	0.21	☆
济宁市中西医结合医院	山东	三级	综合	8.18	0.10	☆
浙江新安国际医院	浙江	三级	综合	66.67	0.00	☆
伊春林业管理局中心医院	黑龙江	三级	综合	65.31	0.00	☆
广西中医药大学附属瑞康医院	广西	三级	综合	8.15	0.00	☆
山西大医院	山西	三级	综合	4.88	0.00	☆
威宁县人民医院	贵州	三级	综合	17.61	0.00	☆
宁夏第五人民医院	宁夏	三级	综合	36.24	0.00	☆
河北以岭医院	河北	三级	综合	1.47	0.00	☆
齐齐哈尔市中医医院	黑龙江	三级	综合	65.31	0.00	☆
鄂州市中医医院	湖北	三级	综合	19.94	0.00	☆
龙岩市中医院	福建	三级	综合	2.85	0.00	☆
广元市中医医院	四川	三级	综合	81.87	0.00	☆
杭州市红十字会医院	浙江	三级	综合	35.09	0.00	☆
大理白族自治州中医医院	云南	三级	综合	15.74	0.00	☆
昭通市中医医院	云南	三级	综合	22.18	0.00	☆
河北省沧州中西医结合医院	河北	三级	综合	65.31	0.00	☆
中国人民解放军武汉总医院	湖北	三级	综合	66.67	0.00	☆
中国人民解放军第九四医院	江西	三级	综合	39.66	0.00	☆
广东省中西医结合医院（佛山市南海区中医院）	广东	三级	综合	13.83	0.00	☆
福建中医药大学附属人民医院	福建	三级	综合	40.82	0.00	☆
邻水县中医医院	四川	三级	综合	2.68	0.00	☆
瑞昌市中医医院	江西	三级	综合	9.23	0.00	☆
襄阳市中医医院	湖北	三级	综合	2.07	0.00	☆
永丰县中医院	江西	三级	综合	9.02	0.00	☆
新密市中医院	河南	三级	综合	2.33	0.00	☆
阿克苏地区中医医院	新疆	三级	综合	10.97	0.00	☆
乌海市蒙医中医医院	内蒙古	三级	综合	2.02	0.00	☆
河南省儿童医院	河南	三级	儿童专科	36.67	0.00	☆
黑龙江天元妇产医院	黑龙江	三级	妇产专科	79.27	0.00	☆
滦县人民医院	河北	二级	综合	1.85	0.00	☆
河南省儿童医院	河南	三级	儿童专科	36.67	0.00	☆
新密市中医院	河南	三级	综合	2.33	0.00	☆
黑龙江天元妇产医院	黑龙江	三级	妇产专科	79.27	0.00	☆
绥棱林业局医院	黑龙江	二级	综合	27.27	0.00	☆

续表

统计用医院名称（2020年度）	省（自治区、直辖市）	医院级别	医院类型	完整度（%）	整体"/"率（%）	星级总评分
绥化市中医医院	黑龙江	二级	综合	2.74	0.00	☆
哈尔滨市朝鲜民族医医院	黑龙江	二级	综合	1.85	0.00	☆
齐齐哈尔市中医医院	黑龙江	三级	综合	65.31	0.00	☆
伊春林业管理局中心医院	黑龙江	三级	综合	65.31	0.00	☆
巴东县妇幼保健院	湖北	一级	妇幼保健院	71.95	0.00	☆
房县妇幼保建院	湖北	二级	妇幼保健院	80.49	0.00	☆
醴陵远恒医院	湖南	二级	其他专科	1.28	0.00	☆
泸溪县民族中医院	湖南	二级	综合	3.69	0.00	☆
中铁五局集团第二工程有限责任公司职工医院	湖南	二级	综合	13.12	0.00	☆
常德军创医院	湖南	二级	综合	11.7	0.00	☆
涟源市桥头河镇中心卫生院	湖南	二级	综合	1.19	0.00	☆
长春建功医院	吉林	二级	综合	13.71	0.00	☆
榆树大众医院	吉林	二级	综合	1.49	0.00	☆
吉林延安医院	吉林	二级	综合	21.04	0.00	☆
睢宁县凌城镇中心卫生院	江苏	二级	综合	17.89	0.00	☆
涟水县中医院	江苏	二级	综合	2.61	0.00	☆
靖江市新港城医院	江苏	二级	综合	54.89	0.00	☆
海门市中医院	江苏	二级	综合	1.85	0.00	☆
宁都县妇幼保健院	江西	一级	妇幼保健院	21.44	0.00	☆
南昌华儿山生殖医院	江西	二级	妇产专科	39.29	0.00	☆
南昌天使妇产医院	江西	二级	妇产专科	1.4	0.00	☆
南昌市第五医院	江西	二级	综合	15.27	0.00	☆
永丰县中医院	江西	三级	综合	9.02	0.00	☆
瑞昌市中医医院	江西	三级	综合	9.23	0.00	☆
中国人民解放军第九四医院	江西	三级	综合	39.66	0.00	☆
乐安华夏医院	江西	二级	综合	1.1	0.00	☆
大连德合医院有限公司	辽宁	二级	综合	10.94	0.00	☆
盘锦金禾医院	辽宁	二级	综合	4.1	0.00	☆
铁岭市银州区医院	辽宁	二级	综合	3.69	0.00	☆
乌海市蒙医中医医院	内蒙古	三级	综合	2.02	0.00	☆
宁夏第五人民医院	宁夏	三级	综合	36.24	0.00	☆
青海省兴海县人民医院	青海	二级	综合	9.23	0.00	☆
青岛海生肿瘤医院	山东	一级	肿瘤专科	2.23	0.00	☆
东昌府区妇幼保健院	山东	二级	妇幼保健院	8.21	0.00	☆

续表

统计用医院名称（2020年度）	省（自治区、直辖市）	医院级别	医院类型	完整度（%）	整体"/"率（%）	星级总评分
威海市文登区妇女儿童医院	山东	二级	妇幼保健院	87.2	0.00	☆
威海瀚正医院	山东	二级	综合	5.32	0.00	☆
国药医疗潍坊医院	山东	二级	综合	8.44	0.00	☆
泰安市中医二院	山东	二级	综合	5.05	0.00	☆
屯留县妇幼保健院	山西	二级	妇幼保健院	79.27	0.00	☆
岢岚县人民医院	山西	二级	综合	2.18	0.00	☆
河津中心医院	山西	二级	综合	24.29	0.00	☆
山西大医院	山西	三级	综合	4.88	0.00	☆
上海中大肿瘤医院	上海	二级	肿瘤专科	1.61	0.00	☆
洪雅骨科医院	四川	二级	其他专科	26.19	0.00	☆
广元东晨医院	四川	二级	综合	24.44	0.00	☆
邻水县中医医院	四川	三级	综合	2.68	0.00	☆
阿克苏地区中医医院	新疆	三级	综合	10.97	0.00	☆
施甸县中医医院	云南	二级	综合	4.08	0.00	☆
武定大同医院	云南	二级	综合	1.19	0.00	☆
杭州市萧山区中医骨伤科医院	浙江	二级	综合	27.27	0.00	☆
乐清开发区同乐医院	浙江	二级	综合	65.62	0.00	☆
温州曙光医院	浙江	二级	综合	13.76	0.00	☆
杭州市红十字会医院	浙江	三级	综合	35.09	0.00	☆
磐安县中医院	浙江	二级	综合	10.36	0.00	☆
云阳广济骨科医院	重庆	二级	其他专科	28.57	0.00	☆
重庆合川花滩医院	重庆	二级	综合	9.18	0.00	☆
重庆荣昌区人民医院	重庆	二级	综合	47.52	0.00	☆
重庆市开州区中医院	重庆	二级	综合	72.17	0.00	☆
乌拉特中旗妇幼保健计划生育服务中心	内蒙古	二级	妇幼保健院	87.02	27.57	
苏州永鼎医院有限公司	江苏	二级	综合	38.58	25.55	
涟源市妇幼保健院	湖南	二级	妇幼保健院	82.18	22.50	
湖口县中医医院	江西	二级	综合	59.08	16.42	
君山区妇幼保健院	湖南	二级	妇幼保健院	42.88	5.02	
祁阳县中医医院	湖南	三级	综合	29.07	3.72	
祁阳县中医医院	湖南	三级	综合	29.07	3.72	
瑞昌市妇幼保健院	江西	二级	妇幼保健院	37.19	2.50	
重庆市涪陵区中医院	重庆	三级	综合	9.76	1.65	

续表

统计用医院名称（2020年度）	省（自治区、直辖市）	医院级别	医院类型	完整度（%）	整体"/"率（%）	星级总评分
重庆市涪陵区中医院	重庆	三级	综合	9.76	1.65	
安徽省红十字会医院	安徽	二级	综合	19.68	1.24	
重庆长寿化工园区医院	重庆	二级	综合	8.21	1.23	
丹江口市妇幼保健院	湖北	二级	妇幼保健院	5.23	0.75	
庆城县岐伯中医医院	甘肃	二级	综合	6.3	0.48	
巧家县妇幼保健计划生育服务中心	云南	二级	妇幼保健院	28.42	0.44	
达州市中西医结合医院	四川	三级	综合	7.76	0.37	
达州市中西医结合医院	四川	三级	综合	7.76	0.37	
阜阳阳光医院	安徽	二级	综合	6.85	0.36	
宁德市医院	福建	三级	综合	16.82	0.19	
宁德市医院	福建	三级	综合	16.82	0.19	
红河妇产医院	云南	二级	妇产专科	5.24	0.07	
贵医安顺医院	贵州	二级	综合	20.87	0.06	
睢宁泰和医院	江苏	二级	综合	4.36	0.06	
科尔沁左翼中旗妇幼保健院	内蒙古	二级	妇幼保健院	1.35	0.00	
包头都市妇产医院	内蒙古	二级	妇产专科	23.53	0.00	
广元市利州区人民医院	四川	二级	综合	7.26	0.00	